元 素 の 周 期 表 (2019)

ここに示した原子量は実用上の便宜を考えて、国際純正・応用化学連合（IUPAC）で承認された最新の原子量に基づき、日本化学会原子量専門委員会が作成した表による。本来、同位体存在度の不確定さは、自然、あるいは人為的に起こりうる変動や実験誤差のために、元素ごとに異なる。したがって、個々の原子量の値は、正確度が保証された有効数字の桁数が大きく異なる。本表の原子量を引用する際には、このことに注意を喚起することが望ましい。本表の原子量の信頼性は、亜鉛を除き有効数字の4桁目までで±1以内である。安定同位体がなく、天然の同位体組成を示さない元素については、その元素の放射性同位体の質量数の一例を()内に示した。したがって、その値を原子量として扱うことはできない。*亜鉛に関しては原子量の信頼性は有効数字4桁目で±2である。
†市販製品中のリチウム化合物のリチウムの原子量は6.938から6.997の幅をもつ。

©2019 日本化学会 原子量専門委員会

族	1	2		3	4	5	6	7	8	9	10	11	12	13	14	15	16	17	18
周期																			
1	水素 1H 1.008																		ヘリウム 2He 4.003
2	リチウム 3Li 6.941†	ベリリウム 4Be 9.012												ホウ素 5B 10.81	炭素 6C 12.01	窒素 7N 14.01	酸素 8O 16.00	フッ素 9F 19.00	ネオン 10Ne 20.18
3	ナトリウム 11Na 22.99	マグネシウム 12Mg 24.31												アルミニウム 13Al 26.98	ケイ素 14Si 28.09	リン 15P 30.97	硫黄 16S 32.07	塩素 17Cl 35.45	アルゴン 18Ar 39.95
4	カリウム 19K 39.10	カルシウム 20Ca 40.08		スカンジウム 21Sc 44.96	チタン 22Ti 47.87	バナジウム 23V 50.94	クロム 24Cr 52.00	マンガン 25Mn 54.94	鉄 26Fe 55.85	コバルト 27Co 58.93	ニッケル 28Ni 58.69	銅 29Cu 63.55	亜鉛 30Zn 65.38*	ガリウム 31Ga 69.72	ゲルマニウム 32Ge 72.63	ヒ素 33As 74.92	セレン 34Se 78.97	臭素 35Br 79.90	クリプトン 36Kr 83.80
5	ルビジウム 37Rb 85.47	ストロンチウム 38Sr 87.62		イットリウム 39Y 88.91	ジルコニウム 40Zr 91.22	ニオブ 41Nb 92.91	モリブデン 42Mo 95.95	テクネチウム 43Tc (99)	ルテニウム 44Ru 101.1	ロジウム 45Rh 102.9	パラジウム 46Pd 106.4	銀 47Ag 107.9	カドミウム 48Cd 112.4	インジウム 49In 114.8	スズ 50Sn 118.7	アンチモン 51Sb 121.8	テルル 52Te 127.6	ヨウ素 53I 126.9	キセノン 54Xe 131.3
6	セシウム 55Cs 132.9	バリウム 56Ba 137.3	ランタノイド 57〜71		ハフニウム 72Hf 178.5	タンタル 73Ta 180.9	タングステン 74W 183.8	レニウム 75Re 186.2	オスミウム 76Os 190.2	イリジウム 77Ir 192.2	白金 78Pt 195.1	金 79Au 197.0	水銀 80Hg 200.6	タリウム 81Tl 204.4	鉛 82Pb 207.2	ビスマス 83Bi 209.0	ポロニウム 84Po (210)	アスタチン 85At (210)	ラドン 86Rn (222)
7	フランシウム 87Fr (223)	ラジウム 88Ra (226)	アクチノイド 89〜103		ラザホージウム 104Rf (267)	ドブニウム 105Db (268)	シーボーギウム 106Sg (271)	ボーリウム 107Bh (272)	ハッシウム 108Hs (277)	マイトネリウム 109Mt (276)	ダームスタチウム 110Ds (281)	レントゲニウム 111Rg (280)	コペルニシウム 112Cn (285)	ニホニウム 113Nh (278)	フレロビウム 114Fl (289)	モスコビウム 115Mc (289)	リバモリウム 116Lv (293)	テネシン 117Ts (293)	オガネソン 118Og (294)

原子番号 → 1H ← 元素記号
元素名 → 水素
        1.008 ← 原子量（質量数12の炭素(^{12}C)を12とし、これに対する相対値とする）

s-ブロック元素

d-ブロック元素

	ランタン	セリウム	プラセオジム	ネオジム	プロメチウム	サマリウム	ユウロピウム	ガドリニウム	テルビウム	ジスプロシウム	ホルミウム	エルビウム	ツリウム	イッテルビウム	ルテチウム
ランタノイド	57La 138.9	58Ce 140.1	59Pr 140.9	60Nd 144.2	61Pm (145)	62Sm 150.4	63Eu 152.0	64Gd 157.3	65Tb 158.9	66Dy 162.5	67Ho 164.9	68Er 167.3	69Tm 168.9	70Yb 173.0	71Lu 175.0
	アクチニウム	トリウム	プロトアクチニウム	ウラン	ネプツニウム	プルトニウム	アメリシウム	キュリウム	バークリウム	カリホルニウム	アインスタイニウム	フェルミウム	メンデレビウム	ノーベリウム	ローレンシウム
アクチノイド	89Ac (227)	90Th 232.0	91Pa 231.0	92U 238.0	93Np (237)	94Pu (239)	95Am (243)	96Cm (247)	97Bk (247)	98Cf (252)	99Es (252)	100Fm (257)	101Md (258)	102No (259)	103Lr (262)

p-ブロック元素

f-ブロック元素

スタンダード薬学シリーズⅡ 3

化学系薬学
Ⅰ. 化学物質の性質と反応

日本薬学会編

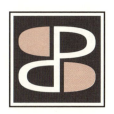

東京化学同人

薬剤師として求められる基本的な資質

　豊かな人間性と医療人としての高い使命感を有し，生命の尊さを深く認識し，生涯にわたって薬の専門家としての責任をもち，人の命と健康な生活を守ることを通して社会に貢献する．
　6年卒業時に必要とされている資質は以下のとおりである．

【薬剤師としての心構え】
医療の担い手として，豊かな人間性と，生命の尊厳について深い認識をもち，薬剤師の義務および法令を遵守するとともに，人の命と健康な生活を守る使命感，責任感および倫理感を有する．

【患者・生活者本位の視点】
患者の人権を尊重し，患者およびその家族の秘密を守り，常に患者・生活者の立場に立って，これらの人々の安全と利益を最優先する．

【コミュニケーション能力】
患者・生活者，他職種から情報を適切に収集し，これらの人々に有益な情報を提供するためのコミュニケーション能力を有する．

【チーム医療への参画】
医療機関や地域における医療チームに積極的に参画し，相互の尊重のもとに薬剤師に求められる行動を適切にとる．

【基礎的な科学力】
生体および環境に対する医薬品・化学物質等の影響を理解するために必要な科学に関する基本的知識・技能・態度を有する．

【薬物療法における実践的能力】
薬物療法を主体的に計画，実施，評価し，安全で有効な医薬品の使用を推進するために，医薬品を供給し，調剤，服薬指導，処方設計の提案等の薬学的管理を実践する能力を有する．

【地域の保健・医療における実践的能力】
地域の保健，医療，福祉，介護および行政等に参画・連携して，地域における人々の健康増進，公衆衛生の向上に貢献する能力を有する．

【研究能力】
薬学・医療の進歩と改善に資するために，研究を遂行する意欲と問題発見・解決能力を有する．

【自己研鑽】
薬学・医療の進歩に対応するために，医療と医薬品を巡る社会的動向を把握し，生涯にわたり自己研鑽を続ける意欲と態度を有する．

【教育能力】
次世代を担う人材を育成する意欲と態度を有する．

刊行の趣旨

　2006年に始まった薬学部6年制教育は，2002年に作成された薬学教育モデル・コアカリキュラム（以下，コアカリ）を全大学共通の教育基準として実施されています．その学習内容を具体的に記載した，"日本薬学会編　スタンダード薬学シリーズ"はコアカリの"学習者（学生）主体"の"どこまで到達すべきか"を示した到達目標（GIO/SBOs）に準拠する新たなスタイルの教科書として，6年制教育の発展に一定の役割を果たしてきました．

　しかしながら，およそ10年経過し，その間にコアカリの到達目標（GIO/SBOs）に関して，薬剤師教育の"コア"としての適切性や難易度上の疑問，最新の科学や医療の知識・技術の進歩および薬事法などの法規範改正に対応する内容への見直しの要望，また，実務実習コアカリについて現在の医療現場での指導に不向きなSBOの修正や事前学習，薬局実習，病院実習の3編に分かれていることによる内容の重複や薬剤師の職能の全体像の理解がしにくいとの意見，など多くの問題が顕在化してきました．

　これらの問題を解決するために，2013年12月，文部科学省の"薬学系人材養成の在り方に関する検討会（座長 永井良三）"は，大学や現場薬剤師の意見を聞きながらコアカリを改訂しました．その意義は，6年制薬剤師教育のコアカリキュラムとしたことで，新たに卒業時までに到達すべき目標として"薬剤師として求められる基本的な資質"（左ページ）を制定し，その学習のために大項目，中項目，小項目のGIO/SBOsを勉強するという学習成果基盤型の編成としたことです．大項目は，A 基本事項，B 薬学と社会，C 薬学基礎，D 衛生薬学，E 医療薬学，F 薬学臨床，G 薬学研究の7項目です．AとBは薬剤師に関わる基本事項を6年継続的に履修する，C〜Eは薬剤師職能に必要な医薬品の薬学的ケアの基盤となる科学の基本であり，Fとの関連付けで履修する，Fは薬剤師に必須な薬局，病院の実務を統括的に履修する，G 薬学研究 は薬剤師に必要な科学力と研究能力の醸成のため履修する，などに配慮して学習すると効果的な成果が得られるように工夫されています．

　本教科書シリーズは，"日本薬学会編　スタンダード薬学シリーズⅡ"として，今般の改訂コアカリに沿った内容で編集されています．その編集方針は，1）改訂コアカリ（2013）に準拠し，SBOごとの記述とする，2）薬剤師としての基盤を構築するための基礎的科学力の育成を主眼とするが，コアカリ範囲外であっても教育上必要と思われる内容は，コアカリ範囲と区別して記述する，3）SBOsについて，基本的には新規な内容とする，4）本文の他に，本文を用いて解答できる例題，例題で得た知識をさらに応用する練習問題や応用問題を適宜配置する，5）薬学生が興味をもてるように，化学と医薬品の関連性を欄外やコラムで記載する，などを考慮してまとめられています．

　新規の教科書シリーズが，生涯にわたり自ら課題を探究していく能力を身に付けられるような学習指針となり，それにより学生が安全で適切な薬物療法に責任をもち，地域の保健福祉をはじめ社会貢献できる人材として育つことを期待します．

　本教科書シリーズ刊行にあたり，出版にご尽力をいただいた株式会社東京化学同人編集部の住田六連氏をはじめ編集部の方々に厚くお礼を申し上げます．

　2015年1月

市　川　　厚

スタンダード薬学シリーズⅡ　編集委員会

総監修	市　川　　　厚	京都大学名誉教授，武庫川女子大学名誉教授，薬学博士
編集委員	赤　池　昭　紀	和歌山県立医科大学 客員教授，京都大学名誉教授，薬学博士
	伊　藤　　　喬	昭和大学薬学部 教授，薬学博士
	入　江　徹　美	熊本大学大学院生命科学研究部 教授，薬学博士
	太　田　　　茂	和歌山県立医科大学 教授，広島大学名誉教授，薬学博士
	奥　　　直　人	帝京大学薬学部 特任教授，静岡県立大学名誉教授，薬学博士
	鈴　木　　　匡(ただし)	名古屋市立大学大学院薬学研究科 教授，薬学博士
	中　村　明　弘	昭和大学薬学部 教授，薬学博士

スタンダード薬学シリーズ　編集委員会

市　川　　　厚　　赤　池　昭　紀　　入　江　徹　美
工　藤　一　郎　　笹　津　備　規　　須　田　晃　治
永　沼　　　章　　長　野　哲　雄　　原　　　　　博

まえがき

"スタンダード薬学シリーズ"の最初のシリーズは,2002年,薬学教育モデル・コアカリキュラム(以下,コアカリ)が制定されたことに伴い刊行された.コアカリがGIO(一般目標)とSBO(到達目標)で記載されていることから,SBOごとに本文を記載し,学習者がコアカリをどの程度理解できたかを体感しながら学習を進めていけるよう配慮して作成された.

本シリーズは多くの大学で6年制薬学教育のための教科書として採用され,一定の成功を収めてきた.しかしその一方で,SBOごとに記載することで内容が細切れとなってしまい,学問としての大きな流れを通読によって掴むような学習には不向きであるという欠点も指摘されてきた.

学問としての体系化が進み,目次の項目や講義順が確立した教科書が数多く刊行されている有機化学の領域では,上記の欠点がより強く感じられ,学生がコアカリを学習する際の利便性と,学問としての有機化学を深く理解させることを両立させることの難しさを,前シリーズの編集に関わった者として痛感させられた.

しかし,約10年にわたる6年制薬学教育のなかで,薬学における化学の役割も徐々に変化してきた.薬剤師国家試験の出題基準では,"化学は「医薬品の性質を理解すること」を主題とし,有機化合物としての医薬品の物性,反応性及び分子レベルでの医薬品の作用機序等に関する基礎の理解と,基本的な知識を複数組み合わせた応用力を問う問題を中心に出題する."とされている.このような観点から,薬学における有機化学の教科書は,欧米型の確立された大著による教育とは一線を画し,医薬品を中心とした学習に変化していく必要がある.基礎サイエンスを学習することに対する薬学生の意欲を維持するためにもこのような視点が重要である.

本書では,2013年に改訂された新コアカリの内容をSBO順に記載し,本書を学ぶことによって新しい薬学教育における化学全体を学習できるように配慮した.SBOごとに完結して学ぶことができるよう,それぞれに例題,演習を付けて,読んだ内容が身についたことを実感しながら学習を進めていけるよう配慮した.また,旧コアカリ(2002年版)から"アドバンスト教育"として削除された部分に関しても,新コアカリの内容を理解するためには重要であり,また意欲的に学ぶ学生にとってはチャレンジの対象になると考え,"アドバンスト(Adv のアイコン)"と明記したうえで記述した.これによって,旧来からある,一般的な有機化学学習の体系もある程度温存できたと考えている.

また,新コアカリでは削除された有機化学を学ぶための準備教育に該当する部分は,本書が低学年から使用されることを想定し,高校化学との橋渡しの役割を果たすものとして,あえて本書に取入れることとした.

さらに,薬学に役立てるための化学を学んでいる,という意識を高めるため,本文の記載に関連づけられる部分には,できるだけ多くの医薬品の構造や,それに関連するトピックを書き加えるようにした.

新しい試みを取入れたこの教科書を通して,多くの学生が有機化学に親しみをもち,6

年制薬学卒業生に相応しい基礎学力を身につけてくれることを願っている．

　最後に，問題演習を大幅に増やした新しい形式の原稿依頼に快く応じていただいた多数の執筆者の方々に心からお礼申し上げるとともに，編集に際して多大なご努力を賜った東京化学同人の住田六連氏，高橋悠佳氏に深く感謝する．

　2015 年 1 月

伊藤　喬　　石﨑　幸　　石塚忠男
橘髙敦史　　高須清誠

第3巻　化学系薬学
Ⅰ．化学物質の性質と反応

領域担当編集委員

伊藤　　喬*	昭和大学薬学部 教授，薬学博士	
石﨑　　幸	城西国際大学薬学部 教授，薬学博士	
石塚　忠男	熊本大学大学院生命科学研究部 教授，薬学博士	
橘髙　敦史	帝京大学薬学部 教授，薬学博士	
高須　清誠	京都大学大学院薬学研究科 教授，博士(薬学)	

(＊編集責任)

執　筆　者

東屋　　功	東邦大学薬学部 教授，博士(薬学)	[SBO 26〜28]
安藤　　章	前摂南大学薬学部 教授，薬学博士	[SBO 33〜35]
石﨑　　幸	城西国際大学薬学部 教授，薬学博士	[SBO 42]
石塚　忠男	熊本大学大学院生命科学研究部 教授，薬学博士	[SBO 14〜17]
伊藤　　喬	昭和大学薬学部 教授，薬学博士	[SBO 8, 9, 36]
上田　昌史	神戸薬科大学薬学部 教授，博士(薬学)	[SBO 23]
内呂（ひろ）拓実（み）	東京理科大学薬学部 教授，理学博士	[SBO 20〜22]
遠藤　泰之	東北医科薬科大学薬学部 教授，薬学博士	[SBO 31]
齋藤　直樹	明治薬科大学薬学部 教授，薬学博士	[SBO 41]
澤田　大介	岡山大学大学院医歯薬学総合研究科 教授，博士(薬学)	[SBO 18, 19]
新藤　　充	九州大学先導物質化学研究所 教授，博士(薬学)	[準備教育 F, G, SBO 4]
高須　清誠	京都大学大学院薬学研究科 教授，博士(薬学)	[準備教育 A〜E]
武田　　敬	広島大学名誉教授，薬学博士	[SBO 38]
田村　　修	昭和薬科大学薬学部 教授，薬学博士	[SBO 5〜7]
津吹　政可（まさ）（よし）	星薬科大学名誉教授，薬学博士	[SBO 39, 40]
徳山　英利	東北大学大学院薬学研究科 教授，理学博士	[SBO 43, 44]
中川　秀彦	名古屋市立大学大学院薬学研究科 教授，博士(薬学)	[SBO 1]
中村　　洋	城西国際大学薬学部 准教授，博士(薬学)	[SBO 32]
西谷　　潔	前帝京平成大学薬学部 教授，薬学博士	[SBO 10〜13]
原　　　博	前東京理科大学薬学部 教授，薬学博士	[SBO 2, 3]
廣谷　　功	武蔵野大学薬学部 教授，薬学博士	[SBO 29, 30]
松尾　淳一	金沢大学医薬保健研究域薬学系 教授，博士(薬学)	[SBO 37]
宮田　興子	神戸薬科大学 学長，薬学博士	[SBO 24, 25]
宮田　直樹	名古屋市立大学名誉教授，薬学博士	[SBO 1]

(五十音順，[ ] 執筆担当箇所，2019年6月現在)

本書の構成とコアカリ[*1]との対照

本書の構成	対応するコアカリの内容
第Ⅰ部 　第1章　準備教育 A〜G 　第2章　SBO 1〜9 　第3章　SBO 10〜17	C　薬学基礎 C3　化学物質の性質と反応 (1) 化学物質の基本的性質 　薬学準備教育(5)① 1〜5, ② 1, 2 　【① 基本事項】1[*2]〜9 　【② 有機化合物の立体構造】1〜8
第Ⅱ部 　第4章　SBO 18〜22 　第5章　SBO 23〜25 　第6章　SBO 26〜30	(2) 有機化合物の基本骨格の構造と反応 　【① アルカン】1〜5 　【② アルケン・アルキン】1〜3 　【③ 芳香族化合物】1〜5
第Ⅲ部 　第7章　SBO (31), 32 　第8章　SBO 33〜35 　第9章　SBO 36, 37 　第10章　SBO 38〜40 　第11章　SBO 41 　第12章　SBO 42 　第13章　SBO 43, 44 　第14章　SBO 31 　第15章　SBO 1	(3) 官能基の性質と反応 　【① 概説】1, 2 　【② 有機ハロゲン化合物】1〜3 　【③ アルコール・フェノール・エーテル】1, 2 　【④ アルデヒド・ケトン・カルボン酸・ 　　　　カルボン酸誘導体】1〜3 　【⑤ アミン】 　【⑥ 電子効果】 　【⑦ 酸性度・塩基性度】1, 2 　(3)① 1 を移動 　(1)① 1 の後半

[*1]　薬学教育モデル・コアカリキュラム（平成25年度改訂版）：文部科学省ホームページに掲載．
[*2]　本書中 SBO 見出し番号の下に C3(1)① 1 などと表記して対応を示した．
[*3]　本書中 **Adv** のマークを付した SBO，演習問題，コラムなどは，"アドバンスト教育ガイドライン"に含まれる内容で，コアカリの範囲外である．

目　　次

第3巻 化学系薬学
Ⅰ. 化学物質の性質と反応

第Ⅰ部　化学物質の基本的性質

第1章　化学結合と分子 2
- 準備教育 A　原子，分子，イオンの基本的構造について説明できる 2
- 準備教育 B　原子量，分子量を説明できる 2
- 準備教育 C　原子の電子配置について説明できる 6
- 準備教育 D　周期表に基づいて原子の諸性質（イオン化エネルギー，
　　　　　　　電気陰性度など）を説明できる 11
- 準備教育 E　同素体，同位体について例をあげて説明できる 2へ
- 準備教育 F　イオン結合，共有結合，配位結合，金属結合の成り立ちと
　　　　　　　違いについて説明できる 15
- 準備教育 G　分子の極性について概説できる 26

第2章　基本事項　C3(1)① 29
- SBO 1　代表的な化合物を IUPAC 規則に基づいて命名することができる
　　　　（前半：総論，炭化水素など；後半 p. 370） 29
- SBO 2　薬学領域で用いられる代表的な化合物を慣用名で記述できる 41
- SBO 3　基本的な化合物を，ルイス構造式で書くことができる 55
- SBO 4　有機化合物の性質と共鳴の関係について説明できる 63
- SBO 5　ルイス酸・塩基，ブレンステッド酸・塩基を定義することができる 73
- SBO 6　基本的な有機反応（置換，付加，脱離）の特徴を理解し，分類できる .. 76
- SBO 7　炭素原子を含む反応中間体（カルボカチオン，カルボアニオン，
　　　　　ラジカル）の構造と性質を説明できる 79
- SBO 8　反応の過程をエネルギー図を用いて説明できる 87
- SBO 9　基本的な有機反応機構を，電子の動きを示す矢印を用いて
　　　　　表すことができる（技能） 95

第3章　有機化合物の立体構造　C3(1)② 102
- SBO 10　構造異性体と立体異性体の違いについて説明できる 102
- SBO 11　キラリティーと光学活性の関係を概説できる 107

・SBO は Specific Behavioral Objective の略で，学習の到達目標のこと．
・本書の第Ⅰ部〜第Ⅲ部は，薬学教育モデル・コアカリキュラム（平成25年度改訂版）のC3(1)〜(3)にそれぞれ対応する．詳しい対応を左ページに示した．ただし第1章には，薬学準備教育ガイドラインから本巻の理解に必要な基礎的なSBOを収録した．

SBO 12	鏡像異性体（エナンチオマー）とジアステレオマーについて説明できる	113
SBO 13	ラセミ体とメソ体について説明できる	118
SBO 14	絶対配置の表示法を説明し，キラル化合物の構造を書くことができる（知識，技能）	123
SBO 15	炭素-炭素二重結合の立体異性（シス，トランスならびに E, Z 異性）について説明できる	128
SBO 16	フィッシャー投影式とニューマン投影式を用いて有機化合物の構造を書くことができる（技能）	131
SBO 17	エタン，ブタンの立体配座とその安定性について説明できる	136

第 II 部　有機化合物の基本骨格の構造と反応

第 4 章　アルカン　C3(2)① ········· 142

SBO 18	アルカンの基本的な性質について説明できる	142
SBO 19	アルカンの構造異性体を図示することができる（技能）	145
SBO 20	シクロアルカンの環のひずみを決定する要因について説明できる	149
SBO 21	シクロヘキサンのいす形配座における水素の結合方向（アキシアル，エクアトリアル）を図示できる（技能）	156
SBO 22	置換シクロヘキサンの安定な立体配座を決定する要因について説明できる	158

第 5 章　アルケン・アルキン　C3(2)② ········· 163

SBO 23	アルケンへの代表的な付加反応を列挙し，その特徴を説明できる	163
SBO 24	アルケンの代表的な酸化，還元反応を列挙し，その特徴を説明できる	180
SBO 25	アルキンの代表的な反応を列挙し，その特徴を説明できる	190

第 6 章　芳香族化合物　C3(2)③ ········· 199

SBO 26	代表的な芳香族炭化水素化合物の性質と反応性を説明できる	199
SBO 27	芳香族性の概念を説明できる	203
SBO 28	芳香族炭化水素化合物の求電子置換反応の反応性，配向性，置換基の効果について説明できる	208
SBO 29	代表的な芳香族複素環化合物の性質を芳香族性と関連づけて説明できる	218
SBO 30	代表的な芳香族複素環の求電子置換反応の反応性，配向性，置換基の効果について説明できる	225

第 III 部　官能基の性質と反応

第 7 章　概　説　C3(3)① ········· 230

SBO 31	代表的な官能基を列挙し，性質を説明できる	360 へ
SBO 32	官能基の性質を利用した分離精製を実施できる（技能）	230

第 8 章　有機ハロゲン化合物 C3(3)② ……… 236
SBO 33　有機ハロゲン化合物の基本的な性質と反応を列挙し，説明できる ……… 236
SBO 34　求核置換反応の特徴について説明できる ……… 243
SBO 35　脱離反応の特徴について説明できる ……… 256

第 9 章　アルコール・フェノール・エーテル C3(3)③ ……… 266
SBO 36　アルコール，フェノール類の基本的な性質と反応を列挙し，説明できる …… 266
SBO 37　エーテル類の基本的な性質と反応を列挙し，説明できる ……… 282

第 10 章　アルデヒド・ケトン・カルボン酸・カルボン酸誘導体 C3(3)④ ……… 288
SBO 38　アルデヒド類およびケトン類の基本的な性質と反応を列挙し，
　　　　　説明できる ……… 288
SBO 39　カルボン酸の基本的性質と反応を列挙し，説明できる ……… 304
SBO 40　カルボン酸誘導体（酸ハロゲン化物，酸無水物，エステル，アミド）の
　　　　　基本的性質と反応を列挙し，説明できる ……… 313

第 11 章　ア　ミ　ン C3(3)⑤ ……… 326
SBO 41　アミン類の基本的性質と反応を列挙し，説明できる ……… 326

第 12 章　電　子　効　果 C3(3)⑥ ……… 340
SBO 42　官能基が及ぼす電子効果について概説できる ……… 340

第 13 章　酸性度・塩基性度 C3(3)⑦ ……… 348
SBO 43　アルコール，フェノール，カルボン酸，炭素酸などの酸性度を
　　　　　比較して説明できる ……… 348
SBO 44　含窒素化合物の塩基性度を比較して説明できる ……… 355

第 14 章　官能基の性質のまとめ ……… 360
SBO 31　代表的な官能基を列挙し，性質を説明できる ……… 360

第 15 章　官能基をもつ化合物の命名 ……… 370
SBO 1　代表的な化合物を IUPAC 規則に基づいて命名することができる
　　　　　（後半：官能基をもつ化合物，多環式化合物など） ……… 370

演習と応用・発展の解答 ……… 385

索　　引 ……… 439

第3巻 化学系薬学Ⅰ～Ⅲ 全体の構成

Ⅰ．化学物質の性質と反応

第Ⅰ部 化学物質の基本的性質〔C3(1)〕
- 第1章 化学結合と分子
- 第2章 基本事項
- 第3章 有機化合物の立体構造

第Ⅱ部 有機化合物の基本骨格の構造と反応〔C3(2)〕
- 第4章 アルカン
- 第5章 アルケン・アルキン
- 第6章 芳香族化合物

第Ⅲ部 官能基の性質と反応〔C3(3)〕
- 第7章 概説
- 第8章 有機ハロゲン化合物
- 第9章 アルコール・フェノール・エーテル
- 第10章 アルデヒド・ケトン・カルボン酸・カルボン酸誘導体
- 第11章 アミン
- 第12章 電子効果
- 第13章 酸性度・塩基性度
- 第14章 官能基の性質のまとめ
- 第15章 官能基をもつ化合物の命名

Ⅱ．生体分子・医薬品の化学による理解

第Ⅰ部 無機化合物・錯体の構造と性質〔C3(5)〕
- 第1章 無機化合物・錯体

第Ⅱ部 医薬品の標的となる生体分子の構造と化学的な性質〔C4(1)〕
- 第2章 医薬品の標的となる生体高分子の化学構造
- 第3章 生体内で機能する小分子

第Ⅲ部 生体反応の化学による理解〔C4(2)〕
- 第4章 生体内で機能するリン, 硫黄化合物
- 第5章 酵素阻害剤と作用様式
- 第6章 受容体のアゴニストおよびアンタゴニスト
- 第7章 生体内で起こる有機反応

第Ⅳ部 医薬品の化学構造と性質, 作用〔C4(3)〕
- 第8章 医薬品と生体分子の相互作用
- 第9章 医薬品の化学構造に基づく性質
- 第10章 医薬品のコンポーネント
- 第11章 酵素に作用する医薬品の構造と性質
- 第12章 受容体に作用する医薬品の構造と性質
- 第13章 DNAに作用する医薬品の構造と性質
- 第14章 イオンチャネルに作用する医薬品の構造と性質

Ⅲ．自然が生み出す薬物

第Ⅰ部 薬になる動植鉱物〔C5(1)〕
- 第1章 薬用植物
- 第2章 生薬の基原
- 第3章 生薬の用途
- 第4章 生薬の同定と品質評価

第Ⅱ部 薬の宝庫としての天然物〔C5(2)〕
- 第5章 生薬由来の生物活性物質の構造と作用
- 第6章 微生物由来の生物活性物質の構造と作用
- 第7章 天然生物活性物質の取扱い
- 第8章 天然生物活性物質の利用

＊〔 〕内は薬学教育モデル・コアカリキュラム（平成25年度改訂版）との対応を示す．

I 化学物質の基本的性質

一般目標　基本的な有機化合物の命名法，電子配置，反応，立体構造などに関する基本的事項を修得する．

第1章 化学結合と分子

> **準備教育A** 原子，分子，イオンの基本的構造について説明できる．
> **準備教育B** 原子量，分子量を説明できる．
> **準備教育E** 同素体，同位体について例をあげて説明できる．

学生へのアドバイス
　このSBOは高校で学習した化学の知識のおさらいに相当する．ここで取扱う内容について，すでに詳しく理解している者は斜め読みしてもらってよいが，読んで理解したつもりになるのではなく，自分の言葉で用語を解説できるようにしよう．

*1 有機化合物は炭素原子を含む分子と定義されるが，歴史的背景から二酸化炭素 (CO_2)，一酸化炭素 (CO)，青酸 (HCN)，炭酸イオン (CO_3^{2-})，シアン酸イオン (NCO^-)，チオシアン酸イオン (NCS^-) などの単純な化合物やイオンは例外的に無機化合物として分類される．

　有機化合物は炭素原子を含む化合物*1のことをさし，17世紀ごろから有機化合物と生物は密接な関係をもつと考えられていた．生命体を構成するおもな物質は，水と有機化合物であり，これらが組織化することで生物の体ができあがっている．また，生物の体の中では，有機化合物が秩序よく連続して多くの化学反応を行っており，それによりわれわれは生命を維持できるし運動や思考ができる．一方で，現在使用される医薬品のほとんども有機化合物である．薬学を理解するためには，有機化学を基盤として病気や治療効果，副作用を考えることが重要である．

　細胞は，それ以上分割すると生命としての機能を示さなくなるため，生物学的に生命の最小の構成単位といえる．物質を化学的視点で階層化していくと，物質としての固有の性質を示す最小の単位は分子となる．その分子のほとんどは，二つ以上の同種または異種の原子が結合して形成されている．また，原子どうしの結合には，さらに小さな素粒子である電子が密接に関わっている．すなわち，分子，原子，電子を知ることは有機化学の理解に重要となる．

原子核：
陽子と中性子が含まれる

電子殻：
電子が分布する空間

図A・1　原子の模式図

原子	atom
原子核	atomic nucleus
電子	electron
陽子	proton
中性子	neutron
原子番号	atomic number
質量数	mass number

A・1　原　子

　原子は，正の電荷を帯びた**原子核**を中心として，負の電荷を帯びた**電子**がその周りに存在することで成り立っている（図A・1）．原子核は，さらに正電荷を帯びた**陽子**と電気的に中性な**中性子**から構成される．陽子の個数を**原子番号**，陽子と中性子の個数の和を**質量数**という．中性の原子では，陽子と電子の数は等しい．陽子と中性子の質量はほぼ同じであるが，電子の質量はそれらの約1800分の1しかない．一方で，原子核の半径は原子の半径の約10万分の1と非常に小さく，電子*2は原子核を取囲むように広い空間に分布している．すなわち，原子の質量のほとんどは原子核が占め，体積のほとんどは電子によって占められている．

*2 原子どうしが相互作用して化学結合をつくる際や，分子どうしが相互作用して反応する際には，原子のほとんどの体積を占める電子が重要な役割を示す．したがって，有機化学を学習する際は電子に関心をもつことが多い．

同位体　isotope

　原子核に含まれる陽子の数（原子番号）が違えば，原子の種類は違うことになる．しかし，同じ原子でも中性子の数が異なるものが複数存在する場合があり，それらを**同位体**とよぶ．たとえば，原子番号6の炭素原子は陽子を6個もっている．しかし，天然に存在する炭素原子には，質量数が12，13および14と異なる

3種類の同位体が存在し（天然存在比 98.9：1.1：極微量），それぞれ中性子を 6，7 および 8 個もっている．質量数 12 の炭素原子は ^{12}C もしくは $^{12}_{6}$C と表記される．上付きの 12 は質量数を，下付きの 6 は原子番号を意味する．中性子数の違いは原子の化学的性質に大きな影響を与えないので，特別な場合を除き同位体の違いは気にしないこととする．なお ^{14}C は天然にごく微量存在する放射性核種であり，化石などの年代測定に利用される．また，^{11}C は天然に存在しない放射性核種であるが，PET*1 などの医療診断に利用される同位体である．

*1 **PET** (positron emission tomography)：陽電子放射断層撮影(法)，ポジトロン断層法

A・2 分　子

　有機化学でおもに取扱う**分子**は，二つ以上の原子が化学結合により結びついた電気的に中性な物質をさす．分子は 1 個の独立した粒子としてふるまい，固有の化学的性質を示す．ヘリウムのような希ガス*2 は，単原子でも安定な分子としてふるまうことができるため単原子分子とよばれる．一方，二つ以上の原子から成る分子を多原子分子とよぶ．特に，酸素 O_2，窒素 N_2，一酸化炭素 CO など二つの原子から成る分子を二原子分子とよび，オゾン O_3，二酸化炭素 CO_2，青酸（シアン化水素）HCN など三つの原子から成る分子を三原子分子とよぶ．

　また，単原子分子，多原子分子にかかわらず単一の原子から構成される純物質を**単体**とよぶ．たとえば，水素 H_2 や酸素 O_2 は単体であり，ナトリウム Na や銅 Cu も単体である．一方，水 H_2O やメタン CH_4 など 2 種類以上の原子を含む純物質を**化合物**とよぶ．同じ原子から構成される単体のうちでも，原子配列（結晶構造や結合様式）が異なる場合がある．そのような単体を**同素体**とよぶ．代表的な例として，酸素同素体（酸素分子 O_2，オゾン O_3 など），炭素同素体（グラファイト，ダイヤモンド，フラーレンなど），硫黄同素体（斜方硫黄，単斜硫黄など），リン同素体があげられる．同じ原子組成をもつ化合物で原子配列や三次元配置が異なるものは異性体とよばれ，有機化合物ではきわめて重要な事項である（SBO 10～17 で取扱う）．

分　子　molecule

*2 貴ガスとも書く．

単　体　simple substance

化合物　compound
同素体　allotrope

A・3 イ オ ン

　電荷をもつ原子および原子団（原子の集まり）を**イオン**という．中性の原子または原子団が電子を放出して生じるイオンを**カチオン**（陽イオン）とよび，正の電荷をもっている．金属イオンはすべてカチオンである．一方で，電子を受取って負の電荷をもった原子および原子団を**アニオン**（陰イオン）とよぶ．イオンのもつ電気量は電気素量〔1.602×10^{-19} C（クーロン）〕の整数倍であり，この係数をイオンの**電荷数**もしくは**価数**という．

イオン　ion
カチオン　cation

アニオン　anion

価　数　valence

A・4 原子量，分子量，化学式量

　原子量は原子の質量を一定の基準で定めたものである．1961 年に，^{12}C の原子 1 個の質量を 12 と正確に定め，それを基準にした場合のそれぞれの原子の相対的な質量が定義された（相対原子質量）．それぞれの原子の重さは厳密には整数になるわけではなく，^{1}H は 1.0078，^{13}C は 13.0034 である．また，天然に存在す

原子量　atomic mass

る同位体の比率で加重平均したものを**標準原子量**とよぶ．たとえば H は 1.00794, C は 12.0107 となる．表 A・1 に代表的な原子の相対原子質量および標準原子量を示す．

表 A・1　代表的な元素の天然同位体の質量（相対原子質量）と標準原子量[†]

元素	標準原子量	核種	質量（相対原子質量）	元素	標準原子量	核種	質量（相対原子質量）
水素	1.00794	^{1}H	1.007825	フッ素	18.9984	^{19}F	18.99840
		^{2}H(D)	2.014101	リン	30.9738	^{31}P	30.97376
炭素	12.0107	^{12}C	12.00000	硫黄	32.065	^{32}S	31.97207
		^{13}C	13.00334			^{33}S	32.97146
窒素	14.0067	^{14}N	14.00307	塩素	35.453	^{35}Cl	34.96885
		^{15}N	15.00011			^{37}Cl	36.96590
酸素	15.9994	^{16}O	15.99491	臭素	79.904	^{79}Br	78.91834
		^{17}O	16.99913			^{81}Br	80.91629
		^{18}O	17.99916	ヨウ素	126.904	^{127}I	126.9045

† 米国立標準技術研究所（NIST）の原子量表をもとに作成．

分子量　molecular weight

* 化合物の集合体としての重さを対象とする場合（たとえば，秤量した物質のモル数を計算する場合や，元素分析値を計算する場合）は，標準原子量を用いて分子量を計算する．一方で，一つの分子（もしくはイオン）を対象とする場合（たとえば，マススペクトルの測定値）は，相対原子質量を用いて計算する．

化学式量
chemical formula weight

物質 1 分子の質量のことを**分子量**とよび，分子中に含まれる原子量の総和に等しい．そのため，分子量も原子量と同様に，ぴったりとした整数にはならない．なお，特に断りがない限り*は，分子量は標準原子量を用いて，つまり天然の同位体組成を勘案して計算される．イオンや金属は正確にいえば分子ではないため，分子量のかわりに化学式量（単純に式量ともいう）が使われる．なお，分子量や化学式量も ^{12}C の原子 1 個の質量 12 を基準にした場合の相対的な質量である．

有機化学で扱う分子の分子量は数百程度のものが多いが，分子量わずか 2 の分子（H_2 や He）から，数万，数十万を超える分子量をもつ分子も存在する．一般に分子量が 1000 以下のものを**低分子**とよび，1000 を超えるものを**高分子**とよぶことが多い．

例題 A・1　陽子，中性子，電子の数　次の原子の陽子，中性子および電子の数を答えよ．

(1) $^1_1$H　　(2) $^{16}_8$O　　(3) $^{79}_{35}$Br

解答　元素記号の左上および左下の数字は，それぞれ質量数（陽子と中性子の数の総和），原子番号（陽子の数）を示している．したがって，質量数と原子番号の差が，中性子の数に相当する．また，中性の原子では，陽子と電子の数は等しい．

(1) 陽子数　1　　中性子数　0　　電子数　1
(2) 陽子数　8　　中性子数　8　　電子数　8
(3) 陽子数　35　　中性子数　44　　電子数　35

例題 A・2　同位体と同素体の違い　次の (a)〜(e) の組合わせのなかから同位体の組合わせと同素体の組合わせをすべて選びなさい．

(a) 水素原子と重水素原子
(b) ^{2}H と ^{2}He
(c) オゾン（O_3）と酸素（O_2）
(d) エタノール（C_2H_5OH）とジメチルエーテル（CH_3OCH_3）
(e) ダイヤモンドとグラファイト

解 答 同位体は(a), 同素体は(c), (e).

同位体は原子に関することであり，同素体は単体の分子に関することである．同位体は同じ原子である．重水素原子とヘリウム原子は原子量が同じであるが，異なる原子であるため同位体ではない．エタノールとジメチルエーテルは単体ではないので同素体ではない．

例題 A・3　分子量を計算しよう 次の分子の分子量を，表 A・1 の標準原子量を用いて計算せよ．有効数字は小数点以下 2 桁とする．
(1) 水素（H_2）　(2) メタン（CH_4）　(3) 酢酸（CH_3CO_2H）

解 答 分子量は，その分子に含まれる原子量の総和になる．酢酸では，$C_2H_4O_2$ と書き表せば計算しやすい．有効数字が小数点以下 2 桁の場合は，小数点以下 3 桁の位まで計算し，最後に 3 桁目を四捨五入する．
(1) 1.008（H の標準原子量）×2 = 2.016　　H_2 の分子量　2.02
(2) 12.011（C の標準原子量）+ 1.008×4 = 16.043　　CH_4 の分子量　16.04
(3) 12.011×2 + 1.008×4 + 15.999×2 = 60.051　　CH_3CO_2H の分子量　60.05

応用・発展 A・1　気体の密度と分子量の関係 空気より軽い気体は上方に移動し，重い気体は地上にたまる傾向にある．したがって，空気より重い気体が漏れ出た場合は，ただちに部屋の下方の窓を開けて換気する方が安全上の効率がよい．中毒症状を起こす可能性のある硫化水素（H_2S）は部屋の上方と下方のどちらに移動しやすいか，分子量を用いて説明せよ．なお，空気の組成を窒素 80%，酸素 20% とする．

準備教育C 原子の電子配置について説明できる．

学生へのアドバイス

このSBOは，有機化学において重要な"軌道"の概念を理解するための入り口に相当する．軌道は見えないものであるため比較的イメージしにくいものではあるが，軌道の概念を通して，電子が原子中でどのように配置しているかを理解できれば，分子の立体構造や反応の立体化学の理解におおいに役立つ．

古典的には，電子は粒子として原子核の周りを惑星のように回っていると考えられてきた．1924年にde Brogile（ド ブロイ）が電子は波動としての性質を示すことを発見した．物理学の発展とあいまって量子力学という数学的概念が生まれた．1926年にSchrödinger（シュレーディンガー）は，原子や分子のなかでの電子のふるまいが波動方程式で説明できることを唱え，電子の運動やエネルギーを定量的に表すことに成功した．これにより，それまで説明が困難であった有機化学の現象も，電子の相互作用で説明できるようになった．

C・1 電子殻と原子軌道

電子殻 electron shell

電子は原子核の周りの規定された空間内に分布しており，その空間を**電子殻**（主殻）という．電子殻は原子核を中心として球状に広がっており，半径の異なる複数の電子殻が同心上に重層構造で存在している．原子核から近い順にK殻，L殻，M殻（その後，N, O, Pとつづく）と名付けられる．また，それぞれの電子殻には**s軌道**，**p軌道**，**d軌道**（その後，f, g, hとつづく）と名付けられた**原子軌道**（副殻）がある．

s軌道 s orbital
原子軌道 atomic orbital

* **量子化**：エネルギーや運動量などの物理量が不連続にとびとびの値として観測されること．

それぞれの電子殻は量子化＊された固有のエネルギー値をもっており，K殻から順に主量子数（n）は1, 2, 3…と規定される．主量子数1のK殻は，正の電荷をもつ原子核に最も近く，負の電荷をもつ電子は原子核に強く引寄せられている．主量子数が大きい殻になるにつれて電子は原子核より遠くに存在することになり，核に引寄せられる力は弱くなる．電子殻に含まれるそれぞれの原子軌道もまた，固有のエネルギー値をもつ．

主量子数がnの電子殻は最大$2n^2$個の電子を収容することができる．したがって，K殻，L殻，M殻にはそれぞれ2, 8, 18電子まで収容される．それぞれの電子殻に収容されている電子は，さらに原子軌道に分別されて収容されている．K殻は一つのs軌道（1s軌道という）しかもたない．L殻は一つの2s軌道と三つの2p軌道をもち，四つの原子軌道がある．M殻には一つの3s軌道，三つの3p軌道に加え，五つの3d軌道がある．それぞれの原子軌道には最大2個まで電子を収容することができる．

C・2 原子軌道の形

薬学で取扱う有機化合物の多くは，周期表の第2周期（C, N, O, F）までの元素で構成されている．これらはK殻とL殻の電子殻をもつ原子であるため，本書ではs軌道とp軌道の形について説明する．

1s軌道は原子核を中心とした球状の形をしており，その中に電子が分布している（図C・1a）．しかし，電子の正確な位置を決めることはできず（Heisenbergの**不確定性原理**），断面図に示す黒い部分に電子が90%以上の確率で存在しているとしか述べることができない．なお，黒の濃淡は電子の存在する確率，すなわち**電子密度**の高低を意味する．1s軌道では原子核に近いほど電子密度が高く，遠くになるに従い電子密度は低くなる．

2s軌道も1s軌道と同様に原子核を中心とした球状の形をとるが，2s軌道の半径は1s軌道よりも大きい（図C・1b）．1s軌道との大きな相違は，電子密度が0となる領域が球内に存在することである．その領域を**節**といい，節を境界として内側と外側の領域では逆の位相である．2s軌道の電子は1s軌道より原子核から平均的に遠い位置に存在しているため，原子核と電子の間のクーロン相互作用が小さくなる．したがって，2s軌道の方が1s軌道より不安定となり，エネルギー準位が高い．なお，3s軌道は，2s軌道より大きな球状の形であり節を二つもっている．

不確定性原理
uncertainty principle

節 node

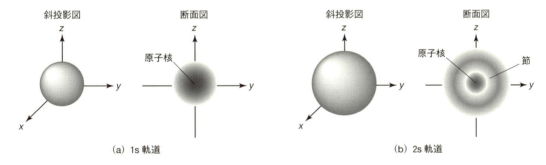

図C・1　1s軌道と2s軌道の形

p軌道はs軌道と異なり，原子核を中心として対称な亜鈴型の空間に電子が分布している．対称な二つの領域の位相は逆の符号であり，それらの境界面は電子密度が0となる節面である（図C・2）．L殻に2p軌道は三つあるが，互いに直

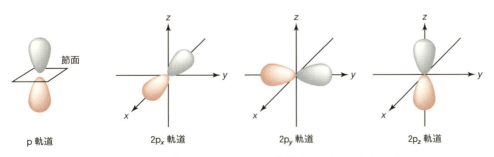

図C・2　p軌道の形と三つの縮重した2p軌道（$2p_x$, $2p_y$, $2p_z$）の方向

交して存在し $2p_x$, $2p_y$, $2p_z$ と名付けられている．この三つの 2p 軌道は，向きが異なるだけで同じエネルギーをもつ．このように異なる軌道であるにもかかわらず等しいエネルギーをもつことを**縮重**（または縮退）といい，これら三つの軌道を縮重軌道とよぶ．2p 軌道の電子は 2s 電子に比べ原子核より遠い位置にあるため，2p 軌道のエネルギー準位は 2s 軌道よりわずかに高い．3p 軌道は 2p 軌道と同じ形状であるが，より大きな空間を占めている．$3p_x$, $3p_y$, $3p_z$ 軌道の節面はそれぞれ対応する 2p 軌道と同じ平面になる．

縮重　degeneracy

C・3　原子中の電子配置

電子軌道は，それぞれ固有のエネルギー値をもっている．原子中に含まれる電子はそれぞれの軌道に分布するが，どの軌道に入るかという組合わせは無数にある．しかし，通常はエネルギーが最も安定になるように電子が配置し，そのような状態を**基底状態**という．一方で，外部から何らかの方法で電子にエネルギーを与えると高エネルギー状態に遷移することがあり，その状態を**励起状態**という．最もエネルギーの低い基底状態における原子中の電子配置は，次の三つの規則に従って決定される．

基底状態　ground state

1. **構成原理**：電子はエネルギー準位の低い軌道から高い軌道に順番に収容される．その順序は，1s → 2s → 2p → 3s → 3p → 4s → 3d → 4p → … となる．

2. **パウリの排他原理**：一つの軌道には最大で 2 個の電子*までしか収容できない．同じ軌道に入った 2 個の電子は互いに反対の**スピン**をもつ．スピンは，負電荷をもつ電子の自転運動によって生じる微小磁場の方向（磁気モーメント）のことであり，↑ および ↓ で表す．

3. **フントの規則**：同じエネルギーをもつ縮重軌道がある場合，まずそれぞれの軌道に 1 個ずつ電子が収容される．すべての縮重軌道が 1 個の電子で埋められたのちに，2 個めの電子が収容される．なお，複数の縮重軌道に 1 個の電子が入る場合，それらのスピンは同じ向きになる．一つの軌道に 2 個の電子が入ると静電的な電子間反発のためエネルギー的に不利となるので，縮重軌道がある場合は電子反発がなるべく小さくなるよう 1 個ずつ電子が収容されると理解すればよい．

構成原理
Aufbau principle（Aufbau はドイツ語で"構築・構成"の意味）

パウリの排他原理
Pauli exclusion principle

＊　一つの原子軌道にスピンを逆にして収容された 2 個の電子を電子対という．一つの原子軌道に 1 個しか入っていない（対になっていない）電子を不対電子という．基底状態の炭素原子には二つの電子対と 2 個の不対電子がある．

スピン：電子は原子核の周りの空間を運動すると同時に，自転運動をしている．自転運動により磁場が生じる例は，地球の自転を連想すればわかりやすいかもしれない．地球は自転することにより北極（N）と南極（S）の磁場が生じている．N 極と S 極は引き合い，同極同士では反発しあうように，逆スピンの電子対のほうが，同スピンの電子対よりもエネルギーが低くなる．

フントの規則
Hund's rule

最外殻　valence shell

これらの規則に従って炭素原子の基底状態における電子配置を考えてみる．炭素原子に含まれる電子数は 6 である．構成原理とパウリの排他原理に従うと，1s, 2s, 2p 軌道にそれぞれ 2 個ずつ電子が収容されることになる．2p 軌道は $2p_x$, $2p_y$, $2p_z$ の 3 軌道が縮重していることから，フントの規則により三つの縮重軌道のうちの $2p_x$ と $2p_y$ に同じスピンの電子が 1 個ずつ収容される．$2p_z$ 軌道には電子は収容されない．このような電子配置を，$(1s)^2(2s)^2(2p)^2$ もしくは $(1s)^2(2s)^2(2p_x)^1(2p_y)^1(2p_z)^0$ と表すことができる．エネルギー準位図として表すと図 C・3 のようになる．

電子が収容されている最も外側の電子殻を**最外殻**といい，そこに含まれる電子

を最外殻電子または**価電子**という．最外殻より内側のエネルギーの低い電子殻を内殻とよぶ．最外殻にまだ電子が収容できる状態を開殻といい，エネルギーが高い*．一方，最外殻に電子がすべて満たされた状態を閉殻といい，エネルギーは低くきわめて安定な状態である．炭素原子の場合，K 殻に 2 電子，最外殻 (L 殻) には 4 電子存在し，開殻であり価電子は 4 となる．ヘリウム原子およびネオン原子は最外殻にそれぞれ 2 電子，8 電子が収容されており閉殻となる．開殻の状態は不安定であるため，外部に電子を放出したり，外部から電子を受取ったりして閉殻の状態になろうとする性質がある．一般的に電子の授受は最外殻で起こる．つまり，化学結合に関与するのはエネルギーの高い価電子である．したがって価電子を考えることは重要である．

価電子　valence electron

* エネルギーが低いということは安定であることに対応する．逆に高エネルギーは不安定である（反応性が高い）ことに対応する．

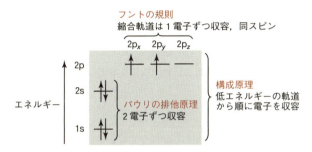

図 C・3　基底状態での炭素原子の電子配置

例題 C・1　基底状態の原子の電子配置を書く　基底状態における酸素原子およびナトリウム原子の電子配置を示しなさい．

解　答　原子番号 8 の酸素原子の電子数は 8 である．構成原理とパウリの排他原理により 8 個の電子は，$(1s)^2(2s)^2(2p)^4$ となるように収容される（図 C・4）．また，1s および 2s 軌道に収容される電子対は互いに逆のスピンをもつ．縮重した三つの 2p 軌道に 4 個の電子が収容されるが，フントの規則により $2p_x$ に 2 個（逆スピンの電子対），$2p_y$，$2p_z$ にそれぞれ同スピンの電子が 1 個収容される．したがって，$(1s)^2(2s)^2(2p_x)^2(2p_y)^1(2p_z)^1$ と表記できる．

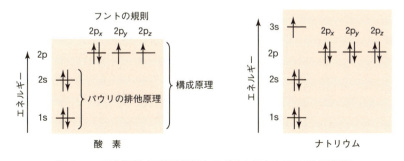

図 C・4　基底状態での酸素原子およびナトリウム原子の電子配置

原子番号 11 のナトリウム原子は電子を 11 個もち，$(1s)^2(2s)^2(2p_x)^2(2p_y)^2(2p_z)^2(3s)^1$ となる．

例題C・2 価電子を数える 酸素原子およびナトリウム原子の価電子はいくつか示しなさい.

解 答 図C・4に示したように,酸素原子は最外殻(L殻)に6個の電子をもつ.したがって価電子は6となる.価電子を考える場合は,s軌道,p軌道などの原子軌道の種類は考慮しない.

ナトリウム原子の最外殻はM殻であり1電子収容されている.したがって価電子は1となる.

演習C・1 水素原子,窒素原子および硫黄原子の電子配置を示しなさい.
応用・発展C・1 単原子分子 ネオンが単原子分子である理由を答えなさい.

3d軌道の形

タンパク質や核酸,あるいは薬学領域で取扱う重要な分子のなかには第3周期元素のSやPが含まれることもあるので,応用領域としてd軌道の形も紹介する. 3d軌道は五つの縮重した軌道をもっており,$3d_{xy}$, $3d_{xz}$, $3d_{yz}$, $3d_{x^2-y^2}$, $3d_{z^2}$と名付けられている.それぞれの原子軌道の形を図C・5に示す.特に,超原子価化合物や遷移金属触媒の性質,およびそれらが関与する化学反応を考える際に,d軌道を理解することが重要になる.

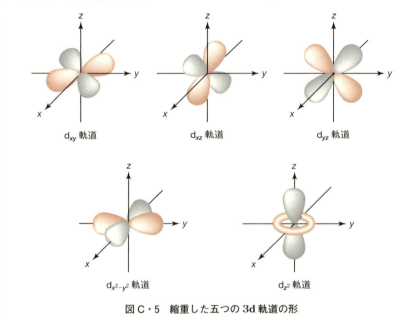

図C・5 縮重した五つの3d軌道の形

準備教育 D　周期表に基づいて原子の諸性質（イオン化エネルギー，電気陰性度など）を説明できる．

学生へのアドバイス
この SBO では，有機分子を構成する原子の性質を理解することを通して，今後の章で取扱う有機分子の性質や化学反応性を考えるための基礎固めをする．周期表における原子の並び方の意味がわかると，原子の性質を理解するために役立つことがわかるだろう．

原子量の順に元素を規則的に配列すると，ある周期で物理的性質や化学的性質が似たものどうしが並ぶことを 1869 年に Mendeleev が発見した．この規則を**周期律**といい，表のことを**周期表**とよぶ．この表は化学の分野において，物質の反応や性質を体系的に理解したり予測することに役立っている．周期表の横の並びを周期（第 1 周期，第 2 周期，……）とよび，縦の並びを族（1 族，2 族，……，18 族）という．原子半径，イオン化エネルギー，電子親和力，電気陰性度などの性質は，同じ族に含まれる原子では一般的に似た傾向を示す．

周期律　periodic law
周期表　periodic table

D・1　イオン化エネルギー

原子や分子から電子が放出されるとカチオンになるが，その過程ではエネルギーを必要とする．原子や分子，イオンから電子を取去るために必要なエネルギーを**イオン化エネルギー**（またはイオン化ポテンシャル）とよぶ．

イオン化エネルギー
ionization energy

気体状態の中性の原子から一つの最外殻電子を引き離す際のエネルギーを，原子の第一イオン化エネルギーとよぶ．二つめの電子を引き離すためのエネルギーは第二イオン化エネルギー，n 番目の電子を引き離す場合は第 n イオン化エネルギーという．単にイオン化エネルギーと書かれる場合は，第一イオン化エネルギーをさすことが多い．中性原子から電子を引き離すより，正電荷をもつカチオ

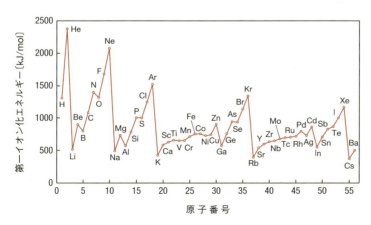

図 D・1　原子の第一イオン化エネルギー

ンから電子を引き離す方がより大きなエネルギーを要することから，第一イオン化エネルギーより第二イオン化エネルギーの方が大きくなる．

原子のイオン化エネルギーが小さいとカチオンになりやすく，大きいとカチオンにはなりにくい．第一イオン化エネルギーは，周期表の右にいくほど値が大きく，左ほど小さい（図 D・1）．Li, Na, K, Rb, Cs などの 1 族（アルカリ金属）の第一イオン化エネルギーは極小値を示し，同一周期の他の原子よりカチオンになりやすい傾向にある．また，He, Ne, Ar, Kr, Xe などの 18 族（希ガス）は極大値を示し，カチオンになりにくい．

例題 D・1　第一イオン化エネルギーの大小　次の原子のうちで第一イオン化エネルギーが最大のものと最小のものを選びなさい

　　リチウム，炭素，酸素，フッ素，ネオン

解　答　同一周期の原子の場合，周期表の左にいくほどイオン化エネルギーは小さく，右にいくほど大きい傾向がある．上記の原子はすべて第 2 周期にあるので，アルカリ金属のリチウムのイオン化エネルギーが最小で，希ガスのネオンのイオン化エネルギーが最大となる．イオン化エネルギーが小さいものほどカチオンになりやすい性質をもつことを覚えておこう．

D・2　電子親和力

中性の原子や分子に電子が与えられるとアニオンになり，この際にエネルギーの出入りがある．気体状態の原子に電子を 1 個与えた際に放出（または吸収）されるエネルギーを原子の**電子親和力**という．電子親和力の大きな原子ほどアニオンになりやすい．同一周期において，電子親和力は F, Cl, Br, I などの 17 族（ハロゲン）で最大となり，18 族で最小になる傾向がある．図 D・2 に原子の電子親和力を示す．

電子親和力
electron affinity

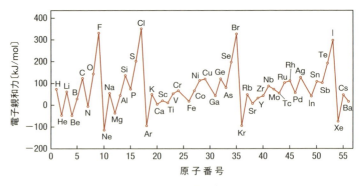

図 D・2　原子の電子親和力

例題 D・2　電子親和力の大小　次の原子のうちで電子親和力が最大のものと最小のものを選びなさい

　　リチウム，炭素，窒素，フッ素，ネオン

解 答 アニオンになりやすい原子ほど電子親和力が大きい．同一周期の原子の場合，17 族のハロゲンの電子親和力が最も大きく，18 族の希ガスが最も小さくなる．上記の原子はすべて第 2 周期に属しているので，図 D・2 に示すようにフッ素の電子親和力が最大で，ネオンの電子親和力が最小となる．

D・3 電気陰性度

異種の原子が化学結合した分子では，各原子における電子密度が単独で存在する場合の分布と異なることがしばしばある．これは原子の種類によって電子を引付ける強さに違いがあるためである．このように分子内の原子が電子を引寄せる能力を示す相対的な尺度[*1]を**電気陰性度**とよぶ．電気陰性度を示す値は，定義の仕方によりいくつかの種類が提唱されているが，1932 年に Pauling により定義された電気陰性度[*2]を図 D・3 に示す．周期表で，同じ周期であれば左から右にいくほど電気陰性度は大きくなり，同じ族であれば下から上にいくほど電気陰性度は大きくなる．特に第 2 周期の場合，リチウムからフッ素まで 0.5 刻みで値が大きくなっている．電気陰性度は化学結合の極性を理解するために必要な概念である．

[*1] 電気陰性度は絶対的な値でなく，相対的な値である．したがって，異なる原子間でどれだけ電気陰性度の差があるかということが重要である．

電気陰性度
electronegativity

[*2] 電気陰性度は，提唱者によって定義の数式が異なるため，数値が異なることがある．Pauling の電気陰性度の他では，Mulliken や Allen による電気陰性度が有名である．どの場合も，数値に若干の違いはあるものの，周期表の右上になるほど電気陰性度が大きくなるという傾向は同じである．

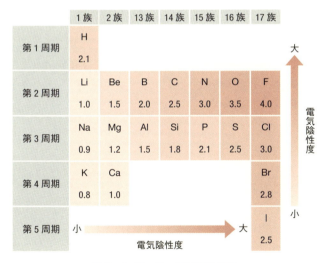

図 D・3 Pauling の電気陰性度

例題 D・3 電気陰性度の大小 次の原子を電気陰性度の大きい順に並べなさい．
　リチウム，ホウ素，炭素，酸素，フッ素

解 答 同一周期の原子の場合，希ガスを除いて周期表の右にいくほど電気陰性度は大きく，左にいくほど小さい傾向がある．上記の原子はすべて第 2 周期にあるので，電気陰性度は大きい順に，フッ素，酸素，炭素，ホウ素，リチウムとなる．

例題D·1〜3を通して，イオン化エネルギー，電子親和力，電気陰性度の違いを理解するとともに，原子番号20ぐらいまでの周期表の配列を覚える必要性を感じただろう．

演習D·1 硫黄，塩素，リン，アルゴン，マグネシウムのうち，最も第一イオン化エネルギーの大きいものを選びなさい．また，最も電子親和力の大きいものを選びなさい．

演習D·2 臭素，塩素，フッ素，ヨウ素を電気陰性度が大きい順に並べなさい．

応用·発展D·1　第二イオン化エネルギー　ナトリウムは同じ周期のマグネシウムより第一イオン化エネルギーが小さいが，ナトリウムの第二イオン化エネルギーはマグネシウムよりはるかに大きな値を示す．その理由を答えなさい．

準備教育 F　イオン結合，共有結合，配位結合，金属結合の成り立ちと違いについて説明できる．

学生へのアドバイス

　このSBOの前半では，化学結合にはどのような種類があり，それぞれがどのような特徴をもつのかを学習する．原子中の電子配置と，それらがどのようにやりとりされて結合を生じるのかを中心に理解しよう．

　また後半では，分子の性質や化学反応性を理解するために必要な，分子軌道の概念を学習する．分子軌道は初学者にはイメージしにくい概念であるが，説明を丹念に読み，例題や演習に挑戦して理解度を確認しよう．このSBO単独ではわかりにくいかも知れないが，以降の学習で電子論や軌道論の説明が出てきた際に，このSBOを復習すると相乗的に理解が深まるだろう．

F・1　化 学 結 合

　分子は原子どうしが化学結合を形成することによってできる．化学結合は二つの原子が相互作用することによって，その二つの原子間に形成される．多くの場合，原子は単独で存在する場合よりも化学結合をつくることによって安定化され，余分なエネルギーは放出される．化学結合を形成することによって，（水素以外の）典型元素の原子は最外殻が8個の電子で満たされて最も安定化される．すなわち第18族の希ガスと同様の電子配置をとると最安定状態となる．これを**オクテット則**という．すなわち，最外殻の副殻のうち，一つのs軌道と三つのp軌道（p_x, p_y, p_z）がそれぞれ2個の電子で満たされた状態である．たとえば，炭素原子$(1s)^2(2s)^2(2p)^2$は第2周期（2s軌道と2p軌道）に計4個の最外殻電子をもっているので，他原子から$8-4=4$個の電子を受入れて化学結合を形成し，ネオン原子と同様の電子配置となって安定化する．窒素原子$(1s)^2(2s)^2(2p)^3$は最外殻に5個の電子をもつので，化学結合により他原子から3個の電子を受入れることでオクテット則を満たすことになる．そこでの電子のやりとり方法に応じて結合様式が分類される．

オクテット則　octet rule

F・1・1　イオン結合

　1族のアルカリ金属は最外殻のs軌道から容易に1個の電子を放出して安定な1価のカチオン（陽イオン）となる．たとえばリチウム原子$(1s)^2(2s)^1$は2s軌道から1個の電子を放出してLi^+を形成し，そのときの電子配置はヘリウム原子$(1s)^2$と同一である．アルカリ金属のイオン化エネルギーが小さいのは，電子を放出して安定なカチオンを生成するためである．一方，17族のハロゲン原子は容易に1個の電子を受容して安定な1価のアニオン（陰イオン）となる．たとえばフッ素原子$(1s)^2(2s)^2(2p)^5$は他原子から1個の電子を取込んでフッ化物イオンF^-となる．このイオンの電子配置はネオン原子の電子配置$(1s)^2(2s)^2(2p)^6$と同一である．ハロゲン原子の電子親和力が大きいのは，このように電子を取込むことにより安定なアニオンを生成するためである．リチウムイオンLi^+とフッ化物イオン

イオン結合 ionic bond

F^- が相互作用すると，両者は強い静電引力により引き合い，イオン対からなるフッ化リチウム Li^+F^- という塩を形成する（図 F・1a）．このイオン間の静電的な相互作用，すなわち＋と－の引き合い（クーロン力）による結合を**イオン結合**という．複数個の電子の受渡しも可能であり，マグネシウムは 2 個の電子を放出して 2 価のマグネシウムイオンとなる．1 個の 2 価マグネシウムイオンと 2 個の塩化物イオンが相互作用すれば $Mg^{2+}(Cl^-)_2$ という塩を形成する（図 F・1b）．

図 F・1 イオン対の形成

F・1・2 共有結合

原子が他原子との電子のやりとりによって，希ガスと同様の電子配置をとることで安定化されるとはいっても，炭素が 4 個の最外殻電子を放出して C^{4+} イオンを形成したり，4 個の電子を受容して C^{4-} を形成することは，同種の電荷を多数もつこととなるためエネルギー的にきわめて不利である．炭素原子のように，イオン化によって希ガスと同様の電子配置をとりにくい原子では，イオン結合は形成されにくい．このような原子は電子の移動ではなく，他原子と電子を共有することによってオクテット則を満たし，安定な結合を形成する．これを**共有結合**という．たとえば 2 個の水素原子が電子を 1 個ずつ出し合い共有することにより水素分子（H_2）を形成する．このとき，両水素原子とも形式上 2 個の最外殻電子をもつことになり，ヘリウム原子の電子配置$(1s)^2$ と同一と考えることができる．メタン分子（CH_4）の場合，炭素は 4 個の最外殻電子をもっているので，4 個の水素原子との間での四つの共有結合をつくることにより，元からあった 4 個と，水素原子から得られた 4 個，合計 8 個の電子をもちオクテット則を満たして安定化する．アンモニア分子（NH_3）は窒素原子と 3 個の水素原子との間で 3 本の共有結合を形成している．これらの場合，炭素原子および窒素原子の電子配置はネオン原子と同一である．**ルイス構造**（点電子構造，SBO 3 参照）で書くとこの様子が理解できるだろう（図 F・2）．**ケクレ構造**（線結合構造）では共有結合を 1 本の直線で記し，その直線は共有される 2 個の電子が含まれていることを意味する．医薬品のほとんどを占める有機分子は，その中の化学結合の大多数が共有結合であり，ルイス構造で記すと複雑になりすぎるので，一般にケクレ構造で表記する．なおアンモニア分子中の窒素原子のように，共有結合を形成していない電子対を**非共有電子対**もしくは**孤立電子対**といい，ケクレ構造の中でもその電子対だけは表記することもある．

共有結合 covalent bond

ルイス構造 Lewis structure

ケクレ構造 Kekulé structure

非共有電子対（unshared electron pair）：孤立電子対（lone pair）ともいう．

このように述べてくると，イオン結合と共有結合はまったく異なる結合のように感じるかもしれないが，それらの中間の性質をもつ結合もある．その結合が共有結合であるかイオン結合であるかは，結合にかかわる原子の性質に依存して決

まる．水素分子（H$_2$）や塩素分子（Cl$_2$）のような同一原子から構成された分子の結合は，関与する電子が均等に共有されているので，完全な共有結合である．一方，異原子，特に電気陰性度の差が大きい原子間の共有結合では，電子は均等に共有されず，電気陰性度の大きい原子上に偏って存在する．すなわちその結合は**極性**をもっている（準備教育 G 参照）．したがってそのような結合は，共有結合とイオン結合の性質を併せもつことになる．一般に電気陰性度の差が 2.0 以上の場合，イオン結合とみなされるが，明確な境界線があるわけではない．グリニャール試薬*に含まれる C−Mg 結合は共有結合性が 65％，イオン結合性が 35％ というように表現される．

* グリニャール試薬については SBO 33 を参照．

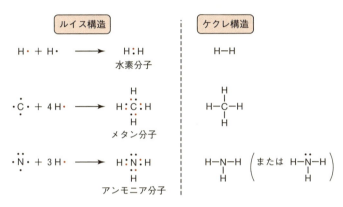

図 F・2 ルイス構造とケクレ構造

例題 F・1 ルイス構造とケクレ構造 次の分子のルイス構造とケクレ構造を書け．
(1) CHCl$_3$ （2) C$_2$H$_6$

解 答
(1) クロロホルム （2) エタン

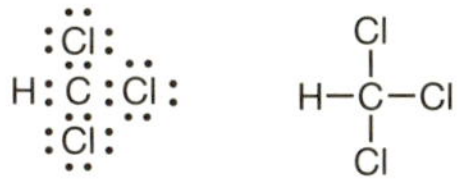

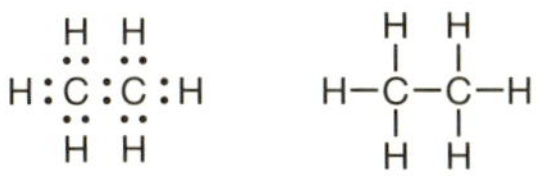

演習 F・1 結合の種類：次の分子の中の共有結合とイオン結合を示せ．
(1) C$_2$H$_4$ （2) (CH$_3$)$_3$N （3) CH$_3$ONa （4) LiOH

応用・発展 F・1 ルイス構造，イオン結合 次の分子をルイス構造で書け．イオン結合があれば示せ．
(1) N$_2$ （2) NaNO$_3$ （3) NH$_4$Cl （4) NaBH$_4$

F・1・3 金 属 結 合

金属，特に金属結晶での化学結合は金属結合である．金属原子の最外殻電子の一部は結晶内を動き回る自由電子となり，陽イオンとなった原子の間を三次元的

金属結合 metallic bond

に非局在化し各原子間の結合を担う．ナトリウム金属は 3s 軌道に 1 個の最外殻電子をもち，これが自由電子となってナトリウム原子（陽イオン）間の結合に関与する．金属結合は方向性がなく共有結合より弱い．電気伝導度と熱伝導度が大きい，金属光沢をもち光を強く反射し不透明，可塑性があり展性，延性が高いといった金属特有の性質は金属結合に由来する．

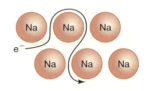

図F・3　ナトリウム金属結晶の模式図

配位結合　coordinate bond

F・1・4　配位結合

非共有電子対をもつ原子（電子供与原子）が，電子受容原子に電子対を供与することで両原子との間に化学結合を形成する．これを配位結合という．たとえばアンモニア（NH_3）の窒素原子上の非共有電子対がプロトン（H^+）に供与され N−H 結合が形成される．下式中の矢印は電子対の動きを意味している．すなわち，窒素原子上の非共有電子対が H^+ に電子対を与えたことを意味する*．

＊　電子移動を表す矢印については SBO 9 を参照．

このとき窒素原子の sp^3 混成軌道と四つの H 原子の 1s 軌道とで等価な 4 本の化学結合を形成している．すなわち，元からある N−H 共有結合と後から配位結合により形成された N−H 結合とは等価である．このことは言い換えると，共有結合と配位結合は，1 分子軌道に 2 電子が満たされるという点では本質的に同義であるが，電子の供給源が両原子の 1 電子ずつか，片方の原子が 2 電子供与かの点で異なる．硫黄原子，リン原子や遷移金属原子は，空の d 軌道に電子を収容できるため，配位結合により多様な超原子価分子や**金属錯体**を形成することができる．

F・2　軌道の混成
F・2・1　sp^3 混成軌道

＊　メタンは都市ガスの主成分である．

最も単純な有機化合物であるメタン CH_4 の構造を考える*．実験から知られている事実は，炭素-水素結合は炭素を中心に正四面体の頂点に向かって等距離（109 pm）に伸びており，結合角もすべて等しく 109.5°ということである．すなわち 4 本の炭素-水素結合はすべて等価である．炭素原子の基底状態の最外殻電子の電子配置は $(2s)^2(2p_x)^1(2p_y)^1$ である．不対電子は $2p_x$ と $2p_y$ に含まれる 2 電子だけなので，このままでは四つの等価な結合をもつことを説明できない．

図F・4　メタンの構造

混成軌道　hybrid orbital

混成軌道の概念を導入することによりメタンの正四面体構造を説明することができる．2s 軌道と三つの 2p 軌道（$2p_x$, $2p_y$, $2p_z$）を数学的に混ぜ合わせ（混成），

新たに四つの等価な，すなわち同じエネルギーレベルの軌道をつくる．これを **sp³混成軌道**といい，1/4 が s 軌道，3/4 が p 軌道から構成されている（図 F・5）．この sp³ 混成軌道に四つの最外殻電子を 1 個ずつ分配すると 4 個の**不対電子**ができる．これで炭素原子は 4 価になっている．それぞれの sp³ 軌道が水素原子とおのおの 1 個ずつ電子を共有すれば 4 本の共有結合が形成され，メタン分子が構築される．二つの原子（炭素と水素）を結ぶ軸に沿って原子軌道が重なり共有結合が形成されている．これを σ 結合という．

sp³混成 sp³ hybrid

不対電子 unpaired electron

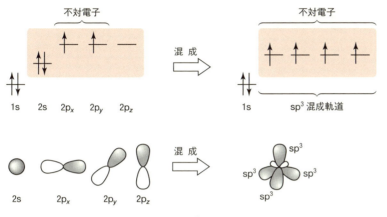

図 F・5 sp³ 混成軌道

sp³ 混成軌道の形状は原子核に対して非対称であり，方向性をもつ．sp³ 軌道の一つを取出して図示するとその非対称性がわかる（図 F・6）．sp³ 軌道のローブ*は片側が大きく広がった非対称亜鈴型をしている．したがって，結合する相手の原子の軌道との重なりは対称型の p 軌道よりも大きくなる．すなわち，sp³ 軌道は s 軌道や p 軌道が単独で結合を形成する場合よりも強く安定な結合をつくることができる．

図 F・6 一つの sp³ 混成軌道

* 軌道の形のことをローブ (lobe) という．

F・2・2 sp² 混成軌道

化学工業の重要な原料であり，植物ホルモンの一種でもあるエテン*（C₂H₄）の構造を考える（図 F・7）．エテンでは炭素原子と炭素原子が二重結合を形成し，おのおのの炭素原子は 2 個の水素原子と結合している．2 個の炭素原子と 4 個の水素原子はすべて同一平面上にあり，水素-炭素-炭素，および水素-炭素-水素の結合角は約 120°である．これを次のように説明する．炭素の 2s 軌道と二つの 2p 軌道（2p$_x$，2p$_y$）の三つの軌道を混成させ，三つの等価な軌道を新たに形成する．これを **sp² 混成軌道**といい，s 軌道が 1/3，p 軌道が 2/3 寄与している（図 F・8）．炭素原子の 4 個の最外殻電子は三つの sp² 混成軌道と，混成軌道に含まれなかった 2p$_z$ 軌道に 1 個ずつ分配される．このとき sp² 混成軌道は，2p$_x$ 軌道と 2p$_y$ 軌道から形成される平面上に，炭素核を中心に均等に 120°の角度で伸びている．一方，残った 2p$_z$ 軌道はこの平面に対して垂直に立っている．

* エチレンという慣用名が一般的である．

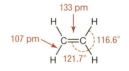

図 F・7 エテンの構造

エテン分子の炭素原子は，sp² 混成軌道を用いて二つの水素原子（s 軌道）および一つの炭素原子（sp² 混成軌道）との間に **σ** 結合を形成する．炭素原子と水

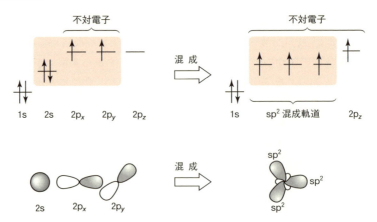

図 F・8　sp² 混成軌道

素原子，および炭素原子と炭素原子を結ぶ軸に沿って軌道が最も重なりが大きくなるように共有結合が形成されている．一方，混成軌道に関与していない $2p_z$ 軌道は，エテンの両方の炭素上に存在している．それら二つの $2p_z$ 軌道は互いに平行に位置するため，軌道が側面で重なり合って共有結合が形成される．これを **π結合** という．エテンの二つの炭素原子が σ 結合と π 結合の二つの結合を介して計 4 個の電子を共有することで二重結合が成り立つ．したがって，二重結合は単結合よりも短く（エタンの C−C 結合：154 pm，エテンの C＝C 結合：133 pm），結合エネルギーも大きい（エタンの C−C 結合：376 kJ/mol，エテンの C＝C 結合：611 kJ/mol）．ここで，二重結合の結合エネルギーは単結合の 2 倍よりも値が小さいことに気がつく．π 結合のエネルギーは，二重結合と単結合の結合エネルギーの差 611−376＝235 kJ として計算できることから，σ 結合よりも結合エネルギーが小さい．σ 結合は炭素-炭素結合軸上に電子雲が広がっているが，π 結合ではエテンが形成する平面の上下に電子雲が広がり，この平面は節面となっているため平面上の電子密度はない（図 F・9）．σ 結合に比べ π 結合は分子の上下に大きく広がっており，かつ結合エネルギーも小さいため，化学反応を受けやすい．

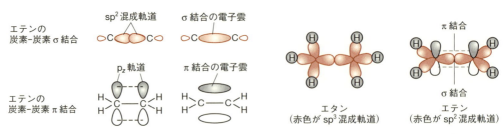

図 F・9　エテンの炭素-炭素 σ 結合と π 結合　　　　図 F・10　エタンとエテンの構造

F・2・3　sp 混成軌道

* エチンの慣用名はアセチレン．

バーナーの燃料や化学工業の重要な原料であるエチン*（C_2H_2）の構造を考える．これは炭素原子と炭素原子が三重結合で結ばれ，おのおのの炭素は 1 個の水

素原子と結合し結合角は180°である．二つの炭素原子と二つの水素原子はすべて同一直線上にある（図F・11）．これらの結合については次のように考える．炭素の2s軌道と一つの2p軌道（$2p_x$）の二つの軌道を混成させ，二つの等価な軌道を形成する．これを**sp混成軌道**という（図F・12）．炭素原子の4個の最外殻電子が，混成に関与しない$2p_y$と$2p_z$の二つの2p軌道と，二つのsp混成軌道に1個ずつ振り分けられる．このときのsp混成軌道は，炭素核を中心に$2p_x$軌道が存在していた直線上に伸びている．一方，$2p_y$, $2p_z$軌道はこの直線に対して垂直に広がる平面上に互いに90°の角度をなして存在する．

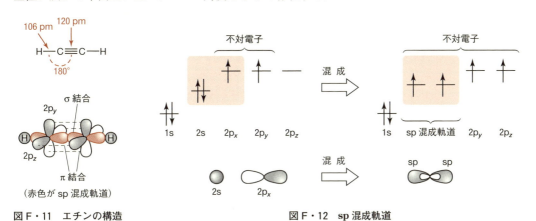

図F・11 エチンの構造　　　　　図F・12 sp混成軌道

エチン分子の炭素原子は，こうして形成されたsp混成軌道を用いて一つの水素原子（s軌道）および一つの炭素原子（sp混成軌道）との間で結合を形成する．2個の炭素原子と1個の水素原子が一直線上に並び，軌道の重なりが最も大きくなるように共有結合（σ結合）が形成されている．一方，混成軌道に関与していない$2p_y$軌道，$2p_z$軌道は，もう一方の炭素原子上の混成軌道に関与しない$2p_y$軌道，$2p_z$軌道とそれぞれ側面で重なり合い共有結合（π結合）を形成する．一つのσ結合と二つのπ結合の三つの結合を介して計6個の電子を共有することで三重結合が成り立つ．したがって，三重結合は単結合や二重結合よりも短く（エチンのC≡C結合: 120 pm），結合エネルギーも大きい（エチンのC≡C結合: 835 kJ）．一方，個々の結合を考えると，先と同様，π結合はσ結合よりも軌道の重なりが小さいので結合エネルギーも小さい．したがって，三重結合の結合エネルギーは単結合のエネルギーの3倍よりは小さい値をもつ．エテンで求めたπ結合エネルギーの値を用いると三重結合エネルギーは$376+235×2=846$ kJと計算され，実測値とほぼ一致する．

F・2・4 混成軌道の性質

s軌道は原子核を中心に球形に広がっているが，p軌道は原子核に対して対称な方向性をもつ亜鈴（ダンベル）形である＊．原子核からの広がりはs軌道よりp軌道の方が大きい．混成軌道の広がりは，その混成軌道におけるs軌道，p軌道の寄与の割合を反映している．そのため，炭素-水素間の結合距離を比較すると，s軌道の割合が最も高いsp軌道（s:p=1:1）で最も短く，p軌道の性質の

＊ 準備教育Cを参照．

最も高い sp³ 軌道（s：p＝1：3）が最も長い．

F・2・5 炭素原子以外の混成軌道

炭素以外の原子にも混成軌道の概念を適用できる．アンモニア分子（NH₃）中の窒素原子はメタンの炭素原子と同様に sp³ 混成軌道と考える．窒素原子の最外殻電子は炭素より一つ多い 5 個である．したがって，四つの sp³ 混成軌道のうち三つで水素原子と共有結合を形成し，残りの一つの軌道は**非共有電子対（孤立電子対）**で占められる．非共有電子対を含めて窒素原子を中心とする正四面体形を形成する．H–N–H の結合角が 109.5° より小さくなるのは，非共有電子対をもつ sp³ 混成軌道が，より広い空間を占めるからである．水分子中の酸素も sp³ 混成軌道をもつと考えられる．非共有電子対が二つの sp³ 混成軌道を占めるため，H–O–H の結合角はアンモニアの場合よりさらに小さくなる．

ボラン分子（BH₃）のホウ素原子は 3 個の最外殻電子が sp² 混成軌道に配分されて 3 個の水素原子と共有結合を形成する．混成に関与しない残りの 2p_z 軌道は sp² 混成軌道が形成する平面に垂直に立っているが，電子が入っていない**空軌道**である．ともに 3 価であるアンモニア分子とボラン分子の混成軌道の相違は，電子反発を考慮することで理解できる．すなわち，アンモニア分子では非共有電子対と各 N–H 共有結合上の電子の反発が最小となるように四面体型の分子を形成するのに対し，ボランは孤立電子対をもたないので 3 本のホウ素-水素結合上の電子の反発が最小となるように平面上に正三角形を形成する*．

* ボラン分子は気相では二量体（ジボラン）を形成しているため正四面体形である．ここでは比較のため不安定な単量体で議論している．

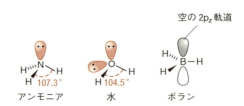

図 F・13　炭素原子以外の混成

例題 F・2　混成軌道　次の赤字で示した原子の混成を示せ．
(1) CH₃NH₂　(2) CH₃–CH＝CH₂　(3) CH₃COCH₃

解　答

(1) H–C–N: sp³, sp³　(2) sp³, sp², sp²　(3) O sp², sp²

演習 F・2　次の赤字で示した原子の混成を示せ．
(1) CO₂　(2) CH₃–N＝CH–CH₃　(3) CH₃–CN

応用・発展 F・2　混成軌道　次の赤字で示した原子の混成を示せ．
(1) $^+\text{C}\text{H}_3$　(2) $^-\text{C}\text{H}_3$　(3) $\text{H}_2\text{C}=\text{C}=\text{C}\text{H}_2$　(4) $\text{Na}\text{B}\text{H}_4$

F・3　分子軌道

F・3・1　化学結合の表現法

化学結合の表現方法はいくつかあり，その特徴を知ることで理解を深めることができる．点電子で化学結合を表現したルイス構造は結合の最も初歩的な表現法であり，化学結合を定性的に記述し，原子の価数を理解する方法として有用である．しかし，たとえば O_2 分子をルイス構造（:Ö::Ö: 2組の結合電子対と4組の非共有電子対）で表現すると，実際には2個の不対電子をもち常磁性を示す分子であることを表していない．また原子中の電子が分子内の結合電子対や非共有電子対にどのように変化し，最終的にどのような立体構造をとるのかもわからない．化学結合の本質を理解するためには量子化学を取扱う必要があり，そこから導出された考え方（近似法）として**原子価結合法**と**分子軌道法**が発展してきた．化学結合を説明する場合どちらも一長一短があるので，状況に応じて使い分けることが肝要である．

原子価結合法
valence bond method

分子軌道法
molecular orbital method

F・3・2　原子価結合法

原子価結合法とは，電子が一つずつ入った**原子軌道**が互いに重なり合うことで結合が形成されるという考え方である．軌道が重なることにより電子が共有され，それらの電子が両原子の原子核に引付けられる．2個の電子が2原子間に局在化すると考えるので**局在化結合**という．このとき，分子内の他の原子軌道は考慮しない．原子価結合法は直感的にも捉えやすいためよく使われる．混成軌道の概念も原子価結合法の一部である．

原子軌道　atomic orbital

水素分子の例で説明すると，1s軌道に1個の電子をもつ水素原子どうしが近づき，1s軌道どうしが重なり合って H–H 結合が形成される．このとき1対となった2個の電子は，二つの水素原子核に引付けられていると考える．

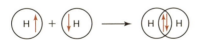

図 F・14　原子価結合法による H–H 結合の理解

F・3・3　分子軌道法

分子軌道法は分子全体に広がった"**分子軌道**"に電子が配置されるという考え方である．原子価結合法では，電子は各原子に局在化していると考えたが，分子軌道法では電子は分子軌道全体に広がっている，すなわち**非局在化**していると考える．電子の運動を表す波動方程式の一連の解が波動関数であり，電子がある一定の空間に存在する確率を示している．正確には空間のある地点における波動関数を2乗した値がその地点に電子が存在する確率である．分子軌道はその分子を形成する原子の原子軌道の線形結合で近似される．

分子軌道
molecular orbital

たとえば水素分子を考える．一般に n 個の原子軌道の相互作用で n 個の分子軌道が形成される．したがって二つの水素原子の 1s 軌道どうしが相互作用すると二つの分子軌道ができる．このとき，そのうち一つの分子軌道は両原子の 1s 軌道の"和"で表され，その分子軌道のエネルギーは 1s 原子軌道よりも低い（安定である）ので**結合性分子軌道**とよばれる．原子軌道は波動関数であるから＋と－の符号が存在し，同符号（＋と＋，－と－）の原子軌道どうしの相互作用，すなわち同一位相での重なりで結合性分子軌道が形成される．この結合性分子軌道は二つの原子核を含む卵形をしている．もう一つの分子軌道は両原子の 1s 軌道の"差"で表され，その分子軌道エネルギーは 1s 原子軌道のエネルギーよりも高い（不安定である）ので**反結合性分子軌道**とよばれる．これは"異なった符号（＋と－）の原子軌道の相互作用"や"逆位相での重なり"とも表現される．この分子軌道では両原子核の間に節面があり，この軌道に電子が入るとこの節面での電子の存在確率が 0 であるため，結合を強めるような寄与をしない．

こうしてできた水素分子軌道に 2 個の電子（各水素原子の 1s 軌道にあった電子）がエネルギーの低い軌道から入ると，結合性分子軌道が 2 個の電子で満たされる．この軌道は 1s 原子軌道よりもエネルギーが低いので，系全体としてエネルギーが減少し水素分子は水素原子よりも安定となる．このエネルギー差が H–H 共有結合の結合エネルギーに相当する．このとき反結合性軌道は空である．

結合性分子軌道 bonding molecular orbital

反結合性分子軌道 antibonding molecular orbital

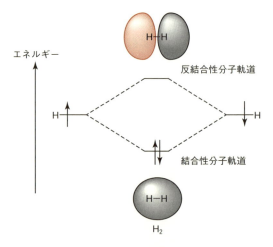

図 F・15　分子軌道法による H–H 結合の理解

ヘリウム原子は 1s 原子軌道が 2 個の電子で満たされている．He₂ のような分子を形成しないのは，計 4 個の電子を分子軌道に入れてしまうと，結合性分子軌道のみならず反結合性軌道も 2 個の電子で満たされてしまい，結合してもエネルギーに得がない（安定化しない）からである．

このように，一つの原子軌道ともう一つの原子軌道が相互作用して二つの分子軌道が形成され，両分子軌道は結合性分子軌道と反結合性分子軌道にエネルギー分裂する．1s 軌道どうしのみならず，s 軌道と p 軌道，p 軌道どうし，p 軌道と d 軌道など相互作用する軌道の組合わせは他にも考えられる（図 F・16）．

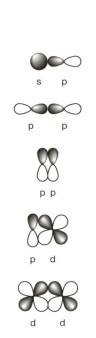

図 F・16　原子軌道の結合性相互作用の例　位相が一致している．

原子軌道の結合性相互作用が生じる要件として，まず第一に軌道が重なることが必要である．さらに軌道が重なるときに結合軸周りの対称性，すなわち位相が一致しなければならない．分子軌道は関数で表記されるため符号がプラスとマイナスの部分があり，プラスどうし，マイナスどうしの軌道相互作用は同位相とよばれ結合性，プラスとマイナスの軌道相互作用では逆位相で反結合性となる．

　また，原子軌道どうしのエネルギー準位が近い場合に軌道相互作用が大きくなり，エネルギー準位が等しい原子軌道どうしの相互作用が最大となる．多原子分子の分子軌道を考える場合，これらの相互作用が複雑に絡み合い，直感的な理解が難しくなる．したがって，複雑な分子の形を表現するときは原子価結合法が適している．

例題 F・3　反結合性軌道　H^-（水素化物イオン，ヒドリド）は安定に存在するが H_2^{2-} は安定に存在しないことを分子軌道法を用いて説明せよ．

解　答　H^- は 1s 軌道が 2 個の電子で満たされ安定化される．H_2^{2-} では 2 原子の H^- が結合した分子軌道を考える．すると，H_2 の反結合性軌道に 2 個の電子が満たされることとなり結合形成によるエネルギーの利得がなく，むしろ不利になる．ヘリウムが He_2 を形成しないのと同じ理由である．

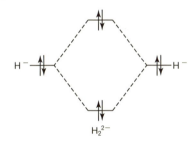

図 F・17　H_2^{2-} の分子軌道

演習 F・3　F_2 の分子軌道を書け．

応用・発展 F・3　分子軌道　酸素分子（O_2）の分子軌道を書け*．

* 酸素分子は物質の燃焼や人体の老化に関わったり，金属を錆びさせたりする．また，赤血球に含まれるヘモグロビン中のヘムと酸素分子は結合しやすい．酸素と似ているように思える窒素分子にはこれらの性質はない．
　この問題は，酸素分子の特徴的な性質を理解するための助けになる．

準備教育 G　分子の極性について概説できる．

学生へのアドバイス

電気的に中性な分子でも，それを構成する原子ごとに電子の分布が異なる．このような電子密度の偏り（極性）の結果，異なる原子団や分子の間で相互作用や化学反応が起こる．この SBO では，準備教育 C で学んだ電気陰性度に基づいて，化学結合や分子全体の極性を理解する．この SBO は，医薬品の物性を予測したり理解したりするのに役立つ．

G・1　極　　性

水素分子（H_2）中の水素原子間の共有結合では，結合電子を共有する原子は等価であるため電子は均等に共有されている．一方，塩化水素分子（HCl）では水素原子と塩素原子が共有結合で結合しているが，電子が均等に共有された結合ではなく，水素側が正電荷（$\delta+$），塩素側が負電荷（$\delta-$）*を帯びている（δ は 1 より小さいことを意味する）．これを**分極**しているという．このように結合電子の分布が非対称な場合，この結合には**極性**があるという．また $\delta+$ および $\delta-$ を**部分電荷**という．塩化水素では $\overset{\delta+}{H}-\overset{\delta-}{Cl}$ と表記する．

原子が電子を引きつける尺度は**電気陰性度**（準備教育 C を参照）で表現される．結合の極性は，結合を形成する両原子の電気陰性度の差によって決まる．一般に化学結合は，結合をつくっている原子間の電気陰性度の差が 0.5 未満の場合に非極性共有結合，0.5 以上，2.0 未満では**極性共有結合**，2.0 以上でイオン結合とみなされることがあるが，これはおおまかな目安であり，明確な定義があるわけではない．

* $\delta+$ はデルタプラス，$\delta-$ はデルタマイナスと読む．

分　極　polarization
極　性　polarity
部分電荷　partial charge
電気陰性度　electronegativity
極性共有結合　polar covalent bond

G・2　双極子モーメント

分子全体の分極の大きさは，個々の結合の極性およびその分子中に存在する非共有電子対の効果を合わせることにより双極子モーメントという物性値で示される．この値は実測することができる（表 G・1）．個々の結合の極性は結合双極子モーメントで表される．極性分子では分子中の正電荷（原子核）の重心と負電荷（電子）の重心が一致しない．これら重心の距離と電荷を用いて双極子モーメント μ（ミュー）は次のように定義される．

$$\mu = Q \times r$$

Q：極性分子の正電荷の総和．SI 単位でクーロン（C, coulomb）
r：正電荷の重心と負電荷の重心の距離
一般には μ はデバイ（D）という単位で表される．$1\,D = 3.336 \times 10^{-30}\,C\cdot m$

双極子モーメント　dipole moment

分子の双極子モーメントを定性的に理解するためには，個々の結合双極子モーメントのベクトル和をとればよい．各原子の電気陰性度の違いから結合双極子モーメント ⟶ を書き（このとき $\delta+$ から $\delta-$ に向かって矢印を書く），おの

表 G・1 双極子モーメントの値

結合	結合双極子モーメント [D]	化合物	双極子モーメント [D]
H−C	0.4	NaCl	9.0
H−N	1.3	CH_3NO_2	3.46
H−O	1.5	CH_3Cl	1.87
H−F	1.7	HCl	1.86
H−Cl	1.1	H_2O	1.85
H−Br	0.8	C_6H_5Cl	1.75
H−I	0.4	CH_3OH	1.70
C−C	0	NH_3	1.47
C−N	0.2	$CHCl_3$	1.0
C−O	0.7	CH_4	0
C−F	1.6	C_2H_6	0
C−Cl	1.5	CCl_4	0
C−Br	1.4	C_6H_6	0
C−I	1.2	CO_2	0

おのおのの矢印の総和（ベクトル和）が分子全体の双極子モーメントである．双極子モーメントはその大きさだけでなく方向も意味をもつので，分子の立体構造を考慮に入れなければならない．たとえば，クロロホルムでは図 G・1(a) のようになる．また，酸素原子や窒素原子上の非共有電子対は正に荷電した核から電子が突き出て存在しているので，電荷の分離が大きく双極子モーメントが大きくなる．したがって，水は双極子モーメントが大きい．水は正電荷を帯びた $(\delta+)$H と負電荷を帯びた $(\delta-)$O が分子間でも相互作用する．これを**水素結合**といい，生体分子の相互作用に重要な役割を担っている．二酸化炭素分子では個々の結合では $\overset{\delta+}{C}=\overset{\delta-}{O}$ の分極はあるが，二つの C=O 結合が 180°の角度で反対方向を向いているため結合双極子モーメントが打消しあい，分子としての双極子モーメントは 0 となる．

水素結合
hydrogen bond

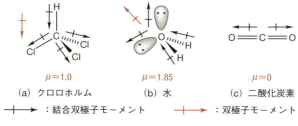

(a) クロロホルム　　(b) 水　　(c) 二酸化炭素

⟶ : 結合双極子モーメント　　⟶ : 双極子モーメント

図 G・1　分子の双極子モーメント

分子の極性は化合物の物性に大きな影響を与える．たとえば，極性の高い化合物は極性溶媒に溶けやすく，極性の低い化合物は非極性溶媒に溶けやすい．すなわち，分子の極性を理解すれば医薬品等の水溶性や脂溶性を予測しやすくなる．

例題 G・1　極性　次の化合物の − で示した結合の極性を $\delta+$, $\delta-$ で示せ．
(1) H−OCH_3　(2) H−$N(CH_3)_2$　(3) Br−CH_3　(4) BrMg−CH_3

解 答 (1) $\overset{\delta+}{\text{H}}-\overset{\delta-}{\text{O}}\text{CH}_3$ (2) $\overset{\delta+}{\text{H}}-\overset{\delta-}{\text{N}}(\text{CH}_3)_2$ (3) $\overset{\delta-}{\text{Br}}-\overset{\delta+}{\text{C}}\text{H}_3$ (4) $\text{Br}\overset{\delta+}{\text{Mg}}-\overset{\delta-}{\text{C}}\text{H}_3$

図 D・3 (p.13) を参照して，それぞれの原子の電気陰性度を比較して考えればよい．

演習 G・1 双極子モーメントの方向: 次の化合物の分子全体の双極子モーメントの方向を矢印 ⟶ で示せ．
(1) NH_3 (2) CH_3OH (3) CCl_4 (4) $\text{CH}_2=\text{CCl}_2$

応用・発展 G・1 双極子-双極子相互作用　双極子モーメントをもつ分子が互いに引き合うことを双極子-双極子相互作用という．分子の $\delta+$ の部分と他の分子の $\delta-$ の部分が静電的に引き合うためである．テトラヒドロフランの沸点は 65 ℃ と類似の構造のシクロペンタンの沸点 (49 ℃) よりも高い．この理由を双極子モーメントを考慮して説明せよ．

第2章 基本事項

> **SBO 1** 代表的な化合物を IUPAC 規則に基づいて命名することができる．
> C3(1)①1 （前半*1：総論，炭化水素など）

学生へのアドバイス

この SBO を学ぶと，さまざまな化合物の構造を見て体系的な名称を与えることができるようになる．また，体系的な名称を見て構造式を書くことができるようになる．名称と構造を正しく結びつけることは，医薬品を含む多様な化学物質の反応や作用を学習するうえで不可欠である．ここでつまずくと，有機化学のこれからの学習に大きな支障となる．IUPAC の体系的名称の仕組みに十分慣れておこう．もし，以降の章で化合物名がわからなくなったり混乱するようなことがあれば，その都度この章を見返して復習しよう．

■ この SBO の学習に必要な予備知識
準備教育 A，B，D，E，F，G の知識があるとよい．

■ この SBO の学習成果
化学名で示された物質を構造式に置き換えて，有機化学を統一的に把握できるようになる．また，構造式を書かずに，化学名を用いて情報を発信できるようになる．

1・1 化合物の名称と構造

われわれの周りにはさまざまな有機化合物が存在する．医薬品や栄養剤，農薬，化成品や食品成分，添加物などには，多くの有機化合物が含まれている．これらの有機化合物を区別し，正確に記述し，他人に伝えることは大変重要であるが，そのためには化合物の名前（名称）が必要である．ある有機化合物の構造式を見て名称を付けられることが重要であるし，逆に化合物の名称から正しい構造を知ることができなければならない．

身の周りには，多様な有機化合物が無数に存在しており，新しい合成や自然からの発見によって，これからも新しい化合物が次々と猛烈な勢いで生み出されてくる．これらの化合物一つ一つに行き当たりばったりで名前を付けていては，名前の数がいくらあっても足りないし，世界のどこかで同じ化合物に違う名前を付けたり，また，違う化合物に同じ名前を付けたりして，混乱をきたすことは明らかである．そのような混乱を避けるためには，体系的かつ合理的な名称の付与方法が必要である．IUPAC*2 では，世界共通で使用できる合理的な名称の付け方を決めており，これに沿った IUPAC 命名規則（IUPAC 規則）は，現在世界中で共通に使用されている．

最初に IUPAC 規則の概念と体系的な規則について概説する．抽象的な記述が多いので理解しにくい面もあるだろう．その場合には，SBO 1・3 以降に出てくる IUPAC 規則の具体例を先に概観してから，再び冒頭の概説を読むと理解が深まるだろう．

*1 官能基をもつ化合物，多環式化合物などは後半（p.370）で扱う．

*2 **IUPAC**: International Union of Pure and Applied Chemistry，国際純正および応用化学連合

1・1・1 体系名と慣用名

IUPAC 規則では化合物を体系的に命名する方法を示している．この方法で命名した名称を**体系名**とよぶ．体系名の特徴は，化合物の名称からその構造を一義的に決定できることである．一方で，医薬品や材料，化学研究に汎用される化合

体系名　systematic name

慣用名　trivial name

物で，すでに長年慣れ親しんだ名称をもつものもある．すべての化合物で体系名のみしか認めないと，このような化合物ではむしろ混乱が生じる．そのため，長年用いてきた特定の名称については，IUPAC 規則でも"**慣用名**"として使用を認めている．IUPAC 規則では体系的命名に一部慣用名を取入れることによって，合理的な命名を行えるようにしている．

1・1・2 官　能　基

化合物の化学反応性や医薬品化合物の薬理作用は，化合物の構造に依存して決定されるが，特に，特徴的な性質や反応性を示す**官能基**とよばれる部分構造が重要である．さまざまな種類の官能基が存在し，それぞれに官能基名称が付与されている．官能基名称の例を表 1・1 に示した．体系名では，化合物の主要な骨格と官能基の名称を組合わせて命名する．

表 1・1　おもな官能基の接頭語および接尾語としての名称

官能基種別	官能基の構造	接頭語の場合	接尾語の場合	主基優先順位
カルボン酸	$-COOH$	カルボキシ (carboxy-)	〜酸 (-oic acid) ※ 〜カルボン酸 (-carboxylic acid)	1
スルホン酸	$-SO_3H$	スルホ (sulfo-)	スルホン酸 (-sulfonic acid)	2
エステル	$-COOR$	アルキルオキシカルボニル (alkyloxycarbonyl) 例：ペンチルオキシカルボニル (pentyloxycarbonyl)， エトキシカルボニル (ethoxycarbonyl†) など	〜酸アルキル (alkyl -oate) ※ 例：プロパン酸メチル (methyl propanoate)， 酢酸フェニル (phenyl acetate) など 〜カルボン酸アルキル (alkyl -carboxylate) 例：エタンカルボン酸メチル (methyl ethanecarboxylate)， プロパンカルボン酸フェニル (phenyl propanecarboxylate)	3
アミド	$-CONH_2$	カルバモイル (carbamoyl-)	アミド (-amide) ※ カルボキサミド (-carboxamide)	4
ニトリル	$-CN$	シアノ (cyano-)	ニトリル (-nitrile) ※ カルボニトリル (-carbonitrile)	5
アルデヒド	$-CHO$	ホルミル (formyl-)	〜アール (-al) ※ カルボアルデヒド (-carbaldehyde)	6
ケトン	$-CO-$	オキソ (oxo-)	オン (-one)	7
アルコール フェノール	$-OH$	ヒドロキシ (hydroxy-)	オール (-ol)	8
チオール	$-SH$	スルファニル (sulfanyl-)	チオール (-thiol)	9
アミン	$-NH_2$	アミノ (amino-)	アミン (-amine)	10

R は炭化水素基を表す．
※印のついた名称は，官能基の炭素が母核に含まれる場合に用いる．
† は短縮名が認められる場合．

1・1・3　日本語での表記

IUPAC 規則は化合物名称の英語表記に関する規則である．日本語では英語表記された化合物名を字訳して表現する．英語表記に対応した日本語の字訳表記規則が日本化学会によって定められている．子音 "r" は "ru" と母音を補ってカ

ナとして表記する，"y"は"i"と置き換えてカナ表記する，などの規則があるが，詳細はここでは記載しない*．一般的に，日本語の字訳表記は，IUPAC英語名をローマ字のように読み下したものに似ている場合が多い．表1·1～表1·3では，IUPACの英語表記とともに字訳した日本語名を記載した．

* 字訳表記規則の詳細は日本化学会化合物命名小委員会編"化合物命名法"などを参照．

1·2 IUPAC命名規則（体系名）の仕組み

1·2·1 IUPAC命名規則（体系名）の基本的な考え方

IUPAC命名規則では，異なるいくつかの命名法が示されている．すなわち，置換命名法，基官能命名法，減去命名法，接合命名法，代置命名法，同一要素集合型命名法，である．ある化合物に対し，これらの命名法のうち複数を用いて命名することも可能であるから，一つの化合物に対していくつもの呼び方がありうるが，IUPACでは，"置換命名法"を基本的な命名法として推奨している．化合物の名称について学習する場合，ある化合物に対して正しい名称を付けられることはもちろん，どの命名法が用いられていても化合物の正しい構造がわかることが大切である．本SBOでは，主として置換命名法に基づいて化合物の名称の付け方を学ぶ．

置換命名法では，化合物の名称をいくつかの構成要素（グループ）に分けて考える．その構成を図1·1に示した．

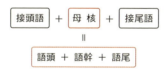

図1·1 置換命名法における化合物名称の構成

化合物の構造を，母体となる構造"**母核**"とそれ以外の構造に分けて考える．母核以外の構造は，母核の水素原子が他の原子または原子団に置換されたものとみなせるので"**置換基**"とよぶ．まず母核の名称を決定し，次に置換基を**接頭語**，**接尾語**で表す．接尾語は一つしかつけることができない．接頭語はいくつでもつけられるため，接尾語以外はすべて接頭語で表す．

1·2·2 優先順位

化合物に含まれる官能基は，その種類によって，接頭語としてのみ表せるものと，接頭語・接尾語いずれでも表せるものがある．ある化合物に，接頭語・接尾語いずれでも表せる官能基が一つしか含まれない場合には，その官能基の名称を接尾語として用い，化合物全体の性質を示す"**主基**"とする．一つの化合物名には接尾語は一つしかつけられないため，複数の官能基をもつ場合には，どの官能基を"主基"とすればよいか迷うことになりそうだが，IUPAC規則では接尾語となりうる官能基に"優先順位"を定めており，これに従って優先順位の高いものを接尾語とする（表1·1）．接尾語とならなかった官能基は，接頭語として化合物名に含める．基本的な有機化合物では，化合物の炭素骨格と主基に基づいて母

■ IUPAC命名法：以下の6通りの命名法がある．
置換命名法（substitutive nomenclature）：本SBOで解説する．
［重要な用語］
母核（構造） parent structure
置換基 substituent
接頭語 prefix
接尾語 suffix

基官能命名法（radicofunctional nomenclature）：母核となる基の名称と官能基の名称から組立てる命名法．

接合命名法（conjunctive nomenclature）：2種の分子の名称を接合してそれぞれから水素1原子ずつが取れて接合していることを表す命名法．

代置命名法（replacement nomenclature）：炭化水素を母核として，そのなかのいくつかのCH基をヘテロ原子で置き換えたものとみなす命名法．

同一要素集合型命名法（nomenclature of assembles of identical units）：二つ以上の同じ構成成分が直接結合していることを表す命名法．

減去命名法（subtractive nomenclature）：ある化合物から特定の原子あるいは原子団が除かれたことを表す命名法．

核が決まり，母核を基にその他の置換基を接頭語として付記した名称を記述する．

命名規則を設けることで，どんなに複雑な化合物に対しても体系的に名称を決定することができ，一つの名称は一義的に一つの構造に対応させることができる．次節以降では IUPAC 規則に基づいた化合物の命名法の実際を学ぶ．

1・3 脂肪族炭化水素の命名
1・3・1 鎖状炭化水素

鎖状の飽和炭化水素を**アルカン** alkane と総称する．枝分かれのない単純なアルカンを**直鎖アルカン**といい，化学式 $CH_3-(CH_2)_n-CH_3$ で表す．直鎖アルカンは炭素数に応じて IUPAC 名が定められている（表1・2）．炭素数1から4までの直鎖アルカンは慣用名でよばれ，**メタン，エタン，プロパン，ブタン**である．炭素数5以上の直鎖アルカンは，ギリシャ語やラテン語の**数詞**（倍数接語）*と，アルカンを示すアン -ane を用いて"数詞＋ane"の形の名称となる．数詞の末尾が母音の場合には数詞の母音を除いて ane をつける．たとえば，炭素数5の直鎖状アルカンは penta＋ane でペンタン pentane（penta の "a" を除いて ane を続ける）である．

直鎖アルカン
linear alkane

* IUPAC で用いる数詞

数詞		字訳
1	mono	モノ
2	di	ジ
3	tri	トリ
4	tetra	テトラ
5	penta	ペンタ
6	hexa	ヘキサ
7	hepta	ヘプタ
8	octa	オクタ
9	nona	ノナ
10	deca	デカ

表1・2 直鎖アルカンの名称

炭素数	名 称	炭素数	名 称
1	メタン （methane）	11	ウンデカン （undecane）
2	エタン （ethane）	12	ドデカン （dodecane）
3	プロパン （propane）	13	トリデカン （tridecane）
4	ブタン （butane）	14	テトラデカン （tetradecane）
5	ペンタン （pentane）	15	ペンタデカン （pentadecane）
6	ヘキサン （hexane）	20	イコサン （icosane）
7	ヘプタン （heptane）	21	ヘンイコサン （henicosane）
8	オクタン （octane）	22	ドコサン （docosane）
9	ノナン （nonane）	23	トリコサン （tricosane）
10	デカン （decane）	30	トリアコンタン （triacontane）

表1・3 IUPAC で用いるアルキル基の名称

炭素数	名 称
1	メチル （methyl）
2	エチル （ethyl）
3	プロピル （propyl）
4	ブチル （butyl）
5	ペンチル （pentyl）
6	ヘキシル （hexyl）
7	ヘプチル （heptyl）
8	オクチル （octyl）
9	ノニル （nonyl）
10	デシル （decyl）

分枝アルカン
branched alkane

炭素鎖に枝分かれがあるアルカンを**分枝アルカン**とよぶ．分枝アルカンの命名は，直鎖アルカンに炭化水素の置換基（炭化水素基）が置換していると考えて命名する．具体的には，以下の手順に従う．

1. まず母核を決定する．最も炭素数が多くなる直鎖（最も長い鎖）を選び母核とする．これを"**主鎖**"とよぶ．もし，主鎖の選び方が複数可能である場合には，枝分かれが最も多くなるように（すなわち置換基が最も多くなるように）主鎖を選択する（このようにすることで置換基の構造が単純になる）．
2. 主鎖の名称を，直鎖アルカンの命名規則に従って命名する．
3. 置換基を命名する．置換基と同じ炭素数をもつアルカンの名称に基づいて置換基名を定める．具体的には，対応するアルカンの語尾"アン -ane"を，置換基を表す語尾"イル -yl"に変えて**アルキル基**とする（alk<u>ane</u> が alk<u>yl</u> となる，表1・3）．いくつかのアルカン由来の官能基には慣用名が認められており，これらについては慣用名を使用してもよい（SBO 2 を参照）．

4. 置換基が主鎖のどこに結合するかを示すことは，正しい構造を記述するために大切である．このため，主鎖の炭素原子に番号をつける（位置番号という）．主鎖の末端の炭素を番号1（1位）とし，他端の炭素に向けて順次番号を付ける．このとき，主鎖の末端は2箇所あるが，置換基がつく炭素の番号ができるだけ小さくなるように1位の炭素を選ばなければならない．
5. 最後に"置換基名"と"主鎖(母核)名"を組合わせて，化合物の名称を完成させる．アルキル基は接頭語としてのみ表記されるので，置換基名を接頭語として置換位置番号とともに列挙し，その後に主鎖の名称を続ける．位置番号の前後は，ハイフン"-"で区切ることに注意する．

例題1・1　IUPAC 規則に従って単純な分枝アルカンを命名しよう　次の構造式で示した化合物を IUPAC 規則に基づいて命名せよ．

H₃C〜CH〜CH₃
　　　　CH₃

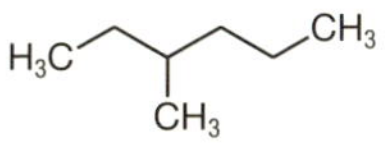

解　答　3-メチルヘキサン 3-methylhexane

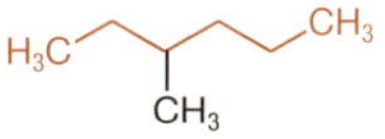

H₃C〜CH〜CH₃
　　　　CH₃

最も炭素数が多いのは赤で示した炭素数6の直鎖なので，主鎖（母核）名はヘキサン hexane．

置換基は，炭素数1のアルカンであるメタン methane から名称を作成し，メチル methyl 基となる．

置換基メチルは主鎖ヘキサンの3位についているので，メチルの前に主鎖の位置番号を示す"3-"をつけて，順に並べる．

置換基を複数もつアルカンでは，置換基名のアルファベット順に配置する．このとき，同じ置換基がある場合には，まとめて表記し数詞をつける．たとえば，メチル基が二つある場合は，ジメチル dimethyl（数詞 di ＋ アルキル基名 methyl），三つある場合はトリメチル trimethyl とする．それぞれのメチル基がどの主鎖炭素に結合しているかを，主鎖炭素の位置番号を数字の小さい順にカンマ (,) で区切って列挙して示す．主鎖につく置換基の数詞は，置換基を並べて記載するときに考慮するアルファベットの順には含めない．置換基が複数ある場合，主鎖のどちらの末端を位置番号1番とするかは，置換基の位置番号が最も小さくなるように選ぶ．最小の位置番号が同じなら，次に出てくる置換基の位置番号で比較する．

例題1・2　IUPAC 規則に従って複数の置換基をもつアルカンを命名しよう　次の構造式で示した化合物を IUPAC 規則に基づいて命名せよ．

　　　　　　CH₃
H₃C〜CH〜CH〜CH₃
　　　CH₃

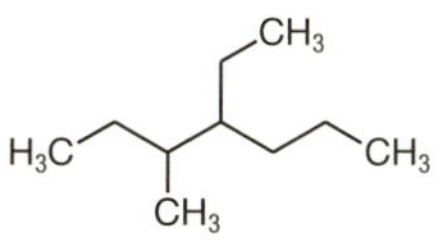

解 答　4-エチル-3-メチルヘプタン 4-ethyl-3-methylheptane

主鎖は最も長い炭素数 7 の直鎖を選びヘプタン heptane．置換基はエチル ethyl 基が一つとメチル基が一つである．主鎖の位置番号は，図の構造式の左端から番号付けするとメチル基の 3 位が最小となり，右端から付けるとエチル基の位置は 4 位となるので，左端から付ける方が選ばれる．置換基はアルファベット順に並べるので，4-エチル-3-メチルヘプタンとなる．3-メチル-4-エチルヘプタンではない．また，4-エチル-5-メチルヘプタンでもない．

例題 1・3　IUPAC 規則に従って同じ置換基が複数あるアルカンを命名しよう
次の構造式で示した化合物を IUPAC 規則に基づいて命名せよ．

解 答　3,3-ジメチルペンタン 3,3-dimethylpentane

メチル基が二つあるので数詞 di を用いてジメチル dimethyl と記述する．二つのメチル基はともに 3 位にあるので，"3,3-" と 3 を二つ示しカンマで区切る．

炭化水素の構造が複雑な場合，置換基にさらに枝分かれが生じる場合がある．このような場合には，その置換基を分枝アルカンと同様の手順で命名して置換基名をつける（SBO 1・9・3 参照）．

アルカンから水素分子（H_2）を一つ以上取除いた形の分子式をもつ化合物は**不飽和炭化水素**とよばれる．**二重結合**を一つもつ鎖状不飽和炭化水素は，**アルケン** alkene と総称される．二重結合を含む最も炭素数の多い鎖を主鎖とし，アルカンの語尾 "アン -ane" の代わりに二重結合を表す "**エン -ene**" を母核の語尾として用いる．アルケンの名称では，二重結合の位置を示す位置番号が必要になる．置換基のときと同様の考え方で，二重結合の位置が小さい番号になるように主鎖の炭素に端から位置番号を付け，二重結合を構成する炭素原子のうち，位置番号の小さい炭素の番号を用いて二重結合の位置を表す．二重結合の位置番号は，語尾エン -ene の直前に，ハイフンで区切って示す（他の意味に解釈する余地がなければ名称の先頭に示してもよいが，IUPAC ではエンの直前に表示することを推奨している）．

二重結合が二つあるアルケンは，**アルカジエン** alkadiene と称される．アルカンの語尾 "-ane" にかえて，二重結合二つを表す**ジエン -diene**（数詞 "di" と二重結合 "ene" をつなげたもの）とするが，このとき，alka- と最後の "a" が残ることに注意する．二重結合が三つあれば，同様にアルカトリエン alkatriene となる．

不飽和炭化水素
unsaturated hydrocarbon

■ **アレン**：ジエン diene の特殊な例としてアレン allene（慣用名）がある．アレンは二つの二重結合を一つの炭素が共有している構造をもち，IUPAC 規則による体系名では，プロパ-1,2-ジエン propa-1,2-diene となる．
$$H_2C=C=CH_2$$
平面的に書くとわかりにくいが，炭素間の π 結合を考えれば，それぞれの π 結合の電子の広がりは互いに直交しており，二つの二重結合は平面上には存在せず，互いに直交している．

例題 1・4　IUPAC 規則に従って単純なアルケンを命名しよう　次の構造式で示した化合物を IUPAC 規則に基づいて命名せよ．

H₃C—CH=CH—CH₂—CH₃

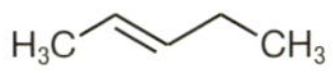

解　答　ペンタ-2-エン pent-2-ene*¹

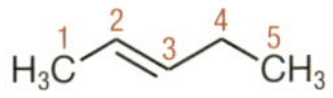

H₃C(1)—CH(2)=CH(3)—CH₂(4)—CH₃(5)

炭素数 5 のアルカンであるペンタン pentane に対応するアルケンなのでペンテン pentene である．位置番号は図の通りで，二重結合は 2 位にあるのでペンタ-2-エン*² となる．位置番号が名称の内部にあるときは，番号の前にもハイフンをつける．

*1 2-ペンテン 2-pentene と書く場合もある

*2 pent-2-ene と表記するとペント-2-エンと読みたくなるが，日本語表記では母音を補ってペンタ- と書く．

例題 1・5　IUPAC 規則に従って二重結合を二つもつ単純なアルケンを命名しよう　次の構造式で示した化合物を IUPAC 規則に基づいて命名せよ．

H₃C—CH=CH—CH₂—CH=CH—CH₂—CH₂—CH₃

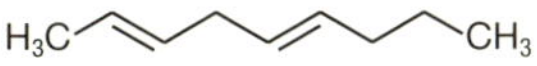

解　答　ノナ-2,5-ジエン nona-2,5-diene

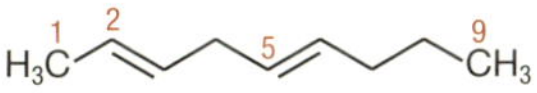

H₃C(1)—CH(2)=CH—CH₂—CH(5)=CH—CH₂—CH₂—CH₃(9)

アルカンのノナン nonane に対応するジエンなので，ノナジエン nonadiene．二重結合の位置は図の通り 2 位と 5 位なので "-2,5-" をつけてノナ-2,5-ジエンとなる．

二重結合（C=C）は π 結合により固定されて自由に回転できないため，アルケンには異性体（幾何異性体）が存在する場合がある．幾何異性体を区別する必要がある場合は，*cis*, *trans* あるいは *E*, *Z* の記載を用いて区別する．（SBO 15 参照）

三重結合をもつ鎖状不飽和炭化水素は**アルキン** alkyne と総称される．二重結合の場合と同様に，三重結合が含まれる最長の鎖を主鎖とし，三重結合を表す"**イン** -yne"を母核の語尾とする．位置番号についても同様に決定する．

例題 1・6　IUPAC 規則に従って単純なアルキンを命名しよう　次の構造式で示した化合物を IUPAC 規則に基づいて命名せよ．

(1) 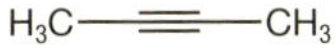　H₃C—C≡C—CH₃　　(2) 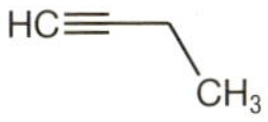　HC≡C—CH₂—CH₃

解　答　(1) ブタ-2-イン but-2-yne（2-ブチン 2-butyne）
(2) ブタ-1-イン but-1-yne（1-ブチン 1-butyne）
いずれも炭素数 4 のアルカンであるブタンに対応するアルキンなので，ブチン butyne となる．位置番号は下図の通りである．

(1) 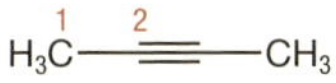　H₃C(1)—C(2)≡C—CH₃　　(2)　HC(1)≡C—CH₂—CH₃

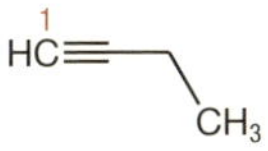

二重結合や三重結合が複数含まれる鎖状不飽和炭化水素の場合には，<u>多重結合を最も多く含む鎖</u>を主鎖とする（最も多く含む鎖が複数ある場合には炭素数の多い鎖を選び，それも同数の場合は二重結合が多い鎖を選ぶ）．位置番号は，多重結合の位置が最も小さい数字になるように端から番号を付ける．もし，どちらの末端から位置番号を付与しても多重結合に同じ番号がつく場合は，二重結合"エン"の番号が小さくなるように（すなわち二重結合を優先）する．二重結合と三重結合が混在する不飽和炭化水素はエン ene＋イン yne で，語尾を"**エンイン -enyne**"とする．位置番号は二重結合，三重結合それぞれに必要であり，ヘキサ-1-エン-3-イン hex-1-en-3-yne のように示す．

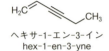
ヘキサ-1-エン-3-イン
hex-1-en-3-yne

枝分かれした不飽和炭化水素において，上記の規則に従って主鎖を決定した場合，置換基上に二重結合や三重結合が含まれる場合がある．その場合は，置換基の名称を不飽和炭化水素化合物の名称と同様に決定し，置換基の語尾を"**エニル -enyl**"あるいは"**イニル -ynyl**"とすればよい．

例題 1・7　IUPAC 規則に従って置換基にも多重結合をもつアルケンを命名しよう　次の構造式で示した化合物を IUPAC 規則に基づいて命名せよ．

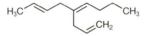

解　答　5-(プロパ-2-エニル)ノナ-2,5-ジエン 5-(prop-2-enyl)nona-2,5-diene

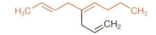

5 位の置換基がプロパ-2-エニルであることを表すため 5-(プロパ-2-エニル)と 5 位の置換基全体を括弧でくくって表す（SBO 1・9・2 参照）．置換基は炭素数 3 のアルケンに対応し，二重結合の位置は 2 位である（主鎖への置換位置を 1 位とする）．アルケン ene の語尾を enyl として，"プロパ-2-エニル"が置換基名である．

1・3・2 環状炭化水素

環状炭化水素は不飽和炭化水素の一種とも考えられる．アルカンが環状になった環状炭化水素は**シクロアルカン cycloalkane** と総称される．枝分かれのないシクロアルカンの名称は，対応する炭素数の直鎖アルカンの名称に接頭語"**シクロ cyclo-**"をつければよい．たとえば，炭素数 6 の直鎖アルカンはヘキサン hexane なので，同じ炭素数の環状アルカンはシクロヘキサン cyclohexane である（図 1・2）．

多重結合を一つ含む環状炭化水素の場合も同様で，対応するアルケンあるいはアルキンの語頭に"シクロ"をつけて命名する．このとき多重結合の（一方の炭素の）位置が位置番号 1 となる．多重結合が一つしかなければその炭素が 1 位であることは明らかなので，普通，多重結合の位置を表す位置番号は省略する（図 1・3）．

多重結合が二つ以上ある場合には，それらの位置関係を明確にする必要があるため，位置番号を付与して命名する．環上の炭素に沿って右回り，左回りの 2 通

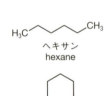

図 1・2　アルカンとシクロアルカン

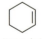

シクロヘキセン
cyclohexene

（シクロヘキサ-1-エン
cyclohex-1-ene
または
1-シクロヘキセン
1-cyclohexene）

図 1・3　シクロアルケン
シクロヘキセンは 1-シクロヘキセンとよんでも良いが 1- は一般に省略する．

りの位置番号の付け方が考えられるが，鎖状炭化水素と同様に，多重結合に最も小さい番号が付くようにする．

例題 1・8　IUPAC 規則に従って複数の多重結合をもつ環状炭化水素を命名しよう　次の構造式で示した化合物を IUPAC 規則に基づいて命名せよ．

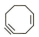

解　答　シクロオクタ-1-エン-4-イン　cyclooct-1-en-4-yne

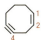

二重結合が優先なので，二重結合の一方の炭素を 1 位とする．二重結合に位置番号 1, 2 を付けたとき，上記の構造式を左回りにたどると，三重結合は 6, 7 位になるが，右回りでは 4, 5 位となる．そのため，右回りを選んでシクロオクタ-1-エン-4-インとなる．この化合物では，本来直線形である三重結合が環内に存在するため，三重結合が大きくひずんでいる．

■ **アヌレン**：環状の不飽和炭化水素で，二重結合が 1, 3, 5, … と一つおきに配置されている化合物，すなわち二重結合が共役している環状不飽和炭化水素を，特にアヌレン (annulene) とよぶ．炭素数 n 個 ($n \geq 7$) からなるアヌレンを [n]-アヌレンと称する．
　炭素数が偶数の場合は，二重結合が環状に共役している構造をもつ．一方炭素数が奇数の場合は，一つだけ飽和炭素が生じ，これに指示水素 "$1H$-" を添えて表現する．（指示水素については p.378 欄外を参照）

環状炭化水素に鎖状炭化水素が結合している場合は，<u>環状炭化水素部分を母核</u>とし，その他の部分は置換基として命名する．このとき，置換基の結合位置を明確にするため，位置番号を付与する必要がある．鎖状炭化水素の場合と同様に考え，まず母核となる環構造に多重結合があれば，その規則に基づいた位置番号を付与し，多重結合がなければ置換基の位置番号が最も小さくなるように環上炭素に番号を付ける（図 1・4）．

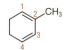

2-メチルシクロヘキサ-1,3-ジエン
2-methylcyclohexa-1,3-diene

図 1・4　母核は二重結合を二つもつ炭素数 6 の環状炭化水素であり，シクロヘキサジエン cyclohexadiene である．二重結合は 1 位と 3 位にあるので，シクロヘキサ-1,3-ジエン cyclohexa-1,3-diene となり，これの 2 位に置換基メチル methyl が結合している．

例題 1・9　置換基の位置番号に注意しよう　右の構造式で示した化合物を IUPAC 規則に基づいて命名せよ．

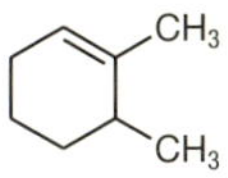

解　答　1,6-ジメチルシクロヘキセン
1,6-dimethylcyclohexene

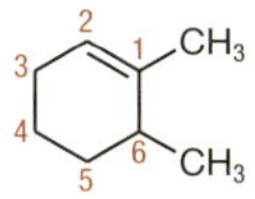

母核は二重結合をもつ炭素数 6 の環状炭化水素でありシクロヘキセンである．二重結合の二つの炭素のうち，メチル基が置換した炭素が優先順位が高いのでここを 1 位とする．すると，二重結合のもう一方の炭素が 2 位となる．これに従って番号をつけると，二つのメチル基は 1 位と 6 位に存在することになる．

■ 多環シクロアルカンの命名: デカリン decalin のように慣用名をもつ多環シクロアルカンもあるが, 体系名では, 対応する縮合芳香環の水素化体として命名するか, 橋掛けのある環構造として命名する.

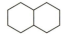

図 1・5 デカリン　トランス体とシス体が存在する. デカリン, またはデカヒドロナフタレン decahydronaphthalene（ナフタレンの10水素化体）, またはビシクロ[4.4.0]デカン bicyclo[4.4.0]decane（橋掛け環構造としての命名）

環状炭化水素部分が二つある場合は, 炭素数が多い環を母核とし, 他方の環を置換基として命名する. 単純なシクロアルカンであれば, シクロアルカンの語尾"アン -ane"を, 置換基を表す名称"イル -yl"に置き換えればよいが, 複雑な構造をもつ場合は, 複雑な置換基の命名規則に従って名前を付ける.

例題 1・10　IUPAC 規則に従って環状炭化水素の置換基をもつシクロアルカンを命名しよう　次の構造式で示した化合物を IUPAC 規則に基づいて命名せよ.

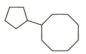

解　答　シクロペンチルシクロオクタン cyclopentylcyclooctane
　炭素数の多いシクロオクタン cyclooctane が母核. 置換基はシクロペンタン cyclopentane に由来するのでシクロペンチル cyclopentyl となる. 置換位置番号 1 は省略できる.

環が二つ以上縮合（結合を共有）した構造をもつ環状炭化水素（多環シクロアルカンなど）は, 環構造全体を母核とする命名規則が適用される（SBO 1・7・1 参照）.

1・4　ハロゲン化合物の命名

ハロゲンを含む化合物は, ハロゲン原子を置換基として命名する. IUPAC 規則では, ハロゲンは接頭語としてのみ表せる（すなわち接尾語にならない）官能基の一つである. したがって, 接頭語として置換基の名称を用いる. フッ素 F は"フルオロ fluoro-", 塩素 Cl は"クロロ chloro-", 臭素 Br は"ブロモ bromo-", ヨウ素 I は"ヨード iodo-"である. 命名の際には, 他の接頭語置換基と同様に扱えばよい. ハロゲン原子が置換しているアルカンは, **ハロアルカン*** と総称される. たとえば図 1・6 に示した化合物は, 炭素数 4 のアルカンを主鎖として, 1 位に塩素, 2 位にメチル基が置換している. したがってこの化合物の名称は 1-クロロ-2-メチルブタン 1-chloro-2-methylbutane となる.

* ハロゲン化アルキル (alkyl halide) ともいう.

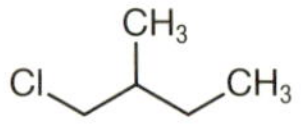

図 1・6　ハロアルカンの例
1-クロロ-2-メチルブタン
1-chloro-2-methylbutane

■ 基官能命名法によるハロゲン化合物の命名: 基官能命名法では, 炭化水素のハロゲン化合物をハライド halide として命名する方法がある. たとえば, ブタンの末端炭素に塩素が結合している場合, ブタンの置換基としての名称ブチル butyl に塩化物を表すクロリド chloride を添えて塩化ブチル butyl chloride とする.

例題 1・11　IUPAC 体系名をもとにハロアルカンの構造式を書こう　ハロタンは吸入麻酔薬の一種であり, 以前使用されていた（近年では肝毒性のためほとんど使用されない）. ハロタンの IUPAC 体系名は 1-ブロモ-1-クロロ-2,2,2-トリフルオロエタンである. その構造式を書け.
解　答　主鎖はエタンである. 一方の炭素原子に臭素原子と塩素原子を置換させ, 他方の炭素原子に三つのフッ素原子を置換させればよい.

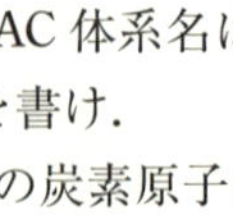

1・5 単純なベンゼン誘導体の命名

ベンゼン環は，多くの医薬品に含まれる重要な構造である．"ベンゼン benzene"は IUPAC で認められた慣用名である．ベンゼン誘導体はベンゼンを母核として命名する（図1・7）．接尾語となりうる官能基が結合している場合はそれを"主基"として，母核の後に接尾語置換基名を添える．それ以外の官能基および炭化水素基は接頭語として命名する．置換基が一つの場合は，シクロアルカンの場合と同様，置換基が結合する位置が1位となるので位置番号を省略するのが普通である．

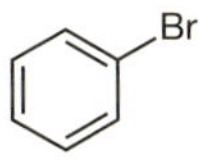

ブロモベンゼン　エチルベンゼン　ベンゼンアミン
bromobenzene　ethylbenzene　benzenamine
（慣用名 アニリン aniline）

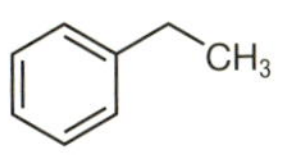

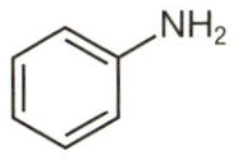

図1・7 ベンゼン誘導体の例

ベンゼンに二つ以上の置換基がある場合には，置換基数に応じて，二置換ベンゼン，三置換ベンゼン，などと総称する．この場合，置換基どうしの位置関係を明確にする必要がある．① 主基がある場合は，主基のつく位置を1位とし，他の置換基の位置番号ができるだけ小さくなる方を選んで，右回りまたは左回りに位置番号を付ける．② どちらに回っても最小の位置番号が同じときは，アルファベット順で早い置換基に小さい番号がつくように選ぶ．③ 主基がない場合は，置換基ができるだけ小さい番号となるように位置番号を付ける．④ いずれの方向でも同じ番号の組合わせとなるときはアルファベット順が最も早い置換基の位置を1位とする．そのうえで置換基名を位置番号とともに母核"ベンゼン"の前に配置する．

二置換ベンゼンの場合，置換基の位置関係を示す語として *o*-, *m*-, *p*- を用いることができる（図1・8）．

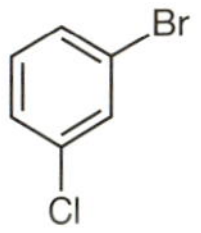

1-ブロモ-3-クロロベンゼン
1-bromo-3-chlorobenzene
（3-ブロモ-1-クロロベンゼン
3-bromo-1-chlorobenzene
ではない）

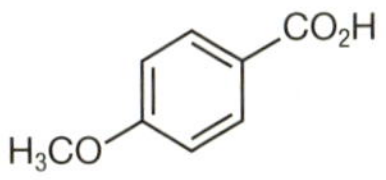

4-メトキシ安息香酸
4-methoxybenzoic acid
（*p*-メトキシ安息香酸
p-methoxybenzoic acid）
※メトキシは，メチルオキシ基の短縮名

図1・8 二置換ベンゼンの例

例題 1・12　IUPAC 規則に従って二置換ベンゼンを命名しよう　次の構造式で示した化合物を IUPAC 規則に基づいて命名せよ．

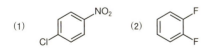

解　答　(1) 1-クロロ-4-ニトロベンゼン 1-chloro-4-nitrobenzene
クロロ chloro の方がニトロ nitro に比べてアルファベット順が早いので塩素原子がつく方が1位となる．
(2) 1,2-ジフルオロベンゼン 1,2-difluorobenzene（*o*-ジフルオロベンゼン *o*-difluorobenzene でもよい）．

ベンゼン誘導体には慣用名をもつ化合物が多くあり，IUPAC 規則でも炭化水素基をもついくつかのベンゼン誘導体について慣用名を認めている．これらのうちトルエンおよびスチレンは，ベンゼン環上に別の置換基をもつ誘導体においても，これらの慣用名を“母核”として命名することができる（図 1・9）．

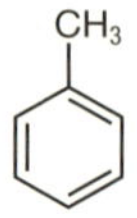

トルエン
toluene

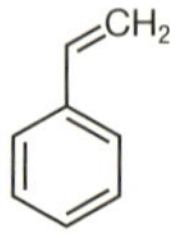

スチレン
styrene

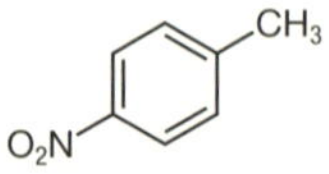

4-ニトロトルエン
4-nitrotoluene
p-ニトロトルエン
p-nitrotoluene

図 1・9　炭化水素基をもつベンゼン誘導体の慣用名の例

官能基をもつベンゼン誘導体にも慣用名を認められているものが存在する（SBO 2 参照）．いずれも古くから知られている有用な化合物であるため，IUPAC 規則に基づいた名称よりも，慣用名でよばれることが多い．（図 1・10）

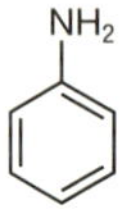

アニリン
aniline
（ベンゼンアミン
benzenamine）

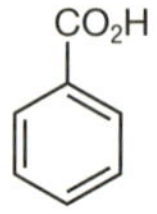

安息香酸
benzoic acid
（ベンゼンカルボン酸
benzenecarboxylic acid）

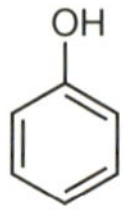

フェノール
phenol
（ベンゼノール
benzenol）

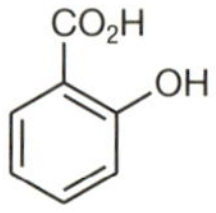

サリチル酸
salicylic acid
（2-ヒドロキシベンゼンカルボン酸
2-hydroxybenzenecarboxylic acid）

図 1・10　官能基をもつベンゼン誘導体の慣用名の例　括弧内に IUPAC 体系名を示した．

解答 ⇨ p.436

演習 1・1　次の化合物の IUPAC 体系名を示せ．

(1) 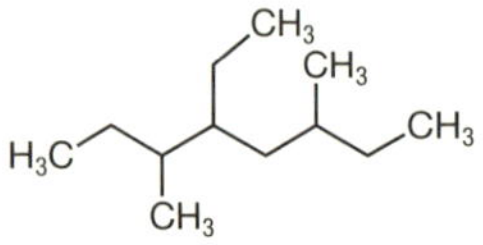

(2) 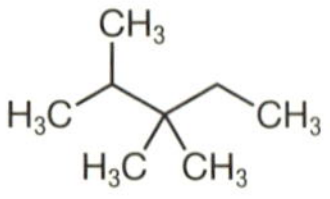

(3) 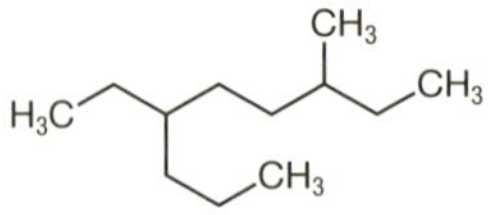

演習 1・2　次の化合物の IUPAC 体系名を示せ．

(1) 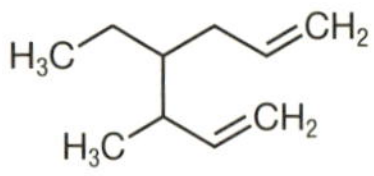

(2) 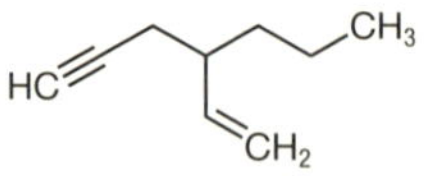

(3) 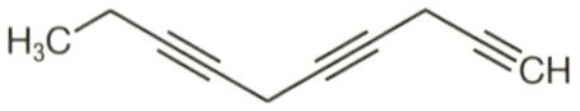

演習 1・3　次の化合物の IUPAC 体系名を示せ．

(1) 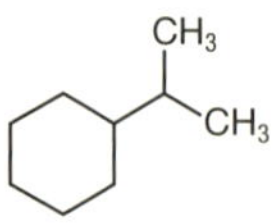

(2) 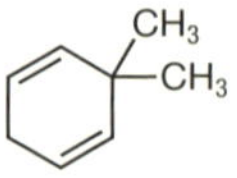

(3) 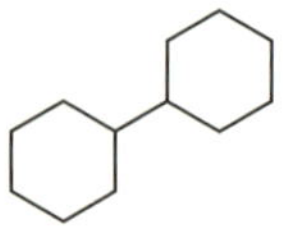

SBO 1　代表的な化合物を IUPAC 規則に基づいて命名することができる．
C3(1)①1　（後半：官能基をもつ化合物，多環式化合物など）　→ p.370

SBO 2　薬学領域で用いられる代表的な化合物を慣用名で記述できる．
C3(1)①2

学生へのアドバイス
SBO 1では，化合物のIUPAC規則に基づく命名を学習した．IUPAC規則は正確にその化合物の化学構造を示すので，大変重要である．すなわち，化合物名からその構造を，また逆に構造から化合物名を記載することができる．一方，慣用名は古くから使われているその化合物固有の名称であり，IUPACで使用を認められたものも多い．いくつかの慣用名にはIUPACで使用を推奨されていないものもあるが，使用を禁じられているわけではないので，現在なお使用され続けているものもある．このSBOでは，よく目にする化合物の慣用名や薬学において使用頻度の高い慣用名について記載する．

■ このSBOの学習に必要な予備知識
IUPAC規則での慣用名に関する規定：SBO 1

■ このSBOの学習成果
将来薬剤師として，薬に関する研究や医薬品および衛生関係の薬品の管理・取扱い・廃棄などに関わるとき，IUPAC名が常に使われるとは限らない．化学物質の慣用名は薬剤師にとっての常識であると考えて覚えておいて欲しい．

　SBO 1で学んだように，IUPAC規則に従って命名するのが現在の化合物名の基本である．しかし，規則的命名は正確さを期するあまり複雑になりやすく，一見しただけでは覚えにくいものも多い．そのため，古くから知られている化合物や構造が複雑な化合物では慣用名が用いられているものも多い．ここでは，これらの慣用名のうち，薬学生が専門領域を学んでいくうえで何度もふれることになるものを中心に記述する．特に薬学領域に限らず，有機化学で重要な慣用名については後半にまとめた．あまりに複雑な構造の化合物は構造式をみてその慣用名がわかればよいが，比較的単純な構造の分子は構造式からその慣用名を，逆に慣用名から構造式もわかるようにすることが望ましい．

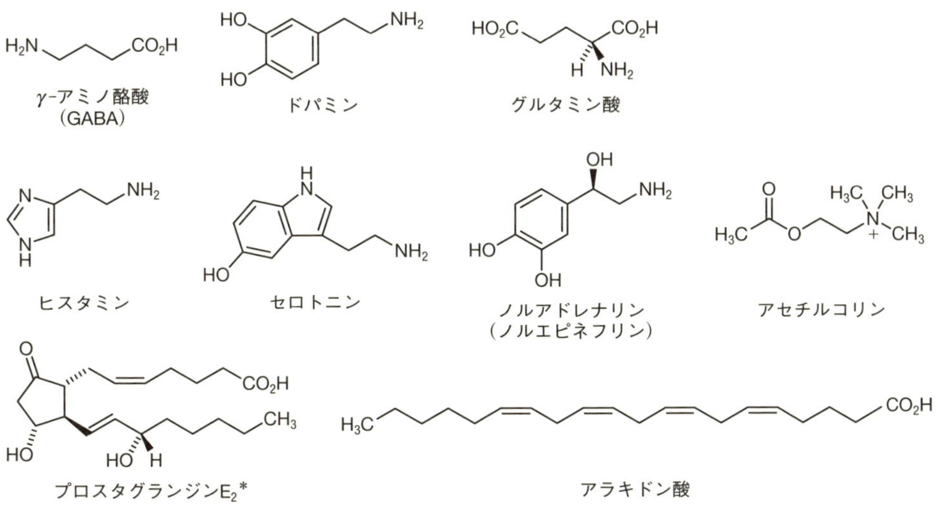

図2・1　代表的な情報伝達物質の構造式（＊ プロスタグランジンには多くの種類があり，プロスタグランジンE_2はそのうち最も多量に存在するものである．）

2・1 医薬品の作用を学ぶうえで重要な慣用名

ヒトの体内には，情報を伝えるための化学物質が多数存在している．そして，その量の増減によって，身体の機能がうまく働かなくなることがある．医薬品として用いられるもののなかには，これらの**情報伝達物質**の働きを促進したり，阻害したりするものが多数存在する．したがって，このような医薬品の作用を理解するためには，もともと存在している情報伝達物質の構造と名称を知っておく必要がある．前ページ図2・1にその代表的なものをあげる．医薬品化学や薬理，薬物治療の教科書，医薬品の添付文書などでこれから幾度となく出会うことになる化合物ばかりである．グルタミン酸はアミノ酸の一種でもある．

情報伝達物質　transmitter

2・2 身体の中で機能する分子

上に示した化合物以外にも，体内で情報を伝えたり，化学反応に関与したりする物質が多数存在している．その中の代表例は，ホルモンとビタミンである．

2・2・1 ホルモン類

ホルモンには，アミノ酸がいくつかつながったペプチド構造をもつものが多いが，それらについては生物系の教科書に譲り，ここでは，比較的低分子量のホルモンを紹介する．**エストラジオール**と**テストステロン**は，それぞれ女性ホルモン，男性ホルモンとよばれる化学物質の代表的なものである（図2・2）．これらの構造を比較すると，男女間の差がほんのわずかな構造の違いによってつくり出されているということがわかる．これらは生体内で**コレステロール**を前駆体として合成される．コレステロールは，細胞膜成分として欠かすことのできない物質である．

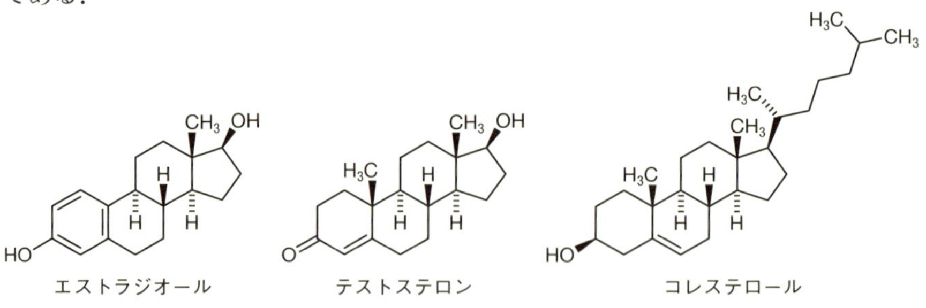

ホルモン　hormone

エストラジオール
estradiol

テストステロン
testosterone

コレステロール
cholesterol

図2・2 エストラジオール（女性ホルモン）とテストステロン（男性ホルモン）の構造比較

コレステロールの誘導体以外にもタンパクに属さないホルモンが知られている．**アドレナリン**（図2・3）は，副腎髄質でノルアドレナリンのメチル化によって合成される．日本人である高峰譲吉によって発見，命名された．米国ではエピネフリンとよばれている．チロキシンは甲状腺でアミノ酸のチロシンを原料として合成される．ヒトの体内に，有機反応でみられるようなハロゲン化された化合物が存在しているのである．

アドレナリン
（エピネフリン）
adrenaline (epinephrine)

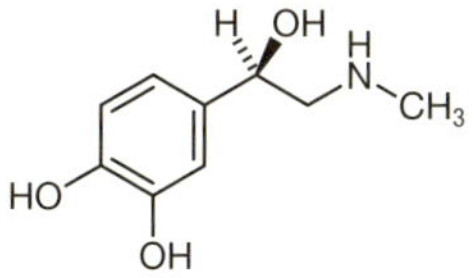

アドレナリン 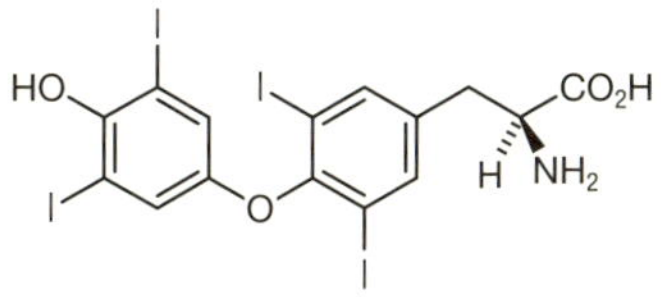　　　　　　チロキシン 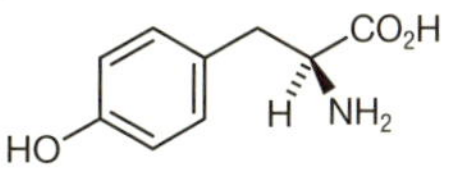　　　　　　チロシン

図2・3　副腎髄質および甲状腺で合成されるホルモン（チロシン誘導体）

2・2・2　ビタミン類

　ビタミンは，生物の生存・生育に必要な栄養素のうち，炭水化物・タンパク質・脂質以外の有機化合物の総称である．体内で合成できないため食物から採り入れる必要がある．ヒトのビタミンは現在までに13種が認められているが，構造を見て名前がわかるべきいくつかを図2・4，図2・5に示す．ビタミンは，水に溶けやすい水溶性ビタミンと，水に溶けにくく，細胞膜内などに存在する脂溶性ビタミンに大別される．構造を見比べて，水溶性，脂溶性が理解できるようになってほしい．

ビタミン　vitamin

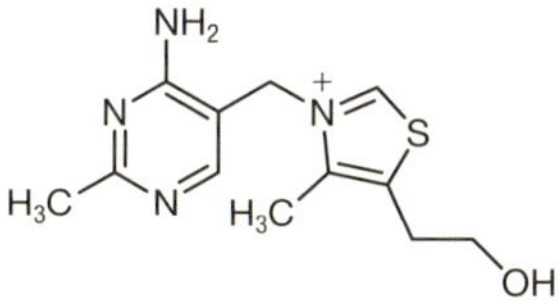

チアミン（ビタミンB_1） 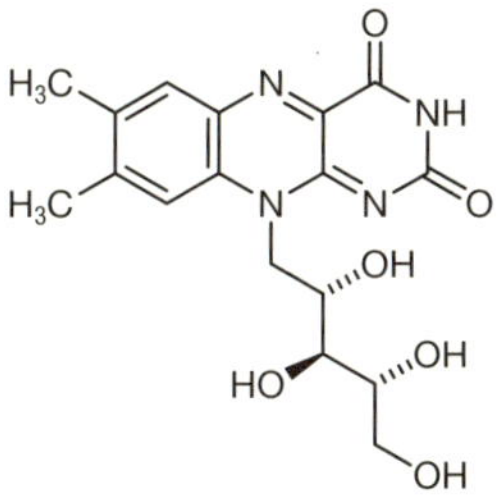　　リボフラビン（ビタミンB_2） 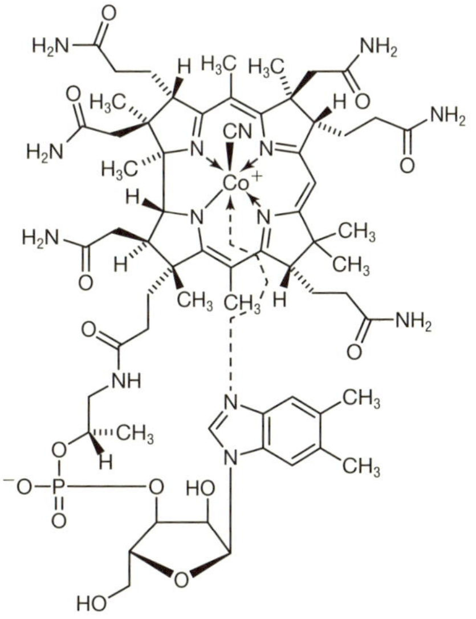　　シアノコバラミン（ビタミンB_{12}）

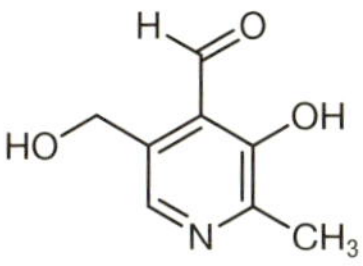

ピリドキサール（ビタミンB_6） 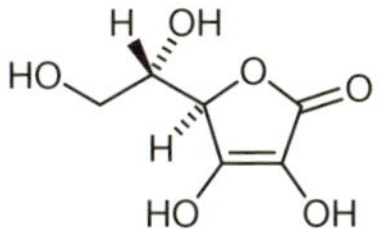　　アスコルビン酸（ビタミンC）

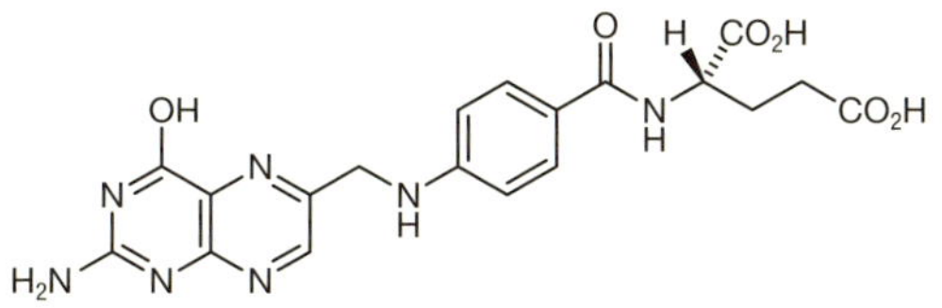

葉酸（ビタミンB_9）

図2・4　代表的な水溶性ビタミン類

　水溶性ビタミンのうち，アスコルビン酸は，大半の動物が体内で合成できるのに，ヒトやモルモットのような一部のほ乳類でのみつくることができない化合物である．水溶性ビタミンの構造的な特徴はヒドロキシ基やアミン性窒素，電荷をもつ原子が含まれていることであり，これらが水への溶解に大きく関与している（SBO 32・2参照）．

脂溶性ビタミンとしては以下のようなものがあり，これらには極性官能基が少ししか含まれず，ほとんどが炭化水素で構成されている．水には溶けそうにないということが構造を見てわかるようになってほしい．

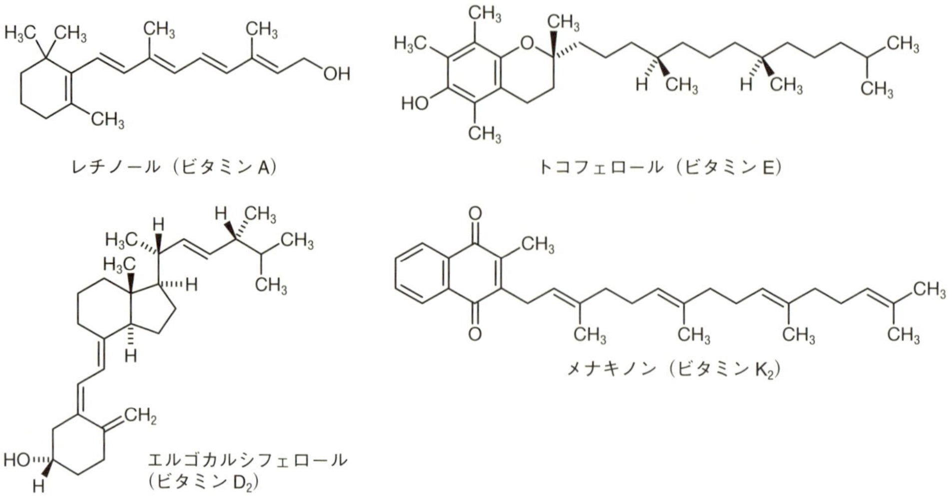

レチノール（ビタミンA）

トコフェロール（ビタミンE）

エルゴカルシフェロール
（ビタミンD₂）

メナキノン（ビタミンK₂）

図2・5　代表的な脂溶性ビタミン類

2・3　医薬品母核として重要な化合物

カテコールアミン
catecholamine

カテコール　catechol

　カテコールはベンゼン-1,2-ジオールという系統名をもつが，先に述べたアドレナリン，ノルアドレナリン，ドパミンなどは**カテコールアミン類**とよばれ，さらにその構造を元にした医薬品が数多く存在することから，現在でもその名称が用いられる．カテコールアミン類は，図2・6にその構造を示したように，カテコールに対してアミノ基ではなく，アミノエチル基が導入された**ドパミン骨格**をさし，ベンゼン環に直接アミノ基が置換したものでないことに注意しよう．アドレナリンにもこの構造が含まれていることを確認してみよう．

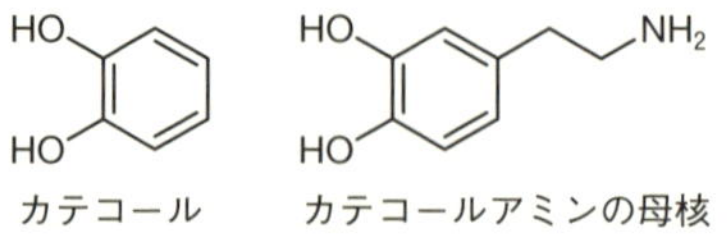

カテコール　　カテコールアミンの母核

図2・6　カテコールおよびカテコールアミン（ドパミン）

アルカロイド　alkaloid

モルヒナン　morphinan

　モルヒネはアヘンに含まれ，1804年に植物から単離された**アルカロイド**である（図2・7）．鎮痛薬として今も広く用いられているが，麻薬としての性質ももっている．モルヒネがもつ二つのヒドロキシ基をアセチル化したヘロインは，より強い麻薬であり，その使用は認められていない．一方，モルヒネのフェノール性ヒドロキシ基だけがメチル化されたコデインは，鎮咳薬として広く使用されており，麻薬としての性質も弱い．これらに共通する骨格は**モルヒナン**とよばれ，医薬品にも数多く用いられている．

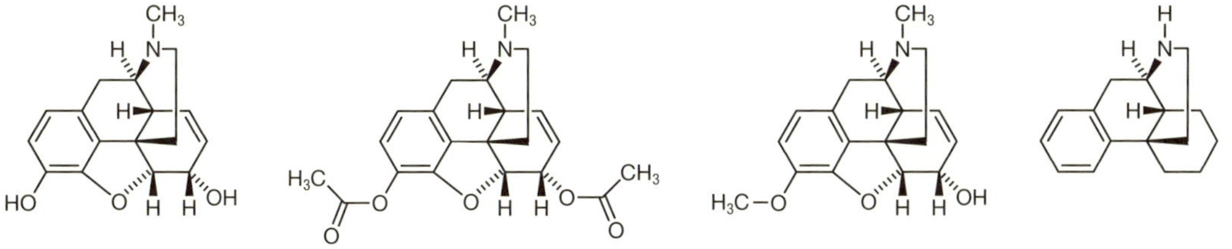

モルヒネ　　　　　　ヘロイン　　　　　　コデイン　　　　　モルヒナン骨格

図2・7　モルヒネと関連化合物（モルヒナン骨格）

ベンゾジアゼピン骨格は，ベンゼン環に縮環した七員環側に二つの窒素原子が存在する構造をもつ（図2・8）．この骨格は，ヒトの体内で，γ-アミノ酪酸の受容体（$GABA_A$受容体）に強く結合する性質をもち，そのため精神疾患に幅広く用いられており，多くの医薬品がこの骨格をもっている．ここに示したジアゼパム，クロルジアゼポキシドはいずれもよく使用される有名な抗不安薬であり，またトリアゾラム（商品名ハルシオン）は睡眠導入剤である．ベンゾジアゼピン系薬物は依存性があるため，要指示医薬品に指定されている．

ベンゾジアゼピン骨格
benzodiazepine skeleton

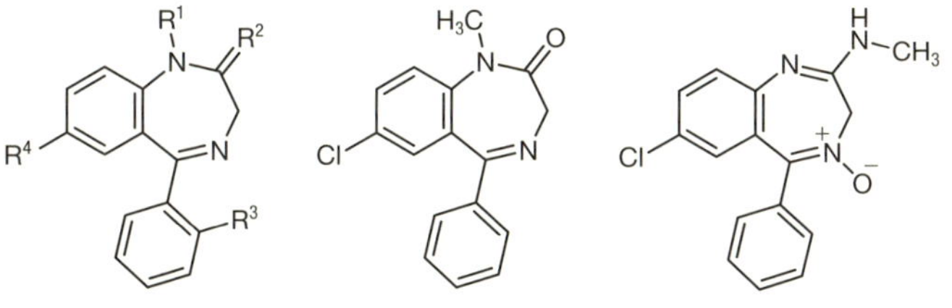

ベンゾジアゼピン　　　ジアゼパム　　　クロルジアゼポキシド　　トリアゾラム
系医薬品の基本骨格

図2・8　ベンゾジアゼピン骨格をもつ医薬品

2・4　代表的な医薬品および生理活性物質

アスピリンは世界で最も多用されている医薬品の一つであり，非ステロイド性抗炎症薬（NSAID）とよばれる一群の医薬品の代表例でもある（図2・9）．アセチルサリチル酸という慣用名でもよばれる．1898年から使用されているが作用メカニズムが解明されたのは1971年である．NSAIDには多くの有名な医薬品が存在するが，よく見るとアスピリンとの構造の類似性がわかる．ロキソプロフェン，ジクロフェナクは，それぞれ，ロキソニン，ボルタレンという商品名で知られている．

アスピリン　aspirin
(acetylsalicylic acid)

NSAID: non-steroidal anti-inflammatory drugs

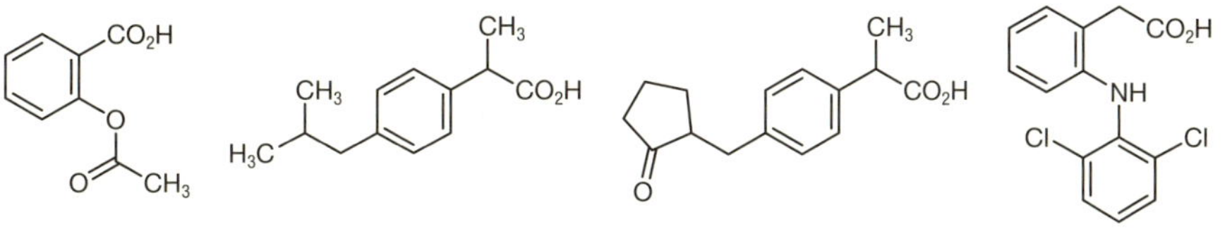

アスピリン　　　　イブプロフェン　　　ロキソプロフェン　　　ジクロフェナク

図2・9　アスピリンと非ステロイド性抗炎症薬（NSAID）

エフェドリン　ephedrine

　　エフェドリンは，日本の薬学の祖とされる長井長義によって1892年に麻黄から単離された化合物である．交感神経興奮作用をもっているので葛根湯などの漢方系かぜ薬に麻黄が入っている．また，その N-メチル体であるメチルエフェドリンは総合感冒剤の一成分として汎用されている．エフェドリンもメチルエフェドリンもその興奮作用から覚醒剤とともにスポーツ競技の期間中に使用すると，ドーピング検査で陽性となる可能性があることから注意が必要である．知らずに用いたとしても制裁を免れることはないので，販売にかかわる薬剤師の指導が大切である．エフェドリンから合成されるメタンフェタミンは一時期，疲労回復薬として使用されていた．しかし乱用が問題となり，現在はアンフェタミンとともに覚醒剤として規制されている．近年話題となったMDMAも，その構造がメタンフェタミンやカテコールアミン類と類似していることがわかる（図2・10）．

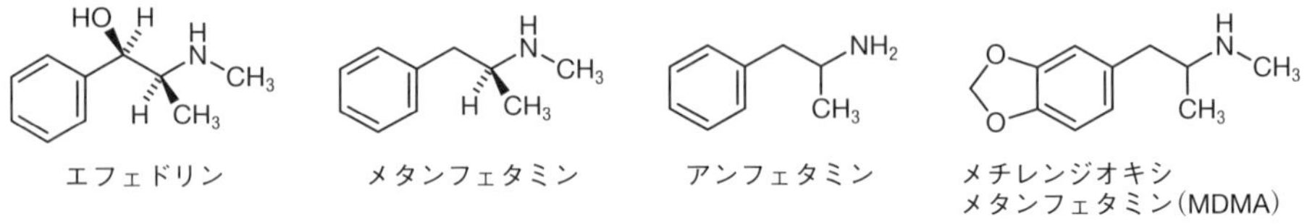

図2・10　エフェドリンとメタンフェタミン，MDMAの構造比較

ペニシリン　penicillin

β-ラクタム　β-lactam

　　ペニシリンは，フレミングによって1928年に青カビ中で発見された世界最初の抗生物質である．1940年に構造が明らかにされたが，複数の誘導体の混合物であることがわかった．このことを利用して多くの誘導体が合成され，世界中の感染症による死亡率を大きく低下させた．ペニシリンの構造上の特徴は β-ラクタム（四員環アミド，SBO 2・5・9参照）をもつことであり，同様の構造をもつセファロスポリンも類似の活性をもつ医薬品として広く用いられている（図2・

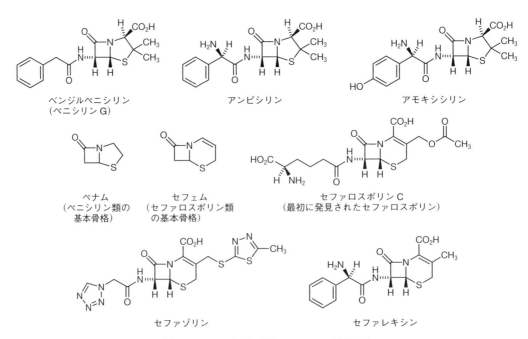

図2・11　ペニシリン類とセファロスポリン類

11)．ペニシリン類，セファロスポリン類に含まれる基本骨格は，それぞれペナム，セフェムとよばれる．

ペナム　penam
セフェム　cephem

2・5 基本的な有機化合物に用いられる慣用名
2・5・1 炭化水素で用いられる慣用名

アルカンでは末端から二つめの炭素で枝分かれしている C4～C6 のアルカンはそれぞれ，イソブタン，イソペンタン，イソヘキサンとよぶが，これらは IUPAC 命名法でも使われる．

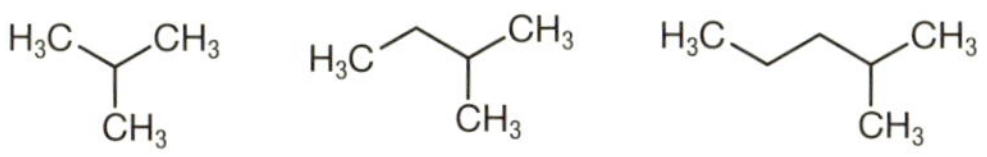

イソブタン　　イソペンタン　　イソヘキサン

簡単なアルケンではエチレン，プロピレンが古くより慣用名として用いられ，後に紹介するエチレングリコールやプロピレングリコールなどの命名のもととなっている．アルキンではアセチレンが広く用いられている．

ベンゼン環をもつ炭化水素には，高校化学でも学んだトルエン，キシレン，スチレンがある．これらの慣用名と SBO 1 で学んだ IUPAC 体系名を比較して，どちらも覚えるようにしよう．

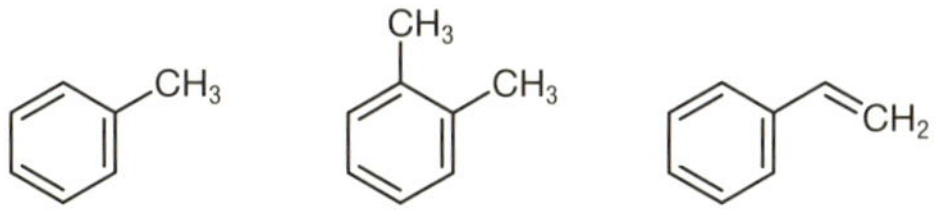

エチレン（体系名 エテン）
プロピレン
アセチレン（体系名 エチン）

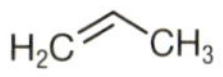

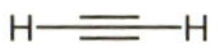

トルエン　　o-キシレン（他に m-, p- 異性体）　　スチレン

2・5・2 ハロゲン化合物

ハロゲン化合物は IUPAC 命名法でも理解しやすいが，簡単な化合物には慣用名がよく使われる．溶媒として使用されるクロロホルムや塩化メチレンがそうである．クロロホルムは古く麻酔剤として用いられた．その後，いくつかのハロゲン炭化水素が吸入麻酔剤として使用されている．ハロタンが汎用されていたが，副作用が強いため現在はほとんど使用されず，代わってイソフルラン，デスフルランなどが用いられている．

クロロホルム　chloroform
塩化メチレン
methylene chloride

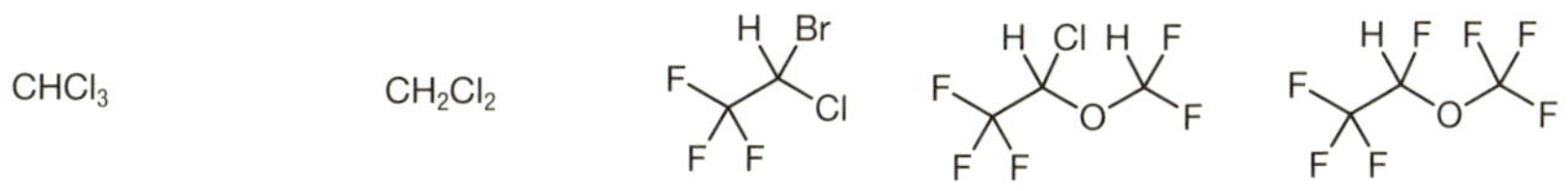

クロロホルム（トリクロロメタン）　　塩化メチレン（ジクロロメタン）　　ハロタン（ラセミ体）　　イソフルラン　　デスフルラン

図 2・12　ハロゲン化合物で用いられる慣用名と医薬品名

2・5・3 置換基の慣用名

ここで少し脇道にそれて，化合物名ではなく**置換基**の慣用名を紹介する（図 2・13）．現在でもよく用いられるものが多いので，覚えておくと便利である．

置換基　substituent

イソプロピル　isopropyl
***t*-ブチル**　*t*-butyl
ビニル　vinyl
アリル　allyl
フェニル　phenyl
ベンジル　benzyl
アリール　aryl

簡単なものでは，イソプロピル基，*t*-ブチル基がある．*t*-ブチルはターシャリー（第三級の意味）ブチルとよぶ．

さらに，ビニル基，アリル基，フェニル基，ベンジル基がある．アリル基はアリール基と間違えないようにしよう．アリール基は広く芳香環が置換基となる場合に使われる．また，フェニル基とベンジル基も区別して覚えよう．

イソプロピル基　*t*-ブチル基　ビニル基　アリル基　フェニル基　ベンジル基

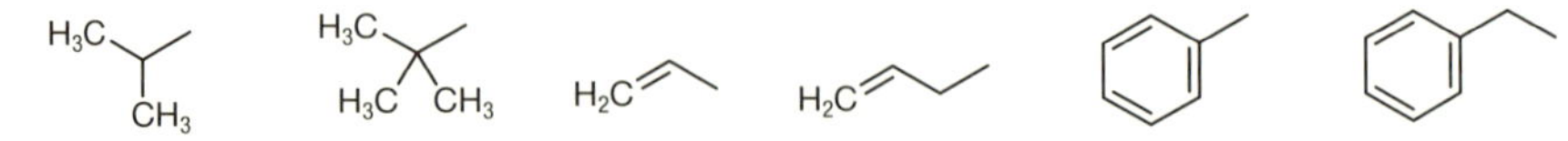

図2・13　置換基の慣用名

2・5・4　アルコールの慣用名

エタノール
エチルアルコール

シクロヘキシルアルコール

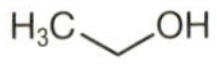

アルコールはアルコール類全体の総称であるが，日常生活ではエタノールのことをさす．アルコール中毒とかアルコール依存症などに用いるアルコールはエタノールのことをさしている．またエタノールはエチルアルコール，シクロヘキサノールはシクロヘキシルアルコールともよばれるが，これらは容易に理解できる．

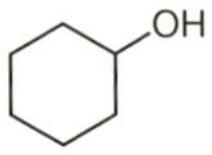

ここではSBO 2・5・3で学んだ，置換基の慣用名がついているアルコール類を紹介する．イソプロピルアルコール，*t*-ブチルアルコール，アリルアルコール，ベンジルアルコールが現在でも慣用名として生きている．イソプロピルアルコールは薬局方ではイソプロパノールとして収載されており，高価なエタノールの代わりに殺菌消毒剤として汎用されている．

イソプロピルアルコール　*t*-ブチルアルコール　アリルアルコール　ベンジルアルコール

2価アルコールにエチレングリコール，プロピレングリコールがあるが，それらの名前は対応するアルケンの二重結合の両側の炭素にヒドロキシ基がそれぞれ付いたものである（SBO 2・5・1参照）．エチレングリコールは自動車のエンジンの不凍液として，プロピレングリコールは溶剤として多用されている．ちなみに，プロパン-1,3-ジオールはプロピレングリコールとはいわない．

エチレングリコール　プロピレングリコール

グリセロール
（グリセリン）

ニトログリセリン

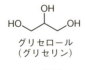

3価アルコールであるプロパン-1,2,3-トリオールは慣用的にグリセロールまたはグリセリンとよばれる．私たちの身体の中の脂質の部分構造として多くみられる．また，その三つのヒドロキシ基を硝酸エステルにしたニトログリセリンはダイナマイトの原料であるが，医薬品としても血管拡張作用により狭心症などの発作が起こったときに使われる．

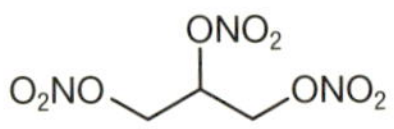

2・5・5 フェノールの慣用名

フェノール

m-クレゾール

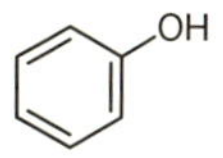

フェノール C_6H_5OH はコールタールから単離された弱酸性物質であることから古くは石炭酸とよばれた．その希薄溶液は殺菌消毒薬として用いられてきたが，現在では優れた消毒薬に置き換わり，利用されていない．サリチル酸を始め多くの医薬品の原料として用いられている．

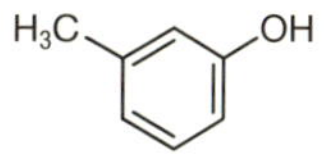

フェノールのベンゼン環にメチル基があるものはクレゾールとよばれる．クレゾールには *o*-，*m*-，*p*- の三つの異性体があるが，混合物のまま消毒薬として用いられる．

2,4,6-トリニトロフェノールのことをピクリン酸という．三つのニトロ基の電子求引効果により強い酸性を示す．爆発性があるので扱いには注意が必要である．バニリンはバニラマメの香り成分であり，アイスクリームやお菓子の香料として用いられる．

ピクリン酸

バニリン

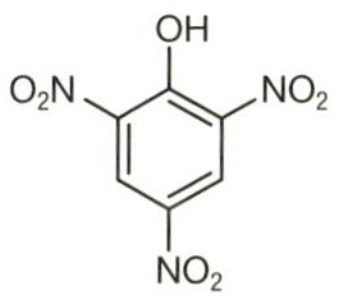

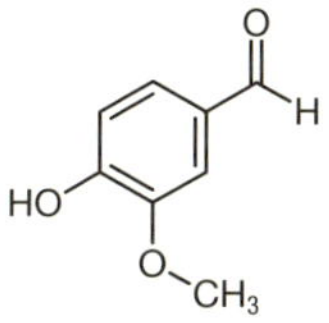

ベンゼンと違って，ナフタレン骨格には2箇所異なる置換位置がある．1位を α，2位を β とよぶ．

α-ナフトール

β-ナフトール

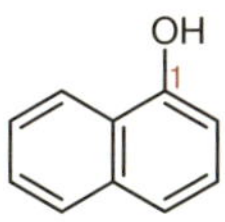

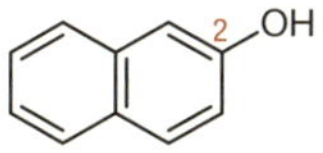

2・5・6 エーテルの慣用名

アルコールの場合と同様に，エーテルという名前はエーテル類の総称であるとともに，エトキシエタンの慣用名でもある．エトキンエタンはジエチルエーテルともよぶ．

エチレンオキシドは医薬品・化成品の原料として多用されており，テトラヒドロフランは化学反応の溶媒としてよく用いられる．エチレンオキシドのような三員環エーテルの構造をしばしばオキシラン（エポキシド）と総称する．

エーテル
（ジエチルエーテル）

テトラヒドロフラン

エチレンオキシド

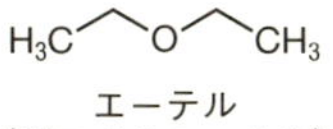

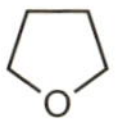

2・5・7 アルデヒドとケトンの慣用名

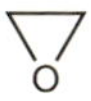

アルデヒド類はそれを酸化したカルボン酸類の英語の慣用名に由来する．

炭素数1個のホルムアルデヒド，炭素数2個のアセトアルデヒドに始まり，炭素数4個のブチルアルデヒドぐらいまでは書けるようにしておこう．間違えやす

いポイントとしては，プロピオンアルデヒドやブチルアルデヒドをプロピル基やブチル基が −CHO に接続していると考えることである．全部の炭素数を頭に入れて命名しよう．なお化合物ではないが，ホルムアルデヒドの水溶液は，ホルマリンとよばれる．

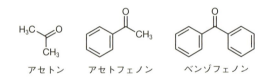

ベンゼン環に −CHO が結合したベンズアルデヒドという名称は，安息香酸 (benzoic acid) に由来する．したがって，フェニルアルデヒドとよぶのは誤りである．

シンナムアルデヒドは桂皮（ケイ皮）の成分であり，その香りはシナモンとして有名である．

一方，ケトンではアセトンが溶媒としてよく用いられる．アセトフェノンやベンゾフェノンも簡単な構造であるので実際に書いてみて覚えておこう．

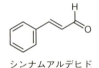

クスノキの成分である d-カンフル（カンファーともいい，日本語では樟脳とよぶ）は強心薬として用いられてきた．一般的な用語として"カンフル剤"が使われるが，それは停止しかけた心臓をよみがえらせることに由来する．また，その昇華性を利用して高級防虫剤としても用いられる．

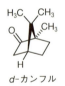

2・5・8 カルボン酸の慣用名

アルデヒドの慣用名が，炭素数が同じカルボン酸の慣用名に由来することは前節で述べた．カルボン酸類は結晶性のよいものが多く，単離しやすい化合物であるため，アルデヒドより先に構造が決まっていたからだと考えられる．そのため，カルボン酸の多くは慣用名でよばれることが多い．それらを覚えておけば，アルデヒドやカルボン酸の誘導体の慣用名も容易に類推できるようになる．

炭素 1～4 の脂肪酸は確実に覚えよう．その他に，安息香酸，フェニル酢酸，サリチル酸は医薬品の名前と構造を相関させて考えるのに必須である．

ジカルボン酸としては，炭素2～4のシュウ酸，マロン酸，コハク酸，さらにシス，トランス異性体（SBO 15・1参照）の関係にあるマレイン酸とフマル酸，さらにフタル酸ぐらいは覚えておこう．

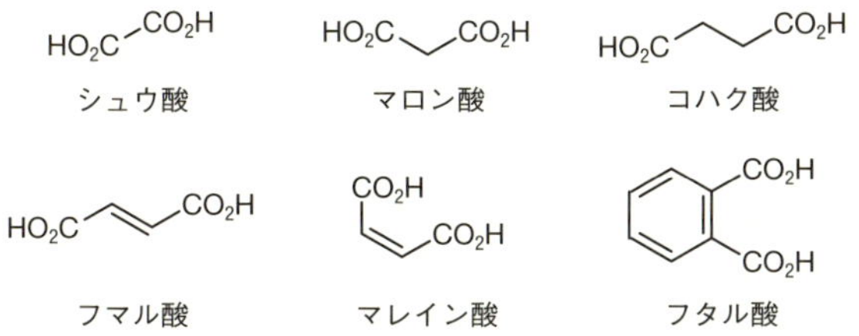

シュウ酸　マロン酸　コハク酸
フマル酸　マレイン酸　フタル酸

長鎖アルキル基をもつ高級脂肪酸の名前は覚えにくいので，必要に応じて調べることにより，少しずつ覚えていけばよい．

最も簡単な不飽和脂肪酸はアクリル酸である．対応するアルデヒドはアクロレインという．

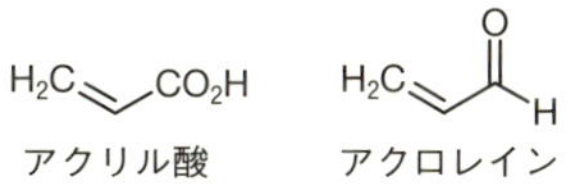

アクリル酸　アクロレイン

2・5・9　カルボン酸誘導体の慣用名

a. カルボン酸塩化物　簡単な塩化アセチル（アセチルクロリド）と塩化ベンゾイル（ベンゾイルクロリド）は有機反応でも非常によく用いられるので構造とともに覚えておこう．RCO− は総称としてアシル（acyl）基とよぶ．

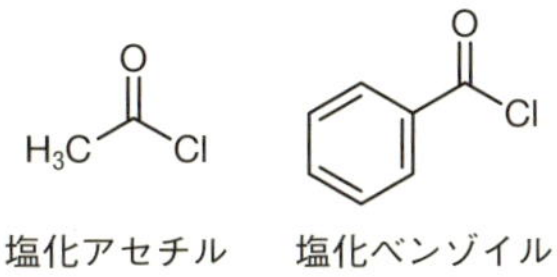

塩化アセチル　塩化ベンゾイル

図2・14　カルボン酸塩化物の慣用名

b. カルボン酸無水物　酢酸の無水物を無水酢酸という．この"無水（anhydride）"は脱水縮合という意味である．水の入っていない（anhydrous）100％酢酸という意味ではない．無水酢酸は二つの酢酸より1分子の水が脱水したものである．また，分子内で二つのカルボキシ基が近い場合，五員環や六員環の酸無水物は容易に生成する．この場合は1分子中から水1分子が脱水されている．無水コハク酸，無水マレイン酸，無水フタル酸が有名である．

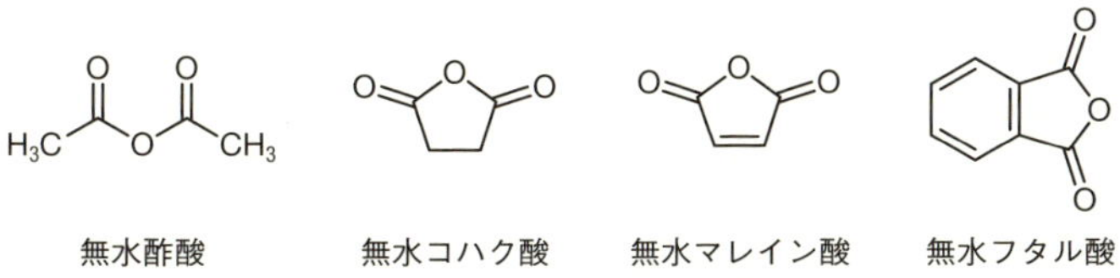

無水酢酸　無水コハク酸　無水マレイン酸　無水フタル酸

図2・15　カルボン酸無水物の慣用名

c. カルボン酸エステル カルボン酸エステルの慣用名（日本語）は酸の慣用名の後に炭素置換基名をつければよい．酢酸エチル，安息香酸ベンジル，サリチル酸メチルの例を示す．

ラクトン　lactone

分子内でエステル構造をもつ化合物（環状エステル）を**ラクトン**と総称する．その骨格名は鎖状のときのヒドロキシ基の位置で決まり，γ-ラクトン（γ-ブチロラクトン），δ-ラクトン（δ-バレロラクトン）とよばれる．

図 2・16　カルボン酸エステルの慣用名

d. カルボン酸アミド　カルボン酸アミドでは慣用名よりも IUPAC 名の方が一般的である．

単純な構造をもつ医薬品にアセトアミノフェンとエテンザミドがある．両者とも解熱鎮痛剤として用いられる．副作用の問題でアスピリン（アセチルサリチル酸）が小児に使えないので，アセトアミノフェンを使うことが多い．抗結核薬として使われるイソニアジドもアミド構造をもつ．ニコチンアミド（ニコチン酸アミドともいう）はニコチン酸とともにナイアシンとよばれ，ビタミンとして働く．後に学ぶ重要な補酵素である NAD や NADP の構成成分でもある．

図 2・17　カルボン酸アミドの慣用名

ラクタム　lactam

また，環状アミドを**ラクタム**と総称する．環の大きさはラクトンと同じように鎖状のときのアミノ基の位置で決まり，命名される．有名なラクタム骨格にβ-ラクタムがあり，ペニシリンなどの基本骨格に含まれる．ε-ラクタムの代表的な化合物にカプロラクタムがあり，その名前は元となる酸の名前（カプロン酸）に由来している．合成繊維ナイロン 6 の原料として有名である．

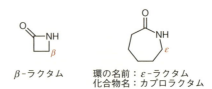

β-ラクタム　　環の名前：ε-ラクタム
　　　　　　　化合物名：カプロラクタム

2・5・10 アミンの慣用名

アミンは一般的に IUPAC 命名法でよばれる．慣用名としてはアニリンがあるが，これも IUPAC 命名法としても使用が許されている．

インフルエンザ予防薬や抗パーキンソン氏病治療薬にアマンタジンがある．その名前はアダマンタンという三環性化合物の名前に由来する．アルツハイマー型認知症薬の一種であるメマンチンもやはりアダマンタン骨格をもつ．

カルボン酸アミドのところで述べたニコチンアミドもイソニアジドも環内に窒素原子をもつ化合物（ピリジン）を基本骨格としてもつ．ピリジンのような環状アミンのみならず，酸素原子や硫黄原子を含む環状化合物が多くの医薬品の構造の中に存在している．少しずつそれらの名前を覚えていこう．

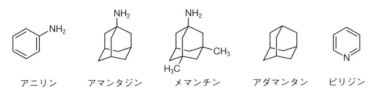

図 2・18　アミン類の慣用名

医薬品のステム

ステム　stem

医薬品を区別するための名称には，商品名と一般名がある．商品名は，医薬品の製造販売メーカーが任意に命名することができ，商標で守られている．もう一つが一般名であり，世界保健機関（WHO）の国際医薬品一般名称専門家協議が決める国際一般名（INN）に従って各国（日本では厚生労働省）が決める．一般名は誰でも自由に使うことができ，大学では一般名を用いて医薬品を学ぶ．医療の現場では，従来から医薬品を商品名で処方することが多かったが，現在，厚生労働省は医薬品の一般名処方を推進している．

大学で医薬品の一般名を学び始めると，共通の語尾をもつ医薬品群が存在することに気がつく．たとえば抗生物質には"マイシン"で終わるバンコマイシンやエリスロマイシンなど，抗炎症薬には"プロフェン"で終わるイブプロフェンやロキソプロフェンなど，抗潰瘍薬には"プラゾール"で終わるオメプラゾールやラベプラゾールなど，すぐに気がつくと思う．これは，国際医薬品一般名称専門家協議が決める医薬品の一般名が，医薬品の共通性を示すステム（幹）を用いて命名されているからである．ステムは，医薬品の化学構造，由来，薬理作用，さらには医薬品が標的とする生体分子などによって定義されている．

たとえば，"エルゴ"は，麦角アルカロイド構造をもつ医薬品を示すステムであり，エルゴタミンやエルゴメトリンなどがステム"エルゴ"をもつ医薬品である．しかし，その薬理作用は異なる．

由来にもとづくステム"マイシン"は，英語で"mycin"と"micin"の2種の表記がある．"mycin"は，*Streptomyces* 属が産生する抗生物質を示すのに対し，"micin"は，*Micromonospora* 属が産生する抗生物質を示す．前者には，バンコマイシンやエリスロマイシンやストレプトマイシンなどが，後者には，ミクロノマイシンやオゾガマイシンなどが該当する．日本語表記ではともに"マイシン"となり区別がつかないので注意が必要である．ステム"マイシン"をもつ多くの抗生物質は感染症治療薬として用いられるが，ブレオマイシンのように抗悪性腫瘍薬として

使われるものもある.

　薬理作用を示すステムの一つに糖尿病治療薬を示す"グリ"がある．ステム"グリ"をもつ医薬品には，ピオグリタゾン，アログリプチン，グリベンクラミド，ボグリボース，などがある[*1]．酵素阻害薬（酵素を標的とする医薬品）を示す共通のステムは"スタット"である．ステム"スタット"は，標的とする酵素によってサブステムに分類される[*2]．たとえば，"バスタチン"はHMG-CoA還元酵素阻害薬を示すステムであり，プラバスタチン，シンバスタチンなどが，高脂血症治療薬として使われている．

　最近は，標的とする生体分子によって定義されるステムをもつ医薬品，たとえば，チロシンキナーゼ阻害薬を示す"チニブ"をもつがんの分子標的治療薬（ゲフィチニブなど），アンギオテンシンⅡ受容体拮抗薬を示す"サルタン"をもつ降圧薬（カンデサルタンシレキセチル），5-HT$_3$選択的セロトニン受容体拮抗薬を示す"アンセリン"をもつ統合失調症治療薬（ブロナンセリンなど）をもつ医薬品などが増えてきている．分子生物学の進歩により疾病の分子メカニズムが解明され，治療のための標的分子が明らかになるにつれて，標的とする生体分子によって定義されるステムは今後も増え続けると予想される．

（宮田直樹）

[*1] ステムは接尾語として使われる場合が多いが，"グリ"のように接中語や接頭語として，また，セファロスポラン酸系抗生物質を示す"セフ"のように接頭語として使われる場合（セファレキシン）もある．

[*2] すべての酵素阻害薬がステム"スタット"をもつわけではない．

SBO 3　基本的な化合物を，ルイス構造式で書くことができる．
C3(1)①3

学生へのアドバイス
　共有結合に関わる電子の数は，単結合では2個，二重結合では4個，三重結合では6個であることはわかりやすい．炭化水素の構造を理解するにはそれで十分であるが，ヘテロ原子（窒素や酸素など）がその中に加わるとどうであろう．共有結合に関与していない非共有電子対を成す電子や，イオンとなっている有機化合物の電子の表現はどのようにすればよいのか．ルイス構造式は，各原子の最外殻電子を点（・）を用いて表現し，構造を表す方法である．化学反応における電子の流れ（曲がった矢印で表す）を理解するにはルイス構造式が基本となるので，しっかり学ぼう．

■ このSBOの学習に必要な予備知識
　準備教育A〜Gの知識があるとよい．特に，化学結合の成り立ち（準備教育F）と重複する部分があるが，復習を兼ねて学習しよう．

■ このSBOの学習成果
　有機化学反応の出発物質，加える反応試薬および使用する溶媒，反応途中で生成する中間体がある場合はその構造，反応後の生成物，という一連の化学反応過程において，電子個々の動きを理解し，追うことができるようになる．またルイス酸・塩基の働きについて理解できるようになる．（SBO 5, 7, 9, その他多くの化学反応に関連するSBO）

3・1　結合に使われる電子――原子価電子

　元素の化学的性質はその中性原子の核外に存在する電子数で決まる．そして化学結合には最外殻に存在する電子がかかわる．それは最外殻が最も高いエネルギー準位の殻だからであり，結合に使われる電子を**原子価電子**あるいは**価電子**とよぶ．

　周期表の元素のうち，薬の構造に含まれるおもな元素は第3周期までの元素がほとんどであり，その原子価電子を図3・1に示す．（第4周期の臭素，第5周期のヨウ素もよくみられる）．

　最外殻電子が2個存在するヘリウム（He），および8個存在するネオン（Ne）

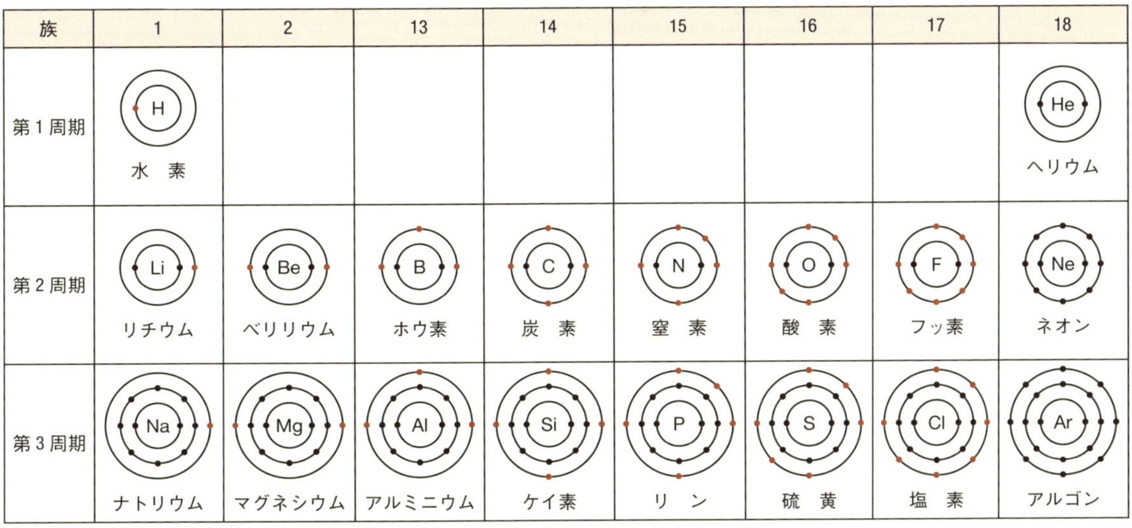

族	1	2	13	14	15	16	17	18
第1周期	H 水素							He ヘリウム
第2周期	Li リチウム	Be ベリリウム	B ホウ素	C 炭素	N 窒素	O 酸素	F フッ素	Ne ネオン
第3周期	Na ナトリウム	Mg マグネシウム	Al アルミニウム	Si ケイ素	P リン	S 硫黄	Cl 塩素	Ar アルゴン

図3・1　第3周期までの原子価電子　価電子を赤点で示す．

56　第Ⅰ部　化学物質の基本的性質

とアルゴン（Ar）は最外殻が満たされており，反応性がきわめて低い希ガスである．他の原子の価電子はいずれも満たされておらず，水素の場合はヘリウムと同じ2個，その他の原子はネオンやアルゴンのように8個とするように結合をし，安定な結合を形成することができる．これを**オクテット則**という（ギリシャ語で8を表すオクトに由来する）．

オクテット則　octet rule

　図3・1を見れば，水素は1個の電子を，炭素は4個の電子を，そして酸素は2個の電子を受入れることにより安定な結合をつくることがわかる．高校のときに学んだ結合手の数と同じである．

3・2　イオン結合とルイス構造式

　イオン結合は理解するのがそれほど難しくない．たとえば，塩化ナトリウム（NaCl）を考えてみよう．ナトリウム（Na）は最外殻に電子が1個あり，塩素原子（Cl）は7個存在する．この場合，ナトリウムはその1個の電子をClに渡してしまえば，最外殻電子の数が見かけはゼロになるが，ネオンと同じ電子構造になり，オクテット則を満たし安定になる．一方のClも8個となりアルゴンと同じ電子構造となり安定である．Naはイオン結合をする前の中性原子の価電子数より1個少なくなった（Clに電子を1個与えた）ので荷電がプラス1（＋）となり，逆にClは1個少なくなった（Naから電子を1個もらった）のでマイナス1（－）となる．このように表す電荷（＋，－）を**形式電荷**という．それぞれの原子に所属する電子の過不足を考えることは後に電子の動きを学ぶときに役立つ．

形式電荷　formal charge

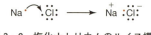

図3・2　塩化ナトリウムのルイス構造

　原子間の電子のやり取りで原子に付けられる形式電荷の＋や－は理解できたと思うが，形式電荷は以下の計算式でも求められる．

　　　形式電荷 ＝ 原子の価電子数 －（非共有電子数 ＋ 共有電子数 × 1/2）

　非共有電子数は，形式電荷を求めようとしている原子上で他の原子と共有されていない電子の総数のことであり，また共有電子数とは他の原子と共有している電子の数をさす．

　シアン化カリウム（青酸カリ）は毒性が高いことでも有名である．このシアン化物イオン（⁻CN）について炭素の形式電荷を計算してみよう．

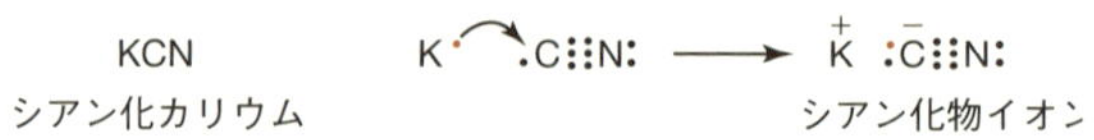

KCN　　　　　　K⤴·C⦙⦙N:　⟶　K⁺ ·C⦙⦙N:⁻
シアン化カリウム　　　　　　　　　　　　シアン化物イオン

図3・3　シアン化カリウムのルイス構造

　炭素の価電子数は4，非共有電子数は2，共有電子が6なので，それらを計算式に入れると，

　　　　　　形式電荷：　4 －（2 ＋ 6 × 1/2）＝ －1

－1となるので，ルイス構造式の炭素の近くに－をつける．

例題 3・1 ルイス構造式を書いてみよう　塩化リチウム（LiCl）およびフッ化カリウム（KF）のルイス構造式を書き，形式電荷も示しなさい．

解　答　リチウムは塩素原子に電子を渡すことにより，ヘリウム（He）と同じ原子価電子をもち安定化する．カリウム（K）は第4周期であるが，ナトリウムと同じように考えてよい．フッ素原子（F）に電子が移れば，アルゴン（Ar）と同じ8個の最外殻電子をもつ電子構造となる．

$$\text{Li}^+ \ :\!\ddot{\underset{..}{\text{Cl}}}\!:^- \qquad \text{K}^+ \ :\!\ddot{\underset{..}{\text{F}}}\!:^-$$

3・3　共有結合とルイス構造式

　前節でみた1族と17族元素との結合とは違い，同じ元素どうしが結合する場合や，周期表の中ほどにあり，他の元素とも周期表上で近い距離にある炭素の場合は，イオン結合よりも**共有結合**の方がエネルギーの低い結合となる．イオン結合するためには炭素の荷電がプラス4とかマイナス4にならざるをえないことからもわかるであろう．

　まずは水素分子を考えてみよう．それぞれ，最外殻に1個ずつの電子をもつのでお互いに共有すれば最外殻電子はいずれの水素もヘリウムと同じ2個となり安定な結合が生まれる．

$$\text{H}\cdot \ + \ \cdot\text{H} \longrightarrow \text{H}{:}\text{H}$$

　飽和炭化水素もすべての結合が単結合であるから理解しやすい．一番簡単なメタンはすぐ書けるだろう．炭素は4個の価電子を，四つの水素との結合のために1個ずつ出して対をつくれば，炭素は最外殻電子がネオンと同じ8個，四つの水素もそれぞれ2個となる．

$$4\text{H}\cdot \ + \ \cdot\ddot{\text{C}}\cdot \longrightarrow \underset{\text{メタン}}{\text{H}{:}\text{C}{:}\text{H}} \equiv \text{H}-\underset{\underset{\text{H}}{|}}{\overset{\overset{\text{H}}{|}}{\text{C}}}-\text{H}$$

　わかりやすくするために，結合する二つの原子の一方の原子の価電子を黒点（・），もう一方を赤点（・）で表したが，正確には，ルイス構造式は黒点（・）で書く．ここからはどの原子の電子も・のみを用いて表す．

　不飽和炭化水素の場合はどうだろう．二重結合をもつエテンは，二つの炭素がそれぞれ電子を2個ずつ出し合い炭素–炭素二重結合をつくり，それぞれ残りの2電子で二つの水素と電子を1個ずつ出し合い単結合をつくる．

$$\underset{\text{エテン}}{\overset{\text{H}}{\underset{\text{H}}{}}\!\!\!{>}\text{C}{=}\text{C}{<}\!\!\!\overset{\text{H}}{\underset{\text{H}}{}}} \equiv \text{H}{:}\ddot{\text{C}}{::}\ddot{\text{C}}{:}\text{H}$$

　同じように考えれば，三重結合をもつエチンも難しくない．二つの炭素がそれぞれ3個ずつ電子を出し合い炭素–炭素三重結合をつくり，それぞれ残りの1電

子で一つの水素と電子1個ずつ出し合い単結合をつくればよい．

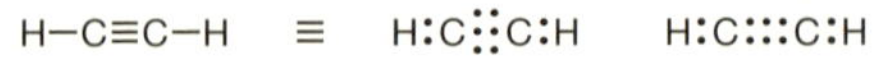

$$\text{H–C≡C–H} \quad ≡ \quad \text{H:C}⋮⋮\text{C:H} \quad\quad \text{H:C}⋮⋮⋮\text{C:H}$$

エチン　　　　　　　　　 **A**　　　　　　　　　 **B**

ここまで進んでくると，図にも示してあるように電子2個を1本の線で表していることがわかるだろう．単結合は2個，二重結合は4個，そして三重結合は6個の電子がその間に存在していることを意味するのである．高校のときから慣れている，線で表したものを線結合構造とよぶ．

三重結合をルイス構造式で表すには上図の**A**のように表しても，**B**でもよい．

例題 3・2　ブタ-1,3-ジエンとプロピンのルイス構造式を書きなさい．まず自分が納得できる線結合構造を書いてから，ルイス構造式に進もう．

解 答　まず，線結合構造で正しく書き，次に1本の線の代わりに2個の電子を置いて書いてみよう．最後にそれぞれの電子が共有結合をする前にどちらの原子に所属していたか考えて確認しよう．

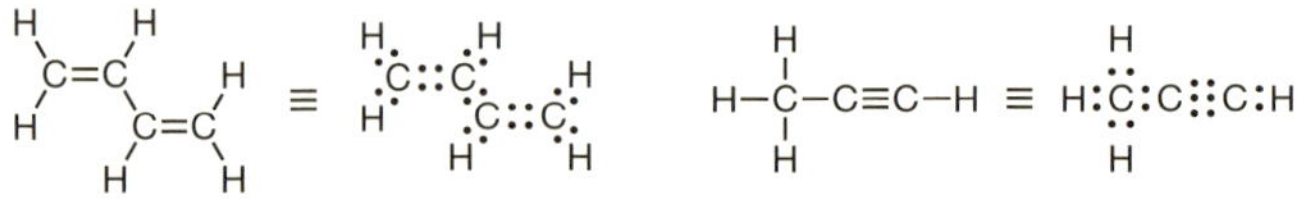

ブタ-1,3-ジエン　　　　　　　　　　　　プロピン

3・4　ヘテロ原子の共有結合とルイス構造式

ヘテロ原子が分子内にあると少々面倒になる．身近にある水（H_2O）ではどうだろう．水素は最外殻に2個までしか電子が入らないので，酸素は水素-酸素結合にそれぞれ1個の電子を出して共有結合をつくる．酸素の価電子数は6個であるから，4個は結合に関与しない．これらの余った電子は2個ずつの対にして酸素原子の周りに残す．この対の電子を**非共有電子対**あるいは**孤立電子対**という．

> **非共有電子対**
> (unshared electron pair)：
> **孤立電子対**（lone electron pair）ともいう．簡単にローンペアと略してよぶときもある．

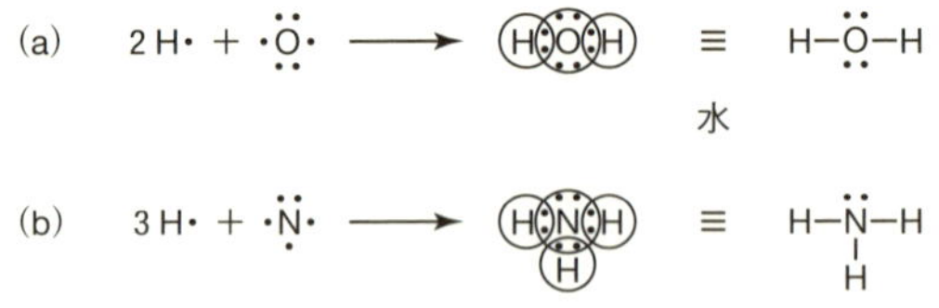

(a)　$2H· + ·\ddot{\underset{..}{O}}· \longrightarrow$ 　　≡　H–Ö–H
　　　　　　　　　　　　　　　　　　　　　水

(b)　$3H· + ·\ddot{N}·\!·\longrightarrow$ 　　≡　H–N̈–H
　　　　　　　　　　　　　　　　　　　　　　｜
　　　　　　　　　　　　　　　　　　　　　　H
　　　　　　　　　　　　　　　　　　　アンモニア

図 3・4 非共有電子対をもつルイス構造

アンモニア（NH_3）はどうだろう．窒素は価電子を5個もっており，3個の水素と1個ずつ電子を出し合い単結合をつくると，2個の電子が余る．これも非共有電子対である（図3・4b）．

酸素原子や窒素原子が化学反応を行う際には，これらの非共有電子対が大きな役割を果たすことが多いので，よく理解しておこう．また，窒素原子の場合はその塩基性とも関係が深い．

例題 3・3 ヘテロ原子の共有結合をルイス構造式で書いてみよう　メタノールとジメチルアミンをルイス構造式で書きなさい．

解 答　線結合構造を書いたときに酸素や窒素に非共有電子対が何組あるかを考えよう．わからなくなったら，図3・1や図3・4をもう一度見るとよい．

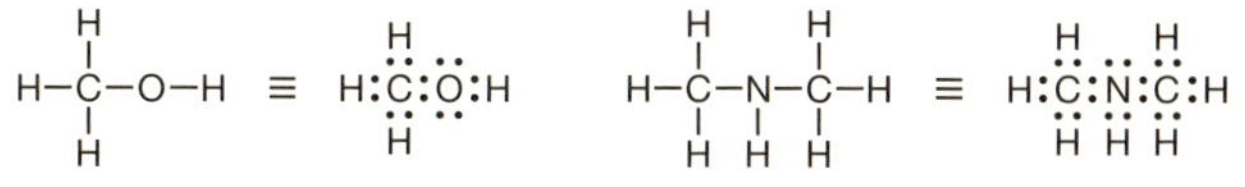

メタノール　　　　　ジメチルアミン

次に，ヘテロ原子が多重結合にかかわっている場合をメタナール（ホルムアルデヒド）で考えてみよう．化学式を正確に書けるようにしておかないと混乱をまねく．メタナールの示性式はふつう HCHO と書く．しかしこれは結合順ではなくホルミル基（−CHO）を強調している．より結合順に近く書くとすれば，H_2CO の方が適切である．アルデヒドは RCHO と一般的に書くが，線結合構造を正しく書けるようにしよう．

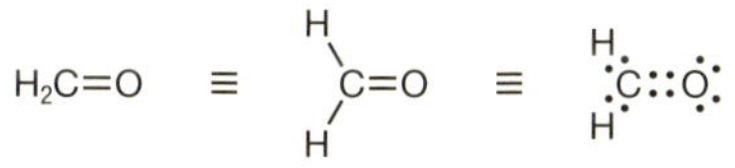

メタナール（ホルムアルデヒド）

そうすると，炭素は 2 個の水素と単結合をし，1 個の酸素と二重結合で結ばれていることがよりわかりやすい．酸素は炭素との共有結合のために 2 個の電子を使うので，残り 4 個は水の場合と同じく 2 組の非共有電子対として残る．

例題 3・4 多重結合をもつ分子のルイス構造式を書こう　酢酸（CH_3CO_2H）と青酸（HCN）をルイス構造式で書きなさい．

解 答

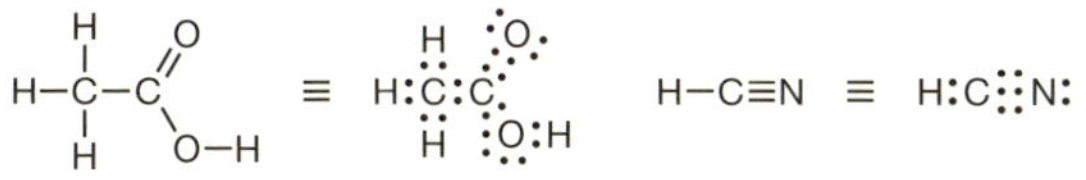

酢 酸　　　　　青 酸

演習 3・1　炭酸（H_2CO_3）とアクリロニトリル（CH_2CHCN）をルイス構造式で書きなさい．分子内に形式電荷がある場合は，その原子に＋，−を記しなさい．

3・5 炭素の反応種とルイス構造式

SBO 3・4 でアンモニアのルイス構造式を書いた．アンモニアの窒素原子は，三つの水素との間で共有した 6 個の電子と非共有電子対（電子 2 個）の計 8 個で最外殻は埋まっている．それでは，炭素が三つの水素と結合した場合はどうだろう．水素との間で共有している 6 個の電子のほかに 1 個余る．炭素も水素も価電子に過不足はないが，炭素の最外殻電子は 7 個であり，きわめて不安定（活性が

大）である．このような状態の反応種を**メチルラジカル**とよぶ．当然，電子をどこからか1個奪うか，ラジカルどうしで結合するなどして最外殻を8個の電子で埋めたい．

$$\text{H:}\underset{\text{H}}{\overset{..}{\text{N}}}\text{:H}$$
アンモニア
（窒素の最外殻電子は8個）

$$\text{H:}\underset{\text{H}}{\overset{.}{\text{C}}}\text{:H}$$
メチルラジカル
（炭素の最外殻電子は7個）

次に，そのメチルラジカルがどこからか電子を1個もらったとする．そうすると，最外殻の電子は8個になるが，全体の電子は三つの水素（各1個の価電子）と炭素（4個の価電子）の和（7個）より1個多くなる．したがって，形式電荷がマイナス1（−）となる．これを**メチルアニオン**という．また，一般に炭素原子がアニオンになっているものを**カルボアニオン**という．

カルボアニオン
carbanion

逆に，メチルラジカルがさらに電子1個を失うと，炭素は6個しか電子がなく，7個より1個減る．この場合は，形式電荷がプラス1（＋）となる．これを**メチルカチオン**という．6個の電子しか持たず炭素原子がカチオンになっているものを**カルボカチオン**とよぶ．（SBO 7 参照）

カルボカチオン
carbocation

$$\text{H:}\underset{\text{H}}{\overset{-}{\text{C}}}\text{:H} \qquad \text{H:}\underset{\text{H}}{\overset{+}{\text{C}}}\text{:H}$$
メチルアニオン　　メチルカチオン

化学反応のなかでカルボアニオンもカルボカチオンも反応性の高い中間体としてしばしば現れる．実際にはカルボアニオンは炭素-水素結合において水素が電子をもたずに切断したときに（図3・5a），一方，カルボカチオンはハロゲン化炭素の炭素-ハロゲン結合が切れる際，ハロゲンが電子を2個もって離れた場合（図3・5b）などに生成する．

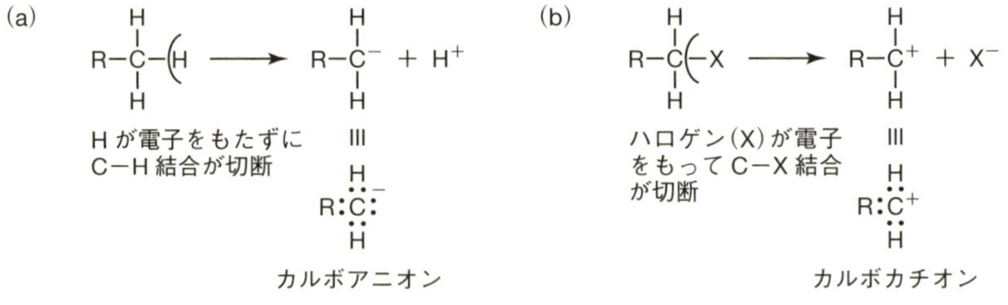

(a) R−CH₃ ⟶ R−C⁻H₂ + H⁺
Hが電子をもたずに
C−H 結合が切断

(b) R−CH₂−X ⟶ R−C⁺H₂ + X⁻
ハロゲン(X)が電子
をもってC−X結合
が切断

カルボアニオン　　　　　　カルボカチオン

図3・5 (a) カルボアニオンの生成，(b) カルボカチオンの生成

例題3・5　炭素反応種のルイス構造式に慣れよう　メチルアニオンとメチルカチオンの炭素の形式電荷を計算で確かめてみよう

解答　メチルアニオン：$4 − (2 + 6 × 1/2) = −1$
　　　　メチルカチオン：$4 − (0 + 6 × 1/2) = +1$

演習3・2　フッ化ホウ素（BF_3）と塩化アルミニウム（$AlCl_3$）のルイス構造式を書いてみよう．それを見て，これらの化合物の予想される性質を，C−Cl結合が$AlCl_3$の存在下で開裂する反応を例にとり説明しなさい．

3・6 硫酸やリン酸のルイス構造式

火山の火口などで発生する毒性のある硫化水素（H_2S）のルイス構造式はどうであろう．水（H_2O）と同じように簡単に書くことができる．しかし，それが酸化された硫酸（H_2SO_4）はそう簡単ではない．硫酸を線結合構造で表すと大変難しいことがわかる．図3・6(b)のように，線を6本もたせなければ書けない．ここまで学んだ段階では，電子対の数は4組まで，すなわち電子は8個までが最外殻に入ると学んだ．しかし，第3周期の原子はd軌道が電子を収容できるため電子対が4組を超えてもよい．

したがって，図のように表される．

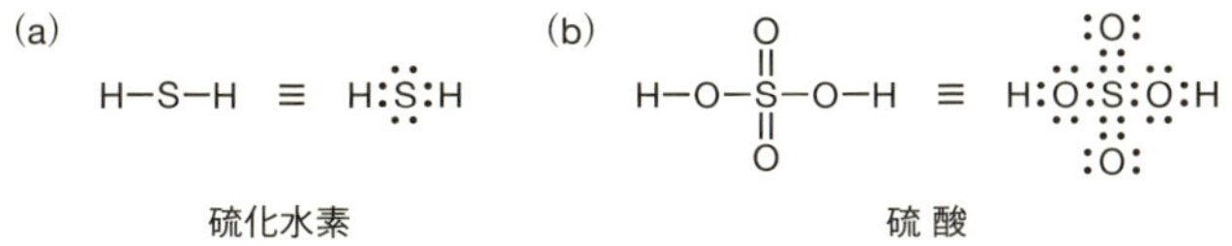

図3・6 硫化水素（a）と硫酸（b）のルイス構造

例題3・6 リン酸のルイス構造式を書いてみよう リン酸（H_3PO_4）をルイス構造式で書きなさい．

解 答

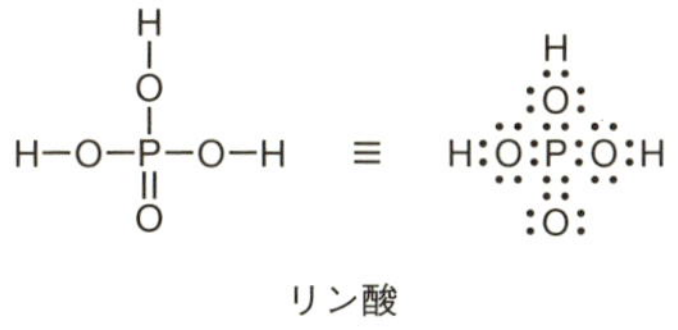

リン酸

3・7 共有結合とイオン結合が共存する化合物のルイス構造式

タイトルほど難しいことではない．たとえば，アンモニアを水に溶かすと一部が水酸化アンモニウムとなっている．ルイス構造式で書くとどうなるだろうか．アンモニアの窒素原子は水の水素原子を引抜くときに，窒素はすでに非共有電子対をもっていて最外殻は8個であるので水素の電子を必要としない．したがって，酸素から離れる水素の電子は酸素側に残る．このようになると，全水素は2個の電子，窒素，酸素は8個の電子が最外殻に収まり安定となる（図3・7）．しかしよく見ると，窒素側のNH_4は窒素の価電子5個と四つの水素の価電子（計4個）の総数9個より1個少ない．したがって，プラス1の電荷（＋）が生じ，

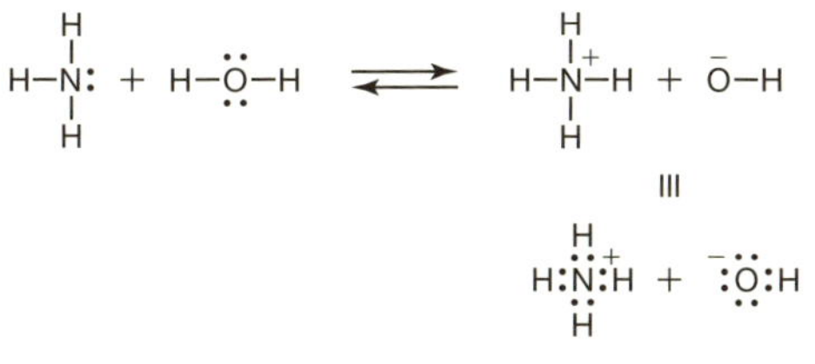

図3・7 水酸化アンモニウムのルイス構造

逆に酸素側の OH は酸素の価電子（6個）と水素の価電子（1個）の合計7個より1個多いのでマイナス1の電荷（−）が生じ，それを記さなければならない．この際，新たに生成した窒素-水素結合の電子は2個とも窒素に所属していたので，窒素が1個水素に与えたことになる．しかし，その水素は酸素から離れるときに1電子を失い，酸素がその1電子を受取っている．したがって，窒素に＋，酸素に−の符号をつける．水素はプラスマイナスゼロなのでこの場合符号はつかない．

例題3・7　炭酸リチウムのルイス構造式を書こう　炭酸リチウム（躁病治療薬）をルイス構造式で書きなさい．電荷がある場合は，その原子に＋，−を記しなさい．

解 答　炭酸リチウムは演習3・1で学んだ炭酸の2個の水素が2個のリチウムに置き換わったものである．

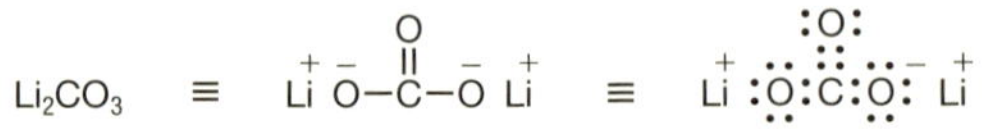

$$Li_2CO_3 \equiv \underset{\text{Li}}{\overset{+}{\,}}\overset{-}{O}-\overset{\overset{O}{\|}}{C}-\overset{-}{O}\underset{\text{Li}}{\overset{+}{\,}} \equiv Li^+ \;:\!\overset{..}{O}\!:\!\overset{..}{C}\!:\!\overset{..}{O}\!:\; Li^+$$

応用・発展3・1　ニトロメタン（CH_3NO_2），硝酸（HNO_3）および硫酸アンモニウム（硫安：肥料）をルイス構造式で書きなさい．電荷がある場合は，その原子に＋，−を記しなさい．

SBO 4 有機化合物の性質と共鳴の関係について説明できる．
C3(1)①4

学生へのアドバイス

π電子系をもつ有機化合物の性質や構造的特徴は，"共鳴"という便利な概念により理解することができる．ベンゼンやアミド結合の構造的特徴や化学的安定性，カルボン酸やフェノールの酸性度，ピロールの窒素が塩基性を示さないこと，などである．有機化学反応においても，出発物質，反応中間体（アリルカチオン，アリルラジカル，エノラートイオンなど），生成物の化学構造に対して，それぞれ"共鳴"で説明づけられる事象も多いので，しっかり学ぼう．

■ **このSBOの学習に必要な予備知識**
　準備教育A〜Gの知識があるとよい．

■ **このSBOの学習成果**
　それぞれの有機化合物の特徴的な性質や反応性をπ電子系や官能基別に整理することができるようになる．
（SBO 5, 6, 7, 9, 23, 26〜30, 36, 38〜40, 42〜44）

4・1 共　役

二つの多重結合が一つの単結合をはさんで存在している場合，**共役**（きょうやく）しているという（図4・1）．共役という概念は炭素-炭素二重結合のみならず，炭素-炭素三重結合，炭素-酸素二重結合，炭素-窒素二重結合などあらゆる多重結合に対して適用される．二つ以上の単結合を介した多重結合は共役しているとはいわない．また単結合を介していない二重結合どうしも共役しているとはいわない．共役している多重結合の軌道を考えると，たとえばブタ-1,3-ジエン（図4・2）のC1〜C4はsp^2混成軌道であり，C1とC2，C3とC4は二重結合を形成している．π結合は四つの炭素原子の（混成していない）p軌道の重なりにより形成されているが，C2のp軌道とC3のp軌道も重なり合うことができる位置関係にある．すなわちC2のp軌道とC3のp軌道は相互作用し，π電子が行き来することができるようになる．その結果π電子がより広い範囲に非局在化できることになる．したがって，共役していない多重結合よりも共役した多重結合の方が安定化されている．

安定化の度合いは水素化熱＊の比較により見積もることができる．たとえば，先のブタ-1,3-ジエンの水素化熱は約 −236 kJ/mol であるのに対し，共役していないペンタ-1,4-ジエンの水素化熱は約 −253 kJ/mol である．また末端アルケンの水素化熱が −126 kJ/mol であることを考慮すると，1,3-ブタジエンは共役により約 16 kJ/mol 安定化されていることになる（126×2−236＝16）．

共役を分子軌道法で説明する（図4・3）．ブタ-1,3-ジエンの分子軌道の中でπ分子軌道を形成する四つの原子軌道に着目する．この四つのp軌道が相互作用すると四つのπ分子軌道が生成する．最もエネルギーの低い軌道（ψ_1）は四つのp軌道に関して加法的（符号が同じ）であり，節がない．一つエネルギーが高い分子軌道（ψ_2）はC1，C2のp軌道とC3，C4のp軌道の間で符号が反対となり，その境目に節が一つある．さらにエネルギーが高い分子軌道（ψ_3）は符号が2回変わるので節が2箇所あり，最もエネルギーが高い分子軌道（ψ_4）は符号が交互

共　役　conjugation

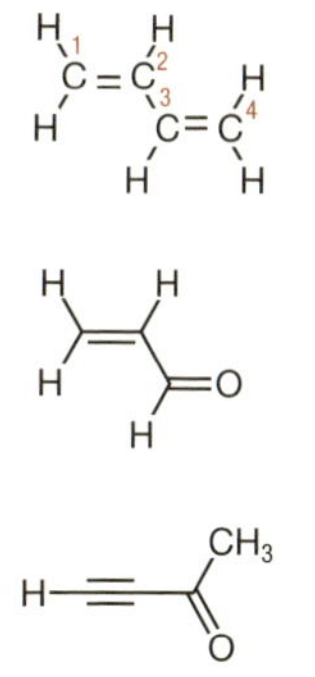

図4・1　共役化合物の例

非局在化　delocalization

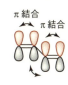

図4・2　ブタ-1,3-ジエンのp軌道

＊　**水素化熱**：二重結合に対する水素付加の際の反応熱（$\Delta H°$）．

に変化し節が3箇所ある．このなかでψ_1とψ_2が結合性軌道であり，ψ_3とψ_4が反結合性軌道である．π電子は四つのp軌道に1個ずつあるので計4個ある．これらが二つの結合性軌道に充填されることになる．ここでψ_1をみるとC2とC3のp軌道の符号は一致しておりその間に節はない．すなわちπ結合性相互作用があると考えられることから，C2–C3結合はいくらかの二重結合性があるとみなすことができる．したがってC2とC3の結合エネルギーが単結合よりも大きく，結合長も短くなると予想することができる．π電子は特定の原子核に局在するのではなく，C1，C2，C3，C4のすべてのπ軌道に非局在化しており，そのため分子軌道のエネルギーが低下して分子は安定化する．

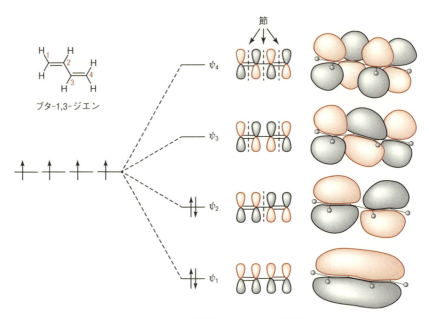

図4・3 分子軌道法による共役の理解

HOMO: highest occupied molecular orbital, 最高被占軌道

LUMO: lowest unoccupied molecular orbital, 最低空軌道

＊ HOMO, LUMOについての詳細は，本シリーズ"第2巻 物理系薬学I" SBO 2を参照．

ブタ-1,3-ジエンに紫外線を照射すると**最高被占軌道（HOMO）**であるψ_2から**最低空軌道（LUMO）**であるψ_3へ電子の一つが励起される＊．このπ-π*電子遷移により$\lambda_{max}=217$ nmに紫外吸収を示す．共役系が延びるとHOMOとLUMOのエネルギー差が小さくなるので吸収極大波長（λ_{max}）が長くなる．この性質を利用して紫外吸収スペクトルで分子内の共役系に関する情報を得ることができる．

ブタ-1,3-ジエンのC2–C3単結合の結合距離（148 pm）はエタンの炭素-炭素単結合（154 pm）よりも短いことを軌道の混成によっても説明することができる．二重結合間の単結合はsp^2軌道とsp^2軌道のσ型の軌道の重なりによって形成される．一方，エタンの炭素-炭素結合のような共役していない単結合はsp^3軌道とsp^3軌道の重なりで形成される．sp^2軌道はsp^3軌道よりもs性が高いため，軌道上の電子は原子核により近い位置に存在する．したがってブタジエンのC2–C3結合はより短く強い（エネルギー的に安定な）結合となる．

4・2 共　　鳴

共鳴　resonance

酢酸イオンは2通りのルイス構造を書くことができる（図4・4）．この2種の構造では原子の位置は変化していないが，電子配置だけが異なっている．この両構造では炭素原子のp軌道が二つの酸素原子のp軌道と重なり合っており，その間を電子が行き来している状態，すなわち非局在化*している状態にある．したがって，実際の構造はこのどちらでもなく，これらの中間の構造すなわち**共鳴混成体**と考える．

* **電子の非局在化**: 電子がいくつかの原子上を，π軌道もしくは重なり合ったp軌道を介して動ける状態にあると，一つの原子上に局在化している状態と比べて安定化する．分子内の電子が安定化すれば，分子そのものも安定化する．狭い部屋でぎゅうぎゅう詰めになっているよりも広い部屋で自由に動き回れる方が楽でストレスも溜まらないのと似たような感覚である．

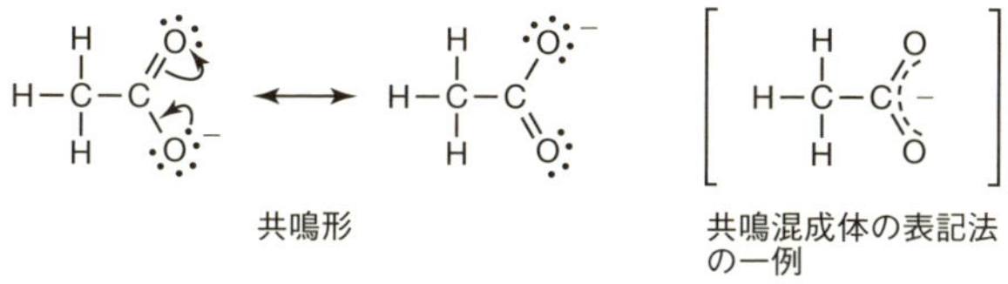

共鳴形、共鳴混成体の表記法の一例

図4・4　酢酸イオン

共鳴混成体
resonance hybrid

たとえば，酢酸イオンのC-O結合長はどちらも127 pmであり，典型的なC-O単結合の135 pmとC=O二重結合の120 pmの中間にある．この二つのルイス構造を**共鳴形**もしくは**共鳴構造**といい，両矢印（⟷）を用いてその関係を表記する．"どちらでもない中間の構造"である共鳴混成体を表記するために図4・4の［　］内に示したように点線で結合を表記することもある．共鳴は分子の性質を決定づける重要な概念である．共鳴に関する記述の指針をまとめると次のようになる．

共鳴形（resonance form），**共鳴構造**: 共鳴寄与体 resonance contributor，極限構造 canonical structure ともいう．

1. 個々の共鳴構造の違いは電子の位置のみであり，原子配置は同一である．原子の移動を伴う平衡（⇌ で表記する）とは異なるので注意しよう．特にケト-エノール互変異性は，水素原子の移動を伴うので共鳴ではなく平衡の関係なので混同しないようにしよう（図4・5）．

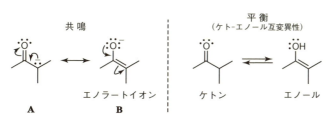

図4・5　共鳴と平衡

2. π結合の電子（π電子）と非共有電子対（非結合電子）のみ動かすことができる．σ結合の電子は動かさない．
3. おのおのの共鳴構造は実在せず，その中間の共鳴混成体という単一の状態で存在する．
4. 共鳴構造は原則としてオクテット則に従う．炭素原子に5本の結合や10個の最外殻電子をもたせてはいけない．なお，カルボカチオンやラジカルのような電子不足（開殻）の場合は，オクテット則を満たさない場合もある．また分子

のもつ電子の総数を変化させない．したがって共鳴構造のもつ実効電荷はすべて同一である．

5. 個々の共鳴構造は必ずしも等価ではない．酢酸イオンやニトロメタン（図4・6）はどの共鳴構造も等価であるが，エノラートイオンは非等価である．酸素原子上に負電荷が存在する構造（図4・5の**B**）とケトンのα位炭素原子上に負電荷がある構造（図4・5の**A**）とを比較すると電気陰性度の大きい酸素原子上に負電荷をもつ共鳴構造がより安定と考えられ，**B**の寄与が大きい．したがって，実際の構造（共鳴混成体の構造）は**B**の表記に近い構造である．C−Cの結合距離は単結合のそれよりも二重結合に近い．すなわち，共鳴構造を詳しく理解すれば，分子の形もより正確に予測できることになる．

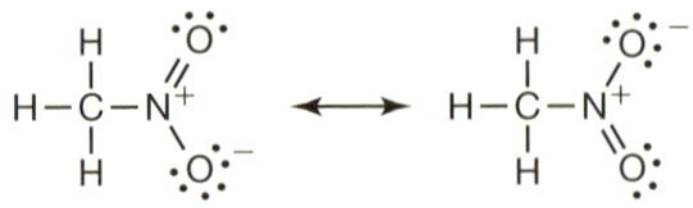

図4・6 ニトロメタンの共鳴式

6. 共鳴構造の数が多いほどその共鳴混成体は安定となる．

アニオンやカチオンのような電荷をもつ化合物や，不対電子をもつラジカル化合物も，電子が非局在化する場合は共鳴構造が書ける（SBO 7参照）．

例題 4・1 共鳴構造を書いてみよう 次の化合物の共鳴構造を書け．

(1) ベンゼン　　(2) 炭酸イオン

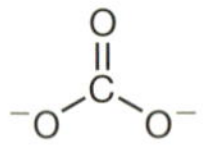

解 答

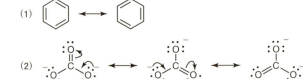

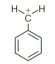

ベンジルカチオン

演習 4・1 ベンジルカチオン（左図）の共鳴構造を書け．

応用・発展 4・1
(1) アレン（$H_2C=C=CH_2$）の二つの二重結合は共役しているか．
(2) ベンジルラジカル（左図）の共鳴構造を書け．

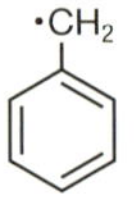

ベンジルラジカル

4・2・1 共鳴が構造に与える影響

a. ベンゼン　ここまで説明してきたように，共鳴は電子の非局在化により分子を安定化するのみならず，分子の構造にも強く影響を与える．たとえば，ベンゼンは"シクロヘキサ-1,3,5-トリエン"とみなせば，短い二重結合（134 pm）

と長い単結合 (154 pm) からなる化合物 (下図の **A**) となるはずだが,実際には等価な 6 本の炭素-炭素結合からなる正六角形の平面分子で,結合長は二重結合と三重結合の間の 139 pm である.すなわち **B**, **C** に示したように共鳴により電子が非局在化して安定化されている.ここで示した **B** と **C** は共鳴構造であり,実際のベンゼンはこの二つの構造の性質を併せもったものと考える.炭素-炭素結合が単結合でも二重結合でもなく等価であることを示すためにベンゼンを図の **D** や **E** のように表記することもある.

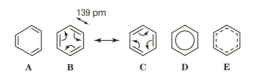

b. アミド結合 アミド結合の炭素-窒素結合は単結合で書くが,実際には窒素上の非共有電子対が C−O π 軌道上に非局在化し,下図の共鳴式 B で示した二重結合の性質を帯びる.その結果,アミド結合の O−C−N−H が同一平面状にある立体配座が最も安定となる.また,窒素上の非共有電子対が非局在化するため,アミンとしての塩基性は示さない.この性質はペプチド結合でも同様であり,結果としてタンパク質の立体構造を決定づける重要な要素となる.

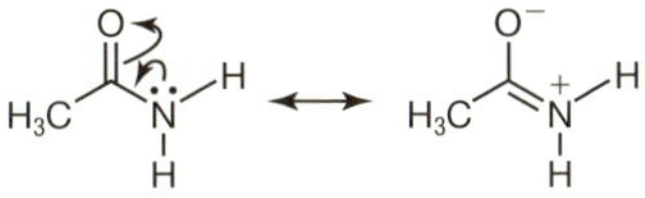

例題 4・2 炭酸イオンの構造は? 炭酸イオンの 3 本の炭素-酸素結合が等価であることを共鳴の考え方を用いて示せ.

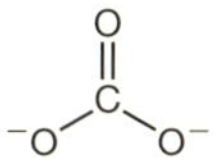

解 答 以下の共鳴構造を書くことができ,すべての炭素-酸素結合が二重結合と単結合の中間の性質を示し等価となる.

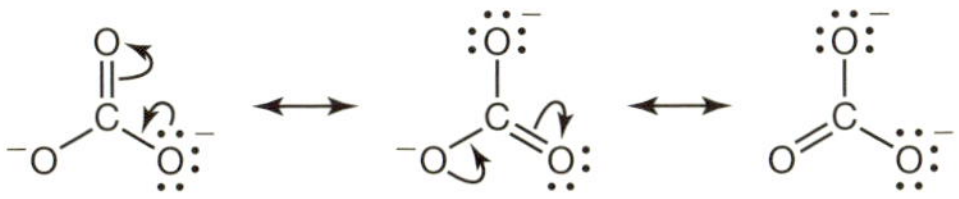

4・2・2 共鳴が反応性と安定性に与える影響

共鳴により電子が非局在化すれば,非局在化していない場合と比べて当該化合物は安定化する.その安定化エネルギーを**共鳴エネルギー**という.

共鳴エネルギー
resonance energy

a. ベンゼンの共鳴安定化 シクロヘキセンの水素化熱は −119 kJ/mol であるが,ベンゼンの水素化熱は −206 kJ/mol であり予想値 (−119×3 = −357 kJ/mol) よりも 150 kJ/mol 以上も少ない.それはベンゼンがそれだけ安定化さ

れていることを意味する．すなわち 1,3,5-シクロヘキサトリエン（三つの二重結合の間で共鳴していない仮想的な分子）よりも 150 kJ/mol 以上も安定である．安定化の裏を返せば，その化合物が反応の出発物質の場合，反応性がそれだけ低くなるということになる．たとえば，アルケンはパラジウム触媒により常温常圧で容易に水素化されるが，ベンゼンを水素化する場合にはこの実験条件では進行せず，白金触媒などを用いて高温高圧を必要とする．

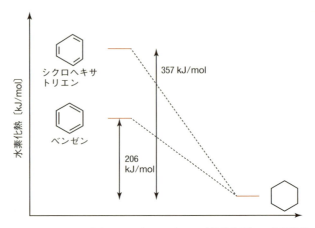

図 4・7　ベンゼンとシクロヘキサトリエン（仮想分子）の水素化熱

b．カルボアニオン，カルボカチオンおよびラジカルの共鳴安定化　電荷をもったカルボアニオンやカルボカチオン，および不対電子をもつラジカルは不安定な化学種で，反応性はきわめて高い．それらも共鳴により安定化される．たとえばアリルラジカルでは以下のような共鳴構造が書ける*．

* ラジカルの電子移動は1電子的なので曲がった片羽矢印で表記する（p.84 図7・7参照）．

アリルラジカル

例題 4・3　共鳴による安定化　アリルカチオンとペンタジエニルカチオンの安定性を比較せよ．

解　答　アリルカチオンは二つの共鳴構造，ペンタジエニルカチオンは三つの共鳴構造が書けるので，後者がより安定と考えられる．

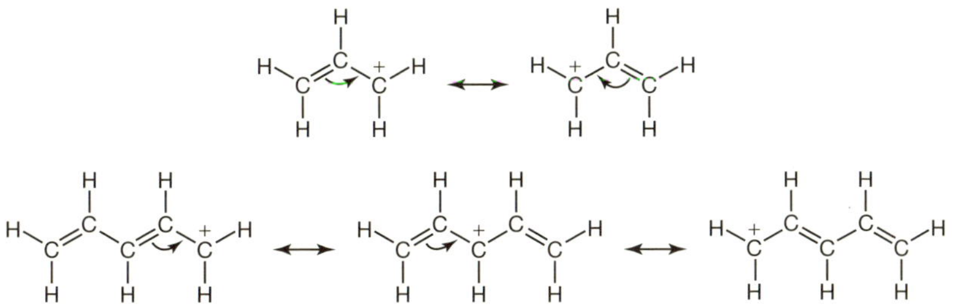

演習4・2　ラジカルの安定性：アリルラジカルとペンタジエニルラジカルの安定性を比較せよ．

応用・発展4・2　非対称ラジカルの反応　置換基をもったアリルラジカル（右図）に臭素を反応させると2種類の生成物が得られる．これらの生成物の構造を記せ．

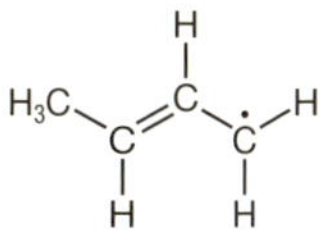

4・2・3　共鳴が酸性，塩基性に与える影響

a. カルボン酸の酸性度　エタノールは $pK_a=16.0$ の弱い酸である．一方，酢酸は pK_a が4.8であり，エタノールよりも解離定数で 10^{10} 以上も強い酸である．この酸性度の差の理由の一つは**誘起効果**（**I 効果**）である．カルボニル基は強い電子求引性基であるため，すなわち，炭素-酸素結合の電子は電気陰性度の高い酸素原子に引付けられるため，分極しその炭素原子は $\delta+$ となるので，共役塩基であるカルボキシラートイオン（カルボン酸イオン）の酸素原子上の負電荷を強く引付けて安定化する．もう一つの理由は**共鳴効果**（**R 効果**）である．図4・8(a)に示すように，カルボキシラートイオンの酸素原子上の電子が共鳴により非局在化することで，負電荷が分散しアニオンが安定化される．二つの共鳴構造が等価であるため安定化の度合いは大きい．誘起効果と共鳴効果でアニオンが安定化されるということは，プロトンと反応する力は弱いことを意味するので，カルボン酸のプロトンは解離しやすく酸性度が高いということになる．一方，アルコールの共役塩基であるアルコキシドイオンは，酸素原子上に電子が局在化しているためそのような安定化を受けておらず，プロトンと反応しやすい（図4・8b）．したがって，酸性度が低いと理解できる．

誘起効果　inductive effect

共鳴効果　resonance effect（mesomeric effect ともよぶ）

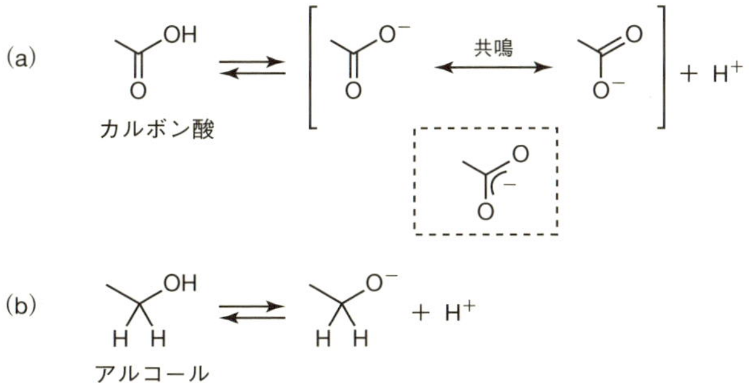

図4・8　カルボン酸がアルコールより強い酸性を示す要因

b. フェノールの酸性度　フェノールは $pK_a=10$ であり，$pK_a=$ 約16のエタノールやシクロヘキサノールと比べて強い酸である．共役塩基であるフェノキシドイオンが共鳴により安定化を受けることが，フェノールがアルコールより強い酸性を示す最大の要因である．しかし，図4・9の共鳴構造（**A**, **B**, **C**）では，電気陰性度が酸素よりも小さい炭素原子上に負電荷があるので，これらは有利な共鳴構造ではない．そのためフェノールはカルボン酸よりは酸性が弱い．

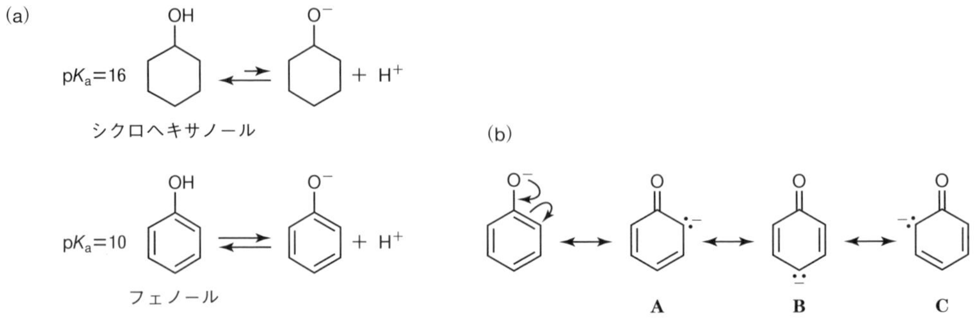

図4・9　フェノールがアルコールより強い酸性を示す要因

c. 置換フェノールの酸性度　フェノールのベンゼン環上に電気陰性度の大きい原子が結合すると，誘起効果により共役塩基のフェノキシドイオンが安定化される*．したがってその置換フェノールの酸性度は上がる（pK_a が小さくなる）．p-ニトロフェノールでは，ニトロ基の強い電子求引効果に加えて共鳴効果が作用して，酸性度がさらに上がり pK_a が7.2となる．図に示したように負電荷がニトロ基の酸素原子上にある共鳴構造を書くことができ，電子の非局在化もしくは電荷の分散がフェノールよりもさらに広がっていることが理解できる．

* フェノールのベンゼン環に電子求引基が結合すると誘起効果でアニオンが安定化され酸性度が上がり，電子供与基が結合するとアニオンが不安定化されるため酸性度が下がる．

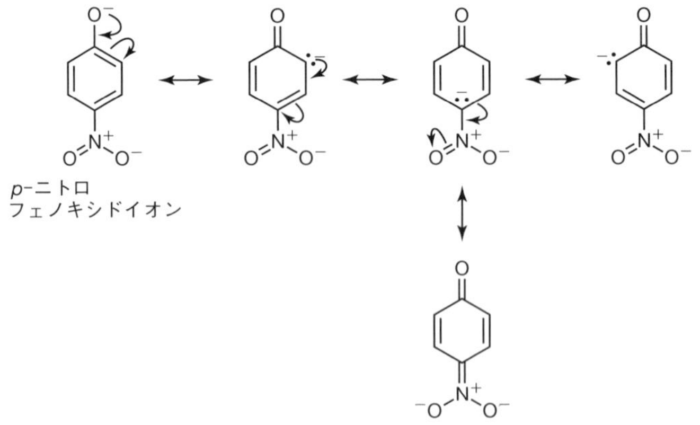

図4・10　ニトロ基によるフェノキシドイオンのさらなる共鳴安定化

d. アミンの塩基性度　塩基性に与える共鳴の効果に関しては，たとえば，芳香族アミンであるアニリンは，窒素上の非共有電子対が共鳴によりベンゼン環上に非局在化するために安定化され，塩基性は脂肪族アミンよりも弱くなる．共

役酸の pK_a で比較すると，アニリニウムイオンは 4.6 であるが，シクロヘキシルアンモニウムイオンは 10.6 であり，10^6 倍も酸性度が異なる．

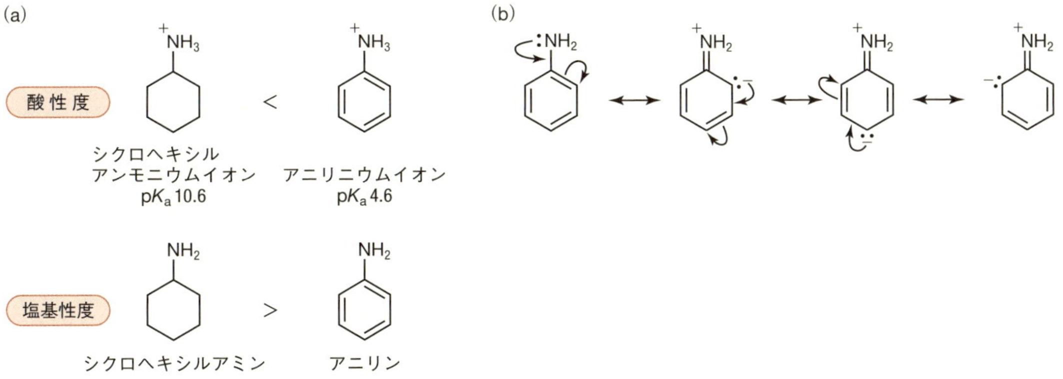

図 4・11　アニリンの共鳴安定化: アニリンがシクロヘキシルアミンより塩基性が低い要因

例題 4・4　酸性度の比較　次の化合物を酸性度の大きい順に並べよ．

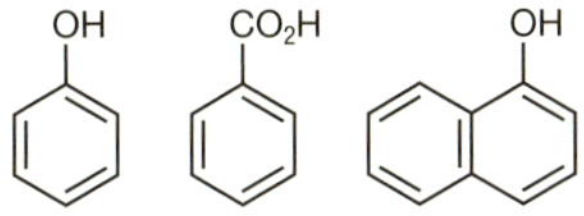

解　答

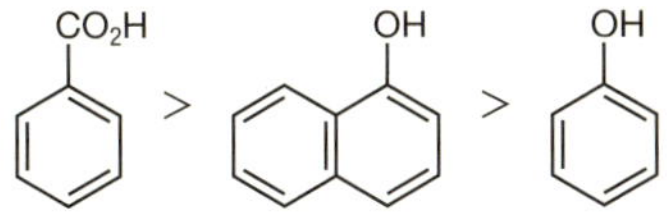

安息香酸はカルボン酸であり，さらにベンゼン環により共役塩基のカルボキシラートが安定化されるので最も酸性度が高い．1-ナフトールは下図に示したように 6 種類の共鳴構造が書けるので 3 種類の共鳴構造をもつフェノールよりも酸性度が高い．

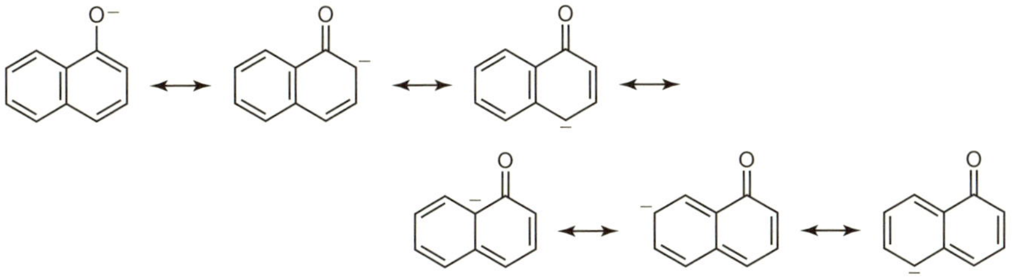

演習 4・3　p-ニトロフェノールと m-ニトロフェノールの酸性度を比較せよ．

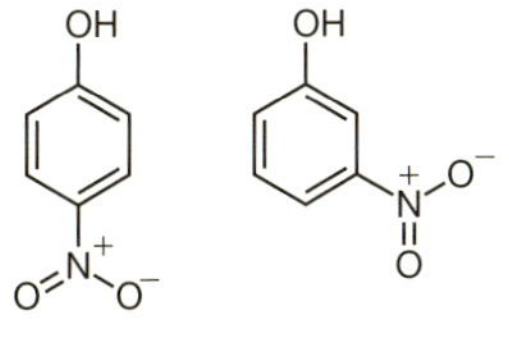

応用・発展 4・3 酸性度と塩基性度

(1) p-メトキシフェノールは電気陰性度の大きい酸素原子が置換しているにもかかわらず pK_a=10.2 であり，フェノールよりやや酸性度が低下する．これを説明せよ．

(2) 次の化合物を塩基性の大きい順に並べ，その根拠を述べよ．

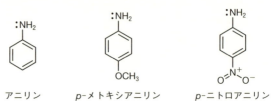

アニリン　　　　p-メトキシアニリン　　　　p-ニトロアニリン

> **SBO 5** ルイス酸・塩基，ブレンステッド酸・塩基を定義することができ
> C3(1)①5 る．

学生へのアドバイス

　有機反応を理解できない学生は，反応がどこから開始されるかが判別できないことが多い．化合物中のどの原子に非共有電子対があるのか，相手の化合物や試薬のどの原子がその非共有電子対を受入れることができるかを考えると，反応しそうな場所が見えてくる．多くの反応は酸・塩基の相互作用から始まる．この単元を理解することが，多くの反応を理解する基礎となるだろう．

■ **この SBO の学習に必要な予備知識**
1. 原子，分子，イオンの基本構造：準備教育 A
2. 化学結合の成り立ち，軌道の混成：準備教育 F
3. ルイス構造式：SBO 3
4. 有機化合物の性質と共鳴の概念：SBO 4

■ **この SBO の学習成果**
　化合物の構造を見て電子対を与えるものと，受入れるものを区別できるようになるので，反応機構の理解が容易となる．
（SBO 23，28，36，41～44）

　二つの原子間で電子対が共有されることにより新しい結合が形成されたり，またそれに伴って以前あった結合が切れたりすることで有機反応は進行する．多くの反応の引き金になるのが酸・塩基反応である．酸触媒によりエステル化，アルコールの脱水によるアルケンの生成が進行し，塩基により，アルドール反応やクライゼン縮合が進行する．また，ルイス酸により芳香族化合物のハロゲン化やフリーデル・クラフツ反応がひき起こされる．本 SBO ではブレンステッド酸・塩基およびルイス酸・塩基を学ぶ．

5・1　ブレンステッド酸・塩基

　Brønsted と Lowry は，それぞれ独立に同じ酸・塩基の定義を発表した．

　　　酸：水素イオン（プロトン，H^+）を与えるもの
　　　塩基：水素イオン（プロトン，H^+）を受取るもの

というものである．下の(5・1)式の左辺において，ジエチルアミンは塩化水素と反応させるとアンモニウム塩を生じるが，左辺において，ジエチルアミンが H^+ を受取るのでこれを塩基とよび，塩化水素は H^+ を与えるので酸とよぶ．逆反応を考えると，右辺のジエチルアンモニウムは Cl^- に H^+ を与えるので酸である．このとき，ジエチルアミンと対になっている酸という意味で，共役酸とよぶ．つまり，"ジエチルアンモニウムはジエチルアミンの共役酸である"と表現する．同様に，"Cl^- は H–Cl の共役塩基である"と表現する．

塩基　base
酸　acid
共役酸　conjugate acid
共役塩基　conjugate base

$$\underset{\substack{\text{ジエチルアミン}\\\text{塩　基}\\(H^+\text{の受容体})}}{H_3CH_2C-\overset{\overset{\displaystyle CH_2CH_3}{|}}{\underset{\underset{\displaystyle H}{|}}{N}}:} + \underset{\substack{\text{酸}\\(H^+\text{の供与体})}}{H-Cl} \rightleftarrows \underset{\substack{\text{ジエチルアンモニウム}\\\text{共役酸}\\(H^+\text{の供与体})}}{H_3CH_2C-\overset{\overset{\displaystyle CH_2CH_3}{|}}{\underset{\underset{\displaystyle H}{|}}{\overset{+}{N}}}-H} + \underset{\substack{\text{共役塩基}\\(H^+\text{の受容体})}}{:Cl^-} \quad (5\cdot1)$$

　酸・塩基という言葉は，化合物がもつ反応性に対して付けられた用語であり，化合物やその総称をさすのではない．(5・1)式ではジエチルアミンは塩基として

働いているが，(5・2)式では 1-ブチルアニオン（陰イオン）に H^+ を与える酸として反応している．すなわち，ジエチルアミンは反応の相手によって，酸にも塩基にもなりうる．多くの化合物がそのような性質をもっている．

$$H_3CH_2C-N(CH_2CH_3)(H): + :CH_2CH_2CH_2CH_3^- \rightleftarrows H_3CH_2C-N(CH_2CH_3): + H-CH_2CH_2CH_2CH_3 \quad (5\cdot2)$$

酸　　　　　　　塩基　　　　　　共役塩基　　　　　共役酸
(H^+の供与体)　(H^+の受容体)　(H^+の受容体)　(H^+の供与体)

5・2 ルイス酸・塩基

(5・1)式のジエチルアミンや (5・2)式のブチルアニオンは H^+ を受取るために電子対を使っている．一方，H^+ は電子対を受容している．この考え方を拡張したのが Lewis である．**ルイスの酸・塩基**の定義は以下のとおりである．

　　　　酸: 非共有電子対を受取るもの
　　　　塩基: 非共有電子対を与えるもの

したがって，ブレンステッド酸は定義上ルイス酸に含まれるが，通常ルイス酸というと化学者はブレンステッド酸以外のものを思い浮かべる．

ボラン (BH_3)* のホウ素原子は，sp^2 混成軌道と空の p 軌道をもち，最外殻に 6 電子しかもたないためオクテット則を満たしていない．そのため，テトラヒドロフランの非共有電子対を受入れ，オクテット則を満たそうとして錯体を形成する．このときのボランをルイス酸とよび，テトラヒドロフランをルイス塩基とよぶ．錯体中の B−O 結合を形成している 2 個の電子はもともとテトラヒドロフランのものであった．B−O 結合の生成により O は電子不足となり，一方 B は電子対を与えられて電子過剰となっているので，O 上に＋，B 上に−の形式電荷が付く．

*　ボラン単体は二量化し，B⋯H⋯B 結合を二つの電子で形成している．空軌道をつくらないようにするためである．

ジボラン

B⋯H⋯B の結合は三中心二電子結合といい三つの原子で 2 個の電子を共有するという，電子不足の原子の結合でみられる特殊な結合様式である．

(a) ボランの構造
(b) ボラン (ルイス酸) ＋ テトラヒドロフラン (ルイス塩基) ⇌ 錯体

例題 5・1　電子対はルイス酸に配位する　次の式でルイス酸とルイス塩基を指摘せよ．

$$C_6H_5-C(=\overset{+}{O}-AlCl_3)-\overset{..}{Cl}: \rightleftarrows C_6H_5-C(=O:)-\overset{..}{Cl}: + AlCl_3 \rightleftarrows C_6H_5-C(=O:)-\overset{+}{Cl}-AlCl_3$$

解　答　塩化アシルの酸素原子や塩素原子がルイス塩基として挙動し，それぞれの電子対がルイス酸である $AlCl_3$ に配位して錯体を形成する．ベンゼンをアシル化するフリーデル・クラフツアシル化反応（SBO 28 を参照）の活性種生成の段階の一つである．

演習 5・1 次の反応式を完成させよ．

(1) 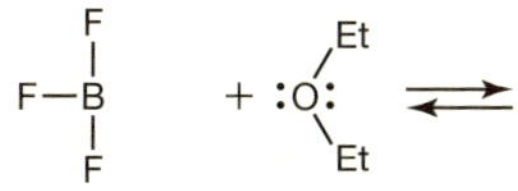 F₃B + :O(Et)₂ ⇌

(2) PhC(=O)CH₃ + AlCl₃ ⇌

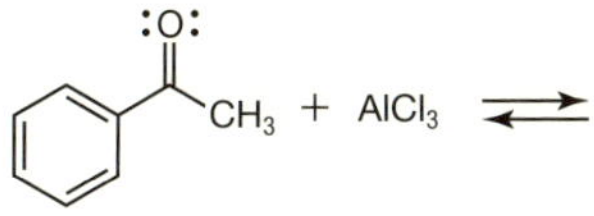

(3) 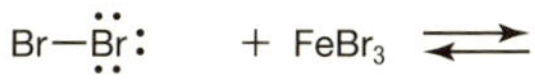 Br–Br: + FeBr₃ ⇌

(4) 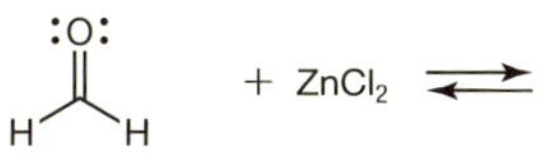 HCHO + ZnCl₂ ⇌

応用・発展 5・1 グリニャール試薬* R–Mg–X（R: アルキル基，X: ハロゲン）の溶媒にジエチルエーテル (CH₃CH₂)₂O やテトラヒドロフランが用いられる理由を示せ．

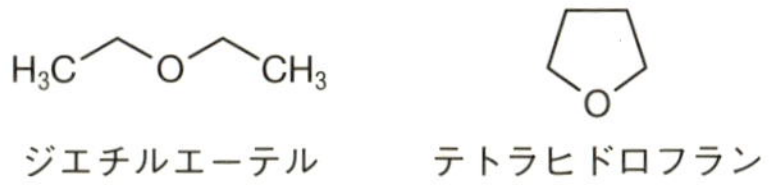

H₃C–O–CH₃ （ジエチルエーテル）   （テトラヒドロフラン）

* グリニャール試薬については，SBO 33 を参照．

SBO 6 基本的な有機反応（置換，付加，脱離）の特徴を理解し，分類できる．
C3(1)①6

学生へのアドバイス
有機反応は，基本的に4種類しかない．置換，付加，脱離，そして転位反応の四つである．このSBOではそのうちの3種類についての分類を目指す．反応の分類ができるようになると，薬学で学ぶ多くの反応を整理することができ，理解と記憶が容易になる．また，有機化学の教科書や参考書では頻出する基本事項なので，避けて通れない必修項目である．

■ このSBOの学習に必要な予備知識
1. 化学結合の成り立ち，軌道の混成：準備教育F
2. ルイス構造式：SBO 3
3. 電子の動きを矢印で表す：SBO 9

■ このSBOの学習成果
有機反応を分類整理することにより，反応についての電子の動きとともに考えて記憶しやすくなり，学習効果も上がる．また，新たな反応の理解も容易となる．（SBO 23～25，28～30，33～35，38～40）

有機反応は，出発物質と生成物との構造の比較から，大きく四つに分類される．すなわち，① 置換反応，② 付加反応，③ 脱離反応，④ 転位反応である．それぞれは，その反応機構や活性種から，さらに分類される．

6・1 置換反応

置換反応
substitution reaction

求核的 (nucleophilic)：原子において，電子は負電荷をもち，核は陽電荷をもつ．そのため，陽電荷(+)を帯びた炭素を攻撃する（求める）性質のことを求核性とよぶ．

脂肪族求核置換反応
aliphatic nucleophilic substitution reaction

求核アシル置換反応
nucleophilic acyl substitution reaction

求電子的 (electrophilic)：文字通り "電子を求める" 性質のこと．ここでは芳香族のπ電子に対して反応が起こる．

芳香族求電子置換反応
aromatic electrophilic substitution reaction

名前のとおり，出発物質と生成物の構造を比較したとき，出発物質の基や原子が他の基や原子と "置き換わる" 反応である．あくまでも出発物質と生成物の比較からの名称であり，中間体についての議論ではない．

- 脂肪族求核置換反応（この場合はBr → OH）

- 求核アシル置換反応（この場合はCl → OCH_3）

- 芳香族求電子置換反応（この場合はH → NO_2）

6・2 付加反応

付加反応
addition reaction

多重結合に基や原子が結合し，単結合を生成する反応である．一つのπ結合が消費され，二つの強いσ結合が生成することが，反応の駆動力となっている．

- 求電子付加反応（H と Br が C=C に付加している）

求電子付加反応
electrophilic addition

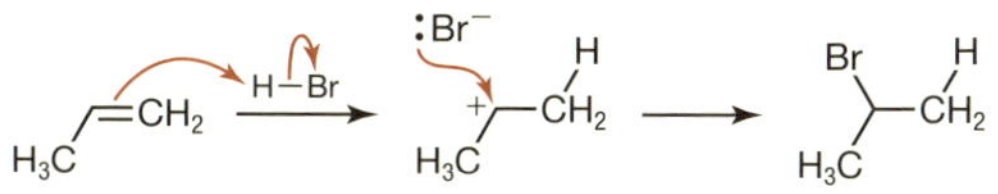

- 求核付加反応（CH₃ と H が C=O に付加している）

求核付加反応
nucleophilic addition

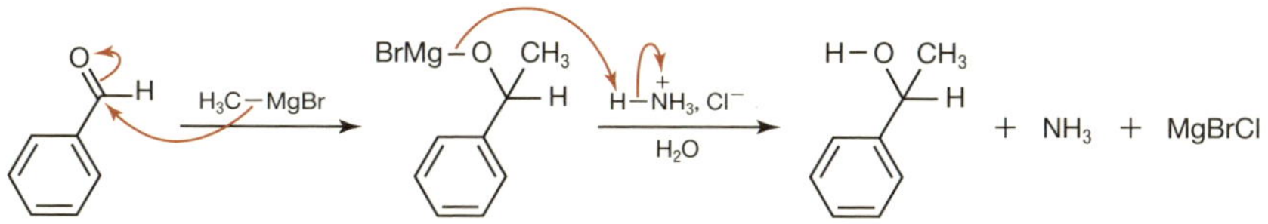

6·3 脱離反応

付加反応の逆で，いくつかの原子や基が除かれて多重結合を形成する反応である．

脱離反応
elimination reaction

- E2 脱離反応

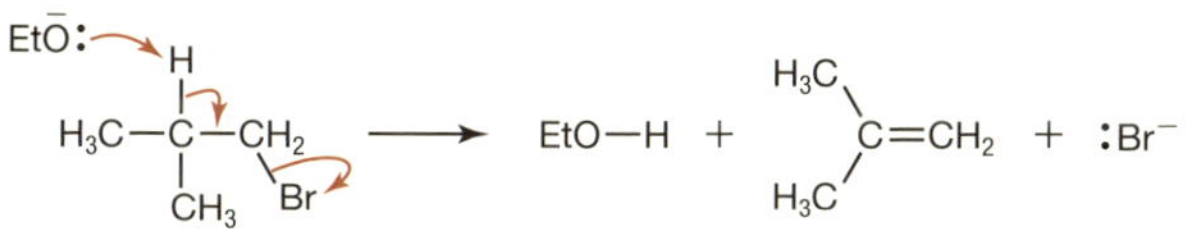

6·4 転位反応 Adv

転位反応　rearrangement

原子や基が結合位置を変え，骨格が変わる反応．

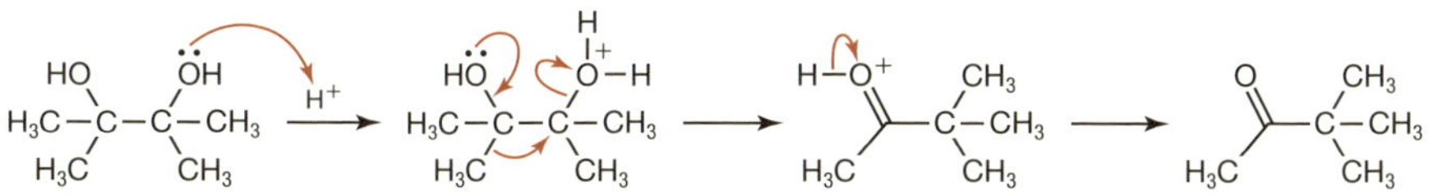

例題 6·1　反応を分類してみよう　次の反応は，"置換""付加""脱離"のいずれに分類されるか．

(1) 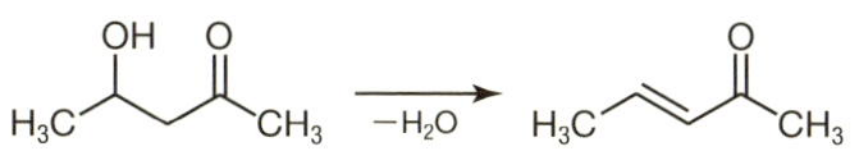
(2) 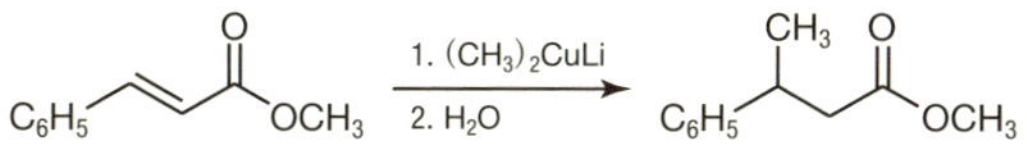
(3)

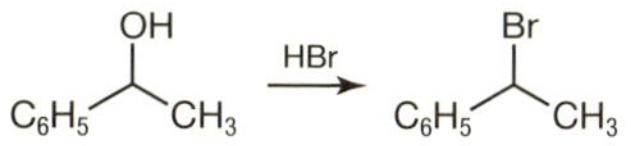

解 答　(1) ⁻OH と H⁺ が除かれて（脱水），二重結合ができているので脱離反応である．
(2) 二重結合に ⁻CH₃ と H⁺ が結合しているので付加反応である．
(3) OH と Br が置き換わっているので置換反応である．

演習6・1 次の反応式は，塩化ベンゾイル **1** と過剰量のアンモニアよりベンズアミド **3** が生成する反応の詳細である．次の問いに答えよ．

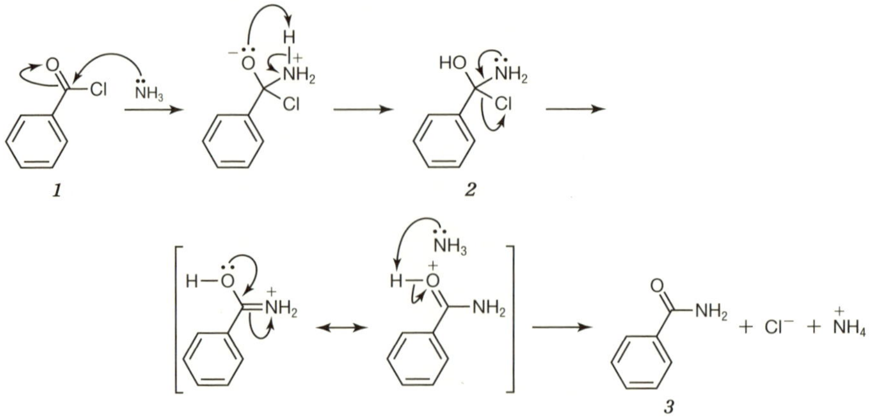

(1) **1** から **2** の反応は置換，付加，脱離のどれに相当するか．
(2) **2** から **3** の反応は置換，付加，脱離のどれに相当するか．
(3) **1** から **3** の反応は置換，付加，脱離のどれに相当するか．

応用・発展6・1　**Adv**
次の反応は"置換""付加""脱離""転位"のどの反応に分類されるか．

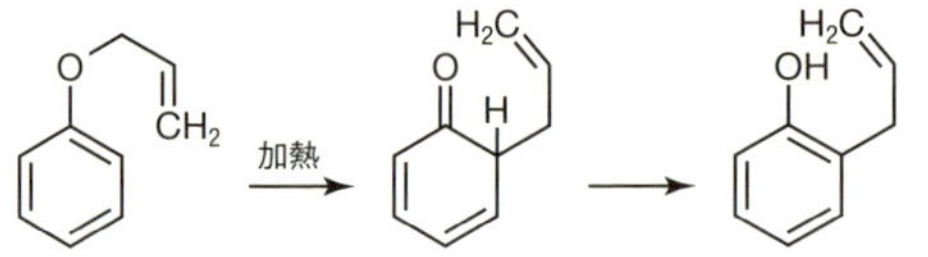

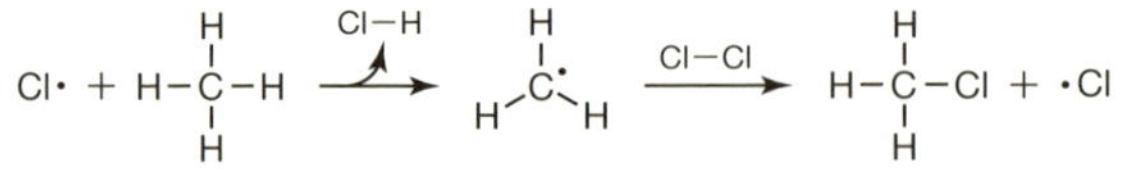

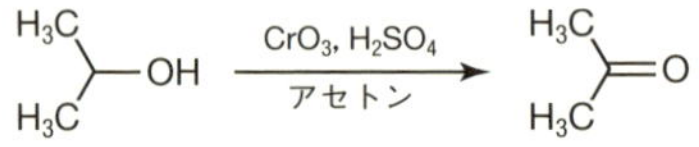

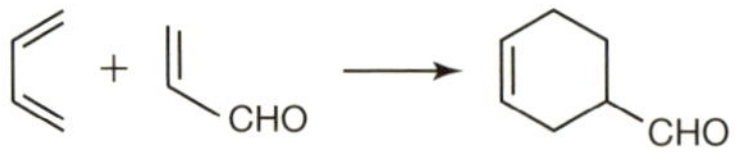

SBO 7　炭素原子を含む反応中間体（カルボカチオン，カルボアニオン，ラジカル）の構造と性質を説明できる．

C3(1)①7

学生へのアドバイス
　有機化合物の炭素原子は，反応中間体として反応性の高い状態（代表例はカルボカチオン，カルボアニオン，炭素ラジカルなど）をとることができる．有機反応を学ぶときに，その複雑さに戸惑う場合があるかもしれない．しかし，一見複雑にみえる反応でも，中間体の安定性や性質に注意を払うことにより，単純な過程が組合わさって進行しているのだと理解できるようになる．

■ このSBOの学習に必要な予備知識
1. 原子，分子イオンの基本構造：準備教育A
2. 軌道の混成：準備教育F
3. ルイス構造式：SBO 3
4. 有機化合物の性質と共鳴の概念：SBO 4

■ このSBOの学習成果
　有機反応は，途中に生じる中間体の安定性や性質を理解することで，その反応の特徴を捉えやすくなる．さらに少数の中間体を用いて多くの化学反応の進行過程を説明できるようになる．
（SBO 23, 25, 28, 30, 34, 38, 40）

　多段階反応の場合，活性に富む中間体を経由して反応が進行する．ある反応の進行しやすさや，異性体が生成する場合の異性体の生成比は，中間体の安定性に大きく依存して決まる．ここでは，炭素を含む反応中間体"カルボカチオン""カルボアニオン""ラジカル"の構造と性質を学ぶ．

7・1　カルボカチオン

カルボカチオン
carbocation

脱離基　leaving group

　脱離基（L）が電子対を伴って sp³ 炭素から脱離すると，中心炭素の価電子が6個の炭素陽イオンが生じる（図7・1a）．この炭素陽イオンのことを**カルボカチオン**とよぶ．カルボカチオンは，炭素-炭素二重結合に，プロトン（H^+ のこと）などの求電子試薬が反応しても生成する（図7・1b）．

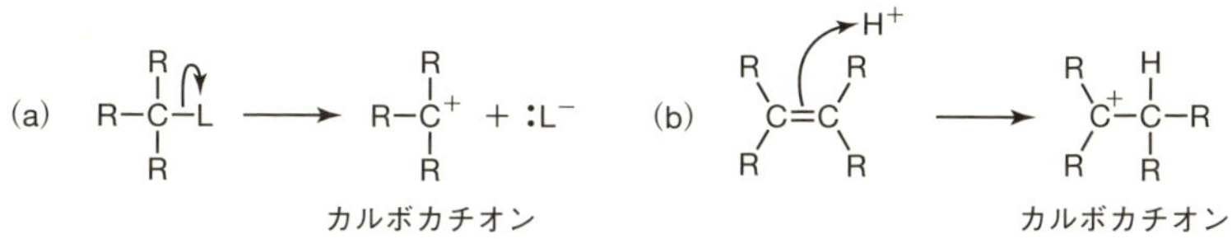

図7・1　カルボカチオンの生成

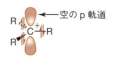

図7・2　カルボカチオンの中心炭素は sp² 混成をとる．置換ボラン（下図）と等電子構造．

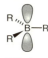

置換ボラン

　カルボカチオンの中心炭素は sp² 混成軌道をもち，三つの結合電子対は互いに反発し合うため，平面上に三角形を形成するように3方向に広がり（結合角は約120°），この平面に垂直に空のp軌道が存在する（図7・2）．カルボカチオンが平面構造であることはしっかり覚えておかなければならない．カルボカチオンは置換ボランと同じ電子配置（等電子構造）をもつ．

　カルボカチオンは，オクテット則を満足していないために不安定であるが，アルキル基が結合すると，その**超共役**（p.80欄外参照）により安定化する．したがって，カルボカチオンに超共役可能なアルキル基が三つ結合している第三級カルボカチオンが最も安定で，以下，第二級，第一級カルボカチオンの順になり，メチルカチオンはきわめて不安定である．

■ **超共役**（hyperconjugation）: C–H (C–C) σ結合の結合性軌道が結合電子を空のp軌道に少し分け与え，空の軌道を埋めてカルボカチオンを安定化しようとする現象を**超共役**とよぶ．このときσ結合とp軌道が重なり合わなければ超共役は起こらない．C–H (C–C) のσ結合電子は，窒素原子や酸素原子の非共有電子対ほどではないが，カルボカチオンを安定化する（p.81 図7·4と比較せよ）．この超共役は，アルキルラジカルの安定性も支配する（p.84）．アルキル基は**電子供与基**であるので，カルボアニオンにアルキル基が結合すると不安定化する（p.82）．

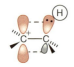

図7·3 超共役によるカルボカチオンの安定化

$$\text{第三級カルボカチオン} > \text{第二級カルボカチオン} > \text{第一級カルボカチオン} > \text{メチルカチオン}$$

アルキル基によるカルボカチオンの安定化の順

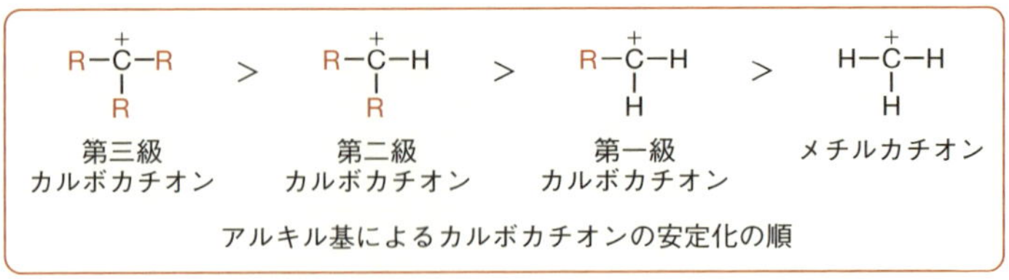

カルボカチオンの中心炭素の価電子は6個でオクテット則を満たしておらず，正電荷を帯びているため，求電子的であり，以下のような反応を受ける．

求核攻撃: 非共有電子対をもつ化合物の求核攻撃を受け，最終的にオクテット則を満たした電気的に中性な化合物となる．

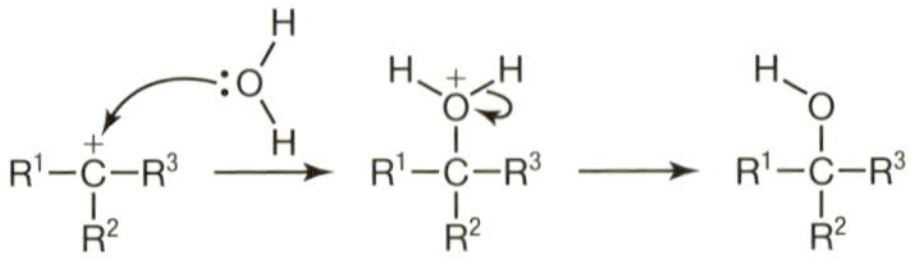

プロトンの脱離: 隣の炭素（β炭素）に結合している水素（β水素）がプロトン（H^+）として脱離することにより，オクテット則を満たした電気的に中性のアルケンを生じる．

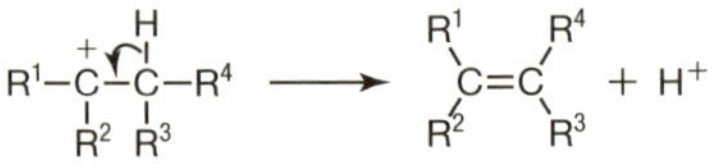

転位反応 Adv : 置換基が結合電子対を伴ってカルボカチオンの隣の炭素からカルボカチオンに移動し，新たなカルボカチオンを生じる反応．新たに生じるカルボカチオンが元のカルボカチオンより安定になる場合にのみ進行する．下式では，第二級カルボカチオンからより安定な第三級カルボカチオンへ転位が進行している．新たに生じたカルボカチオンは上記の求核攻撃か，プロトンの脱離を経てオクテット則を満足した中性の化合物になる．

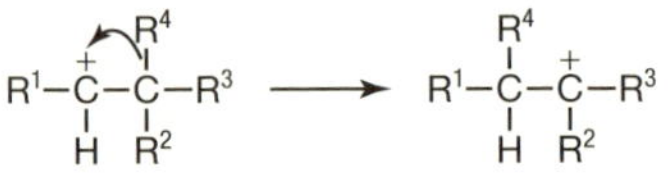

第二級カルボカチオン　第三級カルボカチオン

アリル位やベンジル位にカチオンが生じると，隣接する不飽和結合と共鳴し，電荷が非局在化することにより安定化を受ける．これらは，十分に安定なため，転位反応は起こさず，上記の求核攻撃またはプロトンの脱離を受けることが多い．

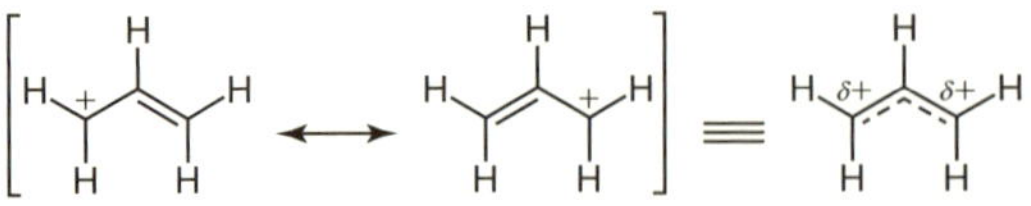

アリルカチオン

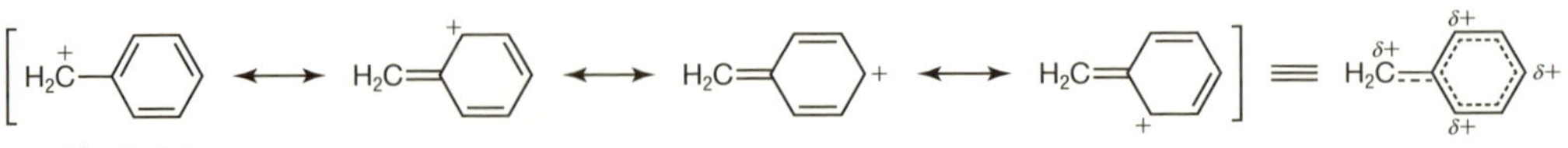

ベンジルカチオン

さらに，カルボカチオンを最も安定化する置換基は，非共有電子対をもつ元素，特に窒素原子や酸素原子である．これらの置換基が非共有電子対を"供与"することによって，どの原子もオクテットを満足する構造をとることができ安定化する（図7・4）．特に窒素原子のカルボカチオン安定化能力は高く，N,N-ジメチルメチレンアンモニウムヨージド $Me_2N^+=CH_2I^-$ が市販されているほどである．

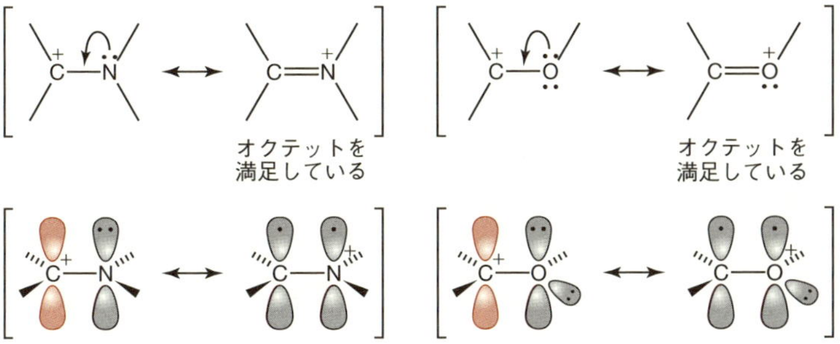

図7・4　カルボカチオンの共鳴による安定化

これらのカチオンは強く安定化されているので，転位反応は起こさず，求核攻撃またはプロトンの脱離を受ける．

カルボカチオンを安定化するこれらの置換基は，二重結合への求電子付加反応や，芳香族化合物の求電子置換反応の置換基効果を理解するうえで重要である．

例題7・1　カチオンの安定性を考えよう　次のカルボカチオンを安定性が低い順に並べなさい．

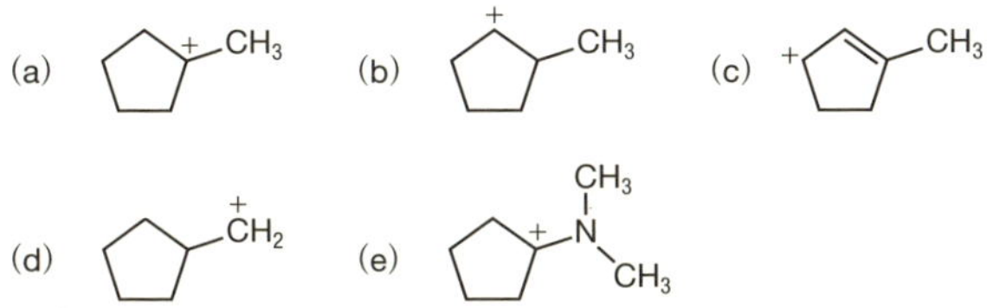

解答　(d)＜(b)＜(a)＜(c)＜(e)

最も不安定なのは第一級カルボカチオンである(d)，ついで第二級カルボカチオン(b)，第三級カルボカチオン(a)．(c)は以下のような第三級のカルボカチオンを共鳴構造とする共鳴安定化を受けるため，(a)よりも安定である．(e)の右側の共鳴構造はオクテット則を満足するので最も安定化されたカチオンである．

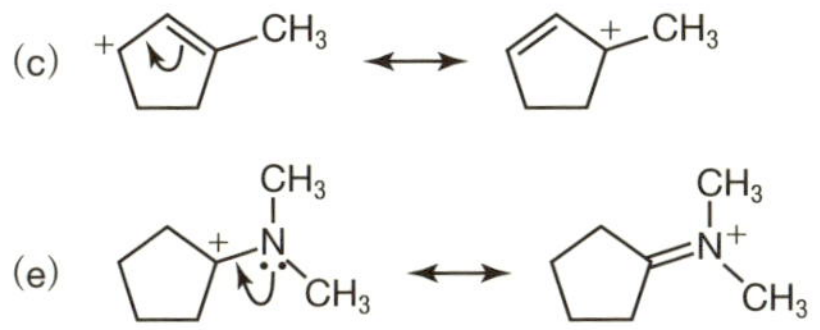

演習7・1 次のアルケン (1) あるいは (2) に H^+ を反応させると，それぞれどのようなカチオンを生じるだろうか？

(1) 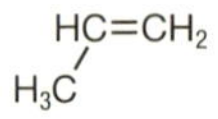 $H_3C-CH=CH_2$ (2) (CH₃)₂C=CH-CH=CH₂ 構造

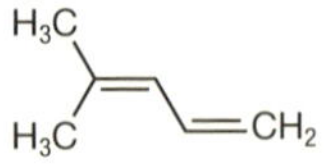

カルボアニオン
carbanion

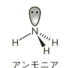
アンモニア

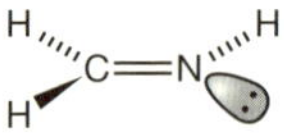

イミン

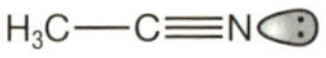

アセトニトリル

7・2 カルボアニオン

炭素原子が負電荷をもつ活性種をカルボアニオンとよび，非共有電子対をもつ．メチルアニオンは sp^3 混成軌道をもち，三つの共有結合中の結合電子対と一つの非共有電子対がそれぞれの反発をさけるために，正四面体に近い構造をしている（図7・5）．これは，負電荷が存在することを除けばアンモニアと等電子構造となっている．エテニルアニオンの負電荷をもつ炭素は sp^2 混成をもち，非共有電子対もこの軌道に存在するためイミンと等電子構造となっている．プロピニルアニオンの負電荷をもつ炭素は，sp 混成軌道をもち，非共有電子対が sp 混成軌道に存在するため，アセトニトリルと等電子構造となる．同じ元素ならば s 性が高いものほど電気陰性度が大きいので，sp 炭素の電気陰性度が最も大きく，以下 sp^2，sp^3 の順となる．したがって，カルボアニオンの安定性は，プロピニルアニオンが最も安定で，以下エテニルアニオン，メチルアニオンの順となる．

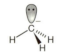 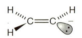 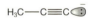

メチルアニオン　　　　　　エテニルアニオン　　　　　　プロピニルアニオン

・中心炭素は sp^3 混成をとる
・非共有電子対は sp^3 混成軌道に入っている
・アンモニアの構造に似ている

・中心炭素は sp^2 混成をとる
・非共有電子対は sp^2 混成軌道に入っている
・イミンの構造に似ている

・中心炭素は sp 混成をとる
・非共有電子対は sp 混成軌道に入っている
・アセトニトリルの構造に似ている

図7・5 カルボアニオンの安定性と混成

sp^3 混成軌道に非共有電子対をもつアルキルアニオンは，電子供与性のアルキル基の数が増すほど，その安定性が低くなる．言い換えると，アルキルアニオンは，電子供与性のアルキル基の数が増すほど反応性が高い．たとえば，H_3C-H の pK_a は 48 と見積もられているのに対し，$(CH_3)_3C-H$ の pK_a は 52 と見積もられている．これは，H_3C^- が $(CH_3)_3C^-$ よりも 10^4 倍安定であることを示す．

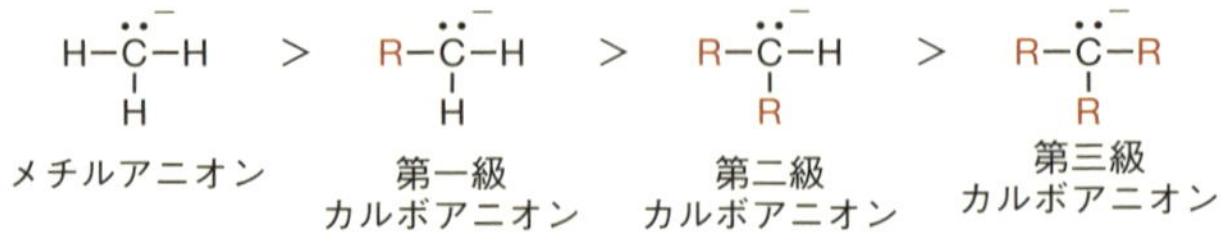

> メチルアニオン ＞ 第一級カルボアニオン ＞ 第二級カルボアニオン ＞ 第三級カルボアニオン
>
> カルボアニオンの安定性の順

対となる正のイオンをもたないカルボアニオンは実際には存在しない．これらに対応するものとして実際に存在するのは，有機ハロゲン化物を Mg や Li で還

元して生じる有機マグネシウム試薬（グリニャール試薬）や有機リチウム試薬である．

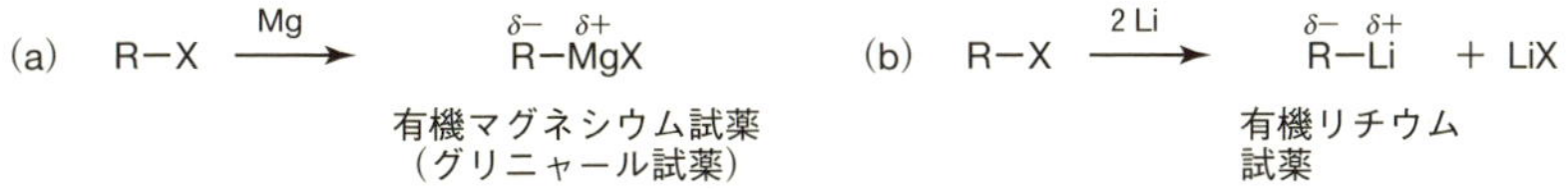

(a) $R-X \xrightarrow{Mg} \overset{\delta-}{R}-\overset{\delta+}{MgX}$
有機マグネシウム試薬
（グリニャール試薬）

(b) $R-X \xrightarrow{2Li} \overset{\delta-}{R}-\overset{\delta+}{Li} + LiX$
有機リチウム試薬

これらは，炭素と金属（MgやLi）の電気陰性度の差から，炭素上に負電荷を帯び，金属上が正電荷を帯びている．

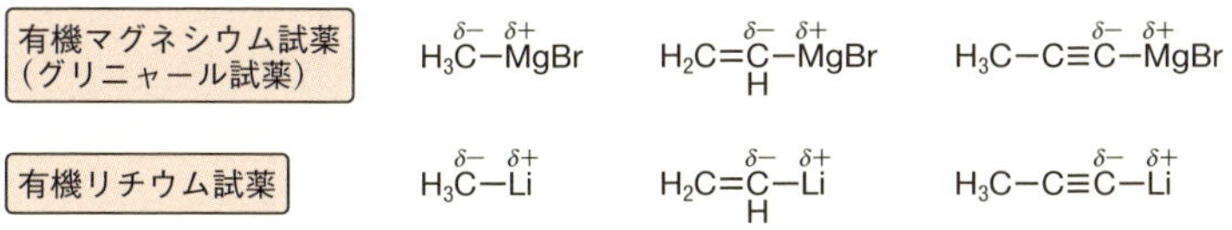

有機マグネシウム試薬（グリニャール試薬）　$H_3\overset{\delta-}{C}-\overset{\delta+}{MgBr}$　　$H_2C=\overset{\delta-}{\underset{H}{C}}-\overset{\delta+}{MgBr}$　　$H_3C-\overset{\delta-}{C}\equiv\overset{\delta+}{C}-MgBr$

有機リチウム試薬　$H_3\overset{\delta-}{C}-\overset{\delta+}{Li}$　　$H_2C=\overset{\delta-}{\underset{H}{C}}-\overset{\delta+}{Li}$　　$H_3C-\overset{\delta-}{C}\equiv\overset{\delta+}{C}-Li$

これらは，カルボアニオンとしてふるまい，カルボニル化合物への求核付加などに用いられる．

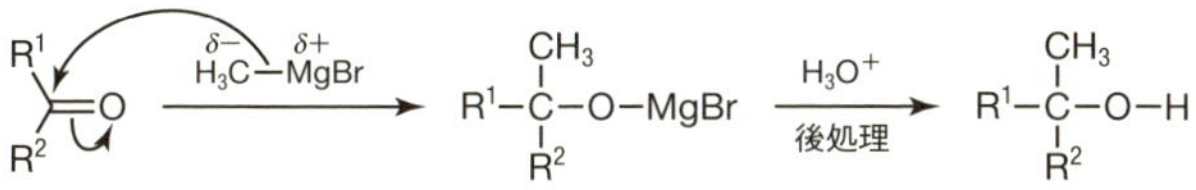

$$\underset{R^2}{\overset{R^1}{}}C=O \quad \overset{\delta-}{H_3C}-\overset{\delta+}{MgBr} \longrightarrow R^1-\underset{R^2}{\overset{CH_3}{\underset{|}{\overset{|}{C}}}}-O-MgBr \xrightarrow[\text{後処理}]{H_3O^+} R^1-\underset{R^2}{\overset{CH_3}{\underset{|}{\overset{|}{C}}}}-O-H$$

カルボニル基の α 位の水素が，塩基により引抜かれるとカルボアニオンが生じる．このアニオンの非共有電子対はカルボニル基と共役し，単純なアルキルアニオンに比べ著しく安定化される＊（図 7・6）．炭素より電気陰性度の大きな酸素原子上に負電荷が収容されるためである．

＊ SBO 4・2 参照．

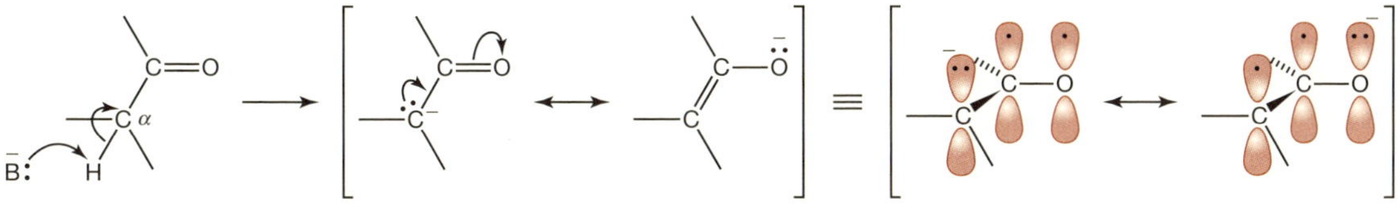

図 7・6 カルボアニオンの共鳴による安定化

このアニオンも求核試薬としての反応性をもち，ハロゲン化アルキルやアルデヒドなどの求電子試薬（E^+）とケトンの α 位で反応する．

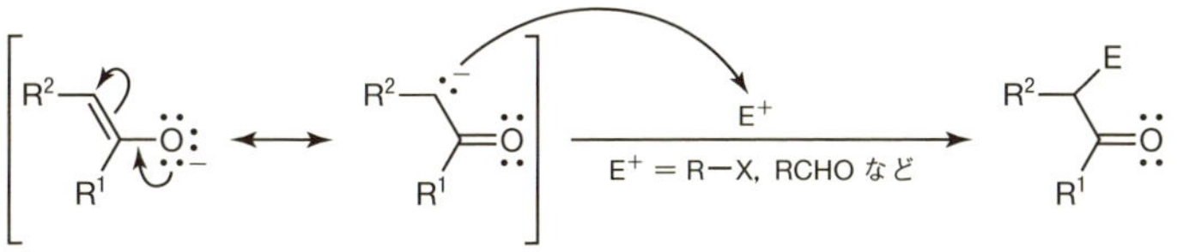

例題 7・2 アニオンの安定性で考えよう　末端アセチレンにアニオンを生成させるときに，市販の $n\text{-}C_4H_9Li$ とアセチレンを反応させることが多い．なぜ，この反応が進行するのだろうか．

$$R-C\equiv C-H + Li-CH_2CH_2CH_2CH_3 \longrightarrow R-C\equiv C-Li + H-CH_2CH_2CH_2CH_3$$

解 答 n-C_4H_9Li は sp^3 アニオンとみなすことができる．アセチレン末端アニオンは sp アニオンなのでより安定である．そのため不安定な左辺から安定な右辺へ反応が進行する．

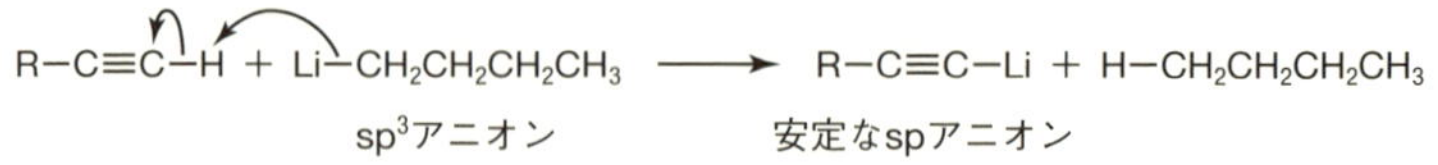

$$R-C\equiv C-H + Li-CH_2CH_2CH_2CH_3 \longrightarrow R-C\equiv C-Li + H-CH_2CH_2CH_2CH_3$$
sp³アニオン　　　　　　　　　安定なspアニオン

演習7・2 エタン，エテン，エチンを酸性度が高い順に示せ．

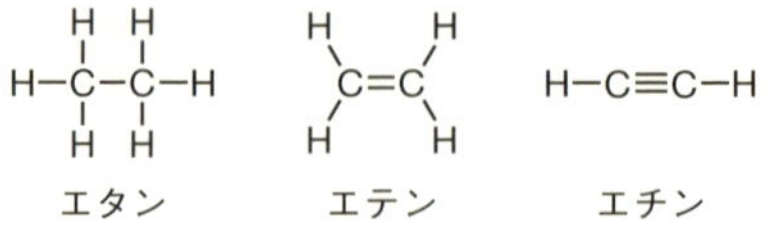

エタン　　エテン　　エチン

7・3 ラジカル

ラジカル radical

ラジカルとは不対電子をもつ活性種の総称である．ラジカルはオクテットを満たしていないため，その名のとおり (radical 過激な) 反応性に富む．ここでは炭素ラジカルについて解説する．炭素ラジカルは，水素を他のラジカル種により引抜かれて生成する (図7・7 a)．また，炭素-炭素二重結合にラジカル種が付加しても炭素ラジカルが生じる (図7・7 b)．

両羽矢印 ⌒ は電子対の動きを表すのに対し，片羽矢印 ⌒ は電子1個の動きを示す．したがって ⌒⌒ で電子対‥が生成する．

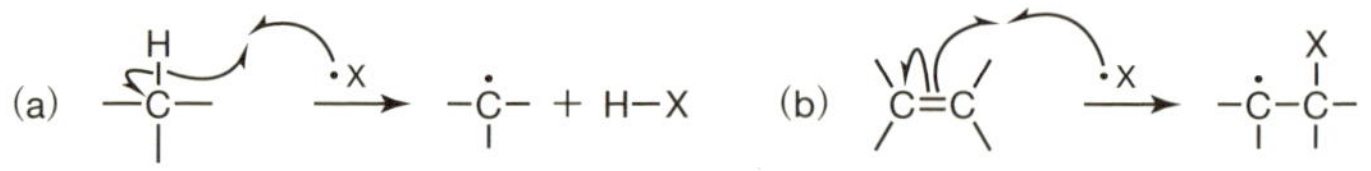

図7・7 ラジカルの生成

炭素ラジカルの構造は，sp^2 混成をとるか，わずかにピラミッド化していると考えられている．

sp²構造　　わずかにピラミッド化した構造の平衡

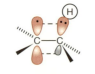
図7・8 超共役によるラジカルの安定化

ラジカルは，オクテット則を満たしていないため不安定であるが，置換基の影響はカルボカチオンに似ており，アルキル基による超共役を介する安定化を受ける (図7・8)．したがって，第三級ラジカルが最も安定で，以下第二級ラジカル，第一級ラジカル，メチルラジカルの順になる．

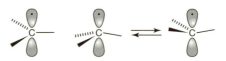
第三級ラジカル　第二級ラジカル　第一級ラジカル　メチルラジカル
アルキル基によるラジカルの安定化の順

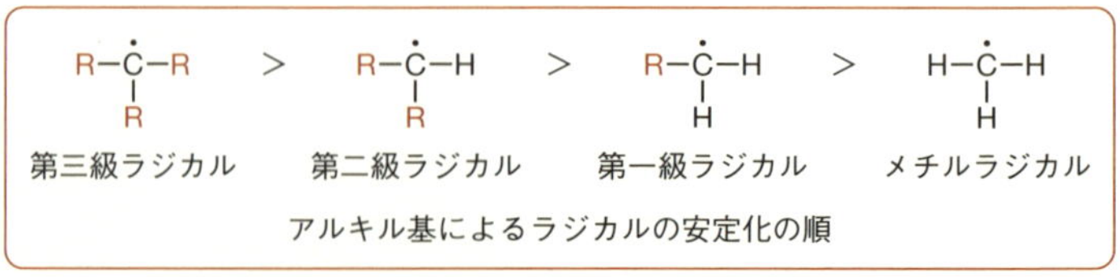

また，アリル位やベンジル位のラジカルの安定化も，カルボカチオンの場合とよく似ており，これらの位置に生じたラジカルは共鳴安定化を受ける（図7・9）．

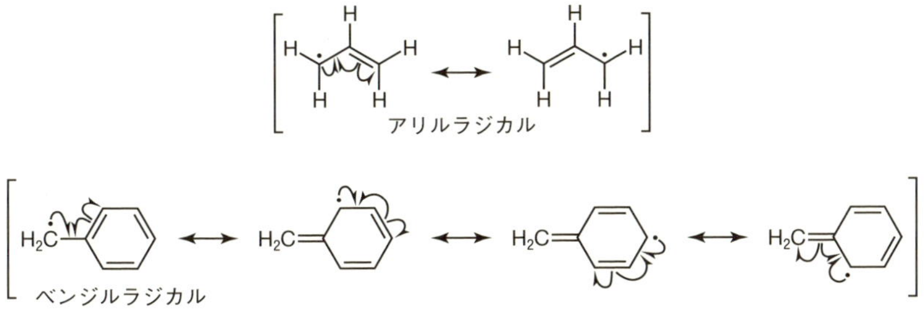

図7・9　共鳴によるラジカルの安定化

また，ラジカルは隣接する非共有電子対をもつ酸素原子や窒素原子により安定化される．また，隣接するカルボニル基にも安定化される．

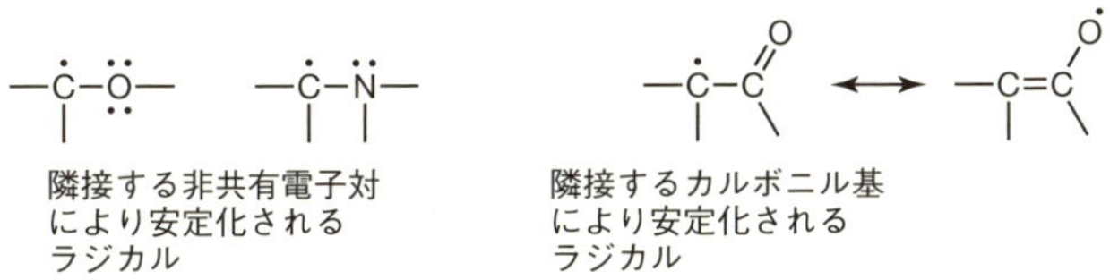

隣接する非共有電子対により安定化されるラジカル

隣接するカルボニル基により安定化されるラジカル

例題7・3　どちらのラジカルが安定か？　Br_2 に光を照射すると Br· が生じ，そこに 2-メチルプロパンが存在すると Br· がその水素を引抜いて炭素ラジカルを生成する．ラジカル **1** とラジカル **2** のどちらがより多く生成するだろうか．

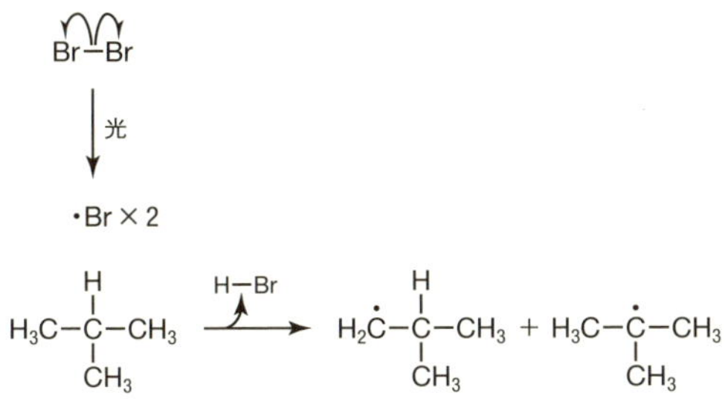

解答　ラジカル **1** は，第一級ラジカルであり，ラジカル **2** は第三級ラジカルである．したがって，より安定な第三級ラジカル **2** がおもに生じる．

応用・発展7・1　脂肪酸の劣化は，脂肪酸の水素原子が酸素分子（·O−O·）などのラジカル種により引抜かれることから始まる．リノール酸の場合どの水素が最も引抜かれやすいだろうか？

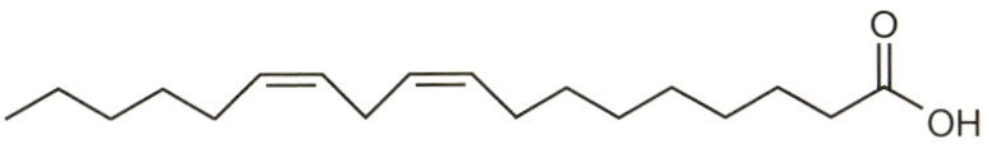

リノール酸

カルベン　carbene

もう一つの反応中間体：カルベンについて

　炭素の最外殻電子が6個で電荷をもたない活性種をカルベンとよぶ．カルベンには，ビラジカル構造をもつ三重項カルベンと非共有電子対と空軌道をもつ一重項カルベンとがある．合成化学的に利用されるのは一重項カルベンの方が多い．一重項カルベンは sp^2 混成をとり，sp^2 混成軌道の中に非共有電子対を収容し，空のp軌道をもつ．カルボカチオンの構造（p.79，図7・2）と類似している．

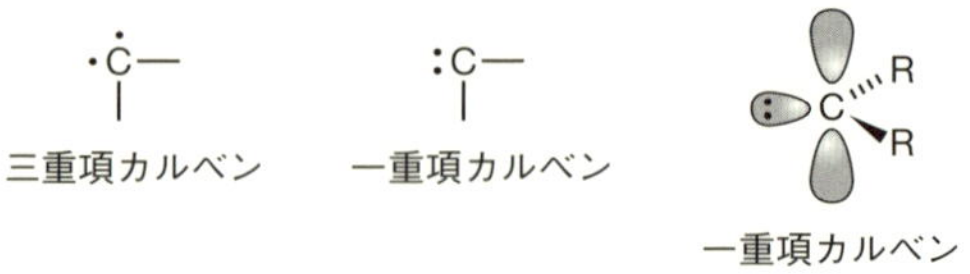

　三重項カルベン　　一重項カルベン　　　　一重項カルベン

　カルベンはオクテット則を満足していないため，基本的には求電子的である．
　下の反応式では，(Z)-ペンタ-2-エンをクロロホルムと $^tBuO^-K^+$ で処理すると，一重項カルベンであるジクロロカルベン：CCl_2 が発生し，(Z)-ペンタ-2-エンと反応して cis-シクロプロパン体を与える．この反応は，二つの結合が同時に形成される協奏反応である．

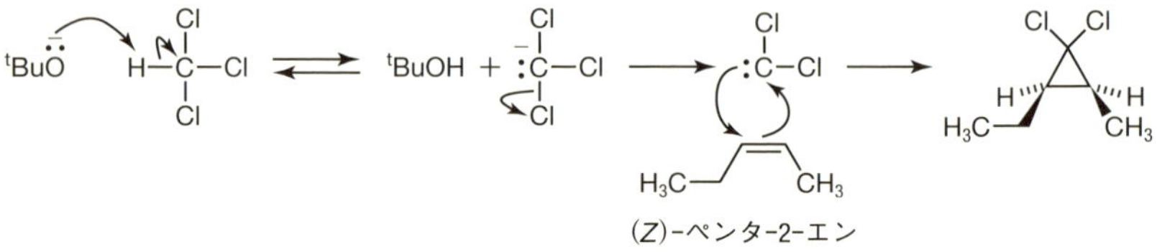

(Z)-ペンタ-2-エン

　一重項カルベンに電子供与性のアミノ基が結合するとカルベンの性質が求核的となる．カルベンの空軌道にアミノ基の非共有電子対から電子が流れ込み，オクテット則を満たしたイリド構造となり，炭素は負電荷を帯びて求核的となる．

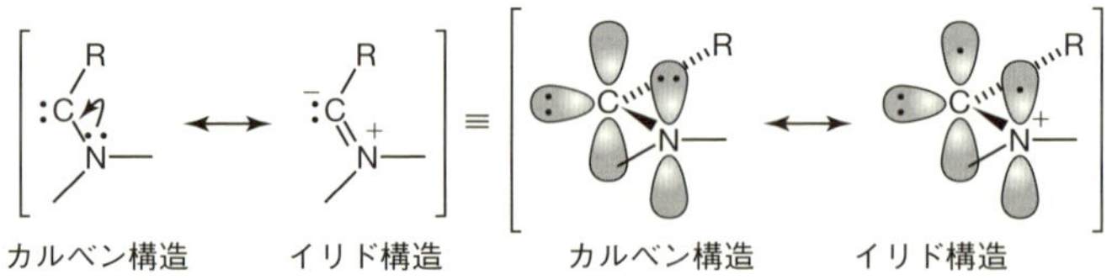

カルベン構造　　イリド構造　　　　カルベン構造　　イリド構造

　このような性質をもつ生体物質としては，チアミンピロリン酸（ビタミン B_1）がある．チアゾール環2位の水素は窒素の正電荷のために比較的酸性で（$pK_a=18$）炭素アニオンを生じやすい．この炭素アニオンは上のイリド構造をもち，求核的にふるまう．最近では，この構造をもつ化合物を N-複素環カルベンとよぶことがある．

N-複素環カルベン
N-heterocyclic carbene, NHC

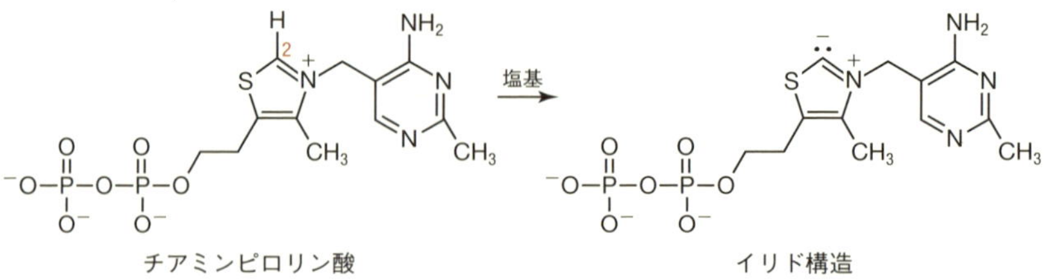

チアミンピロリン酸　　→塩基→　　イリド構造

SBO 8　反応の過程をエネルギー図を用いて説明できる．
C3(1)①8

学生へのアドバイス
　高校のときに学習したエネルギー図では，"化学反応はエネルギーの山を越えて進む"こと，縦軸が"反応系のエネルギー"を，横軸が"反応の進行度"を表していることを学んだはずである．しかし，高校では，反応の進行度の内容には詳しくふれられなかった．ここでは，反応の進行に伴って起こる構造やエネルギーの変化についても学び，エネルギー図をより深く理解しよう．

■ この SBO の学習に必要な予備知識
高校で学んだ化学反応の考え方
1. 基本的な有機反応の特徴：SBO 6
2. 反応中間体の考え方：SBO 7

■ この SBO の学習成果
　化学反応の進行をエネルギー変化で示すことによって，反応の起こりやすさ，起こりにくさを直感的に捉えられるようになる．エネルギー図は，横軸の"反応の進行度"が曖昧な概念であるが，それでも，これを用いることによって化学反応に対するイメージを膨らませることができる．

　複数の化学物質を混ぜ合わせても何も変化が見られないこともあれば，激しく反応したり，ときには爆発したりすることもある．熱を発生することが多いが，反応容器が冷たくなっていくこともある．物質どうしが"反応する"のはいったいどのような場合なのだろうか．この疑問に単純な解答を用意するのは難しいが，"進行しやすいかどうか""発熱か吸熱か"といった化学反応の特徴を，視覚に訴えるかたちで表現する方法がある．それが反応の**エネルギー図**である．エネルギー図は高校の化学でも学習するので，まずその復習から始めよう．

8・1　反応の進み方とエネルギー
　化学反応は反応する二つの分子が衝突することによって進行するが，衝突したものがすべて反応するわけではない．衝突するときの角度が適切であり，さらに衝突速度が一定以上の大きさをもつ必要がある．そのような条件が満たされると，衝突した分子どうしが高エネルギー状態となって反応が進む．この高エネルギー状態を**遷移状態**といい，ここに至るために必要な最小のエネルギーを**活性化エネルギー**という．この過程を，水素 H_2 とヨウ素 I_2 が反応して HI 分子が生成する反応を例にとって，エネルギー図を用いて表記すると図 8・1 のようになる．

遷移状態　transition state

活性化エネルギー
activation energy

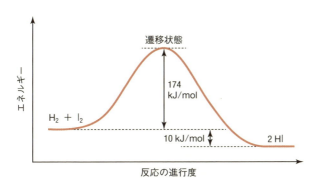

図 8・1　水素 H_2 とヨウ素 I_2 の反応におけるエネルギー変化

H₂(気体)とI₂(気体)を反応させるために乗り越えなければならないエネルギー障壁 174 kJ/mol がこの反応の活性化エネルギーであり，これを越えて生成物 HI(気体)が 2 分子生じる．H₂ と I₂ を混合しただけでは反応は起こらず，この混合物を加熱することによって活性化エネルギーの山を越えて反応が進む．実際，300 ℃以上に加熱すると反応が起こることが知られている．このとき，反応物である H₂+I₂ よりも生成物である 2HI の方が安定であり，そのため 10 kJ/mol の熱を発生する．すなわち，発熱反応である．

化学反応の進みやすさは活性化エネルギーによって決まる．1889 年に，Arrhenius(アレニウス)は速度定数 k と温度 T (K) の関係式が (8・1)式のようになることを示した．

$$k = Ae^{-\frac{E_a}{RT}} \qquad (8・1)$$

この式をアレニウスの式といい，E_a は活性化エネルギー，A は頻度因子とよばれる定数，R は気体定数である．この式から，温度を高くすると反応が速くなることがわかる．

例題 8・1 温度を変えて速度を測ると活性化エネルギーが求められる* (8・1)式の両辺の自然対数をとることによって式を変形して速度定数と温度の関係を示し，それを利用した活性化エネルギーの求め方を説明せよ．

解 答 (8・1)式の両辺の自然対数をとると

$$\log_e k = -\frac{E_a}{RT} + \log_e A \qquad (8・2)$$

(8・2)式をみると，$\log_e k$ と $1/T$ が直線関係にあり，その傾きが $-E_a/R$ であることがわかる．二つの温度 T_1 と T_2 の速度定数を k_1 と k_2 として，それぞれ (8・2)式に代入し，辺々を引き算して $\log_e A$ を消去すると，

$$\log_e k_2 - \log_e k_1 = -\frac{E_a}{R}\left(\frac{1}{T_2} - \frac{1}{T_1}\right) \qquad (8・3)$$

となる．また，(8・3)式の自然対数を常用対数に書き直すと，

$$\log_{10}\frac{k_2}{k_1} = -\frac{E_a}{2.303R}\left(\frac{1}{T_2} - \frac{1}{T_1}\right) \qquad (8・4)$$

(8・4)式に実験値を代入すると，活性化エネルギー E_a の値を求めることができる．

---

* 活性化エネルギーは本シリーズ"第 2 巻 物理系薬学 I"SBO 55 で詳しく学ぶが，これについて身近なイメージをもつことは，化学を学ぶうえでも重要である．

演習 8・1 反応温度が 27 ℃から 37 ℃になると，反応速度が 3 倍になる化学反応の活性化エネルギーはいくらか．(8・1)式を用いて計算しなさい．ただし，気体定数 $R = 8.31$ J/K·mol とし，また $\log 3 = 0.48$，$\log e = 0.43$ とする．

8・2 活性化エネルギーと触媒

化学反応の前後において，それ自体は変化しないが反応を速く進める働きがある物質を**触媒**という．それでは，触媒を用いたときのエネルギー図はどのように

変化するだろうか.

反応に適切な触媒を用いると，触媒を用いないときよりも活性化エネルギーE_aが小さくなり，その結果反応速度が上昇する．先に述べたH_2（気体）とI_2（気体）の反応では，白金 Pt を触媒として用いると活性化エネルギーは 49 kJ/mol まで低下することが知られている（図 8・2）．活性化エネルギーの低下によって，反応は室温でも進行するようになる．

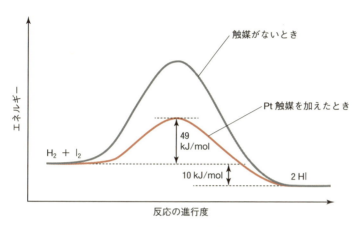

図 8・2　H_2 と I_2 の反応に触媒を用いた場合のエネルギー変化

触媒は遷移状態エネルギーを低下させ，加熱が必要だった反応を室温で行えるように変化させたりするが，反応物と生成物のエネルギーレベルには影響を与えていないことに注意しよう．

例題 8・2　触媒によって反応はどのくらい加速されるか計算してみよう* ある化学反応を 1 気圧（1.013×10^5 Pa），反応温度 300 K で行ったところ，触媒がないときの活性化エネルギーが 150 kJ/mol，触媒を加えると 50 kJ/mol と測定された．このとき，触媒を加えた場合の反応速度は，加えない場合のおよそ何倍になるか．

解 答　計算のために数値を簡略化したが，これは図 8・2 に示した例とほぼ同じ数値の変化である．触媒がないときの速度定数を k，触媒が存在するときの速度定数を k_{cat} とおくと，

$$k = A e^{-\frac{150 \times 1000}{300R}} \quad (8 \cdot 5)$$

$$k_{cat} = A e^{-\frac{50 \times 1000}{300R}} \quad (8 \cdot 6)$$

これら 2 式の両辺の自然対数をとると，

$$\ln k = \ln A - \frac{500}{R} \quad (8 \cdot 5)'$$

$$\ln k_{cat} = \ln A - \frac{167}{R} \quad (8 \cdot 6)'$$

* これも詳しくは本シリーズ"第 2 巻 物理系薬学 I" SBO 55 で学ぶ内容だが，活性化エネルギーの変化が反応速度に与える影響の大きさを体感してもらうため，あえて例題とした．

(8・6)′から (8・5)′を引くと

$$\ln k_{\text{cat}} - \ln k = \ln \frac{k_{\text{cat}}}{k} = \frac{333}{R} = 40$$

したがって，$\frac{k_{\text{cat}}}{k} = e^{40} = 2.35 \times 10^{17}$

触媒を加えて活性化エネルギーが3分の1になると，速度は10の17乗倍も大きくなることがわかる．

演習 8・2 例題 8・2 の反応例で，触媒を入れた際の活性化エネルギーが 120 kJ/mol の場合，触媒を入れない反応と比べて何倍に加速されるか．

8・3 有機反応における遷移状態と活性化エネルギー

エネルギー図の有機化学への応用として，CH_3Br と水酸化ナトリウムの反応によって CH_3OH ができる過程を考える（図 8・3）．この反応は SBO 34・2 で詳しく学ぶが，基質である CH_3Br 分子と試薬の水酸化物イオン OH^- が接近すると，二つの反応種の電子雲の間で反発が生じ始め，全体のエネルギーが上昇する．そして，Br と炭素の結合が切れ始め，OH と炭素の結合が生成しかけたところで遷移状態となり，エネルギーは最大値となる．その後 OH と炭素間の結合が完成し，Br が離れていくとエネルギー準位は下がり生成物が得られる．

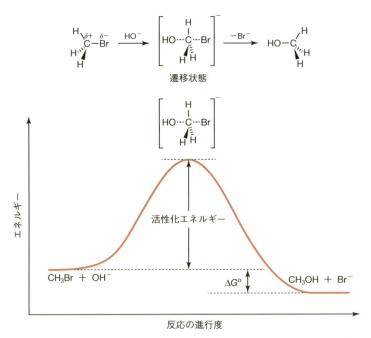

図 8・3 ブロモメタンと水酸化物イオンの反応におけるエネルギー変化

遷移状態は，反応の進行過程のなかで最も不安定な構造であるため，その構造自体を証明することは難しいが，有機反応の場合には出発物質と生成物の構造を比較することにより，その変化の半ばに位置する遷移状態構造をある程度正確に

推定することができる．本書でこの後みられる遷移状態は，すべてそのようにして推定されたものである．

例題 8・3 水素とヨウ素が反応する際の遷移状態を推定しよう 最初に学んだ H_2 と I_2 の反応でも，不安定な遷移状態が存在している．この遷移状態はどのような形をしていると予想されるか．出発物質（H_2，I_2）と生成物（2HI）の形をもとに考えてみよう．

解 答 反応温度を上げることにより，それぞれの分子がもつ電子による反発力を乗り越えて H_2 と I_2 が衝突するようになる．このうち，図に示したような方向からの衝突が起こると，H–H と I–I の結合が伸び，H と I の間には緩やかな結合ができ始める．これが遷移状態であり，出発物質と生成物の両方の特徴を併せもっている．

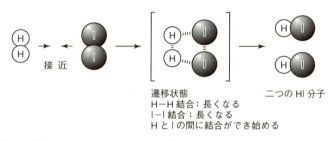

8・4 発エルゴン反応と吸エルゴン反応

化学反応が起こる際のエネルギー変化は，ギブズの標準自由エネルギー変化 $\Delta G°$ で示され，これはエンタルピー因子 $\Delta H°$ とエントロピー因子 $\Delta S°$ を用いて以下のように表記される．

$$\Delta G° = \Delta H° - T\Delta S°$$

エネルギー図の中で，$\Delta G°$ は"出発物と生成物のエネルギー差"に対応し，この値がマイナスであれば**発エルゴン反応**，プラスであれば**吸エルゴン反応**であることを意味する*（図 8・4）．

発エルゴン反応は，生成物が出発物よりも安定化するためエネルギー的にも有

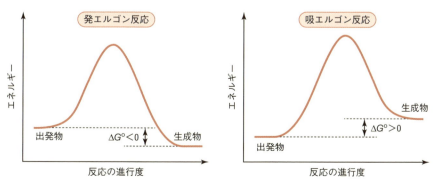

図 8・4 発エルゴン反応と吸エルゴン反応のエネルギー変化

ギブズの標準自由エネルギー変化
Gibbs standard free energy change

* エネルギー図の縦軸には，おもにギブズの標準自由エネルギー $G°$ か，標準エンタルピー $H°$ を用いる．$\Delta G°$ をみると，p.92 で説明するように，平衡定数と関連づけて反応が自発的に起こるか否かを検討できるので，ここでは $G°$ を用いた．反応の全エネルギー変化を知りたいときには $H°$ を用いる．反応の標準エンタルピー変化 $\Delta H°$ は反応物と生成物の全エネルギー差をよく近似する．$\Delta G°$ が負の値となる反応を発エルゴン反応，正の値となる反応を吸エルゴン反応というのに対し，$\Delta H°$ が負の値となる反応を**発熱反応**，正の値となる反応を**吸熱反応**という．$\Delta G°$ と $\Delta H°$ の間には，本文中の $\Delta G° = \Delta H° - T\Delta S°$ からわかるように，$-T\Delta S°$ の差がある．

発エルゴン反応
exergonic reaction

吸エルゴン反応
endergonic reaction

* 発エルゴン反応は必ず自発的に起こるのに対し，発熱反応では，出発物よりも生成物の全結合エネルギーは低くなるものの，$-T\Delta S°$ の影響が非常に大きい場合には自発的に起こらないことも考えられる.

平衡定数
equilibrium constant

利な反応であるのに対し，吸エルゴン反応では，生成物が出発物よりもエネルギーをもつ必要があるため，外部からエネルギーを加えないと進行しにくい*.

ギブズ自由エネルギーと反応の平衡定数 K の間には下式のような関係がある．

$$\Delta G° = -RT \ln K$$

したがって，発エルゴン反応の場合には $\Delta G° < 0$ であるため $K > 1$ となり，平衡は生成物側に寄っており，一方吸エルゴン反応では $\Delta G° > 0$ であるため $K < 1$ となり，平衡は出発物質側に寄っていることがわかる．

例題 8・4　エネルギー図を書いてみよう　次に示した化学反応において，活性化エネルギーは 17 kJ/mol，エネルギー変化は 4 kJ/mol である．この反応のエネルギー図の概略を示しなさい．

$$CH_4 + Cl\cdot \longrightarrow \cdot CH_3 + HCl$$

解答　エネルギー変化が正の値なので，図 8・4 の右に示した吸エルゴン反応に分類される反応である．したがって，出発物質から 17 kJ/mol 高い遷移状態を越えて，4 kJ/mol エネルギーが高い生成物にたどり着くエネルギー図を書けばよい．

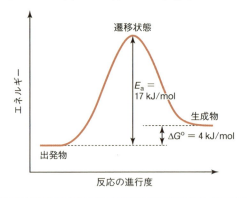

8・5 多段階反応のエネルギー変化

ここまで述べてきた反応は一段階で進行するものであった．しかし，化学反応には，不安定な中間体を経由しながら多段階で進行するものも多数知られている．

例として SBO 23 で学習する，エテンに対して HCl が付加する反応をみてみよう（下図）．この反応は，SBO 23・1 に記載されているように二段階で進行する．第一段階はエテンの二重結合に対する H^+ の付加反応であり，カルボカチオンが生成する．第二段階では生成したカルボカチオンに Cl^- が結合し，生成物であるクロロエタンが得られる．

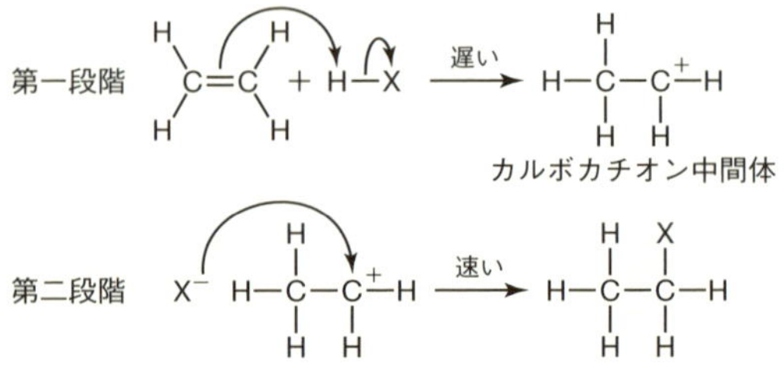

途中に生成するカルボカチオンは一時的に生成する**中間体**である．先に学んだ遷移状態と中間体との違いは，エネルギー図でわかりやすく示すことができる．反応途中で最もエネルギーの高いのが遷移状態であったが，カルボカチオンは，反応途中で現れる谷の部分に相当する．すなわち，遷移状態よりは安定な構造である．また，中間体が一つ存在することによって，エネルギー図は山 → 谷 → 山を形成し，二段階で進行していることがはっきり示される（図 8・5）．一段階目の活性化エネルギー（E_{a1}）が二段階目（E_{a2}）よりも大きく，言い換えると，一段階目を越えさえすれば二段階目はそのまま乗り越えることができる．そこで，活性化エネルギーのより大きい段階（この場合は第一段階）を，**律速段階**（反応速度を決定する段階）とよぶ．

中間体　intermediate

律速段階　rate-determining step

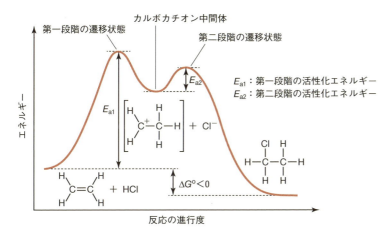

図 8・5　中間体を含む反応エネルギー図

例題 8・5　多段階反応のエネルギー図を書いてみよう　三段階の発エルゴン反応で，二段階目が最も遅く進行する律速段階となる化学反応のエネルギー図の概略を示しなさい．

解答　三段階反応だから越えるべきエネルギー障壁は三つある．また，二段階目の活性化エネルギー E_{a2} が最も大きくなるように表記しなければならない．また，発エルゴン反応なので，生成物の方が出発物よりもエネルギーが低い．これらを合わせると，下図のようになる．

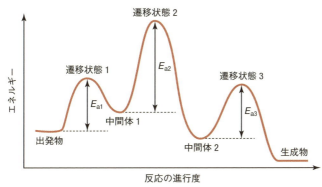

演習 8・3 五酸化二窒素 N_2O_5 が二酸化窒素 NO_2 と酸素 O_2 に分解する過程は発エルゴン反応であり，以下に示す三段階からなることが知られている．

$$N_2O_5 \xrightarrow{E_{a1}} N_2O_3 + O_2 \qquad (1)$$

$$N_2O_3 \xrightarrow{E_{a2}} NO + NO_2 \qquad (2)$$

$$N_2O_5 + NO \xrightarrow{E_{a3}} 3NO_2 \qquad (3)$$

(1) + (2) + (3) を計算すると，

$$2N_2O_5 \longrightarrow 4NO_2 + O_2$$

となる．

それぞれの段階の活性化エネルギーを E_{a1}, E_{a2}, E_{a3} とし，それらの大きさの関係が $E_{a1} > E_{a2} > E_{a3}$ のとき，この反応のエネルギー図の概略と律速段階を示しなさい．

> **SBO 9** 基本的な有機反応機構を，電子の動きを示す矢印を用いて表すことができる．（技能）
> C3(1)①9

学生へのアドバイス

　このSBOを学ぶと，一見違って見えるさまざまな有機反応が統一的に理解できるようになる．使いこなせるかどうかで，この後の有機化学の理解度に大きな差が出る．手を動かして，自分で電子移動が書けるようにしよう．

■ このSBOの学習に必要な予備知識
1. 反応に関わる化合物のルイス構造式による表記：SBO 2
2. 反応の途中にできる中間体：SBO 7
3. 化学結合の成り立ち：準備教育 4
4. 反応に関わる原子の性質（電気陰性度など）：準備教育 3

■ このSBOの学習成果
　本書で取扱うすべての有機反応を共通の考え方で把握できるようになる（SBO 23, 24, 26, 30, 33～41）

　本書ではこれから多くの有機反応を取扱うことになるが，"有機反応"とは一体何だろうか．これは，ある有機化合物が，何らかの試薬や反応条件の作用によって，別の有機化合物へと構造を変えることを意味している．では，構造が変わるということを具体的に述べるとどうなるだろうか．これは，出発物質中に存在していたある結合が開裂し，他の原子や原子団との間で別の結合が生成することである．では，結合の開裂や生成はどのようにして起こるのだろうか．

　結合の開裂と生成は，有機反応が起こる際には必ずその過程に含まれている．この過程を合理的な考え方で整理できるかどうかが，有機化学に対する理解の程度を決める．以下に，結合の開裂と生成の過程を系統立てて記述する方法を学んでいく．

9・1　矢印の意味

　有機化合物を形づくっている共有結合は，結合に関わる二つの原子が互いに電子を出し合い，共有することによって生成している．したがって，結合が開裂したり，新たな結合が生成したりする際には，結合に用いられている電子の移動が起こっている．そこで，出発物質の電子がどのように移動して最終的な生成物に変化したのかを示すために，電子移動を示す"矢印"が用いられる．ほとんどの場合，電子は2個対になって移動するので，矢印 ⟶ は，電子が2個（電子対1組）同時に移動していることを示す．

　電子対移動がどのように起こっているかを知るためには，出発物質と生成物のルイス構造を書き，反応の前後での電子構造の変化を調べることで確認できる．ブロモメタンと水酸化ナトリウムの反応を例にとって示す．これはSBO 6で学んだ，"置換反応"の典型的な例である．

$$\begin{array}{c} H \\ | \\ H-C-Br \\ | \\ H \end{array} + NaOH \longrightarrow \begin{array}{c} H \\ | \\ H-C-OH \\ | \\ H \end{array} + NaBr$$

ここで，反応に関係する原子の周りの電子配置を詳しく書いてみると，以下のようになる．

$$Na^+ \; {}^-\!:\!\ddot{O}\!-\!H \;+\; H\!-\!\underset{H}{\overset{H}{C}}\!-\!\ddot{\underset{\cdot\cdot}{Br}}\!: \;\longrightarrow\; H\!-\!\underset{H}{\overset{H}{C}}\!-\!\ddot{O}\!-\!H \;+\; Na^+ \; {}^-\!:\!\ddot{\underset{\cdot\cdot}{Br}}\!:$$

この反応を，反応に関与するそれぞれの原子でみると，① 酸素原子は反応によって負電荷を失い，炭素との間に新たな共有結合をつくっている．② 臭素と炭素の間の共有結合が切れ，そのとき電子対が臭素に残って臭素は負電荷を得ている．③ 炭素は臭素との結合の切断で電子対を失うが，酸素から電子対を受取って，この酸素原子と新たな結合を形成している．

有機反応ではこのような価電子の変化を**曲がった矢印**を用いて表す．

矢印1　矢印2
$$:\!\ddot{O}\!-\!H \;\curvearrowright\; \underset{H}{\overset{H}{C}}\!-\!\ddot{\underset{\cdot\cdot}{Br}}\!: \;\longrightarrow\; H\!-\!\ddot{O}\!-\!\underset{H}{\overset{H}{C}}\!-\!H \;+\; Na^+ \; {}^-\!:\!\ddot{\underset{\cdot\cdot}{Br}}\!:$$

この矢印は次のような意味で用いられる．

1. 曲がった矢印は反応の過程で電子対が移動する方向を示す．
2. 電子対が，矢印の根元にある原子や結合から，矢印の先にある原子や形成される結合上に移動する．

上の反応では，"矢印 1"で酸素の非共有電子対が炭素との新たな結合を形成するように移動し，"矢印 2"で炭素と臭素の結合を形成している電子対が臭素の方に移動し，結合が切れて臭素が負電荷をもつことを示している．

結合が切れるときは矢印は結合線から出発して，片方の原子Bに先が向く．Bは電子対を受取り（−）の電荷をもち，Aは電子対を失い（+）の電荷をもつことになる．

$$A\!-\!B \;\longrightarrow\; A^+ + B^- \quad は \quad A\!:\!B \;\longrightarrow\; A^+ + :\!B^- \quad と同じ意味$$

電子豊富な（−）の電荷をもった試薬B（求核試薬）と電子不足の（+）の電荷の試薬A（求電子試薬）が反応して新たな結合ができるときはBからAに矢印が向かう．新たにできた結合を構成する電子はBから与えられたものである．

$$A^+ \;+\; :\!B^- \;\longrightarrow\; A\!-\!B$$
求電子試薬　求核試薬
（電子不足）（電子過剰）

曲がった矢印: 電子対（電子2個）の移動は両羽矢印で示す．一方，結合が切れるとき結合に関与している二つの原子が電子を1個ずつ受取って切れる（均一結合開裂）場合や，二つの出発物質が1個ずつ電子を出し合って新たな結合ができる（均一結合生成）場合は電子1個の移動となる．このようにラジカル反応にみられる電子1個の移動は片羽矢印で示す．

■ **求電子試薬**（Electrophile）と**求核試薬**（Nucleophile）: 有機反応に用いられる試薬のうち自身は電子不足で電子豊富な部位と反応する試薬を求電子試薬（EまたはE$^+$と略記），自身は電子豊富で電子不足の部位と反応する試薬を求核試薬（Nu:またはNu:$^-$と略記）とよぶ．求電子試薬の代表例としてH$^+$, NO$_2^+$, Cl$_2$, Br$_2$, R−X などがある．また求核試薬としては，$^-$OH, $^-$CN, $^-$OR, RMgBr などがよく用いられる．

例題 9・1　矢印を使ってみよう　次の反応式中の曲がった矢印で示された電子対の移動によって生じる生成物の構造を示しなさい．

(1) $H\!-\!\underset{H}{\ddot{O}}\!:\;\curvearrowright\;H^+$　(2) $H\!-\!\underset{H}{\overset{|}{N}}\!-\!H\;\curvearrowright\;H^+$　(3) $Cl\!-\!\underset{Cl}{\overset{|}{C}}\!-\!Cl\;\curvearrowright\;H^+$　(4) $\underset{H}{\overset{H}{C}}\!=\!\underset{H}{\overset{H}{C}}\;\curvearrowright\;H^+$

解　答　いずれもプロトンH$^+$（電子0個）への電子対移動を示す矢印で，新たにO−H, N−H, C−H, C−H 結合が生成する．プロトンは電子対を受取るの

で＋の符号は消えるが，電子対を与えた側には＋の電荷が生じる（1, 2）．電子対を与える側に－の符号がある（3）のような場合には，プロトンとの反応により＋－の符号は消える．また（4）では，二重結合の形成に用いられていた電子対がC−H結合をつくるのに用いられるので，Hが結合したCとは反対側のCが電子不足となり，＋となっていることに注意しよう．

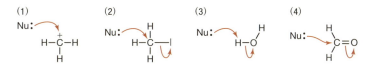

演習9・1 次の反応式中の曲がった矢印で示された電子対の移動によって生じる生成物の構造を示しなさい.

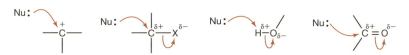

演習9・2 以下の反応の出発物質と生成物（中間体）を比較して，この過程で起こった電子対の移動を曲がった矢印を用いて示しなさい．

9・2 矢印を用いるときの規則

矢印の考え方に慣れたところで，矢印を用いるときの決まり事を整理しておくと以下のようになる.

1. 電子対は，電子をもっている側（通常，非共有電子対か多重結合をもつ）から，電子不足の側へ移動する．

   (1) 求電子試薬Eの場合は，例題9・1で示したようにEの側に矢印がくる．

   (2) 求核試薬Nuの場合は，演習9・1で示したようにNuから矢印がでる．

2. 求核試薬は負に荷電しているか，中性（不飽和結合または非共有電子対をもつ）である．

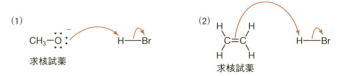

3. 求電子試薬は正に荷電しているか，または中性である．

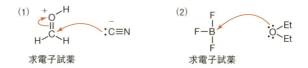

4. 反応はオクテット則に従って進行するため，もともとオクテット則を満たしている原子に電子対が与えられたら，他の電子対が離れていく必要がある．

例）

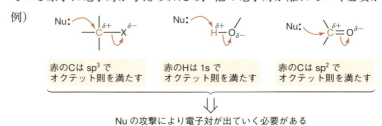

Nu の攻撃により電子対が出ていく必要がある

例題 9・2 複数の矢印で有機反応を表示する　次の反応で曲がった矢印で示した電子対の流れを追いかけて，その結果生じる生成物を予測せよ．

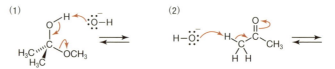

解 答　矢印の数が増えても，起点となる矢印のところから順に考えていけば，正しい生成物にたどり着くことができる．

(1) ①の矢印で，$^-$OH が H と反応していることがわかる．この矢印によって，H–O–H，つまり水が生成している．②の矢印で，O–H 結合に使われていた電子対が，C–O 結合のところに移動していることがわかる．つまり，この矢印によって，C–O 単結合は，C=O 二重結合に変化する．③の矢印は，CH$_3$O 基の酸素原子上をさしている．この矢印によって，CH$_3$O 基は，酸素上に – の電荷をもつメトキシドイオンとして離れることが示されている．

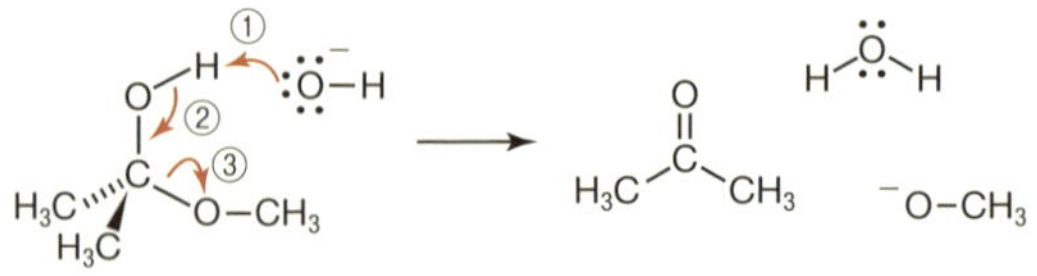

(2) ①の矢印では，(1) と同様に $^-$OH が H と反応し，結果として水が生成する．②の矢印では C–H 結合に使われていた電子対が，C–C 結合のところに

移動している．これにより，H は外れ，C-C 単結合は C=C 二重結合に変化している．③ の矢印では，C=O 二重結合の電子が酸素方向に移動している．この矢印によって，C=O 二重結合は C-O 単結合になり，O 上に－の電荷が生じる．

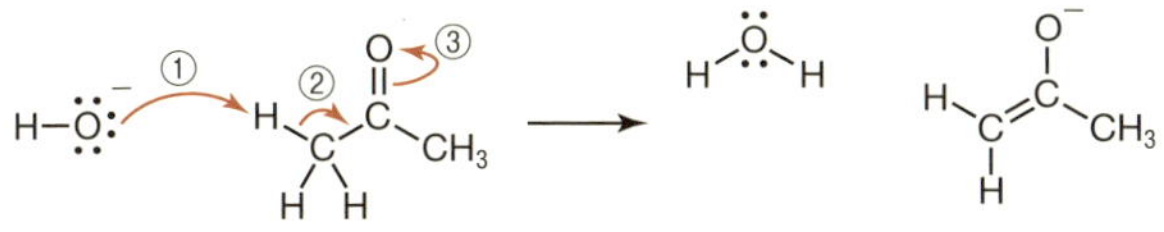

演習 9・3 次の極性反応に曲がった矢印を加えて電子対の流れを示しなさい．

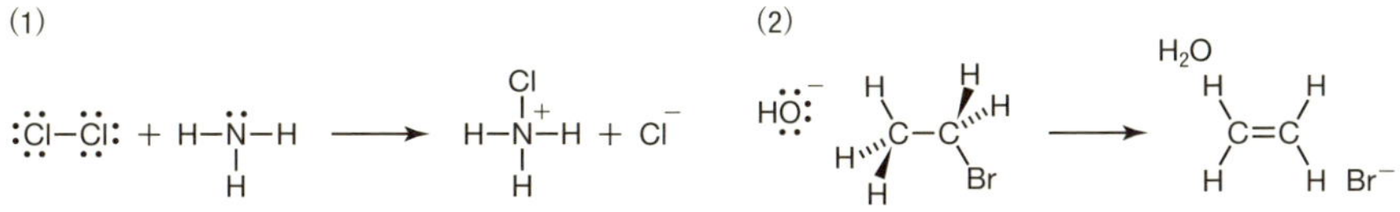

(1)　　　　　　　　　　　　　　　　　(2)

演習 9・4 ブロモシクロヘキサンを塩基（KOH）で処理するとシクロヘキセンが生成する．この反応機構を電子対の動きを示す矢印を用いて書きなさい．

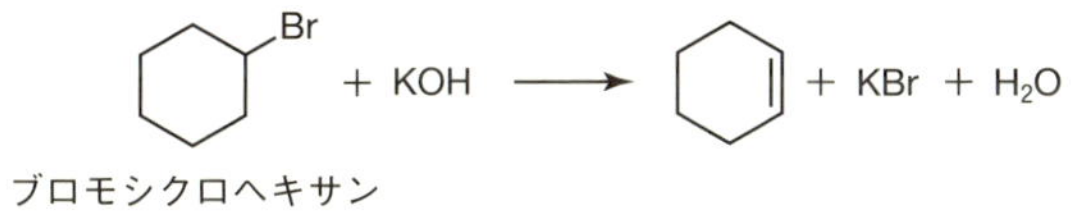

9・3 矢印の使用例

このように曲がった矢印を用いると，かなり複雑な反応経路も系統的に表現できる．アセトアルデヒドとメチルアミンから酸触媒条件下でイミンができる反応を考えてみよう．

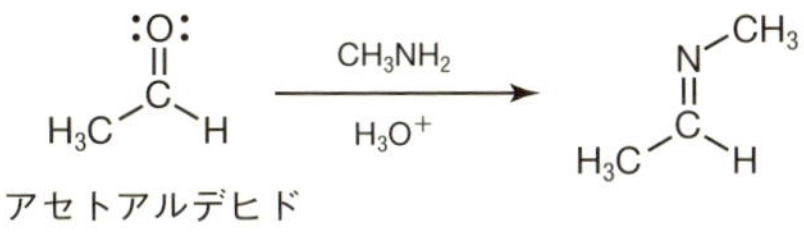

この反応中に含まれる電子移動の矢印をすべて書くと次のようになる．

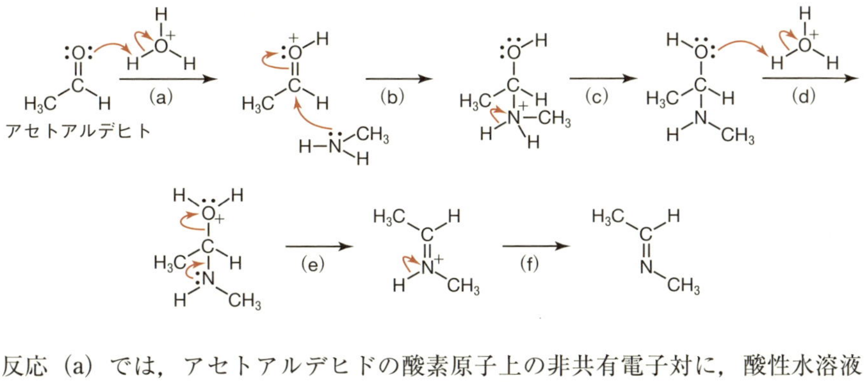

反応 (a) では，アセトアルデヒドの酸素原子上の非共有電子対に，酸性水溶液中のプロトン H$^+$ が付加している．このように酸によってアルデヒドの電子欠損性が高まると，周辺に存在するアミンとの反応性が高まり，(b) のような付加

反応が進行する．(c), (d)の過程では，N上にあったHが外れ，O上にHが結合する過程が示されている．このようにしてOに対して2個のHが結合すると，Oは安定なH_2O分子として脱離することができ（反応e），最終的にNから再びHが脱離してイミン生成物ができる．

　これらの矢印を全部記憶しようとする必要はない．(a)から(f)まで段階数は多いが，一つ一つの過程を見てみると，すべてここまでに述べた例題や演習問題で取扱われたものである．つまり，少数の原則さえわかっていれば，多段階の電子移動であっても合理的に考えて導き出すことができる．

演習9・5 以下に示す化学反応の機構を，電子対の動きを示す矢印を用いて説明しなさい．

(1) 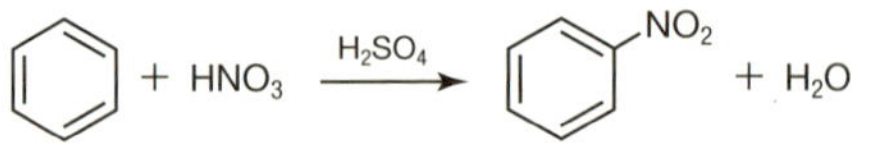 ベンゼン + HNO_3 $\xrightarrow{H_2SO_4}$ ニトロベンゼン + H_2O

(2) 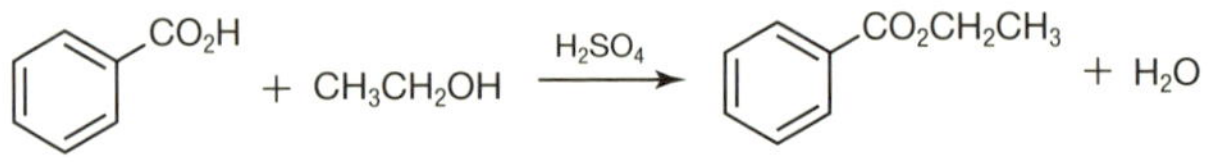 安息香酸 + CH_3CH_2OH $\xrightarrow{H_2SO_4}$ 安息香酸エチル + H_2O

演習9・6 以下の反応の出発物質と生成物（中間体）を比較して，この過程で起こった電子対の移動を曲がった矢印を用いて示しなさい．

(1) 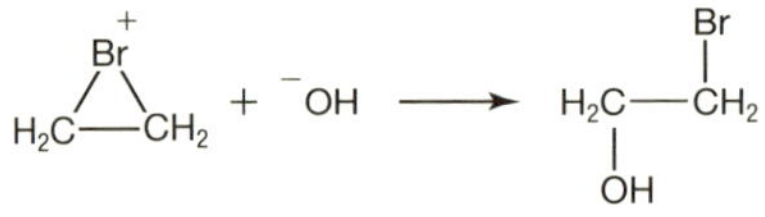 ブロモニウムイオン $+ {}^-OH \longrightarrow$ 2-ブロモエタノール

(2) $H_2C=C(CH_3)-O$ + $CH_3NH_2 \longrightarrow$ 中間体 $\longrightarrow$ 生成物

(3) $Ph_3P + H_3C-I \longrightarrow Ph_3P^+-CH_3 \; I^-$

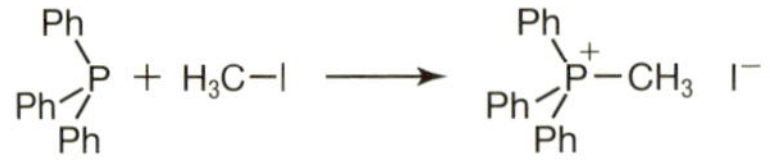

演習9・7 次に示した"電子移動を示す曲がった矢印"は正しくない．なぜ誤っているのかを答えなさい．また，正しい反応式に書き直しなさい．

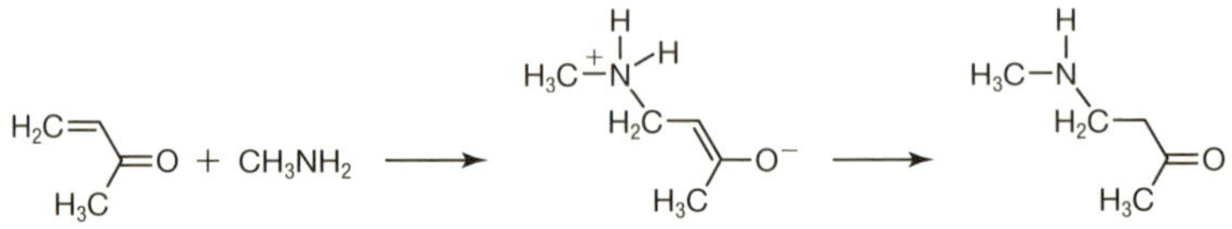

(1) 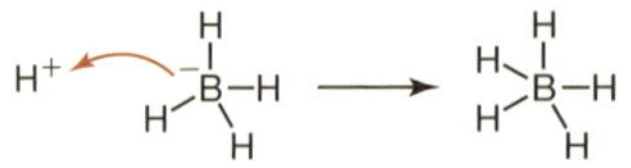 $H^+ + {}^-BH_3 \longrightarrow BH_4$ (2) 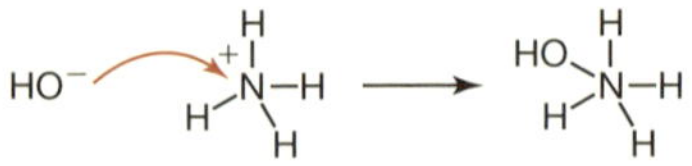 $HO^- + {}^+NH_4 \longrightarrow HO-NH_4$

応用・発展9・1　骨格が変わる有機反応：転位反応　Adv

以下に示す反応において，電子対はどのように移動していると考えられるか．曲がった矢印を用いて示しなさい．

(1) 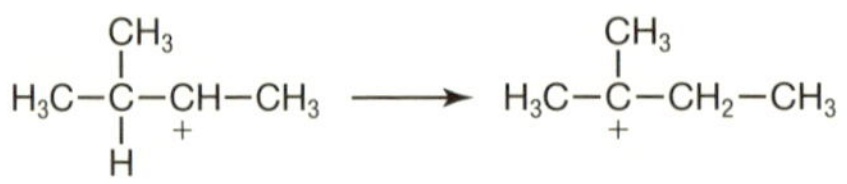 $H_3C-C(CH_3)(H)-CH^+-CH_3 \longrightarrow H_3C-C^+(CH_3)-CH_2-CH_3$

(2) 1,1-ジメチルシクロヘキシルカチオン $\longrightarrow$ 1,2-ジメチルシクロヘキシルカチオン

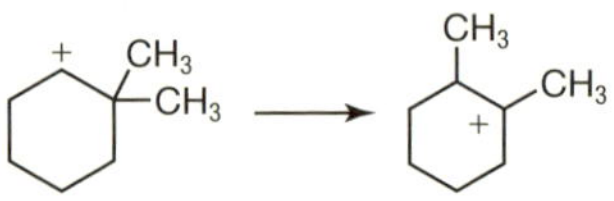

応用・発展 9・2　転位反応の具体例　Adv

応用・発展 9・1 を参考にして，以下に示す反応に含まれる電子対の移動を考えなさい．

(1) H₃C–C(CH₃)(H)–CH(Br)–CH₃ + KOH →[H₂O] H₃C–C(CH₃)(H)–C(OH)(H)–CH₃

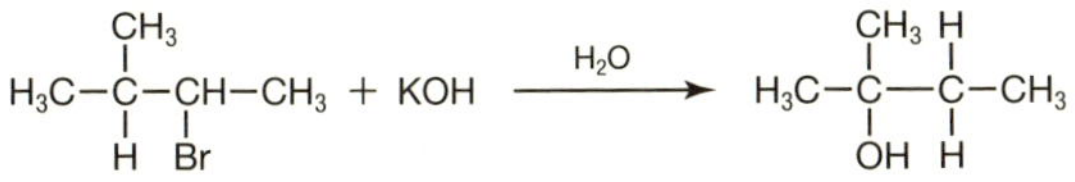

(2) 1-クロロ-1,2-ジメチルシクロヘキサン + KOH →[H₂O] 1,2-ジメチルシクロヘキサノール

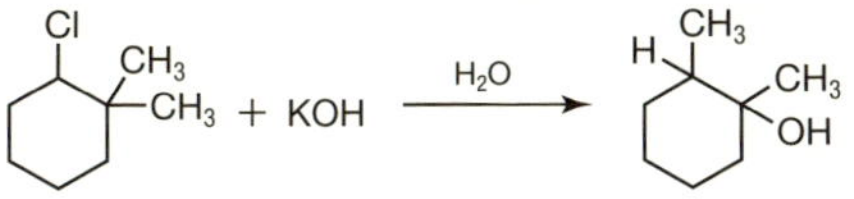

第3章 有機化合物の立体構造

> **SBO 10** 構造異性体と立体異性体の違いについて説明できる．
> C3(1)②1

学生へのアドバイス

このSBOを学ぶと，三次元構造を含め，有機化学の共通言語ともいえる構造式が表現している意味を理解できるようになる．これによってさまざまな反応生成物と構造の関係を把握できるようになる．特に三次元構造が二次元の紙の上で表現されているので，一見しただけで直感的に意味を理解するのは難しい．ぜひ分子模型を使って頭の中で構造を立体的に考えられるように訓練してもらいたい．百聞は一見にしかず．

■ このSBOの学習に必要な予備知識
1. 準備教育F
2. 化学結合の表記：SBO 3

■ このSBOの学習成果

本書で扱う化合物の平面構造式や立体構造式の違いを読み取り，反応生成物などの構造的な意味を化学的に理解できるようになる．

異性体　isomer

同一の分子式をもつが，異なった化合物を**異性体**という．その中には構成原子の並び方が違うものや，三次元的な位置関係が違うものが含まれる．たとえば C_2H_6O の分子式をもつ化合物を考えてみると，ジメチルエーテル（CH_3-O-CH_3）とエタノール（CH_3-CH_2-OH）がある．これらは構造異性体であるが，それぞれエーテルとアルコールなので官能基が異なる異性体（官能基異性体）でもある．

10・1　異性体の分類

異性体は，原子の配列の違いによる異性体（**構造異性体**）と三次元的な配列が異なる立体異性体に分類できる．さらに後者は**鏡像異性体（エナンチオマー）**と**ジアステレオマー**に分類できる．また，単結合のまわりの回転によって生じる配座異性体も立体異性体に含める．

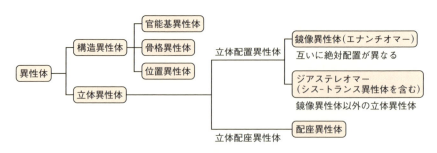

図10・1　異性体の分類

構造異性体
structural isomer

10・2　構造異性体

エタノールとジメチルエーテルあるいはブタンとイソブタン（2-メチルプロパン）のように，構成原子の結合順序が異なった化合物は構造異性体とよばれる．

10・2・1 官能基異性体

たとえば前述のジメチルエーテルとエタノールは構造異性体であるが，それぞれエーテルとアルコールでもあり，官能基が異なる異性体なので特に**官能基異性体**ともよばれる．

官能基異性体
functional isomer

$$\boxed{\text{分子式 } C_2H_6O} \quad CH_3-CH_2-OH \quad CH_3-O-CH_3$$

$$\text{エタノール} \quad \text{ジメチルエーテル}$$

10・2・2 骨格異性体

C_4H_{10} の分子式をもつ鎖状アルカンでは，炭素骨格（炭素原子の並び方）が異なるものが二つ存在する．C_5H_{12} の飽和炭化水素化合物では三つあり（図10・2），これらは炭素骨格が異なるので，**骨格異性体**という．

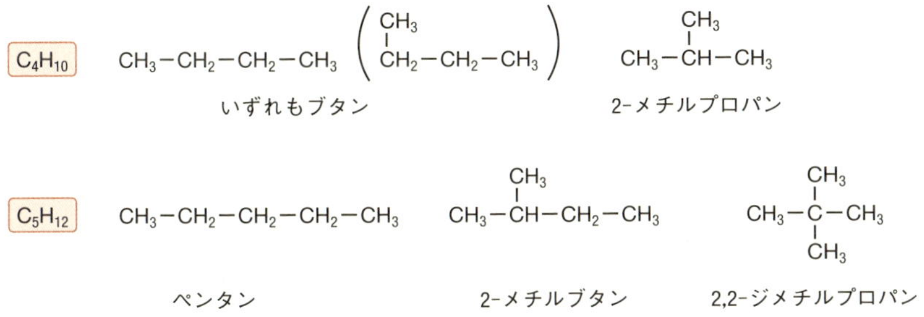

骨格異性体
skeletal isomer

$$\boxed{C_4H_{10}} \quad CH_3-CH_2-CH_2-CH_3 \begin{pmatrix} CH_3 \\ CH_2-CH_2-CH_3 \end{pmatrix} \quad \begin{matrix} CH_3 \\ | \\ CH_3-CH-CH_3 \end{matrix}$$

いずれもブタン　　　　　　　　　　　2-メチルプロパン

$$\boxed{C_5H_{12}} \quad CH_3-CH_2-CH_2-CH_2-CH_3 \quad \begin{matrix} CH_3 \\ | \\ CH_3-CH-CH_2-CH_3 \end{matrix} \quad \begin{matrix} CH_3 \\ | \\ CH_3-C-CH_3 \\ | \\ CH_3 \end{matrix}$$

ペンタン　　　　　　　2-メチルブタン　　　2,2-ジメチルプロパン

図10・2　骨格異性体の例

異性体を書くときには，思いつきで適当に書くのではなく，規則的に分類して考えるようにすることが大切である．

例題10・1　異性体を書く　分子式 C_3H_8O をもつ構造異性体をすべて書きなさい．

解 答　官能基異性体である飽和アルコールとエーテルを考える．それぞれについて骨格異性体を考えるとアルコールで2種，エーテルで1種あることがわかる．プロパン-1-オールおよびプロパン-2-オール（イソプロパノール）とエチルメチルエーテルは官能基異性体であり，プロパン-1-オールとプロパン-2-オールはともにC3の主鎖をもつプロパン骨格でヒドロキシ基の位置の違いによる位置異性体（後述）である．

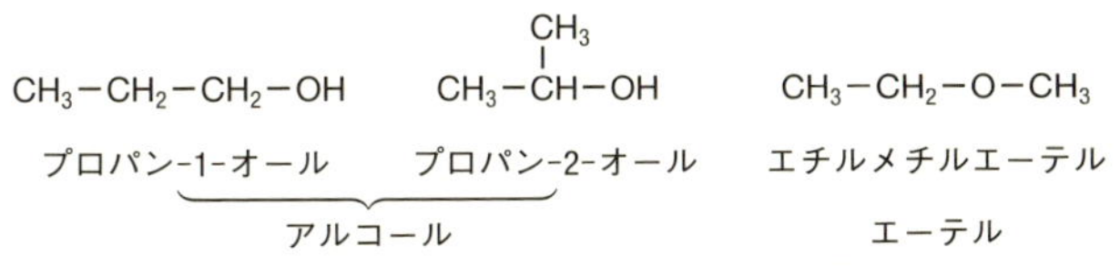

$$CH_3-CH_2-CH_2-OH \quad \begin{matrix} CH_3 \\ | \\ CH_3-CH-OH \end{matrix} \quad CH_3-CH_2-O-CH_3$$

プロパン-1-オール　プロパン-2-オール　　エチルメチルエーテル
　　　　　アルコール　　　　　　　　　　　　エーテル

位置異性体
positional isomer

10・2・3 位置異性体

基本骨格に置換する置換基（官能基）の位置の違いによる異性体を**位置異性体**という．C_8H_{10} の分子式をもつジメチルベンゼン（キシレン）にはメチル基の置換位置の違いによる 3 種の位置異性体がある．

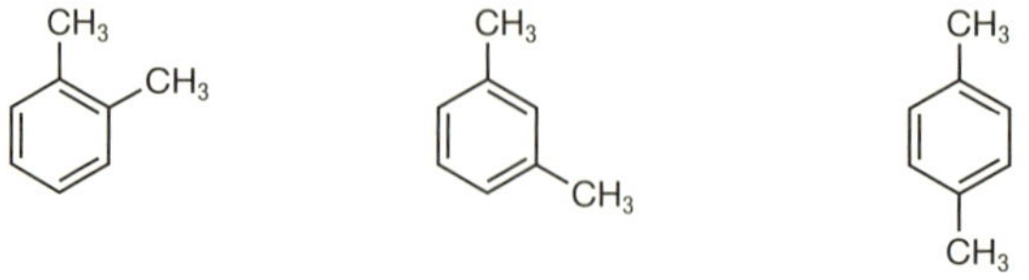

1,2-ジメチルベンゼン　　1,3-ジメチルベンゼン　　1,4-ジメチルベンゼン
（o-キシレン）　　　　　（m-キシレン）　　　　　（p-キシレン）

図 10・3　ジメチルベンゼンの位置異性体

例題 10・2　四つの置換基の位置関係を確認しよう　テトラメチルベンゼンの異性体（位置異性体）をすべて書きなさい．

解　答　四つのメチル基を順次移動させてみて，同じ構造式がないか確認する．以下の 3 種が存在する．

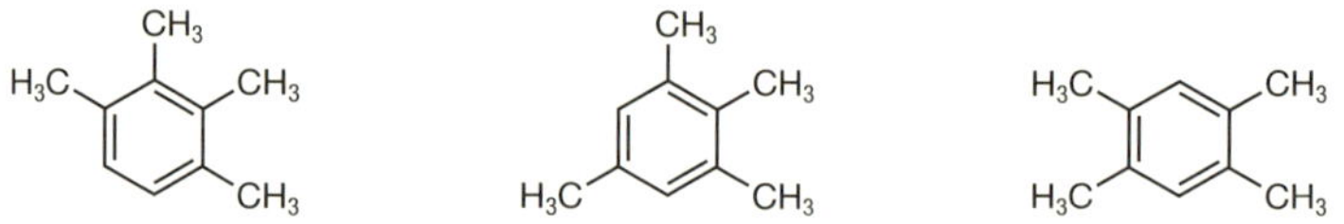

1,2,3,4-テトラメチルベンゼン　　1,2,3,5-テトラメチルベンゼン　　1,2,4,5-テトラメチルベンゼン
　　　　　　　　　　　　　　　　　　　　　　　　　　　　　　　　　　　（デュレン）

演習 10・1　トリメチルベンゼンの異性体（位置異性体）をすべて書きなさい．
演習 10・2　2-メチルブタン骨格をもつモノアルコール誘導体の構造異性体をすべて書きなさい．

立体異性体　stereoisomer

10・3　立体異性体

二次元の原子配列は同じであるが，三次元の位置関係が異なる異性体を**立体異性体**という．これはさらに後述する，右手と左手の関係に相当する鏡像異性体（エナンチオマー）と，鏡像異性体以外の立体異性体であるジアステレオマーに分類できる．

立体配置　configuration

これらの異性体はすべて原子の三次元配列を異にする化合物で，**立体配置**の違いによる．他方，同一の化合物でもブタンのアンチ形と重なり形やシクロヘキサンのいす形と舟形のような形の違い，つまり**立体配座**の違いによる異性体を**配座異性体**（SBO 17 を参照）という．

立体配座　conformation
配座異性体　conformational isomer，または conformer

異性体の分類を理解するため，分子式 C_7H_{14} のシクロペンタン誘導体について考えてみよう（図 10・4）．エチルシクロペンタンとジメチルシクロペンタンは構造異性体（骨格異性体）の関係である．またジメチルシクロペンタンでは，二

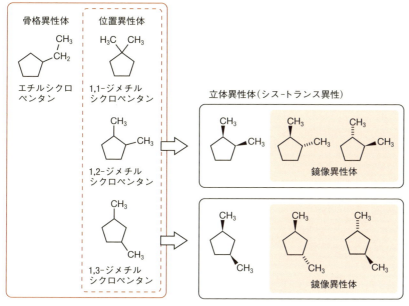

図10・4 分子式 C_7H_{14} のシクロペンタン誘導体に存在する異性体

つのメチル基の置換位置の違いで1,1-ジメチル体，1,2-ジメチル体，1,3-ジメチル体の3種類の構造異性体（位置異性体）が存在する．さらに1,2-ジメチル体および1,3-ジメチル体にはそれぞれシス-トランス異性（立体異性）が存在する．これらは**相対配置**が異なっている．さらに，*trans*-1,2-ジメチル体，*trans*-1,3-ジメチル体にはそれぞれに鏡像異性体があり，互いに**絶対配置**が異なる*．詳細はSBO 11, 12以降を参照すること．

* **相対配置と絶対配置**：たとえば異なる置換基 X, Y が置換したシクロヘキサン誘導体において，X, Y が同じ側にあるシス体 **1**, **2** と反対側にあるトランス体 **3**, **4** は互いに X, Y の位置関係が異なるので，相対（立体）配置が異なる異性体である．一方，化合物 **3** では X が奥，Y が手前に位置し，**4** では逆の配置である．このような場合を絶対（立体）配置が異なるという．**1** と **2** の関係も同様である．

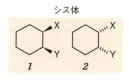

例題 10・3 異性体の種類 次の各組の二つの化合物は互いにどのような異性体か．適切な語句を用いて示しなさい．

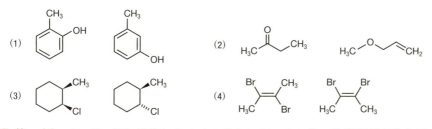

解答 (1) ベンゼン環に置換したメチル基とヒドロキシ基の位置関係が違う異性体なので，位置異性体．(2) ケトンとエーテルなので官能基異性体．(3) シクロヘキサンに置換した置換基のシス-トランス異性体なので立体異性体．(4) アルケン化合物のシス-トランス異性も原子の結合順は同じであるが，三次元配列は異なるので立体異性体の一種である．

演習 10・3 C_5H_{10} の分子式をもつシクロプロパン誘導体をすべて書きなさい．また，それらを構造異性体，立体異性体に分類しなさい．

応用・発展 10・1 C_6H_{12} の分子式で表されるシクロブタン誘導体の構造式をすべて書き，それらを (1) 構造異性体，(2) 立体異性体（鏡像異性体，ジアステレオマー）に分類しなさい．（鏡像異性体，ジアステレオマーについては SBO 11，12 を学んでからチャレンジしよう）

SBO 11 キラリティーと光学活性の関係を概説できる．

C3(1)②2

学生へのアドバイス

　二次元の紙面上に書かれた三次元の立体構造をあらゆる角度から想像し，頭の中で見られるように訓練しよう．そのためには身近な物について，その鏡像を考えたとき，元の形と重ね合わせることができるかどうかを想像してみることが必要である．分子構造の場合は分子模型を使って経験することがおおいに役立つ．

■ この SBO の学習に必要な予備知識

1. 構造異性体と立体異性体　SBO 10

■ この SBO の学習成果

　医薬品，生理活性物質の構造と活性の関係を，キラリティーを鍵に考えることができるようになる．

　右手と左手は大変似ているが，それらを重ね合わせることはできない．このように自然界には原子の並ぶ順番は同じでも空間の配置が異なる一対の化合物があり，アミノ酸もそのような化合物の一つである．われわれの体を形づくるタンパク質はアミノ酸から構成されているが，そのほとんどは片手に相当する L 系列のアミノ酸のみから構成されている．このように自然界は非対称な環境であることが多いようである．不思議の国のアリスのように諸君が鏡の国に迷い込んだら，その世界の動植物は D 系列のアミノ酸から成っていて，それらを食べてもわれわれの栄養にはならないと考えられる．

11・1　キラリティーと鏡像異性体（エナンチオマー）

　ある分子とその鏡像が異なる（重ね合わすことができない）場合，互いに**鏡像異性体（エナンチオマー）**であり，**キラル**（chiral，ギリシャ語で *cheir* "手"を意味する）な分子である．このような特徴を**キラリティー**という．重ね合わすことができる分子（鏡像と同一物）は，**アキラル**な分子である．私たちの右手を鏡

キラリティー
chirality

鏡像異性体
enantiomer

アキラル　achiral

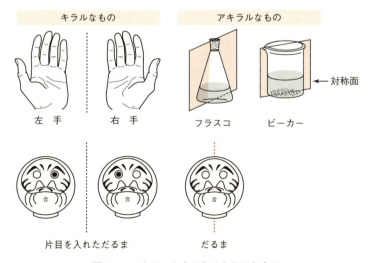

図 11・1　キラルなものとアキラルなもの

に映すと左手になっており，互いに重ね合わせることはできない．一方三角フラスコやビーカーは鏡像と重ね合わすことができるのでアキラルな物質である．身近な例としてだるまを考えてみよう，買ったばかりのだるまは目が入っていないので鏡像は同じであるが，願掛けをして片目を入れると鏡像は異なったものになる（だるまの右目を黒く塗ると，鏡に映るだるまの左目が黒くなっている．つまり，これらは同じ物ではない）．前者はアキラルで後者はキラルである．ある物質（化合物）中に対称面があればアキラル，なければキラルな物質である．

例題 11・1 キラルな物体を探そう　次にあげる物のうちキラルな物はどれか．

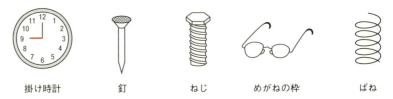

掛け時計　　釘　　ねじ　　めがねの枠　　ばね

解　答　キラルな物は対称面をもたない物なので，掛け時計，ねじ，ばね．

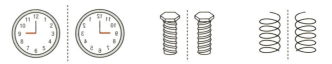

アキラルな物（対称面をもつ物）は，釘，めがねの枠．

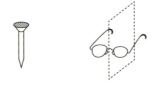

分子構造において，キラリティー（分子全体の性質）を示す原因になっている原子（おもに炭素原子）を**不斉(炭素)原子**，その場所を**キラル中心**，または**不斉中心**という．sp³ 炭素原子の四つの置換基がすべて異なる場合（a≠b≠c≠d）がこれに相当する．

不斉（炭素）原子
(chiral carbon atom)：キラル炭素ともいう．

キラル中心　chiral center

不斉中心
asymmetric center

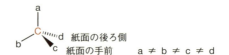

たとえば，アミノ酸のグリシンはその鏡像と重ね合わせることができるのでアキラルであるが，アスパラギンは右手と左手の関係にあってそれらは重ね合わせることができない（図 11・2）．これらはキラル分子で，互いに鏡像異性体（エナンチオマーあるいは光学異性体ともいう）である．アスパラガスから単離された L-アスパラギンもエンドウの芽から単離された D-アスパラギンも物理化学的性質はまったく同一であり，唯一，光（偏光）に対する性質が逆である．これら

の味は異なっていて両者は同一分子ではない（鏡像異性体である）ことがわかる．人間の体もキラルであるため，両鏡像異性体の生物応答は，一般に異なることが多い．

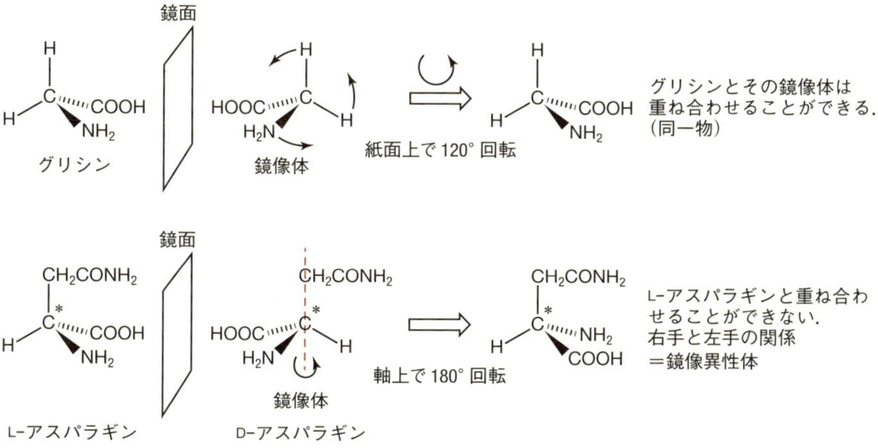

図 11・2　アミノ酸のキラリティー

例題 11・2　キラル分子を見つけよう　次の化合物のうち，キラルな化合物はどれか．

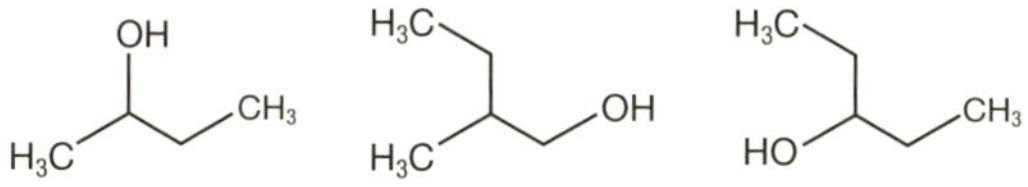

1　　*2*　　*3*

解 答　四つの置換基がすべて異なる炭素原子がキラル中心（不斉炭素）である．化合物 ***3*** ではヒドロキシ基が置換した炭素原子には同一なエチル基が二つあるのでキラル中心ではない．キラル分子は ***1*** と ***2*** で，それぞれに鏡像異性体が存在する．（＊印が不斉炭素）

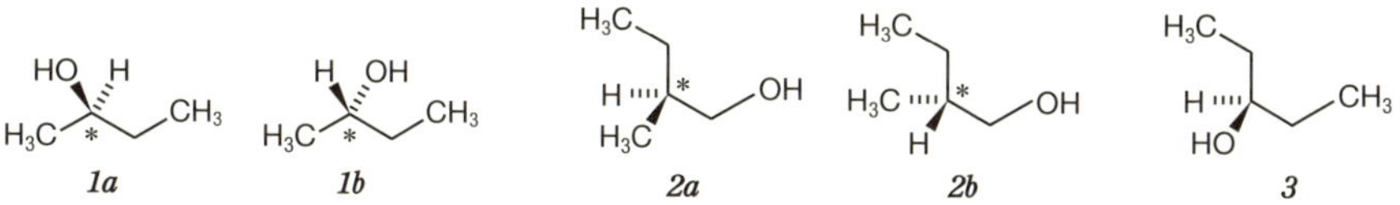

1a　*1b*　鏡像異性体　*2a*　*2b*　鏡像異性体　*3*

11・2 光学活性

二つの鏡像異性体の物理的性質は同一であるが，平面偏光との相互作用が異なる．四方八方に広がった光源からの光が偏光子を通過すると，ある平面内でのみ振動する偏光*1 となる．この**平面偏光**が試料分子を通過するとき，偏光面が左右どちらかに回転すれば，その分子は**光学活性**であるといい，このような性質をもつ物質を**光学活性物質**という．平面偏光を試料に通過させるとき，観測者から見て偏光面を右（時計回り）に回転させる場合を**右旋性**，左（反時計回り）に回転させる場合を**左旋性**といい，それぞれ（＋）または（*d*），（−）または（*l*）*2

光学活性　optical activity

＊1 **偏光**（polarized light）：普通の光はあらゆる方向に振動している光が混合しているが，そのおのおのの光の振動は特定の方向のみに固定されている．偏光子を通過させることで取出される，一方向にのみ振動する光を偏光とよぶ．

＊2（*d*）は dextrorotatory,（*l*）は levorotatory の頭文字をとっている．

の符号を付けて表す．二つの鏡像異性体は平面偏光を反対方向に回転させ，それらの角度の絶対値は同じである．

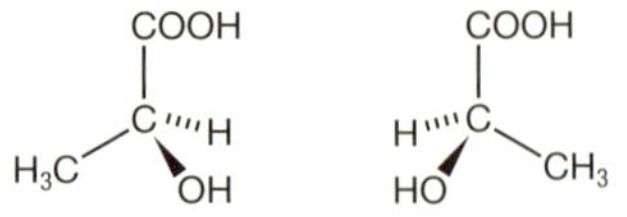

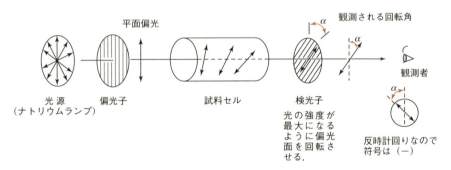

図 11・3 光学活性物質の例
(+)-乳酸は平面偏光を右に，
(−)-乳酸は左に回転させる．

(S)-(+)-乳酸
$[\alpha]_D = +2.6°$
融点 53 ℃

(R)-(−)-乳酸
$[\alpha]_D = −2.6°$
融点 53 ℃

11・2・1 比旋光度

ある試料中を通過したときの平面偏光の回転角 α は**実測旋光度**とよばれ，光源（一般にはナトリウムランプ），偏光子，試料管，検光子から構成される**旋光計**（図 11・4）によって計測される．

図 11・4 旋光計の原理と構造

比旋光度　specific rotation

実測旋光度 α はキラル分子数に比例し，試料濃度や試料管（セル）の長さに依存するので，その物質固有な値として示せるように標準化した**比旋光度** $[\alpha]$ が用いられる．比旋光度は測定波長（ナトリウムランプからの D 線，589 nm，[ ] 右下に D の添字），温度（[ ] の右上に記載，通常 25 ℃）を記載し，セル長（通常 1 dm = 10 cm），濃度を用いて次式で表される．

$$\text{比旋光度} = [\alpha] = \frac{\alpha}{l \times c}$$

α = 実測旋光度（°）
l = 試料セル長（dm）
c = 試料濃度（g/cm³）

* 日本薬局方の規定ではセル長の単位は dm（デシメートル，1 dm = 10 cm）の代わりに mm を用い，計算式に 100 をかける．

(+) 体と (−) 体の両鏡像異性体の等量混合物であるラセミ体（SBO 13）では，(+)，(−) の旋光性は互いに打消しあい，比旋光度はゼロ（光学不活性）となる．

例題 11・3　比旋光度を計算する　ある純物質 5.0 g を 25 mL のメスフラスコに量り取り溶媒を加えてメスアップした．この試料溶液をセル長 10 cm のセルを用いて 25 ℃ で測定すると，回転角は +10.0 度であった．この物質の比旋光度を求めなさい．ただし，測定波長はナトリウムの D 線を用いた．

解 答　式に当てはめると，$[\alpha]_D^{25} = +10.0/\{1 \times (5/25)\} = +10.0/0.20 = +50.0$

演習 11・1 ある液体の純物質（密度 1.20 g/cm³）をセル長 10 cm のセルに入れ，その旋光度をナトリウムの D 線を用いて 25 ℃ で測定したところその回転角は ＋120.0° であった．この物質の比旋光度 $[\alpha]_D^{25}$ を求めなさい．

演習 11・2 *d*-カンフル（右図）のすべての立体異性体の構造式を書き，*d*-カンフルとの関係を示しなさい．

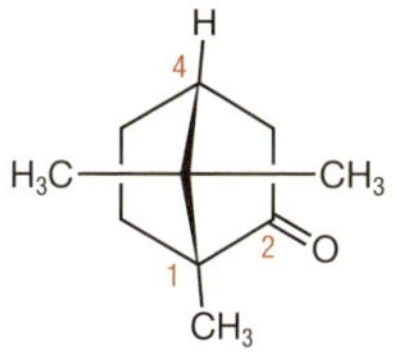

d-カンフル

11・3 分子不斉

分子不斉
molecular asymmetry

キラル中心をもたない分子でもキラルな場合がある．たとえば，アレン（CH₂=C=CH₂）誘導体では，両端の置換基（a，b と c，d）は互いに直交した面上にある．a≠b，c≠d であれば元の分子とその鏡像体は重ね合わせることができない鏡像異性体の関係にある．このように分子中にキラル中心は存在しないが，分子内の原子または原子団が非対称な配置をもつために分子全体としてはキラルになることを **分子不斉** という．アレン化合物では a≠b，c≠d ならばキラルであり，下に示した 1,3-ジメチルアレンはその一例である．この場合，C=C=C という軸のまわりの配置による不斉なので **軸不斉** ともいう．

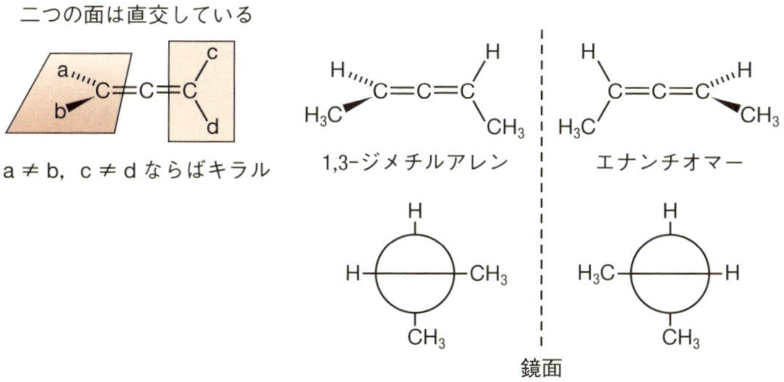

二つの面は直交している

a≠b, c≠d ならばキラル　　1,3-ジメチルアレン　　エナンチオマー

鏡面

同様な現象はビフェニル化合物にもみられる．両オルト位にかさ高い置換基をもつビフェニル化合物（下図）では，オルト位の置換基どうしの立体障害のために室温で二つのベンゼン環どうしを結合する単結合での自由回転が妨げられ，一組の鏡像異性体が存在する．このような立体配座異性体は **回転異性体** あるいは **アトロプ異性体** とよばれる．この場合，単結合は 360°の回転はできないが多少は回転できるので四つの置換基の位置はアレン化合物のように固定されてはいない．相対的な位置関係は下図のように 2 通り存在し，互いに鏡像となる．これも軸不斉の一例である．

アトロプ異性体
atropisomer

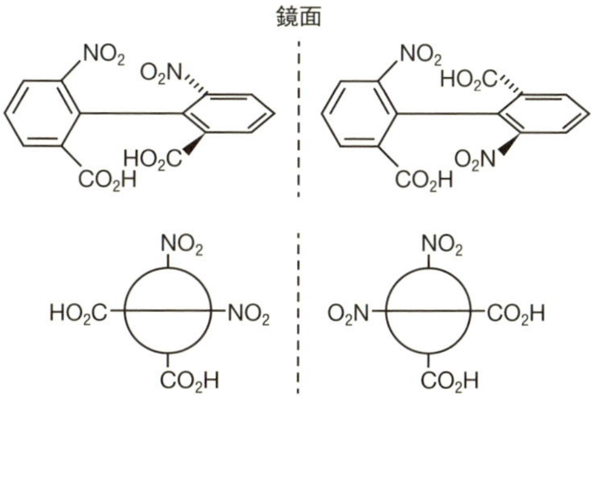

鏡面

演習 11・3 次の分子がそれぞれキラルであるかアキラルであるかを示しなさい．

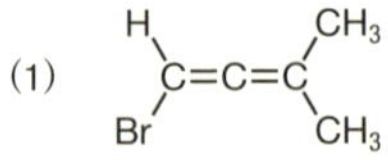

(1) H,Br に C=C=C(CH₃)(CH₃)

(2) (H₃C)(Br)C=C=C(CH₃)(Br)

軸 不 斉

■ **BINAP** アトロプ異性体の BINAP（バイナップ，2,2′-ビス(ジフェニルホスフィノ)-1,1′-ビナフチル；2,2′-bis(diphenylphosphino)-1,1′-binaphthyl）は不斉合成*で広く利用されている重要な不斉配位子である．BINAP は二つのナフチル基をつなぐ結合が自由に回転することができないため(+)体と(−)体の鏡像異性体が存在する．野依良治らによって開発されたルテニウムやロジウムなどの遷移金属との錯体 (Ru-BINAP) は不斉水素化の触媒としてきわめて有用である．この功績により 2001 年に野依良治はノーベル化学賞を受賞した．医薬品にも用いられる (−)-メントールはこの不斉触媒を用いて合成されている．

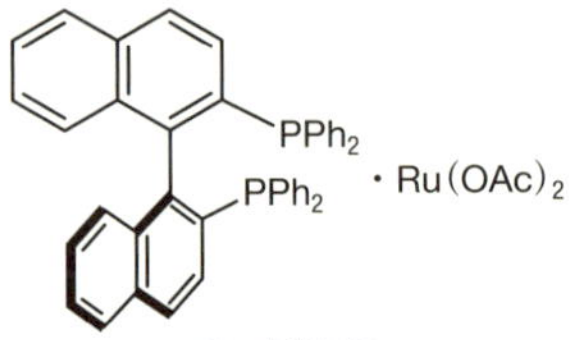

Ru-BINAP

* **不斉合成**：光学不活性な化合物から光学活性な化合物を合成すること．一般的な合成法では，ラセミ化合物を生成するが，光学活性体の影響のもとに合成を行うと光学活性な化合物を合成できる．

■ **バンコマイシン** バンコマイシンは，β-ラクタム系抗生物質であるメチシリンなどの多くの抗生物質が効かないメチシリン耐性黄色ブドウ球菌（MRSA）を殺菌できる数少ない抗生物質として，Eli Lilly 社によって 1956 年に開発され，用いられてきた．三つの大環状ポリペプチド構造から成るバンコマイシンには，軸不斉ビアリール構造によるアトロプ異性が存在する（点線囲いの部分）．1998 年，K. C. Nicolaou らによって全合成が達成された．

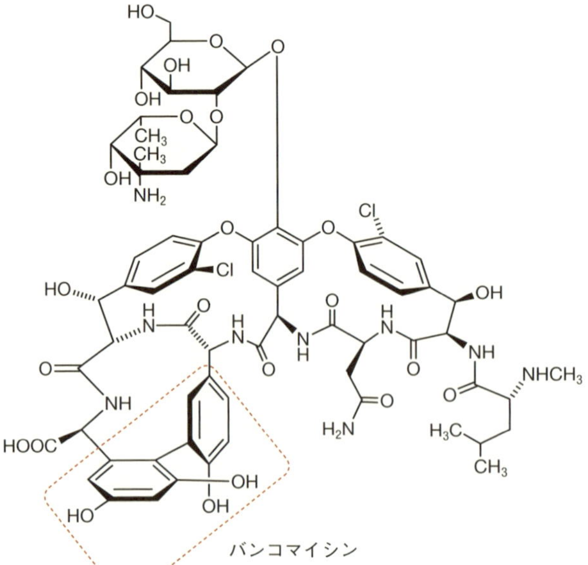

バンコマイシン

SBO 12 鏡像異性体（エナンチオマー）とジアステレオマーについて説明できる．

C3(1)②3

学生へのアドバイス
キラル中心が複数存在すると異性体の数がどんどん増える．立体異性体の数やそれらを表す正確な用語の使い方を，例をあげて説明できるようにしてみよう．この場合も，分子模型を組立てることがおおいに役に立つ．

■ この SBO の学習に必要な予備知識
1. 立体異性体を見分ける：SBO 10
2. キラリティーの有無の判断：SBO 11

■ この SBO の学習成果
医薬品の構造異性体の種類やその性質の違いがわかるようになる．また，化学反応の生成物の構造から，立体異性体の可能性を判断できるようになる．

12・1 医薬品の鏡像異性体

われわれの生命維持に必要な酵素などの生体物質はほとんどが L 系列のアミノ酸から構成されている．つまり，われわれの体は光学活性体ということになる．受容体や酵素は医薬品の鏡像異性体を区別している．合成医薬品の多くはラセミ体として開発されるが，d 体と l 体では効果や副作用が異なる場合がある．

たとえば，抗アレルギー薬のクロルフェニラミンはラセミ体として市販されたが，l 体には活性がないので最近は 2 倍の効力がある d-クロルフェニラミンとして使われることが多い．このような医薬品にはレボセチリジン（抗ヒスタミン薬，眠気の副作用が少ない）やレボフロキサシン（抗菌薬）などがあり増加の傾向にある．

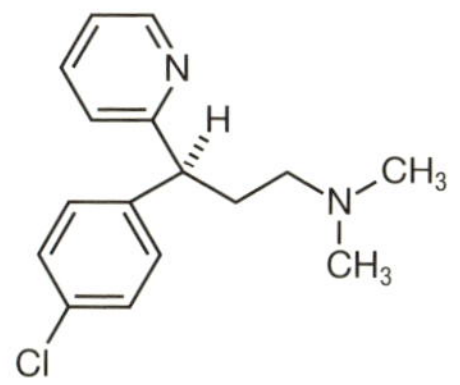

d-クロルフェニラミン
（ポララミン®）

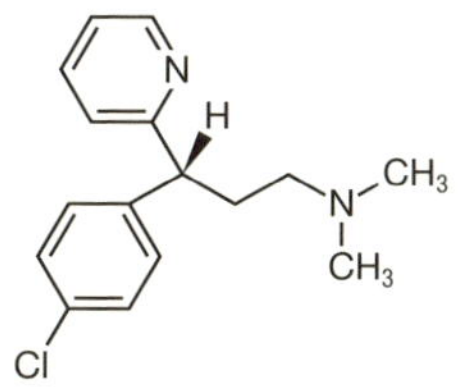

l-クロルフェニラミン

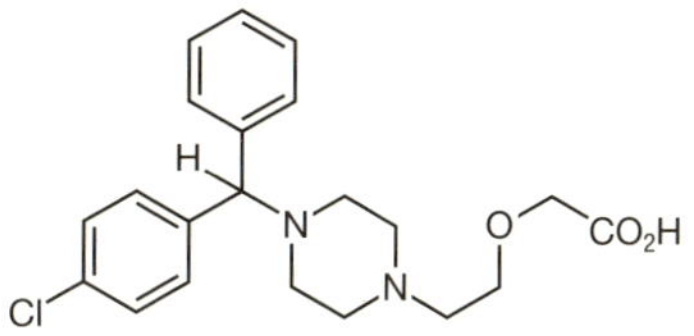

ラセミ体
セチリジン（ジルテック®）

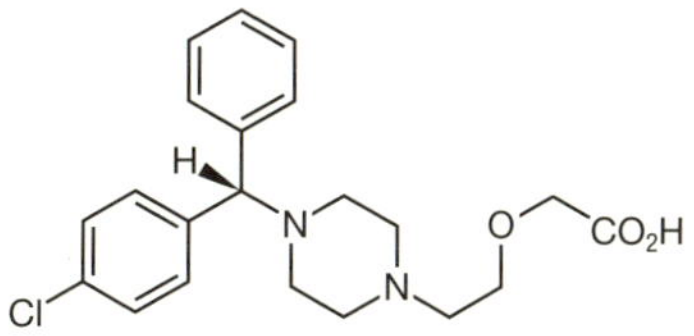

S 体
レボセチリジン（l 体ザイザル®）

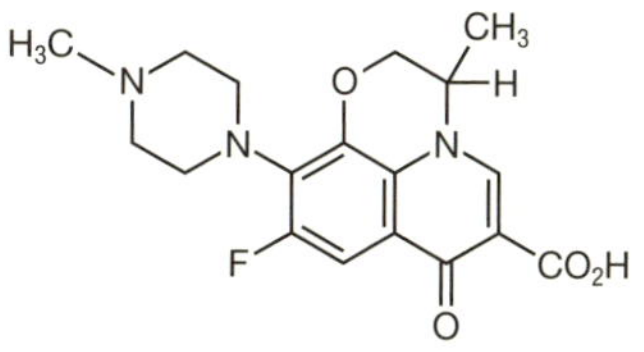

ラセミ体
オフロキサシン（タリビッド®, 1985）

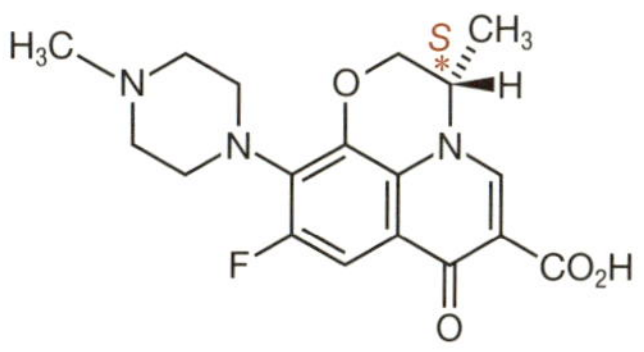

l 体
レボフロキサシン（クラビット®, 2009）

サリドマイド薬害

日本では睡眠薬"イソミン"として1958年初頭に発売されたサリドマイドは世界中で広く使われていた．サリドマイドを服用した妊婦から生まれた子供に手が短くなる奇形がみられ，1960年代に薬害"サリドマイド禍"として世界的な問題となった．サリドマイドはラセミ体として開発されたが，研究の結果 R 体には催眠作用があるが，S 体には催奇形性があることがわかった．しかし，有用な R 体のみを使用しても生体内でラセミ化が起こり，催奇形性のある S 体が生成してしまう．現在サリドマイドは催眠薬としてではなく多発性骨髄腫治療薬としてラセミ体で使用されている．もちろん，妊婦への適用は禁忌とされている．

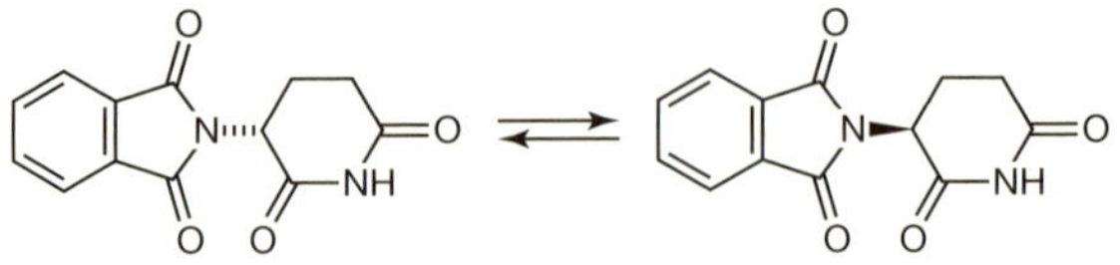

(R)-サリドマイド　催眠作用　⇌　(S)-サリドマイド　催奇形性

12・2 鏡像異性体（エナンチオマー）の発見

1848年に Louis Pasteur が酒石酸アンモニウムナトリウムの再結晶を行ったところ，形が対称的な2種類の結晶があることを発見した．これら2種の結晶をピンセットでより分けた後，それぞれの溶液の比旋光度を測定すると絶対値は同一だが符号は逆であった．この結果から Pasteur は，右旋性の酒石酸と左旋性の酒石酸は互いに重ね合わせることができず，すべての原子配列が反対であることを予言した．ともに光学活性でキラルな分子である．

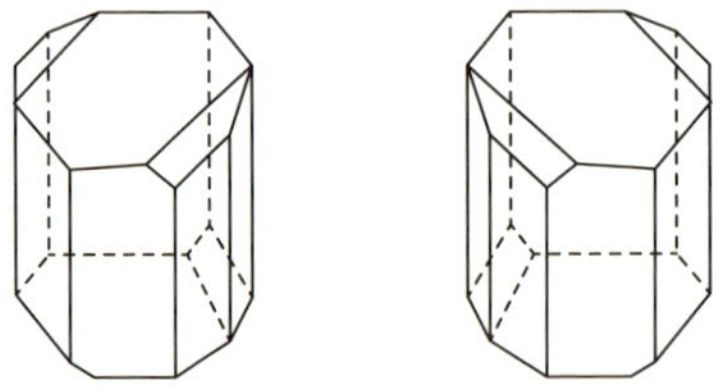

酒石酸アンモニウムナトリウムの結晶
一方が右旋性，他方が左旋性

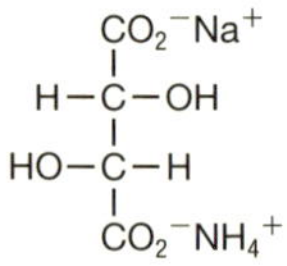

酒石酸アンモニウムナトリウム

12・3 鏡像異性体とジアステレオマー

キラル中心を一つだけもつ分子の立体異性体は互いに**鏡像異性体**（エナンチオマー）でありキラルであることを SBO 11 で述べた．アラニンや乳酸がその例である．

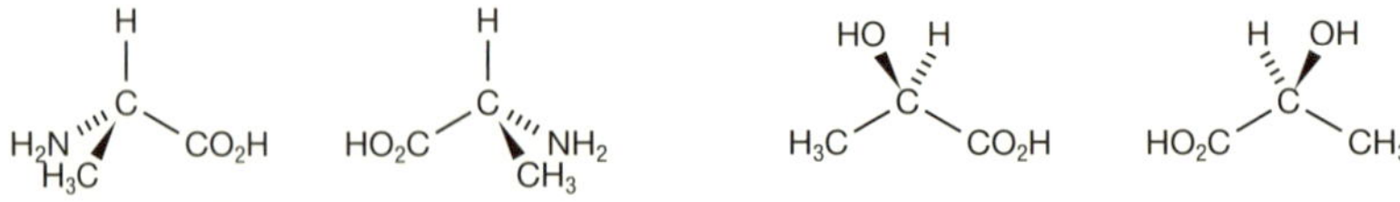

(＋)-アラニン　　(－)-アラニン　　(－)-乳酸　　(＋)-乳酸

例題12・1　分子構造を区別する　次の各組のうち鏡像異性体（エナンチオマー）の関係にあるものはどれか．

(1) 〔構造式〕　(2) 〔構造式〕

(3) 〔構造式〕　(4) 〔構造式〕

解答　三次元構造を頭の中でイメージしにくい人は"置換基の偶数回の交換は元の構造式である"という規則に当てはめてみよう．たとえば(2)では，BrとHの入れ替え（1回目）に次いでBrとCH$_3$の入れ替えで右の化合物に一致するので同一物である．

(2) 〔構造式変換図〕　BrとHの交換 1回目 → 〔構造式〕　CH$_3$とBrの交換 2回目 → 〔構造式〕

エナンチオマーの関係の組は(1)と(3)と(4)，同一物の組は(2)である．

次にキラル中心を複数もつ場合を考えてみよう．この場合 n 個のキラル中心をもつ分子では最大 2^n 個の立体異性体が存在しうる．長井長義によって麻黄の成分として発見された(−)-エフェドリン(**1a**)について考えてみよう．この化合物には二つのキラル炭素原子が存在する．したがって最大 $2^2=4$ 個の立体異性体(**1a**～**1d**)を書くことができる．**1a** と **1b**，および **1c** と **1d** は互いに鏡像異性体の関係にある．**1a** と **1c**，あるいは **1a** と **1d** は同一物質でもなく，鏡像異性体で

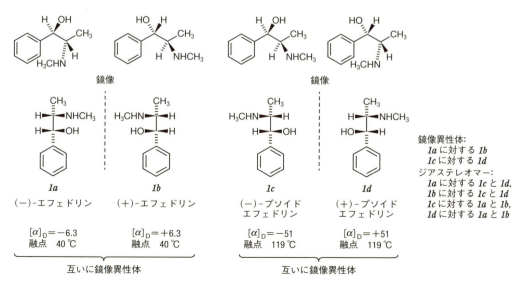

図12・1　エフェドリンの4種の立体異性体とその物性の比較

もない．このように，鏡像異性体以外の立体異性体をすべて**ジアステレオマー**という．

互いに鏡像異性体の関係にある(−)-エフェドリン (**1a**) と(+)-エフェドリン (**1b**) の物理化学的性質，たとえば融点 (40 ℃) や溶媒への溶解度は同一であるが，比旋光度の符号のみが逆となる (−6.3 と +6.3)．しかし，(−)-エフェドリンのジアステレオマーであるプソイドエフェドリン (**1c，1d**) とは，融点 (119 ℃) や溶媒への溶解度が異なる．もちろん比旋光度の値も異なっている (−51 および +51)．このように，両鏡像異性体は物理的，化学的性質が同一で比旋光度の符号のみが逆であるが，ジアステレオマーはまったく異なる化合物であり，物理化学的性質も異なる．

例題 12・2 立体異性体を区別する 化合物 **A** について，(1) 同一化合物，(2) 鏡像異性体（エナンチオマー），(3) ジアステレオマーをそれぞれ選びなさい．

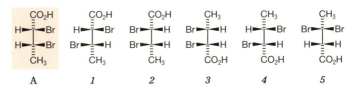

解 答 (1) **A** と同一な化合物は，**3** (紙面上で 180°回転させると **3** になる)．
(2) 鏡像異性体は，**2** である．
(3) ジアステレオマーは，鏡像異性体以外の立体異性体なので **2** と **3** を除く **1**，**4** である．**5** は構造異性体であり，立体異性体ではない．

演習 12・1 化合物 **A** について，(1) 同一化合物，(2) 鏡像異性体，(3) ジアステレオマーをそれぞれ選びなさい．

環状化合物の 1-エチル-2-メチルシクロペンタン (**2a～2d**) でもやはり 4 個の立体異性体（それぞれ 2 個のシス異性体とトランス異性体）が存在する．2 個の

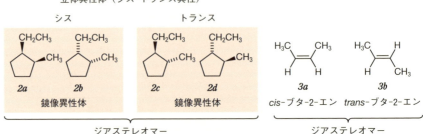

シス体 **2a**, **2b** は互いに鏡像異性体であり，シス体 **2a** に対するトランス体 **2c**, **2d** はジアステレオマーである．同様に二重結合をもつアルケンのシス，トランス異性体 **3a**, **3b** もジアステレオマーである．

演習 12・2 **1～4** のエチルメチルシクロヘキサンのうち，(1) キラルな化合物，(2) 鏡像異性体が存在する化合物，(3) ジアステレオマーの関係にある化合物の組合せを選びなさい．

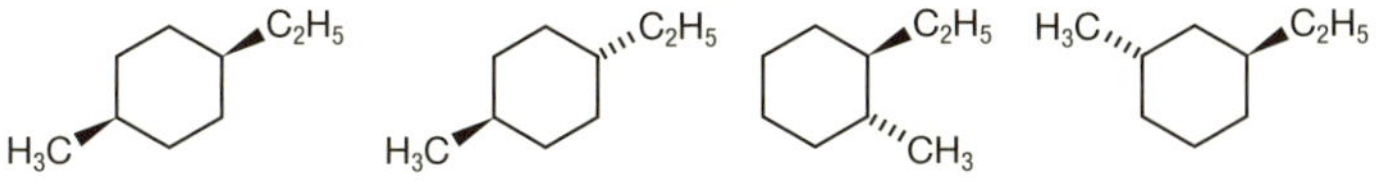

演習 12・3 (−)-メントンのケトン基を還元して生成する 2 種のアルコール体の関係は何か．

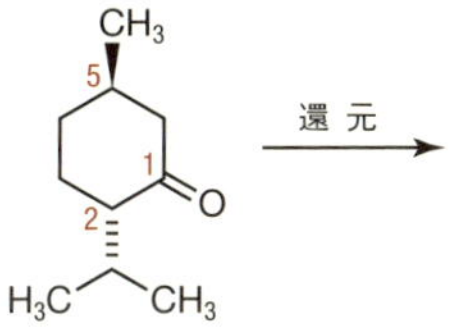

SBO 13　ラセミ体とメソ体について説明できる．
C3(1)②4

学生へのアドバイス
どの方向から書いても複数の立体異性体の関係がわかるように練習しよう．光学活性とラセミ体，メソ体の関係もしっかり理解しよう．

■ このSBOの学習に必要な予備知識
1. 立体異性体を見分ける：SBO 10
2. キラリティーの有無の判断：SBO 11
3. 不斉中心の立体配置の区別：SBO 12

■ このSBOの学習成果
キラル中心が関係する立体化学のすべてが理解できる．

13・1　ラセミ体

ラセミ体
racemate, racemic mixture

　右旋性と左旋性の鏡像異性体の等量混合物を**ラセミ体**という．この場合，旋光性が互いに打消されて，結果として値がゼロとなり，光学不活性となる．記号は（±）または（dl）を付けて表す．

　SBO 12では光学活性医薬品の例をあげたが，一般の化学合成医薬品はラセミ体として合成される．普通の化学反応で一方の鏡像異性体だけを選択的につくること（不斉合成という）は容易ではない．また，後に記述する光学分割法も手間がかかる．しかも医薬品としての純度は99.5％以上の光学純度が要求される．したがって，不必要な一方の鏡像異性体に有害な副作用がある場合や，まったく無効または反対の作用がある場合以外はラセミ体として開発され市販されてきた．これは，おもに経済上の理由からである．1983～2003年に上市された医薬品のおよそ73％が化学合成品で，その55％が不斉炭素をもっている．このうちの約半数はラセミ体として市販されている．前章に挙げた抗アレルギー薬のクロルフェニラミンや抗菌薬のオフロキサシンは，今でもラセミ体としても市販されている．その他，アテノロール（β遮断薬），イブプロフェン（消炎鎮痛薬）など枚挙にいとまがない．

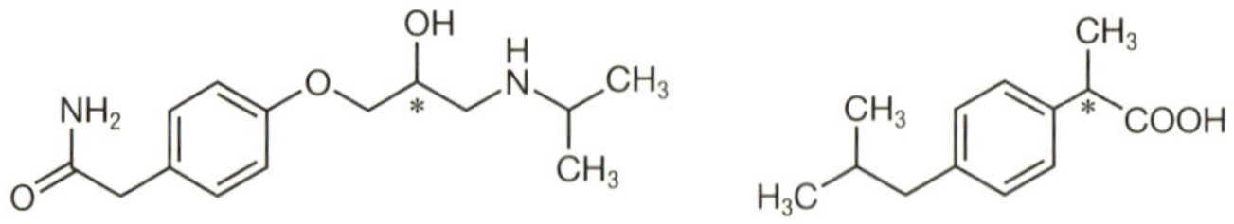

アテノロール　　　　イブプロフェン

13・2　光　学　純　度

光学純度　optical purity

　一方の鏡像異性体が他方よりもどの程度過剰であるかを表すものが**光学純度**である．鏡像異性体の一方のみが純粋なかたちで存在すると光学純度は100％であり，そこにもう一方の鏡像異性体が混ざってくると光学純度は低下する．ある純粋な鏡像異性体の一方に対して，対応する鏡像異性体（反対の比旋光度をもつ）が混在しているときの光学純度は次式で表される．

光学純度（%）

$$= \frac{混合物の比旋光度[\alpha]}{純粋な鏡像異性体の比旋光度[\alpha]} \times 100$$

$$= \frac{(一方の鏡像異性体の物質量)-(もう一方の鏡像異性体の物質量)}{両方の鏡像異性体の全物質量} \times 100$$

純粋な一方の鏡像異性体の比旋光度がわかっているときは，混合物の比旋光度の測定によって純度が計算できる．また，両鏡像異性体の存在比から光学純度（エナンチオ過剰率*ともいう）を計算することもできる．

* エナンチオ過剰率: エナンチオ過剰率(% ee) = (一方の鏡像異性体の存在率(%)) − (もう一方の鏡像異性体の存在率(%)) を表し，値は光学純度と一致する．

例題 13・1　光学純度を計算する　(+)の旋光度を示す純物質(+)-Aとその鏡像異性体である(−)-Aの9:1の混合物の光学純度を求めよ．

解答　光学純度 = (9−1)/(9+1) × 100 = 80%

演習 13・1　比旋光度 +100 を示す純物質(+)-Aとその鏡像異性体(−)-Aとの混合物の比旋光度は +50 であった．この混合物中の(+)-Aと(−)-Aの存在比はいくらか．

13・3　メソ化合物

メソ化合物
meso compound

複数のキラル中心をもつ分子の立体異性体のうち，ある異性体とその鏡像が同一となる場合，その化合物を**メソ化合物**（メソ体）という（図 13・1）．メソ化合物では分子内に対称面（鏡面）が存在し，複数のキラル中心に起因する旋光性が分子内で互いに相殺されるためアキラルな分子となり光学不活性である．

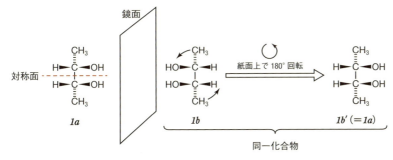

図 13・1　メソ化合物　**1a**の鏡像体**1b**を紙面上で180°回転させると**1b′**となり，**1a**と同一である．

例題 13・2　メソ化合物とは　どの構造がメソ化合物か．

解　答　分子内に対称面をもつ (b) と (d) がメソ化合物である．

(a) 対称面なし キラルな分子
(b) 対称面
(c) 対称面なし キラルな分子
(d) 対称面

演習 13・2　どの構造がメソ化合物か．

(a)　(b)　(c)　(d)　(e)

13・4　ラセミ体とメソ化合物（酒石酸の立体異性）

2個のキラル炭素をもつ酒石酸について考えてみよう（図 13・2）．

キラル中心が2個なので，最大4個の立体異性体が存在しそうであるが，**2c** とその鏡像に相当する **2c′** は同一のメソ化合物である．したがって酒石酸には (＋)-酒石酸，(－)-酒石酸，メソ酒石酸の3種の立体異性体のみが存在する．(＋)-酒石酸と(－)-酒石酸はそれぞれ逆の旋光性をもつキラル化合物である．これらの等量混合物は**ラセミ体**とよばれ，それぞれのキラル分子の旋光性が，絶対値が同じで符号が逆であるため混合物として光学不活性となる．分子内に対称面をもつメソ酒石酸（**2c**）はアキラルな分子である．酒石酸では一対の鏡像異性体から成るラセミ化合物が結晶として得られ，(＋)体，(－)体，メソ体とは異なる固有の融点を示す．

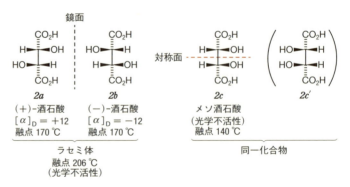

図 13・2　酒石酸の3種の立体異性体

環状化合物である 1,2-ジメチルシクロヘキサンでは3種の立体異性体が存在する（図 13・3）．*trans*-1,2-ジメチルシクロヘキサンには1組の鏡像異性体があり，*cis*-1,2-ジメチルシクロヘキサンはメソ化合物である．

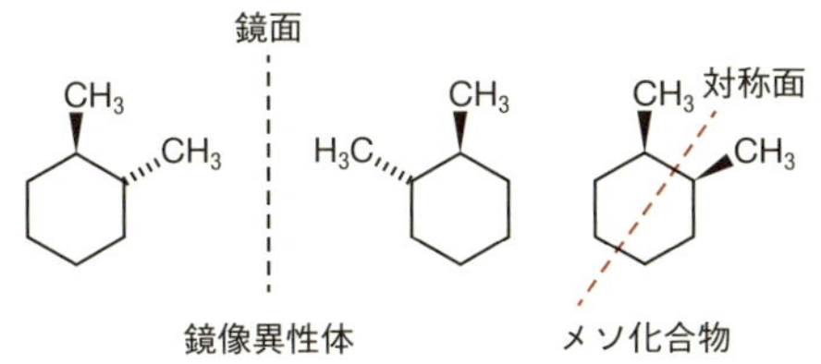

図 13・3　1,2-ジメチルシクロヘキサンの 3 種の立体異性体

演習 13・3　cis-2,6-ジメチルシクロヘキサノン **1** の還元反応で 2 種のアルコール **2**, **3** を得た. **1**, **2**, **3** について以下の問に答えなさい.

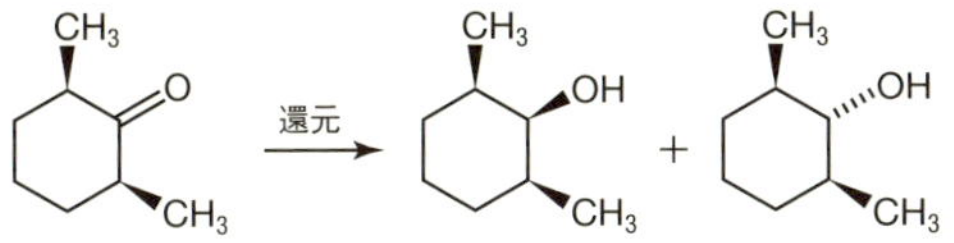

(1) 光学活性体はどれか. (2) **2** と **3** の関係は何か. (3) メソ化合物はどれか.

応用・発展 13・1　ラセミ体の trans-2,6-ジメチルシクロヘキサノンの還元反応で生成が期待されるアルコール誘導体をすべて書きなさい.

13・5　光学分割（ラセミ分割）

光学分割
optical resolution

　医薬品の多くは合成の容易さからラセミ体として開発されてきた. しかし近年, 両鏡像異性体の生体に対する効果が同一ではない, あるいは副作用の原因となる場合もあることが明らかとなり, 光学活性な一方の鏡像異性体だけを医薬品とすることが増えてきた. 最近は不斉合成法で一方の鏡像異性体のみを効率的に合成する手法も用いられているが, ラセミ体を二つの鏡像異性体に分離する方法は比較的容易である. この分離手法を**光学分割**という. 両鏡像異性体の物理化学的性質は同一なので, 一般的な分離の手段としての再結晶や蒸留などは適用できない. そこでまず, ラセミ体 [(＋)-A, (－)-A] をキラルな分子 (＋)-B と反応させて塩や誘導体に導き, 2 種のジアステレオマー (＋)-A－(＋)-B および (－)-A－(＋)-B の混合物とする（図 13・4）. これらは物理化学的性質が異なるので分離可能となる. これら 2 種のジアステレオマーを分離した後, 使用したキラル分子 (＋)-B を除去すれば, 両方の鏡像異性体を単離することができる. 分割のために使用したキラル分子 (＋)-B は再利用が可能である.

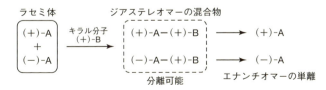

図 13・4　光学分割の原理

　たとえば, (±)-乳酸の分離について考えてみよう（図 13・5）. ラセミ体の乳

酸〔(−)-(R)-乳酸と(+)-(S)-乳酸〕を(+)-(R)-1-フェニルエチルアミンと反応させると二つの異なる塩が生成する．(−)-(R)-乳酸からはR,R塩，(+)-(S)-乳酸からはS,R塩が生成し互いにジアステレオマーとなる．これらは異なった物理化学的性質をもつので分別再結晶などの方法で分離できる．分離したそれぞれの塩を強酸で酸性にすれば，鏡像異性体である2種の乳酸を光学活性な純粋な乳酸として得ることができる．使用したキラルなフェニルエチルアミンは再び分離に使用可能である．

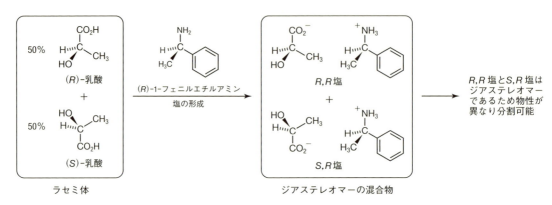

図13・5 (±)-乳酸の光学分割

演習 13・4 上記乳酸のラセミ体の分離に，ラセミ体の1-フェニルエチルアミンを用いるとどのような結果になるか，考察しなさい．

応用・発展 13・2 ブタン-2-オンを$NaBH_4$で還元するとラセミ体が得られる．その理由を説明しなさい．(ヒント: $H^−$イオンがカルボニル基の炭素原子を攻撃する)

SBO 14 絶対配置の表示法を説明し，キラル化合物の構造を書くことができる．（知識，技能）

C3(1)②5

学生へのアドバイス

医薬品，生理活性物質には鏡像異性体が存在するものが多数あり，多くの場合，片方の異性体が強い活性をもつ．また異性体の一方が異なる薬理作用をもったり，逆に毒性を示すことさえある．そのため，IUPAC 命名法で，原子間の結合様式を示す際には絶対配置も表示することが重要である．この SBO を学ぶことにより，絶対配置の表記法を理解し，キラル化合物の命名を立体構造まで含めて"正しく"行えるようになろう．

■ この SBO の学習に必要な予備知識

1. IUPAC 規則に従った命名ができる：SBO 1
2. キラリティーの有無の判断：SBO 11
3. 不斉中心の立体配置の区別：SBO 12

■ この SBO の学習成果

医薬品や生理活性物質中に存在するキラル中心の立体配置の表記ができるようになり，医薬品の活性を有機化合物の三次元構造と関係づけて考察できるようになる．

14・1 *R/S* 表示法

R. S. Cahn, C. Ingold, V. Prelog らにより開発された *R/S* 表示法は，IUPAC 命名法における順位則をもとにして絶対配置を決定するためのものである．

炭素原子（C）に四つの異なる置換基（W, X, Y, Z）のついた化合物について考えてみよう．後述する順位則に従って，四つの置換基に優先順位をつけ，W が最も優先順位が高く，X が 2 番目，Y が 3 番目，Z が 4 番目とする．最も優先順位の低い置換基 Z を自分からできるだけ遠い位置に置き，炭素原子のまわりの三つの置換基 W, X, Y の配置を見てみる（図 14・1）．配置の仕方は 2 通りしかない．このとき，優先順位の高い順 W → X → Y が時計回りのとき，その炭素原子のまわりの配置は *R*（rectus, ラテン語の"右"の意）と表記し，反時計回りのときは *S*（sinister, ラテン語の"左"の意）と表記する．

R/S 表示法
R/S convention

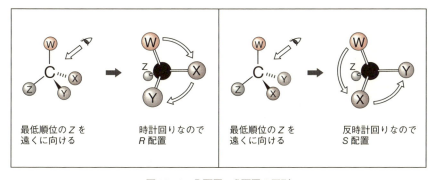

最低順位の Z を遠くに向ける　時計回りなので *R* 配置
最低順位の Z を遠くに向ける　反時計回りなので *S* 配置

図 14・1　*R* 配置，*S* 配置の区別

IUPAC 表記では *R* と *S* の記号はイタリック体で書き，化合物名の前に括弧に入れて (*R*)-, (*S*)- のように用いる．また，キラル中心が複数あるときは，その位置番号とともに，(2*S*,3*S*)-ブタン-2,3-ジオールのように表記する（図 14・2）．なお，ラセミ体の場合，(2*RS*,3*RS*)-ブタン-2,3-ジオールのように書き，これは，

(2S,3S)-ブタン-2,3-ジオールと(2R,3R)-ブタン-2,3-ジオールの等量混合物という意味である．R の方が S よりも優先であるため，(2SR,3SR)- とは書かない．

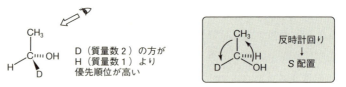

図 14・2 絶対配置の IUPAC 表記法

14・2 順 位 則

キラル中心についている置換基の優先順位を決めるために，以下に示すような規則がある．

1. **キラル中心に直接結合している原子を比べる**: 原子番号の大きなものが小さなものより優先する．また，同位体であれば質量数の大きなものが優先される．

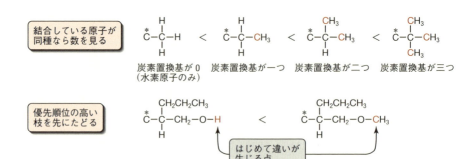

図 14・3 キラル中心のまわりの原子の比較

2. **結合を先にたどって比較する**: キラル中心に直接結合している原子が同じ場合，違いが生じるまで結合を先にたどっていく．このときは，結合原子の原子番号の大きさだけでなく（原子番号が同じ場合は）結合数も比較の対象とする．途中で枝分かれがある場合は，優先順位の高い方の枝を選び先に進む．

また，違いが生じた時点で優先順位が決定するので，さらにその先に結合している原子は問題にならない．

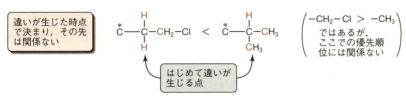

図14・5 結合原子に違いが生じる点

3. **多重結合について**: 多重結合は同じ数の単結合とみなす．たとえば C=O の場合，炭素は二つの酸素と結合しているとみなす．すなわち，多重結合の両端の原子はともに相手の原子で置換されているものと考える．

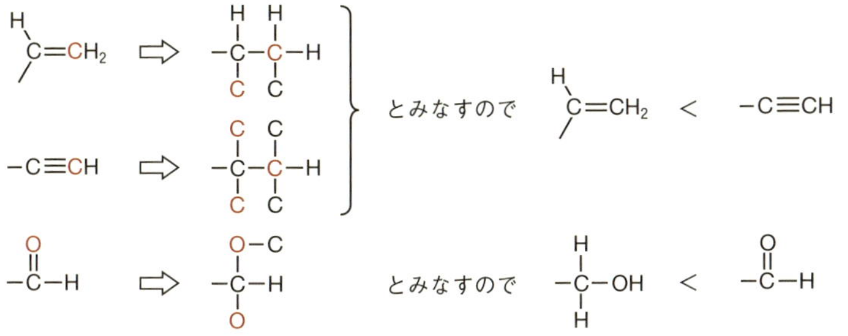

図14・6 多重結合の考え方

ただし，このように重複表示した原子には何も結合していないものとする．原子番号0の仮想の原子（ダミー原子）が結合していると考えてもよい．複雑な場合には，このことをもとに優先順位を決定することもある．

4. **立体異性の取扱い**: 優先順位を比較する置換基が立体異性体の関係にあるとき，Z 体（SBO 15 参照）は E 体より優先順位が高く，R 体は S 体より優先順位が高くなる．

例題14・1 アミノ酸の R/S 配置を帰属してみよう 図はアミノ酸の一種であるアラニンの構造式である．＊を付けた炭素原子の絶対配置を R/S 表示で示しなさい．

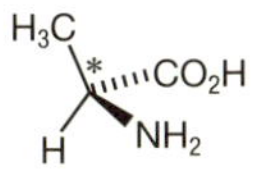

解 答 ＊をつけた炭素に結合している原子は，H，C，N の3種類である．原子番号から，優先順位が一番低いのは H で，一番高いのは N である．CH_3 の C と CO_2H の C については，前述 2 のように結合を先にたどってみると，CH_3 の C には H が三つ，C=O は 3 にあるように，二つの O が結合しているとみなすので，CO_2H の C には O が三つ結合していることになる．

原子番号を比較すると H より O の方が大きいので，CH_3 より CO_2H のほうが優先順位が高いことになる．H 以外の三つの置換基を，H 原子の反対側から眺めると右図のようになり，優先順位の高い順（$NH_2 \to CO_2H \to CH_3$）は反時計回りとなるので，この炭素原子は S 配置である．

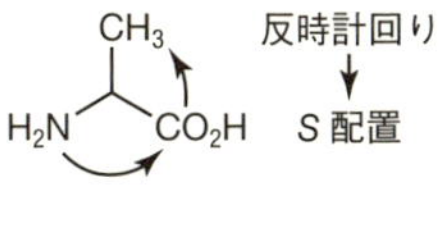

例題 14・2 違いが生じるまで結合をたどってみよう　多重結合の考え方（図 14・6）を参考に，図の炭化水素の＊を付けた炭素原子の絶対配置を R/S 表示で示しなさい．

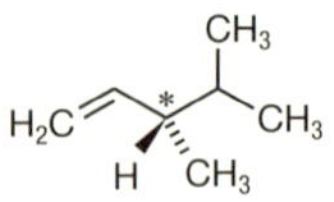

解　答　＊をつけた炭素原子についている置換基は，優先順位が最も低い H 以外には，メチル基，ビニル基，イソプロピル基である．"結合を先にたどって比較する"と炭素数が 1 のメチル基が，ビニル基，イソプロピル基よりも優先順位が低いことは自明である．

ビニル基もイソプロピル基も，結合を先にたどっていくと炭素 2 個となり同じであるが，"多重結合は同じ数の単結合とみなす"ということから，ビニル基は下図のようにみなされることとなる．これをイソプロピル基と比較すると，＊を付けた炭素の隣の炭素原子には炭素原子が二つ結合しており同等である．その次の炭素原子だと，イソプロピル基では水素原子しか結合していないのに，ビニル基では炭素原子が一つ結合しているとみなされているので，ビニル基の方が優先順位が高いということになる．

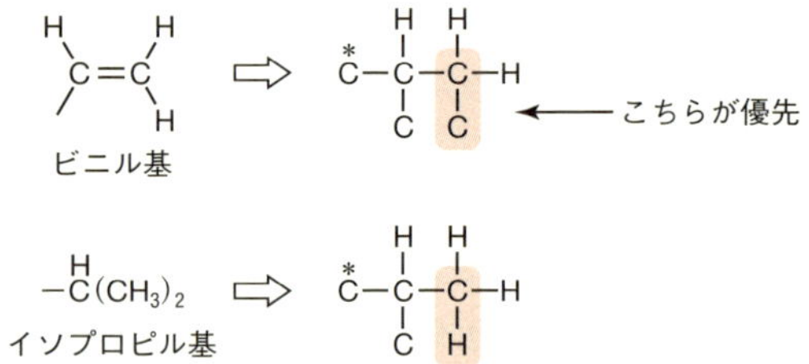

最も優先順位が低い水素原子の反対側からみると，下図のようになるので，優先順位の大きな順をみると"反時計回り"となり，S 配置である．したがって，命名としては (S)-3,4-ジメチルペンタ-1-エンとなる．

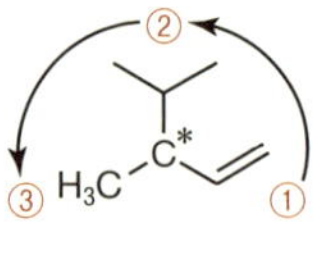

演習 14・1　(1)〜(3) の化合物の構造式を書きなさい．
(1)　(2R,3S)-3-メチル-2-フェニルペンタン
(2)　(2S,3S)-3-メチルペンタン-2-オール
(3)　(3R,4S)-4,6-ジヒドロキシ-3-メチルヘキサン-2-オン

演習 14・2　化合物 (1)〜(4) 中の不斉炭素の絶対配置を R/S 表示で記入しなさい

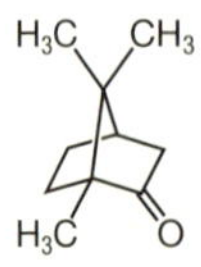

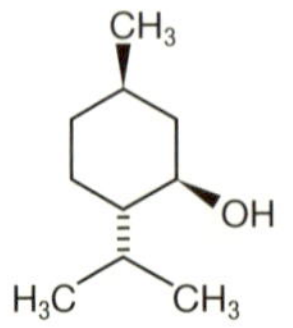

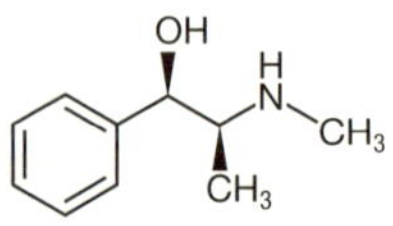

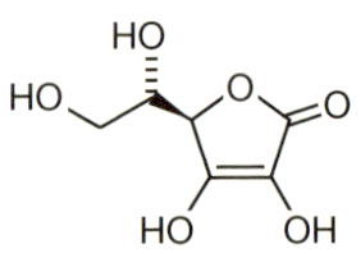

応用・発展 14・1　立体配置の優先順位　次の化合物の不斉炭素の絶対配置を R/S 表示で記入しなさい．

(1) 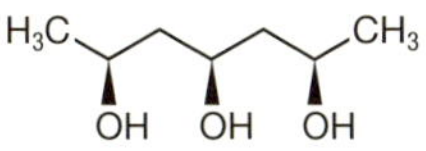　(2)

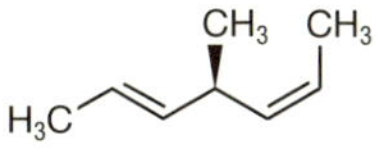

オメプラゾールの光学異性体 ── 硫黄原子上のキラル中心

　胃酸抑制薬であるオメプラゾールには，分子内のスルホキシド（−SO−）部分にキラリティがあるため光学異性体が存在する．スルホキシド部分は，C=O のような二重結合ではなく，S−O 結合と非共有電子対があり，イオウ原子は不斉炭素原子のように四面体構造をとっている．この構造が室温程度だと安定なため，両鏡像体は単離することが可能である（同様のことはホスフィンオキシド $R^1R^2R^3P=O$ でも可能）．

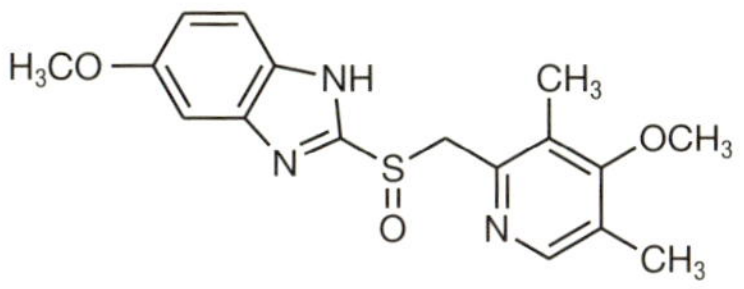

オメプラゾール

　医薬品の多くはラセミ体で使用されるが，鏡像体間で活性が異なるものも多く，最近では片方の光学異性体のみで使われるものが出てきている．オメプラゾールも，その S 体がエソメプラゾールとして販売されている（日本では 2011 年から）．

　オメプラゾールの S 体と R 体は，薬理活性そのものには大きな差はないが，薬物代謝酵素による代謝に差があり体内動態が異なる．薬物代謝酵素の個人差により血中濃度の減少が早くなることのある R 体に対して，S 体は酵素による代謝速度の差がないために血中濃度の個人差が少なく，安定した効果が期待され，エソメプラゾールとして使われるようになってきている．

　このような S 原子上のキラリティーの R/S 配置の帰属は，以下のように行う．非共有電子対まで含めて四つの置換基が S 原子に結合しているとみなして，最も優先順位が低いものを非共有電子対として炭素原子のときと同様に，残り三つの置換基の配置を調べる．酸素原子が最も優先順位が高く，残り二つの炭素原子は窒素原子が二つ結合しているイミダゾール骨格側が優先となるため，図のように R/S の帰属をすることができる．

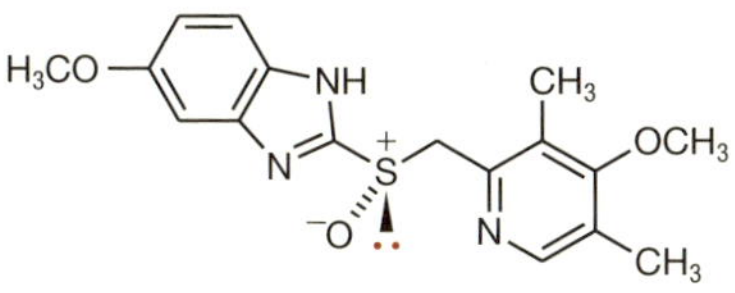

S 体（エソメプラゾール） 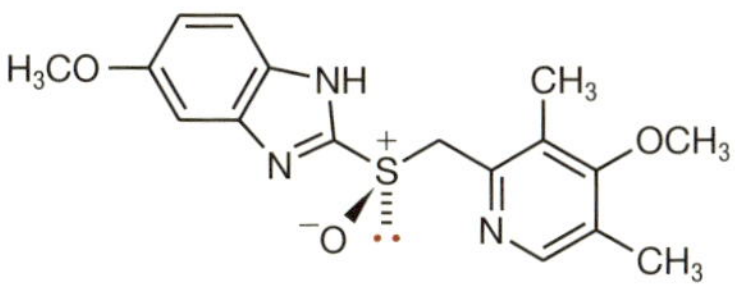　　　　R 体

SBO 15
C3(1)②6

炭素-炭素二重結合の立体異性（シス，トランスならびに E, Z 異性）について説明できる．

学生へのアドバイス
二置換アルケンには二重結合のまわりの置換基の相対的位置により，シス体とトランス体という異性体が存在することがある．二重結合のまわりの置換基が三つ，四つになっても同様に異性体は存在するが，その場合には，シス，トランスの分類では区別できなくなる．どのような場合でも，置換基の相対的位置関係を示すことができる E, Z 表記法を学び，すべてのアルケンを正しく命名して区別できるようになろう．

■ この SBO の学習に必要な予備知識
1. IUPAC 規則に従った命名ができる：SBO 1
2. 立体異性体を見分ける：SBO 10

■ この SBO の学習成果
アルケンの立体異性による反応性の違いを理解できるようになる．（SBO 23，SBO 24）

15・1 シス-トランス異性体

1,2-二置換エテンには，二つの置換基が二重結合の同じ側に位置するものと反対側に位置するものがある．前者を**シス体**とよび（下図左の構造で $R^2=R^4=H$ の場合），後者を**トランス体**とよぶ（下図右の構造で $R^2=R^3=H$ の場合）．これらは，互いに鏡像の関係にはない立体異性体であり，ジアステレオマーである．IUPAC 名の前に *cis-*, *trans-* を付けることで区別する．

15・2 E, Z による表記法

二重結合のまわりに三つ，もしくは四つの異なる置換基がある場合，相対的位置を比較する置換基をまず決める必要がある．それには，R, S の命名の際に用いた順位則を利用し，二重結合を形成する二つの炭素上においてそれぞれ優先順位の高い置換基を決定する．そして，その二つの優先順位の高い置換基が，二重結合の同じ側にあるとき Z 体（<u>z</u>usammen，ドイツ語で"一緒に"の意），二重結合の反対側にあるとき E 体（<u>e</u>ntgegen，ドイツ語で"反対の"の意）とする．

アルケンの IUPAC 名の前に，(Z)-，(E)- と付け，複数の二重結合をもつ場合は，二重結合の位置番号とともに $(2E,4Z)$- のように表記する．

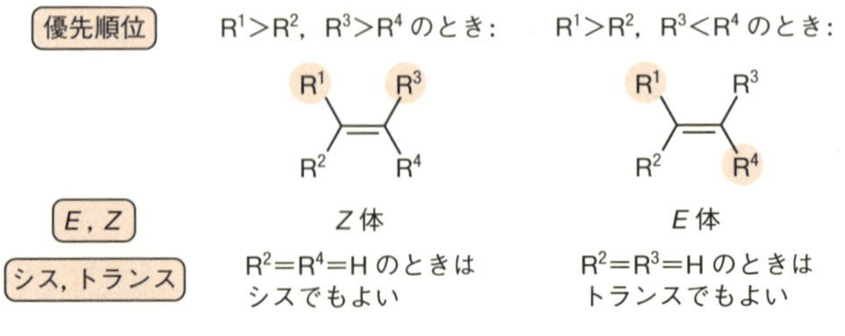

優先順位	$R^1>R^2, R^3>R^4$ のとき：	$R^1>R^2, R^3<R^4$ のとき：

	R^1 R^3
	  C=C
	R^2 R^4
		R^1 R^3
		  C=C
		R^2 R^4

E, Z	Z 体	E 体
シス, トランス	$R^2=R^4=H$ のときはシスでもよい	$R^2=R^3=H$ のときはトランスでもよい

例題 15・1 シス-トランス異性体を区別してみよう 次の化合物を命名しなさい.

(1) [Cl and H on one side, H and CH₃ on other side of C=C]

(2) [Cl and CH₃ on one side, Br and Cl on other side of C=C]

(3) H₃C–CH=CH–CH₂–CH=CH–CH₃ [with specified geometry]

解 答 (1) (*E*)-1-クロロプロペンまたは *trans*-1-クロロプロペン. 二重結合のまわりの置換基は Cl と CH₃ だけなので,シス,トランス表記も可能である.二重結合の反対側に位置するので,*trans*- または(*E*)- 表記となる.

(2) (*Z*)-1-ブロモ-1,2-ジクロロプロペン. 二重結合を形成する二つの炭素原子のうち左側のものには Cl と Br が,右側のものには CH₃ と Cl が結合している. 優先順位は,Br>Cl,Cl>CH₃ なので,Br と Cl の相対的位置関係をみることになり,二重結合の同じ側にあるので,*Z* 体となる.

(3) (2*Z*,5*E*)-オクタ-2,5-ジエン. 右側から数えると 2 番目,左側からだと 3 番目の炭素に二重結合があるので,右側から番号をつける. 二重結合に二つずつ炭素置換基があり,C2−C3 間の二重結合が *Z* 配置,C5−C6 間の二重結合が *E* 配置であるので,IUPAC 名の前に (2*Z*,5*E*)- とまとめて表示する.

演習 15・1 二重結合が *E* 配置であるのはどれか.

1. [(H₃C)(H₃CH₂C)C=C(H)(CH₃)]
2. [(D)(H)C=C(H)(CH₃)]
3. [(H)(H₃C)C=C(CH₂OH)(CH₃)]
4. [(Cl)(H)C=C(CH₂CH₂CH₂CH₃)(CH₂CH(CH₃)₂)]

演習 15・2 C₆H₁₂ の分子式をもつアルケンのうち,シス-トランス異性体の存在するものの構造式と IUPAC 名を書きなさい.

応用・発展 15・1 二重結合の配置による反応生成物の違い ブタ-2-エンの二つの立体異性体のうち,Br₂ の付加反応で 1 種類の生成物のみを与えるものの IUPAC 名を答えなさい.

応用・発展 15・2 優先順位の比較 図中の↓で示した二重結合の配置を帰属しなさい.

(1) [structure with CH₃ groups and ethyl substituents]

(2) [H₃C–CH₂–CH₂–C(=CH–CH=CH–CH₃)(–CH=CH–CH₃)]

トランス脂肪酸

　食品中に含まれる脂肪酸には，ココアバターに多く含まれる飽和脂肪酸であるステアリン酸や，不飽和脂肪酸で，オリーブオイルなどの植物油の主要成分であるオレイン酸やリノール酸，肉や肝油などに含まれて生体内でプロスタグランジン合成の原料となるアラキドン酸など多数が知られているが，不飽和脂肪酸中の炭素-炭素二重結合はシス体のものがほとんどである．

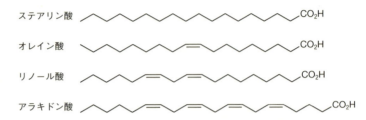

　牛やヒツジなどの反芻生物の肉などには微量のトランス形炭素-炭素二重結合をもつ不飽和脂肪酸が含まれているが，天然の不飽和脂肪酸はほとんどがシス形で存在するといってよい．

　ところが，常温で液体である植物油などから固体の油脂を製造するときに行われる"水素添加"反応において，トランス体が副生することがあり，マーガリンや，それらを使った料理などには微量ながら含まれている．これらのトランス脂肪酸の健康への影響が問題にされることがある．

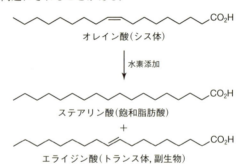

　シス体とトランス体は異性体であり，生理活性も異なる．脂肪酸は摂りすぎれば健康リスクを高めるが，特にトランス脂肪酸については，血液中のLDLコレステロール（いわゆる悪玉コレステロール）を増やし，HDLコレステロール（いわゆる善玉コレステロール）を減らすことが報告され，冠動脈性心疾患のリスクを高めるといわれている．そのため国連食糧農業機関（FAO），世界保健機構（WHO）は目標値としてトランス脂肪酸の摂取量を1%未満（総摂取エネルギー比）と報告している．

　日本においては，平均的なトランス脂肪酸摂取量は0.44〜0.47%であるという農林水産省の調査結果（平成17〜19年度）があり，現状では1%未満という目標値は達成しているので過剰に反応する必要はないが，脂肪の摂取量が増えればトランス脂肪酸の摂取量も増加するので，注意が必要である．

SBO 16　フィッシャー投影式とニューマン投影式を用いて有機化合物の構造を書くことができる．（技能）

C3(1)②7

学生へのアドバイス

有機化合物の立体構造を紙面上に図示するときには，投影式というものを用いる．投影式から元の立体構造が正確に復元できるように，投影式の書き方には決まりがあり，フィッシャー投影式とニューマン投影式が特によく使われるものである．この二つをよく理解して，有機化合物の構造を正確に平面上に記述できるようになろう．

■ この SBO の学習に必要な予備知識

1. キラリティーの有無の判断: SBO 11
2. 不斉中心の立体配置の区別: SBO 12
3. ラセミ体，メソ体の区別ができ，絶対配置の帰属ができる: SBO 13, 14

■ この SBO の学習成果

糖を始めとする多くの生体関連物質の立体構造がわかり，それらが生体内で果たしている役割についても考えられるようになる．アルカン類の立体配置，立体配座の違いを表記できるようになる．

有機化合物の構造を紙に書き表すとき，**くさび破線表記**を使うことが多い（図16・1）．紙面に対して前面に出ている結合をくさびで，奥に出ている結合を破線で書くものである．**立体構造が直感的にわかりやすいので便利ではあるが，さまざまな書き方が可能であり，多少角度が変わったり置換基の位置が入れ替わったりしていても，同じ構造か異なるかを判断できるようにしておく必要がある．**

図 16・1　くさび破線表記

16・1　フィッシャー投影式

容易かつ明確に有機化合物の立体構造を紙に書き表す方法として，**フィッシャー投影式**がある（図16・2）．縦横の二つの直線の交点は炭素原子であり，横の線は左右の置換基が紙面の手前に出ており，縦の線は上下の置換基が紙面の向こう側に出ていることを意味している．どの原子（置換基）が上にこなければいけないという決まりはないので，同じ分子でもいくつかの書き方が可能である．

フィッシャー投影式
Fischer projection

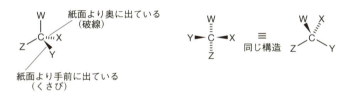

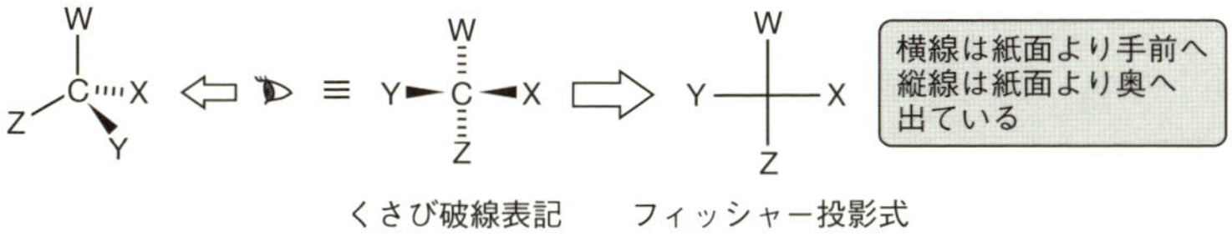

くさび破線表記　　フィッシャー投影式

横線は紙面より手前へ
縦線は紙面より奥へ
出ている

図 16・2　フィッシャー投影式の書き方

例題 16・1　フィッシャー投影式の回転について　2-クロロブタンの二つの鏡像体をフィッシャー投影式で書いて区別しなさい．

解　答　2-クロロブタンをくさび破線表記で書くと A，B の二つの構造となり，不斉炭素のまわりの置換基の優先順位は Cl>CH₃CH₂>CH₃>H なので，A が R 配置で B が S 配置となる（SBO 14 参照）．

Cl　　　　　　　　Cl
｜　　　　　　　　｜
H‥‥C‥‥CH₂CH₃　　H₃CH₂C‥‥C‥‥H
｜　　　　　　　　｜
H₃C　　　　　　　CH₃

A　　　　　　　**B**
(R)-2-クロロブタン　(S)-2-クロロブタン

⇓　　　　　　　　⇓

H　　　　　　　　H
｜　　　　　　　　｜
Cl—C—CH₂CH₃　　H₃CH₂C—C—Cl
｜　　　　　　　　｜
CH₃　　　　　　　CH₃

なお，フィッシャー投影式の回転に関しては注意が必要である．横の線が手前に向かって，縦の線が紙面奥に向かって結合が伸びるという約束のため，紙面の上から見て中心炭素を軸に 180°の回転に関しては同一の立体配置をもつ分子を表すが，90°の回転に関しては，鏡像異性体の投影式となる（図 16・3）．また，置換基の入替えによっても，絶対配置が反転する．左右の置換基でも上下の置換基でも，奇数回の入替えを行うと鏡像異性体の投影式となる．偶数回の入替えでは，元の絶対配置に戻る．

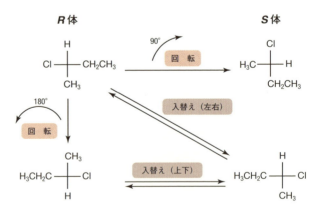

図 16・3　フィッシャー投影式の回転，入替え

複数のキラル炭素（不斉炭素）をもつ化合物のフィッシャー投影式は，炭素原子を縦に並べ，それぞれの置換基を横に書く（図 16・4）．この場合も，あるキラル炭素における左右の置換基の交換は，そのキラル炭素の絶対配置の反転になるが，すべてのキラル炭素原子の絶対配置をすべて反転させたときにのみ鏡像異性体（エナンチオマー）となり，それ以外の場合はすべてジアステレオマーとな

る．糖類のような多数のキラル炭素をもつ化合物の立体異性体を区別するのにフィッシャー投影式はきわめて有効である．

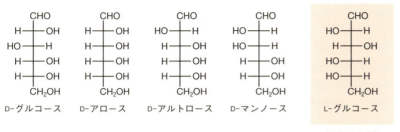

（鏡像異性体）

図16・4　D-グルコースとそのジアステレオマーの一部

例題 16・2　フィッシャー投影式で立体異性体を区別してみよう　2,3-ジブロモブタン（CH$_3$CHBrCHBrCH$_3$）の立体異性体をすべてフィッシャー投影式で書きなさい．

解　答　キラル炭素が二つ存在するので最大 $2^2=4$ 個の立体異性体がありうる．Br の位置関係に注目してフィッシャー投影式を書いてみると，

のようになるが，このうち **3** と **4** は 180°回転させると同じものとなる．つまり，**1**，**2**，**3** が立体異性体のすべてである．これらのうち **1** と **2** は互いに鏡像異性体であり，**1** と **3**，**2** と **3** はそれぞれジアステレオマーである．**3** は分子内に対称面をもつためにメソ体（SBO 13 参照）である．

16・2　ニューマン投影式

フィッシャー投影式は立体異性体の関係を考えるときに有用であるが，立体配座（SBO 17 参照）を考えるときには**ニューマン投影式**が有効である．

エタンについて考えてみる．炭素-炭素結合軸方向から見たときに，二つのメチル基の水素原子どうしが重なる状態（**重なり形**）と重ならない状態（**ねじれ形**）が可能であるが，これらは炭素-炭素単結合のまわりの回転により相互変換可能である．

ニューマン投影式では，くさび破線表記の構造式を，対象とする C–C 軸方向に沿って眺めたものとして記述する．手前の炭素が奥の炭素を覆い隠すことになるが，前後二つの炭素から出ている結合ははっきり見ることができる．手前の炭素は，この炭素に結合している三つの結合の始点として表示し，奥の炭素は円として表す．奥の炭素から出ている結合は，円周上から外向きに書き，手前の炭

ニューマン投影式
Newman projection

重なり形　eclipsed form
ねじれ形　staggered form

から出ている結合の一つを垂直上向きに書くことが普通である．

エタンのねじれ形と重なり形配座をニューマン投影式で書くと図16・5のようになり，結合間の重なり具合を簡単に理解することができる．重なり形配置のときには，二本の結合が見やすいように完全な重なり形の位置から少しずらしたように表記するのが普通である．

d/*l* 表示と D/L 表示

d/*l* 表示は，化合物の比旋光度の符号による区別を意味している．つまり，比旋光度がプラスの符号をもつ（偏光面を時計回りに回転させる）ものを *d* 形，比旋光度がマイナスの符号をもつものを *l* 形という．*d* は dextrorotatory（右旋性），*l* は levorotatory（左旋性）を意味するものであり小文字で書く．これは，比旋光度の符号をそのまま書く（+），（−）と同じ意味であり，絶対立体配置の *R* や *S* とはまったく無関係である．

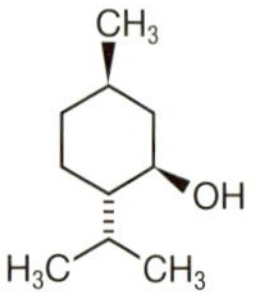

l-メントール 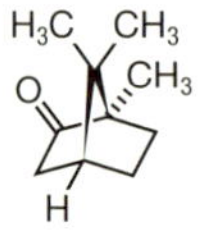　　*d*-カンフル

それに対して，大文字で表す D, L（小さな大文字で書く）は，基準となる化合物との比較により立体配置を表示するものである．慣用的に糖，アミノ酸において使われることが多いが，*R*/*S* 表示と直接関係のあるものではないことに注意する必要がある．

D/L 表示法での基準物質はグリセルアルデヒド（2,3-ジヒドロキシプロパナール）である．

D/L	D-グリセルアルデヒド	L-グリセルアルデヒド
d/*l*	*d*-グリセルアルデヒド	*l*-グリセルアルデヒド
R/*S*	(*R*)-グリセルアルデヒド	(*S*)-グリセルアルデヒド

単糖類では，炭素鎖のなかで位置番号が最も大きなキラル炭素を基準炭素として，その立体配置が D-グリセルアルデヒドと同じものを D 形，L-グリセルアルデヒドと同じものを L 形とする．

つまり，このようにフィッシャー投影式で書いたときに，ホルミル基（−CHO）から最も遠いキラル炭素においてヒドロキシ基が右側にくるものが D 形，左側にくるものが L 形となる．実際には，立体配置が変化しない化学反応を用いて化合物をグリセルアルデ

ヒド（あるいはその誘導体）へ変換して，比較することにより立体配置を決定する．

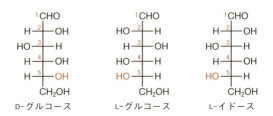

D-グルコース　　L-グルコース　　L-イドース

アミノ酸の場合は，グリセルアルデヒドと類似したセリンの立体配置を基準とし，アミノ基の配置で D, L を決める．

L-セリンの α 炭素の絶対配置は *S* 配置であり，これは L-システイン以外の基本的な L-アミノ酸における共通な立体構造である．L-システインにおいても，側鎖置換基（−CH₂SH）の優先順位が変わるために *R* 配置となるだけで，フィッシャー投影式で書けば α 位のアミノ基の配置は同じである．

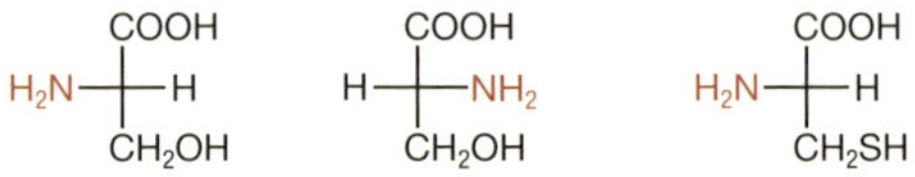

L-セリン　　D-セリン　　L-システイン
〔(*S*)-セリン〕　〔(*R*)-セリン〕　〔(*R*)-システイン〕

アミノ酸としてみるか糖としてみるかによって表示が異なるとき，D, L に下付き文字をつけて区別する場合がある．アミノ酸基準のときは下付き文字 s を付け，糖類基準であれば下付き文字 g を付ける．s は serine，g は glyceraldehyde に由来するものである．たとえば，L-トレオニンは，下図のように，アミノ酸としてみれば L$_s$-トレオニンとなるが，糖としてみれば 2-アミノ-2,4-ジデオキシ-D$_g$-トレオニン酸となる．

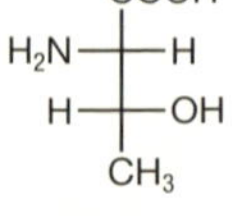

L$_s$-トレオニン
または
2-アミノ-2,4-ジデオキシ-D$_g$-トレオニン酸

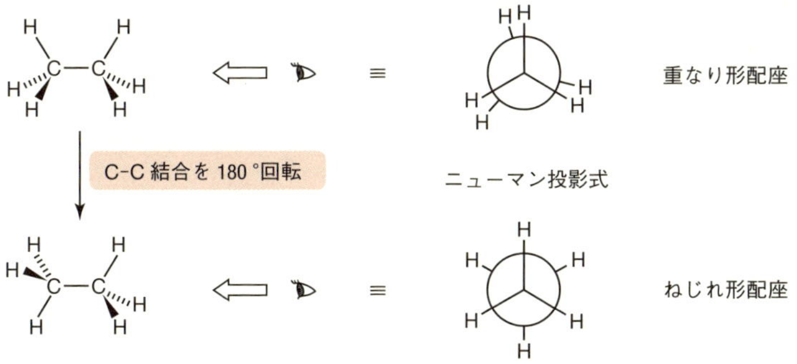

図16・5 ニューマン投影式の重なり形とねじれ形

例題 16・3 ニューマン投影式で立体配座を書いてみよう　図の **1**, **2** は，くさび破線表記で書かれたプロパンの2種の立体配座である．それぞれを右側から見たニューマン投影式に書き換えなさい．

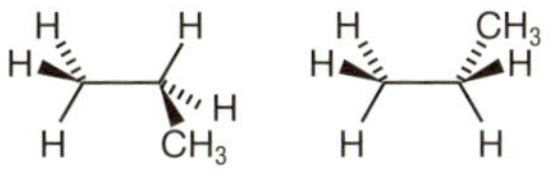

解　答　**1** はねじれ形配座，**2** は重なり形配座である．C2 側から見たので，手前側の炭素原子にメチル基が結合している．

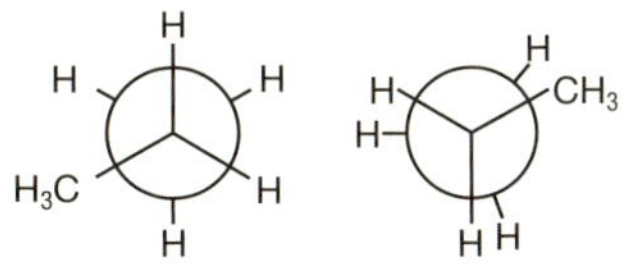

演習 16・1　ペンタン-1,2,3,4,5-ペンタオールのすべての立体異性体をフィッシャー投影式で書きなさい．

演習 16・2　くさび破線表記で書かれた酒石酸分子をフィッシャー投影式で書きなさい．また，すべての立体異性体をフィッシャー投影式で書きなさい．

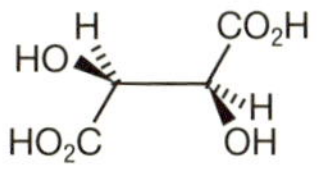

SBO 17 エタン，ブタンの立体配座とその安定性について説明できる．
C3(1)②8

学生へのアドバイス

単結合が回転することにより，同じ化合物でも無数の立体配座が存在し，反応によっては立体配座により反応性や生成物の構造が異なることもある．立体配座の安定性を理解して，有機化合物の反応の予測ができるようになろう．

■ このSBOの学習に必要な予備知識
1. ニューマン投影式で有機化合物の構造が書ける：SBO 16

■ このSBOの学習成果

アルカンがどのような構造をとると安定か，またシクロアルカンの各種の異性体の安定性を理解することができる．（SBO 22）

立体配座　conformation

配座それぞれがもつポテンシャルエネルギーを考えることにより，立体配座の安定性を理解することができる．最も基本的なエタンとブタンを例に，ニューマン投影式から配座の安定性を定性的に判断する方法を説明する．

17・1　エタンの立体配座のポテンシャルエネルギー

ニューマン投影式（SBO 16 参照）から，エタンには炭素-炭素結合のまわりの回転によりさまざまな配座が存在する（重なり形，ねじれ形）ことがわかる．これらの配座は，相互変換が容易な場合が多いが，C-H結合の結合電子対どうしの反発などにより，それぞれの配座は異なるポテンシャルエネルギーをもつ．

重なり形配座においては，C-H結合どうしが最も近づくので最も高いポテンシャルエネルギーをもち，C-H結合の重なりが最も少ないねじれ形配座と比べると約 12.6 kJ/mol 高い．ねじれの角度とポテンシャルエネルギーの関係を図示すると，図 17・1 のようになる．重なり形配座がポテンシャルエネルギーの極大

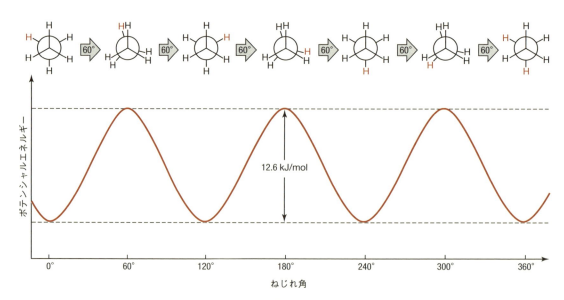

図 17・1　エタンのポテンシャルエネルギー

点となり，ねじれ形配座が極小点となる．重なり形配座は，あるねじれ形配座から別のねじれ形配座へと変化（回転）するときの遷移状態と考えることができる．

17・2　ブタンの立体配座

　ブタン分子の中央のC–C結合のまわりの回転について考えると，エタン分子のC–H結合のうちの二つ（異なる炭素上の）がC–CH_3となったものであることがわかる．ニューマン投影式でその配座を考察すると，エタンの場合とは異なり，ねじれ形配座も重なり形配座も1種類ではないことがわかる（図17・2）．

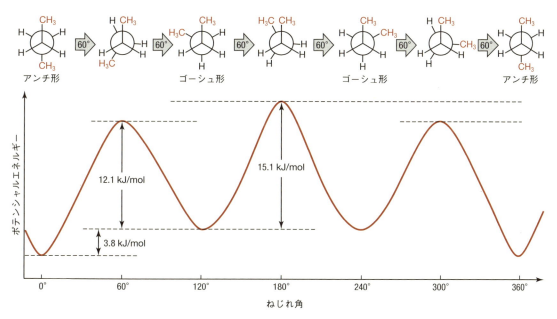

図17・2　ブタンのポテンシャルエネルギー

　配座の安定性には，エタンのときのようなC–Hの結合電子対どうしの反発だけでなく，メチル基と水素原子，メチル基とメチル基の間でのファンデルワールス反発力に由来する立体障害も関与すると考えられる．二つのメチル基の位置関係に注目して各配座をみると，ねじれ形配座のうち二つのメチル基が最も離れた位置にある**アンチ形**とよばれる立体配座が，立体障害が最小で最も安定な配座であることがわかる．C–C結合を回転させていくと，CH_3とHが近づく重なり形配座を経由して，メチル基どうしが近くにあるねじれ形配座となる．この配座を**ゴーシュ形**とよぶ．ゴーシュ形配座はメチル基どうしの立体障害のため，アンチ形配座よりはポテンシャルエネルギーは高くなるが，安定配座である．さらにC–C結合を回転させると，メチル基どうしが重なる重なり形配座となる．これは，CH_3–CH_3間の立体反発のために，他の重なり形配座より不安定となり，ブタンの全配座中で最も不安定である．各配座間のポテンシャルエネルギーの変化を図示すると図17・2のようになる．

アンチ形　anti form

ゴーシュ形　gauche form

最も安定なアンチ形配座と最も不安定な重なり形配座とのエネルギー差は約 18.9 kJ/mol であり，アンチ形配座とゴーシュ形配座とのエネルギー差は約 3.8 kJ/mol である．室温においては，これらの配座は容易に相互変換が可能であり平衡状態にある．最も安定なアンチ形配座が最も多く存在し（約 72%），残り（28%）をゴーシュ形配座が占めることが知られている．

さらに炭素数の多いアルカンにおいても，ブタンと同様に，ニューマン投影式で置換基間の立体障害を考慮することにより配座の安定性を見積もることができる．

17・3　その他の立体配座

シクロヘキサンなどシクロアルカンの立体配座については SBO 20～22 に詳述する．

例題 17・1　安定な配座の予想　2,3-ジメチルブタンの C2－C3 間の回転におけるねじれ形配座をすべてニューマン投影式で書き，ポテンシャルエネルギーの最も低いものはどれか答えよ．

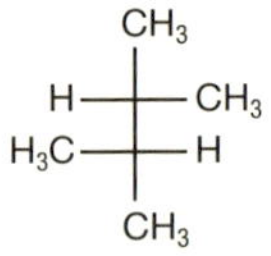

解　答　メチル基どうしのファンデルワールス反発力が問題となる．

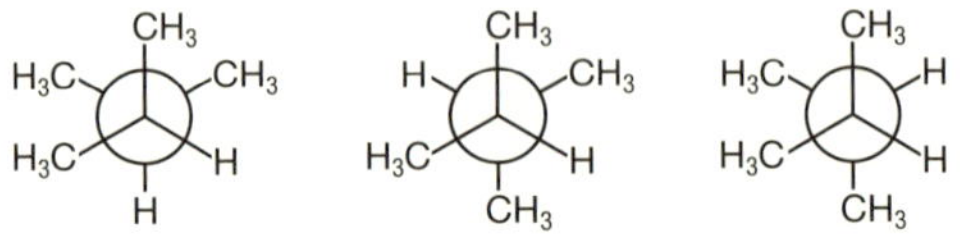

ねじれ形配座には **1, 2, 3** の 3 通りあるが，C2 炭素のメチル基と C3 炭素のメチル基との反発を考えると（下図），**1, 3** は 3 箇所，**2** は 2 箇所で働くため，**2** が最もポテンシャルエネルギーが低く安定な配座ということができる．

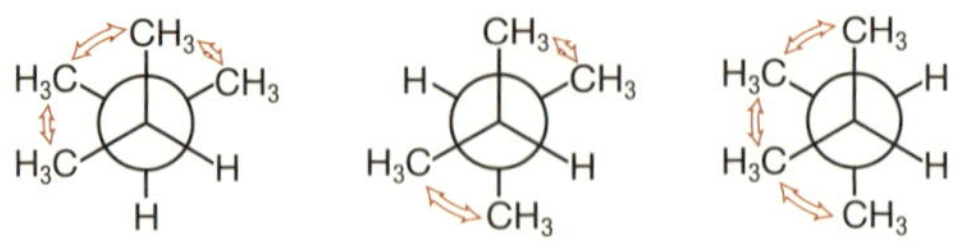

演習 17・1　**1～3** のうちで最も安定な配座はどれか．

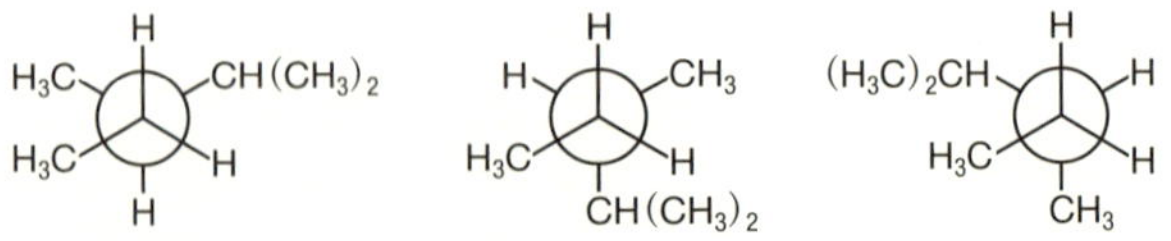

演習 17・2 "立体配座"と"立体配置"の違いについて述べなさい.

応用・発展 17・1　反応生成物と配座の関係を知ろう　2,3-ジブロモブタンのすべての立体異性体をフィッシャー投影式で書きなさい．また，それらの異性体それぞれが CH_3ONa（1当量）により脱 HBr（E2脱離）するときの生成物の構造を書きなさい．

有機化合物の基本骨格の構造と反応

一般目標　有機化合物の基本骨格となる脂肪族および芳香族化合物の構造，性質，反応性などに関する基本的事項を修得する．

第4章 アルカン

> **SBO 18** アルカンの基本的な性質について説明できる．
> C3(2)①1

学生へのアドバイス

このSBOを学ぶと，アルカンの基本的な性質の理解のみならず，有機化合物全般の性質の理解につながる基礎的な知識が養える．アルカンの性質は，有機化合物に共通の性質も含まれているので，しっかり身につけておこう．

■ このSBOの学習に必要な予備知識
1. 分子の極性と双極子モーメント：準備教育H
2. アルカンのIUPAC規則に基づいた命名法：SBO 1

■ このSBOの学習成果
有機化合物の基本骨格であるアルカンの性質を知ることができ，その他多くの有機化合物の性質を理解することに応用できる．

アルカン　alkane

アルカンは一般に反応性が低く，ほとんどの試薬と反応せず，また，分子相互の化学的親和性が低い．また，アルカンは構造的に規則性をもち，物理的定数が予測しやすい．これはアルカンの炭素が，ほぼ一定の結合角をもち，また炭素および水素との一定の結合距離をもつためである．以下に，その詳細を学ぶ．

18・1　沸点・融点・密度

アルカンの沸点と融点は分子量が増えるに従って，ほぼ規則正しく高くなる．代表的なアルカンの沸点，融点，密度を表18・1に示す．25℃において，炭素数1〜4では気体，炭素数5〜17では液体，炭素数18以上では固体となり，これらのアルカンは無色である．このような沸点や融点の変化は分子間力によって説

表18・1　アルカンの物理的性質

炭素数	IUPAC体系名	示性式	沸点 [℃]	融点 [℃]	密度 [g/mL]
1	メタン	CH_4	-162	-183	—
2	エタン	CH_3CH_3	-89	-183	—
3	プロパン	$CH_3CH_2CH_3$	-42	-188	—
4	ブタン	$CH_3CH_2CH_2CH_3$	-0.5	-138	—
	2-メチルプロパン	$(CH_3)_2CHCH_3$	-12	-159	0.557
5	ペンタン	$CH_3CH_2CH_2CH_2CH_3$	36	-130	0.626
	2-メチルブタン	$(CH_3)_2CHCH_2CH_3$	28	-160	0.620
	2,2-ジメチルプロパン	$(CH_3)_4C$	9.5	-20	0.613
6	ヘキサン	$CH_3(CH_2)_4CH_3$	69	-95	0.660
	2-メチルペンタン	$(CH_3)_2CH(CH_2)_2CH_3$	60	-154	0.654
	3-メチルペンタン	$CH_3CH_2CH(CH_3)CH_2CH_3$	63	-118	0.668
	2,2-ジメチルブタン	$(CH_3)_3CCH_2CH_3$	50	-99	0.649
	2,3-ジメチルブタン	$(CH_3)_2CHCH(CH_3)_2$	58	-153	0.660
7	ヘプタン	$CH_3(CH_2)_5CH_3$	98	-91	0.684
8	オクタン	$CH_3(CH_2)_6CH_3$	126	-57	0.703
9	ノナン	$CH_3(CH_2)_7CH_3$	151	-54	0.718
10	デカン	$CH_3(CH_2)_8CH_3$	174	-30	0.730
	⋮	⋮	⋮	⋮	⋮
16	ヘキサデカン	$CH_3(CH_2)_{14}CH_3$	280	18.1	0.774
17	ヘプタデカン	$CH_3(CH_2)_{15}CH_3$	302	22.0	0.775
18	オクタデカン	$CH_3(CH_2)_{16}CH_3$	317	28.2	0.777

明され，アルカンの分子間力はおもにファンデルワールス力*から成る．ファンデルワールス力は，二つの分子が互いに接触する表面積に依存し，表面積が大きいほど大きく，小さいほど小さくなる．アルカンの炭素数が増えるにつれ，分子間相互で接触する表面積は大きくなるのでファンデルワールス力は増大し，液体においては沸点が高くなり，固体においては密な充填となるため融点が高くなる．

　直鎖アルカンの炭素数と融点の関係を図 18・1 に示す．その融点の上がり方はジグザグであるが，偶数と奇数のアルカンを別々にプロットすると滑らかな曲線となる．これは炭素数偶数のアルカンの方が炭素数奇数のアルカンよりも密に充填されているためである．また，メタンの方がプロパンよりも融点が高い（表 18・1）理由は，メタンは分子の対称性が非常によいため，より密に充填されるためである．

* 中性の分子中にも電子の動きによる一時的な分極が生じる．これをもとにした分子間の微弱な引力をファンデルワールス力とよぶ．（詳細は本シリーズ"第 2 巻 物理系薬学 I"の SBO 4 を参照）

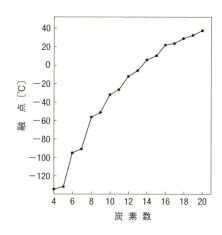

図 18・1　直鎖アルカンの炭素数と融点

　同じ炭素数のアルカンでは，一般に枝分かれが増えると沸点や融点が低くなる．これは枝分かれしたアルカンは直鎖状のアルカンに比べて球形に近いため，分子間で相互に接触する表面積が小さくなり，結果として分子間力が小さくなるためである．

例題 18・1　アルカンの沸点を予想する　次の分子の沸点を低い方から順に並べなさい．
(1) ペンタン　　(2) プロパン　　(3) メタン
解答　いずれも直鎖のアルカンであり，沸点は炭素数に依存する．最も炭素数の少ないメタンが最も低く $-162\,°C$，以下，順にプロパン（$-42\,°C$），ペンタン（$36\,°C$）となる．

演習 18・1　次の分子の沸点を低い方から順に並べなさい．

(a) $CH_3-CH_2-CH_2-CH_2-CH_2-CH_3$　　(b) $CH_3-\underset{\underset{}{}}{\overset{\overset{CH_3}{|}}{CH}}-CH_2-CH_2-CH_3$　　(c) $CH_3-\underset{\underset{CH_3}{|}}{\overset{\overset{CH_3}{|}}{C}}-CH_2-CH_3$

演習 18・2 次の分子のうち，最も高い沸点をもつものはどれか．
(a) 2,2-ジメチルペンタン　　(b) 2,4-ジメチルペンタン　　(c) 2-メチルヘキサン
(d) 2,2,3-トリメチルブタン　(e) ヘプタン　　　　　　　　(f) ヘキサン

18・2　溶解度・密度

アルカンは，ヒドロキシ基やアミノ基などの水素結合を形成する置換基をもたない無極性分子であり，水にはほとんど溶けない（**疎水性**）．ベンゼン，四塩化炭素，アセトンなどの有機溶媒には溶けるが，大きな分子量のものは溶けにくくなる．低分子量のものは，エーテル，エタノールにも溶ける．

アルカンの密度は分子量の増加につれて大きくなるが，常に1以下であり水より軽い．

疎水性　hydrophobicity

例題 18・2　アルカンの溶解度と密度を知る　ヘキサンと水を分液漏斗に入れ，十分に振とうした後に静置した．このときに観察される様子を述べよ．
解答　二層に分かれる（上層がヘキサン，下層が水となる）．これはヘキサンの密度が1より小さく，また水に溶けないためである．

18・3　反応性

一般にアルカンの反応性はアルケン，アルキンに比べて非常に低い．これはアルカンが反応性に富む π 電子をもたないためである．アルカンは適切な条件下では酸素やハロゲンなどと反応する．たとえば，アルカンが燃料として用いられると，酸素と反応し燃焼することにより二酸化炭素と水が生成する．また，塩素などのハロゲンとのラジカルを介した反応により，ハロゲン化アルキルを生成する．

SBO 19 アルカンの構造異性体を図示することができる．（技能）
C3(2)①2

学生へのアドバイス
構造異性体は有機化学のどの領域でも広くみられるため，この SBO を学ぶと，アルカンの構造異性体の理解のみならず，有機化合物全般の構造異性体の理解につながる基礎的な知識が養える．また，自ら構造式を書くことにより，有機化合物の構造に対する理解が深まる．

■ この SBO の学習に必要な予備知識
1. アルカンの IUPAC 規則に基づいた命名法：SBO 1
2. 構造異性体と立体異性体の違い：SBO 10
3. キラリティーと光学活性体についての理解：SBO 11
4. ジアステレオマーに関する理解：SBO 12
5. ラセミ体，メソ体の区別ができ，絶対配置の帰属ができる：SBO 13，14

■ この SBO の学習成果
有機化合物の基本的な骨格である構造異性体が理解でき，あらゆる化合物の構造異性体を見分けることができるようになる．

すでに学んだように，アルカンは炭素と水素から成り C–C と C–H の単結合のみをもち，**飽和炭化水素**とよばれる．ここで，炭素と水素を結合させてアルカンをつくるとき，炭素数が 4 以上の場合には何通りかのアルカンができる．これらが**構造異性体**である．構造異性体には骨格異性体，位置異性体，官能基異性体があり，アルカンの場合は骨格異性である*．ここでは，アルカンの構造異性体を列挙し，自ら図示する方法を学ぶ．

構造異性体
structural isomer

* 構造異性体については SBO 10 を参照．

19・1　アルカンの表記
アルカンの表記は下にあげるようにいくつかある．ブタンを例に示すが，これらは同一の化合物を表し，どの構造で書いてもよい．

CH₃–CH₂–CH₂–CH₃　　CH₃CH₂CH₂CH₃　　CH₃(CH₂)₂CH₃

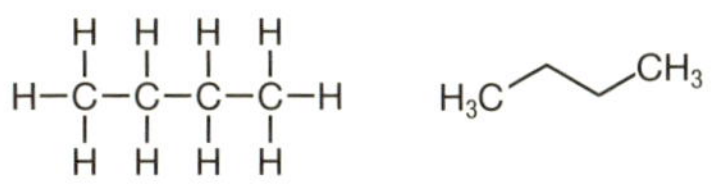

また，下の図も同一の化合物である．これらは，結合の配置は異なるが，それぞれの原子がもつ結合の種類（C–C と C–H の数）は変わらない．

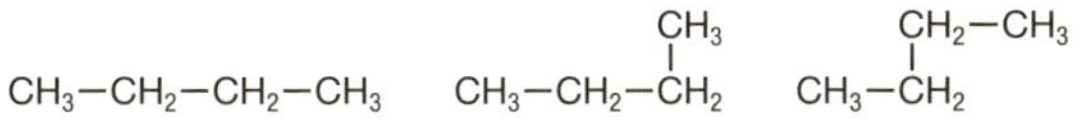

表 19・1　アルカンの炭素数と可能な異性体の数

炭素数	分子式	異性体数
1	CH₄	1
2	C₂H₆	1
3	C₃H₈	1
4	C₄H₁₀	2
5	C₅H₁₂	3
6	C₆H₁₄	5
7	C₇H₁₆	9
8	C₈H₁₈	18
9	C₉H₂₀	35
10	C₁₀H₂₂	75
20	C₂₀H₄₂	366,319

19・2　アルカンの構造異性体
炭素数 3 以下のアルカンには，構造異性体が存在しない．しかし，4 以上のアルカンには直鎖の構造以外に枝分かれした構造が存在し，その数は表 19・1 に示すように炭素数が増えるにしたがって劇的に増える．構造異性体どうしは，それ

に含まれる原子の結合順が異なるまったく別の化合物であり，物理的性質も異なる．炭素数4の例を下に示す（環を含まない）．

C_4H_{10}　　$CH_3-CH_2-CH_2-CH_3$　　　$CH_3-\underset{\underset{CH_3}{|}}{CH}-CH_3$

　　　　　　　ブタン　　　　　　　　　2-メチルプロパン

例題 19・1　アルカンの構造異性体　炭素数5のアルカンの構造異性体をすべて書きなさい．ただし，分子中に環を含まないものとする．

解　答　一般に"アルカン"という表現はシクロアルカンを含むことが多い．この設問では環を含まないので，SBO 10・2・2 ですでに学んだように，左から順にペンタン，2-メチルブタン，2,2-ジメチルプロパンの3個となる．また，このSBO の以下の問題でも，"アルカン"という表現はシクロアルカンを含むものとする．

$CH_3-CH_2-CH_2-CH_2-CH_3$　　$CH_3-CH_2-\underset{\underset{CH_3}{|}}{CH}-CH_3$　　$CH_3-\underset{\underset{CH_3}{|}}{\overset{\overset{CH_3}{|}}{C}}-CH_3$

　　　ペンタン　　　　　　　　　　　2-メチルブタン　　　　　　　2,2-ジメチルプロパン

演習 19・1　炭素数6のアルカンの構造異性体をすべて書きなさい．ただし，分子中に環を含まないものとする．

19・3　不　飽　和　度

　不飽和度とは化合物中に不飽和結合，あるいは環をいくつもつかを表す指標である．C_xH_y の分子式をもつ炭化水素の場合，

$$(2x+2-y)/2$$

で計算される値である．鎖状のアルカンは不飽和結合，環をともに含まないので，不飽和度は0である．たとえば，n-ヘキサンの分子式は C_6H_{14} であり，不飽和度は

$$(2\times6+2-14)/2=0$$

となる．また，不飽和結合や環を一つもつごとに，不飽和度も1ずつ増える．たとえば，シクロヘキサンの分子式は C_6H_{12} であり，不飽和度は

$$(2\times6+2-12)/2=1$$

となる．

例題 19・2　環を含むアルカンの構造異性体　炭素数4のアルカンの構造異性体をすべて書きなさい．ただし，分子中に環を含んでもよい．

解　答　下の5個である．二環式の化合物も存在するので注意しよう．

$CH_3-CH_2-CH_2-CH_3$　　$CH_3-\underset{\underset{CH_3}{|}}{CH}-CH_3$　　$\underset{H_2C-CH_2}{H_2C-CH_2}$　　$\underset{H_2C-CH-CH_3}{H_2C}$　　$\underset{HC}{\overset{H_2C}{H_2C}\underset{}{\overset{}{\diagdown}}\overset{}{\diagup}CH_2}$

　ブタン　　　　　　2-メチル　　　　シクロブタン　　メチルシクロ　　ビシクロ[1.1.0]
　　　　　　　　　　プロパン　　　　　　　　　　　　プロパン　　　　ブタン

例題 19・3 不飽和度 1 のアルカンの構造異性体　分子式 C_4H_8 で表されるアルカンの構造異性体をすべて書きなさい.

解　答　C_4H_8 で表される分子の不飽和度は 1 であり，設問では分子はアルカンであるので環を一つ含むことがわかる．炭素数 4 で環を一つ含む構造異性体は下の 2 個である．

$$\begin{array}{cc} H_2C-CH_2 & CH_2 \\ |\quad\quad| & /\ \ \backslash \\ H_2C-CH_2 & H_2C-CH-CH_3 \end{array}$$

不飽和度と異性体

　SBO 19・3 にあるように，分子式から化合物の構造を推測することができる．不飽和度が 0 については前述のとおりであるが，不飽和度 1 の場合を考えてみよう．この化合物は二重結合を一つもつアルケンか，環を一つもつアルカンとなる．たとえば，分子式 C_3H_6 で表される分子の構造異性体は，プロペン，またはシクロプロパンということになる．（例題 19・3 参照）

　では，不飽和度 2 の場合を考えてみよう．この分子は不飽和度から考えると，
① 二重結合を二つ含む
② 環を二つ含む
③ 二重結合と環を一つずつ含む
④ 三重結合を含む
といった四つの場合が考えられる．したがって，分子式 C_4H_6 で表される分子の構造異性体は以下のようになる．

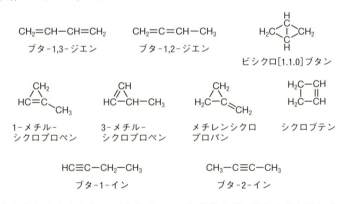

　酸素を含む分子 $C_xH_yO_z$ の不飽和度は，z を考慮せずに炭化水素と同じ式により計算でき，構造異性体についても同様に考えることができる．たとえば，酸素数が 1 で不飽和度が 0 の分子は，飽和のアルコールか飽和のエーテルと考えることができる．

　また，酸素数が 1 で不飽和度が 1 の分子は，
① 二重結合を一つ含むアルコールまたはエーテル
② 環を一つ含むアルコールまたはエーテル
③ 炭素-酸素二重結合を一つ含む分子，すなわちケトンまたはアルデヒド
の可能性がある．（応用・発展 19・2，19・3 参照）

　窒素を含む分子では，窒素を炭素に置き換え窒素と同数の水素を加えた炭化水素とみなして不飽和度を計算し，構造異性体についても同様に考えることができる．

演習 19・2 分子式 C_5H_{10} で表されるアルカンの構造異性体をすべて書きなさい．ただし，立体異性体については考慮しない．

応用・発展 19・1　炭素数のみ指定 Adv
炭素数 5 のアルカンの構造異性体をすべて書きなさい．ただし，分子中に環を含んでもよく，立体異性体については考慮しない．

応用・発展 19・2　酸素を含む分子式，不飽和度 1（その 1） Adv
C_3H_6O で表される分子の構造異性体をすべて書きなさい．ただし，分子中に環を含んでもよく，立体異性体については考慮しない．

応用・発展 19・3　酸素を含む分子式，不飽和度 1（その 2） Adv
C_4H_8O で表される分子のなかで，不飽和結合をもたないものの構造異性体をすべて書きなさい．ただし，立体異性体については考慮しない．

応用・発展 19・4　芳香環を含む Adv
C_7H_8O で表される分子の構造異性体をすべて書きなさい．ただし分子中にベンゼン環を含むものとする．

SBO 20　シクロアルカンの環のひずみを決定する要因について説明できる．
C3(2)①3

学生へのアドバイス

　このSBOを学ぶと，シクロアルカンをはじめとする環状化合物の立体構造を決定づけている要因を知ることができる．実際に手を動かして構造式を書いたり，分子模型を組立てたりすることを通して，本質的な理解が得られるように努めよう．

■ このSBOの学習に必要な予備知識
1. ニューマン投影式を用いた有機化合物の表記：SBO 16
2. エタン，ブタンの立体配座とその安定性：SBO 17

■ このSBOの学習成果

　環状構造をもつ有機化合物の安定性を決定する要因の一つである環のひずみについて理解するとともに，その種類を列挙して説明し，複雑な環状化合物の立体構造も推定できるようになる．

　医薬品中の成分をはじめとする有機化合物には，環状構造をもつものが数多く存在する（図20・1）．これらの立体構造は一体何によって決定づけられているのであろうか．この点について学ぶことは，単に基本的な有機化学にとどまらず，医薬品とその標的となる生体内分子との相互作用といった，医薬品にまつわるさまざまな化学的現象を理解していくうえできわめて重要である．ここでは，最も単純な構造をもつシクロアルカンを題材として，その立体構造を決定する要因について学んでいく．

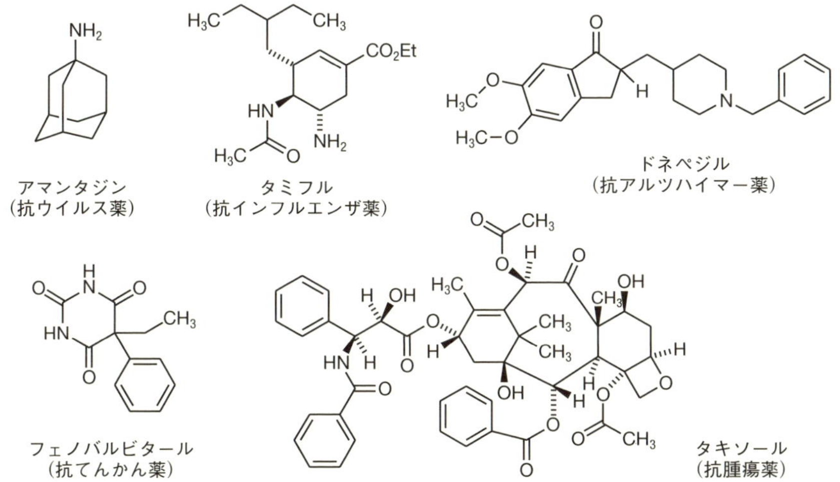

アマンタジン
(抗ウイルス薬)

タミフル
(抗インフルエンザ薬)

ドネペジル
(抗アルツハイマー薬)

フェノバルビタール
(抗てんかん薬)

タキソール
(抗腫瘍薬)

図 20・1　代表的医薬品のほとんどが環状構造をもっている

20・1　シクロアルカンにおける環のひずみ

　シクロアルカンは，環の炭素数（環員数）によって**小員環**（炭素数 3, 4），**通常環**（5～7），**中員環**（8～11），**大員環**（12 以上）の四つのグループに分類される．このうち，通常環および大員環は鎖状のアルカンと類似した物理的，化学的性質を示すが，小員環および中員環においては，アルカンとはかなり異なった性質が認められる．なかでも**シクロプロパンやシクロブタン**などの小員環は，他のシクロアルカンにはみられないような高い反応性を示す（図 20・2）．

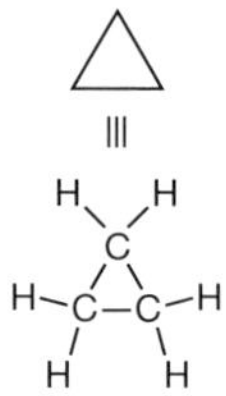

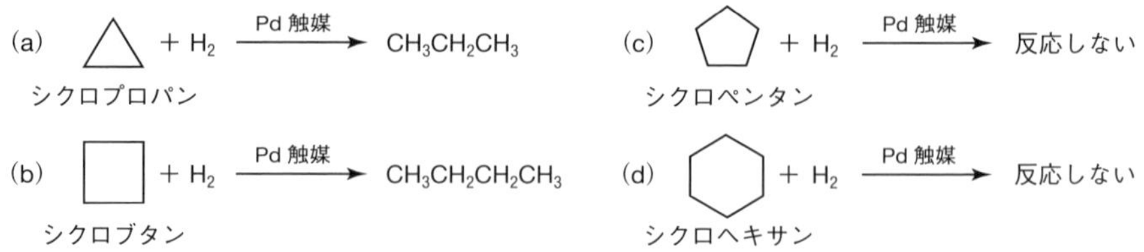

(a) シクロプロパン + H₂ —Pd 触媒→ CH₃CH₂CH₃

(b) シクロブタン + H₂ —Pd 触媒→ CH₃CH₂CH₂CH₃

(c) シクロペンタン + H₂ —Pd 触媒→ 反応しない

(d) シクロヘキサン + H₂ —Pd 触媒→ 反応しない

図 20・2　シクロアルカンの環員数による反応性の違い

ドイツの化学者 A. Baeyer は，シクロアルカンの炭素原子がすべて同一平面上に存在しているものと仮定した．この場合，シクロアルカンはいずれも正多角形を形成することになり，環上の隣り合う三つの炭素原子から成る結合角は，正多角形の内角の大きさに等しくなる．さらに Baeyer は，この結合角が正四面体形のメタンの結合角 109.5°（sp³ 炭素の原子価角）からずれている場合には，そのずれの大きさに応じて環の内部に**ひずみ**が生じ，このひずみの大きさがシクロアルカンの安定性に影響を及ぼしていると考えた（Baeyer の張力説）．

ひずみ　strain

この説によれば，**シクロペンタン**は結合角が 109.5° に最も近いため，ほとんどひずみがなく最も安定であると考えられる．一方，シクロプロパンやシクロブタンなどの小員環では，結合角が 109.5° から大きくずれているため，ひずみが大きく不安定であることが予想されるので，図 20・2(a, b) に示した小員環の高い反応性をうまく説明することができる．

一方，炭素数 6 以上のシクロアルカンでは，結合角の 109.5° からのずれが再び大きくなり，反応性が高くなると予想されるが，これは図 20・2(d) に示した実際の実験結果とは一致しない．このことは，シクロアルカンのすべての炭素原子が同一平面上に存在するという Baeyer の仮定が誤りであることを示している．その後の研究により，炭素数 4 以上のシクロアルカンは，Baeyer が考えたような平面形構造ではなく，折れ曲がり形構造をとっていることが明らかにされた．たとえば**シクロヘキサン**では，図 20・3 に示すような**いす形**とよばれる折れ曲がり形構造をとっている．これにより，すべての結合角が原子価角（109.5°）となりひずみが解消されるため，シクロヘキサンは正六角形の平面形構造から予想されるよりもはるかに安定で，低い反応性を示すものと考えられる．

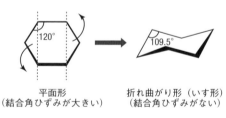

平面形
（結合角ひずみが大きい）　　折れ曲がり形（いす形）
（結合角ひずみがない）

図 20・3　シクロヘキサンの平面形と折れ曲がり形

このように，Baeyer の張力説はシクロアルカンのすべての性質を説明できるものではないことが明らかにされたが，有機化学にひずみという概念を初めて導入した功績はきわめて大きい．その後，シクロアルカン分子に働くひずみには，

Baeyer が考えた**結合角ひずみ**のほかに，環内の炭素-炭素結合の二面角*が理想値（60°）からずれることによって生じる**ねじれひずみ**や，置換基どうしの立体的な反発によって生じる**立体ひずみ**が存在することが明らかにされた（表20・1）．現在では，シクロアルカン分子に働いているひずみの大きさは，このような複数のひずみの総和（全ひずみエネルギー）であると考えられている．

結合角ひずみ
bond angle strain

ねじれひずみ
torsional strain

立体ひずみ steric strain

* **二面角**(dihedral angle)：隣り合う二つの炭素原子 C_α，C_β 上にそれぞれA，Bの各原子が存在するとき，C_α-A 結合の存在する平面と C_β-B 結合の存在する平面とのなす角（下図のθ）を二面角という．

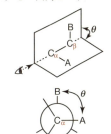

表 20・1　ひずみの種類と原因

ひずみの種類	ひずみを生じる原因
結合角ひずみ	結合角が理想的な角度（原子価角：109.5°）からずれることによって生じるひずみ
ねじれひずみ	結合の二面角が理想値（60°）よりも小さくなることによって生じるひずみ
立体ひずみ	空間的に近接した置換基どうしの立体的反発によって生じるひずみ

20・2　シクロプロパンの立体配座とひずみ

前節で述べたように，シクロアルカン分子には複数のひずみが同時に働いているため，シクロアルカンを構成している炭素-炭素結合の立体配座について考えてみることは，シクロアルカンの安定性を理解するうえできわめて重要である．ここでは，最も炭素数の少ないシクロプロパンの立体配座とひずみの関係について考えてみよう．

シクロプロパン環には炭素原子は3個しかなく，すべての炭素原子は同一平面上にある．このとき，任意の炭素原子からもう一つの炭素原子を見た場合のニューマン投影式は，図20・4に示すようになる．

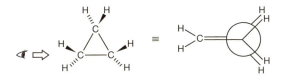

図 20・4　シクロプロパンの立体配座とニューマン投影式

この投影式からも明らかなように，シクロプロパンではすべての炭素-炭素結合と炭素-水素結合が重なり形配座をとるため，きわめて大きなねじれひずみを生じる．このねじれひずみは，前節で述べた結合角ひずみとともに全ひずみエネルギーの増加に大きく寄与しており，シクロプロパンが不安定で反応性に富む原因となっている．

20・3　シクロブタンの立体配座とひずみ

シクロブタンは4個の炭素から成り，2本の対角線が存在するので，いずれか1本の対角線に沿って折れ曲がった立体配座をとることができる（図20・5）．このような折れ曲がり形配座をとると，結合角ひずみは少し増加するが，各結合が重なり形となる平面形配座に比べてねじれひずみが小さくなるので，より安定となる．

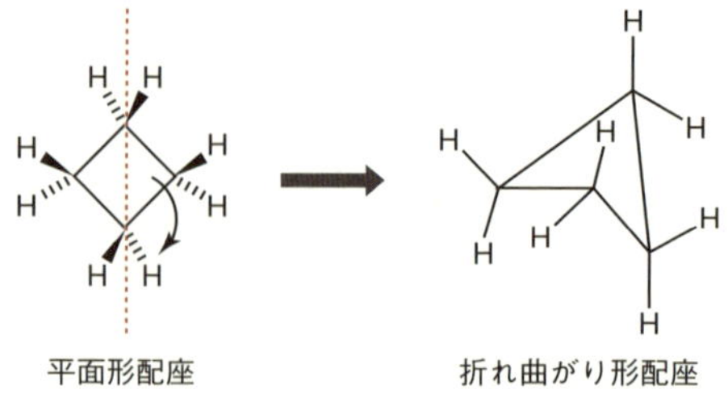

図20・5 シクロブタンの折れ曲がり形配座

20・4 シクロペンタンの立体配座とひずみ

シクロペンタンには合計5本の対角線が存在するので，このうちのいずれか1本の対角線に沿って折れ曲がった形の立体配座をとることができる（図20・6）．この際，折れ曲がり形配座の方が平面形配座に比べてねじれひずみが小さく，結合角も原子価角（109.5°）に近い値を維持することができるため，より安定である．また，シクロペンタンではシクロブタンに比べて全ひずみエネルギーが小さくなるので，その反応性が大きく低下する．

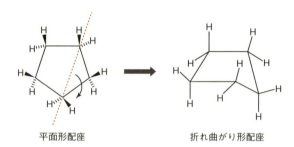

図20・6 シクロペンタンの折れ曲がり形配座

20・5 シクロヘキサンの立体配座

シクロヘキサンには合計9本の対角線が存在する．このうち，同一炭素上で交わることのない2本の対角線に沿って折れ曲がった形の立体配座をとることによって，すべての結合角が原子価角（109.5°）に近い値となり，結合角ひずみを完全に解消することができる．このとき，反対方向に折れ曲がった形の立体配座を**いす形配座**，同一方向に折れ曲がった形の立体配座を**舟形配座**という（図20・7）．

いす形　chair form
舟　形　boat form

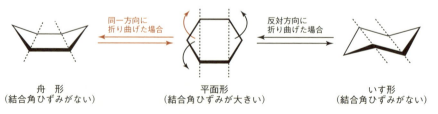

図20・7 シクロヘキサンのいす形配座と舟形配座

いす形配座はすべての炭素-炭素結合がねじれ形配座をとることができるため，ねじれひずみがなく最も安定である（図20・8）．これに対して，舟形配座はC2-C3原子間およびC6-C5原子間の二つの炭素-炭素結合が重なり形配座をとっているため，大きなねじれひずみが存在する．また，C1原子に結合した水素原子とC4原子に結合した水素原子の間の距離が短くなることにより立体的な反発が起こるため，立体ひずみを生じる．これら二つのひずみの存在により，舟形配座はいす形配座よりも約29.7 kJ/molだけエネルギーが大きくなるので，より不安定となる．

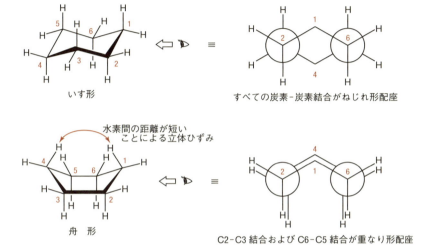

図20・8　いす形配座と舟形配座における各原子の立体配座

このような水素原子の立体反発に伴う立体ひずみは，舟形配座のC1原子とC4原子が反対方向に若干ねじれた形に変化することにより解消される．このような配座を**ねじれ舟形配座**という（図20・9）．

ねじれ舟形
twist-boat form

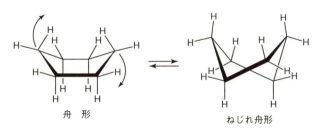

図20・9　シクロヘキサンのねじれ舟形配座

ねじれ舟形配座では，結合角ひずみと立体ひずみは存在しないが，舟形配座に存在していたねじれひずみを完全に解消することはできないので，いす形配座より約23.0 kJ/molだけエネルギーが大きくなるため，より不安定となる．

以上に述べたシクロヘキサンの各配座間には熱力学的な平衡関係が存在するが，他の配座に比べていす形配座が最も低いエネルギー値を示すため，シクロヘキサンは室温ではそのほとんどがいす形配座として存在する．

20・6 シクロアルカンの全ひずみエネルギー

シクロアルカンにおける実際のひずみの大きさは，ひずみのほとんどない直鎖状アルカンの燃焼熱とシクロアルカンの燃焼熱とを比較することによって算出することができる．たとえばシクロプロパンの場合について考えてみると，アルカン分子中のメチレン基（$-CH_2-$）1個分の燃焼熱はおよそ $-658\,kJ/mol$ であることが実験によって明らかにされているので，この値から予想されるシクロプロパンの燃焼熱の大きさはメチレン基3個分の $-1974\,kJ/mol$ となる．しかし，その実測値は $-2089\,kJ/mol$ であり，両者の間には約 $115\,kJ/mol$ の違いがあることがわかる（図20・10）.

図20・10 シクロプロパンの全ひずみエネルギーの算出

$$C_3H_6 (シクロプロパン) + \frac{9}{2}O_2 = 3\,CO_2 + 3\,H_2O + 2089\,kJ/mol$$
$$-\left(3\left(CH_2(アルカン) + \frac{3}{2}O_2 = CO_2 + H_2O + 658\,kJ/mol\right)\right)$$
$$2089 - (3 \times 658) = 115\,kJ/mol$$

すなわち，このエネルギーの差がシクロプロパン分子に存在しているひずみの総和（全ひずみエネルギー）であると考えることができる．表20・2に炭素数が3から13までのシクロアルカンの全ひずみエネルギーの大きさを示す．

表20・2 シクロアルカンの全ひずみエネルギー

シクロアルカン	環員数	全ひずみエネルギー〔kJ/mol〕
シクロプロパン	3	115
シクロブタン	4	110
シクロペンタン	5	27
シクロヘキサン	6	0
シクロヘプタン	7	25
シクロオクタン	8	42
シクロノナン	9	50
シクロデカン	10	50
シクロウンデカン	11	46
シクロドデカン	12	13
シクロトリデカン	13	21

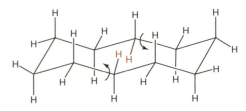

図20・11 十員環におけるひずみ　赤字で示した水素原子の反発により立体ひずみが生じ，これを緩和するために炭素-炭素結合が回転することにより，ねじれひずみが生じる．

全ひずみエネルギーの大きさが0となるシクロヘキサンを挟んで，環員数が増加した場合にも，減少した場合にも全ひずみエネルギーは大きくなり，シクロアルカンの安定性は低下する傾向を示す．一方，環員数が10を超えると全ひずみエネルギーはゆるやかに減少してほぼ一定の値となる傾向を示す（図20・11）.

例題 20・1　置換基が全ひずみエネルギーに及ぼす影響について考えてみよう

メチルシクロプロパンと 1,1-ジメチルシクロプロパンのニューマン投影式を書き，どちらの全ひずみエネルギーの方が大きくなるかを予想しなさい．

解　答　メチルシクロプロパンと 1,1-ジメチルシクロプロパンのニューマン投影式は，それぞれ下図に示すようになる．

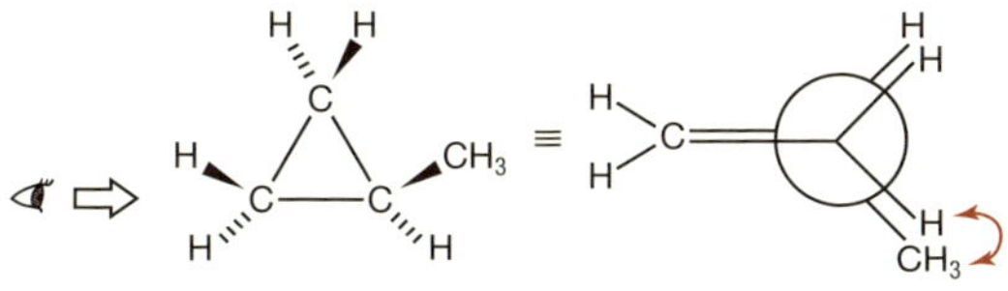

メチルシクロプロパン

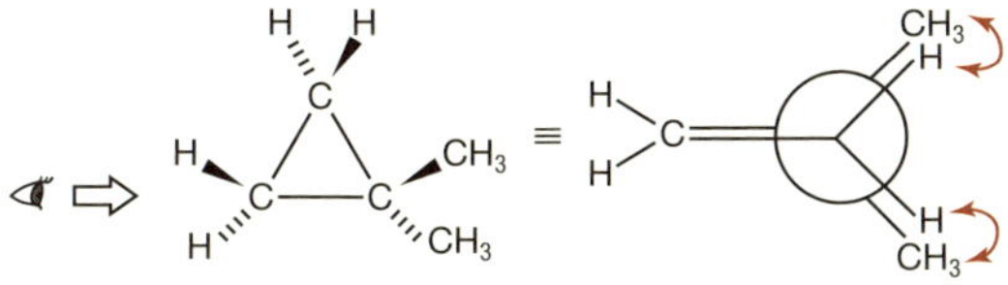

1,1-ジメチルシクロプロパン

　この際，メチルシクロプロパンにはメチル基と水素原子との間のひずみ（ねじれひずみと立体ひずみ）が1箇所に認められるのに対して，1,1-ジメチルシクロプロパンでは同じひずみが2箇所に存在する．したがって，1,1-ジメチルシクロプロパンの方が全ひずみエネルギーが大きくなることが予想される．

演習 20・1 平均分子量が70となるようなシクロブタンとシクロヘキサンの混合物1 molを十分な酸素の存在下で完全に燃焼させた場合に発生する熱量を算出しなさい．ただし，アルカン分子中のメチレン基（$-CH_2-$）1個分の燃焼熱を-658 kJ/mol，シクロブタンの全ひずみエネルギーの大きさを110 kJ/molとする．

応用・発展 20・1 シクロプロパンに対して，光照射下で臭素分子を作用させる条件下での臭素化反応を試みたところ，望みの臭素化体はまったく得られなかった．その理由について考察しなさい．

SBO 21　シクロヘキサンのいす形配座における水素の結合方向（アキシアル，エクアトリアル）を図示できる．（技能）

C3(2)①4

学生へのアドバイス

この SBO を学ぶと，シクロヘキサンの最も安定な立体配座であるいす形配座における各結合の向きと，それらが環の反転に伴ってどのように変化するのかを知ることができる．実際に分子模型を組立ててみることを通じて，理解を深めよう．

■ この SBO の学習に必要な予備知識
1. エタン，ブタンの立体配座とその安定性：SBO 17
2. シクロアルカンの立体配座と環のひずみを決定する要因：SBO 20

■ この SBO の学習成果

シクロヘキサンのいす形配座における結合の種類と性質について理解するとともに，これを図示することができるようになる．また，シクロヘキサン環の反転に伴って，結合の種類が相互に入れ替わることが理解できる．

21・1　シクロヘキサンのアキシアル結合とエクアトリアル結合

シクロヘキサンの最も安定な立体配座であるいす形配座では，C1−C2 結合と C4−C5 結合，C2−C3 結合と C5−C6 結合，C3−C4 結合と C1−C6 結合の 3 組の炭素-炭素結合がそれぞれ平行になっている．このとき，各炭素原子には環に対して垂直方向に伸びた炭素-水素結合が一つずつ存在する．このようないす形配座における垂直方向の結合を**アキシアル結合**という（図 21・1）．アキシアル結合は，隣り合う炭素原子では反対向きになっており，C1，C3，C5 の各原子において環の上側に存在する場合には，C2，C4，C6 の各原子では環の下側となる．一方，各炭素原子上には，より水平に近い向きに伸長した炭素-水素結合も一つずつ存在しており，このようないす形配座における水平方向の結合を**エクアトリアル結合**という．エクアトリアル結合は，いずれも環内の隣に位置する炭素原子から伸長する炭素-炭素結合と平行になっており，たとえば C1 あるいは C4 原子上のエクアトリアル結合は，C2−C3 結合および C5−C6 結合と平行である．また，エクアトリアル結合が C1，C3，C5 の各炭素原子において環の下側に存在する場合には，C2，C4，C6 の各炭素原子では環の上側となる．

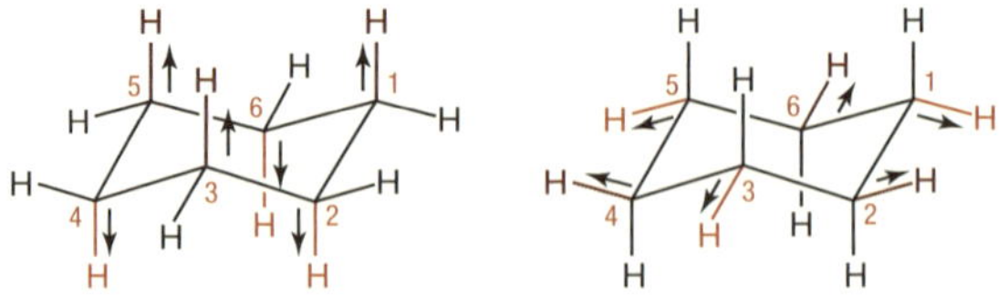

アキシアル結合
axial bond

エクアトリアル結合
equatorial bond

図 21・1　いす形配座におけるアキシアル結合とエクアトリアル結合

21・2　いす形配座における環の反転に伴う結合の向きの変化

シクロヘキサンのいす形配座は，折れ曲がりの向きを逆にすることにより，平面形構造を経由してもう一つのいす形配座に反転させることができる（図 21・2）．このとき，すべてのアキシアル結合はエクアトリアル結合に，またすべての

エクアトリアル結合はアキシアル結合に入れ替わるが，結合が環の上下のどちら側に存在するかという点については，環を反転させても変化しない．すなわち，C1 原子に結合する二つの水素原子のうち，アキシアル結合した水素原子は環の反転によりエクアトリアル結合に入れ替わるが，いずれの場合も環の上側に存在することに変わりはない（図 21・2）．

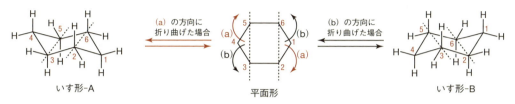

図 21・2　いす形配座における環の反転に伴う結合の向きの変化

例題 21・1　1-ブロモ-2-クロロ-3-フルオロ-4-ヨードシクロヘキサンにはいくつかの立体異性体が存在するが，そのうちの一つはいす形配座をとっており，隣り合う炭素原子に結合した置換基どうしはすべてトランスの関係にあることがわかった．このとき，C3−F 結合がエクアトリアル結合であるとすると，他のハロゲン原子と炭素原子との結合はそれぞれアキシアル結合，エクアトリアル結合のいずれとなるかを答えなさい．

解　答　シクロヘキサン環のアキシアル結合は，環の上下方向に交互に伸びているため，隣接する炭素原子間においては，アキシアル結合どうし，エクアトリアル結合どうしのいずれもがトランスの関係となっている．したがって，C3−F 結合がエクアトリアル結合である場合には，C2−Cl 結合，C1−Br 結合および C4−I 結合のいずれもエクアトリアル結合となる．

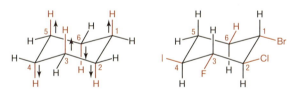

図 21・3　環内の隣接する炭素原子においては，アキシアル結合どうし，エクアトリアル結合どうしはいずれもトランスの関係にある

演習 21・1　右図に示すステロイド骨格上のシクロヘキサン環がすべていす形配座をとっていると仮定したとき，(1)〜(4) の各置換基がアキシアル結合，エクアトリアル結合のいずれとなるかを答えなさい．

(1) C10 位のメチル基　　(2) C5 位の水素原子
(3) C8 位の水素原子　　(4) C9 位の水素原子

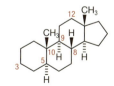

SBO 22　置換シクロヘキサンの安定な立体配座を決定する要因について説明できる．

C3(2)①5

学生へのアドバイス
　このSBOを理解すると，置換基をもつシクロヘキサンが最も安定な立体配座をとりうる要因と理解することができる．テキストに示されている以外の置換シクロヘキサンについても実際に構造式を書いて考えてみよう．

■ このSBOの学習に必要な予備知識
1. シクロアルカンの立体配座と環のひずみを決定する要因：SBO 20
2. シクロヘキサンのいす形配座における結合の種類：SBO 21
3. シクロヘキサンのいす形配座における環の反転に伴う結合の種類の変化：SBO 21

■ このSBOの学習成果
　さまざまな置換基をもつシクロヘキサン誘導体の最も安定な立体配座を明らかにすることができるようになる．

22・1　一置換シクロヘキサンの立体配座

　メチルシクロヘキサンのような一置換シクロヘキサンのいす形配座には，置換基がエクアトリアル結合となる配座と，アキシアル結合となる配座の2種類が存在する（図22・1）．これら二つの配座は環の反転により相互に変換することができるため，熱力学的な平衡関係にある．このうち，置換基がアキシアル結合となる配座（**B**）では，置換基とC3およびC5原子上のアキシアル水素原子との間に立体ひずみ（**1,3-ジアキシアル相互作用**）が生じる．一方，置換基がエクアトリアル結合となる配座では，このような立体ひずみは存在しない．その結果，置換基がアキシアル結合となる配座（**B**）は置換基がエクアトリアル結合となる配座（**A**）よりも 7.1 kJ/mol だけエネルギーが高くなるため，より不安定となる．したがって，二つの配座間の平衡は置換基がエクアトリアル結合となる配座（**A**）に大きく偏っている．

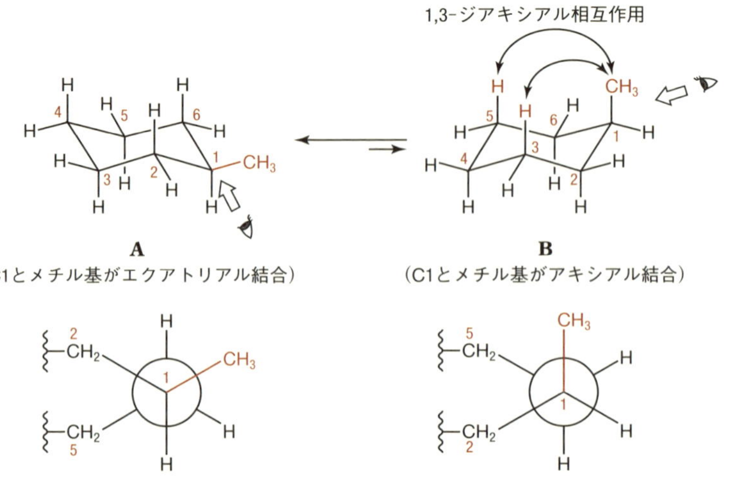

図22・1　メチルシクロヘキサンの二つの立体配座

22・2 二置換シクロヘキサンのシス-トランス異性体と立体配座

二置換シクロヘキサンのうち，たとえば 1,2-ジメチルシクロヘキサンには，シス形とトランス形の二つの立体異性体（幾何異性体）が存在する（図 22・2）．

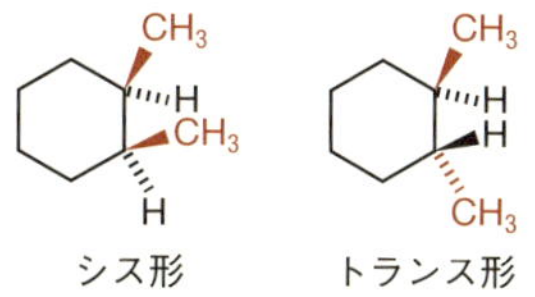

図 22・2　1,2-ジメチルシクロヘキサンの幾何異性体

このうち，まずシス形の立体配座について考えてみると（図 22・3），一方の配座（**A**）では C1 原子上のメチル基がエクアトリアル結合となり，C2 原子上のメチル基がアキシアル結合となることがわかる．この配座は環の反転によって生じるもう一方の配座（**B**）と熱力学的な平衡関係にあるが，この配座（**B**）では C1 原子上のメチル基がアキシアル結合となり，C2 原子上のメチル基がエクアトリアル結合となる．したがって，これら二つの配座はエネルギー的にまったく等価であり，配座間の平衡には偏りがない．

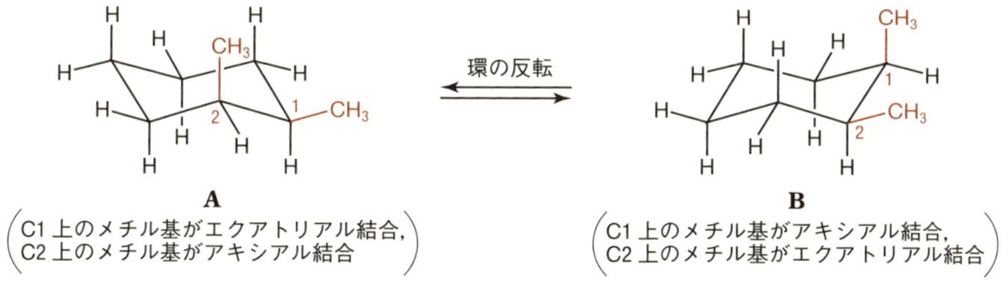

A
（C1 上のメチル基がエクアトリアル結合，C2 上のメチル基がアキシアル結合）

B
（C1 上のメチル基がアキシアル結合，C2 上のメチル基がエクアトリアル結合）

図 22・3　*cis*-1,2-ジメチルシクロヘキサンの二つの立体配座

一方，トランス形の立体配座について考えてみると（図 22・4），二つのメチル基がいずれもアキシアル結合となる配座（**B**）といずれもエクアトリアル結合となる配座（**A**）の二つが存在することがわかる．この場合は明らかに二つのメチル基がエクアトリアル結合となる配座（**A**）の方が，メチル基に起因する立体ひずみ（1,3-ジアキシアル相互作用）の総和が少なくなるため，より安定である．したがって，二つの配座間の平衡は **A** の配座に大きく偏っている．

次に，立体的な大きさの異なる二つの置換基をもつ二置換シクロヘキサンの例として，*trans*-1-*t*-ブチル-3-メチルシクロヘキサンおよび *cis*-1-メチル-4-フェ

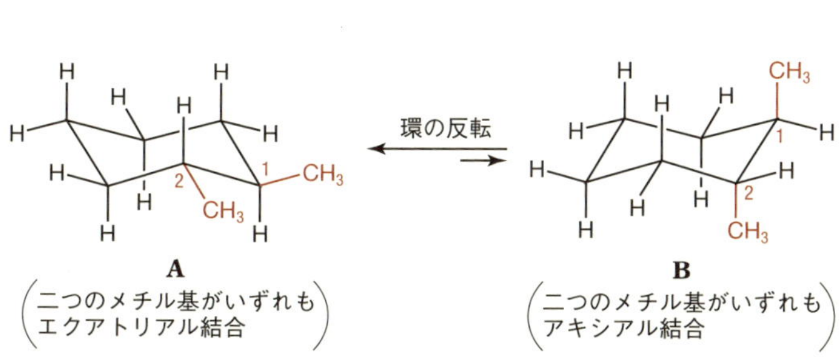

A
（二つのメチル基がいずれもエクアトリアル結合）

B
（二つのメチル基がいずれもアキシアル結合）

図 22・4　*trans*-1,2-ジメチルシクロヘキサンの二つの立体配座

ニルシクロヘキサンを取上げ，その立体配座について考えてみよう．これらの二置換シクロヘキサンでは，先に述べた cis-1,2-ジメチルシクロヘキサンの場合と同様に，一方の置換基がアキシアル結合となる配座では，もう一方の置換基は必ずエクアトリアル結合となる．たとえば，trans-1-t-ブチル-3-メチルシクロヘキサンでは（図 22・5），一方の配座（**A**）では C1 原子上の t-ブチル基がエクアトリアル結合となり，C3 原子上のメチル基がアキシアル結合となるが，環の反転によって生じるもう一方の配座（**B**）では，C1 原子上の t-ブチル基がアキシアル結合となり，C3 原子上のメチル基がエクアトリアル結合となる．この場合，かさ高い t-ブチル基がアキシアル結合となる配座（**B**）の方が，メチル基がアキシアル結合となる配座（**A**）よりも立体ひずみの総和が大きくなるので，より不安定となる．したがって，二つの配座間の平衡は **A** の配座に大きく偏っている．

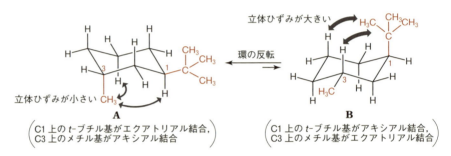

図 22・5 *trans*-1-*t*-ブチル-3-メチルシクロヘキサンの二つの立体配座

cis-1-メチル-4-フェニルシクロヘキサンについてもまったく同様のことが観測され（図 22・6），C4 原子上のフェニル基がエクアトリアル結合となる配座（**B**）の方がより安定となる．

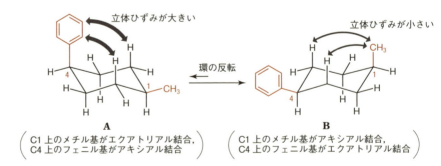

図 22・6 *cis*-1-メチル-4-フェニルシクロヘキサンの二つの立体配座

このように，二つの置換基の一方がアキシアル結合，もう一方の置換基がエクアトリアル結合となるような二置換シクロヘキサンにおいては，よりかさ高い置換基がエクアトリアル結合となる配座の方が全ひずみエネルギーが小さくなるため，より安定に存在しうることがわかる．

さまざまな置換基をもつ一置換シクロヘキサンにおいて，環反転に伴う自由エネルギー変化の大きさ ΔG_{inv} を表 22・1 に示した．この ΔG_{inv} の値は，各置換基

がエクアトリアル側からアキシアル側に入れ替わる際の自由エネルギー変化の大きさを示していることから，各置換基のもつかさ高さの指標とみなすことができる．すなわち，二置換シクロヘキサンでは，ΔG_{inv} の値が大きい置換基がエクアトリアル結合となる配座の方が全体の自由エネルギー値が低くなるため，より安定に存在しうると考えることができる．

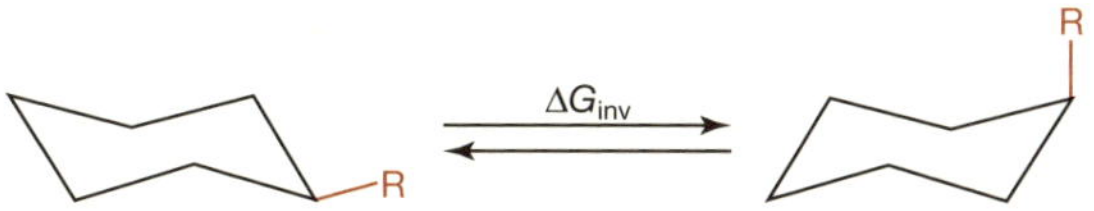

表22・1 一置換シクロヘキサンの二つの立体配座間の自由エネルギー差

R	ΔG_{inv} 〔kJ/mol〕	R	ΔG_{inv} 〔kJ/mol〕
$-CH_3$	7.1	$-Cl$	2.2
$-CH_2CH_3$	7.3	$-Br$	2.3
$-CH(CH_3)_2$	9.2	$-CN$	0.8
$-C(CH_3)_3$	20.9	$-COOH$	5.9
$-Ph$	12.5	$-NH_2$	5.9
$-F$	1.1	$-OH$	3.9

例題22・1 二置換シクロヘキサンの安定ないす形配座について考えてみよう

cis-1-t-ブチル-2-メチルシクロヘキサンの二つのいす形配座を図示し，どちらがより安定となるかを答えなさい．

解 答 cis-1-t-ブチル-2-メチルシクロヘキサンの一方のいす形配座（**A**）では，t-ブチル基がエクアトリアル結合，メチル基がアキシアル結合となる．一方，環の反転に伴って生じるもう一方のいす形配座（**B**）では，t-ブチル基がアキシアル結合，メチル基がエクアトリアル結合となる．したがって，よりかさ高い t-ブチル基がエクアトリアル結合となる立体配座（**A**）の方が全ひずみエネルギーが小さくなるため，より安定となる．

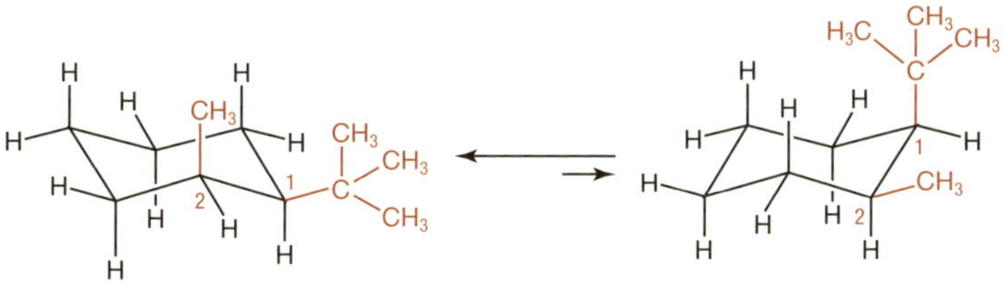

A より安定　　**B**

演習22・1

(1) cis-1,3-ジメチルシクロヘキサンの二つのいす形配座を図示し，どちらがより安定となるかを答えなさい．

(2) (1)で示した二つの立体配座のうち，より不安定な立体配座におけるメチル基どうしの1,3-ジアキシアル相互作用について，ニューマン投影式を用いてわかりやすく説明しなさい．

演習 22・2 ギブズエネルギーの異なる二つの配座異性体 A および B のおおよその存在比は，以下に示すボルツマンの式を用いて算出することができる．

$$\frac{N_A}{N_B} = \exp\left(\frac{(G_B - G_A)}{RT}\right)$$

$\dfrac{N_A}{N_B}$：二つの異性体の存在比　　G_A：異性体 A のギブズエネルギー

R：気体定数，8.31〔J/(mol·K)〕　　G_B：異性体 B のギブズエネルギー

T：絶対温度

この式を用いて，以下に示す置換シクロヘキサンの二つのいす形配座の標準状態 (25 ℃，1 bar) における存在比を求めなさい．
(1) ブロモシクロヘキサン
(2) *cis*-1-*t*-ブチル-4-メチルシクロヘキサン

応用・発展 22・1 *cis*-1,3-ジメチルシクロヘキサンにおける ΔG_{inv} の値は 22.6 kJ/mol である．これとメチルシクロヘキサンにおける ΔG_{inv} の値（7.1 kJ/mol）から，二つのメチル基間の 1,3-ジアキシアル相互作用の大きさを算出しなさい．

第5章 アルケン・アルキン

> **SBO 23** アルケンへの代表的な付加反応を列挙し，その特徴を説明できる．
> C3(2)②1

学生へのアドバイス

この SBO を学ぶと，アルケンを出発物質としてさまざまな化合物が合成できることがわかる．アルケンと試薬との立体化学を含めた相互作用についての考え方は，他の反応にも応用することができるので，最初に学ぶ反応機構として確実な知識としたい．まず，アルケンへの付加反応から始め，それぞれの試薬との反応機構を何度も書いて，その考え方を自分のものにしよう．

■ この SBO の学習に必要な予備知識

1. 付加反応の特徴：SBO 6
2. カルボカチオンの性質：SBO 7
3. 反応の過程とエネルギー図：SBO 8
4. 有機反応機構を電子の動きを示す矢印で表す：SBO 9
5. アルケンの立体異性：SBO 15

■ この SBO の学習成果

有機化合物と試薬との相互作用を分子レベルで説明できるようになり，反応機構と生成物の立体化学が密接に関連していることを理解できる．（SBO 24, 25, 31）

炭素-炭素二重結合を含む化合物の最も特徴的な反応は付加反応であり，これによって，二重結合の両炭素上に，異なった原子や官能基を導入することができる．また，付加反応には立体選択的に進行するものや位置選択的に進行するものが多く，複数の可能な生成物のうち目的の物質を選択的に合成できる有用な反応である．以下に，付加反応の主要な反応について学んでいく．

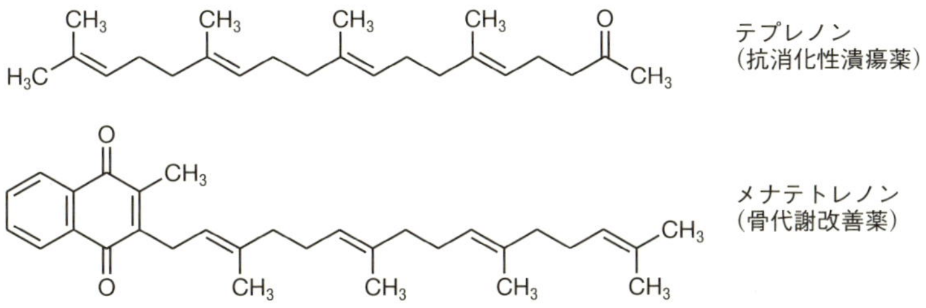

図 23・1 多数の二重結合をもつ医薬品の構造例

テプレノン（抗消化性潰瘍薬）

メナテトレノン（骨代謝改善薬）

23・1 アルケンの物理的性質

アルケンは，炭素-炭素二重結合を含む炭化水素である．これらは対応するアルカンと似た性質を示し，無極性であるため，無極性か低極性の溶媒に溶けるが水にきわめて溶けにくい．また，炭素鎖が4個までのアルケンは室温で気体である．

アルケンの安定性は二重結合に結合している置換基の数に関係しており，二重結合にアルキル基が多く結合していればいるほど安定である（図 23・2）．また，シス異性体は二重結合の同じ側に置換基をもっているため立体的に込んでおり，トランス異性体に比べて不安定である（図 23・3）．

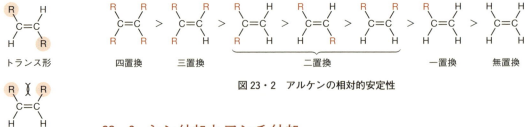

図 23・3 シス-トランス異性体

図 23・2 アルケンの相対的安定性

* シン付加をシス付加, アンチ付加をトランス付加ともいう.

23・2 シン付加とアンチ付加

付加する試薬 X−Y の X と Y がアルケンの同じ面から入る付加を**シン付加**, 異なる面から入る付加を**アンチ付加**という*.

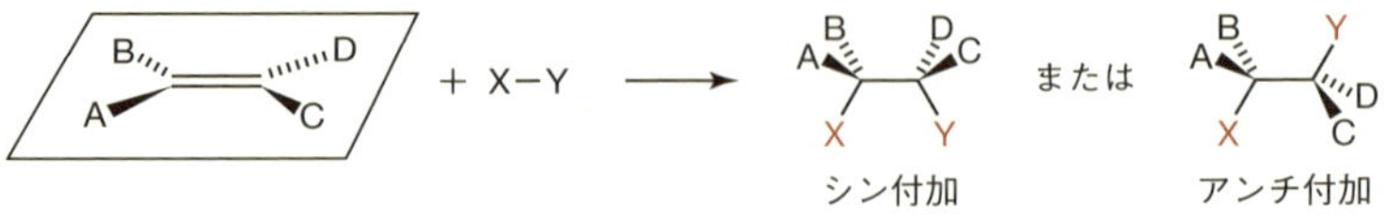

23・3 ハロゲン化水素の付加

アルケンの π 結合は σ 結合の上下に広がる電子雲をもっている. この電子雲のためにアルケンは電子豊富な部分構造となり, 求電子剤と反応することができる. 求電子剤としてハロゲン化水素 (HX) を用いればアルケンの二重結合に付加し, **ハロアルカン**が生成する. この反応を求電子付加反応という.

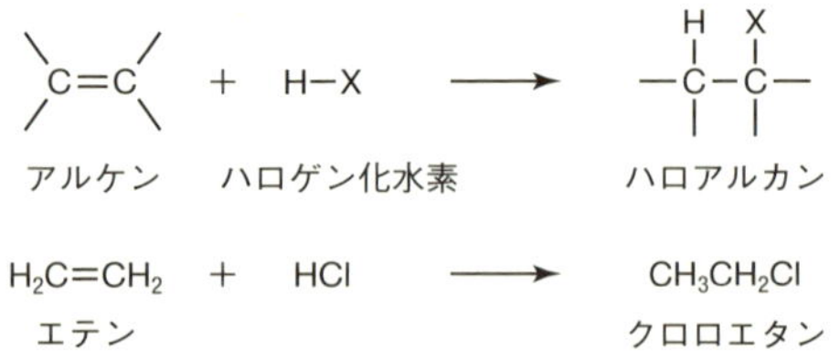

$H_2C=CH_2$ + HCl ⟶ CH_3CH_2Cl
エテン　　　　　　　　　　クロロエタン

この反応の第一段階は, 求電子的なプロトンの求核的なアルケンへの付加であり, カルボカチオン中間体が生成する. この段階が律速段階であり, 高い活性化エネルギーを必要とするため, 比較的遅い. つづく第二段階では, 正電荷をもつ反応性の高いカルボカチオンがハロゲン化物イオンと結合して安定化する. この段階は, 活性化エネルギーが低いので非常に速い.

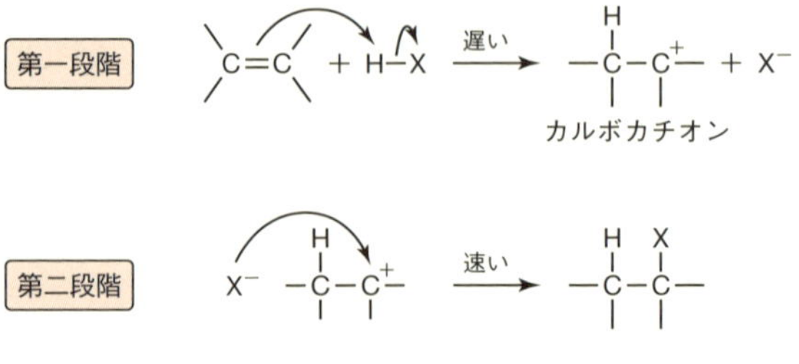

非対称なアルケンに対するハロゲン化水素の付加反応では, 2 通りの付加の仕方が考えられるが, 実際には 1 種類のハロアルカンが優先的に生成する. プロペンと臭化水素の反応を例にとって考えてみると, 2-ブロモプロパンと 1-ブロモ

プロパンの二つの生成物が得られる可能性があるが，実際の主生成物は，2-ブロモプロパンである．

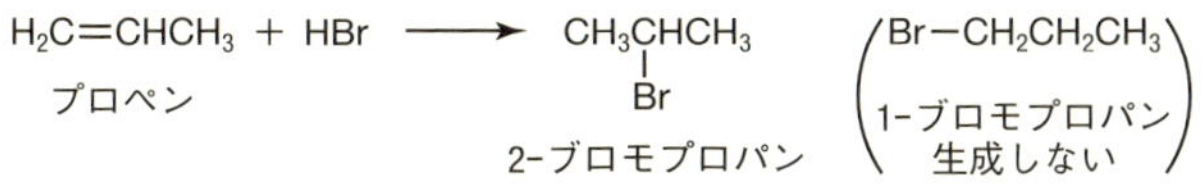

$$H_2C=CHCH_3 + HBr \longrightarrow \underset{\underset{Br}{|}}{CH_3CHCH_3} \quad \begin{pmatrix} Br-CH_2CH_2CH_3 \\ 1\text{-ブロモプロパン} \\ 生成しない \end{pmatrix}$$
プロペン　　　　　　　　　　2-ブロモプロパン

一般に，ハロゲン化水素の水素原子は，置換基のより少ない炭素に結合する．その結果，ハロゲンは置換基のより多い炭素と結合することになる．**マルコウニコフ則**＊とよばれるこの経験則は，生成するカルボカチオンの相対的安定性を考えると理解できる．プロペンへのハロゲン化水素の付加反応の第一段階では，第一級カルボカチオンと第二級カルボカチオンの2種類を生成する可能性があるが，第二級カルボカチオンの方がより安定であるため，優先的に生成する（図23・4）．

＊ アルケンにハロゲン化水素が付加するときに，"水素原子はより多くの水素原子をもつ炭素側に付加する"という経験則は，ロシアの化学者，V. Markovnikov（マルコウニコフ）によって見いだされ，マルコウニコフ則とよばれる．

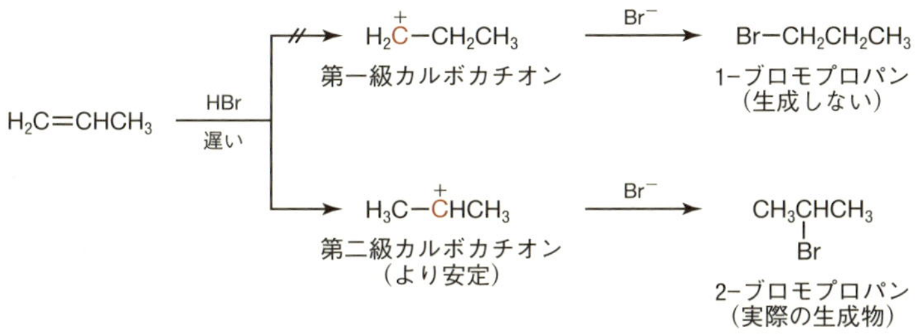

図23・4　非対称なアルケンへのハロゲン化水素の付加

例題 23・1　ハロゲン化水素の付加　次の反応の主生成物の構造および反応機構を示しなさい．

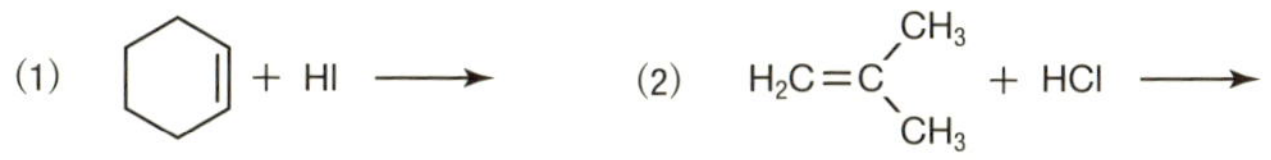

(1) シクロヘキセン + HI ⟶

(2) $H_2C=C(CH_3)_2$ + HCl ⟶

解　答　(1) シクロヘキセンの二重結合がヨウ化水素からプロトンを受取り，カルボカチオンが生成する．次にヨウ化物イオンがカルボカチオンを求核攻撃することによりヨードシクロヘキサンが生成する．

(2) 2-メチルプロペンの二重結合が塩化水素により位置選択的にプロトン化され，第三級カルボカチオンが生成し，塩化物イオンと反応することによってマルコウニコフ則に従った塩化 *t*-ブチル（2-クロロ-2-メチルプロパン）が生成する．

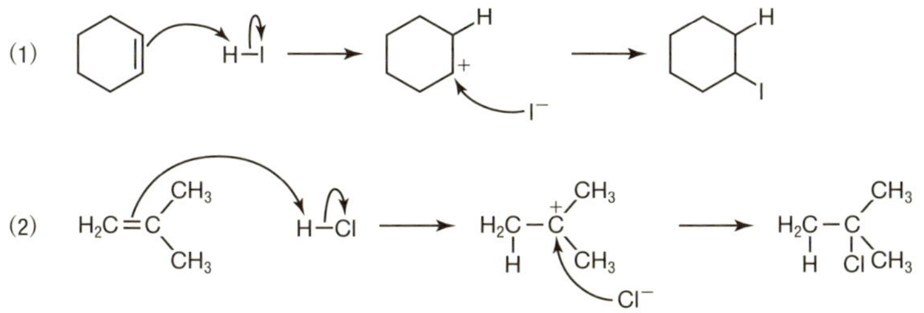

演習 23・1 次の化合物に HBr が付加したときの主生成物の構造を示しなさい.

(1) $H_3CHC=CHCH_3$ (2) 1-メチルシクロペンテン (3) メチレンシクロヘキサン (=CHCH₃ 付きシクロヘキサン)

応用・発展 23・1 次のハロアルカンを合成するために適当なアルケンとハロゲン化水素の構造を示しなさい.

(1) $H_3C-\underset{Br}{\overset{CH_3}{C}}-CH_3$ (2) シクロペンチル-Cl (3) シクロヘキシル-CHBrCH₃

応用・発展 23・2 次の反応の主生成物の構造および反応機構を示しなさい.

$$Ph-CH=CH-CH_3 + HCl \longrightarrow$$

反マルコウニコフ付加反応

過酸化物（一般に ROOR で表される）の存在下，臭化水素をアルケンに付加させると，ラジカル機構で反応が進行し，前述のイオン的付加とは異なった位置選択性で生成物が得られる．すなわち，HBr の水素原子が置換基のより多い炭素に結合し，臭素原子は置換基の少ない炭素に結合する．

$$CH_3HC=CH_2 + HBr \xrightarrow{ROOR} CH_3CH_2CH_2-Br$$

このときの付加は，反マルコウニコフ付加で起こったという．たとえば，プロペンと臭化水素の反応では，まず，過酸化物により発生した RO・ラジカルが HBr と反応し，ROH と Br・ラジカルが生成する．これがアルケンの置換基の少ない炭素側に付加して，より安定な第二級ラジカルが生じる．この炭素ラジカルが HBr の水素を引抜き，Br・ラジカルの発生を伴いながら，付加物を与える．

$$\begin{aligned}
&ROOR \longrightarrow RO\cdot \xrightarrow{HBr} ROH + Br\cdot \\
&CH_3HC=CH_2 \xrightarrow{Br\cdot} CH_3-\overset{Br}{\underset{}{C}}H-\overset{\cdot}{C}H_2 \xrightarrow{H-Br} CH_3\overset{H}{C}HCH_2Br + Br\cdot
\end{aligned}$$

$$\left(CH_3-\overset{Br}{\underset{}{C}}H-\overset{\cdot}{C}H_2 \quad 不安定\right)$$

生成物における臭素原子の置換位置はマルコウニコフ則とは逆になっているが，反応機構を考えると，中間体である第二級炭素ラジカル（安定）と第一級炭素ラジカル（不安定）の差によることがわかり共通の考え方で理解できる．

23・4 水の付加

酸触媒存在下でアルケンと水を反応させると，二重結合へ水が付加し，アルコールが生成する．この反応を**水和反応**という．この反応も位置選択的であり，マルコウニコフ則に従う．たとえば，2-メチルプロペンへの酸触媒による水の付加反応では，2-メチルプロパン-2-オール（t-ブチルアルコール）が生成する．

水 和 hydration

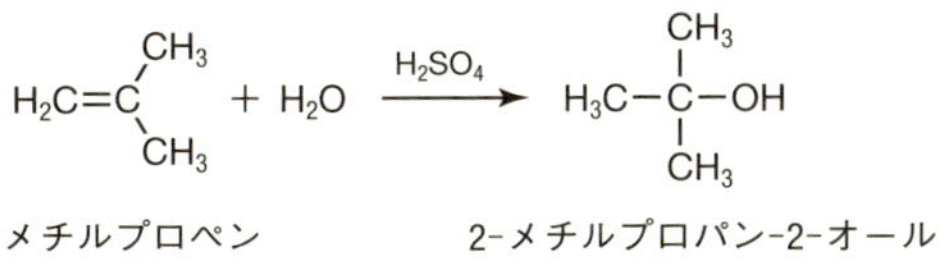

$$H_2C=C(CH_3)_2 + H_2O \xrightarrow{H_2SO_4} H_3C-C(CH_3)_2-OH$$

2-メチルプロペン　　　　　2-メチルプロパン-2-オール

その反応機構は，はじめに，酸によりアルケンがプロトン化され安定な第三級カルボカチオンが生成する（図23・5）．つづいて水が付加しプロトン化されたアルコールが生成する．最後に水がプロトンを受取り酸触媒が再生する．

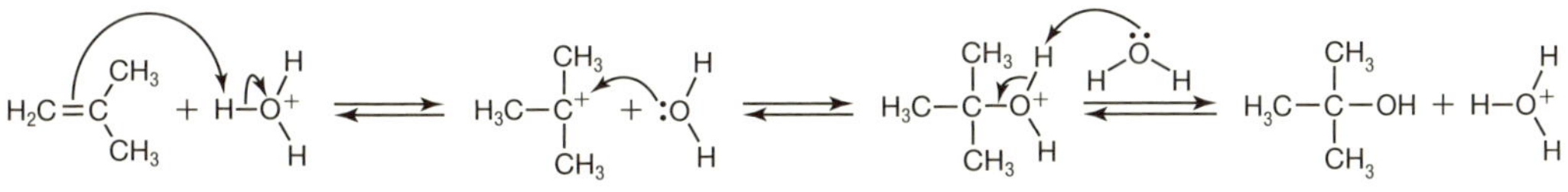

図23・5 アルケンの水和反応の反応機構

例題23・2　水の付加　次の反応の主生成物の構造および反応機構を示しなさい．

$$H_2C=CHCH_3 + H_2O \xrightarrow{H_2SO_4}$$

解　答　プロペンの二重結合が酸によってプロトン化され，カルボカチオンが生成する．次にH₂Oがカルボカチオンに求核攻撃することによりプロパン-2-オールが生成する．

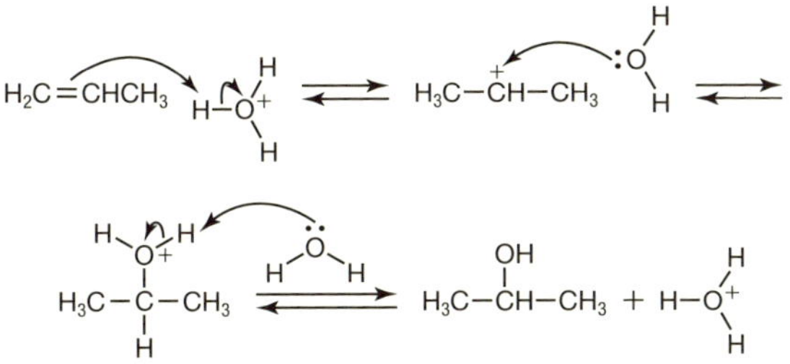

演習23・2　次の化合物の酸触媒による水和で得られる主生成物の構造を示しなさい．

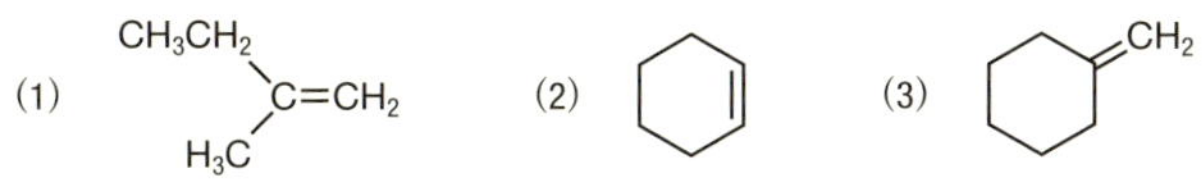

(1) (CH₃CH₂)(CH₃)C=CH₂　　(2) シクロヘキセン　　(3) メチレンシクロヘキサン

* ボランは，純粋な状態では二量体であるジボランとして存在しており，テトラヒドロフラン（THF）などに溶かして調製した溶液としてよく利用されている．この溶液中で，ボランはTHFとの錯体を形成し単量体となっている．

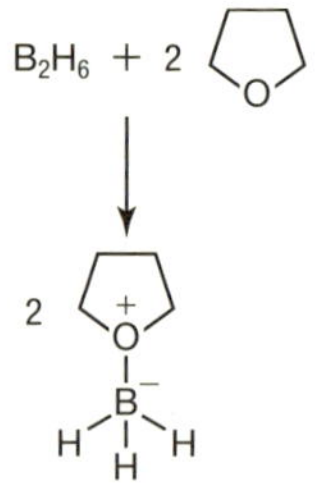

$B_2H_6 + 2$ (THF) → 2 [THF-BH_3錯体]

位置選択的
regioselective

23・5 ヒドロホウ素化-酸化

ボランはアルケンの二重結合に付加し，アルキルボランが生成する．つづいて2分子のアルケンと繰返し反応することにより，トリアルキルボランが生成する．この反応を**ヒドロホウ素化**という．付加反応後に，トリアルキルボランを塩基性の過酸化水素水溶液で酸化するとアルコールが得られる．

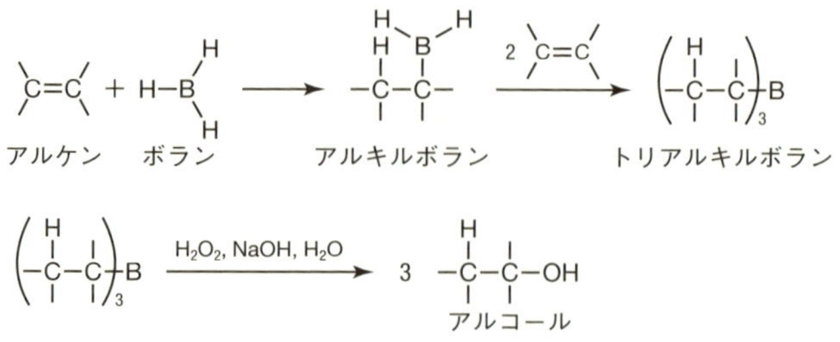

23・5・1 ヒドロホウ素化の位置選択性

プロペンのような非対称のアルケンとボランを反応させると，ヒドロホウ素化は**位置選択的**に進行する．すなわち，ホウ素原子は置換基の少ない方に結合し，水素原子が置換基の多い方に結合する．

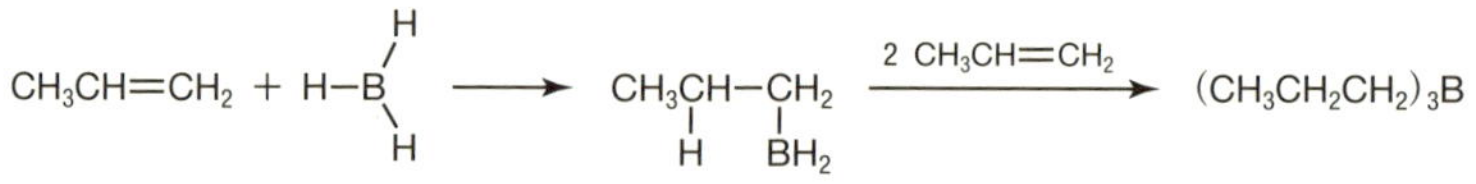

$CH_3CH=CH_2 + H-BH_2$ → CH_3CH-CH_2 (H, BH_2) $\xrightarrow{2\ CH_3CH=CH_2}$ $(CH_3CH_2CH_2)_3B$

この位置選択性は，電子的要因と立体的要因によって説明できる．そのためには，ヒドロホウ素化の反応機構を理解する必要がある（図23・6）．まず，ボランのホウ素原子の空のp軌道にアルケンの二重結合のπ電子が配位することにより，電子がアルケンからホウ素原子の方へ移動する．つづいて，四中心遷移状態を経由して水素原子がアルケン炭素へ移り，ホウ素原子はもう一方の炭素と結合する．ホウ素原子と水素原子が同じ側から付加するため，ヒドロホウ素化はシン付加である．この遷移状態において，水素原子が結合しつつある炭素上の部分電荷は，より置換基の多い炭素原子に生じた方が有利である．したがって，置換基の多い方の炭素に水素原子が結合する．また，立体的要因としては，ホウ素原子を含むかさ高い置換基は，立体的に小さい，置換基の少ない方の炭素原子に近づきやすい．そのため，立体的にも電子的にも同じ選択性が支持される．

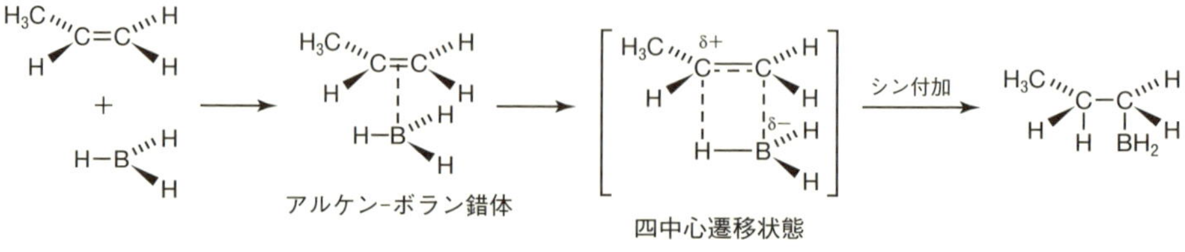

図23・6　ヒドロホウ素化の反応機構

23・5・2 アルキルボランの酸化

アルケンのヒドロホウ素化後に，その反応溶液に水酸化ナトリウムと過酸化水素の水溶液を加えると，酸化と加水分解が進行し，アルコールが得られる．たとえば，プロペンのヒドロホウ素化-酸化では，トリプロピルボランの生成を経由して位置選択的にプロパン-1-オールが生成する．

$$3\ CH_3CH=CH_2 + BH_3 \xrightarrow{THF} (CH_3CH_2CH_2)_3B \xrightarrow[H_2O]{NaOH, H_2O_2} 3\ CH_3CH_2CH_2OH$$

プロペン　　　　　　　　　　　トリプロピルボラン　　　　　　　プロパン-1-オール

アルキルボランの酸化は，次のように進む（図23・7）．まず，過酸化水素とNaOHの反応で得られるヒドロペルオキシドイオンがホウ素原子に付加し，水酸化物イオンが脱離すると同時にアルキル基がホウ素原子から酸素原子に転位する．このとき，アルキル基は電子をもって転位するため，その立体配置が保持される．この反応が，さらに2回繰返されて他のアルキル基もすべて酸素原子上に転位し，ホウ酸トリアルキルエステルが生成する．最後に，このエステルがアルカリ加水分解されて3分子のアルコールが生成する．

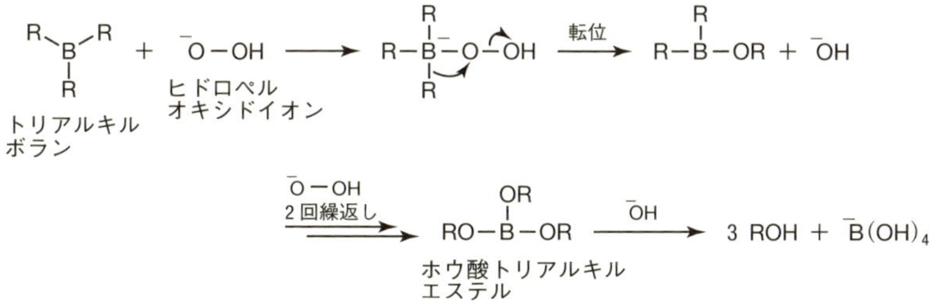

図 23・7　アルキルボランの酸化の反応機構

プロペンの酸触媒による水和反応では，マルコウニコフ則に従ったプロパン-2-オールが生成するが，ヒドロホウ素化-酸化は，水和とは逆の位置選択性をもって進行し，OH基は置換基のより少ない炭素原子に導入される（図23・8）．そのため**反マルコウニコフ付加**ともよばれる．

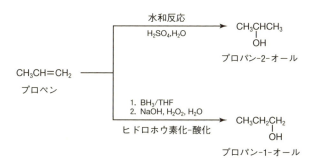

図 23・8　アルケンの水和反応とヒドロホウ素化-酸化の位置選択性

例題 23・3　位置選択的ヒドロホウ素化-酸化　次の反応の主生成物の構造を示しなさい．

$$\text{CH}_3\text{CHCH}=\text{CH}_2 \text{ (CH}_3\text{)} \xrightarrow[\text{2. NaOH, H}_2\text{O}_2\text{, H}_2\text{O}]{\text{1. BH}_3/\text{THF}}$$

解答　1の反応で，二重結合の二つの炭素のうち，置換基の少ない方にホウ素原子が付加し，同時に水素原子は，置換基の多い方の炭素に付加する．この反応を3回繰返すことにより，トリアルキルボランが生成する．次に2の反応で，トリアルキルボランが酸化されることによって第一級アルコールが生成する．

$$\text{CH}_3\text{CHCH}=\text{CH}_2 \xrightarrow{\text{1. BH}_3/\text{THF}} (\text{CH}_3\text{CHCH}_2-\text{CH}_2)_3\text{B} \xrightarrow{\text{2. NaOH, H}_2\text{O}_2\text{, H}_2\text{O}} \text{CH}_3\text{CHCH}_2-\text{CH}_2\text{OH}$$

例題 23・4　立体および位置選択的ヒドロホウ素化-酸化　次の反応の主生成物の構造を示しなさい．

1-メチルシクロペンテン $\xrightarrow[\text{2. NaOH, H}_2\text{O}_2\text{, H}_2\text{O}]{\text{1. BH}_3/\text{THF}}$

解答　1のヒドロホウ素化は，シン付加で進行するため，ホウ素原子と水素原子が同じ面から付加する．したがって，メチル基とホウ素原子がトランス配置となったシクロペンタンが生成する．また，2の酸化反応は，立体配置を保持したまま進行する*．

* BH₃ がシクロペンテンの下面から付加する反応も同時に進行し，生成物は鏡像異性体の1:1混合物（ラセミ体）となるが，ここでは異性体の一方のみを記している．

演習 23・3　次の化合物をヒドロホウ素化-酸化することによって得られる化合物の構造を示しなさい．

(1) $\text{CH}_3\text{CH}_2\text{CH}_2\text{CH}=\text{CH}_2$　　(2) $\text{CH}_3-\underset{\underset{\text{CH}_3}{|}}{\overset{\overset{\text{CH}_3}{|}}{\text{C}}}\text{CH}=\text{CH}_2$　　(3) 1-メチルシクロヘキセン

応用・発展 23・3　次の化合物をヒドロホウ素化-酸化によって合成するために適当なアルケンの構造を示しなさい．

(1) シクロヘキシル-CH₂CH₂OH　　(2) シクロペンチル-OH　　(3) H₃C, Ph, H, OH, CH₃ を持つ化合物

23・6　ハロゲンの付加

ハロゲン分子はアルケンに付加し，**ジハロゲン化物**が得られる．たとえば，アルケンに臭素の溶液を加えると直ちに臭素の赤茶色が脱色する．この反応は，アルケンの定性反応としてしばしば用いられる．ヨウ素 I_2 は反応性が低く，その

ままでは反応しない．また，フッ素 F_2 は反応性が高すぎて実用性がない．したがって，ここでの付加反応は臭素 Br_2 と塩素 Cl_2 の場合である．

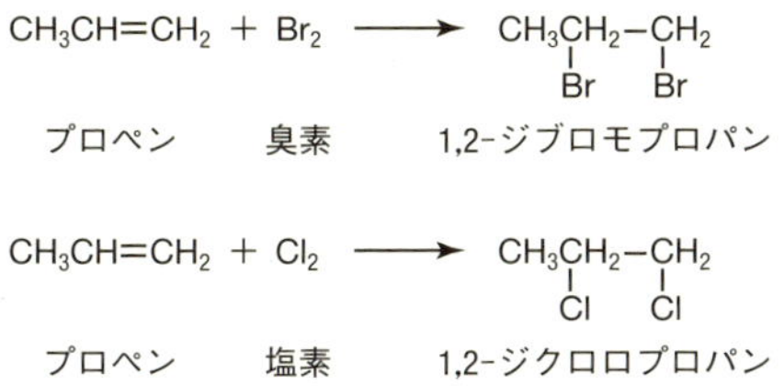

$$CH_3CH=CH_2 + Br_2 \longrightarrow CH_3CH-CH_2$$
$$\qquad\qquad\qquad\qquad\qquad\qquad |\ \ \ |$$
$$\qquad\qquad\qquad\qquad\qquad\qquad Br\ \ Br$$

プロペン　　　臭素　　　　1,2-ジブロモプロパン

$$CH_3CH=CH_2 + Cl_2 \longrightarrow CH_3CH-CH_2$$
$$\qquad\qquad\qquad\qquad\qquad\qquad |\ \ \ |$$
$$\qquad\qquad\qquad\qquad\qquad\qquad Cl\ \ Cl$$

プロペン　　　塩素　　　　1,2-ジクロロプロパン

23・6・1 反応機構

アルケンへの臭素の付加は，以下の反応機構で進行する（図23・9）．（塩素の付加も同様である）

第一段階: アルケンのπ電子が臭素分子に接近すると，アルケンに近い方の臭素原子は，部分的に正電荷を帯び，遠い方の臭素原子は負電荷を帯びる．この分極によって臭素-臭素結合が弱められ，アルケンのπ電子が求核剤として一方の臭素原子を攻撃すると同時に，もう一方の臭素原子を S_N2 反応（SBO 34 参照）のように臭化物イオンとして追い出す．さらに，臭素原子の非共有電子対が求核剤として他方のアルケン炭素を攻撃することによって，環状のブロモニウムイオンが生成する．

第二段階: 中間体のブロモニウムイオンは不安定である．したがって，先に生成した臭化物イオンが，速やかに環状ブロモニウムイオンの炭素原子を求核攻撃して，1,2-二臭化物を与える．この段階は S_N2 反応であるので，臭化物イオンが攻撃した炭素上では立体反転が起こる．

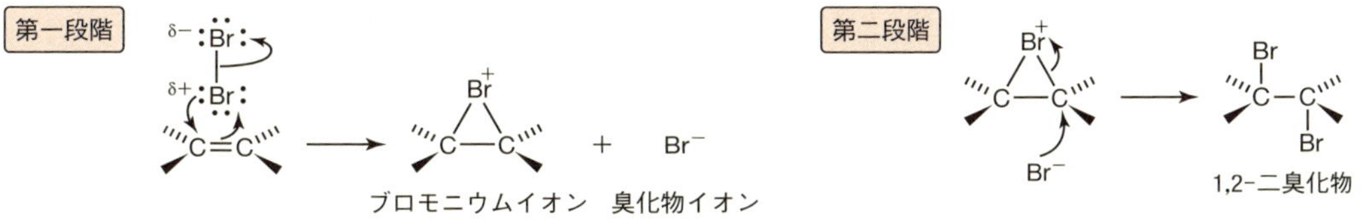

図23・9　アルケンへのハロゲンの付加

23・6・2 立体化学

アルケンに対して，一方の臭素原子がπ電子の上から，もう一方の臭素原子が下から反応するので，臭素化は**アンチ付加**である．シクロペンテンの臭素化では，(±)-*trans*-1,2-ジブロモシクロペンタン*が生成し，シス体は生成しない．

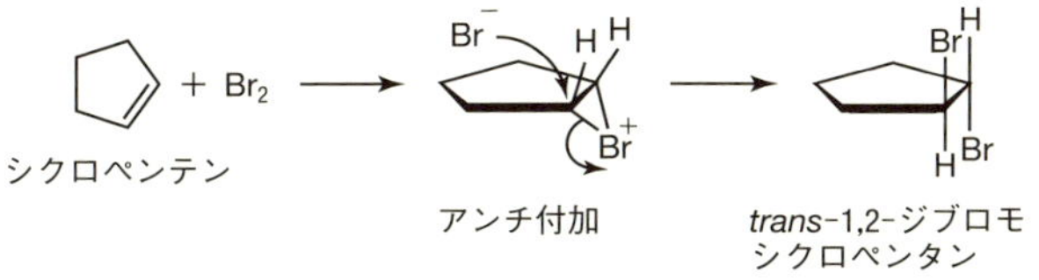

* 反応式で示した生成物と同量の

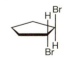

が得られる．これは反応式中の生成物の鏡像異性体である．ラセミ体が得られるため，生成物に(±)の符号を付けている．

鎖状アルケンの場合にも必ずアンチ付加で進行する．たとえば，cis-ブタ-2-エンを臭素化すると (2S,3S)- および (2R,3R)-2,3-ジブロモブタンのラセミ体混合物が生成するのに対し，trans-ブタ-2-エンからは，メソ体である (2R,3S)-2,3-ジブロモブタンが生成する（図 23・10）．このように，cis-ブタ-2-エンと trans-ブタ-2-エンからそれぞれ異なる立体配置をもつ二臭素化物を与えるので，この反応は**立体特異的**である．

立体特異的　stereospecific

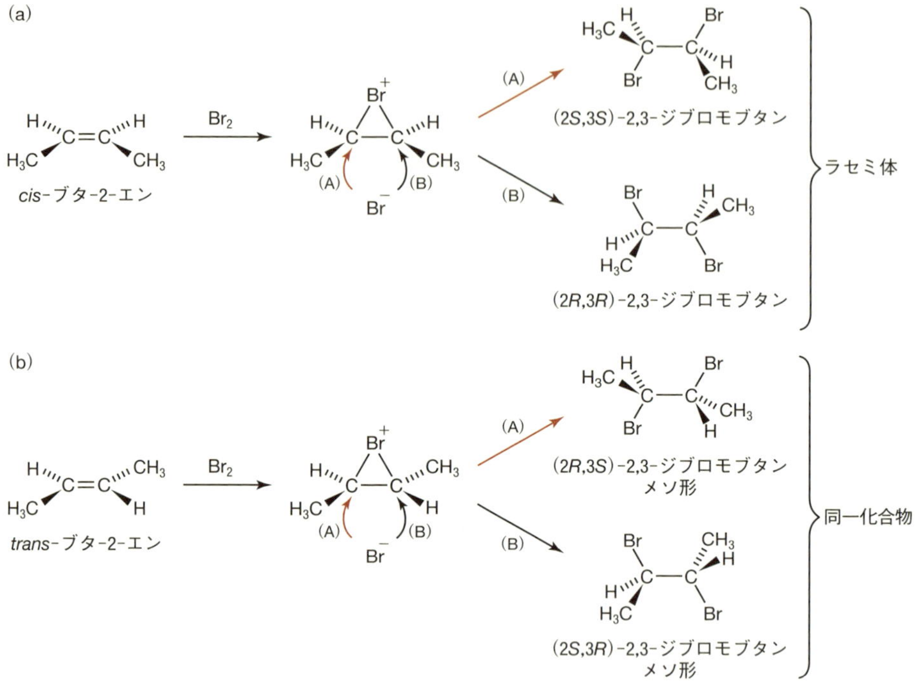

図 23・10　ブタ-2-エンの臭素化　(a) cis-ブタ-2-エン，(b) trans-ブタ-2-エン

例題 23・5　臭素の付加　シクロヘキセンと臭素を四塩化炭素中で反応させたときに，生成する主生成物の構造を示しなさい．

解　答　シクロヘキセンに臭素がアンチ付加し，(±)-trans-1,2-ジブロモシクロヘキサン*が生成する．この反応では，まずブロモニウムイオン (**1**) が生成し，次に臭化物イオンがブロモニウムイオンの臭素の反対側から，2 箇所のうちいずれかの炭素を求核攻撃することにより，立体反転を伴いながら進行する．最初に得られる化合物は，ジアキシアル体 (**2**) であるが，速やかに安定なジエクアトリアル体 (**3**) に変換される．

* **3** の鏡像異性体も同量得られ，ラセミ体混合物として生成する．

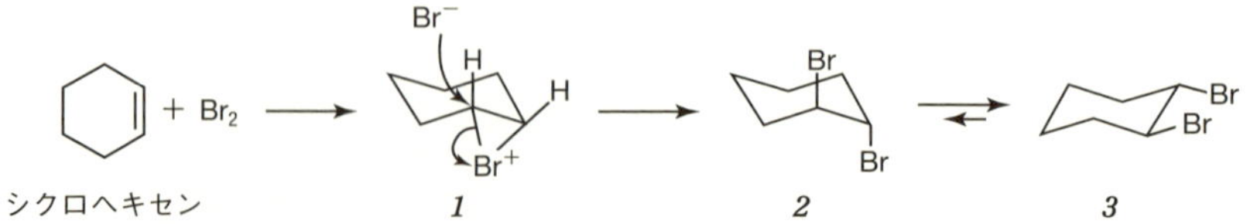

演習 23・4　次の反応の主生成物の構造および反応機構を示しなさい．

(1)
H3CH2C
H
C=C
H
CH2CH3
Br2

(2)
H3CH2C
CH2CH3
C=C
H
H
Br2

23・6・3　水溶液中でのハロゲンの付加

アルケンのハロゲン化を水溶液中で行うと，**ハロヒドリン**が主生成物として生成する．

ハロヒドリン　halohydrin

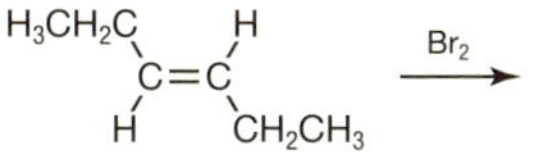

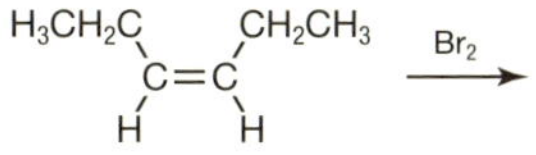

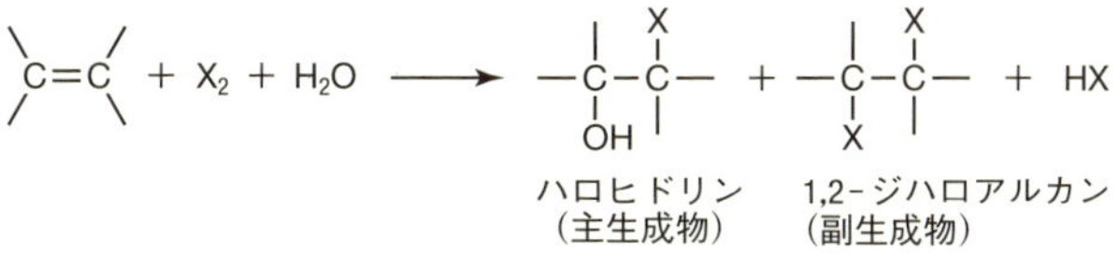

C=C + X2 + H2O
X
OH
X
X
+ HX
ハロヒドリン
（主生成物）
1,2-ジハロアルカン
（副生成物）

臭素 Br_2 を例にとり説明する．非水溶媒中での Br_2 の付加と同様に，まずブロモニウムイオンが生成する．次に，水が求核試薬としてブロモニウムイオンの一方の炭素を攻撃することで三員環が開環し，プロトン化されたブロモヒドリンが生成する．最後に，プロトンが解離し，ブロモヒドリンが生成する．

C=C + Br2
Br
H2O
H2O
Br
O+
H
H
H2O
H2O
Br
OH
ブロモヒドリン

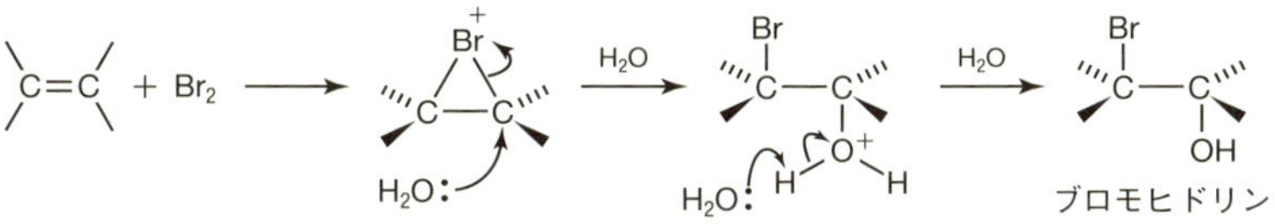

アルケンが非対称の場合には，ハロゲンは置換基の少ない方の炭素側に導入される．たとえば，2-メチルプロペンと臭素の反応では，第三級アルコールが優先的に生成する．この反応では，まず非対称なブロモニウムイオンが生成する．遷移状態において，C−O 結合の形成以前に，C−Br 結合の切断がかなり進んでいるため，置換基の多い方の炭素原子が若干正電荷を帯びている．その結果，水は，立体的に込合っているにもかかわらずこの炭素原子を攻撃する．

H3C
C=CH2 + Br2
H3C
Br
H3C
H
H3C
δ+
H
OH2
CH3 Br
H3C−C−CH2
OH

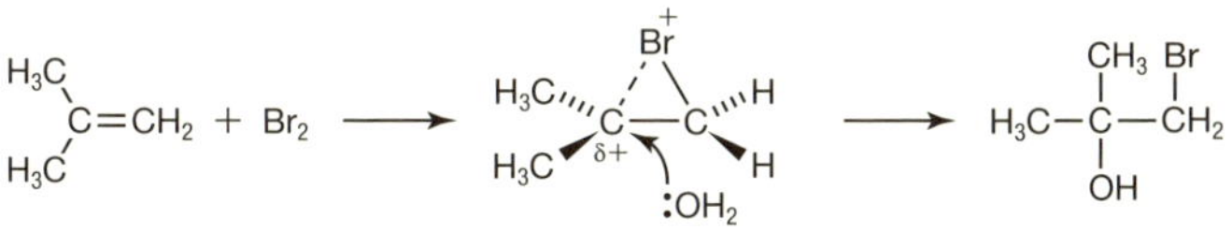

例題 23・6　水溶液中での臭素の付加　シクロペンテンと臭素を水溶液中で反応させたときに生成する主生成物の構造を示しなさい．

解 答　この反応は，まずブロモニウムイオンが生成し，次に水がブロモニウムイオンの炭素原子に対して求核攻撃することにより，(±)-*trans*-2-ブロモシクロペンタノール*が生成する．

Br2
H2O
H2O:
H
H
Br
HO
H
H
Br

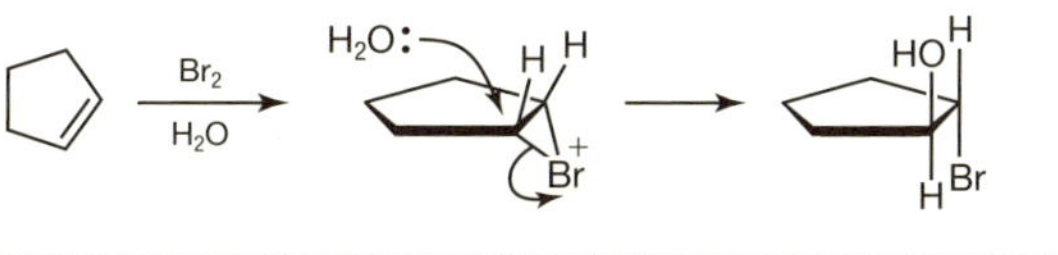

* 図の生成物と，その鏡像異性体の 1:1 混合物（ラセミ体）が得られる．

演習 23・5 シクロペンテンと臭素をメタノール溶液中で反応させたときに，生成する主生成物の構造を示しなさい．

応用・発展 23・4 **Adv** 次の反応の反応機構を説明しなさい．

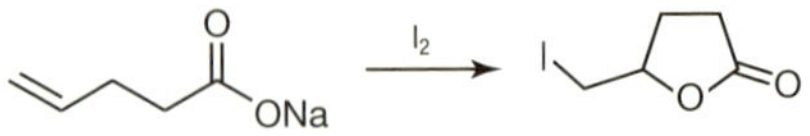

23・7 オキシ水銀化-還元

オキシ水銀化
oxymercuration

* テトラヒドロホウ酸ナトリウム，水素化ホウ素ナトリウムともいう．

アルケンを含水テトラヒドロフラン (THF) 中で酢酸水銀 $Hg(OAc)_2$ と処理すると，**オキシ水銀化**が進行し，ヒドロキシ基が導入されたアルキル水銀誘導体が生成する．反応が完了した後で，テトラヒドリドホウ酸ナトリウム $NaBH_4$* を反応混合物に加えると還元反応が進行し，水銀を含む置換基が水素で置換される．オキシ水銀化-還元とよばれるこの二段階の反応では，アルケンからアルコールを得ることができる．

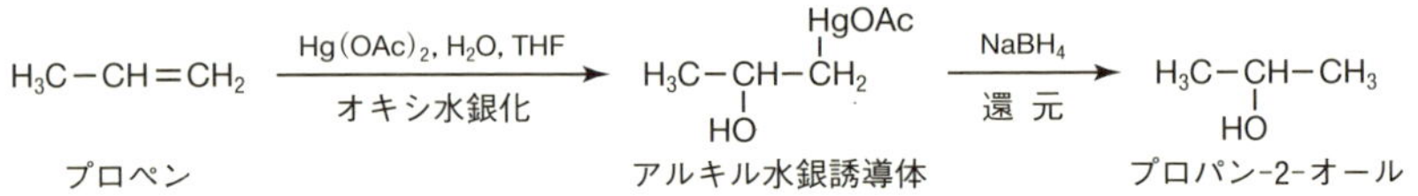

オキシ水銀化の反応機構の第一段階では，酢酸水銀の水銀原子が二重結合に付加し，ブロモニウムイオンの形成と同じようにマーキュリニウムイオンを生成する（図 23・11）．次に，水がマーキュリニウムイオンのより置換基の多い炭素原子に S_N2 型 (SBO 34 参照) で求核攻撃する．すなわち，マルコウニコフ則に従った位置選択性で水が付加し，アルキル水銀が生成する．このように，アルケンのオキシ水銀化は**アンチ付加**で進行し，しかも位置選択的である．次の還元反応で，$NaBH_4$ は炭素-水銀結合を炭素-水素結合に変換する．

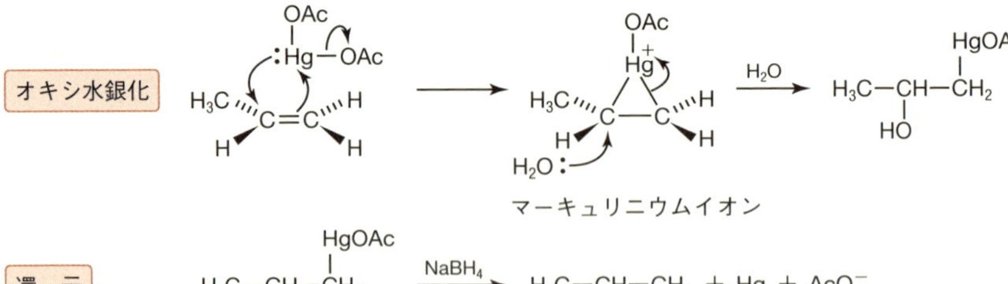

図 23・11 オキシ水銀化-還元の反応機構

例題 23・7 オキシ水銀化-還元 次の反応の主生成物の構造および反応機構を示しなさい．

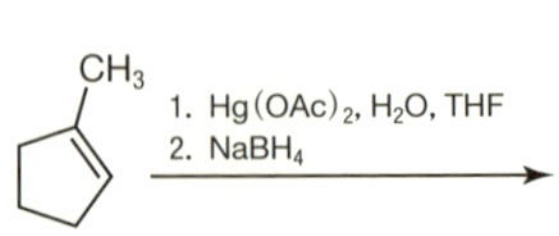

解答 この反応では，まずマーキュリニウムイオン **2** が生成し，次に水が置換基の多い方の炭素原子に対して求核攻撃することで，三員環が開環する（**3**）．次に，テトラヒドリドホウ酸ナトリウム（NaBH$_4$）により炭素-水銀結合が還元され，炭素-水素結合が形成されることで，第三級アルコール **4** が生成する．

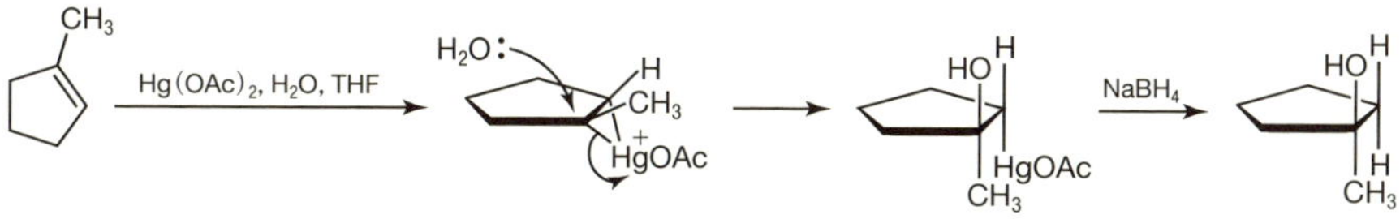

共役ジエンの求電子付加反応

共役ジエンは，ハロゲン化水素と反応するとき特異な反応性を示す．たとえば，ブタ-1,3-ジエンに臭化水素を反応させると，**1,2-付加物**と**1,4-付加物**が生成する．しかも，それらの生成比は，反応温度に依存する．低温（−80℃）で反応を行った場合には 1,2-付加物がおもに得られるのに対し，反応温度を高く（40℃）すると 1,4-付加物が主生成物として得られる．

1,2-付加　1,2-addition
1,4-付加　1,4-addition

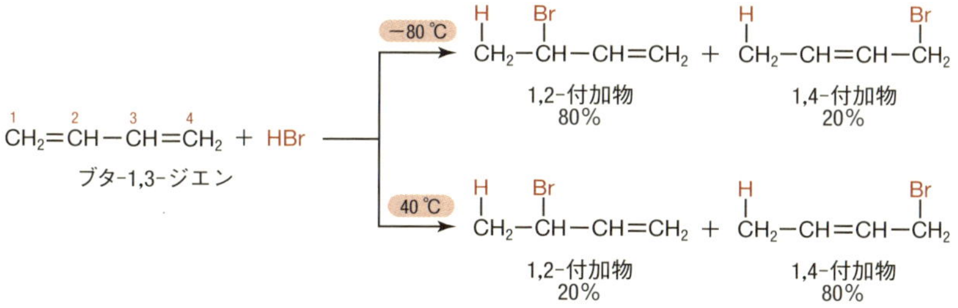

この反応の第一段階は，臭化水素による末端炭素のプロトン化であり，共鳴により安定化されたアリルカチオンを生じる．続いて，臭化物イオンがアリルカチオン **1** に付加すれば 1,2-付加物が生成し，アリルカチオン **2** に付加すれば 1,4-付加物が生成する．低温条件では，付加物の生成比は，二つの付加反応の相対速度に依存する．すなわち，**1** と臭化物イオンとの反応の方が，**2** の反応に比べて速く進行するため，1,2-付加物が優先して生成する．このような反応を**速度支配**または，**速度論支配**という．一方，高温条件での生成比は平衡によって支配されており，最終生成物の相対的な安定性によって決まる．生成物（1,2-付加物，1,4-付加物）とアリルカチオンとの間が平衡状態にあるため，より安定な 1,4-付加体が主生成物となる．このような反応を**平衡支配**あるいは**熱力学支配**という．

アリルカチオン
allyl cation

速度支配　rate control

速度論支配
kinetic control

熱力学支配
thermodynamic control

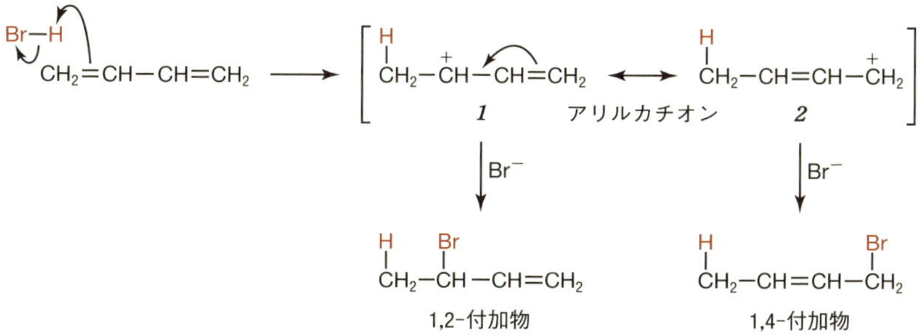

付加環化反応
cycloaddition

*1 ディールス・アルダー反応 (Diels-Alder reaction): ノーベル化学賞受賞者であり発見者である O. Diels と K. Alder にちなむ．

ジエノフィル　dienophile

協奏反応
concerted reaction

*2 ブタ-1,3-ジエンの立体配座: 特徴的な配座として s-cis と s-trans がある．両者は，単結合のまわりの回転によって相互変換できるため，二重結合におけるシス-トランス異性とは異なり，単結合 (single bond) に由来する s をつける．室温では，s-trans の方が優位である．

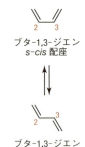

ブタ-1,3-ジエン
s-cis 配座

ブタ-1,3-ジエン
s-trans 配座

23・8 付加環化反応（ディールス・アルダー反応） Adv

アルケンが共役ジエンと反応すると付加環化反応が進行し，シクロヘキセン環をもつ化合物が生成する．三つのπ結合を二つのσ結合と一つの新しいπ結合へ変換するこの反応を**ディールス・アルダー反応**[*1]という．σ結合は，通常π結合より強固であるので，付加体の生成の方がエネルギー的に有利であるが，ディールス・アルダー反応は可逆反応である．この反応でジエンと反応するアルケンのことを**ジエノフィル**（求ジエン体）とよぶ．ディールス・アルダー反応は**協奏反応**であり，6個のπ電子が関与して一段階で起こる付加反応である．また，共役ジエンの4個のπ電子とジエノフィルの2個のπ電子が環状の遷移状態に含まれるので，ディールス・アルダー反応は [4+2] 付加環化反応の一種である．なお，ディールス・アルダー反応が起こるためには，共役ジエンが s-cis 配座[*2]をとらなければならない．

共役ジエン　　　アルケン　　　　遷移状態
4π電子　　　　（ジエノフィル）　　6π電子
　　　　　　　　2π電子

一般に，高温条件が必要であるが，ジエノフィルの反応性は電子求引性基を導入すると増大するので，このようなジエノフィルを用いた場合には比較的低温でも反応が進行する．また，ジエンの側に電子供与性基を導入してもディールス・アルダー反応は加速される．

例題 23・8　ディールス・アルダー反応　次の反応の主生成物の構造を示しなさい．

解　答　共役ジエンの二つの末端炭素とアルケン（ジエノフィル）とで環化を起こしてシクロヘキセン誘導体が生成する．

応用・発展 23・5 Adv　次の反応の主生成物の構造を示しなさい．

ジエンが環状化合物の場合には，ディールス・アルダー反応の付加生成物は架橋構造をもつ．シクロペンタ-1,3-ジエンとアクリル酸メチルとの反応では，立体配置が異なる二つの生成物（エンド付加体とエキソ付加体*）が得られる可能性がある．しかし，実際はエンド付加体が優先して得られる．ジエノフィルがπ電子をもつ置換基をもっている場合，エンド体の生成速度が電子的効果によって加速されるためである．

シクロペンタ-1,3-ジエン　アクリル酸メチル　エンド付加体　エキソ付加体

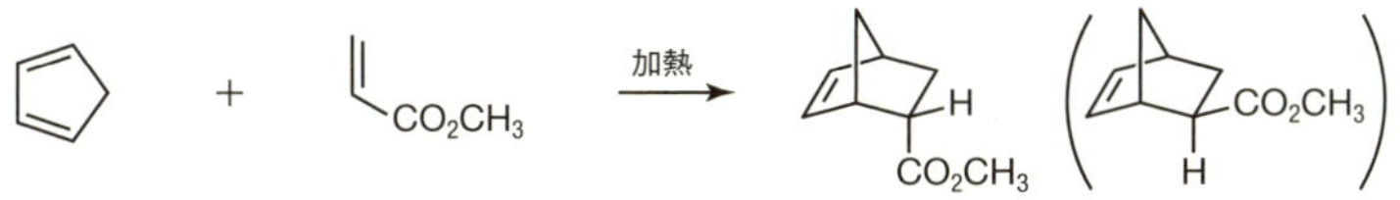

* **エンド**（**endo**），**エキソ**（**exo**）：二環式化合物の炭素鎖が長い方（この場合は2個）に，置換基Rが向いている構造をエンド，短い方（この場合は1個）に向いているものをエキソという．

エンド

エキソ

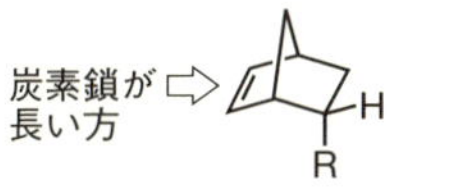

例題 23・9　環状のジエンを用いるディールス・アルダー反応　次の反応の主生成物の構造を示しなさい．

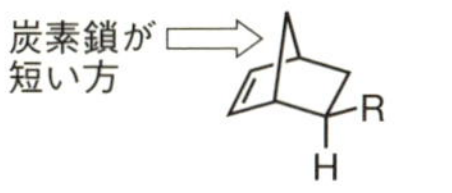

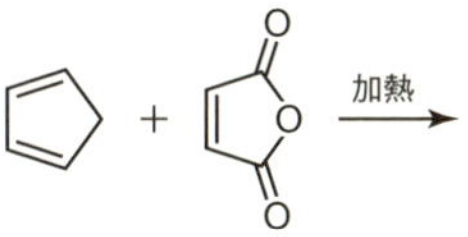

解 答　シクロペンタジエンと無水マレイン酸のディールス・アルダー反応の主生成物は，−CO−O−CO−部分がエンド配置の付加体が得られる．これは，ジエンの二重結合のπ電子とジエノフィルのカルボニル基のπ電子が親和的な相互作用をする遷移状態がエネルギー的に有利だからである．

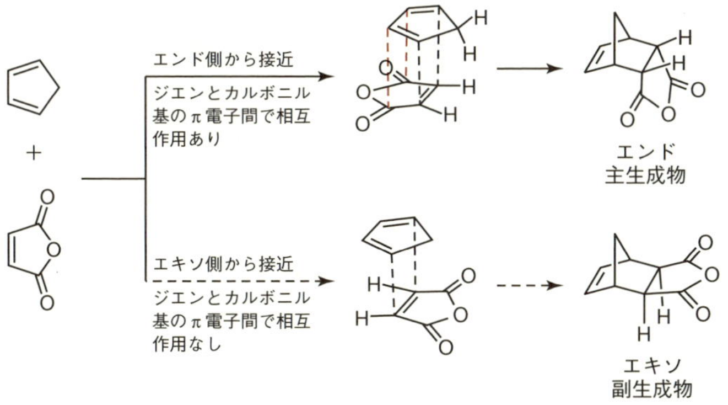

応用・発展 23・6 Adv　次の反応の主生成物の構造を示しなさい．

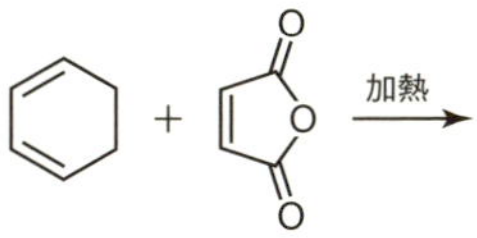

非対称の内部アルケンをジエノフィルとするディールス・アルダー反応では，アルケンのシス-トランス異性によって生成物の立体構造が異なる．ディールス・アルダー反応は，ジエンとジエノフィルの両方に関してシン付加である．そのため，ジエノフィルの置換基がシス配置であれば，生成物にも立体構造がそのまま反映されて置換基はシス配置となる．同様に，ジエノフィルの置換基がトランス配置であれば生成物もトランス配置となる．

アルケンのシス-トランス異性化

アルケンはπ結合が自由回転を阻害しているので，シス-トランス異性化は容易には進行しない．しかし，アルケンに光を照射することによって異性化が進行する．これを**光異性化**という．紫外光を用いるとその光がπ結合によって吸収され，1個のπ電子がπ*軌道に励起されることによって，π結合がなくなりビラジカルとなるため，自由に回転できるようになる．一般に $trans$-アルケンの方が cis-アルケンよりも光をよく吸収する．

* $h\nu$ は，光照射を表す．

$$\underset{trans\text{-アルケン}}{\overset{R}{\underset{H}{\diagdown}}C=C\overset{H}{\underset{R}{\diagup}}} \overset{h\nu^*}{\rightleftarrows} \left[\underset{\text{ビラジカル}}{\overset{R}{\underset{H}{\diagdown}}\dot{C}-\dot{C}\overset{H}{\underset{R}{\diagup}} \rightleftarrows \overset{R}{\underset{H}{\diagdown}}\dot{C}-\dot{C}\overset{R}{\underset{H}{\diagup}}} \right] \rightleftarrows \underset{cis\text{-アルケン}}{\overset{R}{\underset{H}{\diagdown}}C=C\overset{R}{\underset{H}{\diagup}}}$$

光異性化は，ヒトの網膜で起こる視覚において最も重要な反応の一つである．網膜の桿体細胞でビタミンA（レチノール）から誘導された 11-cis-レチナールがタンパク質であるオプシンのリシン残基とイミンを形成し，ロドプシンという複合体となる．ロドプシンが可視光を吸収すると，11位のシス配置の二重結合がトランス体に異性化する．その結果生じるタンパク質の立体構造の変化が，電気信号となって脳に送られ，視覚イメージとして受取られる．

11-cis-レチナール

オプシン NH_2 → ロドプシン（シス体）オプシン

可視光 → ロドプシン（トランス体）

→ 脳へ信号が送られる

cis-ジエノフィル　*cis*-生成物

trans-ジエノフィル　*trans*-生成物

応用・発展 23・7 **Adv** 次の反応の主生成物の構造を示しなさい．

(1)

(2)

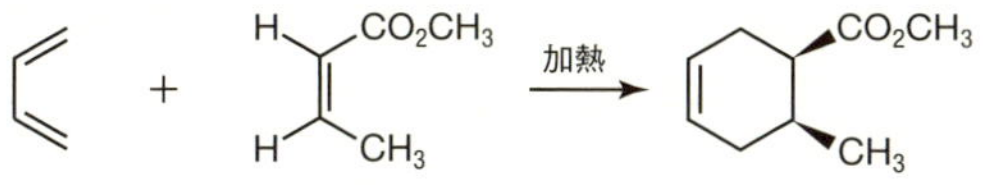

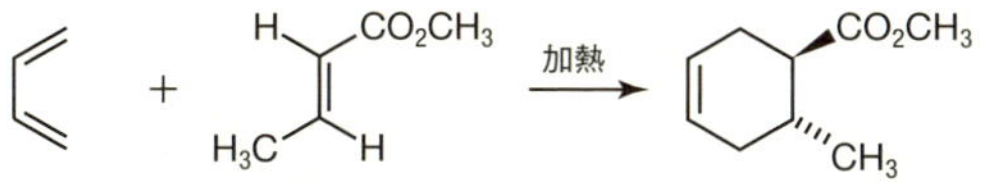

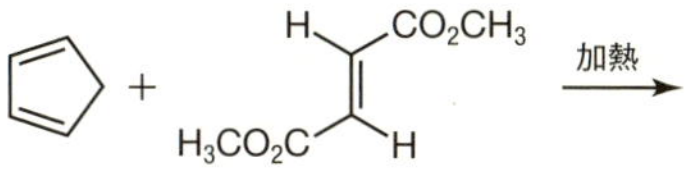

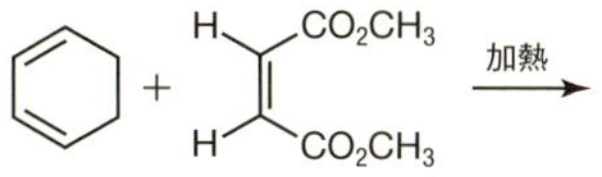

SBO 24 アルケンの代表的な酸化，還元反応を列挙し，その特徴を説明できる．
C3(2)②2

学生へのアドバイス

このSBOを学ぶと，アルケンがアルカンと違って反応性に富んでいること，SBO 23で学んだ付加反応を基本としてここではさらに，特に酸化反応や還元反応を受けやすい性質をもつことが理解できる．読むだけでなく，自分で書いて手を動かし，反応を理解しよう．

■ このSBOの学習に必要な予備知識
1. 電子の動きを示す矢印で有機反応機構を表す：SBO 9
2. 鏡像異性体とジアステレオマー：SBO 12
3. ラセミ体とメソ体：SBO 13
4. アルケンの立体異性：SBO 15
5. アルカンの基本的な性質：SBO 18
6. アルケンの付加反応：SBO 23

■ このSBOの学習成果
アルケンの酸化還元に対する反応性が把握できるようになる．また，反応機構と生成物の立体化学が密接に関係していることを理解できるようになる．（SBO 23, 25, 26, 31）

前述のSBO 23で，アルケンが求電子付加反応を受けやすいことを学んだ．このSBOでは，酸化および還元反応に対するアルケンの反応性を学ぶ．酸化反応では，アルケン部分に酸素官能基が導入され，酸化剤によっては結合開裂まで進行する場合がある．また，還元反応においては，アルケンはアルカンに変換されることを理解する．

24・1 アルケンの代表的な酸化反応
24・1・1 アルケンのエポキシ化反応

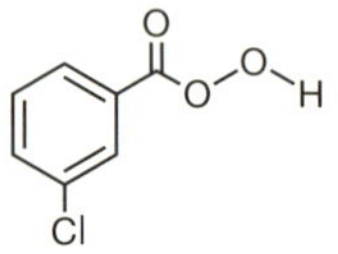

アルケンに過酸を反応させると，三員環の環状エーテルであるオキシラン（エポキシド）が生成する．この反応は二重結合への酸素のシン付加で進行する．過酸は一般的に不安定であるが，m-クロロ過安息香酸（左図）は比較的安定で市販もされているので，エポキシ化反応の際に広く用いられている．

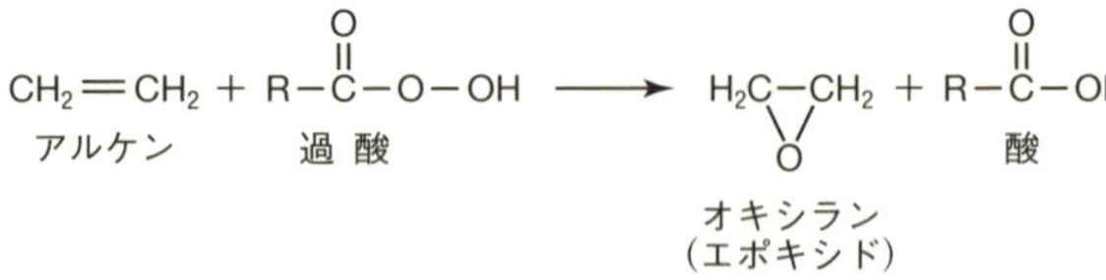

過酸のOH基の酸素原子は電子不足であり，求電子的に反応する．したがって，アルケンのπ結合から電子対を受取り，弱いO−O結合の開裂を伴いながら反応が進行する．

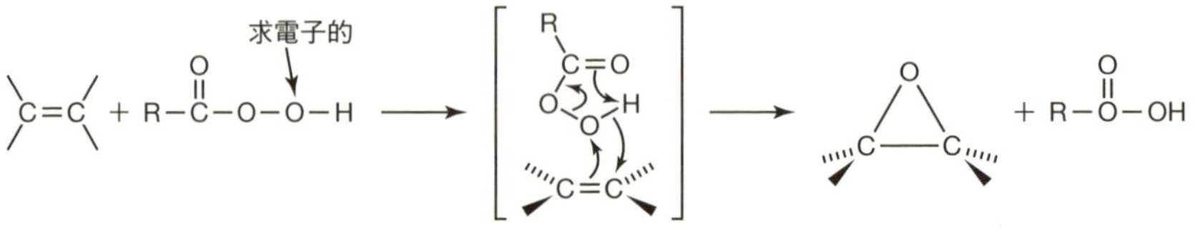

アルケンと過酸の反応は立体特異的に進行する．すなわち，*cis*-ブタ-2-エンは *cis*-2,3-ジメチルオキシランを，また *trans*-ブタ-2-エンは *trans*-2,3-ジメチルオキシランを与える．*cis*-2,3-ジメチルオキシランはメソ体であり，*trans*-2,3-ジメチルオキシランは，鏡像異性体の1：1混合物，すなわち，ラセミ体として得られる．

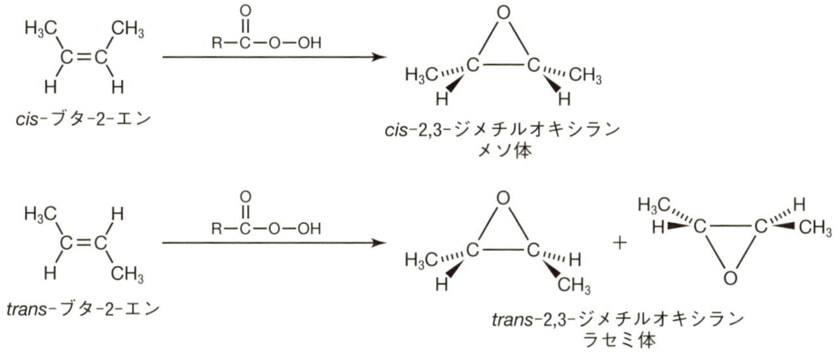

24・1・2 アルケンのシン-ジヒドロキシ化反応

アルケンを四酸化オスミウムと反応させるか，あるいは塩基存在下，緩和な条件のもとで過マンガン酸カリウム酸化を行うと，1,2-ジオール（グリコール）が得られる．この反応機構は，まず環状中間体が生成し，次に反応後の処理により酸素-金属結合が開裂して 1,2-ジオールが生成する（シン-ジヒドロキシ化）過程を含んでいる．

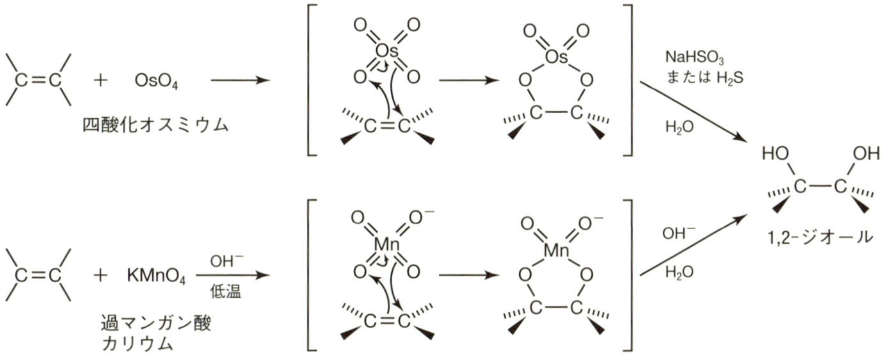

したがって，*cis*-ブタ-2-エンからはメソ体のジオールが得られ，*trans*-ブタ-2-エンからは，ラセミ体のジオールが得られる．

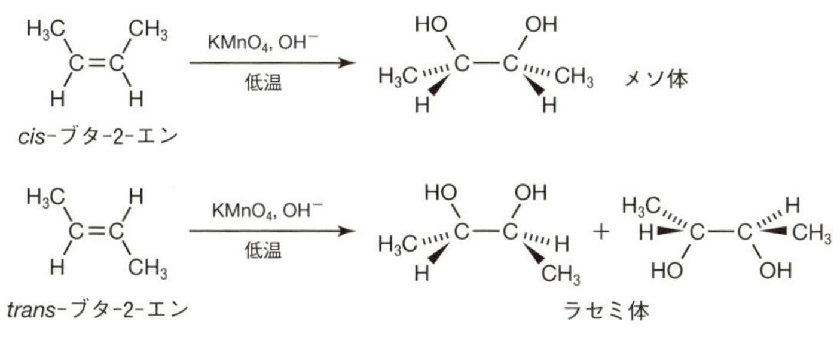

この反応は環状アルケン，たとえばシクロペンテンでも進行し，メソの *cis*-ジオールが得られる．

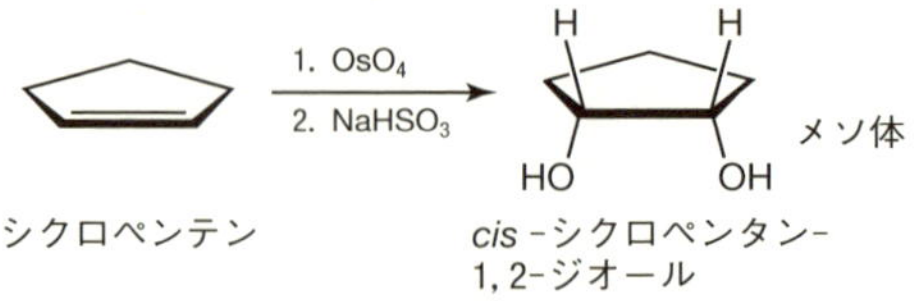

24・1・3　アルケンのアンチ-ジヒドロキシ化反応

エポキシ化反応と開環反応を組合わせると，アルケンからアンチ-ジヒドロキシ化を行うことができる．すなわちシクロペンテンより得られる 1,2-エポキシシクロペンタンを酸触媒下で加水分解すると，ラセミの *trans*-1,2-シクロペンタンジオールが得られる．これは図に示したように，求核試薬である水が，プロトン化したオキシランの反対側から攻撃したためである．

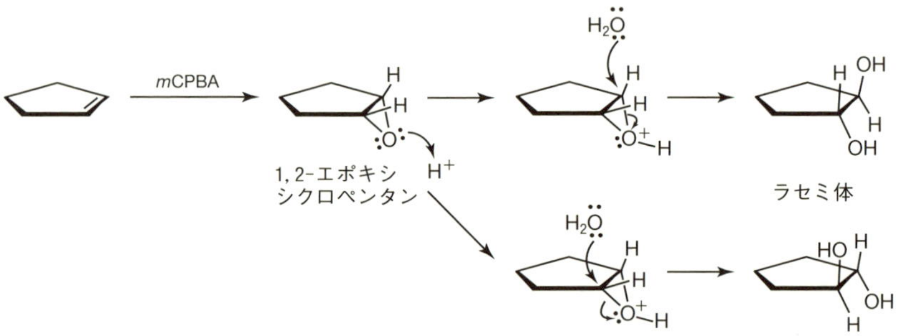

24・2　アルケンの代表的な還元反応（アルケンの接触水素化反応）

アルケンは金属触媒（ニッケル，パラジウム，白金など）存在下で水素分子 H_2 と反応（付加反応）してアルカンを与える．この反応は，まず水素が金属触媒表面に吸着したあと，アルケンがこの水素と反応する．このとき両方の水素がアルケンの二重結合平面の同じ側から付加（シン付加）して，生成物（アルカン）を与える．

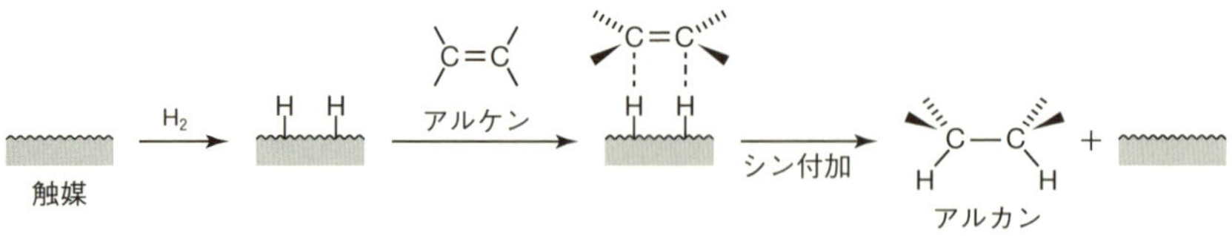

$$CH_2{=}CH_2 + H_2 \xrightarrow{\text{触媒}} CH_3{-}CH_3$$

$$CH_3{-}CH_2{=}CH_2 + H_2 \xrightarrow{\text{触媒}} CH_3{-}CH_2{-}CH_3$$

例題 24・1　生成物を予測しよう　次の反応それぞれについて，予想される生成物の構造式を示しなさい．また，不斉炭素をもつ場合は，その炭素に＊印をつけなさい．

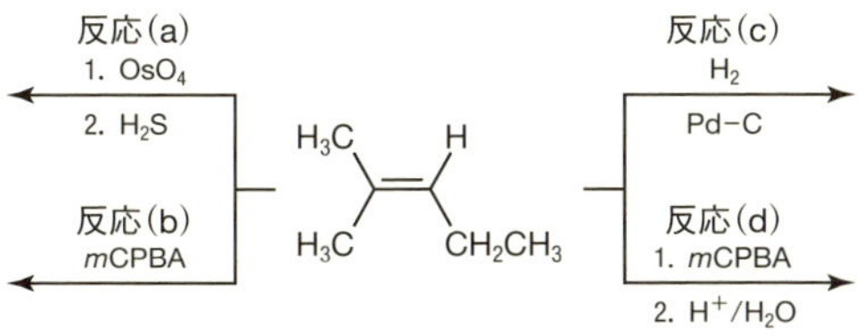

解　答　これまで学んできたさまざまな反応の解説を参考に考えよう．反応 (a) は，四酸化オスミウムによる酸化である．したがって，*cis*-ジオールが生成する反応である．反応 (b) は，*m*CPBA で酸化するので，オキシランが得られる反応である．反応 (c) は接触還元反応で，水素の付加反応が進行する．反応 (d) は，*trans*-ジオールを生成する反応である．この場合炭素 1（下図）の置換基はジメチル基であるため，付加反応後，この炭素は不斉炭素にはならない．また，反応 (a) と反応 (d) は，反応機構は異なるが同じ生成物ができる．したがって，正解は下記のようになる．

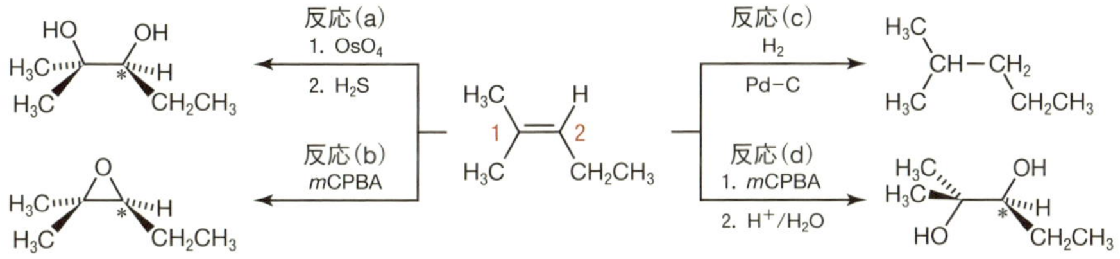

演習 24・1　次の反応生成物の構造式を示し（立体構造も正確に），得られた生成物は，ラセミ体，メソ体のどちらに属するか記載しなさい．また，ラセミ体の場合は，すべての生成物を正しい立体構造式で示しなさい．

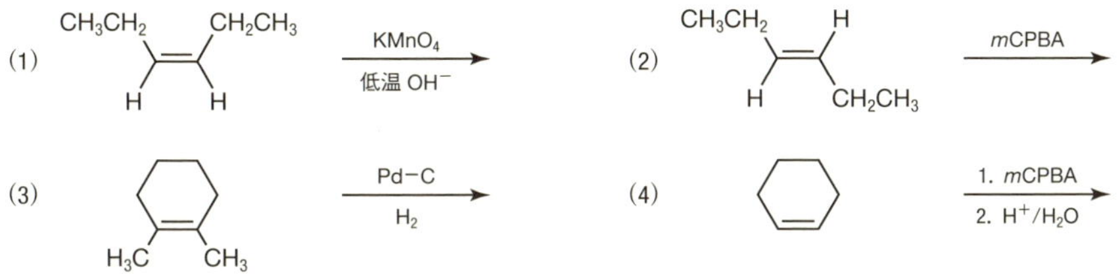

演習 24・2　(1)〜(4) の化合物をアルケンから一工程で合成するためには，どんなアルケンにどのような試薬を作用させたらよいか．

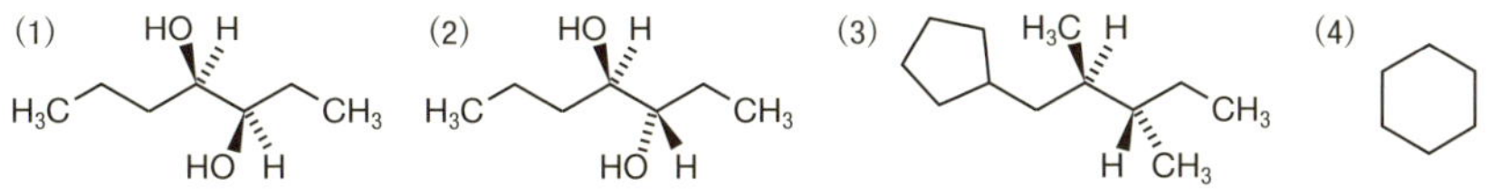

24・3　アルケンの酸化的開裂反応

アルケンはオゾン (O_3)*，過マンガン酸カリウム ($KMnO_4$)，四酸化オスミウム-過ヨウ素酸ナトリウム (OsO_4-$NaIO_4$) などの酸化剤により，酸化開裂反応を受けて，アルコール，アルデヒド，ケトン，カルボン酸類が得られる（図 24・1）．この反応はアルケン類の二重結合の位置を決定する場合に重要である．

* **オゾン (ozone)**: オゾンは酸素気流中の放電により生成する．純粋なオゾンは青みがかった爆発性の気体である．地球を取り巻く上層大気中に存在するオゾンは我々を危険な紫外線から保護してくれるが，下層大気中のオゾンは強い酸化作用があり有毒である．オゾンは 1,3-双極子 (1,3-dipole) であり，アルケンと 1,3-双極環化付加反応を行うが，これがアルケンのオゾン分解である．

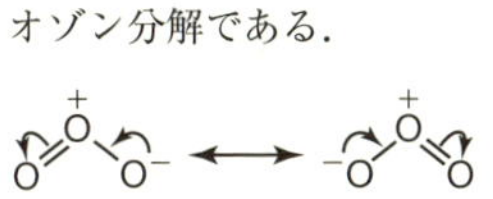

オゾンの構造

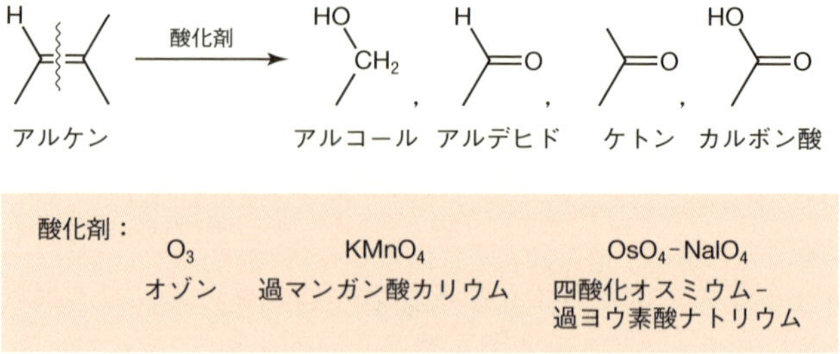

図24・1 酸化的開裂反応と酸化剤

24・3・1 オゾンによる酸化開裂

アルケンがオゾンで酸化されるとまず初期オゾニドが生成するが，これは二つのO−O結合*をもっているので非常に不安定である（図24・2）．したがって矢印で示したように開裂反応が進行してカルボニル化合物とカルボニルオキシドに分解される．つづいてカルボニルオキシドの酸素アニオンがカルボニル炭素を求核的に攻撃してオゾニドとなる．このオゾニドも不安定ではあるが，初期オゾニドよりも安定である（O−O結合が一つしかないため）．次にこのオゾニドを亜鉛-酢酸あるいはホスフィンやスルフィドなどで処理すると，アルデヒドやケトン類が得られる（図24・2のb）．また，オゾニドをテトラヒドリドホウ酸ナトリウム（$NaBH_4$）やテトラヒドリドアルミン酸リチウム*（$LiAlH_4$）で還元すると2種のアルコールが，また過酸化水素で酸化すると，カルボン酸あるいはケトンが得られる．

いずれの場合も出発原料のアルケンから考えると二重結合が切断されていることから，これらの反応は**オゾン分解**とよばれる（図24・3）．

* O−O結合エネルギーは，140 kJ/mol. 非常に弱い結合である．

* テトラヒドロアルミン酸リチウム，水素化アルミニウムリチウムともいう．

オゾン分解 ozonolysis

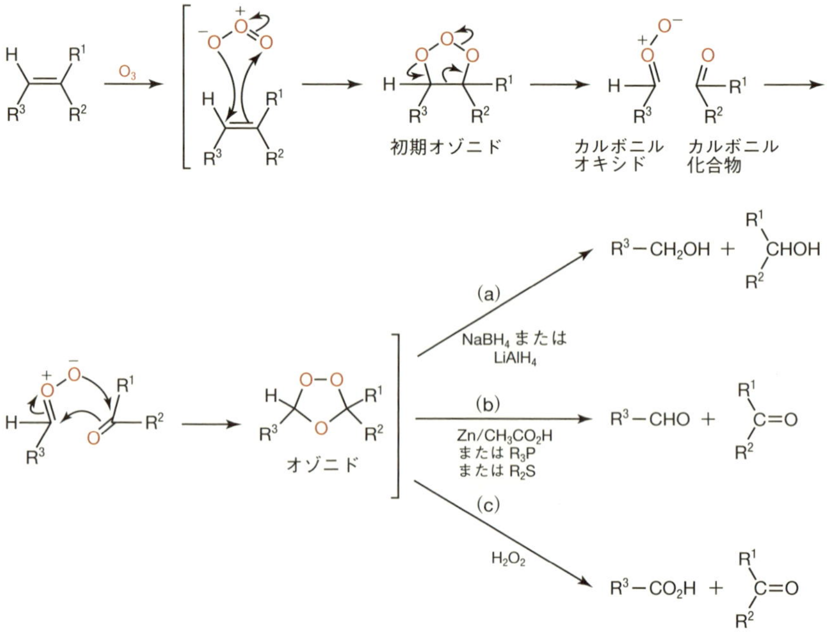

図24・2 オゾンによる酸化開裂

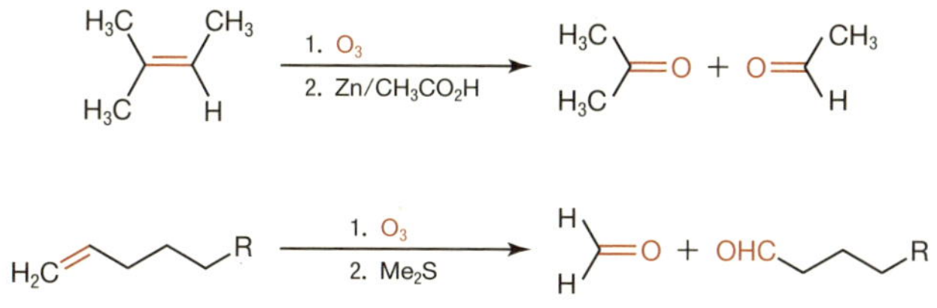

図24・3 オゾン分解

24・3・2 過マンガン酸カリウムによる酸化開裂

アルケンをアルカリ性水溶液中で過マンガン酸カリウムと反応させると cis-ジオールが生成することはすでに述べた．しかしこの反応を中性条件下で行うと二重結合が切断され，ケトンあるいはカルボン酸が得られる（図24・4）．まずアルケンへの過マンガン酸カリウムのシン付加により中間に環状エステルが生成し，これが水でオキシエステル **1** に開環する．酸化剤の濃度が低くアルカリ性の場合，これが cis-1,2-ジオールに変換されるが，中性でしかも充分量の酸化剤が存在するときには **1** はエステル **2** に酸化された後，炭素-炭素結合が開裂してアルデヒドあるいはケトンが生成する．酸化剤が過剰に存在するとアルデヒドはさらに酸化され，カルボン酸になる場合がある．

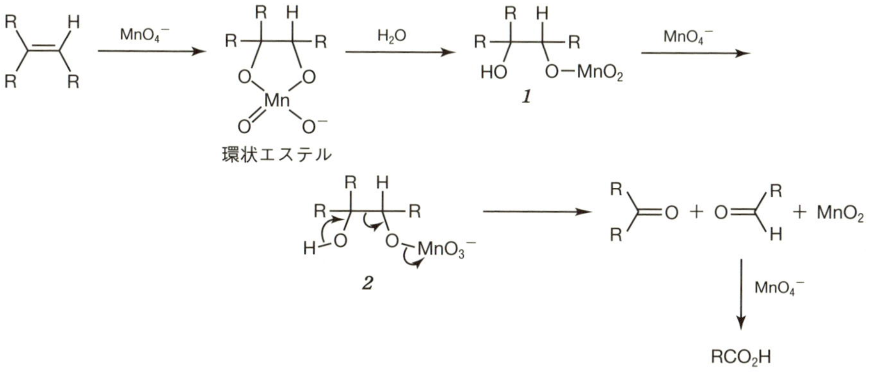

図24・4 過マンガン酸カリウムによる酸化的開裂

cis- あるいは trans-ブタ-2-エンに対して過マンガン酸カリウムで酸化開裂を行うと2分子の酢酸が得られる．

$$CH_3CH=CHCH_3 \xrightarrow[\text{加熱}]{KMnO_4} 2 \times CH_3CO_2H$$

24・3・3 四酸化オスミウム-過ヨウ素酸ナトリウムによる酸化開裂（レミュー・ジョンソン酸化）

触媒量の四酸化オスミウムおよび共酸化剤として過ヨウ素酸ナトリウムを存在させてアルケンを酸化すると，アルケンの酸化開裂が進行しアルデヒドあるいはケトンが得られる（図24・5）．

この反応では環状オスミウム酸エステルを経由し，これが過ヨウ素酸ナトリウムにより過ヨウ素酸エステルに変換後，酸化開裂を受けケトン類が生成する．このとき，同時に四酸化オスミウムが過ヨウ素酸ナトリウムで酸化されて再生されるので，用いる四酸化オスミウムは触媒量でよい．

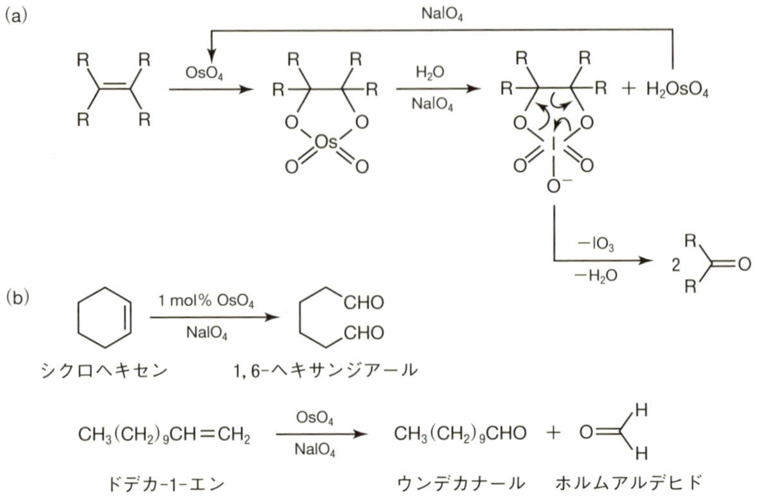

図 24・5 四酸化オスミウム-過ヨウ素酸ナトリウムによる酸化開裂　(a) 反応機構，(b) 反応例

24・3・4　アルケン類の構造解析への応用

オゾン分解は，二重結合の位置を知る目的に広く用いられている（図 24・6）．たとえば，二重結合をもつある化合物をオゾン酸化した後，亜鉛-酢酸で処理するとホルムアルデヒドとプロパナールが得られた場合，もとのアルケンはブタ-1-エンであることがわかる．また，オゾン酸化後アセトアルデヒドしか得られなかった場合はブタ-2-エンであることがわかる．

このようにオゾン酸化生成物からアルケンの二重結合の位置が推定できる．この方法はスペクトル技術が進歩する以前から，新規天然物類の構造確認に汎用されてきた．

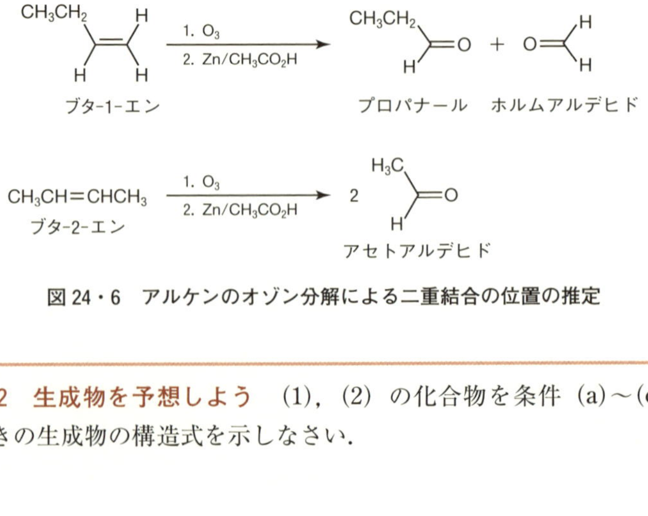

図 24・6　アルケンのオゾン分解による二重結合の位置の推定

例題 24・2　生成物を予想しよう　(1)，(2) の化合物を条件 (a)～(c) で反応させたときの生成物の構造式を示しなさい．

(1) 2-メチル-2-ブテン (H₃C)(H)C=C(CH₃)(H₃C) (2) メチレンシクロペンタン

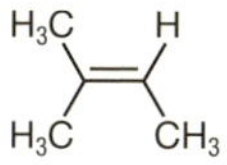

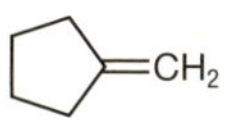

(a) 1. O₃ 2. Zn/CH₃COOH
(b) 1. O₃ 2. H₂O₂
(c) 1. KMnO₄, OH⁻, 加熱 2. H₃O⁺

解 答 上述の反応解説を参考に考えよう．化合物 (1) をオゾン酸化後亜鉛-酢酸で処理すると，アセトンとアセトアルデヒドが生成する．また，オゾン酸化後，過酸化水素で酸化すると，アセトンおよびアセトアルデヒドが酸化された酢酸が生成する．過マンガン酸カリウムで酸化しても，同様な結果となる．

基質 (2) をオゾン酸化後，亜鉛-酢酸で処理すると，シクロペンタノンとホルムアルデヒドが生成する．これに対して，オゾン酸化後，過酸化水素で酸化すると，シクロペンタノンおよびホルムアルデヒドが酸化されたギ酸が生成する*．過マンガン酸カリウムを用いた場合も同様な結果となる．

* ギ酸は酸化剤が過剰に存在するとさらに酸化されて二酸化炭素となる．

(1) 反応式図: 2-メチル-2-ブテンから，各条件でアセトン+アセトアルデヒド(またはアセトン+酢酸)が生成

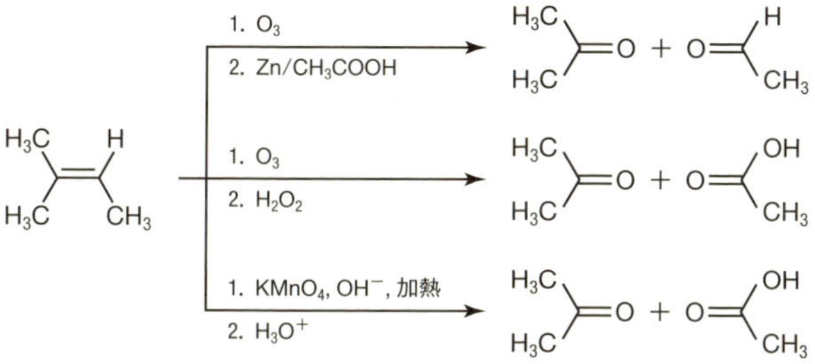

(2) 反応式図: メチレンシクロペンタンから，各条件でシクロペンタノン+ホルムアルデヒド(またはシクロペンタノン+ギ酸)が生成

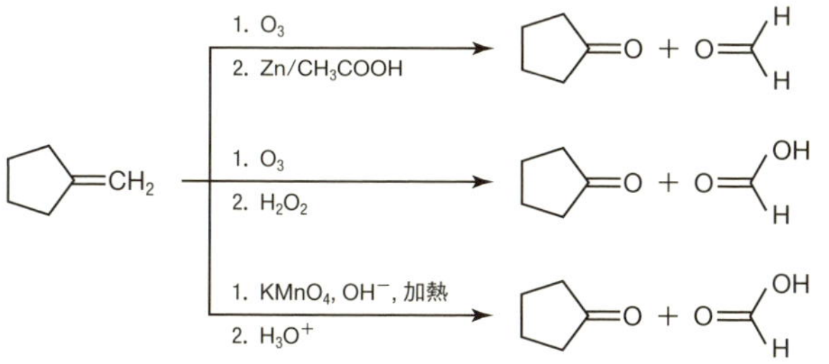

例題 24・3　原料の構造を予想しよう　次の反応に用いられた原料の構造を記載しなさい．

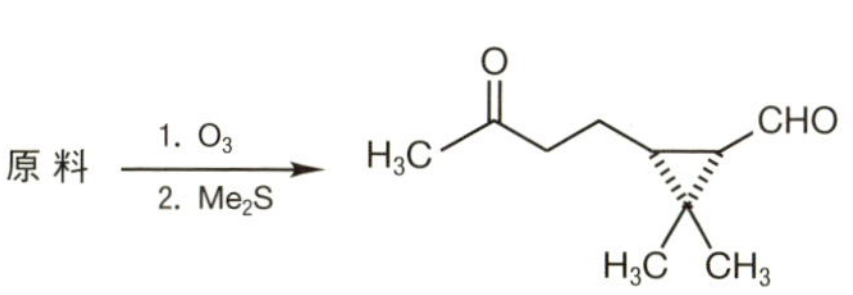

原料 —[1. O₃ / 2. Me₂S]→ CH₃-CO-CH₂-CH₂-CH(シクロプロパン環: C(CH₃)₂)-CHO

解 答 オゾン酸化後，ジメチルスルフィドで処理すると，アルケン部分が酸化開裂し，カルボニルになる．したがって，生成物 **1** 中に存在する二つのカルボニル（一つはケトン，もう一つはアルデヒド）を近づけた構造に書き直し，二つのカルボニル部分をアルケンに書き直すと，原料は構造 **2** である．

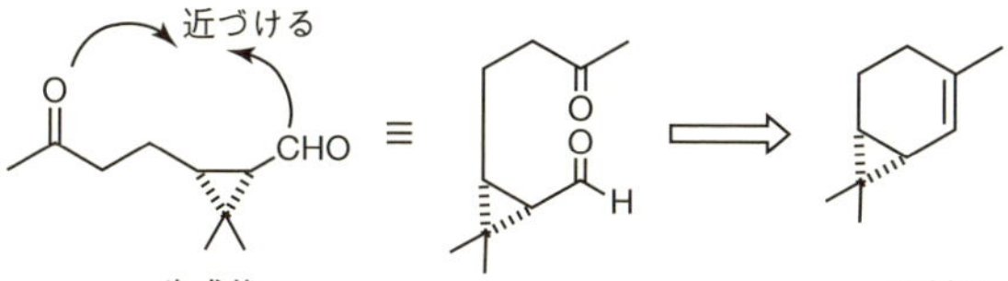

生成物 **1** → (近づける) → 原料 **2**

> **体内に入った脂肪酸のゆくえ**
>
> 二重結合が関与する酸化反応としてそれ自身が酸化されるのではなく,アリル位が酸化される場合がある*.アリル基をもつ必須脂肪酸 **1** は,非酵素的酸化あるいは酵素的酸化によりヒドロペルオキシド **6** に変化する.生体内に生成した微量のフリーラジカル **2** が,アリル位の水素を引抜くと,脂肪酸のラジカル **3** が生成し,二重結合が転位した後 (**3 → 4**),酸素が反応して,ヒドロペルオキシド **6** が生成する.**5** はフリーラジカル **2** と同じ働きをするので連鎖反応が進行する. 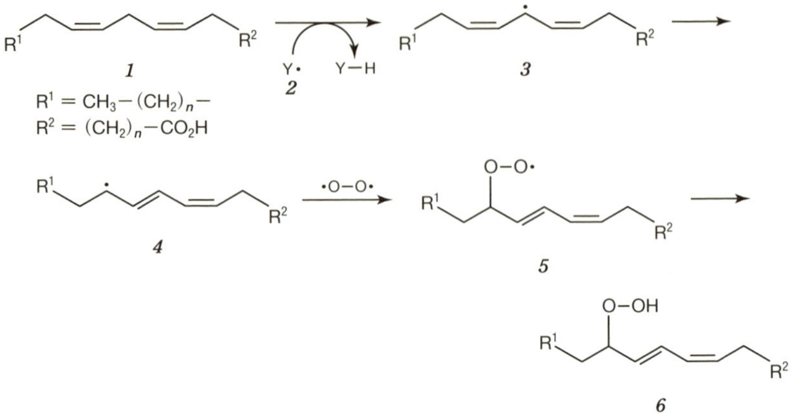
>
> $R^1 = CH_3-(CH_2)_n-$
> $R^2 = (CH_2)_n-CO_2H$
>
> 生体内での過酸化脂質の生成はトコフェロールやビタミン C などの抗酸化剤で抑えられる.プロスタグランジンがアラキドン酸から生合成される場合もこの種の酸化反応(酵素的酸化)が用いられている.

* 応用・発展 7・1 の解説 (p.390) を参照.

演習 24・3 適当なアルケンを出発原料に用いて次の化合物 (1), (2) を合成する方法を示しなさい.

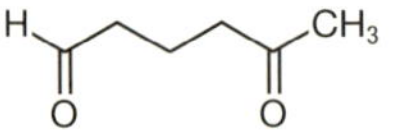

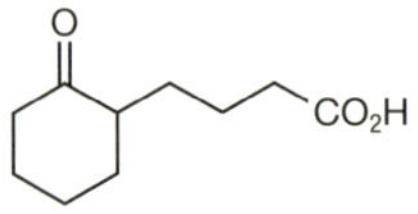

演習 24・4 オゾニドをジメチルスルフィドで処理した場合でも,過酸化水素で処理した場合でも,同一のオゾン分解生成物を与えるアルケンの例を示しなさい.

応用・発展 24・1 四酸化オスミウムを用いた酸化反応 `Adv`
下記の化合物のアルケン部分を四酸化オスミウムで酸化すると,それぞれ立体異性体が得られる可能性がある.その可能なすべての立体異性体の構造式を書き,そのうち主として得られる化合物があれば,その生成物に○印を記して,主生成物として得られる理由も書きなさい.また,異性体の生成に選択性がない場合は,その理由を記載しなさい.

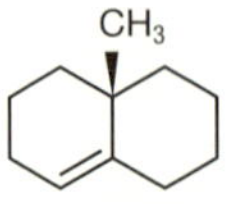

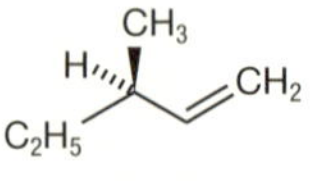

応用・発展 24・2　過酸を用いた酸化反応　下記の化合物を過酸と反応させるとき，二つのアルケンのうちどちらが酸化されやすいか，反応機構から考察しなさい．

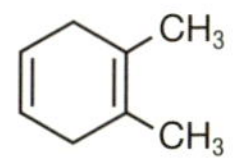

応用・発展 24・3　オゾン酸化反応　`Adv`

オゾン分解のあと，ジメチルスルフィドで処理すると下記の化合物が生成した．元のアルケンの構造を記載しなさい．ただし，いずれも元のアルケンは五員環構造をもっている．

(1) $H_3C-CO-CH_2CH_2CH_2-CO-CH_2CH_2-CHO$

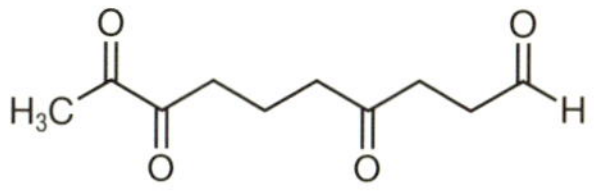

(2) $H_3C-CO-CH_2CH_2CH_2-CO-CO-CH_2CH_2CH_2-CH_3$ + HCHO

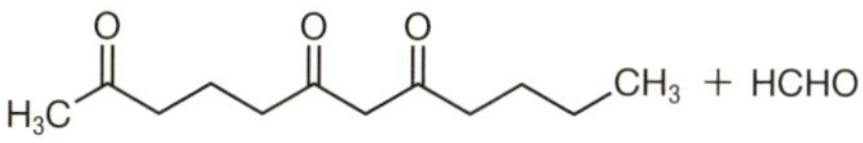

応用・発展 24・4　オキシランの開環反応　下記のオキシランを (1) ナトリウムメトキシドで開環する場合と，(2) 酸存在下メタノールを用いて開環する場合では，開環の位置が異なる．これについて考察せよ．

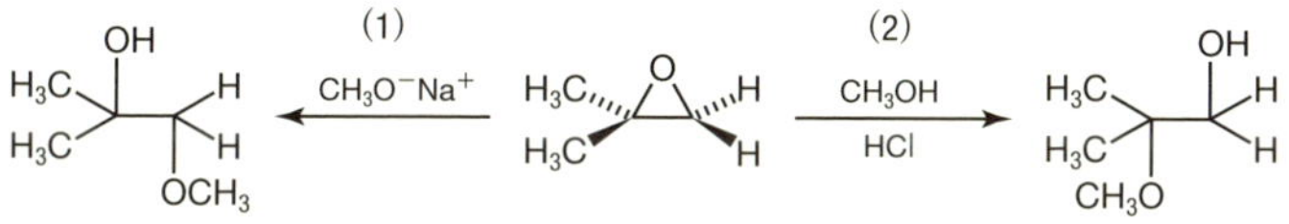

SBO 25 アルキンの代表的な反応を列挙し，その特徴を説明できる．
C3(2)②3

学生へのアドバイス
このSBOを学ぶと，アルキンとアルケンの関連性や相違点が理解できる．また，sp, sp²,sp³ 混成軌道について振り返り，反応性の類似点と相違点について，分子レベルで理解できる．ただ読むだけでなく，自分で書いて手を動かし，反応を考えてみよう．

■ このSBOの学習に必要な予備知識
1. 反応中間体の構造と性質：SBO 7
2. 電子の動きを示す矢印で有機反応機構を表す：SBO 9
3. 鏡像異性体とジアステレオマー：SBO 12
4. ラセミ体とメソ体：SBO 13
5. アルケンの立体異性：SBO 15
6. アルケンの付加反応：SBO 23
7. アルケンの酸化と還元反応：SBO 24

■ このSBOの学習成果
アルキンの構造と反応性が把握できるようになる．また，末端アルキンの反応性を捉えることができる．（SBO 18, 23, 24, 31, 38）

SBO 23, 24 では，アルケンの構造と反応を学んだ．アルケンは炭素-炭素二重結合をもっていたが，アルキンは，炭素-炭素三重結合をもつ炭化水素である．その三重結合のために，アルキンは同じ炭素数のアルカンよりも水素原子が 4 個少ない．最も小さいアルキンはアセチレンで，溶接に用いられるアセチレンバーナーとして有名である．アルキンは，アルカン，アルケンと類似の物理的性質を示し，水に不溶で，ベンゼンや，ジエチルエーテルなどの非極性溶媒に溶ける．まず，アルキンの構造と反応性から説明する．

25・1 アルキンの性質と反応性

アルキン　alkyne
エチン　ethyne
アセチレン　acetylene

二つの炭素が三重結合で結ばれている炭化水素を**アルキン**という．最も簡単なアルキンは**エチン**（アセチレンともいう）である．エチンは直線型の分子で結合角は 180°である（図 25・1）．炭素-炭素結合距離は二重結合のそれよりも短い．これは炭素-炭素三重結合が σ 結合と 2 個の π 結合から成っているためである．さらに炭素-水素結合距離も短い．

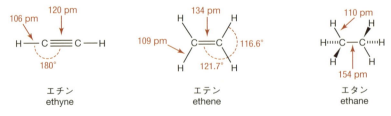

図 25・1　エチン，エテン，エタンの結合の長さ

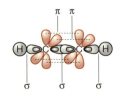

エチンの三重結合

三重結合の炭素の原子軌道は sp 混成軌道を形成している．エチンの各原子軌道の重なり方を左図に示した．炭素間の結合のうち一つは sp 混成軌道どうしの

重なりによる σ 結合であり，二つは π 結合である．また，2 個の炭素-水素間の結合は sp 混成軌道と水素の 1s 軌道から成る σ 結合である．

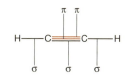

次に炭素が sp 混成軌道を形成しているエチンと，sp^3 や sp^2 混成軌道のエタンやエテンとの反応性をそれぞれ比較する．まず，水素の酸性度を比較するとエチンが最も酸性度が高く，続いてエテン，エタンの順になっている．これは以下のように説明されている．

エチン，エテン，エタンいずれもまず塩基によりプロトンが引抜かれ，それぞれ対応するカルボアニオンが生成したと仮定し，それぞれのカルボアニオンの安定性を比較する（図 25・2）．エチンより生成したカルボアニオン*の非共有電子対は sp 混成軌道に，エテンの場合は sp^2 混成軌道，エタンは sp^3 混成軌道にそれぞれ入っている．一般に s 軌道の電子の方が p 軌道の電子よりも核に引付けられているためエネルギーが低く安定である．したがって，s 性の大きい混成軌道に入っているアニオンの非共有電子対の方が p 性の大きい軌道のカルボアニオンよりも安定である．

sp 混成軌道は 50% が s 性で，また sp^2 混成軌道は 33.3%，sp^3 混成軌道は 25% が s 性であるため，sp 混成軌道の中にある電子対が最も安定となる．したがってエチンより得られるカルボアニオンが最も生成しやすい．言い換えればエチンの水素が最も酸性が高く，次にエテンの水素，最も酸性が低いのはエタンの水素である．

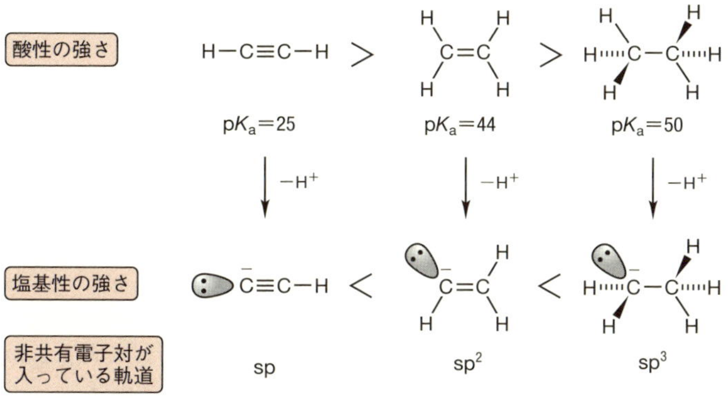

* アルキンの水素が引抜かれて生成するカルボアニオンは**アルキニドイオン**または**アセチリドイオン**という．(IUPAC 命名規則では，炭化水素から H^+ が失われた形の陰イオンは原則として，語尾の e を ide とすることになっており alkyne → alkynide ion となる．実際にはアセチリドイオンもよく用いられている．)

酸性の強さ	H−C≡C−H	>	H₂C=CH₂	>	H₃C−CH₃
	$pK_a = 25$		$pK_a = 44$		$pK_a = 50$
	↓ −H⁺		↓ −H⁺		↓ −H⁺
塩基性の強さ	:⁻C≡C−H	<	⁻HC=CH₂	<	⁻H₂C−CH₃
非共有電子対が入っている軌道	sp		sp^2		sp^3

図 25・2 エチン，エテン，エタンの酸性度

さらにエチンは，二つの π 結合をもっているのでエテンと同じく付加反応をする．

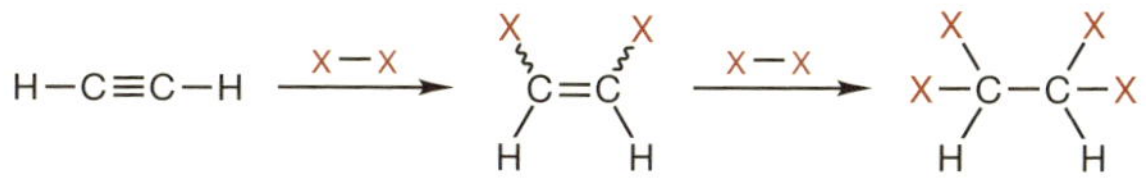

$$H-C\equiv C-H \xrightarrow{X-X} \underset{H}{\overset{X}{C}}=\underset{H}{\overset{X}{C}} \xrightarrow{X-X} X-\underset{H}{\overset{X}{C}}-\underset{H}{\overset{X}{C}}-X$$

以下にアルキン類の反応について述べる．

例題 25・1　反応の進行を予測しよう　下記に示した反応は進行するかどうか，pK_a 値に基づいて考察せよ．

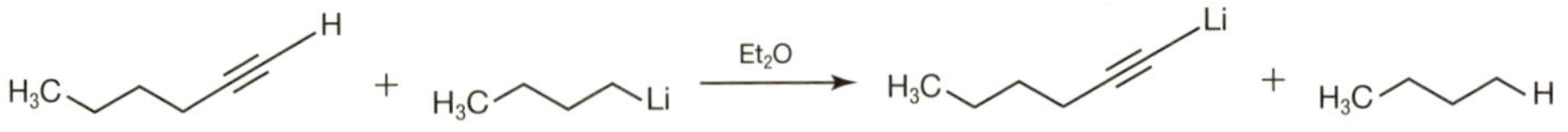

$H_3C\text{-}C{\equiv}C\text{-}H$ + $H_3C\text{-}CH_2CH_2CH_2\text{-}Li$ $\xrightarrow{Et_2O}$ $H_3C\text{-}C{\equiv}C\text{-}Li$ + $H_3C\text{-}CH_2CH_2CH_3$

解 答 アルキンの水素は，pK_a が 25，アルカンは pK_a 50 であることから明らかなように，その共役塩基の塩基性の強さは，下図のようになる．したがって，塩基性の強い塩基が，酸性の強い水素を引抜く上記の反応は進行する．

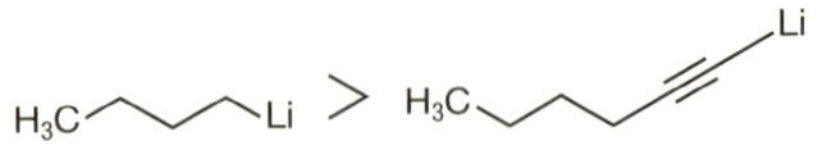

$H_3C\text{-}CH_2CH_2CH_2\text{-}Li$ > $H_3C\text{-}C{\equiv}C\text{-}Li$

演習 25・1 下記に示した反応は進行するかどうか，pK_a 値に基づいて考察せよ．

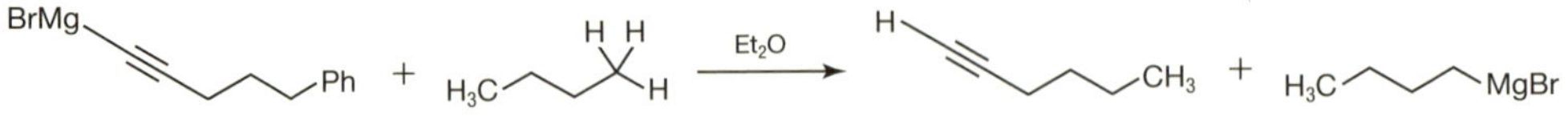

$BrMg\text{-}C{\equiv}C\text{-}CH_2CH_2\text{-}Ph$ + $H_3C\text{-}CH_2\text{-}CH_2\text{-}H$ $\xrightarrow{Et_2O}$ $H\text{-}C{\equiv}C\text{-}CH_2CH_2\text{-}CH_3$ + $H_3C\text{-}CH_2CH_2\text{-}MgBr$

25・2 末端アルキンのアルキル化反応

上述のように末端アルキンの水素は，アルカンやアルケンの水素と比較すると酸性度が高い．したがって末端アルキンをナトリウムアミドのような強塩基で処理した後にハロアルカン（ハロゲン化アルキル）を作用させると，置換アルキン類が得られる（図 25・3）．

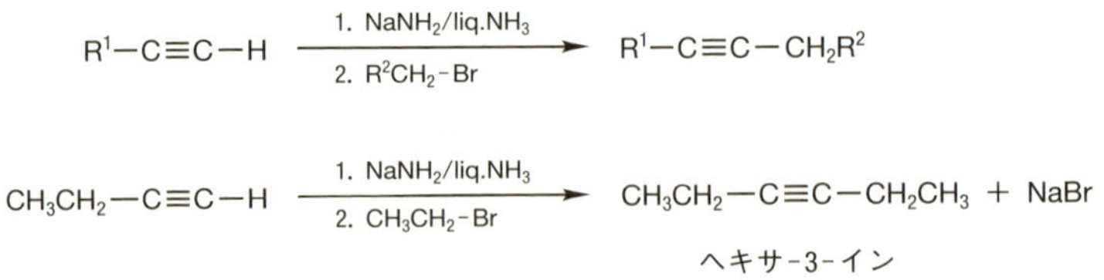

$R^1\text{-}C{\equiv}C\text{-}H$ $\xrightarrow[\text{2. }R^2CH_2\text{-}Br]{\text{1. NaNH}_2/\text{liq.NH}_3}$ $R^1\text{-}C{\equiv}C\text{-}CH_2R^2$

$CH_3CH_2\text{-}C{\equiv}C\text{-}H$ $\xrightarrow[\text{2. CH}_3CH_2\text{-}Br]{\text{1. NaNH}_2/\text{liq.NH}_3}$ $CH_3CH_2\text{-}C{\equiv}C\text{-}CH_2CH_3$ + NaBr
ヘキサ-3-イン

図 25・3 末端アルキンのアルキル化

この反応は以下のように説明できる．アミドイオン NH_2^- は，きわめて酸性の弱い水素（$pK_a=35$）をもつアンモニアの共役塩基であるため，このアミドイオンは酸性度の高い末端アルキンの水素（$pK_a=25$）を完全に引抜くことができ，中間にアルキニドイオンを生成する．

つづいて，第一級ハロアルカンで処理するとアルキル化が進行して置換アルキンが得られる．このアルキル化の段階はアルキニドイオンが求核試薬として働く S_N2 反応である．

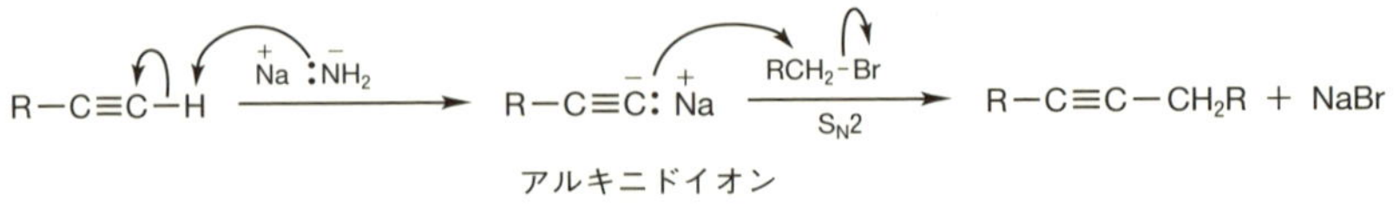

$R\text{-}C{\equiv}C\text{-}H$ $\xrightarrow{Na^+ :NH_2^-}$ $R\text{-}C{\equiv}C:^- Na^+$ $\xrightarrow[S_N2]{RCH_2\text{-}Br}$ $R\text{-}C{\equiv}C\text{-}CH_2R$ + NaBr
アルキニドイオン

アルキル化剤として第二級あるいは第三級ハロアルカンを用いた場合，アルケンと原料のアルキンが得られることがある．これは，アルキニドイオンが塩基と

して働き，E2脱離反応が主として進行したためである．（SBO 6 参照；置換反応と脱離反応）

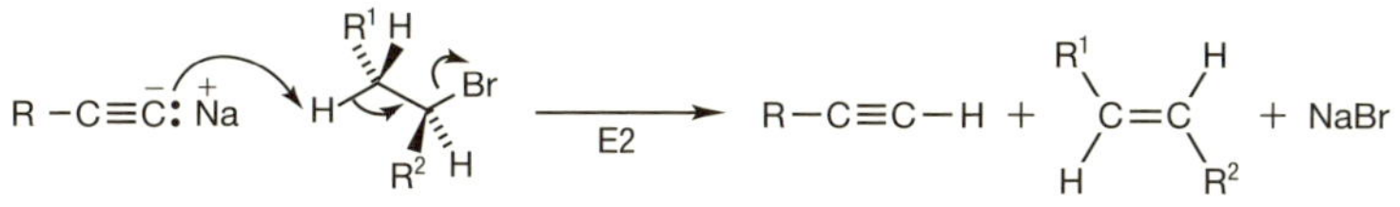

$$R-C\equiv C:^-Na^+ + \underset{\text{第二級ハロアルカン}}{\begin{array}{c}R^1\ H\\ H\diagup\!\!\!\diagdown Br\\ R^2\ H\end{array}} \xrightarrow{E2} R-C\equiv C-H + \underset{H\ R^2}{\overset{R^1\ H}{C=C}} + NaBr$$

例題 25・2 中間体と生成物を予想しよう 次の反応の中間体と生成物の構造を示しなさい．

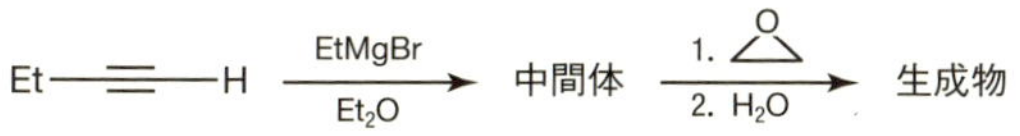

$$Et-\!\!\equiv\!\!-H \xrightarrow[Et_2O]{EtMgBr} 中間体 \xrightarrow[2.\ H_2O]{1.\ \triangle O} 生成物$$

解 答 臭化エチルマグネシウムが塩基として働き，アルキンの水素を引抜き，アルキニドイオン（中間体）が生成する．つづいてエチレンオキシドと反応させると，環のひずみが大きいオキシランの開環反応が起こり，生成物が得られる．

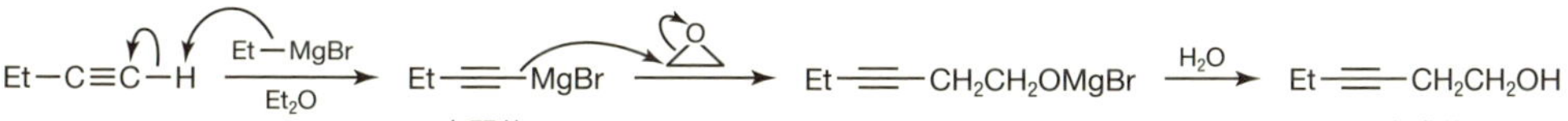

$$Et-C\equiv C-H \xrightarrow[Et_2O]{Et-MgBr} \underset{中間体}{Et-\!\!\equiv\!\!-MgBr} \xrightarrow{\triangle O} Et-\!\!\equiv\!\!-CH_2CH_2OMgBr \xrightarrow{H_2O} \underset{生成物}{Et-\!\!\equiv\!\!-CH_2CH_2OH}$$

演習 25・2 次の化合物をアセチレン（エチン）から合成する方法を記載しなさい．

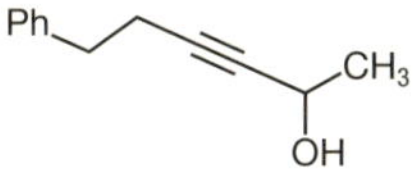

$$Ph\diagdown\!\!\!\diagup\!\!\equiv\!\!\diagdown\!\!\!\diagup\underset{OH}{CH_3}$$

25・3 アルキンへの付加反応
25・3・1 アルキンの水素化反応

　アルキンの三重結合への水素化反応は三つのタイプに分けられる（図25・4）．まず第一にアルキン類に対し，パラジウムあるいは白金を触媒として接触還元を行うと，還元を二重結合の段階で止めることができず直接アルカン類が生成する（SBO 24・2 参照）．またアルキンの水素化反応をアルケン類で止めるために

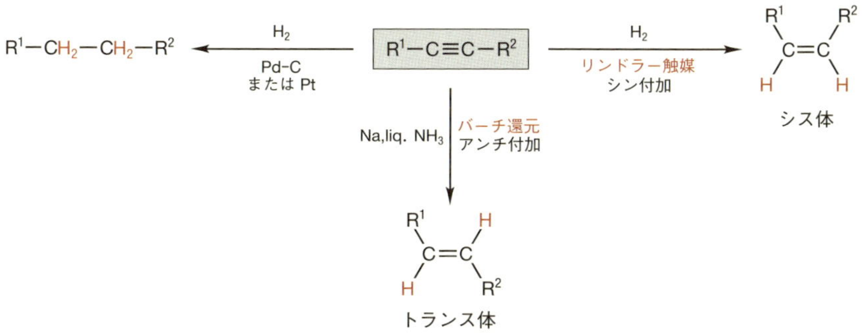

$$R^1-CH_2-CH_2-R^2 \xleftarrow[\substack{Pd-C\\ または\ Pt}]{H_2} \boxed{R^1-C\equiv C-R^2} \xrightarrow[\substack{リンドラー触媒\\ シン付加}]{H_2} \underset{シス体}{\overset{R^1\ R^2}{\underset{H\ H}{C=C}}}$$

$$\downarrow {\substack{Na,\ liq.\ NH_3\\ バーチ還元\\ アンチ付加}}$$

$$\underset{トランス体}{\overset{R^1\ H}{\underset{H\ R^2}{C=C}}}$$

図 25・4 アルキンの水素化反応

リンドラー触媒
Lindlar catalyst

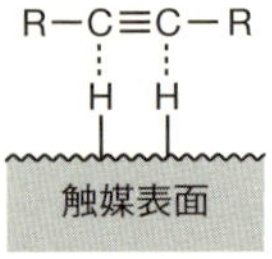

リンドラー触媒
Pd/CaCO₃
Pb(OCOCH₃)₂
またはキノリン

リンドラー触媒を用いる接触還元法があり，この場合は，*cis*-アルケンが得られる．これに対して，バーチ還元法を用いてアルキン類を還元すると *trans*-アルケンが選択的に得られる．以下これらの反応について説明する．

a. リンドラー触媒を用いる水素化反応　アルキン類の接触還元によりアルケンを得るには，触媒の活性を低下させる必要がある．リンドラー触媒は，この反応のために開発された触媒であり，硫酸バリウムあるいは炭酸カルシウムを担体とし，酢酸鉛やキノリンなどを加えてパラジウム触媒の活性を弱めたものである．このリンドラー触媒を用いてアルキン類を接触還元するとシン付加が進行し，*cis*-アルケンが生成する．

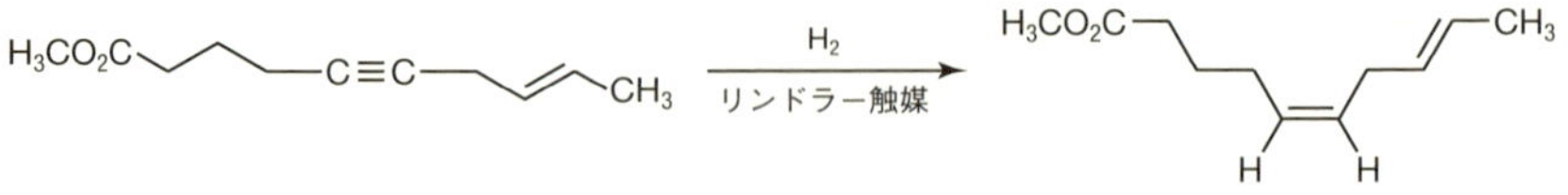

バーチ還元
Birch reduction

b. バーチ還元　アルキンから *trans*-アルケン類を生成する方法として，溶解金属を用いるバーチ還元が一般的に知られている．すなわち，アルキンを液体アンモニア中，低温でナトリウムあるいはリチウムと反応させると，電子が金属からアルキンに移動してラジカルアニオンとなり，つづいてプロトン化が進行してビニルラジカルが生成する．

ビニルラジカルの二つのシス-トランス異性体 **1** および **2** のうち，**1** にはアルキル基どうしの立体障害が存在するため不安定なので，より安定なビニルラジカル **2** に異性化する．つづいて金属からの1電子移動によるアニオンの生成と，プロトン化が進行して *trans*-アルケンが生成する．

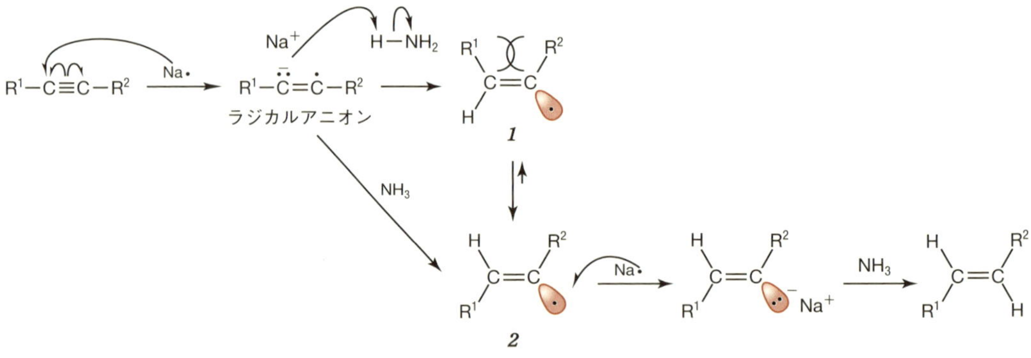

例として，オクタ-4-インのバーチ還元条件下での *trans*-アルケンへの還元について示す．

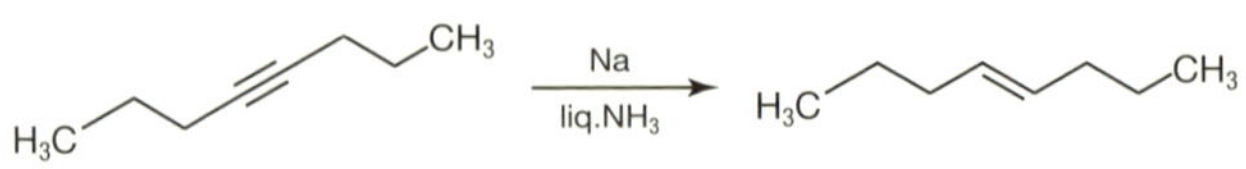

25・3・2　アルキンへの塩素と臭素の付加反応

アルケンと同様に（SBO 23・6参照）塩素や臭素はアルキンに付加する．アルキンへの付加反応の場合，用いるハロゲンの当量数が重要になる．すなわち，一

般的に1当量のハロゲンを用いて付加反応を行うとハロゲンはアンチ付加し *trans*-ジハロアルケンが得られるが，2当量のハロゲンを用いれば，テトラハロアルカンが生成する．

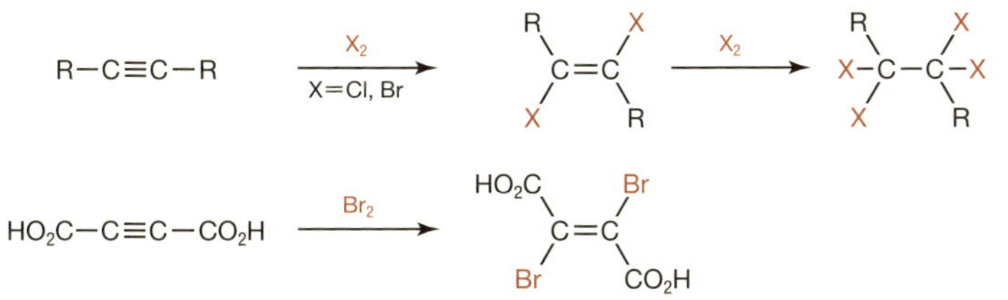

25・3・3 アルキンへのハロゲン化水素の付加反応

ハロゲン化水素（塩化水素，臭化水素）もアルキンへ付加する．アルキンにハロゲン化水素を1当量反応させるとアンチ付加が進行し，*trans*-ハロアルケンが得られる．これに対してアルキンに2当量のハロゲン化水素が付加すると1,1-ジハロゲン化物が生成する．付加は位置選択的であり，いずれもマルコウニコフ則に従う．

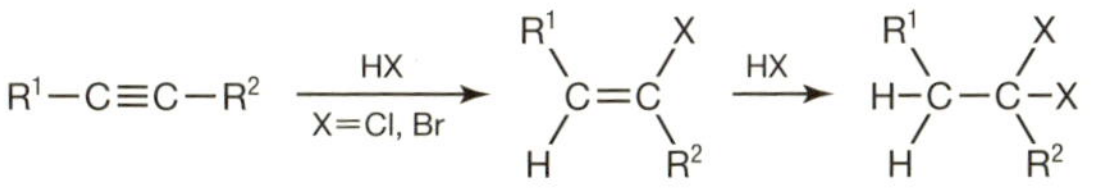

1-ヘキシンを1当量の臭化水素と反応させると，水素はより多くの水素をもつ炭素側に付加する．なぜなら，生成する第二級ビニルカチオンは，もう一つのsp炭素にH^+が付加したときに生じる第一級ビニルカチオンよりも安定だからである．また，2当量の臭化水素と反応させると2,2-ジブロモヘキサンが得られる．

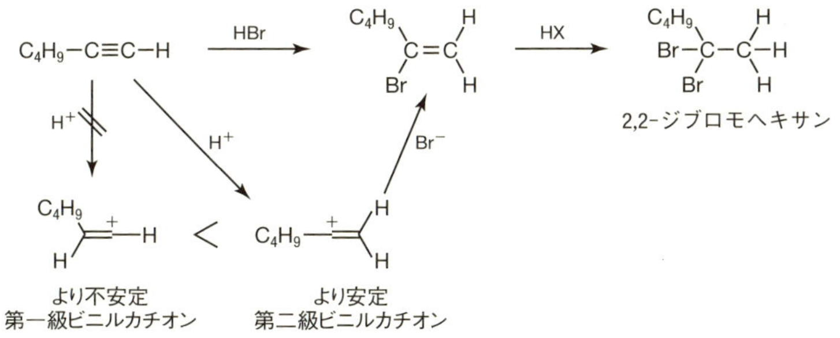

25・3・4 アルキンへの水および酢酸の付加反応

アルキンへの水の付加反応では，酸触媒だけでなく水銀(II)イオンも触媒として必要である．水銀イオンは三重結合と錯体を形成して，付加反応に対する反応活性を高め，その後水が付加してビニルアルコールとなり，互変異性により

カルボニル化合物が生成する．アルキンでは2種類のカルボニル化合物ができる．

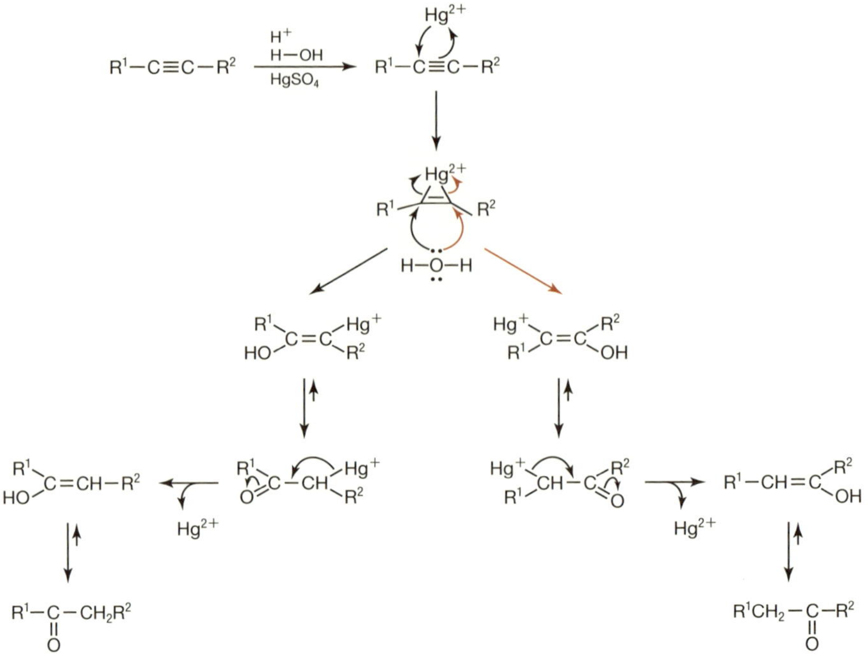

末端アルキンの場合にはマルコウニコフ型の付加反応が進行し，生成物は1種類のケトンである．これに対してヒドロホウ素化-酸化反応を用いるとアルデヒドが選択的に得られる．すなわちアルキンにジシクロヘキシルボランを付加させた後，アルカリ性過酸化水素で処理すると，付加反応は反マルコウニコフ型で進行し，アルデヒドが得られる．

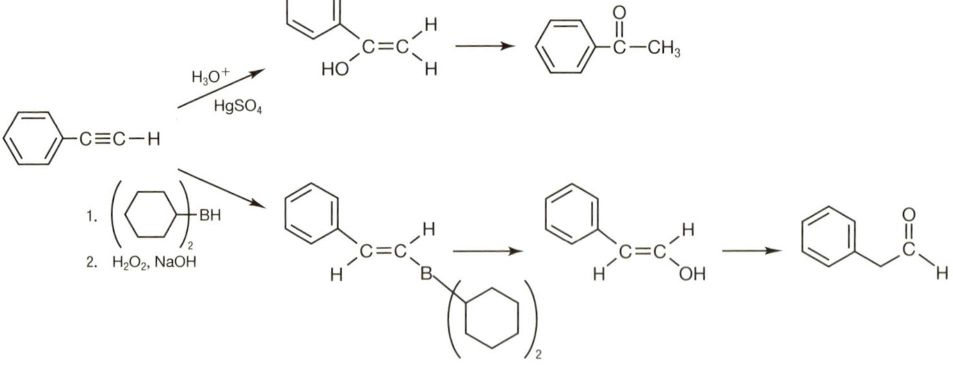

また，アセチレン（エチン）に酢酸を付加させると，酢酸ビニルが得られ，これは塗料に広く用いられるポリ酢酸ビニルの原料として重要である．

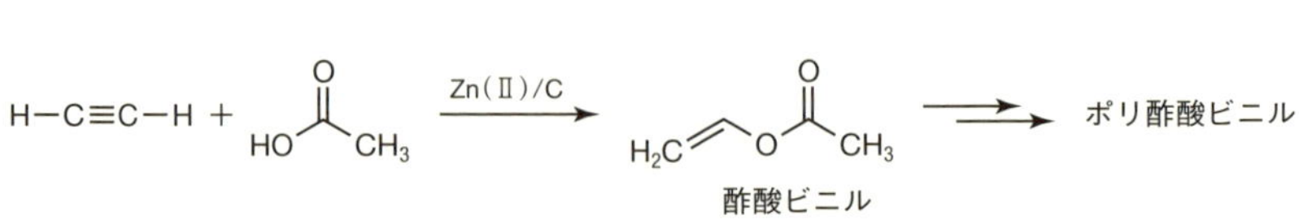

25・4 アルキンの酸化的開裂反応

アルケンと同様に，アルキンをオゾンや過マンガン酸カリウムで酸化すると，開裂反応が進行してカルボン酸類を生成する．

$$R^1-C\equiv C-R^2 \xrightarrow[\text{2. }CH_3CO_2H]{\text{1. }O_3} \text{ または } \xrightarrow[\text{2. }CH_3CO_2H]{\text{1. }KMnO_4,\ OH^-} R^1CO_2H + R^2CO_2H$$

例題 25・3　生成物を予想しよう　下記の反応の構造式を示しなさい．

(1) $H_3C-C\equiv C-CH_3$ 　反応(a) Br_2 ；反応(b) Na, liq.NH$_3$

(2) $CH_3CH_2-C\equiv C-H$ 　反応(c) H_2O/H_2SO_4, HgSO$_4$ ；反応(d) 1. BH$_3$　2. H$_2$O$_2$, NaOH

解　答　(1) 反応(a)は臭素の付加反応で，アンチ様式で進行する．過剰の臭素が存在すると，もう1分子の臭素が付加する．バーチ還元条件下でアルキンを還元するとトランスアルケンが生成する（反応b）．

(2) 反応(c)に示したように，水銀塩存在下で水を付加させると，マルコウニコフ型に付加反応が進行しケトンが得られる．これに対して，ヒドロホウ素化-酸化反応を用いた場合は，反マルコウニコフ型に付加反応が進行して，アルデヒドが生成する．詳しいことは，本文中に記載されている．

(1) 反応(a): 生成物は (CH$_3$)(Br)C=C(Br)(CH$_3$)
反応(b): トランス-2-ブテン

(2) 反応(c): $CH_3CH_2COCH_3$
反応(d): $CH_3CH_2CH_2CHO$

演習 25・3　下記の反応式で不十分な点があれば付け加え，また間違っている点があれば，正しく直しなさい．

(1) $H_3C-CH_2CH_2CH_2-C\equiv C-CH_2-CH(CH_3)-CH_3$ 　$\xrightarrow[\text{HgSO}_4]{H_2SO_4,\ H_2O}$ 　$H_3C-CH_2CH_2CH_2CH_2-CO-CH_2CH_2-CH(CH_3)-CH_3$

(2) $H_3C-CH_2CH_2CH_2-C\equiv C-H$ 　$\xrightarrow[\text{2. }H_2O_2,\ NaOH]{\text{1. }BH_3}$ 　$H_3C-CH_2CH_2CH_2-CO-CH_3$

応用・発展 25・1　アルキンの置換反応と付加反応　**Adv**

下記の化合物 (1), (2) をアセトンと適当なアルキン類を用いて合成する方法を示しなさい．

(1) (CH$_3$)$_2$C(OH)-CO-CH$_3$

(2) (CH$_3$)$_2$C(OH)-CH$_2$-CHO

応用・発展 25・2　アルキンの反応　化合物 (1)〜(5) の構造式を記載して，反応式を完成させよ．

$H_3C-\equiv-H \xrightarrow{HBr} [(1)] \xrightarrow{Mg} [(2)] \xrightarrow{H_3C-CO-CH_3} [(4)]$

$[(1)] \xrightarrow{HBr} [(3)] \xrightarrow{EtBr} [(5)]$

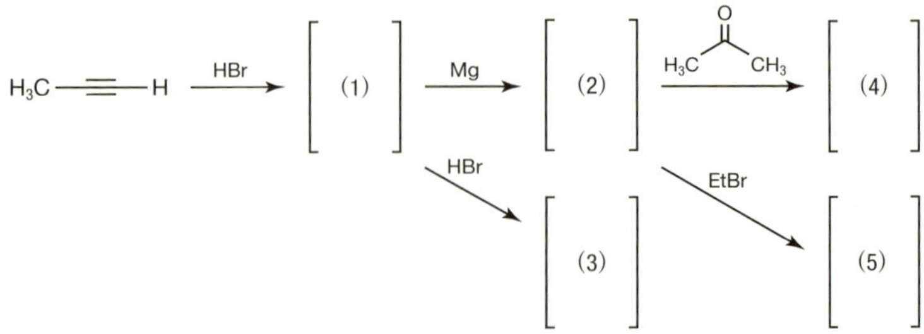

応用・発展 25・3　アルキンの反応　Adv

下記の反応式中の R として適切なものを決定後（ヒント：メソ体(2) が生成する），化合物 (1)〜(3) の構造式を記載して，反応式を完成させよ．また，還元に用いた還元剤を記載し，なぜその還元剤を用いたかその理由を記載しなさい．

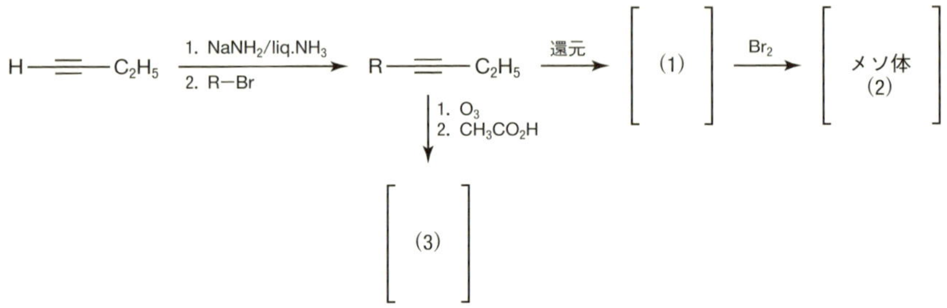

$H-\equiv-C_2H_5 \xrightarrow[\text{2. R-Br}]{\text{1. NaNH}_2/\text{liq.NH}_3} R-\equiv-C_2H_5 \xrightarrow{\text{還元}} [(1)] \xrightarrow{Br_2} [\text{メソ体 (2)}]$

$\xrightarrow[\text{2. CH}_3\text{CO}_2\text{H}]{\text{1. O}_3} [(3)]$

第6章 芳香族化合物

> **SBO 26** 代表的な芳香族炭化水素化合物の性質と反応性を説明できる．
> C3(2)③1

学生へのアドバイス
ベンゼンなどの芳香族炭化水素は"亀の甲"という愛称をもつほど有機化学を象徴する化合物である．同じような二重結合をもつアルケンや共役アルケンと比べて，芳香族炭化水素は異なった構造や安定性，反応性を示す．それらの違いについて比較し，芳香族炭化水素の特徴について理解しよう．

■ このSBOの学習に必要な予備知識
1. 化学結合の成り立ち，軌道の混成：準備教育F
2. 有機化合物の性質と共鳴の関係：SBO 4
3. アルケンの性質と反応：SBO 23

■ このSBOの学習成果
多くの医薬品や生体内物質に含まれる芳香環がどのような性質をもつかの理解に役立つ．また，芳香族炭化水素化合物と，アルカン，アルケン，アルキンなどの炭化水素化合物との反応性や性質の違いを説明できるようになる．(SBO 18〜25，27〜30)

26・1　芳香族炭化水素化合物の基本構造

炭素と水素のみで構成される炭化水素化合物を反応性によって分類すると，ベンゼンに代表される芳香族炭化水素，アルケン・アルキンなどの非芳香族不飽和炭化水素，多重結合をもたない飽和炭化水素に大別される．環内に多重結合をもつ環状化合物は，その構造により芳香族および非芳香族に分類され，その反応性は大きく異なる．

芳香族化合物という名称は，もともと天然から得られる揮発性の高い化合物が独特の香りをもつことに由来している．しかし今日では，芳香族化合物は香りとは関係なく構造上の特徴から明確に定義されている（定義についてはSBO 27を参照）．芳香族に分類される化合物は環構造にπ電子を含むが，求電子試薬を作用させた場合，通常のアルケンでは求電子付加反応が起こるのに対し，芳香族化合物では一般的に求電子置換反応が起こる．

代表的な芳香族炭化水素を以下に示す（図26・1）．

芳香族化合物
aromatic compound

ベンゼン環は生体内の条件において比較的安定であり，剛直で立体的に一定の大きさをもっていること，π電子や芳香環に結合した水素原子がもつ静電的な特性から，医薬品の部分構造（ファーマコフォア）として広く用いられている．(SBO 26・4，SBO 31・8 も参照)

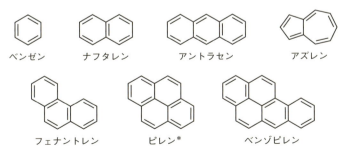

ベンゼン　　ナフタレン　　アントラセン　　アズレン

フェナントレン　　ピレン*　　ベンゾピレン

図26・1　代表的な芳香族炭化水素

* ピレンは一番大きな外側の環を考えて14πとなる．

これらの化合物は，単結合と二重結合が交互に繰返した環構造をもつ．この環構造は，共鳴により単結合と二重結合を入れ替えることができる．たとえばベンゼンの場合，図26・2のような共鳴構造式（または極限構造式）が書ける．

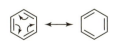

図26・2　ベンゼンの共鳴構造式

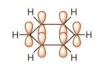

図26・3 ベンゼンの環構造を構成する sp² 混成炭素上の p 軌道

炭素の混成状態に着目すると，これらの化合物は sp² 混成炭素が環状に並んだ構造をもち，それぞれの炭素の混成に関わっていない p 軌道が，隣接する炭素どうしで互いに重なりをもっている（図26・3）．p 軌道に1個ずつ収容されている電子（π電子）は，この重なりあった p 軌道を環状に自由に動くことができる．

この共鳴により，ベンゼンの炭素-炭素間の結合距離は単結合でも二重結合でもなく，その中間の値を示す（図26・4）．ベンゼンの sp² 炭素-sp² 炭素間の結合距離は6箇所すべて同じ長さで 139 pm であり，アルカンの sp³ 炭素-sp³ 炭素間の結合（単結合）の距離（154 pm）よりも短く，アルケンの sp² 炭素-sp² 炭素間の結合（二重結合）の距離（134 pm）よりも長い．

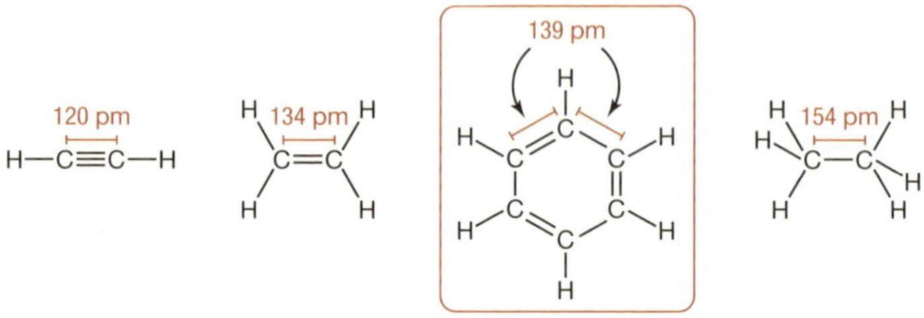

図26・4 炭素-炭素結合距離

例題 26・1 炭化水素の炭素-炭素間の結合距離を決める要因について考えよう

ベンゼン，エチン，エテンのうち，炭素-炭素間距離が最も長いものはどれか．

解 答 ベンゼンは図26・2のように二つの共鳴構造の共鳴混成体として表現され，炭素-炭素間の結合距離は二重結合よりも長く，二重結合と単結合の間の値をとる．したがって，炭素-炭素間の結合距離の長さは，エチン（アセチレン，CH≡CH，120 pm）＜エテン（エチレン，CH₂=CH₂，134 pm）＜ベンゼン（139 pm）の順となる．

26・2 芳香族炭化水素化合物の反応性と物理化学的性質

これらの化合物の共通の反応性として，二重結合をもつにもかかわらずアルケンやアルキンにみられる付加反応(a)は起こりにくく，その代わり求電子置換反応(b)が起こりやすいことがあげられる．

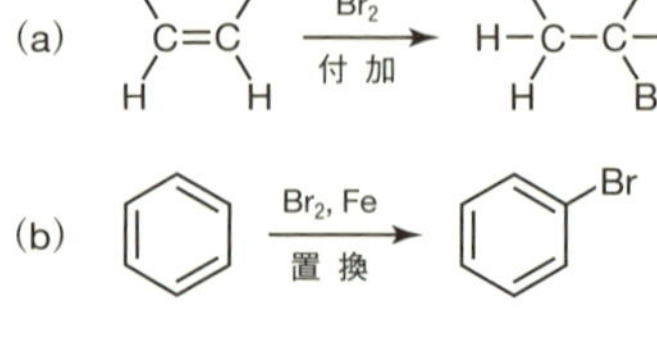

この反応性の違いは，π電子の共鳴安定化によって説明される．SBO 26・1 で述べたように，等価な構造間の共鳴によりベンゼンは大きく安定化する．付加が起こると炭素の混成が sp³ となり，π電子の共鳴による安定化が失われるため，芳

香族化合物に対する付加反応は起こりにくい．芳香族化合物に対する付加反応を進行させるには，光などのエネルギーが必要である．

26・3 芳香族化合物の共鳴エネルギー

芳香族化合物の共鳴による安定化がどれくらいの大きさであるかは水素化熱を比較することにより実験的に見積もることができる．1組の二重結合をもつシクロヘキセンの水素化反応は −119 kJ/mol（実測値）であり，119 kJ/mol の発熱反応である（図26・5）．2組の二重結合をもつシクロヘキサ-1,3-ジエンの水素化熱は，−230 kJ/mol であり，二重結合1組あたりの水素化熱の2倍〔(−119 kJ/mol)×2 = −238 kJ/mol〕の値よりわずかに小さいだけで，共鳴の効果は大きくないことがわかる．これに対し，ベンゼンの水素化熱は −206 kJ/mol であり，二重結合1組あたりの水素化熱の3倍〔(−119 kJ/mol)×3 = −357 kJ/mol〕と比較して，151 kJ/mol も小さい．すなわちベンゼンは，共鳴をしていないと仮定したシクロヘキサ-1,3,5-トリエンに比べて 151 kJ/mol 安定である．この安定化のエネルギーは，**共鳴エネルギー（共鳴安定化エネルギー）**あるいは**非局在化エネルギー**とよばれる．

共鳴エネルギー
resonance energy

非局在化エネルギー
delocalization energy

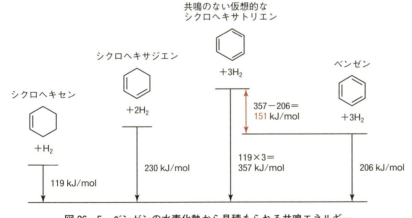

図26・5 ベンゼンの水素化熱から見積もられる共鳴エネルギー

例題26・2 共鳴エネルギーを計算しよう シクロヘキセン，ベンゼンに水素分子を付加してシクロヘキサンを得る際の水素化熱はそれぞれ −119 kJ/mol，−206 kJ/mol である．これらより，ベンゼンの共鳴エネルギーを概算せよ．

解答 119 × 3 − 206 = 151 (kJ/mol)

解説は本文および図26・5を参照．

26・4　芳香族炭化水素化合物の物理化学的性質

芳香族炭化水素の分子間には，非極性分子間に働くファンデルワールス力のほかに，平行芳香環-芳香環相互作用（図26・6a），T形芳香環-芳香環相互作用（図26・6b）とよばれる芳香環-芳香環相互作用（ともに引力）が働く．これらの相互作用はおもに芳香族分子の配列（接近したときの位置関係）に影響を与える．

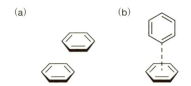

図 26・6　(a) 平行芳香環-芳香環相互作用，
(b) T形芳香環-芳香環相互作用

芳香族炭化水素化合物は，紫外吸収スペクトルにおいて，π-π^*遷移に基づく特徴的な吸収を180〜300 nmに示す．また，^{1}H NMRスペクトルにおいては，π電子の環電流効果に基づく異方性により，芳香環に直接結合した^{1}Hは著しく低磁場（6〜8 ppm）に観測される．

演習 26・1　ベンゼンはすべてのC−C結合が等しいがナフタレンでは異なる．これを共鳴の概念を用いて説明せよ．

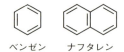

ベンゼン　　ナフタレン

演習 26・2　生体内における医薬分子の認識において，ベンゼン環のπ電子との間に一般的に相互作用（引力）がみられる部分構造はどれか．二つ選べ．
(a) 典型金属元素のカチオン　　(b) 脂肪族炭素鎖のC−H
(c) ベンゼン環のC−H　　(d) アミド基のN−H
(e) カルボキシ基のO−H

SBO 27　芳香族性の概念を説明できる．

C3(2)③2

学生へのアドバイス

この SBO を学ぶと，芳香族性をもつ化合物であるかどうか構造式を見ただけで判断できるようになる．芳香族化合物の反応性や物理化学的性質（酸性度，塩基性度など）は，反応前，反応中間体，遷移状態，反応後で芳香族性がどうなっているかを考えることで説明できるようになるだろう．

■ この SBO の学習に必要な予備知識

1. 化学結合の成り立ち，軌道の混成：準備教育 F
2. 有機化合物の性質と共鳴の関係：SBO 4
3. 炭素原子を含む反応中間体の構造と性質：SBO 7
4. 代表的な芳香族炭化水素化合物の性質と反応性：SBO 26

■ この SBO の学習成果

構造式から化合物が芳香族性をもつかどうかを判断し，それを理由とともに説明することができる．また，芳香族化合物の物理化学的性質を，芳香族性と関連させて説明することができる．（SBO 28, 42）

27・1　芳香族性とヒュッケル則

ベンゼンのように大きな非局在化エネルギー（共鳴エネルギー）をもつ共役系環状化合物は安定であり，その共役系が切れるような反応を起こしにくい．この安定化をもたらす要因を芳香族性という．

以下の条件を同時に満たす化合物は，**芳香族性**を示す．

芳香族性　aromaticity

1. 環構造を構成する原子がすべて p 軌道をもつこと．
2. 隣り合う原子の p 軌道どうしがすべて重なりをもつこと．
3. 重なりをもった p 軌道に収容される電子（π 電子）の数が $4n+2$（$n=0, 1, 2, 3 \cdots$）個であること．

1〜3 の条件をすべて満たすと，分子は必然的に平面になる．環構造の一部が平面から外れた分子では，p 軌道どうしが重ならない部分が生じるため芳香族性を示さない．上記 1〜3 の条件をまとめると，"$4n+2$（$n=0, 1, 2, 3 \cdots$）個の電子が

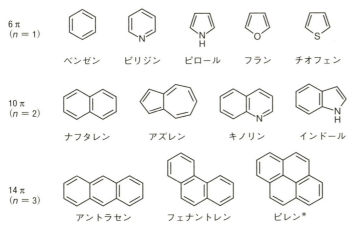

図 27・1　芳香族化合物の例

* ピレンは一番大きな外側の環を考えて 14π となる．

ヒュッケル則
Hückel rule

環状に共鳴する分子は芳香族性を示す”ということができ，これを**ヒュッケル則**という．

1 の条件を満たしていても，2 あるいは 3 の条件を満たさなければ芳香族性を示さない．そのような化合物の例として，シクロブタジエンやシクロオクタ-1,3,5,7-テトラエンがある．

シクロブタジエン　(*Z*,*Z*,*Z*,*Z*)-シクロオクタ-1,3,5,7-テトラエン

図 27・2　非芳香族性環状化合物の例

これらはともに 3 の条件を満たさないが，シクロブタジエンは四員環のひずみのため，またシクロオクタテトラエンは八員環が平面構造をとれないため，ともに 2 の条件も満たさない．

(*E*,*Z*,*E*,*Z*,*Z*)-シクロデカ-1,3,5,7,9-ペンタエンは 10 個の π 電子をもつが，環の中央の水素が空間的に近接し，炭素間の結合がねじれて部分的に p 軌道が重なりをもたないため，上記 1 および 3 の $4n+2$ の条件を満たすにもかかわらず，芳香族性を示さない．一方，この化合物の中央をメチレン（$-CH_2-$）で架橋したビシクロ[4.4.1]ウンデカ-1,3,5,7,9-ペンタエンは，環構造がややひずむものの，隣接する p 軌道どうしが十分な重なりをもつことができるため，上記 1，3 の条件に加えて 2 の条件も満たすことになり，芳香族性を示す．

(*E*,*Z*,*E*,*Z*,*Z*)-シクロデカ-1,3,5,7,9-ペンタエン
(芳香族性を示さない)

ビシクロ[4.4.1]ウンデカ-1,3,5,7,9-ペンタエン
(芳香族性を示す)

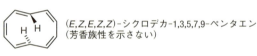

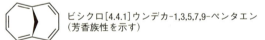

また，1 の条件より，環構造を一つもつ化合物の環構造内に，sp^3 混成しかとれない原子が一つでもあると芳香族性を示さない．ここで，sp^3 混成しかとれない原子とは，4 組の結合電子対をもつ原子（一般的には四つの単結合をもつ炭素原子）のことである．一方，その原子が 1 組でも非共有電子対をもつ場合は，次のシクロペンタジエニルアニオンの例に示すように混成を sp^2 に変えて共鳴できるようになるので，芳香族性の判断には注意が必要である．

シクロペンタジエニルアニオンは，非芳香族環状化合物であるシクロペンタジ

非共有電子対が sp^3 混成軌道に収容
→ 芳香族性を示さない

非共有電子対が sp^2 混成した炭素の p 軌道に収容
→ 芳香族性を示す

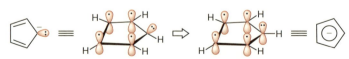

図 27・3　シクロペンタジエニルアニオンの芳香族性

エンからプロトンが解離すると得られる．プロトンが解離して非共有電子対が生じた炭素は，混成を sp^2 に変え，混成から外れた p 軌道にその非共有電子対を収容することによって芳香族性の条件 1〜3 を満たすようになる（図 27・3）．この混成の変化が起こるのは，芳香族性を獲得することにより共鳴（電子の非局在化）による大きな安定化エネルギー（共鳴エネルギー）が得られるためである．図 27・1 に示した化合物はすべて中性の分子であるが，上記のシクロペンタジエニルアニオンを含め，以下の構造をもつイオンも 1〜3 の条件を満たし芳香族性を示す．

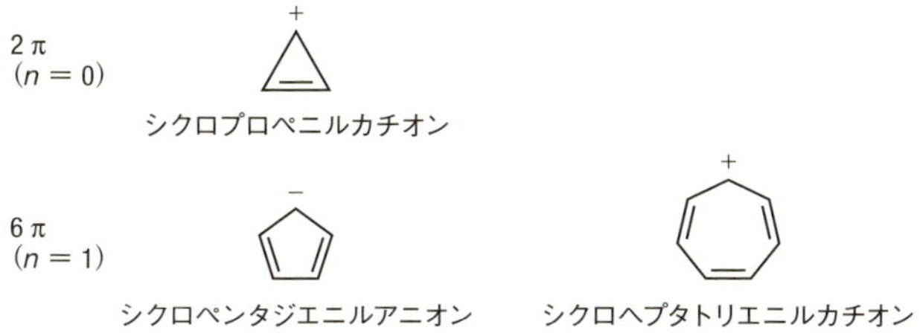

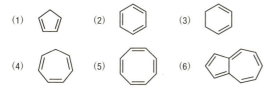

図 27・4　芳香族性をもつイオンの例

　窒素，酸素や硫黄などのヘテロ原子を含む環状化合物でも，上記 1〜3 の条件を満たす化合物は芳香族性を示す．これらの化合物は芳香族複素環化合物とよばれる（SBO 29 を参照）．

例題 27・1　芳香族性を示す構造上の条件を思い出そう　有機化合物が芳香族性を示すための条件をあげよ．
解　答　① 環構造を構成する原子がすべて p 軌道をもつこと．② 隣り合う原子の p 軌道どうしがすべて重なりをもつこと．③ 重なりをもった p 軌道に収容される電子の数が $4n+2$ ($n=0,1,2,3\cdots$) 個であること．

例題 27・2　芳香族炭化水素を見分けよう　求電子置換反応を受ける化合物はどれか．二つ選べ．

(1)　(2)　(3)
(4)　(5)　(6)

解　答　芳香族性を示す化合物が求電子置換反応を受ける（SBO 28 参照）ので，各化合物について，p.203 の 3 条件を満たすかどうかを判断すると，まず，(1)，(3)，(4) は環内に sp^3 混成をとっている炭素が存在するので芳香族ではない．次に (5) は π 電子の数が 8 個で，条件 3 の電子の数が $4n+2$ ($n=0,1,2,3\cdots$) を満たさない（また，立体的に折れ曲がっていて条件 2 も満たさない）ので芳香族ではない．一方 (2) のベンゼンは $n=1$ の 6π で条件 1〜3 をすべて満たし，(6) のアズレンは $n=2$ の 10π で条件 1〜3 をすべて満たす．したがって芳香族求電子置換反応を受けるのは，(2) と (6) である．

演習 27・1 シクロペンタジエンの酸性度($pK_a=16$)がペンタ-1,4-ジエン($pK_a=35$)の酸性度より高い理由を説明せよ．

演習 27・2 フランの酸素がもつ2組の非共有電子対がそれぞれどの軌道に収容されているかについて説明せよ．

演習 27・3 α-トロポロン(2-ヒドロキシトロポン)はトロポンに比べて高い芳香族性を示す．その理由を説明せよ．

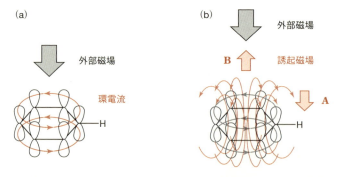

トロポン α-トロポロン
         (2-ヒドロキシトロポン)

NMRのケミカルシフトからわかる芳香族性

^{1}H NMR測定において，芳香族化合物であるベンゼン環に結合したプロトンのシグナルは，脂肪族炭素鎖に結合したプロトンに比べて大きく低磁場に観測される．これは，π電子の環電流効果(反磁性環電流の効果)により，環の外側では外部磁場に対して誘起磁場が同じ向きに働き，弱い外部磁場で共鳴が起こることによる(図27・5bの**A**)．一方，環の内側あるいは上部では，外部磁場に対して誘起磁場が逆向きに働くため，共鳴に強い磁場が必要になり，シグナルはその効果がない場合に比べて高磁場に観測される(図27・5bの**B**)．

図 27・5 ベンゼンの外部磁場に対する (a) 環電流と (b) 誘起磁場

このような異方性効果(空間的な位置によって異なる効果)は，より大きな環構造をもつ芳香族化合物のシグナルのケミカルシフトを観測するとよくわかる．シクロオクタデカノナエン(*E,E,Z,E,E,Z,E,E,Z*-シクロオクタデカ-1,3,5,7,9,11,13,15,17-ノナエン，[18]アヌレン)(図27・6a)は18個のπ電子($4n+2$の$n=4$に該当)をもつ芳香族化合物であるが，この化合物の環の外側にあるプロトン(H_o)のケミカルシフトは9.3 ppm，内側にあるプロトン(H_i)のケミカルシフトは-3.0 ppmであり，内側のプロトンは外側のプロトンに比べて著しく高磁場にある．また，1,6-メタノシクロデカ-1,3,5,7,9-ペンタエン(ビシクロ[4.4.1]ウンデカ-1,3,5,7,9-ペンタエン，1,6-メタノ[10]アヌレン)(図27・6b)も同様に，外側にあるプロトンのケミカルシフトは低磁場(H_{o1}: 7.3 ppm，H_{o2}: 7.0 ppm)にあり，内側にあるメチレンプロトンは著しく高磁場(H_i: -0.5 ppm)にある．これに対して，環状に共役した構造に，芳香族性を示す条件に当てはまらない16π電子をもつシクロヘキサデカオクタエン(*E,Z,E,Z,E,Z,E,Z*-シクロヘキサデカ-1,3,5,7,9,11,13,15-オクタエン，[16]アヌレン)(図27・6c)は，環の外側にあるプロトン(H_o)のケミカルシフト

が 5.4 ppm であるのに対して，内側にあるプロトン（H_i）のケミカルシフトは 10.4 ppm であり，上に示した芳香族化合物の場合と比べ，環の内側と外側とで誘起磁場の効果が逆になっている．このような性質は**反芳香族性**とよばれ，環状に共鳴するπ電子が $4n(n=1, 2, 3\cdots)$ 個の場合に，外部磁場に対して誘起される環電流の向きが芳香族の場合と逆になり（この環電流を常磁性環電流という），その結果，誘起磁場の向きも逆になることによって生じる．以上のように，共役構造をもつ環状化合物が芳香族性をもつかどうかは，^{1}H NMR スペクトルにおけるシグナルが受ける異方性効果，すなわち環の内部または外部にあるプロトンのケミカルシフトによって判断することができる．

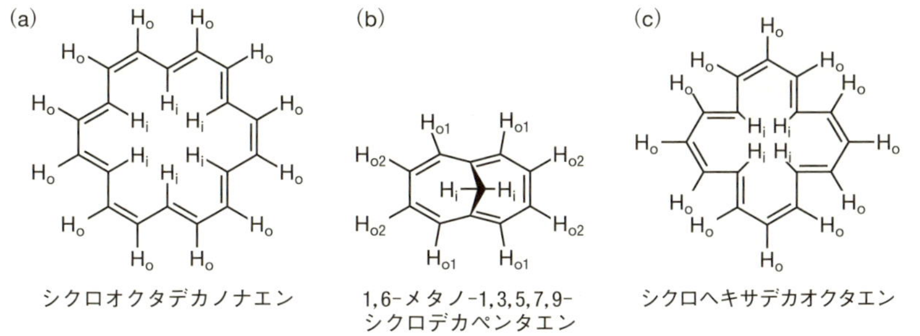

図 27・6 (a) シクロオクタデカノナエン（*E,E,Z,E,E,Z,E,E,Z*-シクロオクタデカ-1,3,5,7,9,11,13,15,17-ノナエン，[18]アヌレン） (b) 1,6-メタノシクロデカ-1,3,5,7,9-ペンタエン（ビシクロ[4.4.1]ウンデカ-1,3,5,7,9-ペンタエン，1,6-メタノ[10]アヌレン） (c) シクロヘキサデカオクタエン（*E,Z,E,Z,E,Z,E,Z*-シクロヘキサデカ-1,3,5,7,9,11,13-オクタエン，[16]アヌレン）

SBO 28
C3(2)③3

芳香族炭化水素化合物の求電子置換反応の反応性，配向性，置換基の効果について説明できる．

学生へのアドバイス
ベンゼンなど芳香族炭化水素化合物は，π電子を豊富にもつため，電子が不足した化学種（求電子剤）と反応しやすい．この反応を芳香族求電子置換反応とよび，さまざまな置換ベンゼン化合物を合成することができる．代表的な一置換ベンゼン化合物の求電子置換反応において，置換基が及ぼす位置選択性と相対的な反応速度の違いを整理しよう．

■ このSBOの学習に必要な予備知識
1. 基本的な有機反応の特徴の理解：SBO 6
2. 有機反応機構を電子の動きで説明できる：SBO 9
3. 代表的な芳香族炭化水素化合物の性質と反応性：SBO 26
4. 芳香族性の概念：SBO 27

■ このSBOの学習成果
芳香族化合物の化学反応性を理解することは医薬品の合成法の理解に直結するだけでなく，薬物代謝の傾向の理解にもつながる．特に，複数の置換基をもつ芳香族炭化水素を，ベンゼンから効率的に合成する経路を考案することができる．

28・1 芳香族求電子置換反応

ベンゼンやナフタレンなどの芳香族炭化水素化合物は，π電子が分子の平面構造の上下に広がっている．これらの分子は，このπ電子の存在により電子供与体となり，電子不足で空軌道をもつ反応種（E^+）と反応する．これらの反応種は，π電子を求めるように反応するので求電子試薬とよばれる*．反応した求電子試薬はプロトン（H^+）と置き換わり（置換し），反応した求電子試薬が結合した新たな芳香族化合物を与える．この反応は芳香族求電子置換反応とよばれ，芳香族化合物に広く起こる共通の反応である．

ある反応種が求電子種（E^+）として働くには，電子が不足しており，空軌道をもつことが必要である．ただし構造中に空軌道がなくても，共鳴により空軌道をもつ極限構造が書ければ求電子種として働きうる．求電子種は，多くの場合ルイス酸やブレンステッド酸（プロトン酸）を触媒として反応系中に発生させ，反応に用いられる．下の図28・1にベンゼンに対するおもな求電子置換反応を示す．

* **求電子**とは，"反応剤を主体"として，それが"電子"を"求める"，という意味である．一方，電子の動きを示す両羽矢印は，π電子から求電子試薬へ向かうように書くため，その向きが求電子の"求"という言葉の意味が示す方向とは逆になる．

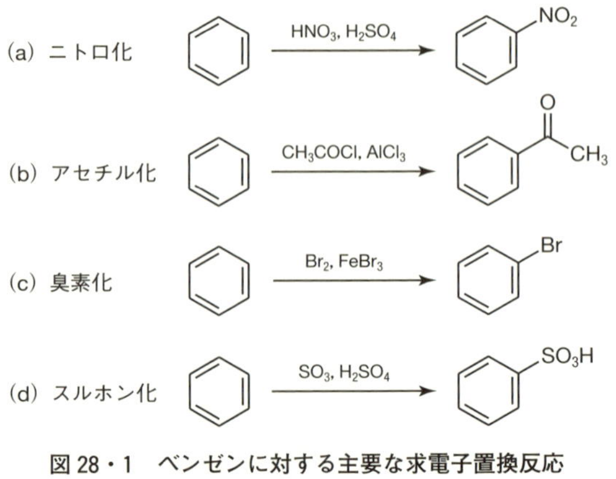

(a) ニトロ化　$\xrightarrow{HNO_3, H_2SO_4}$　(ニトロベンゼン NO_2)

(b) アセチル化　$\xrightarrow{CH_3COCl, AlCl_3}$　(アセトフェノン COCH$_3$)

(c) 臭素化　$\xrightarrow{Br_2, FeBr_3}$　(ブロモベンゼン Br)

(d) スルホン化　$\xrightarrow{SO_3, H_2SO_4}$　(ベンゼンスルホン酸 SO_3H)

図28・1　ベンゼンに対する主要な求電子置換反応

芳香族化合物に起こる"求核"置換反応 **Adv**

芳香族化合物はπ電子を豊富にもつため，そのπ電子が求電子試薬の空軌道と結合を形成する**求電子**置換反応が一般的に起こりやすい．一方，芳香族化合物における**求核**置換反応は一般的には進行しない．これは脱離基との結合に用いられている炭素の軌道が sp^2 混成軌道であり結合距離が短いこと，脱離基とπ電子との共鳴の効果により脱離基が安定に結合して芳香環炭素から脱離しにくくなっていることや，求核剤の非共有電子対とπ電子との静電的な反発により求核剤が炭素に近づけないことによる．ところが，基質および反応試薬が以下のいずれかの条件を満たすと，芳香族求核置換反応が進行するようになる．

1. **ジアゾニウム塩の場合**: 芳香族ジアゾニウムは，ジアゾニオ基（$-N^+\equiv N$）の窒素分子としての脱離能が著しく高いため，S_N1 機構で芳香族求核置換反応が進行する．

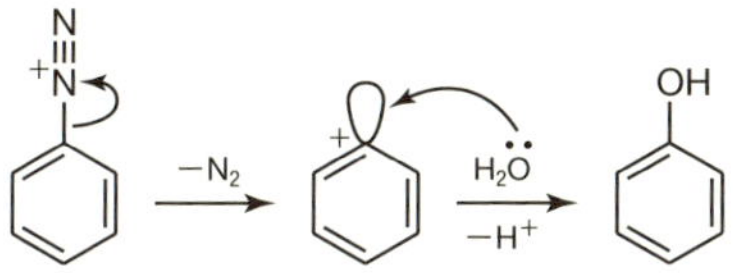

2. **芳香環に電子を強く求引する置換基が存在する場合**: 芳香環のπ電子密度が減少して求核剤が炭素に対して求核攻撃できるようになり，芳香族求核置換反応が進行する．途中に生成するアニオン中間体はマイゼンハイマー錯体とよばれる．

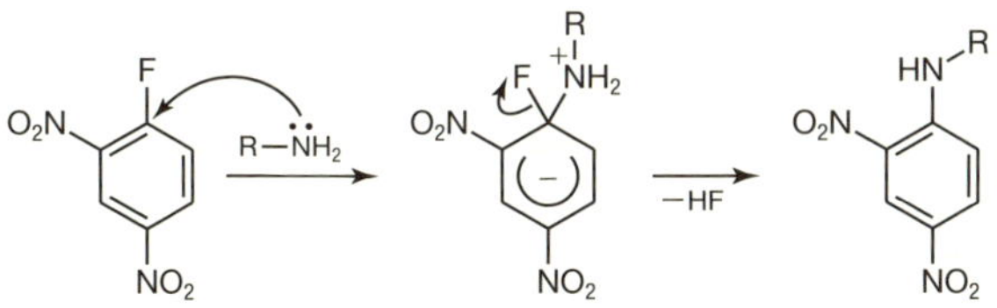

3. **ベンザイン中間体を経由する場合**: 求核剤としてアミドイオン（$^-NH_2$）を用いると，脱離基に対してオルト位のプロトンが引抜かれ，同時に脱離基が脱離してベンザインを与える．この中間体に対し，溶媒として用いたアンモニアが求核的に付加し，結果的に求核置換体が生成する．この反応においては，脱離基が結合していた炭素上の置換体だけでなく，プロトンが引抜かれた炭素上の置換体も得られ，その生成比は芳香環上の他の置換基に依存する．下記の例では，メトキシ基の立体効果によりメタ体のみが生成する．

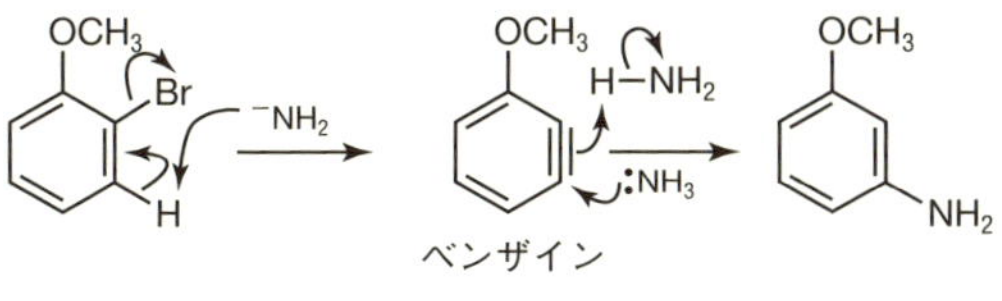

28・2 芳香族求電子置換反応の反応機構

芳香族求電子置換反応は，いずれの反応もよく似た反応機構で起こる．

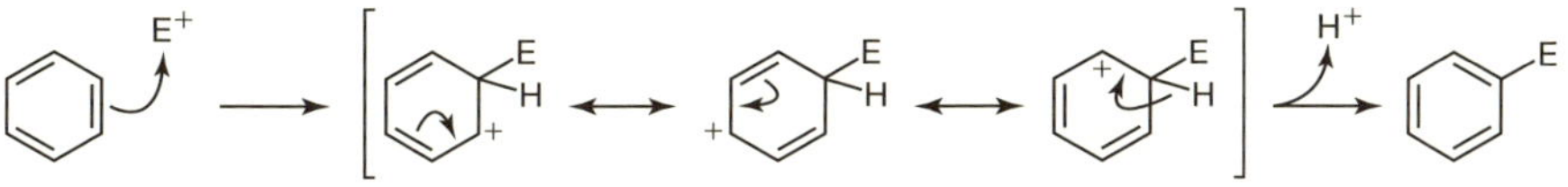

図 28・2 芳香族求電子置換反応の反応機構

芳香族化合物分子が求電子試薬の付加を受けた場合，中間体として生じるカチオンは，芳香族性の条件を満たさないためエネルギー的に不安定である．そのカチオンからプロトンが解離すると，再び芳香族性を獲得し，安定な生成物を与える．

例題 28・1 求電子置換反応の反応機構を書いてみよう ベンゼンに $FeBr_3$ 存在下 Br_2 を反応させた場合の反応式を反応機構とともに書け．中間体の共鳴構造を記すこと．

解 答 臭素に対して臭化鉄(III)がルイス酸として作用し（$Br_2 + FeBr_3 \rightarrow Br^+ + FeBr_4^-$），生じた臭素カチオン（$Br^+$）が求電子剤として働く．

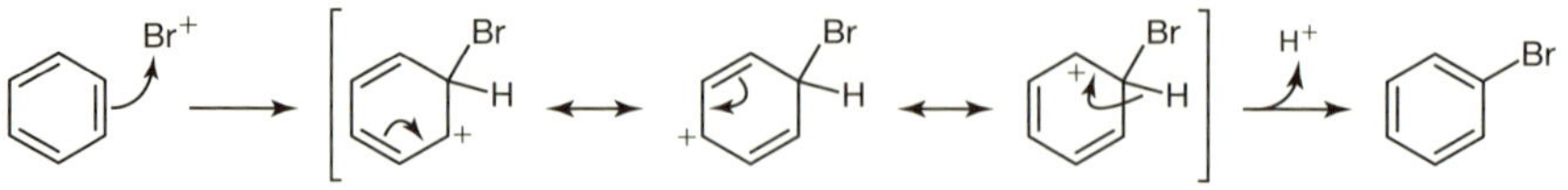

28・3 求 電 子 種

図 28・2 に示した反応における**求電子種**（E^+）はそれぞれ以下の各項に示すような試薬の組合わせにより生成することができる．例外的な場合を除き，効率よく求電子種を発生させるために**ルイス酸**（またはプロトン酸）が必要である．

28・3・1 ニトロ化（E^+ は $^+NO_2$）

濃硝酸（発煙硝酸）と濃硫酸を反応させると，硝酸がプロトン化ののち脱水を受け，ニトロニウムイオンが発生する．

$$HNO_3 + H_2SO_4 \longrightarrow {^+NO_2} + H_2O + HSO_4^-$$

28・3・2 フリーデル・クラフツ反応

a. アルキル化（E^+ は R^+） ハロアルカンまたはアルコールにルイス酸（$AlCl_3$ など）を反応させるとカルボカチオンが生成する．また，アルコールにプロトン酸（H_2SO_4 など）を作用させるとカルボカチオンが生成する．

$$RCl + AlCl_3 \longrightarrow R^+ + AlCl_4^-$$
$$ROH + AlCl_3 \longrightarrow R^+ + {^-OAlCl_2} + HCl$$
$$ROH + H_2SO_4 \longrightarrow R^+ + HSO_4^- + H_2O$$

なお，直鎖の第一級カルボカチオンが生成する場合，安定なカルボカチオンへの転位が起こる．

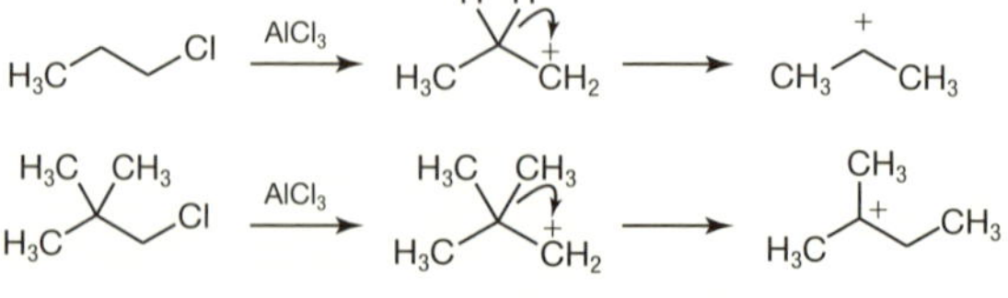

図 28・3 カルボカチオンの転位

アルケンにプロトン酸（HFなど）を作用させることによってもカルボカチオンを生成することができる．

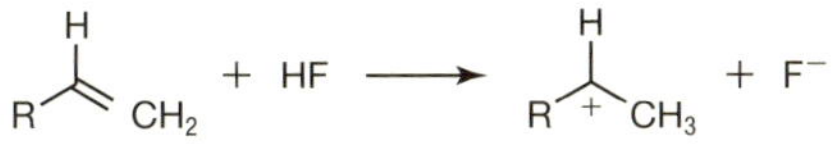

$$R-CH=CH_2 + HF \longrightarrow R-\overset{+}{C}H-CH_3 + F^-$$

b. アシル化（E^+ は $R-\overset{+}{C}=O$） 酸ハロゲン化物（ハロゲン化アシル）あるいは酸無水物にルイス酸（$AlCl_3$, BF_3 など）を反応させると，アシルカチオン*が生成する．

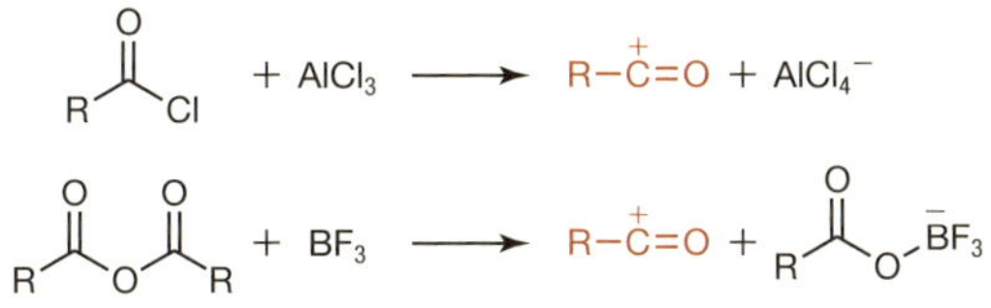

$$R-CO-Cl + AlCl_3 \longrightarrow R-\overset{+}{C}=O + AlCl_4^-$$

$$R-CO-O-CO-R + BF_3 \longrightarrow R-\overset{+}{C}=O + R-CO-O-\overset{-}{B}F_3$$

* アシルカチオンの共鳴
$R-\overset{+}{C}=\overset{..}{\overset{..}{O}} \longleftrightarrow R-C\equiv\overset{+}{\overset{..}{O}}:$

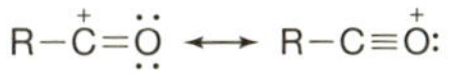

28・3・3 ハロゲン化（E^+ は X^+）

単体のハロゲン（X_2）にルイス酸（AlX_3, FeX_3 など）を反応させると，ハロゲニウムイオンが生成する．

$$X_2 + AlX_3 \longrightarrow X^+ + AlX_4^-$$

28・3・4 スルホン化（E^+ は $^+SO_3H$）

濃硫酸に三酸化硫黄を溶解した発煙硫酸は，強いスルホ化剤として働く．

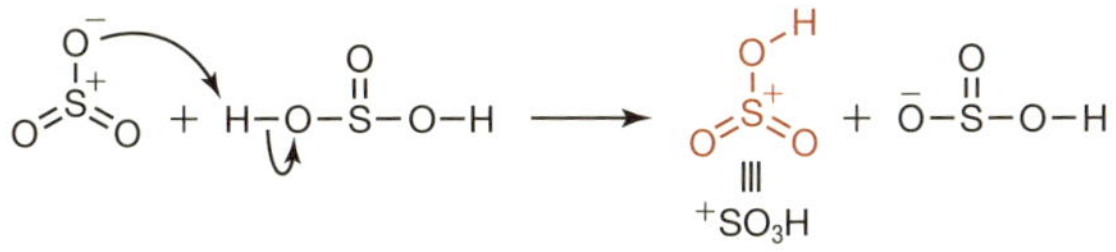

$$SO_3 + H-O-SO_2-O-H \longrightarrow HO-\overset{+}{S}O_2-SO_3^- + ^-O-SO_2-O-H$$

SO_3 は求電子性が高く，基質によっては H_2SO_4 などのプロトン酸が存在しない条件でも反応が進行する．またこの反応は可逆であり，芳香環に結合したスルホ基は，プロトン酸触媒の存在下加熱することにより SO_3 として脱離する．

28・4 芳香族求電子置換反応の配向性と反応性

芳香族求電子置換反応は，求電子種（E^+）が"π電子を求める"反応であるため，芳香環上のπ電子密度が高い炭素上で起こりやすい．すでに一つめの置換基をもっている一置換ベンゼンに，芳香族求電子置換反応により二つめの置換基を導入する場合，一つめの置換基の電子的効果によって二つめの置換基が導入されやすい芳香環上の位置が決まる．これを（一つめの）置換基の**配向性**という．この配向性は，置換基の電子的効果（共鳴効果と誘起効果）のうち，おもに共鳴効果によって決まる．また，無置換のベンゼンと比較した場合の相対的な反応性は，置換基の共鳴効果と誘起効果の和で決まる．

a. 非共有電子対 たとえば，アニソールを求電子置換反応によりニトロ化した場合（図28・4），オルト置換体（o 置換体）とパラ置換体（p 置換体）が

配向性 orientation

メタ置換体（m置換体）に比べて多く生成する（オルト・パラ配向性）．これは，メトキシ基がベンゼン環に与える共鳴効果により説明される．すなわち，メトキシ基の酸素原子がもつ非共有電子対の収容された軌道がベンゼン環のp軌道と重なりをもち，非共有電子対の電子がπ電子側に流れ込む．

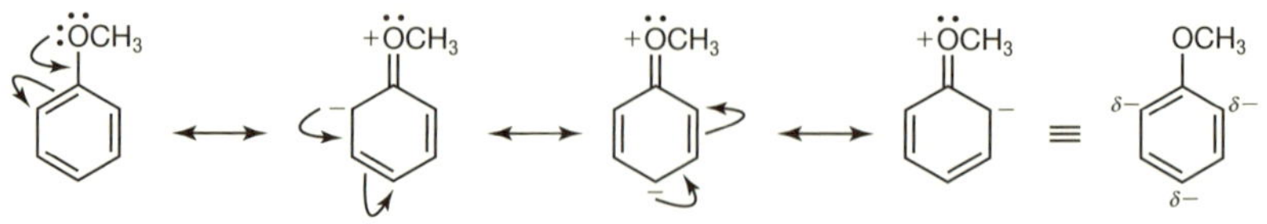

図28・4　アニソールの共鳴構造

この共鳴により，アニソールのオルト位およびパラ位は，メタ位に比べ相対的に電子密度が高くなる．また，ベンゼン環炭素（電気陰性度2.5）に結合したメトキシ基が，酸素原子（電気陰性度3.5）の誘起効果によって電子を求引するよりも，この共鳴効果による電子の供与が大きく，ベンゼン環の電子密度が無置換のベンゼンに比べて高くなるため，アニソールはベンゼンよりも求電子置換反応の反応性が高い．この配向性は，次のように求電子試薬が付加したカチオン中間体の安定性を考えることによっても説明できる．

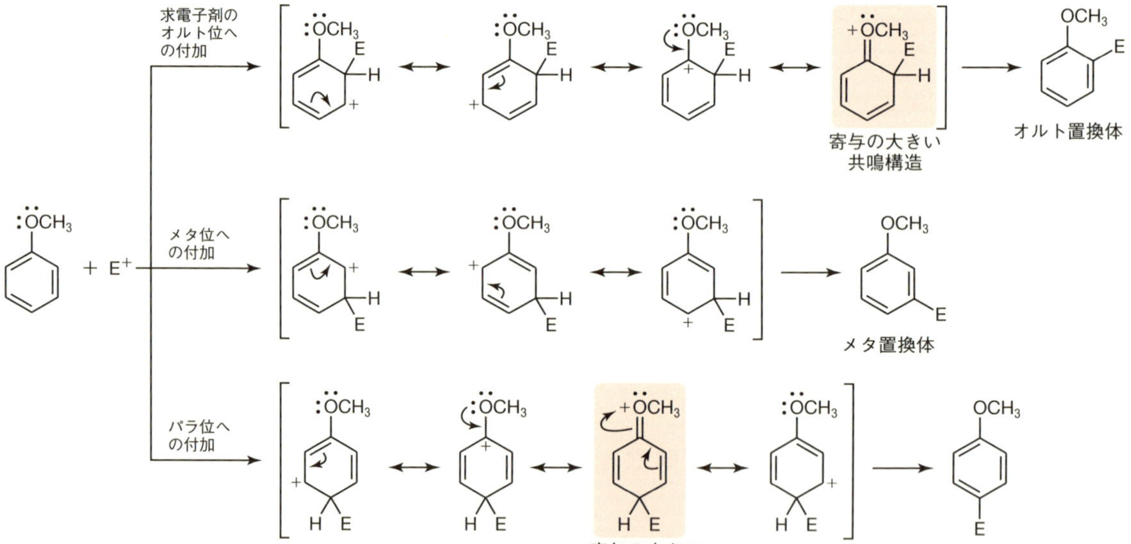

図28・5　アニソールの求電子置換反応におけるカルボカチオン中間体の共鳴式

共鳴式（図28・5）において，求電子剤がオルト位またはパラ位に付加した場合は，メトキシ基の非共有電子対から電子供与され，その酸素上に正の形式電荷がある共鳴構造を書くことができる．この共鳴構造は他の三つとは異なり，存在する原子がすべてオクテット則を満足している．したがって共鳴安定化に対する寄与が大きい．メタ位に付加した場合には，このような共鳴構造を書くことはでき

ず，共鳴構造が一つ少ない．したがって，安定な共鳴構造がより多く書けるオルト置換体，パラ置換体が，メタ置換体に優先して生成する．

b. 芳香環と共役した多重結合 一方，ニトロベンゼンにさらにニトロ基を導入する場合（図28・6），メタ置換体がオルト置換体とパラ置換体に比べて多く生成する（メタ配向性）．これもニトロ基の共鳴効果によって説明される．

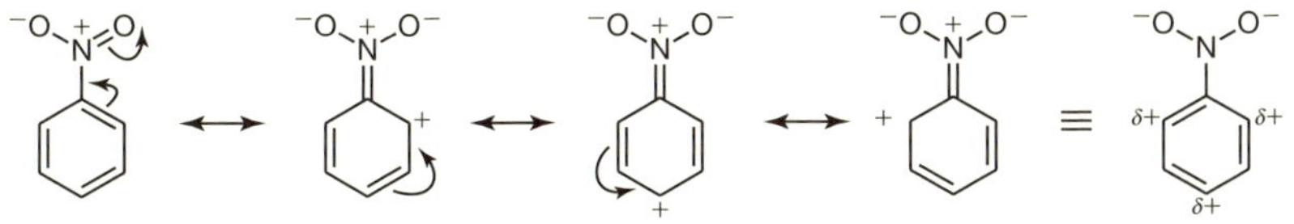

図28・6 ニトロベンゼンの共鳴

この共鳴により，ニトロベンゼンのオルト位およびパラ位の電子密度が低くなり，結果として相対的にメタ位の電子密度が高くなる．また，ベンゼン環炭素に結合したニトロ基の窒素原子の誘起効果も電子を求引するように働くため，共鳴効果と合わせてベンゼン環の電子密度が無置換のベンゼンに比べて低くなる．したがってベンゼンよりも反応性が低い．

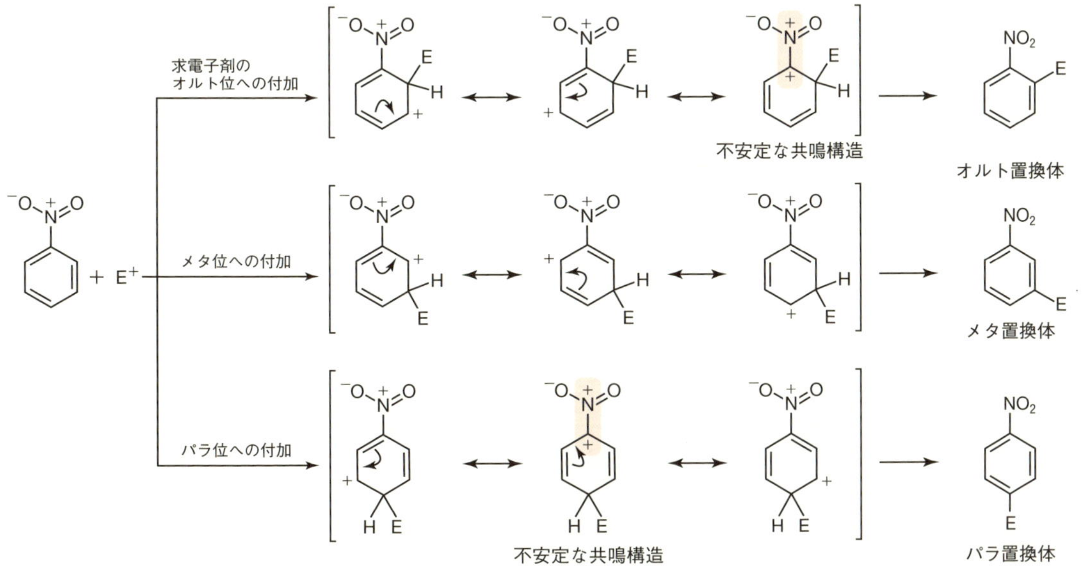

図28・7 ニトロベンゼンの求電子置換反応におけるカルボカチオン中間体の共鳴式

配向性はこの場合も求電子試薬が付加したカチオン中間体の安定性を考えることによって説明することができる．図28・7に示した共鳴構造において，赤で囲った部分は正の電荷が隣接しているため不安定であり，求電子試薬がメタ位に付加した場合は，そのような共鳴式を含まないため相対的に安定となる．したがって，オルト置換体やパラ置換体に比べ，メタ置換体が優先して生成する．

c. ハロゲン　ハロゲン基は上記の置換基とは異なる置換基効果を示す．ブロモベンゼンをニトロ化する場合，ブロモ基の非共有電子対がベンゼン環に流れ込み，オルト位およびパラ位の電子密度がメタ位の電子密度に比べて相対的に高くなるため，オルト・パラ配向性を示す．これは，アニソールにおけるメトキシ基の場合と同じである．ところが，反応性については，この電子供与性の共鳴効果よりも，電気陰性度が大きいことによる電子求引性の誘起効果の方が相対的に大きく，ベンゼン環の電子密度はベンゼンよりも低くなる．したがってハロゲンが結合したベンゼンは，無置換のベンゼンより求電子置換反応の反応性が低い．

d. アルキル基　メチル基などのアルキル基はメトキシ基などと同様にオルト・パラ配向性を示し，ベンゼン環の電子密度をベンゼンより高くする．これは，ベンゼン環に直接結合した炭素のもつ C–H 結合電子対が，あたかも非共有電子対のように振舞って（図28・8），共鳴によりベンゼン環に流れ込むことで説明できる．これを**超共役効果**という．また炭素に比べて水素の電気陰性度がわずかに小さいため，水素から炭素に共有電子対が押され，この誘起効果によってもアルキル基は電子供与性となる．したがって，アルキル基が結合したベンゼン環はベンゼンよりも電子密度が高く，芳香族求電子置換反応が速く進行する．

超共役　hyperconjugation

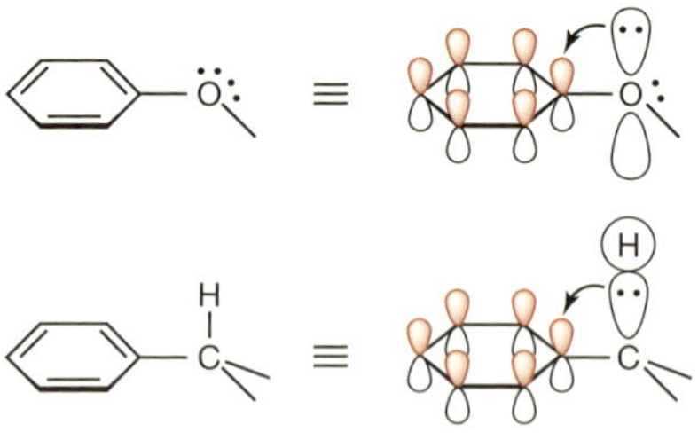

図 28・8　酸素の非共有電子対と C–H 結合の類似性

例題 28・2　求電子置換反応における化学構造と反応性・配向性との関係について考えてみよう　ベンズアニリド（N-フェニルベンズアミド）に対して求電子置換反応を行う際，二つのベンゼン環の反応性および配向性の違いについて説明せよ．

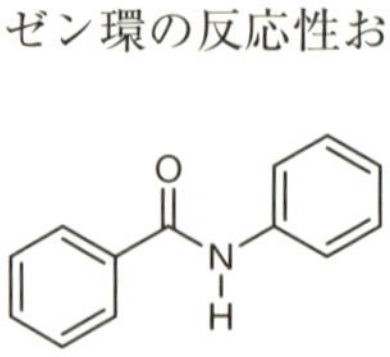

ベンズアニリド
（N-フェニルベンズアミド）

解　答　求電子置換反応におけるベンゼン環の反応性と配向性を考える場合，そのベンゼン環に直接結合している原子あるいは官能基に着目する．上の構造の左側のベンゼン環に直接結合している官能基は C=O であり，ヘテロ原子を含む多重結合をもつことから電子求引基として働く．したがって，このベンゼン環は，

ベンゼンよりも求電子置換反応に対する反応性が低く，またメタ配向性を示す．一方，右側のベンゼン環に直接結合している置換基はNHであり，これは窒素上に非共有電子対をもつことから電子供与基として働く．したがって，右側のベンゼン環は，ベンゼンよりも求電子置換反応に対する反応性が高く，またオルト・パラ配向性を示す．また，結合した置換基（アミド基）の立体的な影響により，オルト位への反応が抑制されるため，オルト位への反応よりもパラ位への反応が優先する．これらを考え合わせると，ベンズアニリドに対して求電子置換反応を行った場合，C=Oの結合した側（左）のベンゼン環よりも，NHの結合した側（右）のベンゼン環に優先して反応が進行し，さらにそのパラ位に反応が優先して進行する．例として，求電子ニトロ化反応を行った場合に最も多く得られる生成物を下に示す．

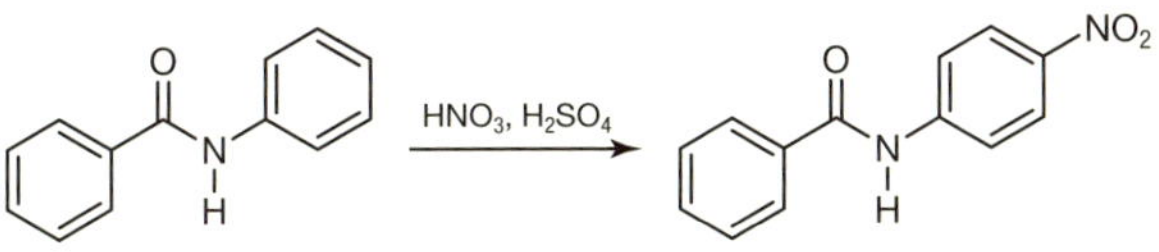

28・5 芳香族求電子置換反応における置換基の効果

前節で述べた芳香族求電子置換反応における置換基の配向性をその電子的効果によって分類すると表28・1のようになる．

表28・1 芳香族求電子置換反応における置換基効果

置換基(X)の構造上の特徴	例 Ar—X	置換基(X)の電子的効果		配向性（置換基の共鳴効果で決まる）	ベンゼンと比較した場合の反応性（置換基の共鳴効果と誘起効果の和で決まる）
		誘起効果	共鳴効果		
1) 芳香環に直接結合した原子に非共有電子対（ハロゲン以外）	Ar—OCH$_3$ Ar—NH$_2$ Ar—N(H)—C(=O)CH$_3$	求引 ≪ 供与		オルト・パラ	高い
2) 芳香環と共役した多重結合	Ar—NO$_2$ (Ar—NO$_2$) Ar—C(=O)CH$_3$ Ar—C≡N	求引	求引	メタ	低い
3) ハロゲン	Ar—Cl Ar—Br	求引 > 供与		オルト・パラ	低い
4) アルキル基	Ar—CH$_3$	供与	供与	オルト・パラ	高い

また，複数の置換基が結合したベンゼン環の反応性と配向性は，電子をより強く供与する置換基の性質が優先する．すなわち，表 28・1 の分類のうち，1)＞4)＞3)＞2)の順に，その置換基の反応性と配向性が優先して置換位置が決まる．ただし，その際，置換基が隣接することにより立体的に込み合った位置は，立体障害により置換されにくい（図 28・9）．

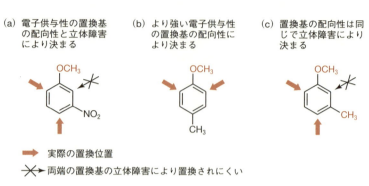

図 28・9　二置換ベンゼンの配向性

28・6　ナフタレンに対する求電子置換反応の位置選択性

ナフタレンに対して求電子試薬が付加する場合，その反応位置は α 位（1 位）または β 位（2 位）の 2 種類が考えられる．求電子試薬が α 位に結合した場合，共鳴構造として比較的安定な二つのカルボカチオン中間体を書くことができるが，β 位に結合した場合は一つの構造しか書くことができない（図 28・10）．したがって，ナフタレンに対する求電子置換反応では，α 置換体が主生成物として得られる．

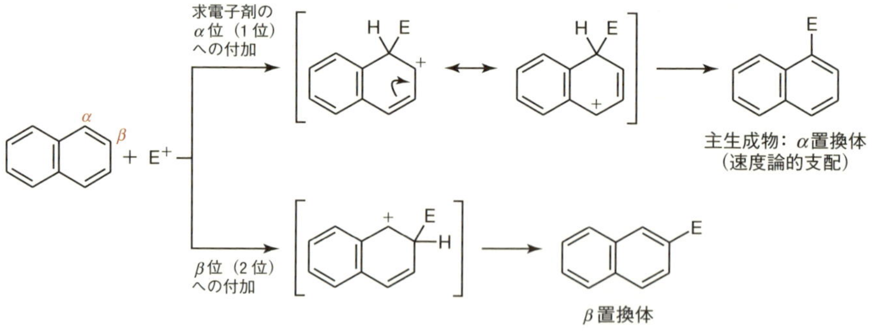

図 28・10　ナフタレンの求電子置換反応の位置選択性

* α 付加体で書くと，(a), (b), (c) がこれに相当する．本文記載の共鳴構造と比べると，二つの環とも芳香環の条件を満たしていないことがわかる．

このとき，ナフタレンの左側のベンゼン環にカチオンが書かれる共鳴構造*は，芳香環の安定化が失われるため相対的に寄与が小さく，考慮に入れなくてよい．

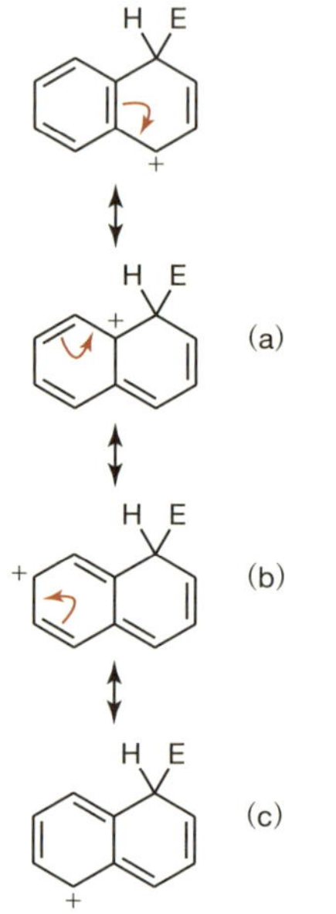

なお，芳香環に対する求電子置換反応は，ほとんどすべて不可逆的な反応であり，したがって速度論的に進行する（遷移状態のエネルギー障壁の高さ，あるいはその近似としての中間体の安定性で反応速度が決まる）．例外的に SO_3 による

スルホン化は可逆的な反応であり，ナフタレンのスルホン化においては，反応直後，速度論的に生じた α 体が平衡により熱力学的に安定な β 体に変換され，β 体が主生成物となる（図 28・11）．

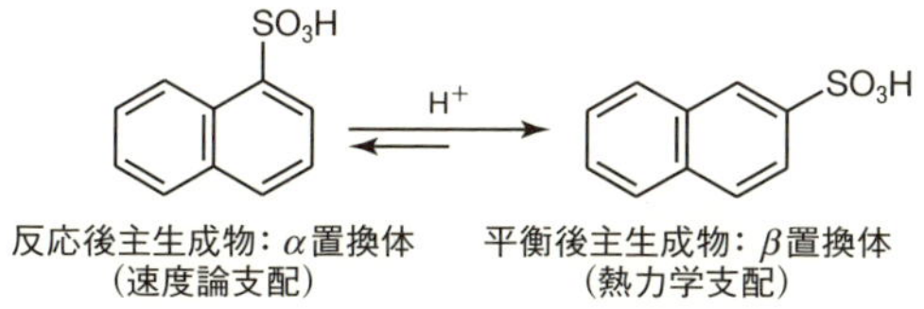

反応後主生成物：α 置換体　　　平衡後主生成物：β 置換体
（速度論支配）　　　　　　　　（熱力学支配）

図 28・11　ナフタレンのスルホン化の位置選択性

演習 28・1　トルエンおよびフェノールを，Br_2 を用いて臭素化する場合の反応性，生成物の違いについて説明せよ．

演習 28・2　次のベンゼン誘導体の求電子置換反応が起こる位置を予想せよ．

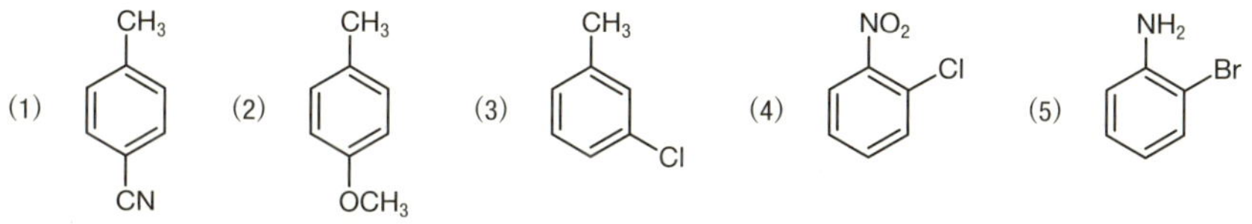

(1) 4-メチルベンゾニトリル（CH_3, CN）　(2) 4-メチルアニソール（CH_3, OCH_3）　(3) 3-クロロトルエン（CH_3, Cl）　(4) 2-クロロニトロベンゼン（NO_2, Cl）　(5) 2-ブロモアニリン（NH_2, Br）

演習 28・3　4-ニトロアニリンをベンゼンから合成する方法について説明せよ．

演習 28・4　ベンゼンからプロピルベンゼンを合成する方法として，以下に示す(a), (b)の二つの経路が可能である．いずれの方法が優れているか，理由とともに答えよ．

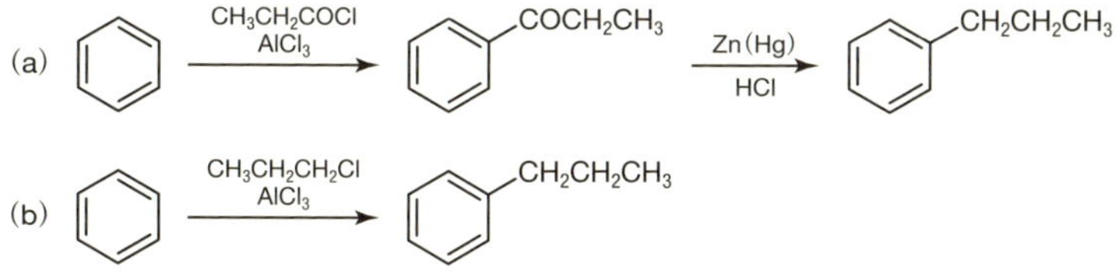

(a) ベンゼン $\xrightarrow{CH_3CH_2COCl, AlCl_3}$ $C_6H_5COCH_2CH_3$ $\xrightarrow{Zn(Hg), HCl}$ $C_6H_5CH_2CH_2CH_3$

(b) ベンゼン $\xrightarrow{CH_3CH_2CH_2Cl, AlCl_3}$ $C_6H_5CH_2CH_2CH_3$

SBO 29 代表的な芳香族複素環化合物の性質を芳香族性と関連づけて説明できる.

C3(2)③4

学生へのアドバイス

芳香族性を示す化合物には窒素，酸素，硫黄原子など炭素以外の原子を環内に含むものがあり，芳香族複素環化合物とよぶ．医薬品や生体内化合物には芳香族複素環化合物を含む化合物が多くある．芳香族複素環の名称，構造，性質を整理しよう．

■ このSBOの学習に必要な予備知識

1. 化学結合の成り立ち，軌道の混成：準備教育F
2. 薬学領域で用いられる化合物の慣用名：SBO 2
3. 有機化合物の性質と共鳴の関係：SBO 4
4. 芳香族性の概念：SBO 27

■ このSBOの学習成果

芳香族複素環と芳香族炭化水素の性質，反応性の違いを理解できるようになる．(SBO 30)

複素環化合物とは，環を構成する元素として炭素とそれ以外の原子を含む化合物である．これらのなかでも芳香族性をもつ化合物は**芳香族複素環化合物**とよばれ，生体成分や医薬品によくみられる構造であることから（図29・1），薬学においても重要な化合物群と認識されている．芳香族複素環化合物の分類には，環の大きさや数，または環内に存在する炭素以外の原子の種類と数による方法もあるが，π電子の状態に基づいてπ不足系またはπ過剰系と分類する方法もある．この分類は反応性を理解する際にも都合がよい．本SBOでも，この分類に従って芳香族複素環化合物の性質に関して解説を行う．

ミルリノン
（急性心不全治療薬）

ニフェジピン
（カルシウム拮抗薬）

フルオロウラシル
（代謝拮抗薬）

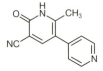

図29・1 π不足系芳香族複素環化合物を含む医薬品

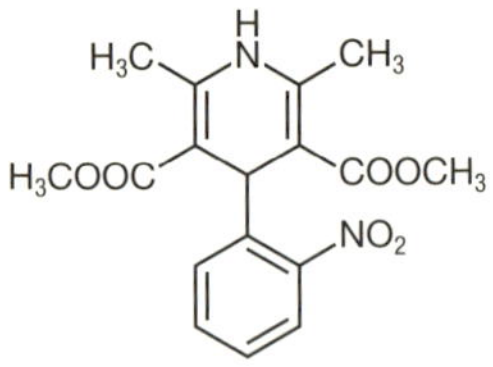

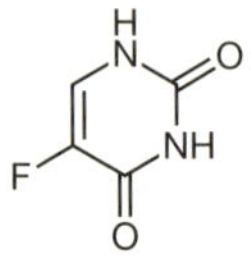

29・1 π不足系芳香族複素環化合物

代表的なπ不足系芳香族複素環化合物である**ピリジン**（図29・2）は，SBO 27で学んだベンゼンの炭素原子のうちの1個を窒素原子に置き換えた化合物である．ピリジンの窒素原子は炭素原子と同様にsp^2混成軌道をもつため，窒素原子のp軌道上の電子を含めると，芳香環の形成に必要な6個のπ電子が存在する（図29・3）．しかし，窒素原子は電子求引性であるため，ピリジンの各炭素のp軌道の電子密度は1.00以下になる．このような窒素原子を含む六員環化合物を**π不足系芳香族複素環**と定義する．ベンゼンの2個以上の炭素原子を窒素原子に置き換えても，6π電子系は変化しないが，環内炭素におけるπ電子の密度はピリジンよりもさらに低下する．したがって，**ピリミジン**などもπ不足系芳香族複素環として分類される．なお，ピリジンとベンゼンが縮環したキノリンおよびイソキノリンも重要なπ不足系芳香族複素環の一種である．

ピリジン

ピリミジン

キノリン

イソキノリン

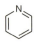

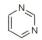

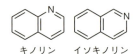

図29・2 代表的なπ不足系芳香族複素環化合物

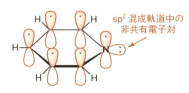

図29・3 ピリジンの分子軌道

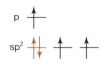

図29・4 ピリジンの窒素原子の電子配置

29・2 π過剰系芳香族複素環化合物

シクロペンタジエニルアニオンは，同一平面上に6個のπ電子をもち芳香族性を示すが，6個のπ電子が5個の炭素上に分散するため，ベンゼンと比べて各炭素上のπ電子の密度は高くなる．シクロペンタジエニルアニオンの1個の炭素原子を窒素原子，酸素原子，硫黄原子で置き換えた**ピロール**，**フラン**，**チオフェン**も6個のπ電子が存在するために芳香族性を示し，6個のπ電子が5個の原子上に分布しているため（図29・6），各炭素上のπ電子の密度は1.00以上になる．このような電子状態をもつ五員環複素環化合物を**π過剰系芳香族複素環**という．なお，ピロールの非共有電子対が，ピリジンの場合のようにsp²軌道ではなくてp軌道に存在するのは（図29・7），構成原理*に反していることになるが，芳香族性を獲得してより安定になるためと考えれば合理的に説明できる．なお，ピロールとベンゼンが縮環したインドールも重要なπ過剰系芳香族複素環の一種である．

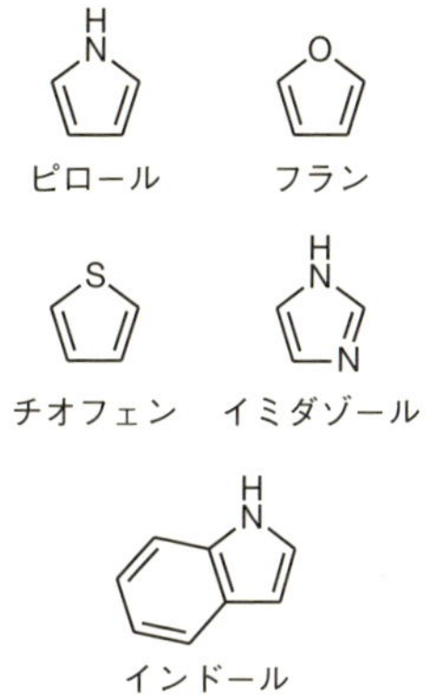

図 29・5 代表的な π 過剰系芳香族複素環化合物

＊ 構成原理: 電子は常にエネルギーが最も低く，空いている軌道を占有すること．

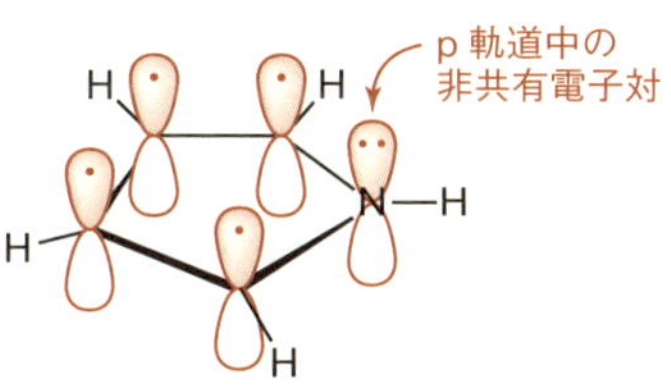

図 29・6 ピロールの分子軌道

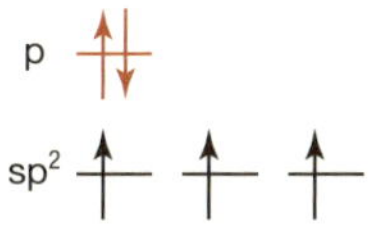

図 29・7 ピロールの窒素原子の電子配置

π過剰系複素環の炭素原子を窒素原子で置き換えた化合物を一般的に**アゾール**という．生体内成分として重要なアゾールとして，ピロールの3位炭素原子を窒素原子で置き換えた**イミダゾール**がある．アゾールは五員環であるためπ過剰系複素環に分類されることが多いが，反応性では不足系と過剰系の中間に位置する化合物が多い．

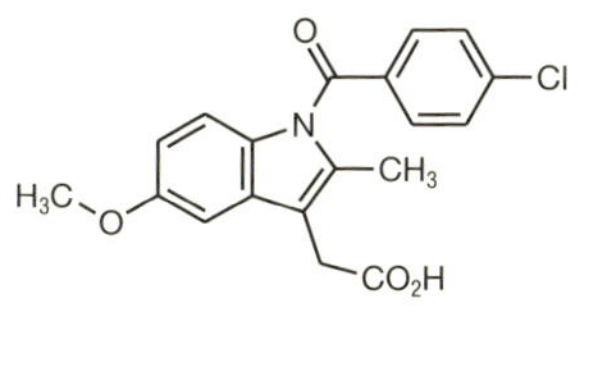

インドメタシン
（解熱消炎鎮痛薬）

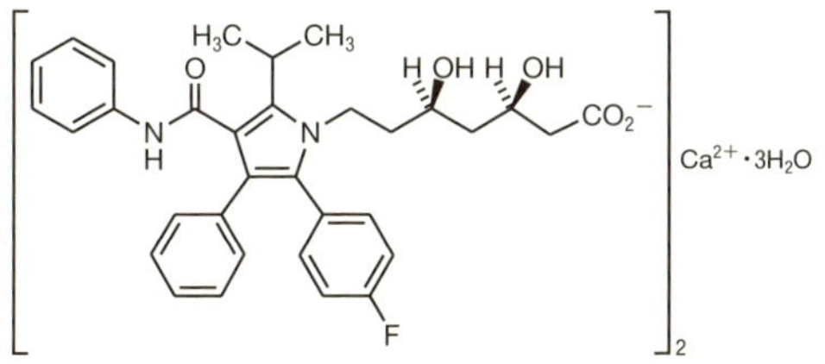

アトルバスタチン
（HMG-CoA還元酵素阻害薬）

図 29・8 π過剰系芳香族複素環化合物を含む医薬品

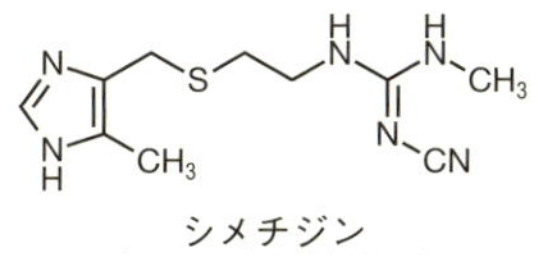

シメチジン
（H2-受容体拮抗薬）

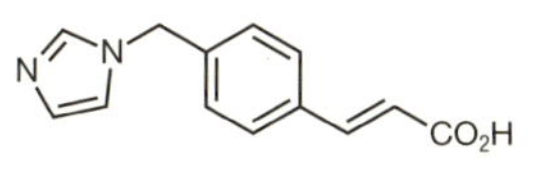

オザグレル
（トロンボキサン合成酵素阻害薬）

図 29・9 アゾールを含む医薬品

29・3 共鳴エネルギー,共鳴式,双極子モーメント

代表的な単環複素環化合物の共鳴エネルギー値を表29・1に示した.ピリジンの共鳴エネルギーは,窒素原子の電気陰性度が炭素原子よりも大きいために電荷が窒素原子に偏るので,ベンゼンよりも小さくなる.窒素原子が2個含まれているピリミジンはさらに低下する.硫黄の電気陰性度は炭素と同等であり,π過剰系複素環化合物のなかでは,チオフェンの共鳴エネルギーが最もベンゼンに近い.また,フランの共鳴エネルギーは,酸素の電気陰性度が大きいために非共有電子対が十分に共鳴に関与できないことから,3種のπ過剰系複素環化合物のなかで最も小さい.したがって,フランの二つの二重結合は共役ジエンとしての性質をもつため,適当なジエノフィルが存在するとディールス・アルダー反応(SBO 23参照)が進行する.

表29・1 代表的な複素環化合物の共鳴エネルギー値

構造	ピリミジン	ピリジン	ベンゼン	ピロール	フラン	チオフェン
共鳴エネルギー [kJ/mol]	34	101	151	90	68	122

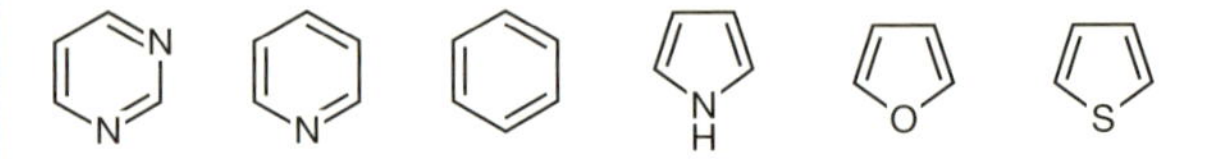

ピリジンとピロールの共鳴構造を下図に示した.ピリジンの共鳴構造からも明らかなように窒素原子は負電荷を帯び,2,4,6位の炭素原子が正電荷をもつ.したがって,ピリジンと求核試薬との反応はこれらの位置で進行し,求電子試薬は相対的に電子密度が低下しない3位で反応することが予想できる.一方,ピロールの共鳴構造からは環内のすべての炭素原子が負電荷を帯びることがわかる.そのため,求電子試薬とどの位置で優先的に反応するかは,共鳴構造からだけでは予想できない.

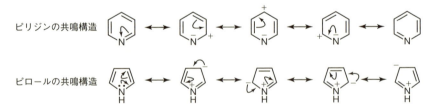

双極子モーメントの値を表29・2に示した.ピロール以外の双極子モーメントの方向はすべてヘテロ原子の方を向いている.この現象は,ピロールは電子求引性よりも非共有電子対の共鳴効果が大きいためと説明できる.

表29・2 代表的な複素環化合物の双極子モーメントの値

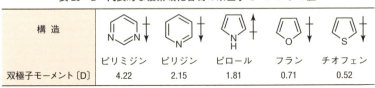

構造	ピリミジン	ピリジン	ピロール	フラン	チオフェン
双極子モーメント [D]	4.22	2.15	1.81	0.71	0.52

例題 29・1　フランが芳香族化合物である理由　フランの分子軌道と酸素原子の電子状態の図をピロールの図にならって書きなさい．

解　答　酸素原子は窒素原子よりも電子が1個多い原子である．p 軌道には芳香族性を得るために2個の電子が必要であるため，sp^2 混成軌道にも非共有電子対が存在することになる．

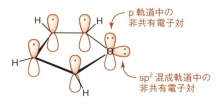

図 29・10　フランの分子軌道

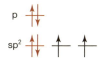

図 29・11　フランの酸素原子の電子配置

演習 29・1　キノリンとインドールの分子軌道を書き，それぞれの化合物が芳香族性をもつ理由を書きなさい．また，それぞれの化合物に含まれる窒素原子がピリジン型かピロール型かを判断しなさい．

演習 29・2　イミダゾールは二つの窒素原子を含む複素環化合物である．イミダゾールに関する下記の質問に答えなさい．
(1) イミダゾールの分子軌道をピロールの例にならって書きなさい．
(2) イミダゾールの二つの窒素原子をピリジン型とピロール型に分類しなさい．

29・4　π不足系複素環の性質

　ピリジン，ピリミジン，キノリン，およびイソキノリンのように含窒素 π 不足系複素環の窒素原子の非共有電子対は sp^2 混成軌道上に存在し，芳香族性を獲得するための $(4n+2)π$ 電子系の形成には含まれないので塩基性を示す．したがって，これらの化合物はプロトン酸またはルイス酸の存在下では塩を形成する．また，ピリジン型の窒素原子は，非共有電子対を介して水と水素結合を形成することができる．したがって，ピリジンやピリミジンは任意の割合で水と混和する．しかし，ベンゼン環が縮環したキノリンやイソキノリンは，単環性 π 不足系複素環と比較すると水への溶解度は減少する．

　一方，ベンゼンの沸点が 80 ℃ であるのに対して，ピリジンの沸点は 115 ℃ である．この沸点の差は，ピリジンは大きな双極子モーメントをもつため，分子間引力がベンゼンより大きくなるためと説明することができる．

29・5　π過剰系複素環の性質

　ピロールの非共有電子対は芳香族性を維持するために p 軌道上に存在するため，塩基性を示さない．実際に2位でプロトン化したピロールと3位でプロトン化したインドールはどちらも五員環部の芳香族性を失っており，それぞれの pK_a は −3.8 と −3.5 であることから，これらの化合物は強酸であり，対応する共役

π不足系複素環に特有の性質 ── 互変異性と水素結合 ──

複素環上にヒドロキシ基やアミノ基をもつ化合物は，官能基が結合している位置に応じて特異な物理化学的性質を示す．2位または4位にヒドロキシ基が存在するピリジンは，ヒドロキシピリジン-ピリジノン互変異性が存在しているが，その平衡は大きくピリジノン側に偏っている．この理由は，芳香族性をもつ双性イオンの共鳴構造の存在のためと説明できる．

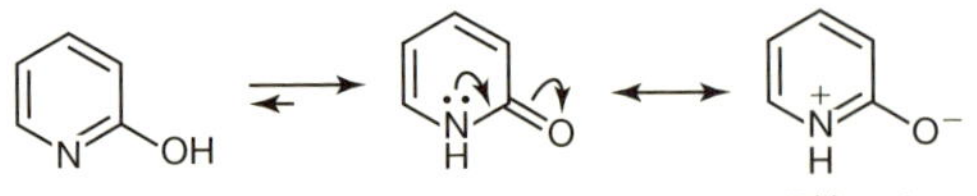

2-ヒドロキシピリジン　　2-ピリジノン　　双性イオン

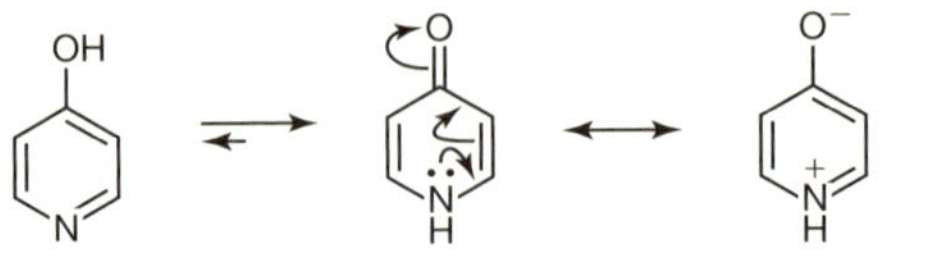

4-ヒドロキシピリジン　　4-ピリジノン　　双性イオン

これに対し，3-ヒドロキシピリジンはピリジノン構造をとることはない．

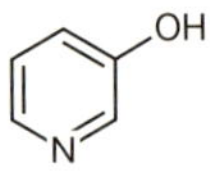

3-ヒドロキシピリジン

一方，アミノピリジン類では，ヒドロキシ体とは逆にアミノ型に平衡が偏っている．

2-アミノピリジン

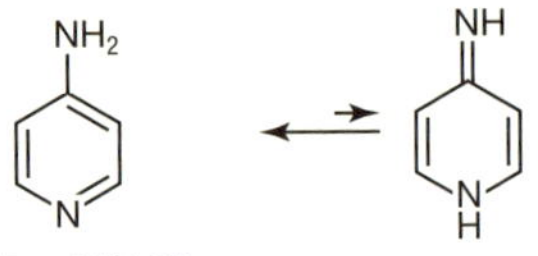

4-アミノピリジン

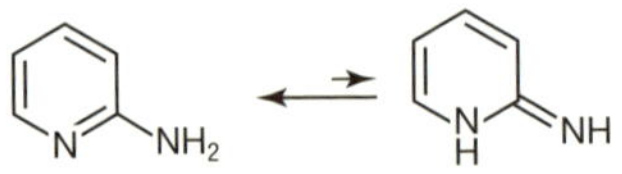

同様の互変異性はピリミジンでも存在し，4-ヒドロキシ体はピリミジン-4(3*H*)-オンに平衡が偏っている．核酸塩基の一種であるチミンやウラシルは，2,4-ジヒドロキシピリミジンよりもピリミジン-2,4(1*H*,3*H*)-ジオンの存在率が高い．

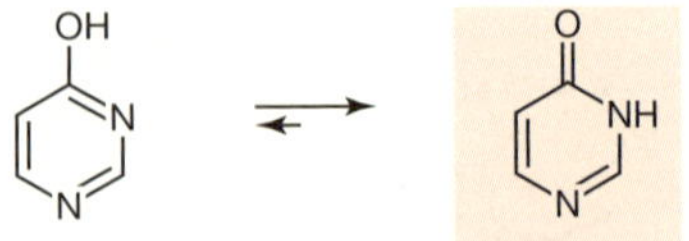

4-ヒドロキシピリミジン　　ピリミジン-4(3*H*)-オン

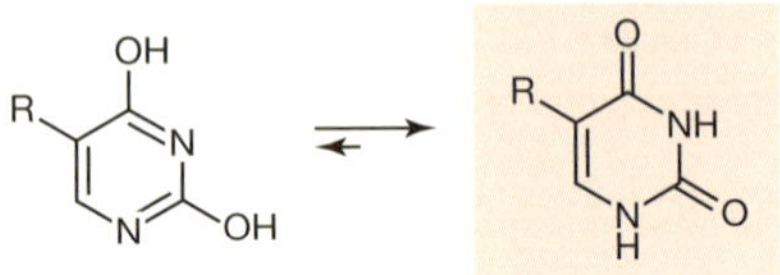

2,4-ジヒドロキシピリミジン

R=H：ウラシル
R=CH_3：チミン

ピリジンはN−H結合をもたないので分子間水素結合を形成することはできない．しかし，下図に示したように，水素結合により2-ピリジノンは二量体を，4-ピリジノンは多量体を形成する．これらの化合物の沸点がピリジンよりも高い理由は，水素結合 … の存在が理由である．

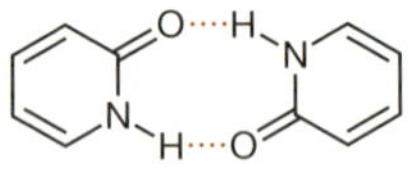

2-ピリジノンの二量体

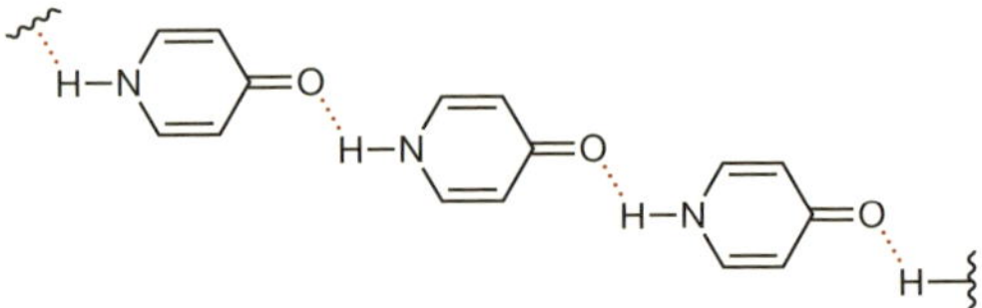

4-ピリジノンの多量体

複素環間の水素結合は，DNAの構造を理解するうえでとても重要である（図29・12）．

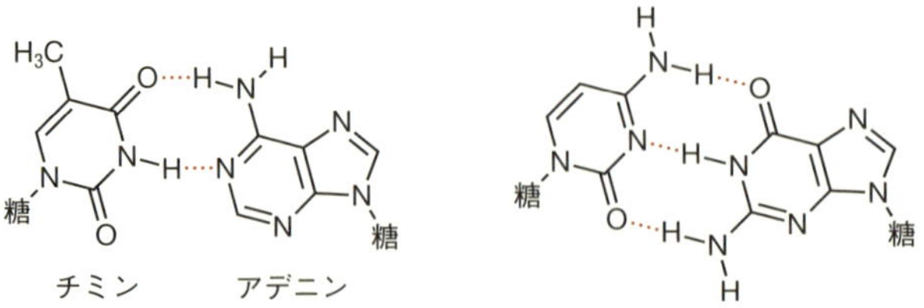

チミン　アデニン　　シトシン　グアニン

図29・12　DNAの塩基対間に形成される水素結合

塩基は弱塩基であることがわかる．しかし，フランはp軌道とsp^2混成軌道の両方に非共有電子対をもつ（例題29・1参照）ため，ルイス塩基性を示す．一方，ピロールとインドールの窒素原子に結合した水素原子のpK_aは，それぞれ17.5と17.0であり，どちらも同程度の弱い酸性を示す．

$pK_a=-3.8$ $pK_a=-3.5$ $pK_a=17.5$ $pK_a=17.0$

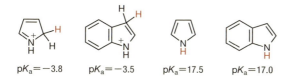

なお，ピロールの非共有電子対は，p軌道上に存在して6π系電子に含まれているため，水との水素結合は形成しない．そのため，水に対する溶解度はベンゼンとあまり変わりない．

例題29・2 ピロールはなぜ弱酸性化合物なのか？ ピロールの窒素原子に結合している水素原子の酸性度は水よりやや弱い程度である．共役塩基の構造からなぜピロールが弱酸性化合物なのか考察しなさい．

解 答 ピロールの共役塩基では，下図に示したように5個の共鳴式を書くことができ，負電荷は環を構成するすべての原子上に非局在化する．

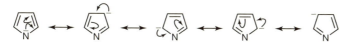

共鳴式が多く書けるほど，その化合物は安定になる．共役塩基が安定になるので，窒素原子上のプロトンは酸性を示す．一方，飽和第二級アミンの共役塩基の負電荷は窒素原子上に局在化する．ピロリジンのプロトンのpK_aは36であり，ピロールよりもはるかに酸性度が小さい．

$pK_a=36$

ピロリジン

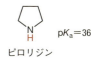

演習29・3 ピリジンとピリミジンの共役酸のpK_aは，それぞれ5.23と1.31である．どちらの塩基性が強いかを判断し，その理由を説明しなさい．

$pK_a=5.23$ $pK_a=1.31$

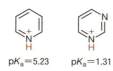

演習29・4 イミダゾールに関する下記の質問に答えなさい．

(1) イミダゾールの窒素原子上の水素原子のpK_aは14.7であり，ピロール（$pK_a=$17.5）よりも小さく，より酸性である．理由を説明しなさい．

$pK_a=14.7$ $pK_a=17.5$

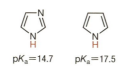

(2) イミダゾールとその共役酸および共役塩基の ¹³C NMR スペクトルでは，それぞれ何本のシグナルが観測されるだろうか？本数と理由を書きなさい．

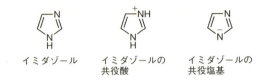

イミダゾール　　イミダゾールの共役酸　　イミダゾールの共役塩基

応用・発展 29・1　ピラゾールの構造　ピロールの 2 位の炭素原子を窒素原子に置き換えた化合物はピラゾールとよばれる．5-メチル-1H-ピラゾールと 3-メチル-1H-ピラゾールは，化合物名は異なるが，化学的には同一化合物である．なぜ同じになるかを説明しなさい．

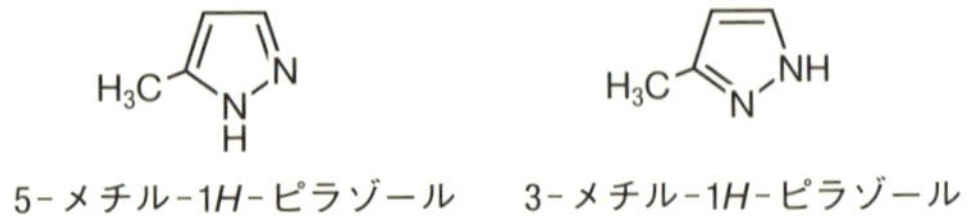

5-メチル-1H-ピラゾール　　3-メチル-1H-ピラゾール

応用・発展 29・2　ピロールの安定性　Adv

ピロールは酸性条件では不安定な化合物であり，たとえば硫酸水溶液中では樹脂化する．しかし，低濃度の塩酸中，低温で反応させると，下図のような三量体が得られる．三量体が得られる反応機構を書きなさい．

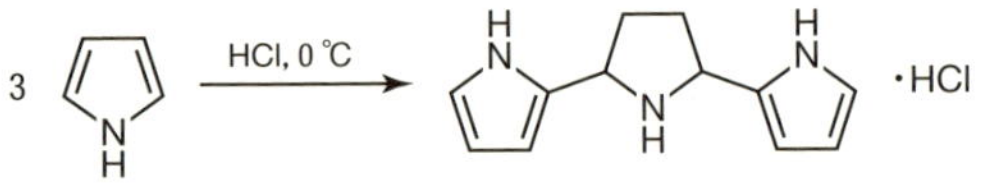

SBO 30　代表的な芳香族複素環の求電子置換反応の反応性，配向性，
C3(2)③5　　置換基の効果について説明できる．

学生へのアドバイス

　芳香族複素環の求電子置換反応は医薬品の合成でしばしば用いられ，薬学領域で特に重要である．その反応性は芳香族複素環の電子状態に応じて大きく異なることが多い．芳香族複素環の構造と化学反応性の関連について整理しよう．

■ **この SBO の学習に必要な予備知識**
1. 化学結合の成り立ち，軌道の混成：準備教育 F
2. 薬学領域で用いられる化合物の慣用名：SBO 2
3. 有機化合物の性質と共鳴の関係：SBO 4
4. 芳香族性の概念：SBO 27

■ **この SBO の学習成果**
　芳香族複素環を含む医薬品の合成経路を考えることができるようになるとともに，代謝や安定性の傾向を理解できるようになる．

　ベンゼンに代表される芳香族炭化水素化合物の代表的な反応は，求電子置換反応である．置換ベンゼンの求電子置換反応は，芳香環上の官能基の電子的な性質により，反応性と配向性が大きく異なる．複素環化合物では，環内に炭素以外の原子を含んでいることから，反応性はベンゼンとは異なる点が多い．本 SBO では，π 過剰系および π 不足系芳香族複素環化合物を別途に扱い，求電子置換反応に関して解説を行う．

30・1　π不足系芳香族複素環化合物の求電子置換反応

　π不足系芳香族複素環化合物の代表例であるピリジンの窒素原子は，塩基性である．そのため，プロトン酸やルイス酸とは塩を形成する（図 30・1 a）．アルキル化剤（b）やアシル化剤（c）との反応でも 2～5 位の炭素原子ではなく，窒素原子の非共有電子対が反応して N-置換ピリジニウム塩を形成する．なお，N-アシルピリジニウム塩はアルコールやアミンに対する活性なアシル化剤*として機能する（d）．

* 酸塩化物や酸無水物を用いるアルコールやアミンのアシル化反応の際，4-(N,N-ジメチルアミノ)ピリジン（DMAP）が触媒として用いられることがある．DMAP は酸塩化物や酸無水物と反応して反応性が高い N-アシルピリジニウム塩を生成することで，触媒として機能する．

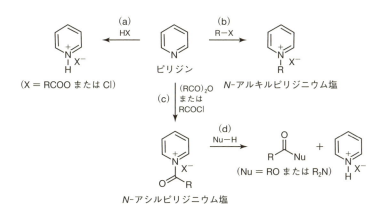

図 30・1　ピリジンの求電子試薬との反応

　π不足系芳香族複素環化合物は，環内の π 電子の密度が低下していることに加

え，求電子置換反応の条件にはプロトン酸やルイス酸が用いられることが多く，塩を形成することで環のπ電子の密度がさらに低下するため，過激な反応条件を必要とすることが多い（図30・2）．

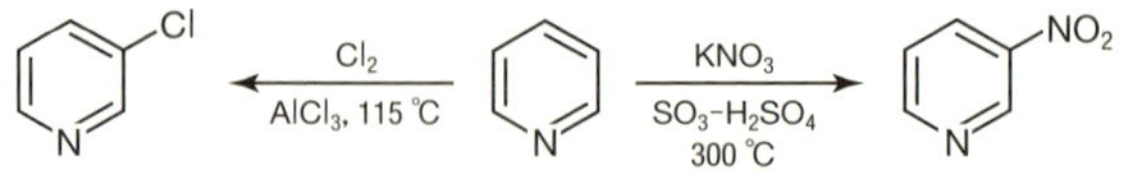

図30・2 ピリジンの求電子置換反応

例題30・1　2位に電子供与基が存在するピリジンの反応　2-メチルピリジン（2-ピコリン）の臭素化では，5-ブロモ-2-メチルピリジンと3-ブロモ-2-メチルピリジンの混合物が得られる．3-ブロモ体が生成する中間体の共鳴構造を書き，なぜ3-ブロモ体も生成するかを確認しなさい．

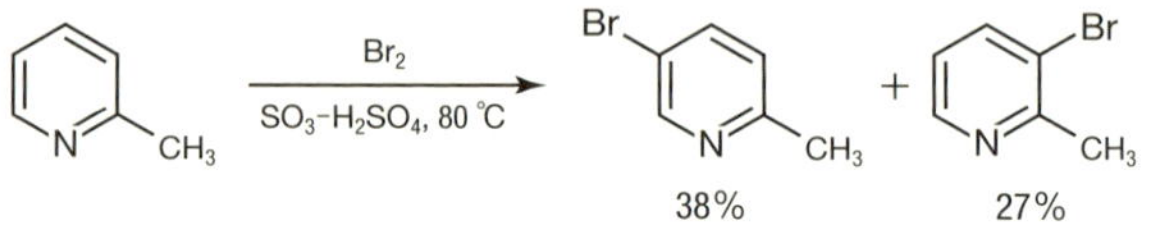

解　答　3位で反応したσ錯体の中で四角枠内の共鳴構造がメチル基の誘起効果により安定化を受ける．そのため，5位に臭素化された化合物とともに3位ブロモ体も得られる．

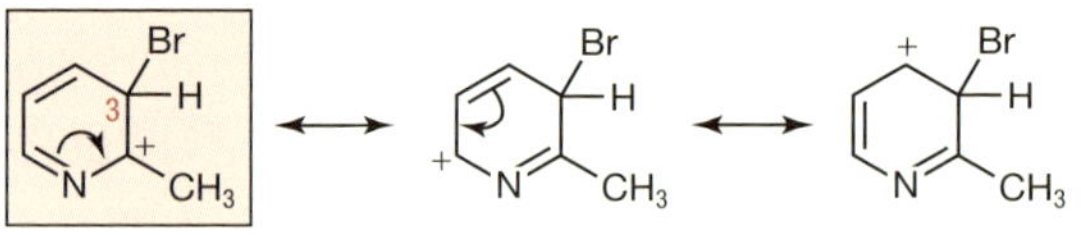

例題30・2　キノリンやイソキノリンの求電子試薬との反応　ベンゼンとピリジンが縮環しているキノリンやイソキノリンのニトロ化反応が，5位と8位で進行する理由を書きなさい．

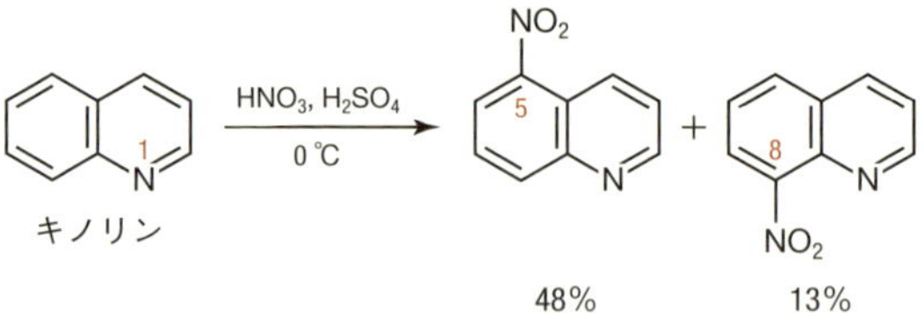

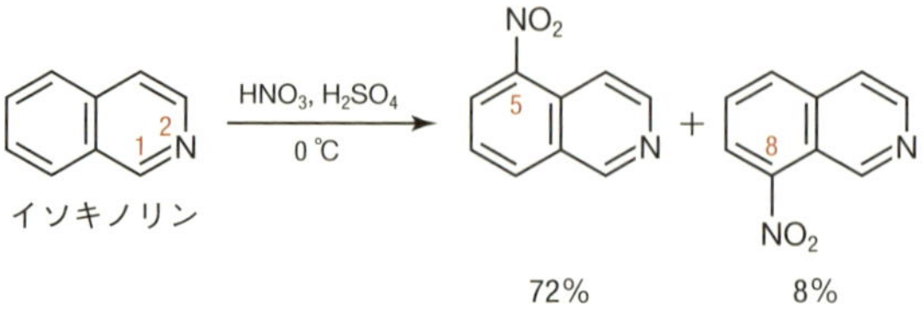

解　答　キノリンはベンゼン環とピリジン環が縮環した構造をもつ．ニトロ化は求電子反応なので，反応がベンゼン側に起こることはすぐに理解できる．反応する位置についてはSBO 28・6で学んだナフタレンの反応を思い出してほしい．キノリン，イソキノリンいずれの場合もベンゼン環側で反応し，ナフタレンのα位に相当する5位，および8位が反応部位となる．

演習 30・1 4-メチルピリジン（4-ピコリン）の臭素化では，3-ブロモ-4-メチルピリジンのみが得られる．理由を説明しなさい．

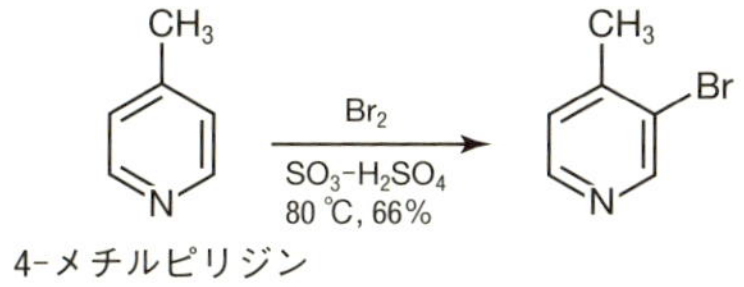

30・2 π過剰系芳香族複素環化合物の求電子置換反応

π過剰系芳香族複素環化合物の求電子置換反応は，ベンゼンよりも容易に進行する．反応が進行する位置は2位が優先するが，この選択性もσ錯体の安定性により説明できる．3位置換体では中間体の共鳴構造は2個しか書けないが，2位で反応した中間体には3個の共鳴構造を書くことが可能であり，より安定になる．

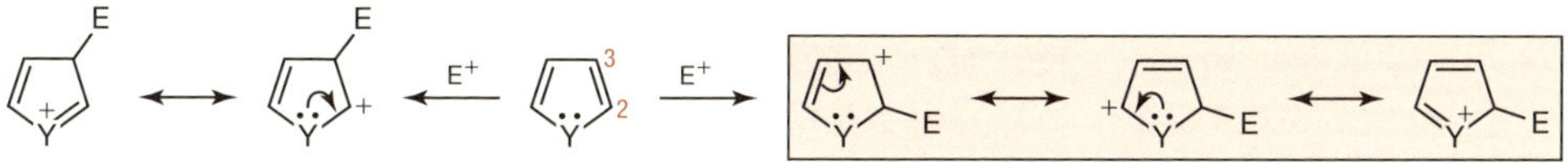

ベンゼンの臭素化には，$FeBr_3$ のようなルイス酸の存在が必須であるが，ピロール，フラン，インドールの臭素化は，臭素のみで進行する．インドールの場合は，隣接するベンゼン環の影響によって反応位置が変わり，3-ブロモインドールが得られる．

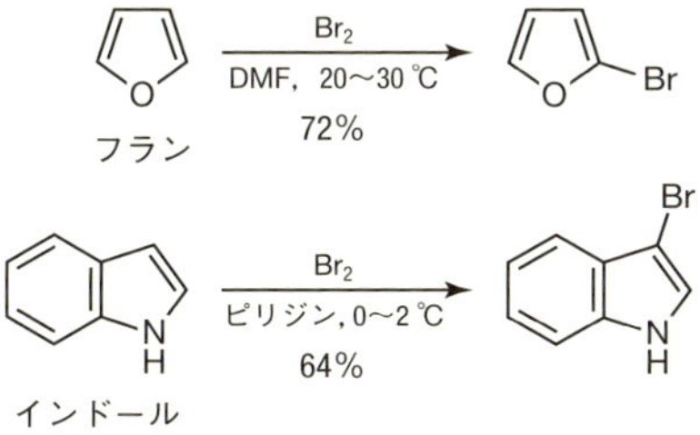

π過剰系複素環は酸に不安定であり[*1]，ベンゼンに対するニトロ化の条件（HNO_3，H_2SO_4）では，分解または樹脂化が進行する．そのため，ニトロ化を収率よく行うためには，より緩和な条件で反応を行う必要がある．発煙硝酸と酸無水物から合成する混合酸無水物[*2]は，低温でニトロ化体を与える．

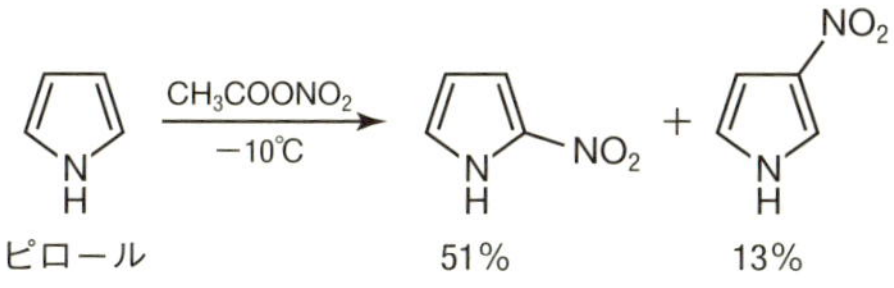

ベンゼンのフリーデル-クラフツ反応では，強力なルイス酸である $AlCl_3$ が必要であるが，π過剰系芳香族複素環化合物での反応では，ルイス酸なしで反応が進行する場合もある．

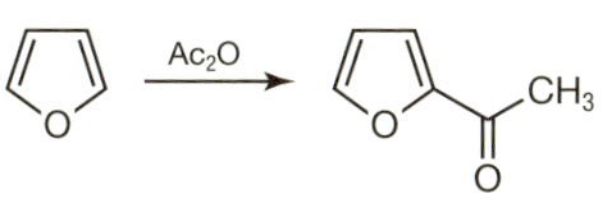

[*1] π過剰系複素環は酸に対して不安定である（SBO 29 応用・発展 29・2 参照）．電子供与基が結合したπ過剰系複素環は，より不安定になるが，求電子置換反応はより容易に進行する．一方，電子求引基が結合したπ過剰系複素環は安定になるが，求電子置換反応は遅くなる．

[*2] π過剰系複素環のニトロ化試薬として用いる混合酸無水物は，以下のように発煙硝酸と酸無水物から調製する．

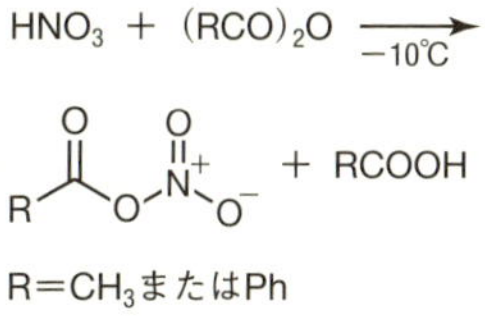

$HNO_3 + (RCO)_2O \xrightarrow{-10℃}$

R=CH_3 または Ph

演習 30・2 下図は**マンニッヒ反応**とよばれる有用な反応である．生成物と反応機構を書きなさい．

インドール $\xrightarrow{\text{HCHO, (CH}_3)_2\text{NH}}$ $C_{11}H_{14}N_2$

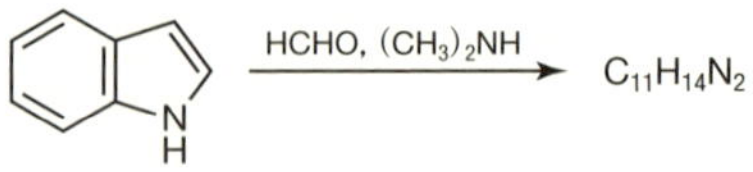

応用・発展 30・1　ピリジンと求電子試薬との反応　ピリジンが求電子試薬との反応で3位置換体を優先的に与える理由を書きなさい．

応用・発展 30・2　ホルミル基の導入法　ジメチルホルムアミド（DMF）と塩化ホスホリル（オキシ塩化リン）を用いるビルスマイヤー-ハック反応は，π過剰系芳香族複素環化合物に対する官能基導入の有用な反応である．下記の反応の生成物と反応機構を書きなさい．

ピロール $\xrightarrow[\text{2. H}_2\text{O}]{\text{1. (CH}_3)_2\text{NCHO, POCl}_3}$ C_5H_5NO

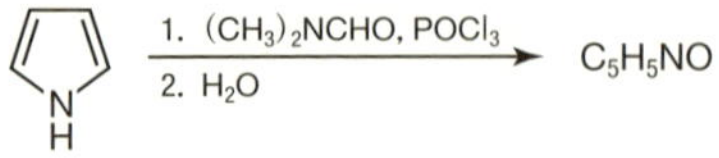

応用・発展 30・3　求核置換反応　`Adv`

π不足系複素環化合物は，求核置換反応に対する反応性が高く，官能基導入や変換にも用いられる．下図の反応はどのように進行しているのか，反応機構を示しなさい．

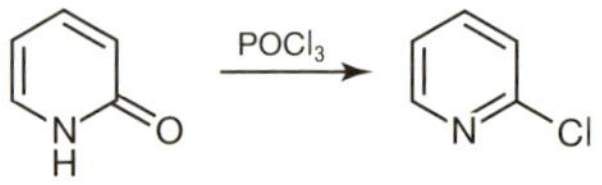

2-ピリドン $\xrightarrow{\text{POCl}_3}$ 2-クロロピリジン

III 官能基の性質と反応

一般目標　官能基を有する有機化合物の性質,
　　　反応性に関する基本的事項を修得する.

第7章 概　　説

> **SBO 31** 代表的な官能基を列挙し，性質を説明できる．
> C3(3)①1
> → p.360

> **SBO 32** 官能基の性質を利用した分離精製を実施できる．（技能）
> C3(3)①2

学生へのアドバイス

医薬品に含まれる薬効成分（原薬）の多くは有機化合物であり，さまざまな化学反応を経て合成される．医薬品では効き目のばらつきや予期せぬ副作用を抑制する必要があるため，原薬は規格に適合した純度が求められる．そのためには，簡便かつ適切な有機化合物の分離精製法を学ぶ必要がある．官能基の性質の違いを復習しながら，有機化合物の分離精製法について考えよう．

■ この SBO の学習に必要な予備知識
1. ブレンステッド酸・塩基：SBO 5
2. アルカンの基本的性質：SBO 18
3. 芳香族炭化水素化合物の性質：SBO 26
4. 代表的な官能基の性質：SBO 31

■ この SBO の学習成果

有機化合物の官能基の性質を通して，酸・塩基，親水性・疎水性について復習できる．実務実習において薬の保管方法や製剤上の配合禁忌を理解することに役立つ．

分　離　separation
精　製　purification

有機化合物である医薬品はさまざまな反応を組合わせて合成されている．反応終了時には，原料，生成物，試薬，分解物などの混合物が得られる．混合物を**分離精製**する方法としては，沪過，蒸留，再結晶，昇華，抽出，各種クロマトグラフィーなどが知られているが，生成物の性状を十分に把握したうえで，最も適切な方法を選択する必要がある．ここでは有機化合物の一般的な性質である"有機溶媒に溶けやすく，水に溶けにくい"という性質に着目し，有機層と水層の液-液二層による分離精製を考えることにする．

32・1　抽出洗浄で用いられる有機溶媒

有機層と水層の**液-液二層**による分離精製は抽出，洗浄とよばれ，有機合成反応の後処理に頻繁に用いられている．通常，分液漏斗を用いて行われるため，分液操作といわれることもある．混合液から必要な物質（反応であれば反応生成物）を取出すことを**抽出**といい，不必要な物質を取除くことを**洗浄**という．

抽出洗浄に用いる有機溶媒は有機化合物を十分に溶かし，かつ水に溶け難いものが適している．また，最後に有機溶媒を留去する必要があることから，沸点があまり高くないことが望まれる．汎用される有機溶媒としては，**ジエチルエーテル**，**酢酸エチル**，**クロロホルム**などがあげられる．水に溶けやすい低級アルコール類，アセトン，ジメチルホルムアミド（DMF），テトラヒドロフラン（THF），アセトニトリルなどは使用できない．

酢酸エチル　ethyl acetate
クロロホルム　chloroform
DMF　N,N-dimethylformamide
THF　tetrahydrofuran

水と適切な有機溶媒を振とうし，静置すると二層に分離する．上層，下層のいずれが有機層になるかはそれぞれの密度（比重）で判断できる．多くの有機溶媒

は水よりも小さい密度をもつため上層となるが，クロロホルム，ジクロロメタンなどは大きい密度をもつため下層となる．

例題 32・1 抽出洗浄に使えるか判断しよう　次の有機溶媒は同量の水と振とう後，静置したとき，二層に分離するか答えなさい．
(1) ヘキサン　　(2) エチレングリコール　　(3) オクタン-1-オール

解　答
(1) 炭化水素は極性官能基をもたないため水に溶け難く，二層に分離する．
(2) 低級かつ2価のアルコールであるため水に溶けやすく，二層に分離しない．
(3) アルコールではあるが炭素鎖が長いため水に溶け難く，二層に分離する．

例題 32・2 有機層が上か下か判断しよう　次の有機溶媒は同量の水と振とう後，静置したとき，上層，下層のどちらになるか答えなさい．
(1) トルエン　　(2) ジエチルエーテル　　(3) ジクロロメタン

解　答　水（液体）の密度 1.0 g/mL と比較して判断しよう．
(1) トルエンの密度は 0.87 g/mL であり，上層になる．
(2) ジエチルエーテルの密度は 0.71 g/mL であり，上層になる．
(3) ジクロロメタンの密度は 1.3 g/mL であり，下層になる．

演習 32・1　1 g のアセトアミノフェンに 200 mL 有機溶媒を加え，200 mL の水と分液漏斗で混ぜ合わせた．静置後に二層に分離し，アセトアミノフェンはおもに下層に含まれていた．このときに使用した有機溶媒として適切なものはどれか．
(1) アセトン　　(2) 酢酸エチル　　(3) ジエチルエーテル　　(4) クロロホルム

演習 32・2　1 g のアセトアミノフェンに 200 mL 有機溶媒を加え，200 mL の水と分液漏斗で混ぜ合わせた．静置後に二層に分離し，アセトアミノフェンはおもに上層に含まれていた．このときに使用した有機溶媒として適切なものはどれか．
(1) アセトン　　　　　　(2) 酢酸エチル
(3) テトラヒドロフラン　(4) ジクロロメタン

32・2　疎水性，親水性の判断と，疎水性，親水性を用いる分離精製

目的物が**疎水性**か**親水性**かで，有機層，水層のどちらに目的物が多く含まれるかがわかる．私たちはアルコールやアミンなど極性置換基をもつ化合物が親水性であることを経験的に知っている．しかし複数の置換基をもつ場合には少し複雑になる．有機化合物の疎水性，親水性は**分配係数** P によって判断できる．分配係数は，化合物をオクタン-1-オールと水とで振り混ぜ静置したとき，それぞれの層の化合物の濃度の比率である．通常，常用対数をとり $\log P$ で表される．

$$P = \frac{[化合物の濃度(オクタン\text{-}1\text{-}オール層)]}{[化合物の濃度(水層)]} \quad (32・1)$$

分配係数の大きな化合物は疎水性であり，有機溶媒で抽出されやすく，分配係数の小さな化合物は親水性であり，水で抽出されやすいと考えられる．

置換基が分配係数に及ぼす影響については Hansch の**疎水性置換基定数**（π）*

疎水性 hydrophobicity
親水性 hydrophilicity

分配係数
partition coefficient

* 疎水性置換基定数（π）は次式で求められる．
$\pi = \log P_X - \log P_H$
P_H はもとの化合物，P_X は X で置換された化合物の分配係数を表す．

表 32・1 おもな置換基の疎水性置換基定数（π）

置換基	π	置換基	π
$-CH_3$（メチル基）	0.56	$-OH$（ヒドロキシ基）	-0.67
$-CH_2CH_3$（エチル基）	1.02	$-NH_2$（アミノ基）	-1.23
$-n\text{-}C_3H_7$（n-プロピル基）	1.55	$-CN$（シアノ基）	-0.57
$-n\text{-}C_4H_9$（n-ブチル基）	2.13	$-CHO$（ホルミル基）	-0.65
$-C_6H_5$（フェニル基）	1.96	$-COOH$（カルボキシ基）	-0.32
$-Cl$（クロロ基）	0.71	$-CO_2CH_3$（メトキシカルボニル基）	-0.01
$-Br$（ブロモ基）	0.86	$-CONH_2$（カルバモイル基）	-1.49
$-CF_3$（トリフルオロメチル基）	0.88	$-COCH_3$（アセチル基）	-0.55
$-OCH_3$（メトキシ基）	-0.02	$-SO_2NH_2$（スルファモイル基）	-1.82

が有益な情報を与えてくれる（表 32・1）．正の値をとるクロロ基（0.71），フェニル基（1.96），n-ブチル基（2.13）などは疎水性の置換基，負の値をとるアミノ基（-1.23），カルバモイル基（-1.49），カルボキシ基（-0.32），ヒドロキシ基（-0.67）などは親水性の置換基といえる．これは私達が経験的に知る極性と比較的よい相関がある．

　化合物の疎水性・親水性は，薬物動態を考える際にも重要である．単純拡散で吸収される場合，膜透過性の高い疎水性（脂溶性）薬物が吸収されやすい．また，一般に親水性（水溶性）薬物は尿中に排泄されやすい*．

＊ 本シリーズ"第6巻 医療薬学Ⅵ. 薬の生体内運命" SBO 5, 19 を参照．

例題 32・3　有機溶媒に溶けやすい物質を判断しよう　次の化合物の組合わせのうち，有機溶媒で抽出されやすい物質はどちらか．
(1) 安息香酸，安息香酸メチル　　(2) ブタン-1-アミン，1-クロロブタン
　解　答　表 32・1 を参考にどちらが疎水性かを判断しよう．π 値が大きいほど疎水性，小さいほど親水性の置換基である．
(1) 安息香酸メチル　　(2) 1-クロロブタン

演習 32・3　グルコースとペンタアセチルグルコースの混合物からグルコースを抽出したい．最も適切な溶媒はどれか．
(1) ヘキサン　　(2) クロロホルム　　(3) 酢酸エチル　　(4) 水

32・3　酸性官能基，塩基性官能基をもつ化合物の分離精製

＊ **代表的な酸性官能基**: カルボン酸，フェノール，スルホン酸，スルホンアミド
代表的な塩基性官能基: アミン，イミダゾール，グアニジン，ピリジン，ピリミジン
詳細は SBO 31 を参照．

　酸性化合物や塩基性化合物は周囲の環境によって分子形とイオン形の比率が変化する．分子形に比べ，イオン形では水和が起こるために水溶性となる．この性質を用いて混合物を分離精製することができる．分子形とイオン形の比率に影響を与える要因としては pH，pK_a が考えられる．これらの影響について詳細に見ていこう．

$$\frac{K_a}{[H^+]} = \frac{[A^-]}{[HA]} \tag{32・2}$$

$$\frac{K_b}{[OH^-]} = \frac{[HB^+]}{[B]} \tag{32・3}$$

酸性化合物（HA）に関しては**酸性度定数** K_a から式(32・2)が導き出される．この式は水素イオン濃度が低くなるとイオン形（A^-）が多くなり，水素イオン濃度が高くなると分子形（HA）が多くなることを示している．一方，塩基性化合物（B）では**塩基性度定数** K_b を用いて式32・3が導き出せる．この式から，水酸化物イオン濃度が高ければ分子形が多くなり，水酸化物イオン濃度が低くなればイオン形が多くなることがわかる．

イオン形は水によく溶け，分子形は有機溶媒によく溶けるため，水層のpHを調節することで，有機層から水層へ，または水層から有機層へ化合物を移すことができる．酸性化合物と塩基性化合物の混合物を分離するには，pHの大きい（塩基性の）水層を用いれば，塩基性化合物は有機層に残り，酸性化合物は水層へ移行する．逆にpHの小さい（酸性の）水層を用いれば，酸性化合物は有機層に残り，塩基性化合物は水層へ移行する．

化合物の酸性度定数 K_a の差を利用すると酸性化合物どうしの分離が可能である．

$$HA_A + A_B^- \xrightleftharpoons{K} A_A^- + HA_B \qquad (32・4)$$

$$K = \frac{[A_A^-][HA_B]}{[HA_A][A_B^-]} = \frac{K_{aA}}{K_{aB}} \qquad (32・5)$$

酸（HA_A）に酸（HA_B）の共役塩基（A_B^-）を加えると式32・4で表される平衡反応が起こる．HA_A の酸性度定数を K_{aA}，HA_B の酸性度定数を K_{aB} とすると，式32・4の平衡定数 K は式32・5で表される．この式は K_{aA} が K_{aB} よりも大きければ平衡が右に偏り，K_{aA} が K_{aB} よりも小さければ，平衡が左に偏ることを示している．強い酸は弱い酸の共役塩基に H^+ を与えイオン形になるが，弱い酸は強い酸の共役塩基と反応しないということである．

この原理を使うと，酸性度の違う2種の酸の混合物を分離できる．フェノール（pK_a 約10）とカルボン酸（pK_a 約5）の混合溶液に，これらの間の酸性度をもつ炭酸（pK_a 6.4）の共役塩基である炭酸水素ナトリウム（$NaHCO_3$）水溶液を加え分液漏斗で振とうし静置すると，炭酸よりも弱い酸であるフェノールは変化せず有機層に残り，カルボン酸はイオン形へ変化し水層へ移行する．

pH調節による分離精製の原理は，pH変動が薬物動態に及ぼす影響と関連している．尿アルカリ化剤の併用で尿排泄型弱酸性薬物が排泄されやすくなるのは，尿がアルカリ性に傾くことで分子形の比率が低くなり，尿細管再吸収*が減少するためである．

* **尿細管再吸収**：おもに単純拡散で起こる．弱電解質の場合には，脂溶性の高い分子形の方が再吸収されやすい．詳細は本シリーズ"第6巻 医療薬学Ⅵ" SBO 19を参照．

例題32・4 有機層，水層どちらに存在するか判断しよう　(a) 安息香酸，(b) フェノール，(c) アニリンの3種のエーテル溶液がある．
(1) 1 mol/L NaOH 水溶液と振とうし，静置すると有機化合物はおもにどちらに存在するか．
(2) 1 mol/L $NaHCO_3$ 水溶液と振とうし，静置すると有機化合物はおもにどちら

に存在するか.

解　答　NaOH 水溶液は水（pK_a 15.7）の共役塩基であるため，フェノール（pK_a 9.95）も安息香酸（pK_a 4.2）もほとんどがイオン形となる．NaHCO$_3$ 水溶液は炭酸（pK_a 6.4）の共役塩基であるため，安息香酸はほとんどがイオン形となるが，フェノールは炭酸よりも大きい pK_a をもつため分子形で存在する．アニリンは塩基性化合物であり，いずれの場合も分子形で存在する．
(1) (a) 水層, (b) 水層, (c) エーテル層
(2) (a) 水層, (b) エーテル層, (c) エーテル層

演習 32・4　アニリンが含まれるトルエン溶液がある．この溶液からアニリンを除去し，純粋なトルエンを得たい．最も簡単な方法を提案しなさい．

32・4　複数の化合物の混合物の分離精製

疎水性，親水性による分離精製，酸性，塩基性による分離精製，酸性度の差による分離精製を組合わせれば，より複雑な混合物を分離精製することができる．

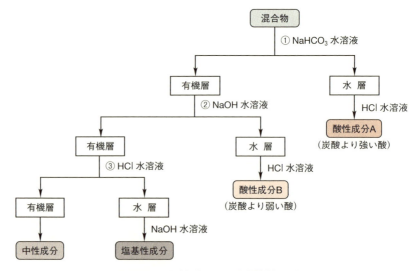

図 32・1　分液操作による分離精製の一例

　強さの異なる 2 種の酸性物質，塩基性物質，および中性物質の混合溶液の分離についてフローチャート（図 32・1）に表した．最初に ① NaHCO$_3$ 水溶液を用い，炭酸より強い酸性物質を有機層から分離する．つづいて ② NaOH 水溶液を用い，炭酸よりも弱い酸性物質を有機層から分離する．さらに ③ HCl 水溶液を用い，塩基性物質を有機層から分離する．最後まで有機層に残っているのは中性物質となる．それぞれの段階で得られた水層は，適切な液性に調整することで分離した化合物を分子形として得ることができる．ここではすべての成分を分離する方法を示したが，目的の化合物の性質がわかっている場合には，いくつかのステップを省略して行うことができる．

演習 32・5 キシレン，フェノール，安息香酸，トルイジンのジエチルエーテル溶液がある．4種の化合物それぞれを分離する方法を提案しなさい．

応用・発展 32・1 次の化合物群が入ったジエチルエーテル溶液を抽出洗浄で分離精製する方法を提案しなさい．

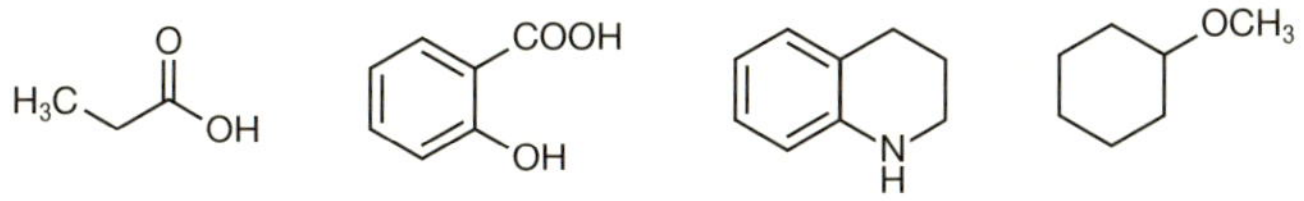

応用・発展 32・2 N-フェニルベンズアミド（ベンズアニリド）を塩基性条件で加水分解し，安息香酸を得たい．どのような抽出洗浄操作をすればよいか提案しなさい．

第8章 有機ハロゲン化合物

SBO 33 有機ハロゲン化合物の基本的な性質と反応を列挙し，説明できる．
C3(3)②1

学生へのアドバイス
　有機ハロゲン化合物は，いろいろな有機化合物への足がかりとなる原料化合物として有用である．有機ハロゲン化合物の基本的性質を理解し，その性質に由来するさまざまな有機反応を整理して学習しよう．また，ハロゲン原子を含む医薬品も少なくない．

■ このSBOの学習に必要な予備知識
1. 化学結合の成り立ち：準備教育D
2. 分子の極性および双極子モーメント：準備教育G
3. 基本的な有機反応の特徴：SBO 6
4. 反応途中にできる中間体：SBO 7
5. 有機反応を電子の動きを示す矢印で書く：SBO 9

■ このSBOの学習成果
　さまざまな有機化合物との相互変換を含む関連性が理解できるようになる（SBO 34～41）．ハロゲン原子を含む医薬品の作用や特徴を理解できるようになる．

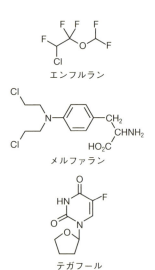

エンフルラン

メルファラン

テガフール

ベタメタゾン

* 芳香族ハロゲン化合物は芳香環に直接ハロゲンが置換したものをさし，側鎖がハロゲンで置換されているものは脂肪族ハロゲン化合物に含める．

33・1　ハロゲン化合物の分類

　エンフルラン（吸入麻酔薬），メルファランやテガフール（抗悪性腫瘍薬），ベタメタゾン（抗炎症ステロイド）など，医薬品にはハロゲンを含むものが多数存在する(左図)．また，ハロゲンを含む有機化合物は天然にも広く存在し，そのなかには生理活性を示すものも知られている．一方，炭素数の少ないハロアルカンなどは有機溶媒として用いられたり，ハロゲン原子の官能基変換による医薬品合成などの中間原料としても重要である．また，ハロゲンは疎水性官能基であり医薬品の生理活性と関係している．近年，特にフッ素を含む化合物は医薬品をはじめ機能性材料などの分野で利用されている．

　有機ハロゲン化合物は**脂肪族ハロゲン化合物**と**芳香族ハロゲン化合物***に大別することができ，脂肪族ハロゲン化合物はハロアルカン，ハロアルケンおよびポリハロゲン化合物に分類される（図33・1）．

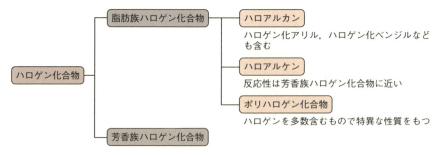

図33・1　ハロゲン化合物の分類

　ハロアルカンはアルカンの水素がハロゲンと置換したものであり，水素1個がハロゲンに置換したものはハロゲン化アルキルともよばれ，ハロゲンのついた炭素の構造により，第一級，第二級，第三級に分類される．またこれとは別に，特に反応性の大きさからハロゲン化アリル（3-ハロプロペン）やハロゲン化ベンジ

ル（ハロメチルベンゼン）などを別に分類して考えることもある．

ハロアルケンはアルケンの二重結合炭素にハロゲンが結合したもので，芳香環にハロゲンが直接結合した芳香族ハロゲン化合物と同様に反応性は低い．

33・2 ハロゲン化合物の代表的な性質
33・2・1 ハロアルカン

ハロゲンは炭素に比べて大きな電気陰性度をもつ．したがって，炭素-ハロゲン結合（C−X 結合）は結合電子がハロゲンに引付けられ，炭素が部分的に正（δ+），ハロゲンが部分的に負（δ−）に分極し，双極子モーメントをもっている．なお，この C−X 結合の分極はハロゲンの結合している炭素の混成状態やハロゲンの種類（F，Cl，Br，I）などの影響を受けるため，ハロゲン化合物の性質，特に反応性に違いが生じる．

ハロゲンの結合した部分的に正の電荷をもつ sp^3 混成炭素は求電子的にふるまい，求核試薬や塩基により求核置換反応や脱離反応を行う．

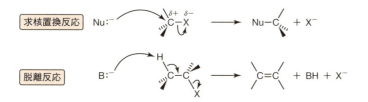

求核置換反応
nucleophilic substitution reaction

脱離反応
elimination reaction

ハロアルカンは一般に水に溶けにくく，有機溶媒に溶けやすい．また，同じアルキル基をもつハロアルカン，たとえば，CH_3X の沸点は分子量の増加に伴い $CH_3F < CH_3Cl < CH_3Br < CH_3I$ の順に高くなる．一方，同程度の分子量のアルカン（$CH_3CH_2CH_2CH_3$，沸点 −0.5 ℃）とハロアルカン（CH_3Cl，沸点 −24 ℃）を比べると，ハロアルカンの方が低沸点である．これは直鎖状アルカンに働くファンデルワールス力に比べ，ハロアルカンの方が双極子モーメントは大きいが，分子全体の表面積が小さく分子間相互作用が弱いためと考えられる．ハロメタンの物理的性質を表 33・1 に示す．

表 33・1 ハロメタンの物理的性質

	電気陰性度 (Pauling)	沸点 〔℃〕	結合距離 〔pm〕	結合エネルギー 〔kJ/mol〕	双極子モーメント 〔D〕
CH_3-F	4.0	−78	139	452	1.81
CH_3-Cl	3.2	−24	178	351	1.86
CH_3-Br	3.0	5	193	293	1.78
CH_3-I	2.7	43	214	234	1.64

この表から周期表を下に降り F，Cl，Br，I と原子が大きくなるに従って，C−X 結合の結合距離が長くなり，結合エネルギーは小さくなることがわかる．これはハロメタンの C−X 結合の強さが C−F 結合から C−I 結合になるに従って弱くなり，脱離などの開裂反応が起こりやすいことを表している．このような C−X 結合の分極やその結合強度がハロアルカンの反応性を制御している．

この表33・1で注目すべき点は，フッ素は塩素より大きな電気陰性度をもつにもかかわらず，C–F結合の双極子モーメントがC–Cl結合よりも小さいことである．この理由は，双極子モーメントが両原子の部分電荷と結合距離の積により決まるためであり，C–F結合がC–Cl結合より短いことによるのであって，炭素の部分電荷が小さいことを意味するのではない．逆に，結合距離が大きいにもかかわらずC–I結合の双極子モーメントが小さいことは，炭素の部分電荷が非常に小さいことを示唆している．この大きな双極子モーメントと小さな結合エネルギーがハロアルカンの反応性に大きく関係している．すなわち，C–X結合の第一の特徴は求核試薬による置換を容易に受けることである．

求核置換反応は有機化合物を合成するうえで最も有用な反応の一つであり，有機化合物に何か官能基を導入しようとするとき，まず，アルカンにハロゲンを導入し，これをいろいろな求核試薬で置換していく．エタンの塩素化によるクロロエタンの合成とその求核置換反応によるいろいろな化合物の合成例を図33・2に示す．

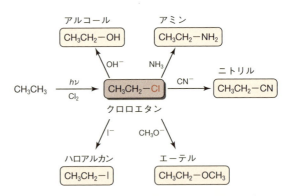

図33・2 クロロエタンの合成とその求核置換反応

ハロゲン化アリルおよび**ハロゲン化ベンジル**はハロアルカンと同様にsp³混成炭素（–CH₂–，メチレン基）にハロゲンが結合した化合物であるが，そのメチレン炭素には，sp³混成炭素よりs性が大きく，電気陰性度の大きなsp²混成炭素で構成されるビニル基（CH₂＝CH–）およびアリール基（芳香族置換基，Ar–）が結合している．そのため，ハロゲン基に加えてビニル基あるいはアリール基の両置換基の電子を引付ける効果（電子求引性誘起効果）のため，ハロゲン化アリルおよびハロゲン化ベンジルのメチレン炭素はハロアルカンの炭素よりさらに求電子的になっていると考えられ，求核試薬の反応をより受けやすくなっている．

また，ハロアルカンを強塩基で処理すると，HXが脱離して，アルケンを生じる．この脱離反応についてはSBO 35で詳しく解説する．

ハロアルカンはマグネシウムやリチウムなどの金属と反応して，**有機金属化合物**＊を生じる．マグネシウム化合物（**グリニャール試薬**）の反応例を示す（図33・3）．

求核置換反応ではハロゲンが結合し正に分極した炭素が，負の電荷や非共有電子対をもつ化合物の攻撃を受けたが，グリニャール試薬などの有機金属化合物の

＊ 有機金属化合物はCH₃LiやCH₃MgBrなどの炭素-金属結合を含む化合物をいう．CH₃CO₂NaやCH₃ONaなどは有機金属化合物には含めない．

炭素はむしろ負に分極しており，カルボニル炭素のような正に分極した化合物と反応する．これらの反応も合成上非常に重要な反応である．

ハロアルカンのもう一つの反応としては，C−X 結合を還元により C−H 結合に変換するものがある．この反応は X^- イオンの H^- イオンによる求核置換反応と考えることができる場合と，ラジカル置換反応と考えた方がよい場合とがある．

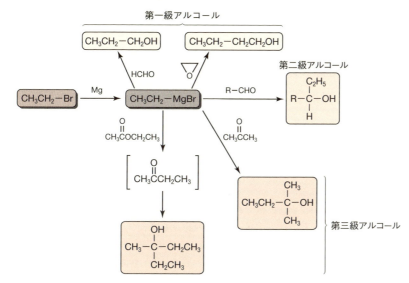

図 33・3　ブロモエタンからの有機金属化合物の反応

33・2・2　ハロアルケンおよび芳香族ハロゲン化合物

ハロエテン（$CH_2=CH-X$，ハロゲン化ビニル）やハロベンゼン（Ar−X，ハロゲン化アリール）はハロゲン原子が sp^3 混成炭素より電気陰性度の大きな sp^2 混成炭素に直接結合した化合物である．そのため炭素とハロゲン原子の分極はハロアルカンほど大きくない．また，sp^2 混成炭素の p 軌道へハロゲン原子の非共有電子対が非局在化するため（電子供与性共鳴効果）C−X 結合の分極はさらに弱められ，逆に C−X 結合はより強められることになる（図 33・4）．したがって，ハロエテンやハロベンゼンの炭素原子は求電子的な性質が弱くなり，求核試薬との反応は起こりにくくなっている．

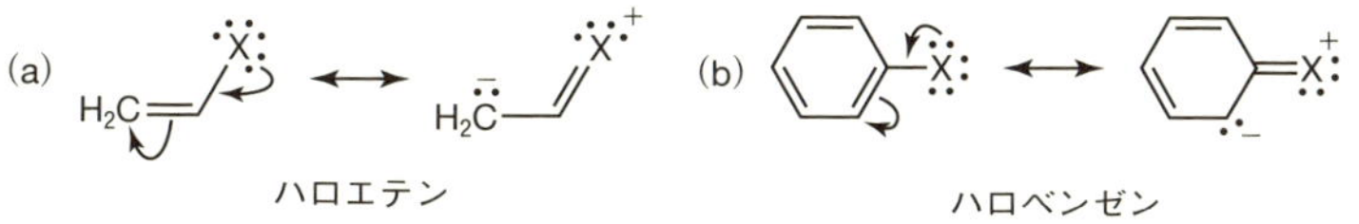

図 33・4　二重結合に直接ハロゲンが結合した化合物の共鳴

なお，ハロアルケンやハロベンゼンは求核攻撃を受けないので，S_N2 反応は進行しないが，マグネシウムやリチウムなどの金属との反応，および近年では遷移金属との有機金属反応剤を用いた炭素-炭素結合形成反応（**カップリング反応**）が知られている（図 33・5）．

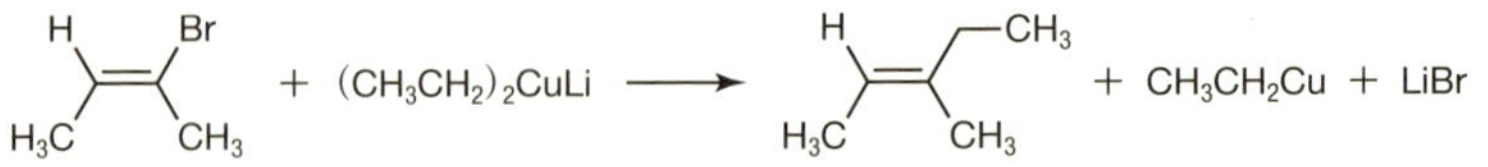

図33・5 ハロアルケン・ハロベンゼンと有機金属化合物のカップリング反応の例

炭素-炭素結合形成反応（クロスカップリング反応）

　2010年，ヘック反応-根岸カップリング反応-鈴木カップリング反応という"有機合成におけるパラジウム触媒クロスカップリング"に対して，有機化合物の骨格である炭素-炭素結合を形成する方法の先駆的功績としてノーベル化学賞が贈られた．これらのカップリング反応はパラジウム触媒クロス（交差）カップリング反応という点では共通するが，ヘック反応がカップリング過程でアルケンを用いるのに対し，鈴木カップリング反応と根岸カップリング反応ではアルケニル金属反応剤やアリール金属反応剤を用いる点が異なる．ハロゲン化ビニルやハロゲン化アリールは，通常の求核置換反応は困難であるが，パラジウム触媒クロスカップリング反応は，アルケニル金属反応剤やアリール金属反応剤をパラジウム触媒下ハロゲン化ビニルやハロゲン化アリールと反応させることにより炭素-炭素結合を構築する方法である．有機金属反応剤にはホウ素反応剤（鈴木反応）や亜鉛，アルミニウムまたはジルコニウム反応剤（根岸反応），スズ（Stille反応）がある．そのなかで鈴木カップリング反応および根岸カップリング反応について，代表的な反応例を以下に示す．

■ **鈴木カップリング反応**　ハロゲン化ビニルあるいはハロゲン化アリールとビニルホウ素，アリールホウ素あるいはアルキニルホウ素反応剤をパラジウム触媒存在下交差カップリングする反応であり，二重結合の立体化学を保ったまま生成物が得られる．

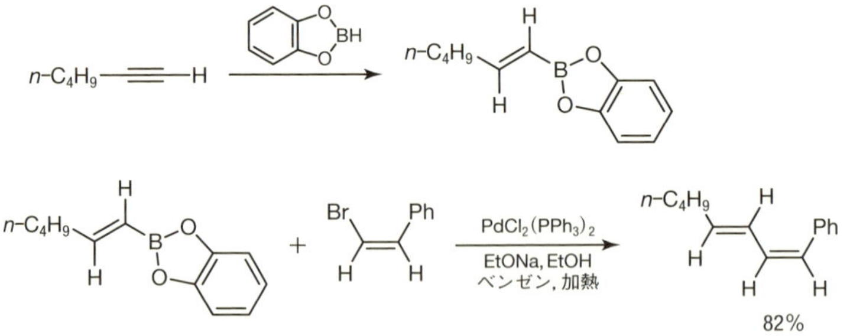

■ **根岸カップリング反応**　ハロゲン化ビニル，ハロゲン化アリール，ハロゲン化アルキニルと不飽和有機亜鉛反応剤をパラジウム触媒存在下クロスカップリングする反応である．

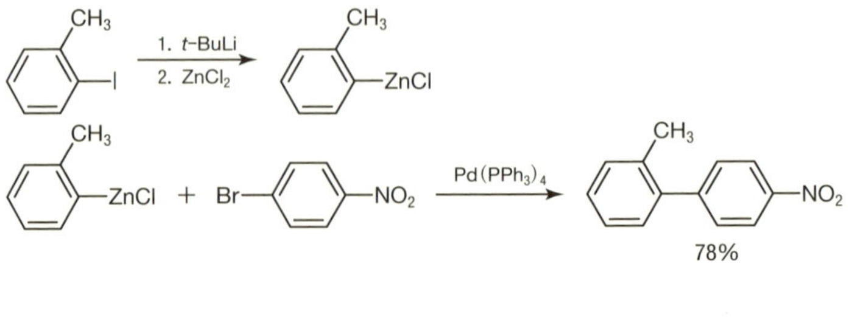

これらの反応は，次に示すような触媒サイクルを経て反応が進行していると考えられている．

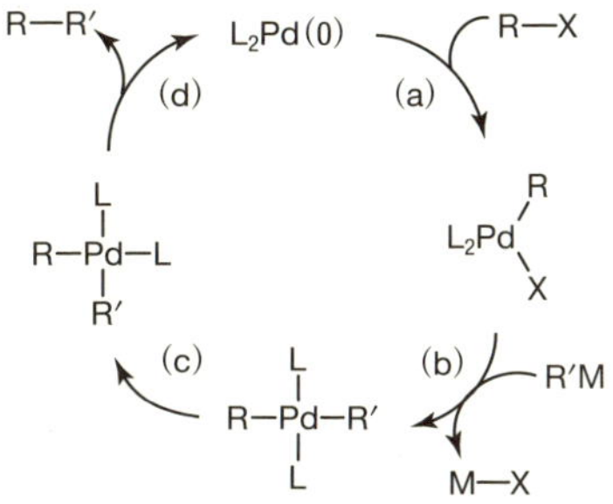

(a) 酸化的付加，(b) 金属交換，(c) トランス-シス異性化，(d) 還元的脱離

例題 33・1 次のハロゲン化合物を求核置換反応の反応性の大きいものから順に並べ，その理由を説明せよ．
(a) 1-クロロプロパン　　(b) 塩化ベンジル　　(c) クロロベンゼン

解答 (b) > (a) ≫ (c)

(a) CH₃CH₂CH₂-Cl　(b) 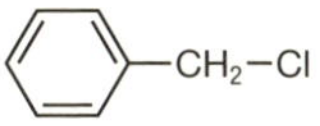 ⌬-CH₂-Cl　(c) 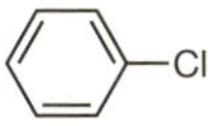 ⌬-Cl

(a) 1-クロロプロパンは第一級ハロアルカンで電気陰性度の大きな塩素により分極し，部分正電荷を帯びた炭素原子をもつため求核試薬の攻撃を受けやすい．
(b) 塩化ベンジルは第一級ハロアルカンであるが電気陰性度の大きな塩素による分極と，フェニル基の電子求引性および脱離基の脱離後の共鳴安定化の寄与を受けるため非常に反応性が高い．
(c) クロロベンゼンは塩素原子の非共有電子対がベンゼン環と共鳴しているため，C-Cl 結合は若干二重結合性を帯びていると考えられ，より強められており脱離し難く求核試薬の攻撃を受けにくい．
このようにハロゲンの結合した炭素原子の分極，部分正電荷の違いにより求核試薬に対する反応性が異なる．したがって，最も求電子性が大きい炭素をもつ (b) が最も求核置換反応の反応性が高く，次に求電子性の大きな (a) が続き，(c) の反応性が最も低い．

演習 33・1 次のハロゲン化合物を第一級，第二級，第三級に分類せよ．
(1) 2-クロロプロパン
(2) 2-ブロモ-2-メチルブタン
(3) 1-ブロモ-2-メチルプロパン
(4) 1-クロロ-1-メチルシクロペンタン
(5) ブロモシクロヘキサン

演習 33・2 水-アセトン中での (a) 2-ブロモペンタン，(b) 1-クロロペンタン，(c) 2-ブロモ-2-メチルペンタンの加水分解反応について，反応性の大きいものから順に並べ説明せよ．

例題 33・2 ブロモエタンを用いた代表的な反応を 3 種示し，説明せよ．

解　答　代表的なものは，(1) 求核置換反応，(2) 脱離反応，および (3) 金属を用いた反応に大別することができる．

(1) $CH_3CH_2-Br + HO^- \longrightarrow CH_3CH_2-OH + Br^-$

(2) $CH_3CH_2-Br + NH_2^- \longrightarrow CH_2=CH_2 + NH_3 + Br^-$

(3) $CH_3CH_2-Br + 2\,Li \longrightarrow CH_3CH_2-Li + LiBr$

$CH_3CH_2-Li + CH_3CHO \longrightarrow CH_3CH_2-CH(OH)CH_3$

(1) の求核置換反応はハロゲン原子の電子求引性により部分正電荷を帯びた炭素原子に求核試薬である水酸化物イオンの非共有電子対が攻撃し，その結果臭素とヒドロキシ基が置き換わる反応である．求核剤による置換なので求核置換反応とよばれる．(2) は強塩基のアミドアニオン（NH_2^-）がブロモエタンの臭素の結合した炭素の隣の炭素（β 位）上の水素（プロトン）を引抜き，C−H 結合電子が臭素の結合している炭素原子上に新たな結合（π 結合）を形成するように流れ込むため，C−Br 結合の結合電子を臭素原子が受取るかたちで Br^- として脱離し，アルケン（エテン）を生成する反応で，脱離反応とよばれる．(3) はハロアルカンと金属リチウムとの反応で有機金属化合物（有機リチウム化合物）が生成している．有機金属化合物は金属が炭素より電気陰性度が小さいため，炭素原子が求核剤としてカルボニル炭素に求核攻撃する．

演習 33・3　(a) ブロモシクロヘキサン，(b) 1-ブロモシクロヘキセン，(c) 3-ブロモシクロヘキセンの水-エタノール中水酸化カリウムとの反応について，反応性の大きい順に並べ説明せよ．

演習 33・4　次の化合物の組合わせのうち沸点が高いのはどちらか示し，理由を説明せよ．

(1) 1-クロロブタンと 1-クロロペンタン
(2) 1-クロロブタンと 1-ブロモブタン
(3) ブタン-1-オールと 1-クロロブタン
(4) 2-クロロ-2-メチルプロパンと 1-クロロブタン

応用・発展 33・1　ハロゲン化合物の構造と分類　分子式 $C_5H_{11}Br$ の異性体の構造式を書き，各級数に分類せよ．

応用・発展 33・2　次の反応の生成物を示せ．

(1) $CH_3CH_2Br + CH_3CH_2ONa \longrightarrow$
(2) $CH_3CH_2MgBr + H_2O \longrightarrow$
(3) $CH_3CH_2Br + (CH_3CH_2)_3N \longrightarrow$
(4) $Ar-NHCOCH_2Cl + (CH_3CH_2)_2NH \longrightarrow$
(5) $CH_3Br + 2\,Li \longrightarrow$
(6) $CH_3CH_2MgBr + CH_3CHO \longrightarrow$

SBO 34 求核置換反応の特徴について説明できる．
C3(3)②2

学生へのアドバイス
求核置換反応は最も基本的な有機反応の一つであり，遷移状態を含めた反応機構は論理的に理解しやすい．反応機構（S_N1, S_N2）ごとに基質・脱離基・求核剤による反応性の違いをまとめた表を，改めて自分で作成すれば理解がより深まるだろう．ハロアルカンは求核置換反応も起こすが，脱離反応を起こす場合もある（SBO 35）．混乱しないように，SBO 34, 35 は連続して関連付けて学習することが望ましい．

■ この SBO の学習に必要な予備知識
1. 分子の極性および双極子モーメント：準備教育 G
2. 基本的な有機反応の特徴：SBO 6
3. 反応途中にできる中間体：SBO 7
4. 反応のエネルギー図：SBO 8
5. 有機反応を電子の動きを示す矢印で書く：SBO 9
6. キラリティーと光学活性の関係：SBO 11

■ この SBO の学習成果
ハロゲン化合物の求核置換反応の反応機構，立体化学，反応速度を理解することは，今後の有機反応を理解するうえで非常に重要である（SBO 35〜41）．オキシランの環開裂反応も求核置換反応である．その際に，求核置換反応の反応機構，立体化学についてもう一度おさらいすることをすすめる（SBO 37）．

有機ハロゲン化合物のなかでハロアルカン，ハロゲン化アリルおよびハロゲン化ベンジルは，前述のようにハロゲン原子が sp^3 混成炭素に結合しており，正に分極した炭素原子と負の電荷を帯びたハロゲン原子をもっている．そこで，これらの有機ハロゲン化合物の正に分極した炭素原子は求電子的で，電子豊富な求核試薬の攻撃を受ける．このとき，求核試薬の攻撃に伴いハロゲン化物イオンが脱離基として追い出される．したがって，この反応ではハロゲン原子と求核試薬が置き換わることになるので求核置換反応とよぶ．求核置換反応には S_N1 反応および S_N2 反応の二つの型があり，基質の構造および脱離基の脱離能（脱離のしやすさ），溶媒の性質（極性），求核試薬の求核性の強弱により影響を受ける．その反応機構と立体化学的な特徴について詳述する．

34・1 S_N1 反応
2-ブロモ-2-メチルプロパンは水中で反応し，水分子が臭素原子と置換した加

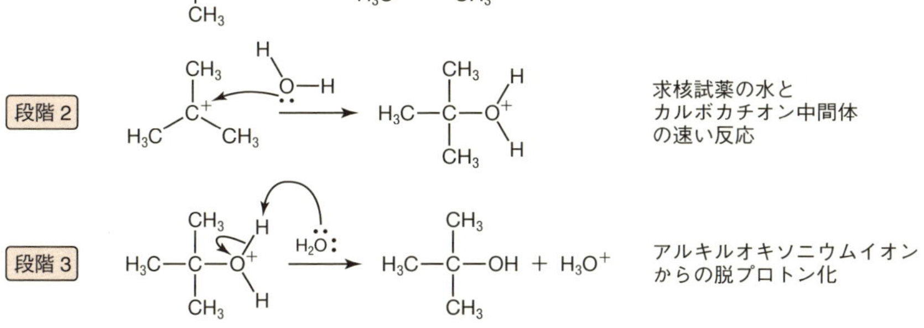

一分子求核置換（S_N1）反応
(unimolecular nucleophilic substitution reaction)：
反応速度式 $v = k[RX]$

段階 1：臭化物イオンの脱離，律速段階

段階 2：求核試薬の水とカルボカチオン中間体の速い反応

段階 3：アルキルオキソニウムイオンからの脱プロトン化

図 34・1 S_N1 反応の反応機構

水分解生成物，2-メチルプロパン-2-オールが生成する（図34・1）．

この反応の反応速度 v は，基質の濃度のみに比例する一次式（一分子反応式）で示され，基質から臭化物イオンが脱離し，**カルボカチオン**中間体を生成する段階1が**律速段階**である．そこで，この反応を S_N1 反応とよび，一般に，非常に脱離能のよい脱離基をもち，より安定なカルボカチオン中間体が生成する基質，および脱離基の脱離を助けるプロトン性極性溶媒中で，求核性の弱い求核剤を用いると起こりやすい．なお，段階3はカルボカチオン中間体に水が付加して生じたオキソニウムカチオンからのプロトンの引抜きであり，求核置換反応の中には含まれない．

律速段階
rate-determining step

反応経過をエネルギー図で示すと図34・2に示すような2段階の反応になる．

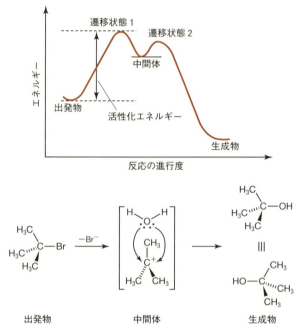

図34・2　S_N1 反応のエネルギー図

反応の流れをまとめると：

① はじめに遷移状態1を経て，臭化物イオンが脱離し，その結果平面構造の sp^2 混成炭素から成るカルボカチオン中間体を生成する．反応全体でこの段階の活性化エネルギーが最も大きく，最も起こりにくい律速段階である．
② 次に，求核試薬の水の非共有電子対がカルボカチオン中間体の炭素を求核攻撃し，求核置換反応が完結する．

S_N1 反応は律速段階のカルボカチオン中間体生成過程に影響を与える要因が反応速度を大きく左右する．なお，カルボカチオン中間体は反応性に富むため求核性の弱い求核試薬とも速やかに反応する一方で，求核性が強いと一般に塩基性も強くなるため，置換反応ではなく脱離反応（SBO 35参照）が起こりやすくなる．

a. 基質の構造と反応性　そこでまず基質の構造について考えてみよう．

S_N1 反応は遷移状態 1 を経る律速段階でカルボカチオン中間体が生成する（図 34・2）．**ハモンドの仮説**では，中間体を安定化する要因は中間体に至る遷移状態を安定化する．すなわち，S_N1 反応では基質から脱離基が脱離するカルボカチオン中間体生成過程が律速段階なので，カルボカチオン中間体が安定化されればその反応は有利な反応となる．したがって，カルボカチオン中間体の安定性が S_N1 反応の起こりやすさにおおいに効いてくる．カルボカチオン中間体は sp^2 混成炭素から成る平面構造であり，誘起効果や超共役など電子効果の寄与の大きさにより安定性が異なる．たとえば，メチルカチオン（H_3C^+）や第一級カルボカチオン（エチルカチオン，$H_3CH_2C^+$ など）は十分な安定化が得られないのでハロメタン（CH_3X）や第一級ハロアルカン（ハロエタン，CH_3CH_2X）では S_N1 反応がほとんど起こらない．一方，第三級カルボカチオン（t-ブチルカチオン，$(CH_3)_3C^+$），ベンジルカチオン（$C_6H_5CH_2^+$）およびアリルカチオン（$CH_2=CH-CH_2^+$）などはアルキル基の電子供与性誘起効果および超共役，あるいはフェニル基やビニル基の共役系との共鳴効果が大きく効くため安定化されている（図 34・3）．したがって，第三級ハロアルカン（ハロゲン化 t-ブチル），ハロゲン化ベンジルおよびハロゲン化アリルは S_N1 反応が起こりやすい基質といえる．

ハモンドの仮説
Hammond postulate

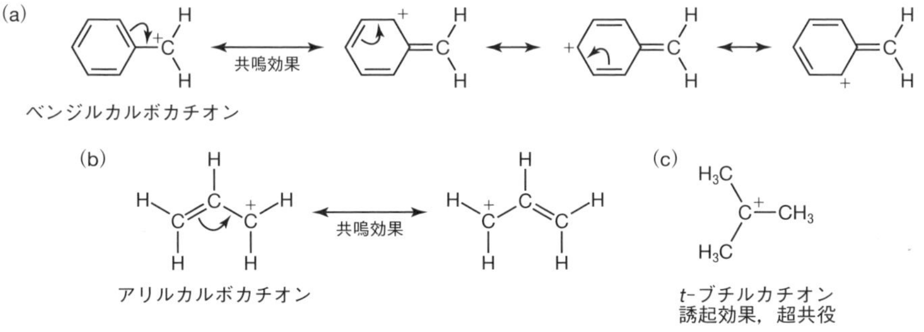

図 34・3　ベンジルカチオン，アリルカチオンおよび t-ブチルカチオンが安定な理由

カルボカチオン中間体の安定性は，メチル＜第一級≪第二級＜第三級の順となる（図 34・4）．

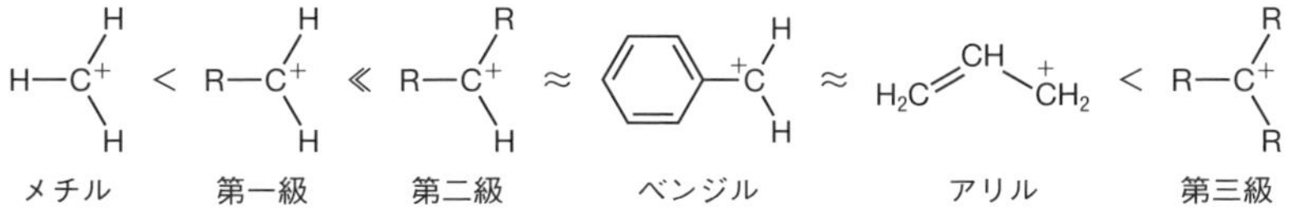

図 34・4　カルボカチオンの安定性の順序

したがって一般に，ハロアルカンの S_N1 反応の起こりやすさは，ハロメタン＜第一級ハロアルカン≪第二級ハロアルカン＜第三級ハロアルカンの順となる．

ただし，1-ブロモビシクロ[2.2.1]ヘプタンはビシクロ[2.2.1]ヘプチルカチオンが第三級カルボカチオンであっても，完全な平面構造をとれず安定化できないので S_N1 反応は起こらない（下図）．

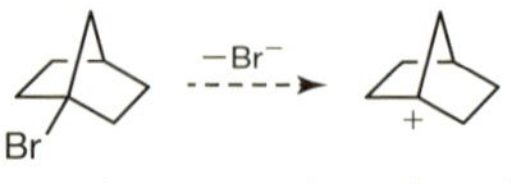

1-ブロモビシクロ-　　ビシクロ[2.2.1]-
[2.2.1]ヘプタン　　ヘプチルカチオン

b. 溶媒の効果　　次に，反応に用いる溶媒について考えよう．

図34・1で示したように，律速段階では脱離基が脱離し，カルボカチオン中間体とハロゲン化物イオンの二つのイオンを生じた．そこで，反応に**極性溶媒**を用いると，分極している基質の $C^{(\delta+)}-X^{(\delta-)}$ 結合に溶媒が配位し，イオン化（脱離基の脱離）を促進するとともに，さらに生じた二つのイオンも極性溶媒による**溶媒和**により安定化されるため脱離基の脱離が起こりやすくなる（図34・5）．

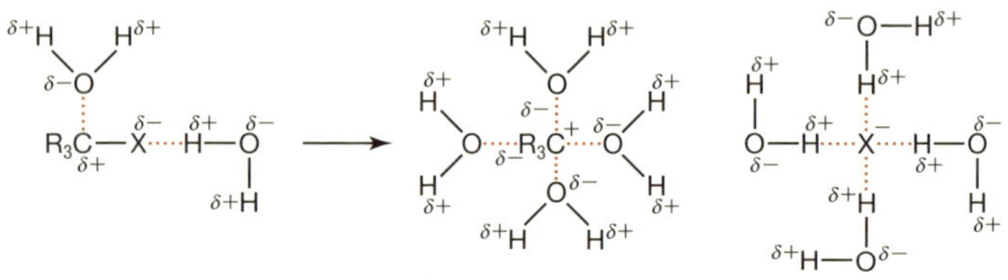

図34・5　プロトン性極性溶媒の溶媒和　点線（……）は水素結合を表す．

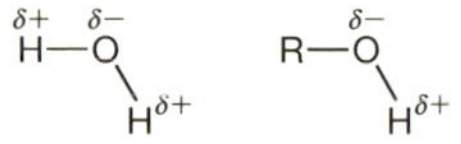

水　アルコール
プロトン性極性溶媒の例

このような極性溶媒としては水やアルコールなどの**プロトン性極性溶媒**（左図）が有効である．水を例にすると，基質の $\delta+$ の炭素に対しては $\delta-$ の酸素が，また $\delta-$ のハロゲンに対しては $\delta+$ の水素が配位し，C−X結合の解離を促進する．一方，解離により生成したカルボカチオン中間体には同様に水の酸素

加溶媒分解　solvolysis

加溶媒分解

2-ブロモ-2-メチルプロパン（臭化 t-ブチル）は水中で容易に開裂して t-ブチルカチオンを生じ，このカチオンは溶媒でもある水と反応して最終的には2-メチルプロパン-2-オール（t-ブチルアルコール）と臭化水素になる．この反応は溶媒の高い極性によってカチオン中間体が安定化されるため開始され，次の段階で溶媒自身が求核試薬として反応する．このような反応は一般に**加溶媒分解**とよばれている．

加溶媒分解は，基質のハロゲン化合物からハロゲン化物イオンが脱離しやすいほど，生じるカチオンが安定なほど，また，溶媒の極性が大きいほど起こりやすい．すなわち，ハロゲンの種類では，$I^->Br^->Cl^-$ であり，基質の反応中心では第三級＞第二級＞第一級の順にカチオンが安定なので加溶媒分解を受けやすい．また，溶媒の極性が大きい方が，加溶媒分解を受けやすい．用いられる溶媒としては，水の他，メタノールのようなアルコールやギ酸のようなカルボン酸がある．水が反応に関与した場合は加水分解，メタノールが関与した場合は加メタノール分解とよばれる．加溶媒分解は S_N1 反応の典型的な例である．

が，ハロゲン化物イオンには水素が配位し，溶媒和することで両イオンとも安定化される．したがって，S_N1 反応はこのようなプロトン性極性溶媒中で起こりやすい．

c. 反応の立体化学 次に，反応の立体化学的特徴を見てみよう．反応の立体化学的経過としては，基質のハロゲンが結合している炭素は sp^3 混成炭素の四面体構造であるが，ハロゲン化物イオンが脱離し生成したカルボカチオン中間体は sp^2 混成炭素の平面構造である．このカルボカチオン中間体の平面炭素に対して求核試薬は平面の両側から攻撃できることになる．したがって，生成物として，求核試薬が基質の立体化学を保持した形で結合したものと反転した形で結合したものが得られることになる．たとえば，反応中心にキラル炭素をもち光学活性な基質，(2*R*)-2-ブロモブタンを水-アセトン溶媒中で反応させると，生成物のブタン-2-オールは立体化学の反転したものと保持したものの等量混合物であるラセミ体として得られ，光学不活性となる（図 34・6）．このことは反応が平面構造のカルボカチオン中間体を経て進んでいることを示すとともに，求核試薬である水のカルボカチオン中間体への攻撃が平面の両側から等しく起こっていることを示している．

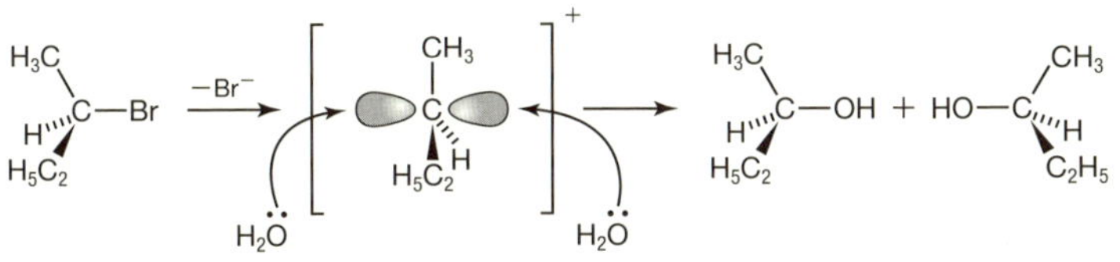

図 34・6 (*R*)-2-ブロモブタンの S_N1 反応

なお，この反応のように溶媒である水が求核試薬として反応し，置換生成物を与える反応は**加溶媒分解**とよばれる．

例題 34・1 基質の反応性の違いを理解する 次のハロアルカンについて S_N1 反応の反応性が高いのはどれか．
(a) ブロモエタン　(b) 2-ブロモプロパン　(c) 2-ブロモ-2-メチルプロパン
解　答　S_N1 反応ははじめに脱離基の脱離が起こり，カルボカチオン中間体を生成した後，求核剤が付加し生成物となる．脱離基の脱離する段階が律速段階であり，この段階を速めることが反応の速さを決める．カルボカチオン中間体の生成はその安定性により生成速度が異なる．すなわち，より安定なカルボカチオン中間体ほどできやすい．カルボカチオン中間体の安定性は中心炭素のまわりに電子供与基であるアルキル基が多いほど安定となる．それぞれのカルボカチオン中間体の構造を下に示す．

(a) 第一級カルボカチオン 不安定（生成しない）

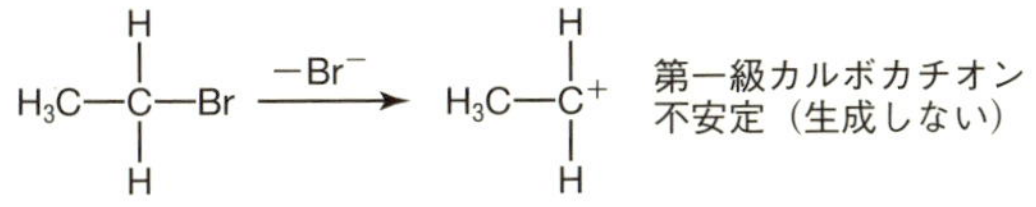

(b) 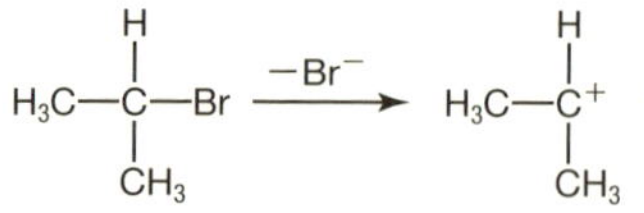 $H_3C-\underset{CH_3}{\underset{|}{\overset{H}{\overset{|}{C}}}}-Br \xrightarrow{-Br^-} H_3C-\underset{CH_3}{\underset{|}{\overset{H}{\overset{|}{C^+}}}}$ 　第二級カルボカチオン

(c) $H_3C-\underset{CH_3}{\underset{|}{\overset{CH_3}{\overset{|}{C}}}}-Br \xrightarrow{-Br^-} H_3C-\underset{CH_3}{\underset{|}{\overset{CH_3}{\overset{|}{C^+}}}}$ 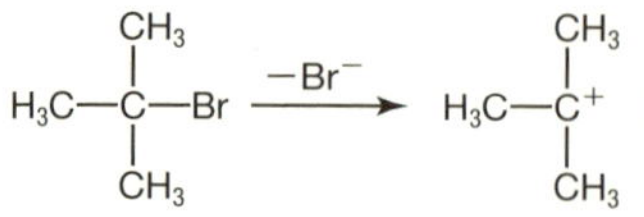 　第三級カルボカチオン

したがって，ハロアルカンの級数が大きくなればカルボカチオン中間体がより安定となりできやすい．(a) は第一級，(b) は第二級，(c) は第三級ハロアルカンであり，この順に中心炭素のまわりのアルキル基の数が増加し，カルボカチオン中間体の安定性が増す．S_N1 反応の反応性は (c) が最も高く，(b)，(a) の順に低くなる．

演習 34・1 (3S)-3-ブロモ-3-メチルヘキサンを水-アセトン中で加温したときの求核置換反応の主生成物の構造を示し，反応機構を説明せよ．

演習 34・2 次の各組の反応はどちらが速いか．理由も述べよ．
(1) (a) $(CH_3)_3CBr + H_2O \longrightarrow (CH_3)_3COH + HBr$
　　(b) $(CH_3)_3CCl + H_2O \longrightarrow (CH_3)_3COH + HCl$
(2) (a) $CH_3CH_2CH_2Br + CH_3OH \longrightarrow CH_3CH_2CH_2OCH_3 + HBr$
　　(b) $CH_2=CHCH_2Br + CH_3OH \longrightarrow CH_2=CHCH_2OCH_3 + HBr$
(3) (a) $CH_3CHBrCH_3 + H_2O \longrightarrow CH_3CH(OH)CH_3 + HBr$
　　(b) $C_6H_5CHBrCH_3 + H_2O \longrightarrow C_6H_5CH(OH)CH_3 + HBr$

演習 34・3 **Adv** $trans$-1-ブロモ-2-メチルシクロヘキサンを水-エタノール中反応したところ，1-メチルシクロヘキサノールが得られた．反応生成物の構造を示し，反応機構を説明せよ．

二分子求核置換(S_N2)反応
bimolecular nucleophilic substitution reaction

反応速度式：
$v = k[RX][Nu^-]$

34・2 　S_N2 反応

ブロモエタンにメタノール中ナトリウムメトキシド（$Na^+\,^-OCH_3$）を作用させるとメトキシエタンが生成する．

$$CH_3\overset{\delta+}{C}H_2-\overset{\delta-}{Br} \xrightarrow{\,^-OCH_3} CH_3CH_2-OCH_3 + Br^-$$

この反応の反応速度 v は基質と求核試薬の両方の濃度に比例する二次反応であり，基質あるいは求核試薬の濃度を2倍にすると，反応速度は2倍になり，両方の濃度を2倍にすると反応速度は4倍になる．律速段階は基質と求核試薬が衝突する遷移状態の生成段階であり，**二分子求核置換反応**（S_N2 反応）とよぶ．図34・7に示すように中間体を経由しない，遷移状態が一つの一段階反応である．すなわち，基質の部分正電荷をもつ炭素に求核試薬の CH_3O^- の非共有電子対が攻撃し，C-O 結合の形成と C-Br 結合の開裂が同時に起こる**協奏反応**である．この反応は脱離基の脱離能がよく，かつ求核試薬の求核性が強い場合に起こりやすい．反応の遷移状態では基質と求核試薬が同時に結合したような最もエネルギーの高い三方両錘型の構造（左図）をとると考えられ，このような遷移状態を形成するためには，基質に対して求核試薬が C-Br 結合のハロゲンと反対の方

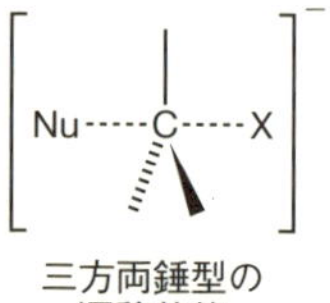

三方両錘型の遷移状態

向から近づく必要がある．基質の$\overset{\delta+}{C}-\overset{\delta-}{Br}$結合に電子豊富な求核試薬が近づく場合，ハロゲンは部分的に負の電荷をもっているため，ハロゲンと同じ方向から接近すると負電荷どうしが反発する．したがって，求電子的な炭素に対して近づく場合，求核試薬は基質に対して臭素とは反対の方向から近づくことになる．

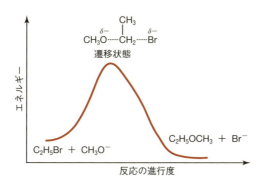

図 34・7　$S_N 2$ 反応のエネルギー図

a. 基質の構造と反応性　反応はこのように臭素と反対の方向から起こり，C-O 結合の形成と C-Br 結合の開裂を同時に起こす．一方，最も高いエネルギーの三方両錘型の遷移状態の構造において炭素が立体的に込み合うとそのエネルギーはさらに高くなり反応は遅くなる．また，求核試薬が近づく場合，基質の反応中心炭素のまわりの立体的込み合い（立体障害，立体効果）および置換基の電子効果が反応の起こりやすさを大きく左右する．すなわち，ハロゲンの結合している炭素上の他の置換基がすべて水素であるメチル基（CH_3-）の場合，立体的込み合いが最も小さく，求核試薬は速やかに反応中心炭素を攻撃することができるが，エチル基（CH_3CH_2-），イソプロピル基（$(CH_3)_2CH-$）とメチル基の数が増えるに従い立体的込み合いが増すとともに，さらに電子供与性誘起効果により反応中心炭素の部分正電荷が減少するので反応は遅くなる（図 34・8）．

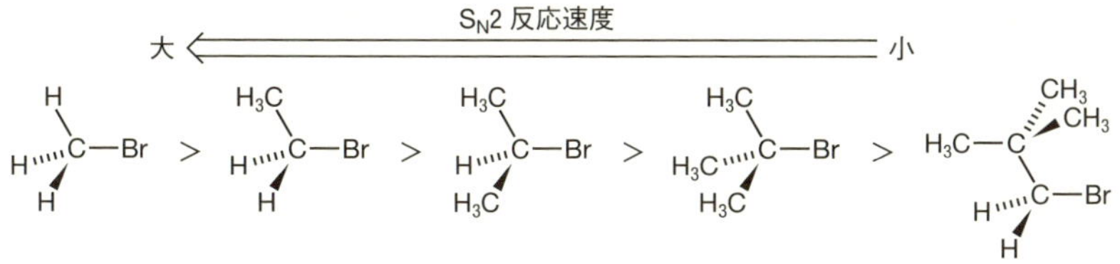

図 34・8　立体的込み合いと $S_N 2$ 反応速度の関係

t-ブチル基（$(CH_3)_3C-$）のようにすべてがメチル基で置換されると立体障害および誘起効果が最も大きくなり $S_N 2$ 反応は著しく遅くなる．代わりに前述の $S_N 1$ 反応や後述する E2 反応が競合してくる．したがってハロメタンが最も反応が速く，第一級ハロアルカン，第二級ハロアルカンになるに従い反応は遅くなり，第三級ハロアルカンではほとんど $S_N 2$ 反応は起こらない．なお，ハロゲン化ネオ

ペンチル（(CH$_3$)$_3$CCH$_2$-）は第一級ハロアルカンであるが立体的込み合いのためS$_N$2反応は進行しない．これは反応中心炭素に非常にかさ高いt-ブチル基が結合しており，求核試薬の接近を著しく阻害することや，遷移状態の立体障害がきわめて大きく，活性化エネルギーが大きくなるためである．一方，ハロゲン化アリルやハロゲン化ベンジルはハロメタンより反応性が高い．これは，ビニル基やフェニル基の電子求引性誘起効果のため，反応中心炭素の部分正電荷が高く求核試薬の攻撃を受けやすくなっているためである．いくつかのハロアルカンの反応性の順序を示すと以下のようになる．

$$CH_3OCH_2-Br > C_6H_5CH_2-Br > H_2C=CHCH_2-Br > CH_3-Br$$

演習 34・4 次の各組の反応はどちらが速いか．理由も述べよ．
(1) (a) CH$_3$Br + HO$^-$ ⟶ CH$_3$OH + Br$^-$
    (b) CH$_3$I + HO$^-$ ⟶ CH$_3$OH + Cl$^-$
(2) (a) CH$_3$CH$_2$CH$_2$Br + CH$_3$O$^-$ ⟶ CH$_3$CH$_2$CH$_2$OCH$_3$ + Br$^-$
    (b) CH$_3$CH$_2$CH$_2$Cl + CH$_3$O$^-$ ⟶ CH$_3$CH$_2$CH$_2$OCH$_3$ + Cl$^-$
(3) (a) C$_6$H$_5$CH$_2$Br + CH$_3$O$^-$ ⟶ C$_6$H$_5$CH$_2$OCH$_3$ + Br$^-$
    (b) CH$_3$CH$_2$Br + CH$_3$O$^-$ ⟶ CH$_3$CH$_2$OCH$_3$ + Br$^-$

b. 反応の立体化学　S$_N$2反応は求核試薬が基質に対してハロゲンと反対の方向から攻撃し，結合の形成と同時にハロゲンが脱離する．そのため生成物の中心炭素の立体化学は基質の立体配置が反転（**ワルデン反転**）した構造となる．

ワルデン反転
Walden inversion

たとえば，反応中心にキラル炭素をもつ(R)-2-ブロモブタンと水酸化物イオンのS$_N$2反応ではキラル炭素の立体配置が反転した(S)-ブタン-2-オールが生成する．

(R)-2-ブロモブタン　　　　　　　　　　　　　(S)-ブタン-2-オール

演習 34・5 アセトン中で，(R)-2-ブロモブタンとNaBrを長時間加温したところ光学不活性になった．理由を考察せよ．

演習 34・6 (S)-2-ブロモブタンと次の各求核試薬とのS$_N$2反応における生成物の構造式を立体化学がわかるように書け．
(1) NaCN　　(2) CH$_3$CO$_2$K　　(3) KI

c. 溶媒の効果　反応に用いる溶媒について考えてみよう．S_N2 反応は中間体を生じることなく電子豊富な求核試薬が基質と反応し，三方両錘型の遷移状態を経て進むことは前述した．この反応では S_N1 反応のようなプロトン性極性溶媒を用いることによる中間体の安定化はない．むしろ，プロトン性極性溶媒を用いると電子豊富な求核試薬が溶媒和され，安定化することになる．求核試薬の安定化は基質に対する求核試薬の反応の妨げになる．たとえば，NaN_3 を用いた S_N2 反応をメタノールなどのプロトン性極性溶媒中で行うとメタノールの OH 基により Na^+ だけでなく N_3^- もともに溶媒和される（図 34・9）．

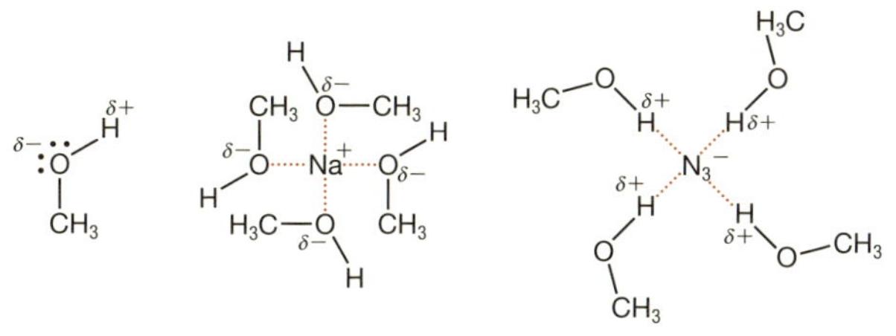

図 34・9　プロトン性極性溶媒による求核試薬の溶媒和

これは NaN_3 の反応性，特に N_3^- の求核性を低下させることになる．一方，N,N-ジメチルホルムアミド（DMF）やジメチルスルホキシド（DMSO）のような非プロトン性極性溶媒を用いると，これらの溶媒では電気的に陰性の酸素原子は分子の外側に位置し，Na^+ を溶媒和するのに対して，電気的に陽性の窒素原子や硫黄原子は分子の内側に位置し，N_3^- を溶媒和できない（図 34・10）．そのため求核性をもった N_3^- が裸のアニオンとして存在することになり，求核性が向上し，S_N2 反応の反応速度が速くなる．

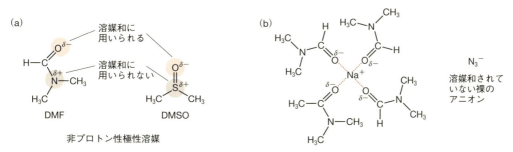

図 34・10　非プロトン性極性溶媒による求核試薬の溶媒和

演習 34・7　次の反応 (a)，(b) はどちらが速いか．理由も述べよ．
(a) $CH_3CH_2Br + CH_3O^- \longrightarrow CH_3CH_2OCH_3$ （CH_3OH 中）
(b) $CH_3CH_2Br + CH_3O^- \longrightarrow CH_3CH_2OCH_3$ （DMF 中）

演習 34・8　メタノール中での次の求核置換反応の生成物を示せ．またこれらの反応のうち非プロトン性極性溶媒中（DMSO やアセトン）でより速く進行する反応はどれか．反応機構に基づいて説明せよ．
(1) $CH_3CH_2CH_2Br + Na^{+\,-}CN$
(2) $(CH_3)_2CHCH_2I + Na^+N_3^-$
(3) $(CH_3)_3CBr + CH_3OH$

求核性
nucleophilicity

塩基性　basicity

d. 求核試薬の求核性と塩基性　ここで，求核試薬の求核性についてふれておこう．S_N1 反応および S_N2 反応などの求核置換反応ではカルボカチオン中間体 R^+，あるいは基質 $\overset{\delta+}{R}-\overset{\delta-}{X}$ に対して求核試薬 $Nu:^-$ が攻撃し，その結果脱離基 X^- と求核試薬 $Nu:^-$ が置き換わった生成物 $R-Nu$ を与える．

$$R-X + Nu:^- \longrightarrow R-Nu + X^-$$

このとき $\overset{\delta+}{R}-\overset{\delta-}{X}$ の電気的に陽性な部位に対する $Nu:^-$ の反応性を**求核性**とよぶ．基本的に求核性は炭素などの水素原子以外の原子に対する結合力であり，反応速度に関連する速度論的な考え方である．一方，求核試薬 $Nu:^-$ は電子豊富であり H^+ と反応できるので塩基でもある．塩基性は基本的には H^+ との反応のしやすさ，すなわちプロトンに対する結合力であり，平衡定数に基づいている．したがって，塩基性は酸塩基平衡から求められる熱力学的な考え方である．多くの場合，求核性と塩基性は対応している．

たとえば，C_2H_5ONa，C_6H_5ONa，CH_3COONa などの酸素原子をもつ化合物のアニオンの塩基性はこの順番に低くなる．これは元の C_2H_5OH，C_6H_5OH，CH_3COOH などの酸性度がこの順に強くなるので，酸塩基平衡の概念から理解できることである．一方，これらアニオンの S_N2 反応の反応性は塩基性の順と同じである．したがってこれらの場合，塩基性と求核性は正に相関している．さらに，周期表で同一周期の原子をもつ化合物のアニオンも同様の傾向を示す．たとえば，CH_3^-，NH_2^-，HO^-，F^- はこの順に塩基性および求核性が減少する．これらは同一周期の原子の電気陰性度の大きさと関連し，電気陰性度の大きな原子のアニオンほど安定であり塩基性および求核性が減少する．他方，同族原子の化合物のアニオンについては塩基性と求核性の順が一致しない．たとえば，$C_6H_5S^-$ と $C_6H_5O^-$ では $C_6H_5O^-$ の方が塩基性は強いが，求核性は逆に，$C_6H_5S^-$ の方が強くなる．また，F^-，Cl^-，Br^-，I^- の場合，塩基性はこの順に減少するが，求核性は逆にこの順に強くなる．同族原子の場合，原子半径の大小が問題となり，原子半径が小さいと外殻電子は原子核に引付けられ，反応場の変化に伴った電子の偏りを生じにくい．他方，原子半径が大きいと核による引付けがそれほど強くなく，反応場の変化に伴って比較的自由に電子が偏ることができる．このような電子の偏りを分極率とよび，分極率の大きさが求核性の大小と関連する．

例題 34・2　反応の特徴を理解する　(S)-2-ヨードブタンのメタノール中ナトリウムメトキシドとの反応における求核置換反応の機構を説明せよ．

解答　この反応はメトキシドイオンが求核剤として作用し，ヨウ素原子と置換する．すなわち，ヨウ素の結合した正の部分電荷をもった炭素に対し，メトキシドイオンが攻撃するので S_N2 反応である．反応は求核剤のメトキシドイオンが $C-I$ 結合の反対側から攻撃し，$CH_3O\cdots C$ 結合形成と $C\cdots I$ 結合の開裂が同時に起こる遷移状態 $[CH_3O\cdots C\cdots I]^-$ を通った後，ヨウ化物イオンが脱離するので反応中心の立体配置が反転した生成物が生成する．したがって，この反応での主生成物は，(R)-2-メトキシブタンとなる．

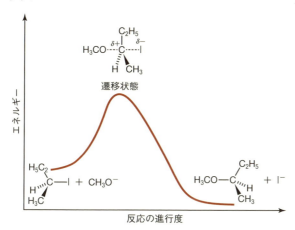

なお，遷移状態は最も高エネルギーの律速段階であり，反応速度は基質の濃度と求核試薬の濃度の両方に比例する一段階反応である．反応機構およびエネルギー図を下に示す．

演習 34・9 次の各組の反応はどちらが速いか．理由も述べよ．
(1) (a) $CH_3CH_2Br + CH_3O^- \longrightarrow CH_3CH_2OCH_3 + Br^-$
    (b) $CH_3CH_2Br + CH_3S^- \longrightarrow CH_3CH_2SCH_3 + Br^-$
(2) (a) $CH_3CH_2Br + CH_3OH \longrightarrow CH_3CH_2OCH_3 + HBr$
    (b) $CH_3CH_2Br + CH_3O^- \longrightarrow CH_3CH_2OCH_3 + Br^-$
(3) (a) $CH_3CH_2Br + CH_3NH_2 \longrightarrow CH_3CH_2\overset{+}{N}H_2CH_3\ Br^-$
    (b) $CH_3CH_2Br + CH_3OH \longrightarrow CH_3CH_2OCH_3 + HBr$
(4) (a) $(CH_3)_2CHBr + HO^- \longrightarrow (CH_3)_2CHOH + Br^-$
    (b) $(CH_3)_2CHBr + H_2O \longrightarrow (CH_3)_2CHOH + H^+ + Br^-$

応用・発展 34・1 (R)-3-ブロモブタン-1-オールを水-エタノール中水酸化ナトリウムと反応させたところ，環状エーテルが得られた．立体化学がわかるように生成物の構造を示すとともにこの反応の機構を説明せよ．

応用・発展 34・2 ハロアルカンとアルコキシドイオンとの求核置換反応によりエーテルを合成する方法をウィリアムソンのエーテル合成法とよぶ．ウィリアムソンのエーテル合成法により2-メトキシ-2-メチルプロパンを効率よく合成するにはどのようなハロアルカンおよびアルコキシドを用いるとよいか．それぞれ示し，説明せよ．

応用・発展 34・3 2-ブロモプロパンからプロパン-2-オールを効率よく合成するにはどのような方法を用いればよいか説明せよ．

応用・発展 34・4 **Adv** 光学活性な(R)-2-ヨードブタンにアセトン中ヨウ化ナトリウムを反応させたところ光学活性が消失した．一方，(R)-2-クロロブタンにアセトン中ヨウ化ナトリウムを反応させたところ光学活性な生成物が得られた．この反応を説明せよ．（なお，アセトンに NaI は可溶，NaCl は不溶である．）

S_N2' 反応

ハロゲン化アリルは，二重結合にメチレン基（$-CH_2-$）を介してハロゲンが結合しており，S_N1 反応および S_N2 反応を起こすことができる基質である．S_N1 反応では中間体のアリルカチオンが共鳴安定化するためハロゲンの脱離が容易であり，速やかに反応が進行する．なお，アリルカチオン中間体は両末端が正電荷をもつので反応はどちらにも起こることになるが，置換基のないハロゲン化アリル自身では，どちらの炭素に求核試薬がついても同じ生成物となる．そこで，一方の炭素を同位体で標識しておくと，標識のある炭素および標識のない炭素それぞれに求核試薬が結合した生成物が得られるので反応の起こり方を説明することができる．

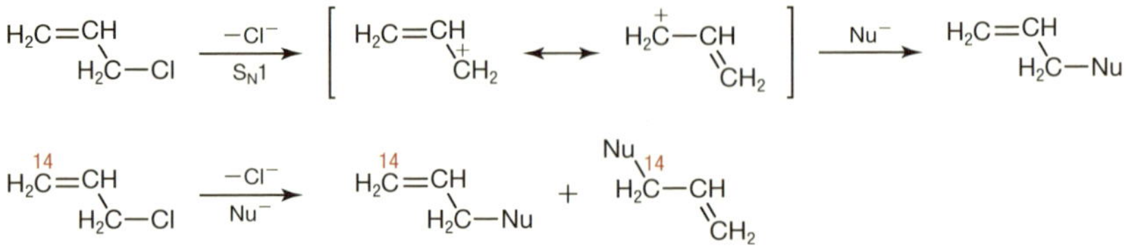

一方，ハロゲン化アリルのハロゲンが結合した炭素は電子求引性のビニル基が結合しているためより正電荷が大きくなると考えられ，求核試薬の攻撃を受けやすい．したがって，S_N2 反応が起こりやすいが，2分子反応では S_N2 反応のほかにビニル基への求核試薬の攻撃により，二重結合の転位した生成物も得られる．このような二重結合の転位した生成物が生成する反応は S_N2' 反応とよばれる．転位生成物は S_N1 反応でも得られるが，S_N2 反応条件ではアリルカチオンを経由せず，S_N2' 反応によって生成したものと考えられる．たとえば，求核性の強い求核剤を反応させると S_N2 反応が優先すると考えられるが，このような条件下では S_N2 反応生成物のほかに γ 位での置換生成物，すなわち S_N2' 反応生成物も得られることになる．

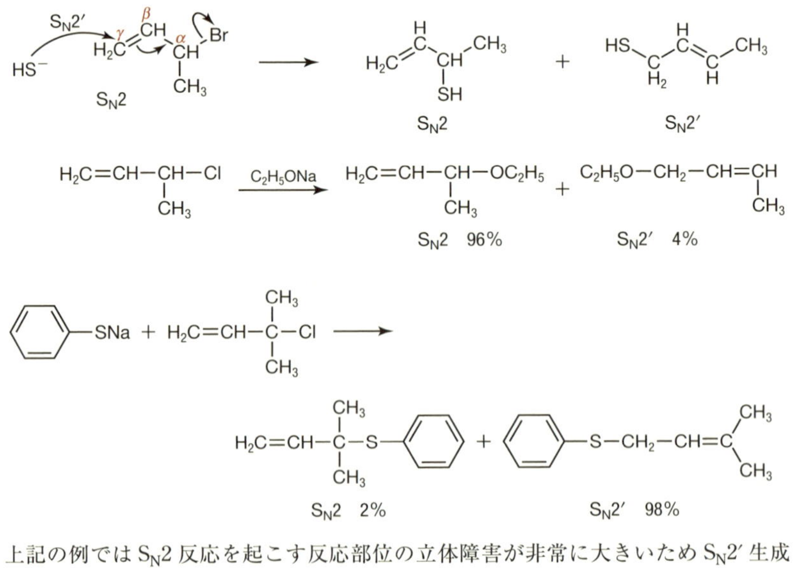

上記の例では S_N2 反応を起こす反応部位の立体障害が非常に大きいため S_N2' 生成物がおもに得られる．

生体内求核置換反応

フラスコ内でのハロアルカンと求核剤との求核置換反応と同様の反応は生体内でも起こり，生体内での重要な生理活性物質の生成に寄与している．その一つの例は下図に示すノルアドレナリンからアドレナリンの生成過程である．

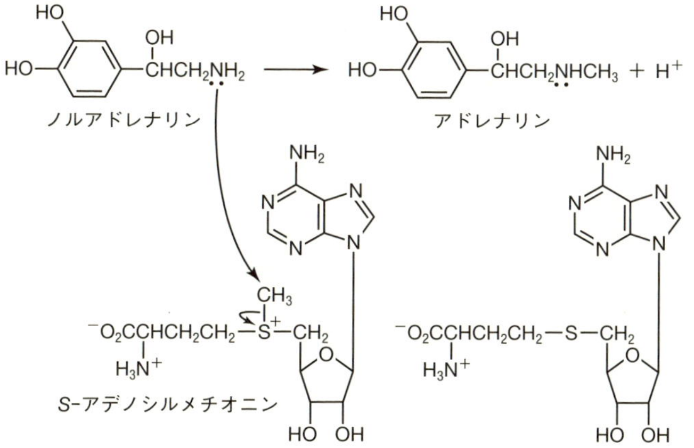

この反応はハロゲン化合物の反応ではないが，S-アデノシルメチオニンのスルホニウムイオンの求核置換反応（S_N2 反応）であり生体内でのメチル化として重要な反応である．

SBO 35 脱離反応の特徴について説明できる．
C3(3)②3

学生へのアドバイス
　ハロゲン化合物の重要な反応には，SBO 34 で扱った求核置換反応の他に脱離反応がある．ハロゲン化合物の脱離反応ではアルケンが生成するが，これはアルケンへのハロゲン化水素の付加反応の逆反応であることに気付こう．本 SBO でも反応機構（E1，E2）ごとに基質・脱離基・求核試薬による反応性の違いをまとめた表を，自分で作成することをおすすめする．

■ この SBO の学習に必要な予備知識
1. ブレンステッド酸・塩基：SBO 5
2. 基本的な有機反応の特徴：SBO 6
3. 反応途中にできる中間体：SBO 7
4. 反応のエネルギー図：SBO 8
5. 有機反応を電子の動きを示す矢印で書く：SBO 9
6. ニューマン投影式：SBO 16
7. 置換シクロヘキサンの立体配座：SBO 22
8. アルケンへの付加反応：SBO 23
9. 有機ハロゲン化合物の求核置換反応：SBO 34

■ この SBO の学習成果
　本 SBO までで，有機反応の最も基本的な付加反応，置換反応（S_N1 反応，S_N2 反応），脱離反応（E1 反応，E2 反応）のすべてを学習したことになる．ほとんどの有機反応はこの 5 種類を組合わせたり応用すれば理解できるといっても過言ではない．これらの反応の基本を関連づけてしっかり復習すれば，難度の高い有機反応も理解できるようになるだろう（SBO 36〜41）．

脱離反応
elimination reaction

　ハロゲン化合物のもう一つの大切な反応に**脱離反応**がある．これはハロゲン化合物に塩基が作用し，HX の脱離によりアルケンを生成する反応である．反応の起こり方により E1 反応と E2 反応に大別される．

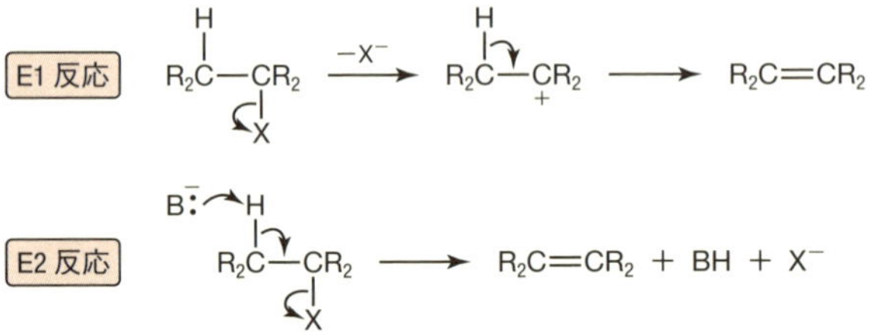

　SBO 34 で学んだ求核置換反応と脱離反応では，脱離基はまったく同じであるが，求核置換反応の場合は求核試薬の非共有電子対が正電荷を帯びた炭素を攻撃するのに対し，脱離反応では塩基が隣接する β 位の C-H 結合から H^+（プロトン）を引抜き，C-H 結合の共有結合電子対が正電荷を帯びた炭素との間に新た

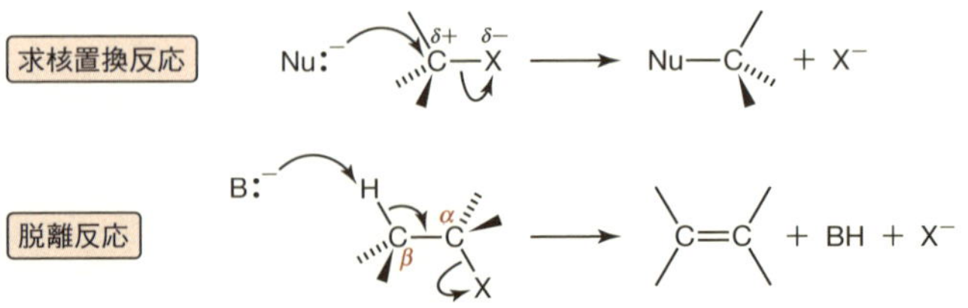

なπ結合を形成する．

反応機構的には S_N1 反応と E1 反応，S_N2 反応と E2 反応がそれぞれ対応している．まず，E1 反応について概説する．

35・1　E1 反応

E1 反応はカルボカチオン中間体を経由し，二つの遷移状態を経た二段階反応である．カルボカチオン中間体の生成段階が律速段階であり，反応速度 v は，基質の濃度にのみ比例する一次反応である．これは S_N1 反応と同様に一分子機構で起こる脱離反応であり，同じ中間体を経て進むので S_N1 反応と競合することになる（図35・1）．求核置換反応と脱離反応のどちらが起こるかはカチオンの性質に依存する部分が大きく，どちらか一方を優先的に起こすことは難しい．

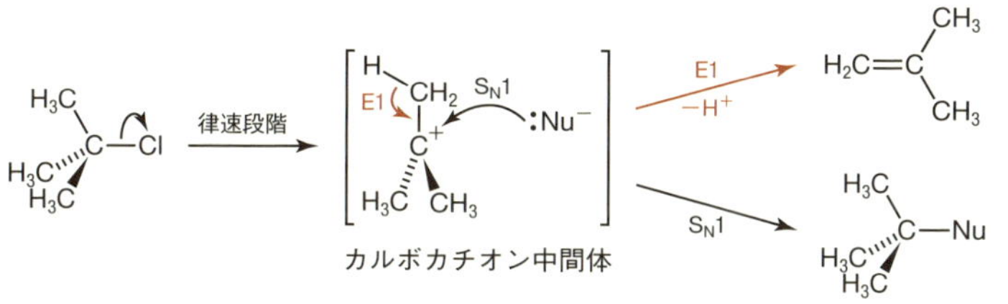

E1 反応：E1 elimination
(unimolecular elimination
一分子脱離反応)
反応速度式：
$$v = k[基質]$$
S_N1 反応と同じ（SBO 34 参照）．

図 35・1　E1 反応と S_N1 反応の比較

E1 反応の起こり方をまとめると：
① 脱離基の脱離が起こり，カルボカチオン中間体を生成する（律速段階）．
② 生成したカルボカチオン中間体から塩基により β 位のプロトンが引抜かれアルケンを生成する．

この反応は生成するカルボカチオン中間体が安定なほど[*1]速くなる．すなわち，ハロアルカンは，第三級＞第二級≫第一級の順で起こりやすく，通常，第一級ハロアルカンでは E1 反応はほとんど起こらない．

カルボカチオン中間体から脱離する β 位のプロトンが 2 種類（経路 a および b）ある場合，生成するアルケンは熱力学的により安定な，置換基の多いアルケン[*2]を優先的（位置選択的[*3]）に与える．たとえば，2-ブロモ-2-メチルブタンの場合，主として経路 a の熱力学的により安定な三置換アルケン，2-メチルブタ-2-エンを生成する（図 35・2）．

[*1] カルボカチオン中間体の安定性の順序：
第三級＞第二級＞第一級

[*2] アルケンの安定性の序列については SBO 23 の図 23・2 参照．
[*3] 位置選択性 (regioselectivity)：いくつかの可能な構造異性体のうちより優先的に生成物を与える傾向をいう．
　セイチェフ則では熱力学的により安定なアルケンが選択的に生成する．

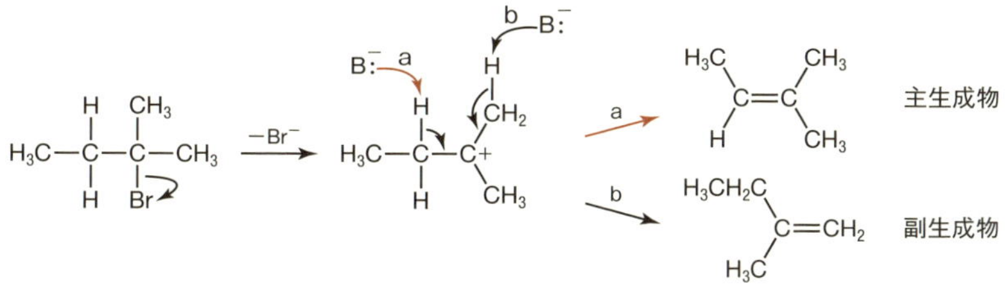

図 35・2　E1 反応の配向性　セイチェフ則に従う．

このように，結果的に水素原子数の少ない方の隣接炭素原子から水素原子が引抜かれ，熱力学的により安定な多置換アルケンを優先して生成する傾向をセイチェフ則という．

例題 35・1 次のハロアルカンの E1 脱離反応の主生成物の構造式を示せ．
(1) 1-ブロモ-1-メチルシクロペンタン　(2) 2-ブロモペンタン
(3) 3-ヨード-2-メチルペンタン　　　　(4) 2-クロロ-2-メチルヘキサン

解 答 各反応式および主生成物は以下のとおりである．

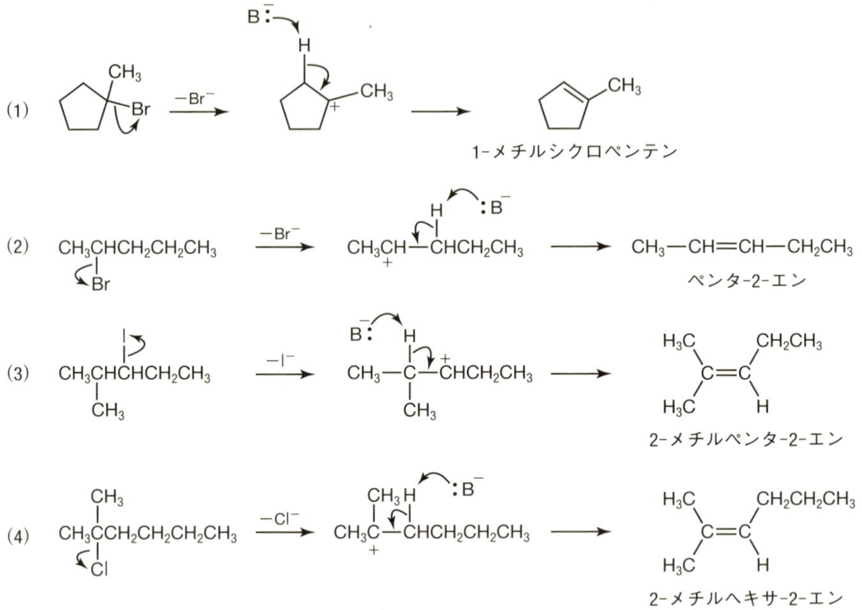

(1) 1-メチルシクロペンテン

(2) ペンタ-2-エン

(3) 2-メチルペンタ-2-エン

(4) 2-メチルヘキサ-2-エン

なお，(2)のペンタ-2-エンはシス体とトランス体が可能であるが，立体障害の少ないトランス体が主生成物として生成する．E1 反応ではセイチェフ則に従い置換基の多い安定な多置換アルケンが優先的に生成する．

演習 35・1 次の各化合物のエタノール中での E1 脱離反応における主生成物の構造式を示せ．
(1) 2-ブロモ-2-メチルプロパン
(2) 2-ブロモ-3-メチルブタン
(3) *trans*-1-ブロモ-2-メチルシクロヘキサン
(4) *cis*-1-ブロモ-2-メチルシクロヘキサン

演習 35・2 次の各組の化合物のアルコール中での E1 脱離反応はどちらが速いか．また，その理由を説明せよ．
(1) 2-クロロ-2-メチルプロパン，2-ヨード-2-メチルプロパン
(2) 2-ヨードブタン，1-ヨードブタン
(3) 2-ブロモ-3-メチルブタン，2-ブロモ-2,3-ジメチルブタン
(4) 4-ブロモペンタ-2-エン，2-ブロモペンタン
(5) 2-クロロ-2-フェニルブタン，2-クロロブタン

35・2 E2 反応

E2 反応では β 位の水素原子の引抜きとハロゲン原子の脱離が同時に起こる，一つの遷移状態を経る一段階反応である．反応速度 v は，基質と塩基の両方の濃度に比例する二次反応である．これは S_N2 反応と類似の速度式で表される二分子機構で起こる脱離反応である．

S_N2 反応と E2 反応とのおもな違い（図 35・3）は，

S_N2 反応：求核試薬が正に荷電した炭素を攻撃するので立体障害が増すと反応が起こりにくくなる．

E2 反応：塩基が隣接する β 位のプロトンを攻撃するため立体障害の影響をあまり受けない．

すなわち，S_N2 反応は立体障害の大きいハロアルカンではほとんど進行しないのに対して，E2 反応はそれに関係なく進行することである．

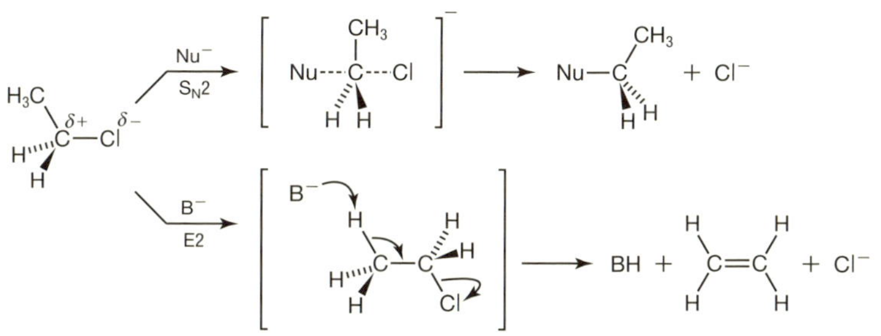

E2 反応：E2 elimination (bimolecular elimination 二分子脱離反応)
反応速度式：
$$v = k[基質][塩基]$$
S_N2 反応と類似 (SBO 34 参照)．

図 35・3 E2 反応と S_N2 反応の比較

E2 反応はハロゲン原子が結合した炭素原子に隣接する β 位の水素原子に対する塩基の攻撃（プロトンの引抜き）から始まるので，強塩基を高濃度で用いると，E1 反応を起こしやすい第三級ハロアルカンでも E2 反応が起こりやすくなる．また塩素原子より脱離能が高い臭素原子の方が反応は速く進む．

また，2-ブロモブタンのように 2 種類の隣接する β 位の水素原子がある場合，それぞれの β 位の水素原子が引抜かれたものの混合物となるが（図 35・4），一般に置換基の多いアルケンが優先的に生成する（セイチェフ則）．

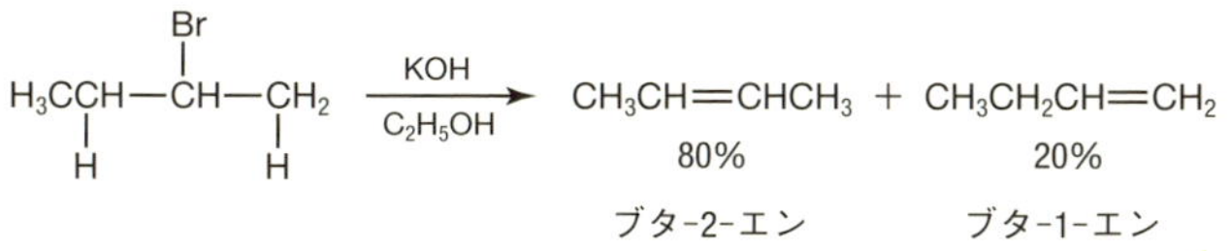

図 35・4 E2 反応の配向性　セイチェフ則に従う．

E2 反応は競合する S_N2 反応を受けやすい第一級ハロアルカンより，第二級，第三級ハロアルカンになるほど起こりやすい．また，立体的に大きな強塩基を用いると置換反応が起こりにくくなるが，β 位の水素原子のまわりとの立体障害のためセイチェフ則に従わないアルケンを生成することがある．

一般にセイチェフ則に従ったアルケンが生成するのはなぜかを考えてみよう．2-ブロモ-3-メチルブタンのE2反応で生成する二つのアルケンはそれぞれ別の遷移状態（図35・5のaおよびb）を経て生成すると考えることができる．E2反応は水素原子の引抜きとハロゲン原子の脱離が同時に起こる遷移状態を経ることは前述したが，遷移状態ではすでにC–C間が二重結合性を帯びている．遷移状態aではメチン水素（H_a）が引抜かれ，遷移状態bではメチル基の水素（H_b）が引抜かれることになる．この二重結合性を帯びた遷移状態aおよびbの安定性にアルケンの安定性の考え方を適用すると，多置換アルケンに対応する遷移状態aの方が遷移状態bよりメチル基の電子効果のため安定化されている．したがって，より安定な遷移状態aを経る2-メチルブタ-2-エンが主生成物となる．

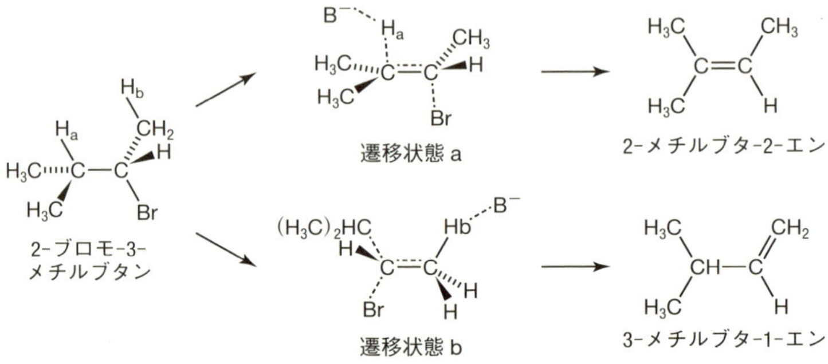

図35・5　E2反応の配向性

さらに，E2反応では，水素原子の引抜きおよびハロゲン原子の脱離が特定の立体配座から起こるという立体化学的な特徴をもつ．すなわち，E2反応では塩基の攻撃による水素原子の引抜きとハロゲン原子の脱離が協奏的に進むので，引抜かれる水素原子と脱離するハロゲン原子は同一平面の反対側（アンチ）の配座（アンチペリプラナー*）をとらなければならない．（アンチ脱離）

したがって，(2R,3R)- および(2R,3S)-2,3-ジブロモブタンのE2反応では(Z)および(E)-2-ブロモブタ-2-エンをそれぞれ立体特異的に生成する（図35・6）．

* **アンチペリプラナー**
(anti-periplaner)：水素原子と脱離基がH–C–C–Xを含む平面上に位置し，C–C結合の上下（アンチ配座，ねじれ形）をとるときをいう．またC–C結合の同じ側（重なり形）に位置するときはシンペリプラナーという．

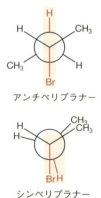

アンチペリプラナー

シンペリプラナー

立体特異的
stereospecific

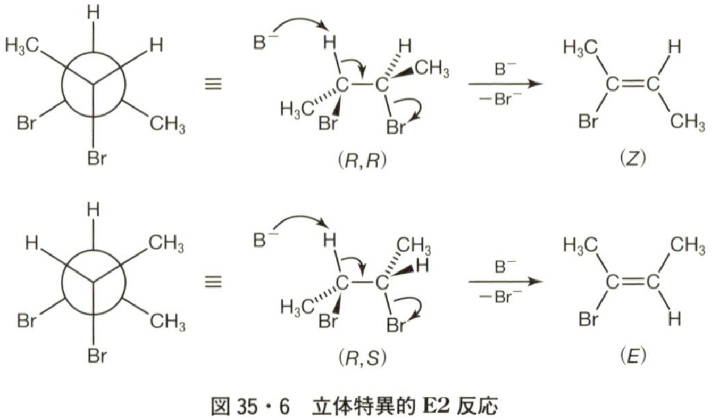

図35・6　立体特異的E2反応

また，2-ブロモブタンの場合 *trans*-ブタ-2-エンが主生成物となる．これは水素原子と臭素原子がアンチの配座をとるとき，メチル基どうしもアンチとなる配座の方がより安定なためである（図 35・7）．

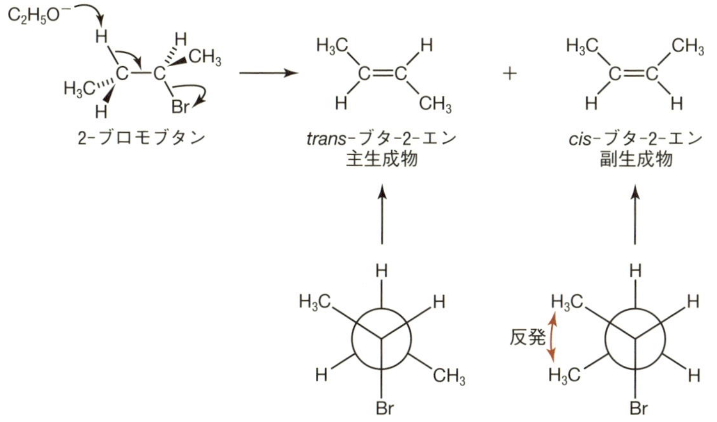

図 35・7　2-ブロモブタンの E2 アンチ脱離

このように E2 反応では，脱離するハロゲン原子と引抜かれる水素原子がアンチの配座であることが立体的に重要である．

このことはハロゲン化シクロヘキサンの E2 反応（脱 HX）においてより明確にみることができる．(1*R*,2*R*,3*R*)-2-ブロモ-1-エチル-3-メチルシクロヘキサンのより安定な立体配座はエチル基および臭素原子がエクアトリアル，メチル基がアキシアルのときである．しかし，この立体配座では臭素原子とアンチの配座をとる水素原子がないため，E2 反応は起こりえない．E2 反応を起こすためには脱離基と水素原子がともにジアキシアルの配座をとらなければならない．そのためにこの化合物の反応が進むためには図のように環が反転しなければならない．このときの生成物は 3-エチル-1-メチルシクロヘキセンであり，1-エチル-3-メチルシクロヘキセンは得られない．

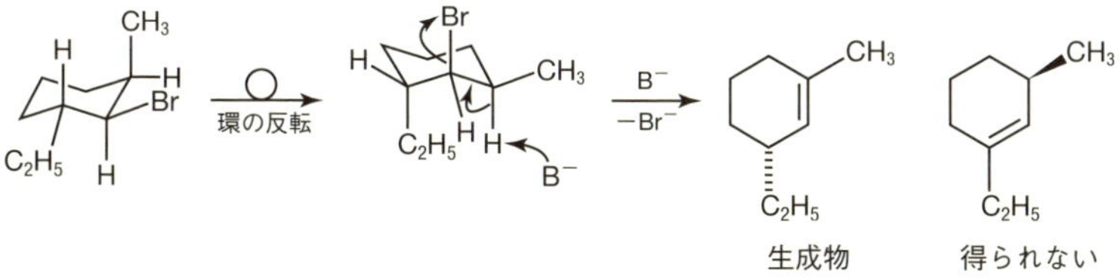

例題 35・2　(*R*)-2-ブロモブタンのエタノール中ナトリウムエトキシドとの反応による脱離反応の生成物をすべて示し，反応機構を説明せよ．またこの反応における主生成物はどれか．理由を述べよ．

解　答

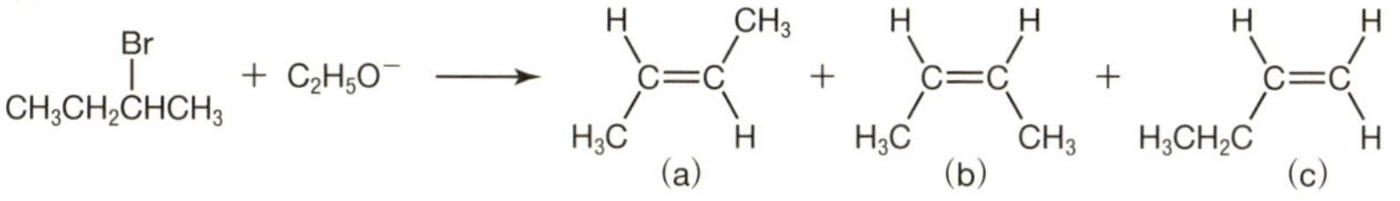

2-ブロモブタンのエトキシドイオン（強塩基）による脱離反応はアンチ脱離であるE2脱離が起こる．その際，生成物としては上図に示す3種類のアルケンの生成が考えられる．この中で(a)および(b)はセイチェフ則に従った多置換アルケン（二置換アルケン）のブタ-2-エンであり，(c)はセイチェフ則に従わない一置換アルケンのブタ-1-エンである．通常基質の立体的な込み合いや塩基の嵩高さが問題とならないときはセイチェフ則に従った生成物が主生成物となる．したがって，本反応では(a)および(b)が主生成物となる．なお，(a)〜(c)を与える反応の立体配置およびニューマン投影図を下に示す．この図から(b)を与える立体配座では二つのメチル基が立体反発を受けることがわかる．したがって，本反応における主生成物は *trans*-ブタ-2-エンである．

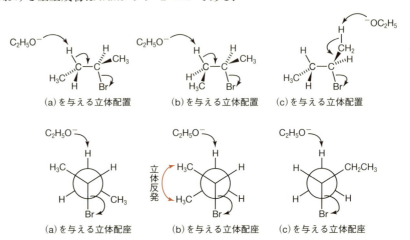

(a)を与える立体配置　　(b)を与える立体配置　　(c)を与える立体配置

(a)を与える立体配座　　(b)を与える立体配座　　(c)を与える立体配座

例題 35・3 次の各化合物のエタノール中ナトリウムエトキシドによるE2脱離反応の主生成物の構造式を示せ．
(1) *trans*-1-ブロモ-2-メチルシクロヘキサン
(2) *cis*-1-ブロモ-2-メチルシクロヘキサン

解 答

(1)

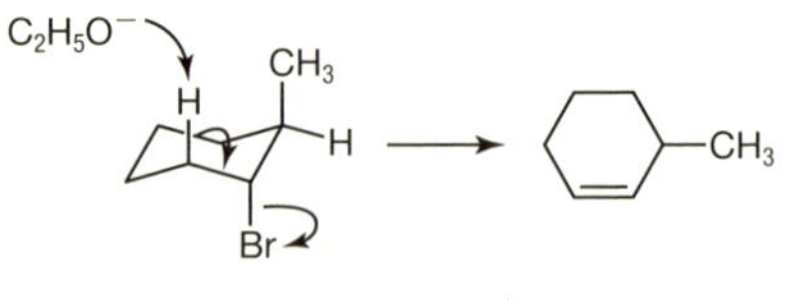

本反応もβ水素の引抜きが起こるが，引抜かれる水素と臭素がアンチペリプラナー配座をとれるのはアキシアルのときである．この立体配座ではメチル基の付け根の水素はエクアトリアルであるため，メチル基の結合していない方の炭素上の水素原子が引抜かれる．そのため生成物はセイチェフ則には従わない3-メチルシクロヘキセンとなる．

(2)

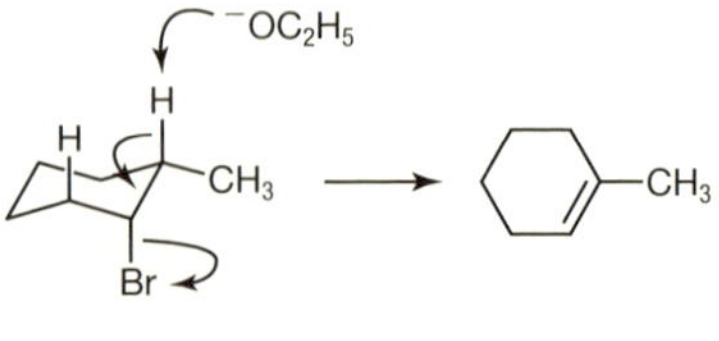

本反応では臭素がアキシアル配座をとるとメチル基の付け根の水素もアキシアル位をとるので図のようにアンチ脱離が進行し、セイチェフ則に従った 1-メチルシクロヘキセンを主生成物として生成する．

演習 35・3 次の各化合物のエタノール中ナトリウムエトキシドによる E2 脱離反応の主生成物の構造式を示せ．
(1) 2-クロロ-2-メチルブタン
(2) 2-ブロモ-3-メチルブタン
(3) 2-ブロモ-1-フェニルブタン

演習 35・4 次の各組の化合物と水酸化物イオンとの E2 脱離反応はどちらがより速く反応するか．
(1) 2-ブロモブタン，2-ブロモ-1-フェニルブタン
(2) 1-ブロモ-3-メチルブタン，2-ブロモ-2-メチルブタン
(3) 2-ブロモ-3-メチルブタン，2-ヨード-3-メチルブタン
(4) 1-ブロモブタン，2-ブロモブタン
(5) ブロモシクロヘキサン，3-ブロモシクロヘキセン

演習 35・5 次の各化合物のカリウム t-ブトキシドによる脱離反応の主生成物の構造式を示せ．
(1) 2-クロロ-2-メチルペンタン
(2) 1-ブロモ-1-メチルシクロペンタン
(3) 1-ブロモペンタン
(4) 1-ブロモエチルシクロペンタン
(5) 1-ブロモ-4-イソプロピル-1-メチルシクロヘキサン

応用・発展 35・1　脱離反応について理解する　次の各化合物のエタノール中ナトリウムエトキシドとの反応による，脱離反応の主生成物の構造式を示せ．
(1) (S)-2-ブロモ-1-フェニルプロパン
(2) (2R,3R)-2-ブロモ-3-メチルペンタン
(3) (S)-1-ブロモ-1-フェニルプロパン

応用・発展 35・2　次の各化合物の反応について説明せよ．
(1) (1R,2S,3S)-1-ブロモ-2,3-ジメチルシクロヘキサンをメタノール中反応させたところ 1,2-ジメチルシクロヘキセンが主生成物として得られた．
(2) (1R,2R,4S)-2-クロロ-1-イソプロピル-4-メチルシクロヘキサン（塩化ネオメンチル）と (1R,2S,4S)-2-クロロ-1-イソプロピル-4-メチルシクロヘキサン（塩化メンチル）のエタノール中ナトリウムエトキシドとの脱離反応はどちらがより速く起こるか．その理由を説明せよ．

応用・発展 35・3　脱離反応を用いて効率よく 2-メチルブタ-2-エンを合成するにはどのようなハロアルカンおよび反応条件を用いればよいか．説明せよ．

応用・発展 35・4　強塩基を用いて脱離反応を行うとき，trans-1-ブロモ-4-t-ブチルシクロヘキサンと cis-1-ブロモ-4-t-ブチルシクロヘキサンではどちらの反応が速いか．それぞれの反応について機構を示し，理由を説明せよ．

応用・発展 35・5　次の反応の反応機構を示し，その位置選択性を説明せよ．
"(S)-2-ブロモブタンを C_2H_5ONa で脱ハロゲン化水素を行うと trans-ブタ-2-エンが得られ，一方，$(CH_3)_3COK$ で反応を行うとブタ-1-エンが主生成物として得られる．"

置換反応と脱離反応の競合

E1 反応と S_N1 反応は競合して起こるため，いずれか一方を優先的に進行させることは困難である．一方 E2 反応は強塩基存在下でのみ起こるので求核性の弱い（塩基性の弱い）条件で起こる E1 反応と競合することはあまりない．しかし，強塩基はしばしば求核性も強いので S_N2 反応と競合することが多い．

下図を比べると，強塩基を用いても第一級ハロアルカン(a)では置換反応が優先するが，立体的に込み合う(b)だと E2 反応が起こりやすくなり，第二級ハロアルカン(c)ではこの傾向がさらに強くなる．第三級ハロアルカンでは S_N2 反応はまったく起こらない．

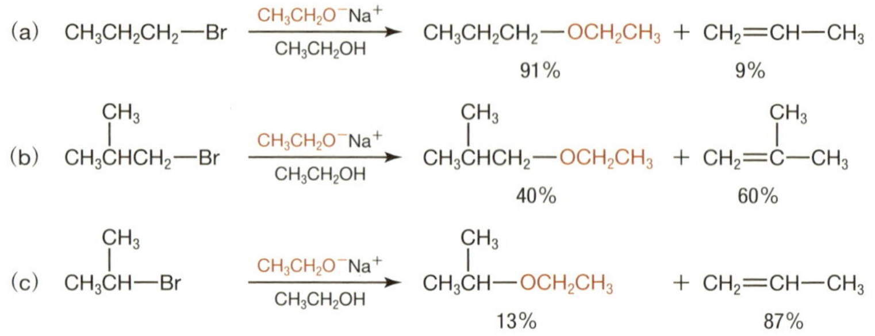

(a) $CH_3CH_2CH_2-Br \xrightarrow[CH_3CH_2OH]{CH_3CH_2O^-Na^+} CH_3CH_2CH_2-OCH_2CH_3 + CH_2=CH-CH_3$
　　　　　　　　　　　　　　　　　　　　　　　　91%　　　　　　　　　9%

(b) $(CH_3)CHCH_2-Br \xrightarrow[CH_3CH_2OH]{CH_3CH_2O^-Na^+} (CH_3)CHCH_2-OCH_2CH_3 + CH_2=C(CH_3)-CH_3$
　　　　　　　　　　　　　　　　　　　　　　　　40%　　　　　　　　　60%

(c) $CH_3CH(CH_3)-Br \xrightarrow[CH_3CH_2OH]{CH_3CH_2O^-Na^+} CH_3CH(CH_3)-OCH_2CH_3 + CH_2=CH-CH_3$
　　　　　　　　　　　　　　　　　　　　　　　　13%　　　　　　　　　87%

一方，立体的に大きな塩基を用いると（下式 d），第一級ハロアルカンでも脱離反応が優先するようになる．また塩基性の弱い求核試薬を用いると（下式 e），第二級ハロアルカンから置換反応生成物を優先的に得ることができる．

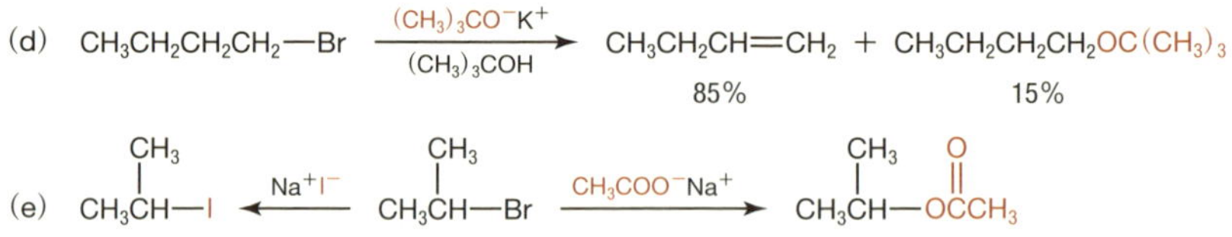

(d) $CH_3CH_2CH_2CH_2-Br \xrightarrow[(CH_3)_3COH]{(CH_3)_3CO^-K^+} CH_3CH_2CH=CH_2 + CH_3CH_2CH_2CH_2OC(CH_3)_3$
　　　　　　　　　　　　　　　　　　　　　　　　85%　　　　　　　　　15%

(e) $CH_3CH(CH_3)-I \xleftarrow{Na^+I^-} CH_3CH(CH_3)-Br \xrightarrow{CH_3COO^-Na^+} CH_3CH(CH_3)-OC(=O)CH_3$

これらの例では，ヨウ化物イオンや酢酸イオンは塩基性が弱く，脱離反応をひき起こさないため置換反応のみが起こる．

このように求核置換反応と脱離反応は，反応条件の違いにより一方を優先させることもできる．このため求核性の強さ，塩基性の強さ，溶媒の極性などの特徴をよく理解し，うまく使い分ける必要がある．

ハロゲン化合物の反応の分子軌道法による考察

S_N2 反応は求核試薬（Nu^-）が負の部分電荷を帯びたハロゲンの反対側から近づくので立体反転が起こると説明してきた．現在では分子軌道法を用いてより明快に説明されている．C−X 結合は結合性軌道と反結合性軌道から成り，それぞれ下図のような形状をとることが計算により示されている．すなわち，炭素と塩素の原子軌道は塩素の軌道の方がエネルギーが低く，塩素の方が結合性軌道への寄与が大きい．逆に反結合性軌道への寄与は炭素の方が大きい．S_N2 反応では，求核試薬の非共有電子対が C−Cl 結合の空の反結合性軌道へ入ることにより反応が開始されると考えられるので，炭素上の反結合性軌道のローブの大きな方向から，すなわち灰色で示された塩素の反対側から求核試薬が接近する．その結果，S_N2 反応では立体が反転することになる．

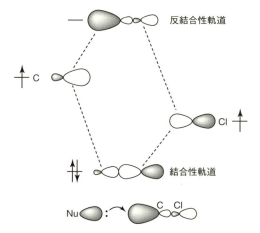

一方，S_N1 反応では空の p 軌道のいずれかの側に求核試薬が近づくので，ラセミ化が起こる．

E2 反応の場合も下図に示すように，C–Cl 結合の炭素上の反結合性軌道に C–H 結合の結合性軌道の電子対がプロトンを失いながら流れ込んで新しい結合をつくると考える．なお，この図では簡便のため反応に関係しない結合や原子は省略してある．

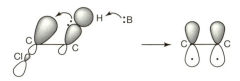

この図からわかることは，このような軌道の相互作用が有効になるためには脱離基である塩素，反応に関与する 2 個の炭素および脱離する水素が同一平面にならなければならない．このことは脱離基と水素がアンチペリプラナー配置をとらなければならないということと一致する．

E1 反応の場合も空の p 軌道へ C–H 結合電子対が同一平面をとって流れ込むと考えればよいが，カチオン中間体の σ 結合が回転できるため立体的制約が少ない．言い換えると，反応の立体選択性が低いということになる．

第9章　アルコール・フェノール・エーテル

> **SBO 36**　アルコール，フェノール類の基本的な性質と反応を列挙し，説明できる．
> C3(3)③1

学生へのアドバイス
アルコール類，フェノール類は，私たちの身のまわりに多数存在し，また医薬品中でも多くみられる化合物群である．これらの性質や反応性を学ぶことによって，医薬品として用いられる有機化合物の特徴を理解しよう．

■ このSBOの学習に必要な予備知識
1. 有機化合物の性質と共鳴の関係：SBO 4
2. ルイス酸・塩基，ブレンステッド酸・塩基の定義：SBO 5
3. 基本的な有機反応（置換，付加，脱離）の特徴：SBO 6
4. 炭素原子を含む反応中間体の構造と性質：SBO 7
5. 電子の動きを示す矢印：SBO 9

■ このSBOの学習成果
アルコールを中心として，各種の官能基をもつ有機化合物どうしの相互変換の過程が理解できる．各論的にみえる官能基の化学が，アルコールを中心に結びついていることを理解すれば，種々の官能基の化学についても個別に暗記する必要がなくなっていく．

36・1　アルコールとフェノール

アルコール類やフェノール類は，身のまわりにある化学物質や天然物，医薬品中にも数多く存在する代表的な有機化合物である．いずれもヒドロキシ基（−OH）をもっている点が共通しているが，アルコールはsp^3混成炭素（アルキル基）に結合したヒドロキシ基をもつ化合物であるのに対し，フェノールではベンゼン環にヒドロキシ基が結合している．このような骨格の違いにより，アルコールとフェノールには類似する性質と異なる性質が共存する．それらについてSBO 36・2以下に述べる．

アルコールとして最も単純な構造をもつメタノールは毒性のある液体（人での推定致死量1 g/kg程度）だが，有機溶媒として広く用いられている．エタノールはアルコール飲料に含まれているが，医療では殺菌，消毒薬としても使用され

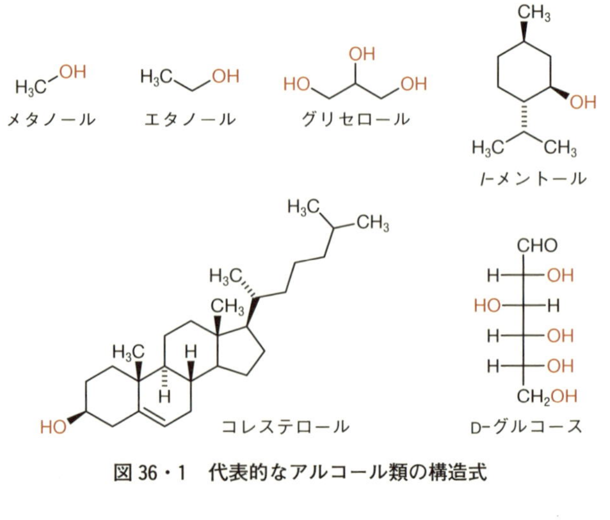

図36・1　代表的なアルコール類の構造式

る．メントールは香料や食品添加物として広く使用されている．グリセロール（グリセリン）は私たちの細胞膜をつくるトリアシルグリセロール（トリグリセリド）の原料であり，コレステロールも同様に細胞膜に含まれている．また，自然界に最も多量に存在する有機化合物であるグルコースもアルコールの一種である（図36・1）．

　アルコールの化学を学ぶうえで知っておかなければいけない基礎知識として，アルコールの**級数**がある．ヒドロキシ基が結合している炭素に炭素置換基が1個，2個，3個置換しているアルコールを，それぞれ第一級，第二級，第三級アルコールとよぶ．上記の例で示すと，エタノールは第一級アルコール，*l*-メントールとコレステロールは第二級アルコールである．グリセロールでは，両端のヒドロキシ基が第一級アルコール，中央のヒドロキシ基が第二級アルコールである．

フェノール（固有名詞）　カテコール　ヒドロキノン（ベンゼン-1,4-ジオール）　*o*-クレゾール　サリチル酸

ドパミン（生体内情報伝達物質）　ノルアドレナリン（生体内情報伝達物質）　セロトニン（生体内情報伝達物質）

トコフェロール（ビタミンE）　モルヒネ（麻薬性鎮痛薬）

エストラジオール（女性ホルモン，卵胞ホルモン）　テトラヒドロカンナビノール（大麻の成分）　アセトアミノフェン（下熱鎮痛薬）

プロポフォール（全身麻酔薬）　サルブタモール（抗喘息薬）

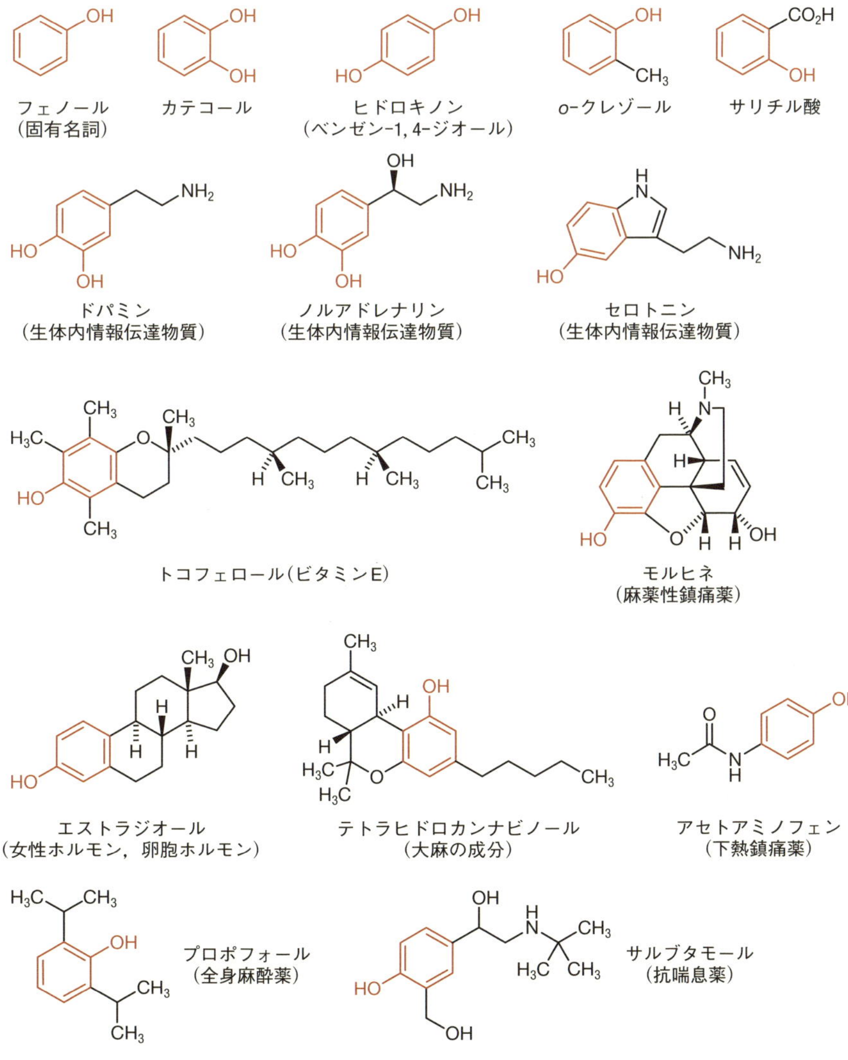

図36・2　代表的なフェノール類の構造式

例題 36・1 アルコールの級数を理解しよう　D-グルコース中のヒドロキシ基のうち、第一級アルコールはどれか。

解 答　図36・1に示したように、D-グルコースには五つのヒドロキシ基がある。このうち第一級はフィッシャー投影式で一番下に示されているヒドロキシ基であり、それ以外はすべて第二級である。

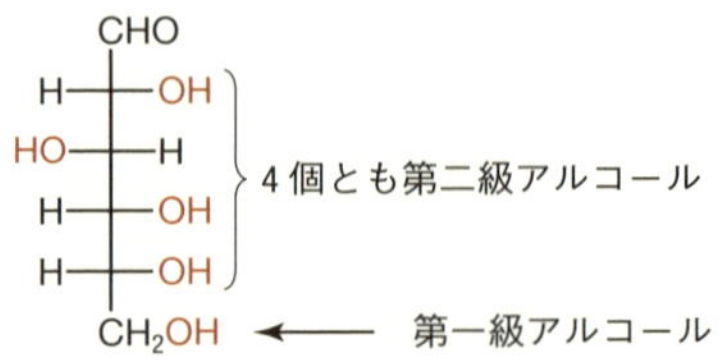

```
        CHO
    H ──── OH
    HO ─── H      } 4個とも第二級アルコール
    H ──── OH
    H ──── OH
        CH₂OH   ◄── 第一級アルコール
```

演習 36・1　以下の化合物中に含まれるアルコールの級数を定めなさい。

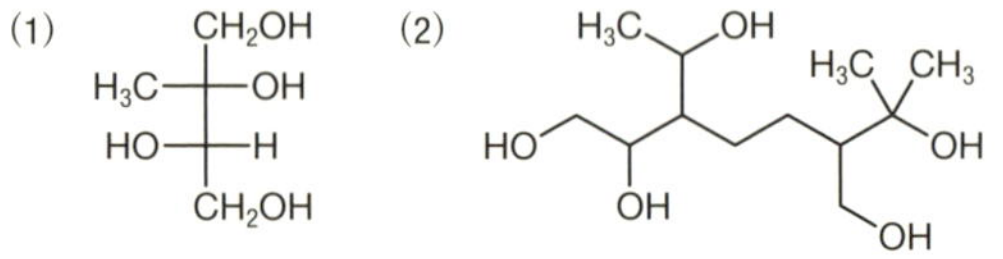

(1), (2) [構造式]

フェノールは、ベンゼンにヒドロキシ基が1個置換した化合物の固有名詞（慣用名）であるが、一般に芳香環の sp^2 炭素にヒドロキシ基が結合した化合物群の総称としても用いられる。生体内情報伝達物質、生理活性天然物、医薬品、酸化防止剤などに幅広く存在する官能基である。フェノール性ヒドロキシ基をもつ化合物は、塩化鉄(Ⅲ)水溶液を加えると、錯体を形成して青〜紫色に呈色する。これは、図36・2に示す化合物すべてに使用できる確認試験である。

36・2 アルコールの性質

36・2・1 水素結合

アルコールの O─H 結合は、電気陰性度の差によって、水素原子が正に、酸素原子が負に分極している。また酸素原子は非共有電子対を2組もっており、ルイス塩基としての性質をもつ。このため、正に分極した水素原子と、別の分子中の酸素原子は分子間水素結合により会合する。水素結合一つは約 4〜20 kJ/mol の強さしかもたないが、多数の分子が水素結合によって結びつけられるため、アルコール類の沸点は、同じぐらいの分子量をもつ他の有機化合物（アルカン、ハロアルカン、エーテル）と比べてかなり高い。たとえば、エタノールとジメチルエーテルは分子量が等しい構造異性体であるが、沸点は 100 ℃ 以上の差がある。

		分子量	沸 点
エタノール	CH₃CH₂OH	46.07	78.3 ℃
ジメチルエーテル	CH₃OCH₃	46.07	−23.6 ℃

エタノールは，図36・3のように多数の分子間で水素結合を形成しているため，この結合を切断して気化する際に，より大きいエネルギーを必要とする．すなわち沸点が高くなる．

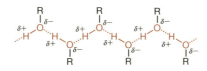

図36・3 アルコール R－OH 分子間の水素結合　点線が水素結合を示す．

　アルコールは水とも水素結合をつくることができ，その結果水にも溶けやすい官能基である．しかし，アルコールの炭素鎖が長くなってくると次第に水に溶けにくくなり，炭素8個のアルコール（オクタン-1-オール）の水への溶解度は無視できる程度である（0.54 g/1 L 水）．長いアルキル側鎖が邪魔をして，分子間水素結合を効果的に生成することができなくなるためである．化合物のオクタノール/水分配係数（SBO32・2 参照）は，オクタノールと水にそれぞれ溶解している濃度比を表すもので，物質の疎水性を表す重要な方法である．

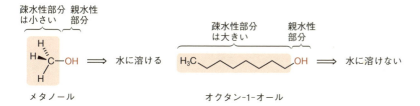

36・2・2　アルコールの酸性度

　アルコールは，水分子の一方の H がアルキル基 R に入れ替わった構造をもっている．そのため，アルコールの O－H 結合は，水の O－H 結合と類似した性質を示す．すなわち，以下の式に示すように弱酸（プロトン供与体）としての性質と，弱塩基（プロトン受容体）としての性質をもつ．

　図36・4の下式はアルコールが酸として働く場合であるが，アルコールの酸性度は置換基によってどのように変化するだろうか．SBO 5 ですでに学んだように，強い酸性を示す物質は，対応する共役塩基（ここでは R－O⁻，アルコキシ

$$\text{R-O-H} + \text{H-X} \rightleftarrows \overset{+}{\text{R-O-H}}\text{(H)} + \text{X}^-$$
酸　　　　　　　アルキル
　　　　　　　　オキソニウムイオン

$$\text{R-O-H} + \text{B}^- \rightleftarrows \text{R-O}^- + \text{BH}$$
塩基　　　　　アルコキシド
　　　　　　　イオン

図36・4 アルコールの酸塩基性　アルコールは酸に対しては塩基，塩基に対しては酸として反応する．

ドイオン）がより安定なものであり，これは R に電子求引性基が導入されることによって起こる（図 36・4）．

表 36・1　アルコールおよび水の酸性度の比較

構造	H—O—H	CH_3—OH	CH_3—CH_2—OH	CF_3—CH_2—OH	$(CF_3)_3$C—OH
pK_a	15.7	15.5	16.0	12.4	5.4

例題 36・2　アルコールの酸性度を比較してみよう　以下のアルコールを，酸性度が高い順番に並べなさい．
(a) CH_3CH_2OH　　(b) CHF_2—CH_2—OH　　(c) CH_2F—CH_2—OH
(d) CF_3—CH_2—OH

解　答　(d) ＞ (b) ＞ (c) ＞ (a)

(b), (c), (d) はいずれもヒドロキシ基が結合した炭素に隣接する炭素に F 原子が置換している．アルコキシドイオンが発生した場合の負電荷との距離はほぼ同じなので，その場合には電子求引性を示す F 原子の数が多いほど安定化効果は大きい，すなわち酸性が強いと考えられる．

演習 36・2　メタノール CH_3OH の pK_a は 15.5，エタノール CH_3CH_2OH の pK_a は 16.0 であり，エタノールの方がやや酸性は弱い．このことから，t-ブタノール $(CH_3)_3C$—OH の酸性はこれらと比べて強いか弱いかを考察しなさい．

次に，塩基としての反応性を考える．アルコールの酸性度（pK_a≒16）は水とほぼ同程度であるため，強塩基と反応してアルコキシドイオンを生成する．

$$CH_3OH + NaNH_2 \longrightarrow CH_3O^- Na^+ + NH_3$$
ナトリウム　　　　　　　　　　　ナトリウム
アミド　　　　　　　　　　　　　メトキシド

この反応式の左辺をみると，メタノール CH_3OH の pK_a＝15.5，ナトリウムアミド $NaNH_2$ はアンモニア NH_3（pK_a＝35）の共役塩基であり，両者を比較すると $NaNH_2$ の方が塩基性が強い．そのため CH_3OH が酸として反応し，対応するメトキシドイオンを生成する．

また，水素化ナトリウム NaH，アルカリ金属やアルカリ土類金属などさまざまな塩基性金属と反応してアルコキシドイオンになる（図 36・5）．

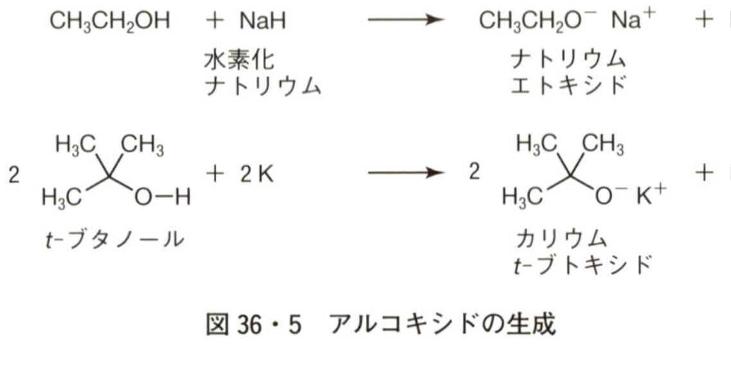

$$CH_3CH_2OH + NaH \longrightarrow CH_3CH_2O^- Na^+ + H_2$$
水素化　　　　　　　　　　　　　ナトリウム
ナトリウム　　　　　　　　　　　エトキシド

$$2\ (CH_3)_2CH\text{-}OH + 2K \longrightarrow 2\ (CH_3)_2CH\text{-}O^- K^+ + H_2$$
t-ブタノール　　　　　　　　　　カリウム
　　　　　　　　　　　　　　　　t-ブトキシド

図 36・5　アルコキシドの生成

例題 36・3 アルコールの塩基性度を比較してみよう 以下のアルコキシドイオンを塩基性度の高い順に並べなさい．
(a) CH_3ONa (b) CH_3CH_2ONa (c) $(CH_3)_2CHONa$ (d) $(CH_3)_3CONa$
解答 (d) > (c) > (b) > (a)

　アルコールの酸性度を説明する際に述べたように，アルコールのアルキル置換基が増え，級数が上がるほどアルコールの酸性度は低下する．塩基性度を考える場合には，弱酸の共役塩基の方が強い塩基性を示す．したがって，酸としては弱い t-ブタノールの共役塩基が最も塩基性が強く，以下置換基が少なくなるにつれて塩基性は低下する．

演習 36・3 エタノールからナトリウムエトキシドを合成する際，塩基として水酸化ナトリウムを使用できるか．理由も付けて答えなさい．

36・3 アルコールの反応

　アルコールのヒドロキシ基は反応性が高く，他の多くの官能基と相互変換が可能である（図 36・6）．反応は，O−H 結合，C−O 結合の開裂を伴う二つの型に分けることができる．

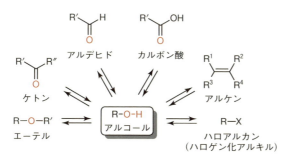

図 36・6 アルコールは多様な有機化合物へ変換可能である

36・3・1 O−H 結合の開裂を伴う反応

a. アルコキシドイオンの生成　　前節でも述べたようにアルコールは酸としての性質をもち，アミンなどの弱塩基とは反応しないが，アルカリ金属やその水素化物，有機リチウムやグリニャール試薬（SBO 33 参照）と反応して金属アルコキシドを生じる（図 36・5 および図 36・7）．この反応を別の角度からみると，グリニャール試薬はアルコール溶媒中では使用できないこともわかる．

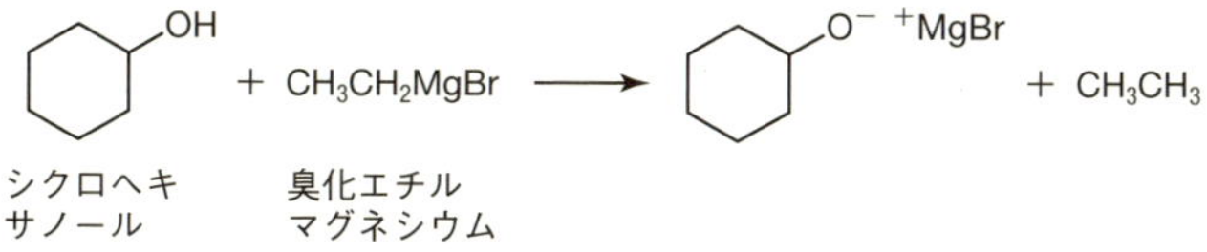

図 36・7 グリニャール試薬とアルコールの反応

例題 36・4　グリニャール試薬の性質を考えてみよう　図 36・7 を参考にして考えたとき，臭化エチルマグネシウムと水を混合するとどのような化学反応が起こると予想できるか．

解 答
$$H_2O + CH_3CH_2MgBr \longrightarrow HO-Mg-Br + CH_3-CH_3$$

となり，やはりエタンが気体として発生する．このグリニャール試薬は，ブロモエタンと金属マグネシウムの反応により合成される．したがって，グリニャール試薬の生成から試薬の加水分解までの過程で，ハロアルカンであるブロモエタンが，アルカンであるエタンに還元されたことになる．

$$CH_3CH_2Br \xrightarrow{Mg} CH_3CH_2MgBr \xrightarrow{H_2O} CH_3-CH_3$$

b. エーテル，エステルなどへの変換反応　アルコキシドをハロアルカンと反応させるとエーテルが生成する．これは**ウィリアムソンのエーテル合成**とよばれ，S_N2 機構で反応する．

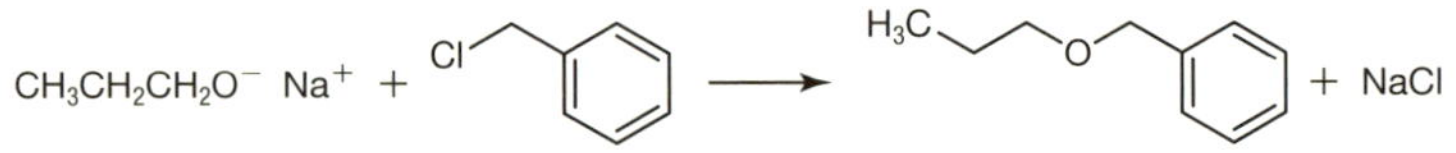

$$CH_3CH_2CH_2O^- Na^+ + \text{ClCH}_2\text{C}_6\text{H}_5 \longrightarrow CH_3CH_2CH_2\text{O}CH_2\text{C}_6\text{H}_5 + NaCl$$

アルコキシドイオンは強塩基でもあるため，立体障害の大きいハロアルカンの場合にはこの S_N2 反応は進行せず，E2 脱離反応が起こってしまうことに注意する必要がある．

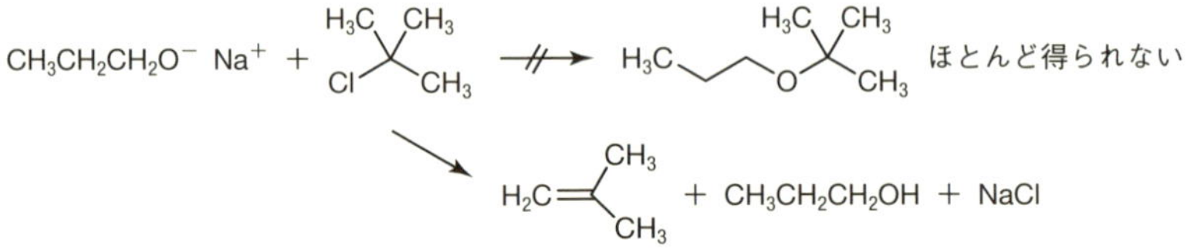

$$CH_3CH_2CH_2O^- Na^+ + (CH_3)_3CCl \xrightarrow{\;/\!/\;} CH_3CH_2CH_2OC(CH_3)_3 \quad \text{ほとんど得られない}$$

$$\longrightarrow H_2C=C(CH_3)_2 + CH_3CH_2CH_2OH + NaCl$$

例題 36・5　ウィリアムソンのエーテル合成を使ってみよう　ブチルイソプロピルエーテルを合成するために，どのようなアルコキシドイオンを使用したらよいか．理由も付けて答えなさい．

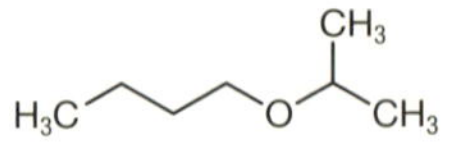

$$H_3C-CH_2-CH_2-CH_2-O-CH(CH_3)_2$$
ブチルイソプロピルエーテル

解 答　ウィリアムソンのエーテル合成では，アルコキシドイオンに立体障害の大きいものを使用し，S_N2 反応の基質となるハロアルカンの側は立体障害を小さくして反応性をあげておく必要がある．したがって，この場合は 1-ブロモブタンとイソプロポキシドイオンを使用すると目的物が合成できる．この組合わせを逆にすると，ブトキシドイオンが強塩基であるため，ハロアルカンからアルケンが生成する．

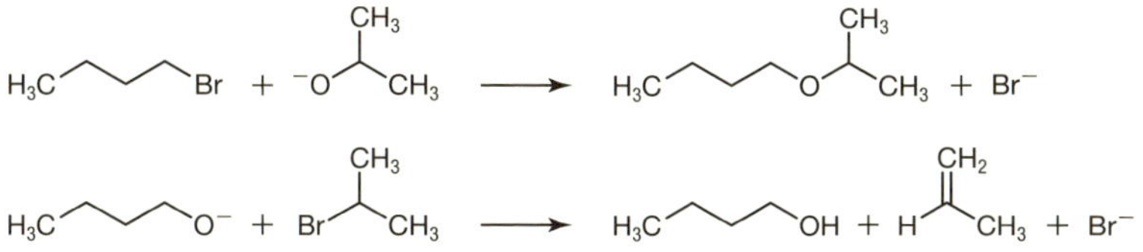

アルコールを酸ハロゲン化物や酸無水物と塩基の存在下で反応させるとエステルが生成する（下図a）．これは，カルボン酸からエステルを合成する過程と同じである．この反応はカルボン酸そのものを用いても進行する（SBO 39・5）が，一般的に過酷な反応条件を必要とする（下図b）．

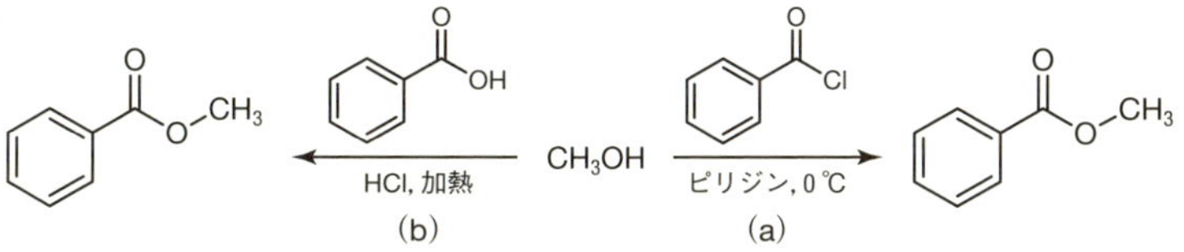

演習36・4 メタノールと安息香酸の反応生成物中に赤で示した酸素はメタノール，安息香酸，いずれに由来しているか．反応機構を考察して答えなさい．

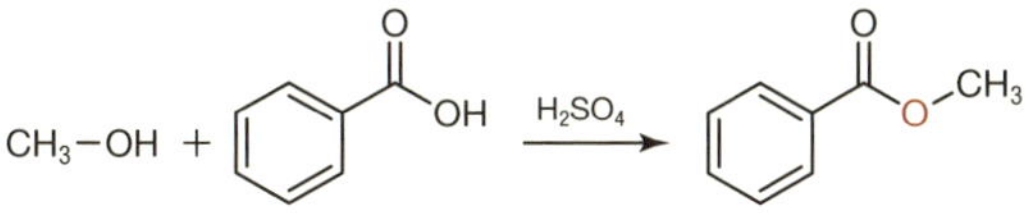

同様に，アルコールと塩化スルホニルを塩基性条件下で反応させるとスルホン酸エステルが生成する．RSO_3^- は脱離基としてハロゲン以上に高い反応性をもっているため，スルホン酸エステルは置換反応や脱離反応のよい基質となる（SBO 33）．

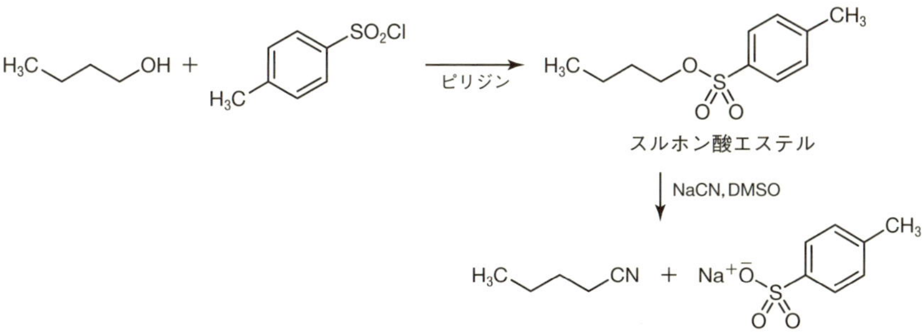

c. 酸化反応 アルコールは，種々の酸化剤と反応させることによってカルボニル化合物に変換される（図36・8）．第一級アルコールはアルデヒドまたはカルボン酸を，第二級アルコールはケトンを生成する．第三級アルコールは，一般的にほとんどの酸化剤と反応しない．

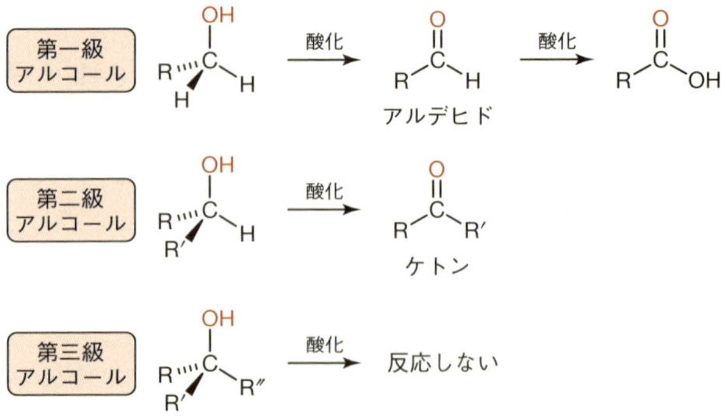

図 36・8 アルコール類の酸化反応生成物

試薬としては無水クロム酸（CrO_3），二クロム酸塩（$Cr_2O_7^{2-}$）や過マンガン酸塩（MnO_4^-）が用いられる．第一級アルコールの酸化によってアルデヒドを得るためには，クロロクロム酸ピリジニウム（PCC）を無水条件下で用いる．PCC は有機溶媒中で用いることができるため，アルデヒドからカルボン酸への酸化を抑えることができる．

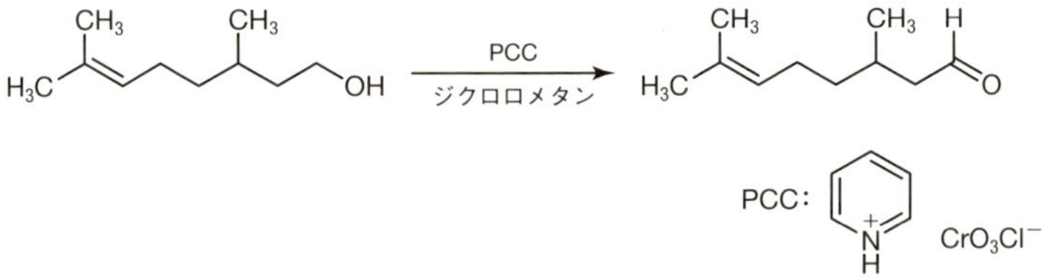

例題 36・6　アルデヒドはどのようにしてカルボン酸にまで酸化されるか
アルデヒドからカルボン酸への酸化では，アルデヒド基の H の代わりに OH が導入される．このヒドロキシ基はどのようにして導入されるか．アルデヒドがカルボン酸にまで酸化されないようにするために "無水条件" を用いなければならないことがヒントになる．

* アルデヒドの水和反応は SBO 38・4 を参照．

解　答　アルデヒドは，水が存在すると一部が水和物に変換される*．この水和物がカルボン酸を与えるための出発物質としての役割を果たしている．したがって，水が存在しなければ，アルデヒドからカルボン酸への変換は起こりにくい．

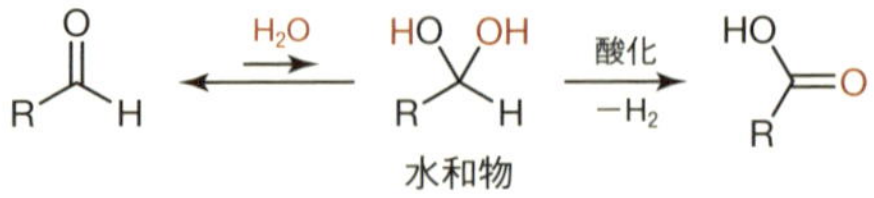

36・3・2　C−O 結合の開裂を伴う反応

a. アルケンへの変換　アルコールのヒドロキシ基と，隣接する炭素上のプロトンが脱離すると，安定分子である H_2O がとれてアルケンが生成する．ヒドロキシ基自体の脱離能は低いが，酸によりヒドロキシ基の酸素がプロトン化されてオキソニウムイオンとなると脱離能が高まり，反応が進行するようになる．

反応機構は E1 過程であり，反応中間体としてカルボカチオンを生成する．そのため，反応性は，カルボカチオンを生成しやすい第三級＞第二級＞第一級アルコールの順になり，得られるアルケンは，セイチェフ則に従うものが優先する．

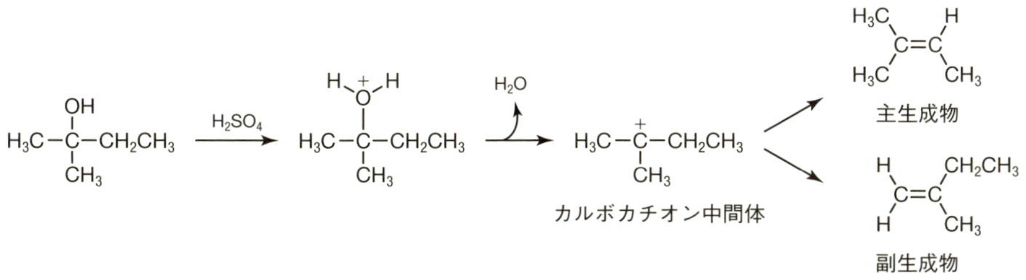

また，中間体の転位反応が進行することがある．図 36・9 の例では，最初に生成する第二級カルボカチオンが，より安定な第三級カルボカチオンに転位した後にアルケンが得られていることが，異性体生成物の比をみることで明らかとなる．

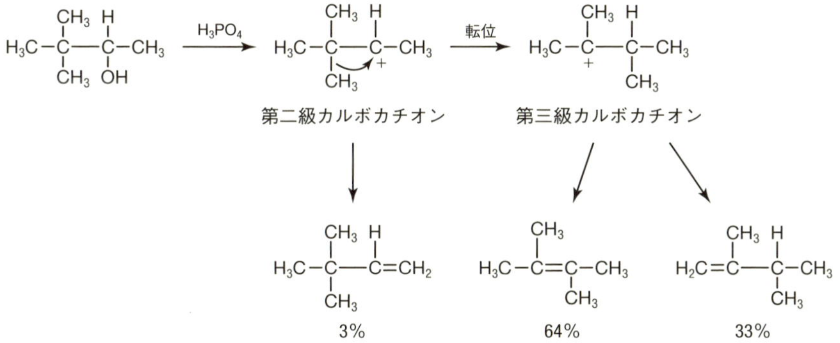

図 36・9 カルボカチオンの転位を伴う脱離反応 **Adv**

強酸を用いてアルコールをアルケンにする反応は，酸に不安定なアルケンには用いることができない．そのような場合には，塩化チオニル $SOCl_2$ や塩化ホスホリル $POCl_3$ を弱塩基中で用いると，E2 脱離機構を経てアルケンが得られる．

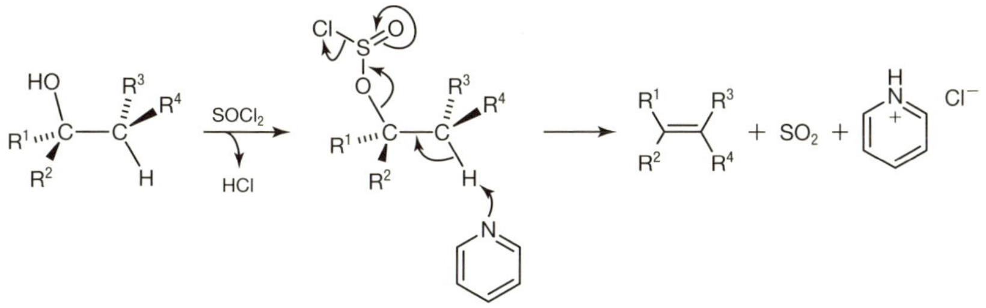

b. ハロアルカンへの変換 SBO 36・1 でも述べたように，アルコールは入手容易で安価なものが多いが，多種類の有機化合物を合成するための原料としてはやや反応性が低い．そのため，対応するハロアルカンに変換することによってその反応性を上昇させる方法が開発されている．

安定なカルボカチオンを中間体としてとりうる第三級アルコール，アリルおよびベンジル型アルコールの場合は，S_N1 反応により HCl または HBr と反応して

対応するハロアルカンが得られる．カルボカチオン中間体を経由するため，キラルなアルコールを用いても生成物はラセミ化する．

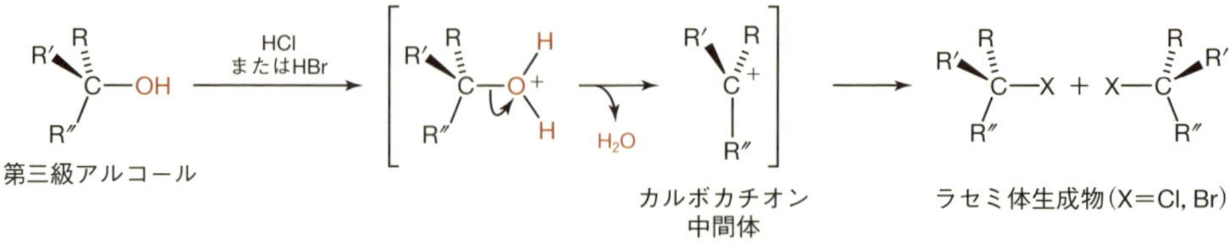

第一級および第二級アルコールの場合には，塩化チオニル $SOCl_2$ やハロゲン化リン PX_3 と反応させると，これらの試薬が O-H 基の H と置き換わって結合し，ヒドロキシ基の脱離能が上昇する．ハロゲン化物イオンがこの中間体に対して，S_N2 機構により立体反転を伴って求核置換反応を行い，立体反転した生成物が得られる（図 36・10）．

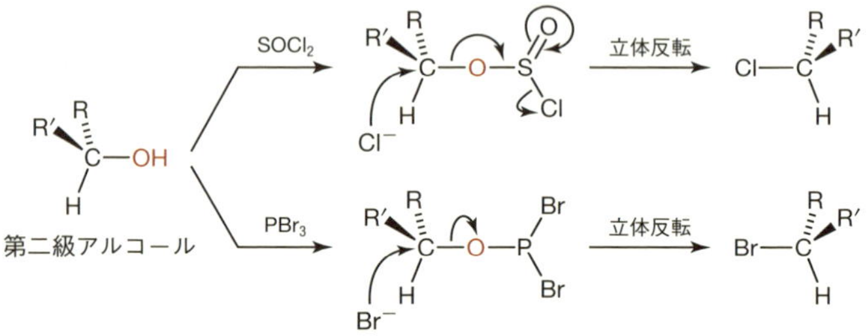

図 36・10 第二級アルコールのハロゲンによる置換反応

36・4 フェノールの性質
36・4・1 フェノールの酸性度

フェノールの pK_a は約 10 であり，一般のアルコールと比べて非常に酸性度が高い．例として，フェノールと，同じように六員環に結合したシクロヘキサノールを比べてみると，フェノールの方が 10^8 倍も強い酸であることがわかる．

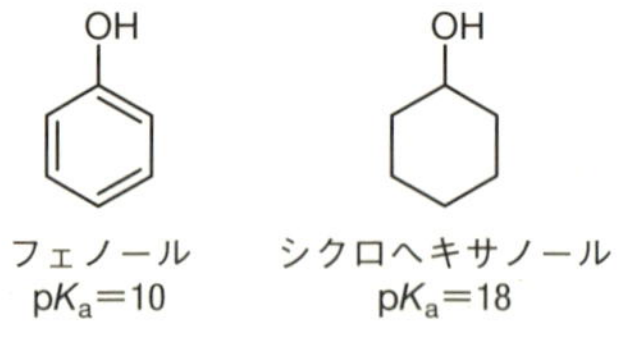

フェノール $pK_a=10$

シクロヘキサノール $pK_a=18$

この違いは，生成する共役塩基の安定性によって説明できる．フェノールのプロトンが解離して生成するフェノキシドイオンは，図 36・11 に示すように，ベンゼン環上の π 電子を用いて共鳴安定化できる．これはアルコキシドイオンの

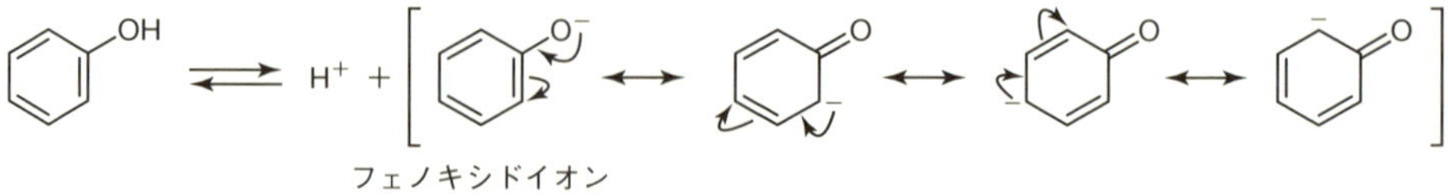

図 36・11 フェノキシドイオンの共鳴安定化 フェノール性ヒドロキシ基のオルト位，パラ位に負電荷が非局在化．

場合には存在していない因子である．

この共鳴安定化はベンゼン環上の置換基の影響を強く受ける（SBO 42）．特に，パラ位に電子求引性基（ニトロ基など）が結合している場合には，これらの置換基上にまで共鳴安定化が及ぶためフェノキシドイオンは非常に安定となり，元のフェノールの酸性は強くなる（表 36・2）．このことから容易に予想できるが，電子供与性基（メチル基など）が結合している場合には，対応するフェノキシドイオンが不安定となるためフェノール自体の酸性は弱くなる．

表 36・2 置換フェノールの酸性度の比較

構造	フェノール	p-クレゾール	4-クロロフェノール	4-ニトロフェノール	2,4-ジニトロフェノール	2,4,6-トリニトロフェノール（ピクリン酸）
pK_a	9.9	10.2	9.4	7.2	3.9	0.4

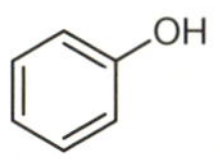

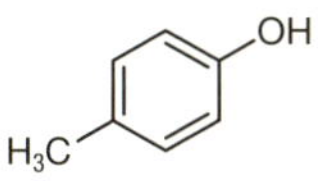

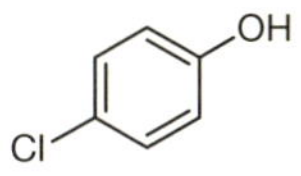

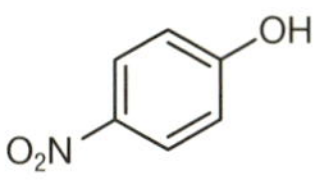

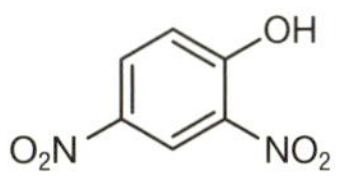

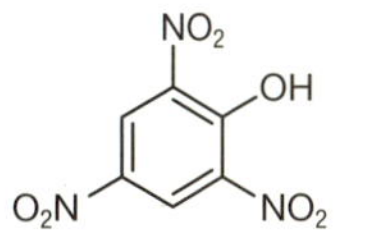

例題 36・7　置換フェノールの酸性度を比較してみよう　フェノール，4-エチルフェノール，4-ブロモフェノール，4-アセチルフェノール，4-メトキシフェノールの酸性度を比較しなさい．

解 答　ベンゼン環に対する置換基の影響を考えると，エチル基はメチル基と同様に弱い電子供与性基，メトキシ基は強い電子供与性基である．ハロゲンの一種である Br は弱い電子求引性基，アセチル基は強い電子求引性基である（SBO 28）．電子求引性基が導入されると酸性が強くなり，電子供与性基が導入されると酸性が弱まるので，酸性の序列は以下のようになる．

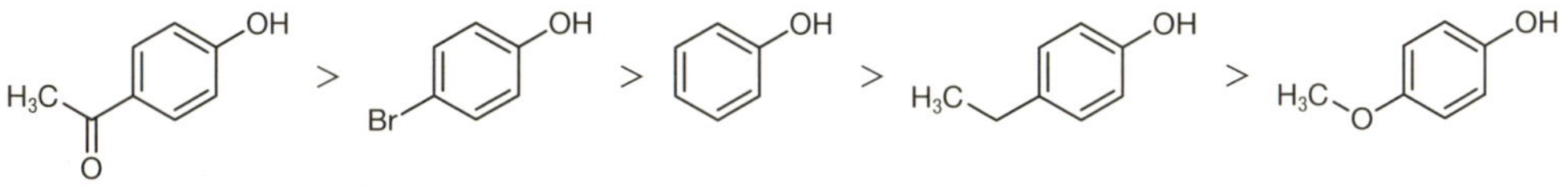

4-アセチルフェノール pK_a=8.1 ＞ 4-ブロモフェノール pK_a=9.3 ＞ フェノール pK_a=9.9 ＞ 4-エチルフェノール pK_a=10.0 ＞ 4-メトキシフェノール pK_a=10.2

フェノールは水やアルコールより強い酸なので，フェノキシドイオンを得る場合に水酸化ナトリウムを用いることができる（図 36・12）．水よりフェノールの方が強酸，フェノキシドイオンより NaOH が強塩基であるため，平衡は，弱酸，弱塩基を与える右側に大きく偏っている．

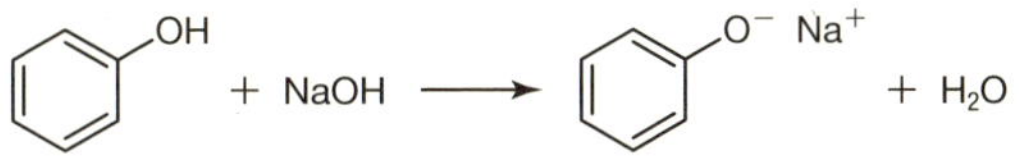

PhOH (pK_a=9.9) ＋ NaOH（強塩基） ⟶ PhO⁻Na⁺（弱塩基） ＋ H_2O (pK_a=15.7)

図 36・12　平衡は弱酸，弱塩基が生成する方へ進む

しかし，用いる塩基が NaOH より弱い炭酸水素ナトリウムの場合には，フェノールはフェノキシドイオンにはならない．より酸性の強いカルボン酸はこの条件で

もアニオンとなるため，フェノールとカルボン酸を分離するために炭酸水素ナトリウムが用いられる（SBO 32, 43 参照）．

36・4・2 水素結合
フェノールもアルコールと同様に水素結合を形成する．フェノールがベンゼン環をもちながらも比較的水に溶けやすい（8.2 g/100 g H_2O）のはそのためである（ベンゼンはほとんど水に溶けない（1.8 g/1 L H_2O））．

演習 36・5 o-ニトロフェノールと p-ニトロフェノールは分子量が等しい位置異性体である．しかしこの二つは，融点（前者が 45 ℃，後者が 144 ℃），沸点（前者が 216 ℃，後者が 279 ℃）ともに大きく異なる．この理由を"水素結合"を用いて説明しなさい．

36・5 フェノールの反応
36・5・1 O−H 結合の反応
フェノールのヒドロキシ基は，アルコールの場合より反応性は低下するが，同様にエーテル，エステルなどに変換できる（図 36・13）．

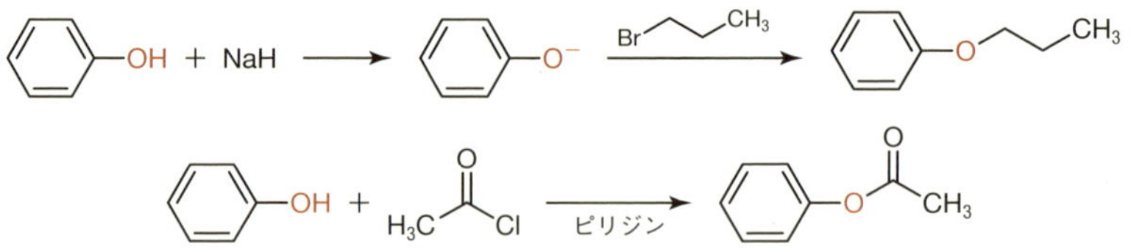

図 36・13 フェノールのエーテルおよびエステルへの変換反応

36・5・2 フェノールのベンゼン環上の置換反応
フェノールは，ヒドロキシ基酸素の非共有電子対による電子供与性共鳴効果が大きいため，ベンゼン環の電子密度が上昇しており，オルト位およびパラ位に芳香族求電子置換反応を受けやすい（図 36・14a）．無置換のベンゼンと比べて 1000 倍程度反応速度が速くなる．フェノキシドイオンではさらに反応性が高く

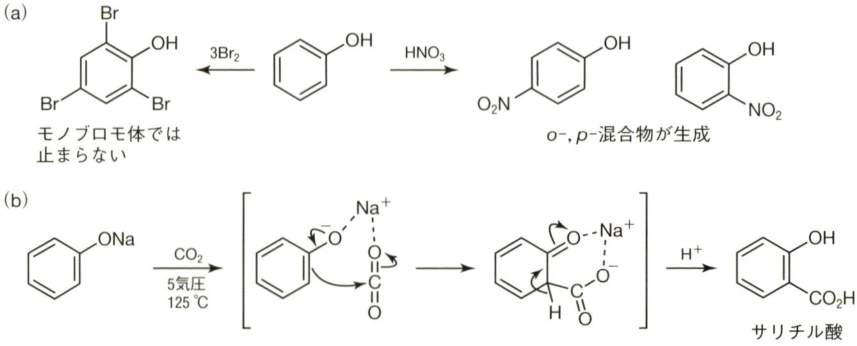

図 36・14 フェノールのベンゼン環上での反応

なり，かつエノラートとしての性質ももっていることから，二酸化炭素などの反応性の低い求電子試薬とも反応する（図36・14b）．フェノキシドと二酸化炭素からサリチル酸を合成する反応は**コルベ・シュミット反応**とよばれ，医薬品として世界で最も多量に用いられているアスピリンの合成に使用される．

また，フェノールは，無水フタル酸と反応してフェノールフタレインを生成する．これは，酸塩基指示薬として広く用いられている．反応性の高いフェノールのパラ位が，無水フタル酸のアシル基による求電子置換反応を受けることによって得られる．

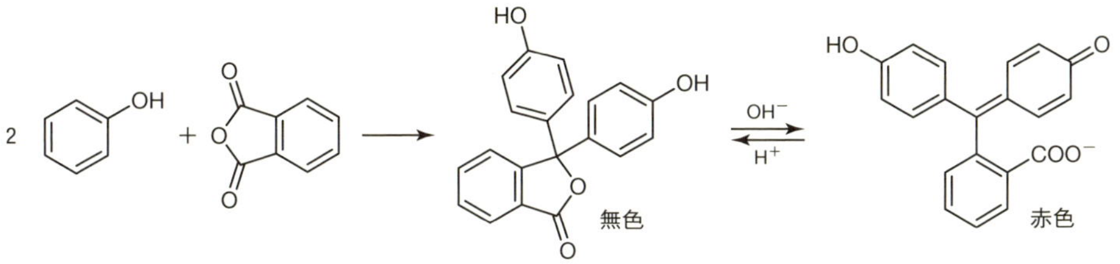

コルベ・シュミット反応
Kolbe-Schmitt reaction

応用・発展 36・1 **Adv** フェノールフタレインが生成する上記の反応は，どのような反応機構で進行していると考えられるか．

36・5・3 フェノールの酸化反応

フェノールは通常安定な化合物であるが，強い酸化剤（$Na_2Cr_2O_7$ や $(KSO_3)_2NO$ など）と反応させると，2,5-シクロヘキサジエン-1,4-ジオン，すなわちキノンを生成する（図36・15a）．キノンは弱い還元剤によってヒドロキノンに還元され，ヒドロキノンは酸化剤によってキノンに戻る．キノン類は，この特徴的な酸化還元反応性によって，生体内の電子伝達系に利用されている（図36・15b）．

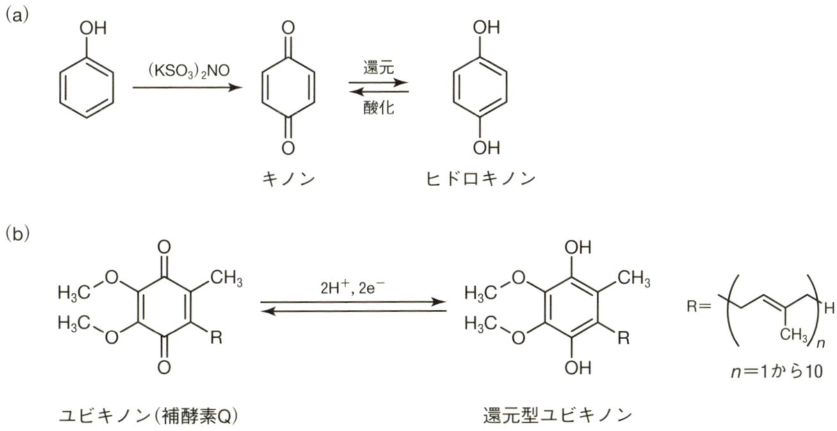

図36・15　フェノールの酸化反応とキノン-ヒドロキノン酸化還元系

例題 36・8　キノンからヒドロキノンへの還元がどのように起こるか考えてみよう　キノンに対して，還元剤（H^- と考える）とプロトン（H^+）が反応してヒドロキノンが生成する過程を電子移動の矢印で示しなさい．

解答　$NaBH_4$ などの還元剤から H^- が供給されると考えると，キノンからヒドロキノンへの変換は，以下に示すような 4 電子対移動で表すことができる．生体内では H^- は安定に存在しないが，プロトン 1 個と電子 2 個（$H^+ + 2e^-$）が H^- の代用として使用される．

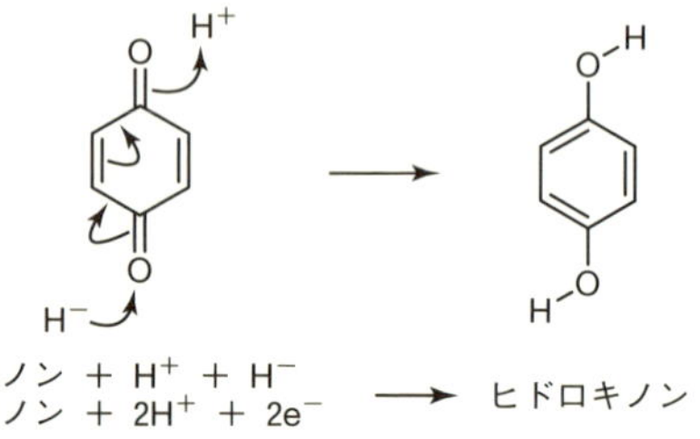

$$\text{キノン} + H^+ + H^- = \text{キノン} + 2H^+ + 2e^- \longrightarrow \text{ヒドロキノン}$$

36・6　フェノールの抗酸化作用

α-トコフェロール（ビタミン E）は，生体内での代表的な抗酸化物質である（図 36・16a）．生理的条件下（pH 7.4）では，フェノール性ヒドロキシ基（$pK_a =$ 10 前後）は解離しておらず，トコフェロールの抗酸化活性は，ヒドロキシ基からの H ラジカルの引抜きによって発現する．生成したトコフェロキシルラジカルはアスコルビン酸によって再還元され，再び利用される（図 36・16b）．

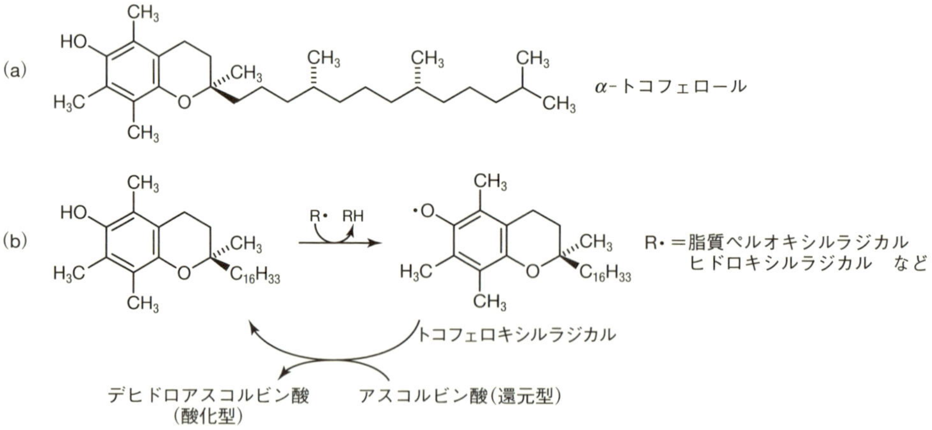

図 36・16　α-トコフェロールとアスコルビン酸による抗酸化作用

抗酸化作用を目的として合成された化合物に BHT（ジブチルヒドロキシトルエン）や BHA（ブチルヒドロキシアニソール）があり，これらは酸化防止剤として食品，化粧品などに用いられている（図 36・17）．天然物由来の多価フェノールであるカテキン，フラボノイド，没食子酸エステルなども抗酸化作用をもつ．

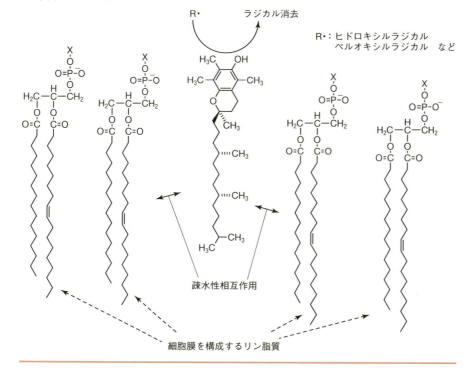

図36・17 種々の抗酸化物質

例題 36・9 トコフェロールはなぜ効果的な抗酸化剤になるのか α-トコフェロールは生体内の細胞膜中の脂質過酸化を効果的に予防する．その理由を，構造をもとにして考察しなさい．

解 答 トコフェロールは長いアルキル側鎖をもっており，この部分が細胞膜の中に存在する．一方，フェノール性ヒドロキシ基は水と相互作用できるため，細胞膜外に出ていると考えられる．細胞膜に酸化性の物質が近づいてくると，膜表面上に出ているヒドロキシ基がそれらと反応して，膜に酸化的な損傷が加わるのを予防している．

演習 36・6 図36・16に示したBHTの構造を見て，この化合物がなぜ抗酸化物質として優れているのかを考察しなさい．

SBO 37 エーテル類の基本的な性質と反応を列挙し，説明できる．

C3(3)③2

学生へのアドバイス

エーテル結合は安定であり，ほとんどの試薬と反応しないが，強酸で開裂反応を起こす．一方で，オキシランとよばれる三員環のエーテルはひずみをもつ構造のため，種々の求核試薬と容易に開環反応を起こす．エーテルの反応は，途中に生成するカチオンの安定性や結合角のひずみが反応性を高めることを学ぶいい機会である．

■ **このSBOの学習に必要な予備知識**

1. ルイス構造式の書き方：SBO 3
2. 基本的な有機反応（置換，付加，脱離）の特徴：SBO 6
3. カルボカチオン，カルボアニオンの構造と性質：SBO 7
4. 求核置換反応の特徴：SBO 34

■ **このSBOの学習成果**

類似の構造をもつアルコールとエーテルでの物性や反応性の違いや，オキシランの反応性から，シクロプロパン同様に三員環構造のもつ大きなひずみの解消が反応性に大きく影響していることを理解できるようになる．（SBO 20，36）

37・1 エーテルの代表的な性質

エーテル ether

1. アルコールのヒドロキシ基の水素をアルキル基で置き換えたものを**エーテル**と総称する．
2. 同じ分子量をもつアルコールと比較して，エーテルの沸点はかなり低い．具体的には同じ分子量をもつジエチルエーテルとブタン-1-オールの沸点はそれぞれ 34.5 ℃ と 117.3 ℃ である．これはエーテルにはアルコールにみられる分子間での**水素結合**が存在しないためである．
3. ポリエーテルは金属イオンを強く保持する．過マンガン酸カリウムはベンゼンに不溶であるが，18-クラウン-6 を加えるとベンゼンに溶解する．

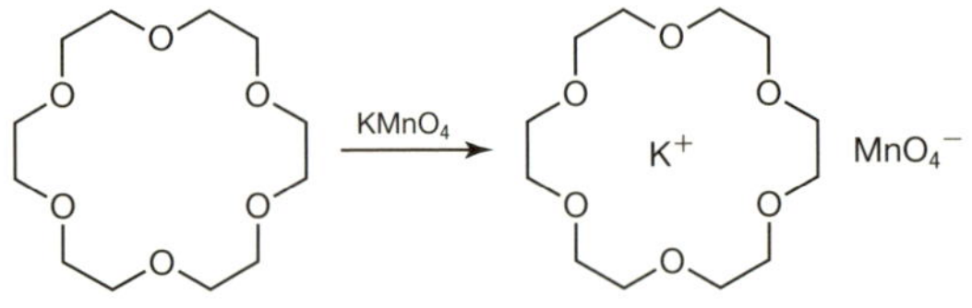

O
KMnO4
K+
MnO4−
18-クラウン-6

これはカリウムイオンが**クラウンエーテル**の六つの酸素によって強く取込まれ，イオンとしての性質を弱められたためである．

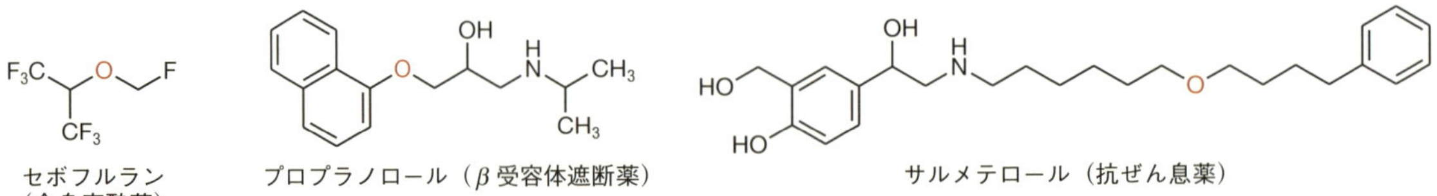

F3C
O
F
CF3
セボフルラン（全身麻酔薬）
OH
H
N
CH3
CH3
プロプラノロール（β 受容体遮断薬）
HO
HO
サルメテロール（抗ぜん息薬）

図 37・1 エーテル結合をもつ医薬品の例

37・2 エーテルの合成

エーテルの合成法として最も一般的な方法は，アルコキシドと第一級ハロアルカンとの反応であり，**ウィリアムソンのエーテル合成**という．この反応は S_N2 機構にて進行する．

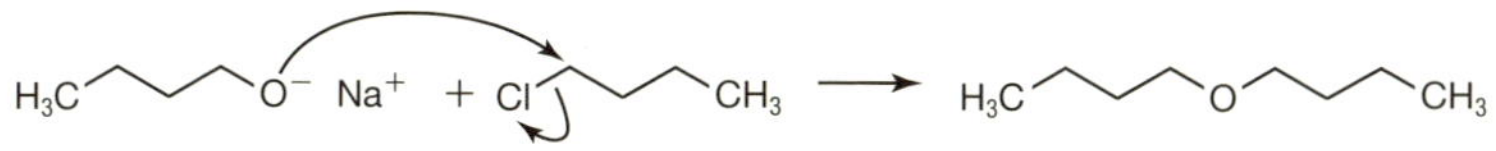

第三級エーテルは，酸性条件下で第三級アルコールとの反応により合成できる．

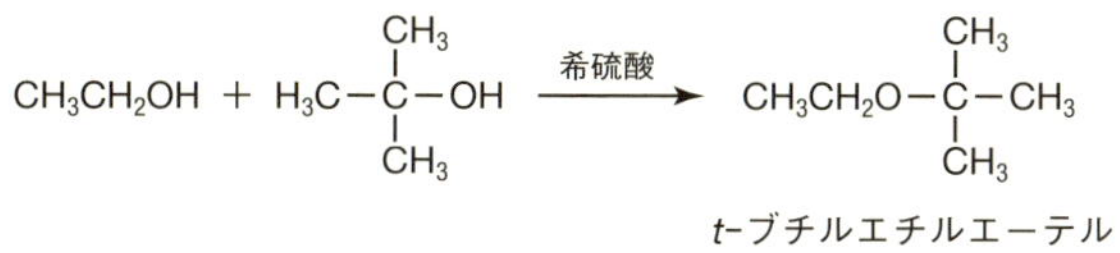

t-ブチルエチルエーテル

この反応では，第三級アルコールがプロトン化を受けて第三級カルボカチオンが生成する．それにアルコールが付加してエーテルが生成する．

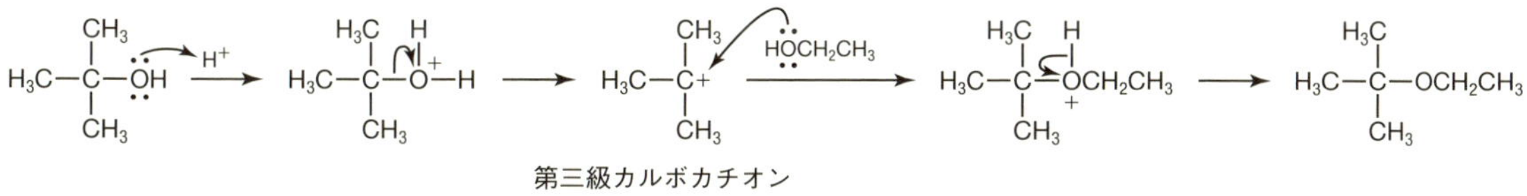

第三級カルボカチオン

37・3 エーテルの反応

一般にエーテルはかなり不活性な物質であり，有機合成の溶媒としてよく用いられる．しかし，強酸と反応させるとエーテル結合が開裂する．例としてジエチルエーテルの HBr によるエーテル結合の開裂をあげる．

$$CH_3CH_2-O-CH_2CH_3 + HBr \longrightarrow CH_3CH_2OH + CH_3CH_2Br$$
ジエチルエーテル

エーテルの酸素が HBr によってプロトン化を受けて**オキソニウムイオン**を生じる．酸素原子の隣の炭素に臭化物イオンが S_N2 形式で攻撃してエタノールと臭化エチルが生成する．

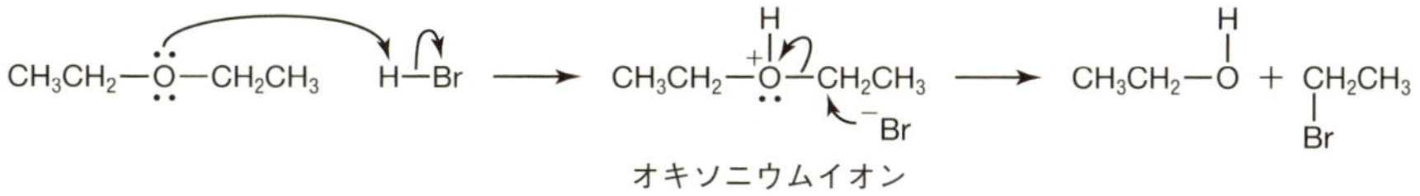

オキソニウムイオン

第三級アルキル基を含むエーテルは，酸との反応により第三級カルボカチオンを生じる．HBr の臭化物イオンのように，優れた求核種となりうる対アニオンを含む酸を用いた場合は第三級カルボカチオンは求核種によって捕捉される．たとえば，HBr を用いた場合は，2-ブロモ-2-メチルプロパンを与える．

$CH_3CH_2-O-C(CH_3)_3 + HBr \longrightarrow CH_3CH_2OH + CH_3-C(CH_3)_2-Br$

2-ブロモ-2-メチルプロパン

反応機構

$CH_3CH_2-\underset{..}{\overset{..}{O}}-C(CH_3)_3 \xrightarrow{H-Br} CH_3CH_2-\overset{+}{\underset{H}{O}}-C(CH_3)_3 \longrightarrow CH_3CH_2-OH + \overset{+}{C}(CH_3)_3 \xrightarrow{Br^-} Br-C(CH_3)_3$

オキソニウムイオン　　　　　　　　　　　第三級カルボカチオン

一方，硫酸など求核性の低い対アニオン HSO_4^- からなる酸を用いた場合は，第三級カルボカチオンから脱プロトンが起こり 2-メチルプロペンを与える．

$CH_3CH_2-O-C(CH_3)_3 \xrightarrow{H_2SO_4} CH_3CH_2OH + (CH_3)_2C=CH_2$

2-メチルプロペン

反応機構

$CH_3CH_2-\underset{..}{\overset{..}{O}}-C(CH_3)_3 \xrightarrow{H-SO_4H} CH_3CH_2-\overset{+}{\underset{H}{O}}-C(CH_3)_3 \xrightarrow{HSO_4^-} CH_3CH_2-OH + \overset{+}{C}(CH_3)_2-CH_3 \xrightarrow[HSO_4^-]{脱プロトン} (CH_3)_2C=CH_2 + H_2SO_4$

（求核反応性がない）

オキソニウムイオン　　　　　　　　　　　第三級カルボカチオン

例題 37・1　エーテルの反応を書いてみよう　アニソールとヨウ化水素 HI を反応させたときに生成する化合物の構造式を反応機構とともに記せ．

$C_6H_5-O-CH_3 + HI \longrightarrow$

アニソール

解答　生成物はフェノールとヨードメタンである．これらの化合物の生成機構は，アニソールの酸素がプロトン化を受けて生じるオキソニウムイオンのメチル基にヨウ化物イオンが S_N2 機構で攻撃する．

$C_6H_5-\underset{..}{\overset{..}{O}}-CH_3 + H-I \longrightarrow C_6H_5-\overset{+}{\underset{H}{O}}-CH_3 \xrightarrow{I^-} C_6H_5-OH + CH_3I$

オキソニウムイオン

決してオキソニウムイオンのフェニル基側にヨウ化物イオンは攻撃しない．これはベンゼン環上への S_N2 反応が起こらないからである．つまり，ヨードベンゼンとメタノールは生成しない．

$C_6H_5-\overset{+}{\underset{H}{O}}-CH_3 \xrightarrow{I^-} \times C_6H_5-I + CH_3OH$

演習 37・1 次のエーテルを合成するために必要な試薬の組合わせを示しなさい.

(1) 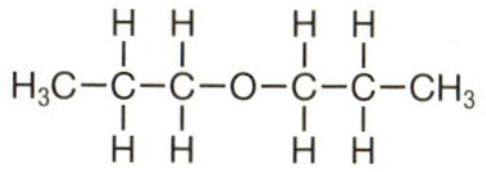 H₃C-CH₂-CH₂-O-CH₂-CH₃ (2) 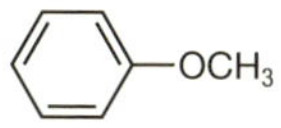 C₆H₅-OCH₃ (3) H₃C-CH(H)-O-C(CH₃)₃

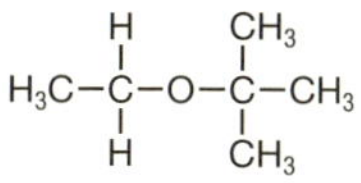

演習 37・2 次のエーテルと HI との主生成物を示しなさい.

(1) 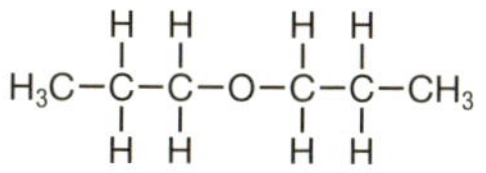 H₃C-CH₂-CH₂-O-CH₂-CH₃ (2) H-CH(CH₃)-O-CH(CH₃)₂ 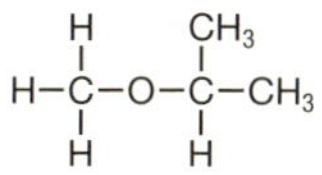 (3) 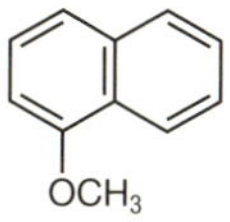 1-メトキシナフタレン

37・4 オキシランの合成

三員環の環状エーテルである**オキシラン**はエポキシドやオキサシクロプロパンともよばれ，有機反応によく用いられる官能基として知られている．通常のエーテルとは異なり，ひずんだ構造をもつ三員環であるがゆえに反応性に富むエーテルである．オキシランは，一般にアルケンと過酸との反応によって合成される (SBO 24・1・1 参照).

> **オキシラン** (oxirane)：エポキシド (epoxide) ともいう．

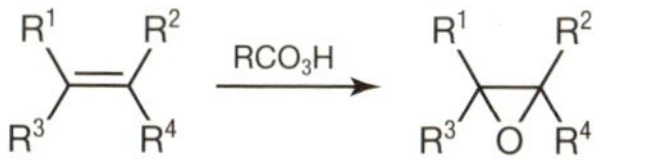

アルケン + RCO₃H → オキシラン（エポキシド）

37・5 塩基性条件下でのオキシランの開環反応

一般にエーテルは求核試薬と反応しないが，オキシランは強い求核試薬と反応して開環が起こる．反応の駆動力は環の開環によるひずみの解消である．

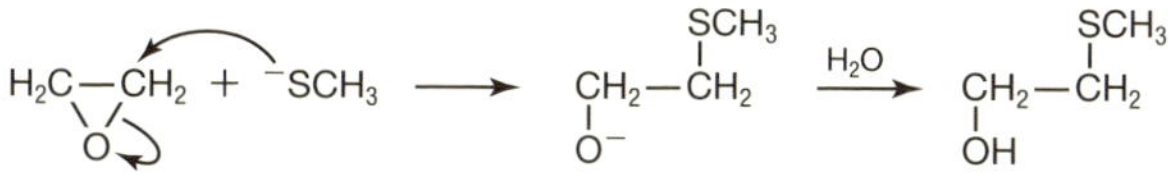

H₂C-CH₂（O環）+ ⁻SCH₃ → CH₂-CH₂(SCH₃)(O⁻) →(H₂O)→ CH₂-CH₂(SCH₃)(OH)

非対称なオキシランと求核試薬との反応では，2 通りの反応が考えられる．

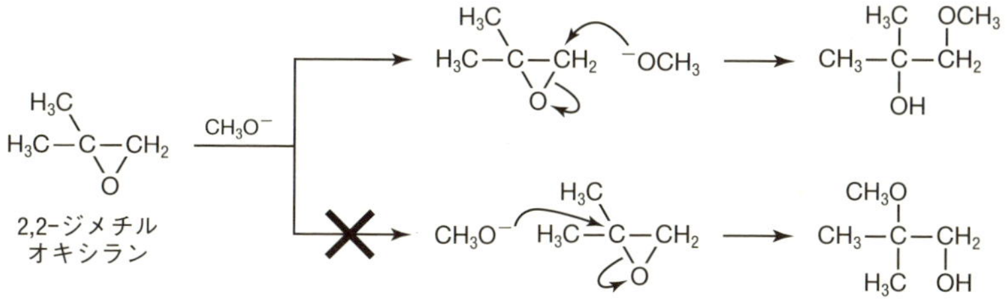

2,2-ジメチルオキシラン + CH₃O⁻ → （第一級炭素で反応）→ (CH₃)₂C(OH)-CH₂-OCH₃
                                   （第三級炭素では反応しない ✗）

たとえば，2,2-ジメチルオキシランとメトキシドとの反応では，第一級炭素で反応する場合と第三級炭素で反応する場合の 2 通りがある．この場合は，第一級炭素で反応する経路でしか反応は進行しない．つまり，メトキシドイオンは**位置選択的**に立体障害の少ない炭素原子を攻撃する．また，その炭素上では立体反転を伴う S_N2 機構で反応が進行している．

オキシランにテトラヒドリドアルミン酸リチウム（LiAlH₄）を反応させると，

オキシランを開環してアルコールを与える．この場合も同様に位置選択的に立体障害の少ない炭素原子をLiAlH₄が攻撃する．

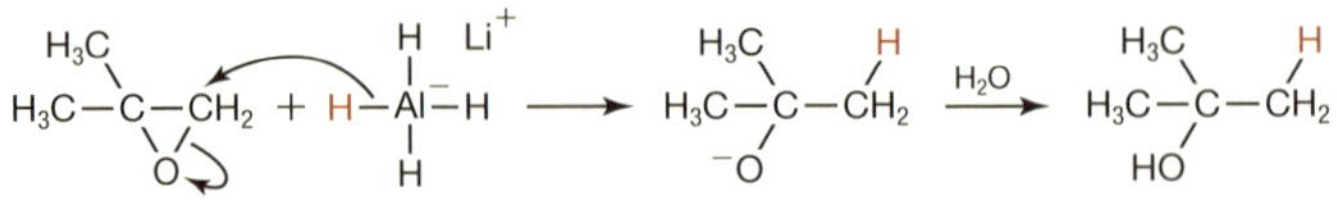

オキシランにグリニャール試薬を反応させると，グリニャール試薬がヒドロキシエチル化された化合物が得られる．

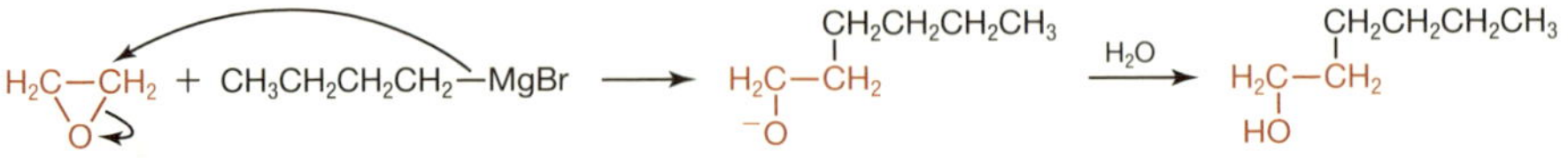

37・6 酸性条件下でのオキシランの開環反応

オキシランは酸性条件下においても開環反応が進行する．しかし，その反応は塩基性条件の反応とは大きく異なる．

たとえば，2,2-ジメチルオキシランに酸性条件下メタノールと反応させると，メタノールは立体障害のより大きい炭素を攻撃して開環反応が起こる．

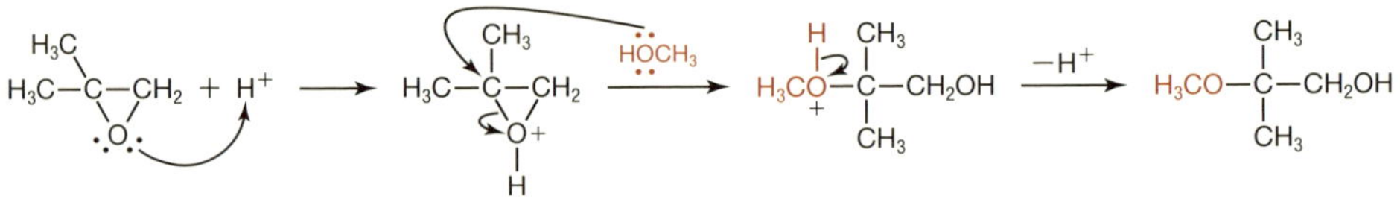

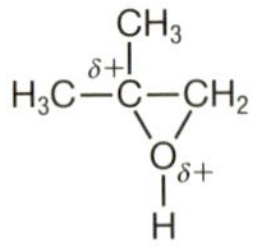

プロトン化されたオキシラン

この位置選択性の理由は，プロトン化を受けたオキシラン（左図）は置換基の多い炭素上に正電荷を帯びる．これはアルキル基の電子供与性によるものである．メタノールは正電荷を帯びた炭素へ攻撃して上記のような位置選択性がみられるのである．また，酸性条件下における開環反応も立体反転で求核種が反応する（SBO 24，応用・発展問題も参照のこと）．

例題 37・2 オキシランの具体的反応例 2,2-ジメチルオキサシクロプロパンと以下の試薬との反応で生成する化合物の構造式を記せ．
(1) CH₃CH₂OH 中，希硫酸　　(2) CH₃CH₂OH 中，$\overset{+}{\text{Na}}\overset{-}{\text{S}}\text{CH}_2\text{CH}_3$
(3) LiAlD₄，ついで H⁺，H₂O

解 答

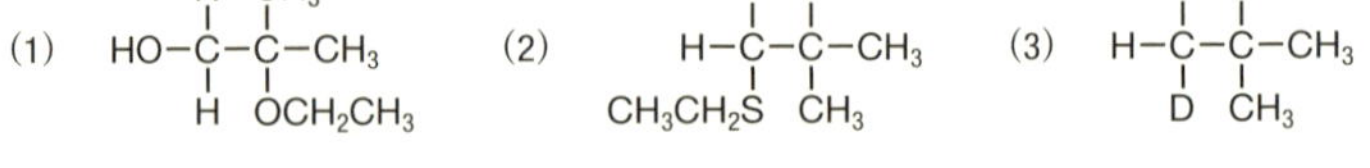

例題 37・3 オキシランの立体選択的反応例 以下の反応で予想される主生成物の構造式を立体化学に注意して記せ．

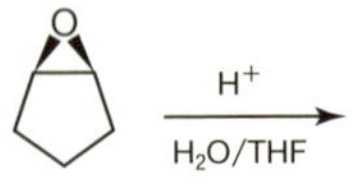

解　答

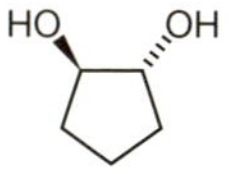

酸性条件下では，オキシランの酸素がプロトン化を受け，これに対して水が立体反転を伴いながら反応する．

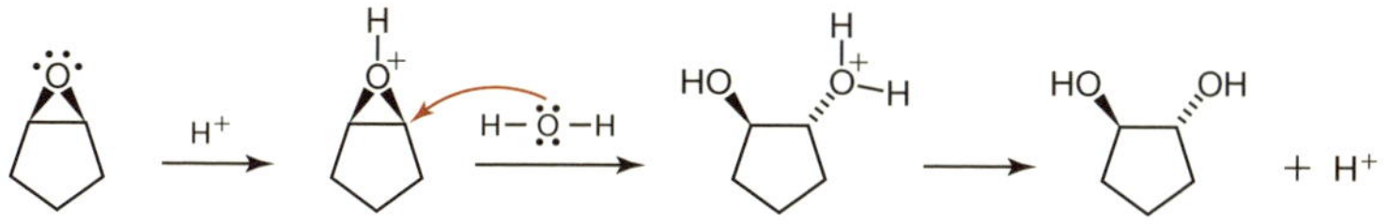

このようにして，オキシランと酸性条件下で水と反応させることにより，*trans*-ジオールが生成する．これに対して，*cis*-ジオールはアルケンと四酸化オスミウムとの反応により合成される（SBO 24 参照）．

演習 37・3　以下の反応の主生成物の構造を記せ．

(1) 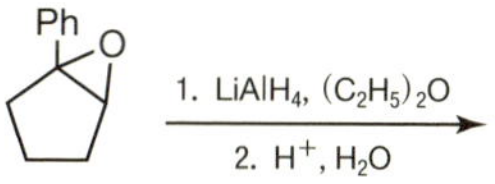 1. LiAlH₄, (C₂H₅)₂O　2. 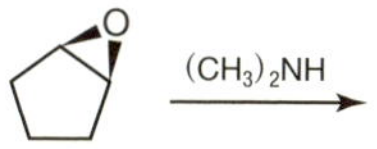 H⁺, H₂O

(2) (CH₃)₂NH

応用・発展 37・1　オキシランの立体選択的反応　次の反応の生成物の立体構造を明確に示せ．

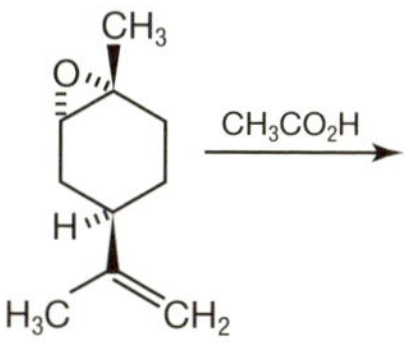

CH₃CO₂H

応用・発展 37・2　転位反応　Adv

オキシランをルイス酸とともに反応させると転位反応が起こる．その反応機構を示せ．

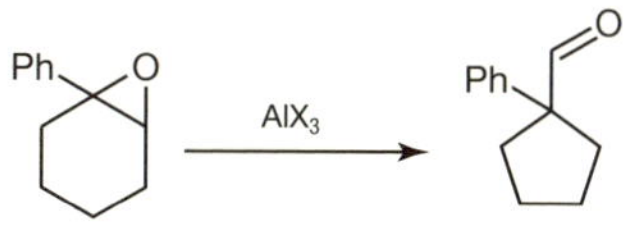

AlX₃

第10章 アルデヒド・ケトン・カルボン酸・カルボン酸誘導体

> **SBO 38** アルデヒド類およびケトン類の基本的な性質と反応を列挙し，説明できる．
> C3(3)④1

学生へのアドバイス

アルデヒドやケトン（炭素-酸素二重結合）とアルケン（炭素-炭素二重結合）は類似の二重結合構造をもつが，反応を比べてみると大きく異なる．単に，構造中の二重結合だけに着目すると両者が同じに見えてしまうので，二重結合を構成しているその他の原子にも着目して，反応の起こり方を考えてみよう．

■ このSBOの学習に必要な予備知識

1. 共鳴の概念の理解：SBO 4
2. ルイス酸・塩基の概念：SBO 5
3. 付加，脱離の反応機構：SBO 6
4. カルボアニオン中間体の性質：SBO 7
5. 有機反応機構の記述：SBO 9
6. アルケンへの付加反応：SBO 23

■ このSBOの学習成果

アルデヒドとケトンがさまざまな官能基をもつ化合物に変換できることを理解できる．また，アルデヒドとケトンの反応性がアルケンのそれとは電子的に異なることを理解できる．さらに，カルボン酸やその誘導体の性質や反応を統一的に理解できる．(SBO 23, 39, 40)

　アルデヒドおよびケトンは，炭素-酸素二重結合からなるカルボニル基を基本骨格としているため，カルボン酸やアミドと同様カルボニル化合物に分類されるが，カルボニル基に結合している置換基（アルキル基，アリール基，水素）が他の置換基に置き換えられない点で，後者とは性質が大きく異なっている．

　アルデヒドおよびケトンは還元によってアルコールに，またアルデヒドは酸化によってカルボン酸に変換できることに加え，多くの炭素-炭素結合形成反応においても使用されるので，有機化学において重要な官能基として位置づけられている．しかし，医薬品に含まれる官能基としては，ケトンは時々みられるが，アルデヒドは一部の消毒薬にみられるのみである（図38・1）．いずれも反応性が高く，特にアルデヒドは酸化に対して不安定であることがその理由と考えられる．

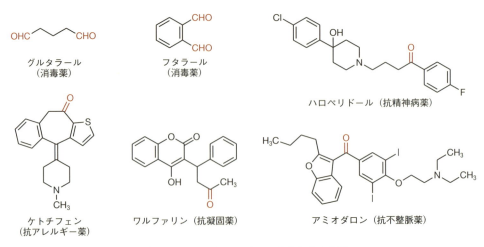

図38・1　アルデヒド，ケトンを含む化合物例

38・1　アルデヒドおよびケトンの性質

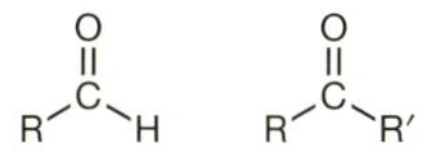

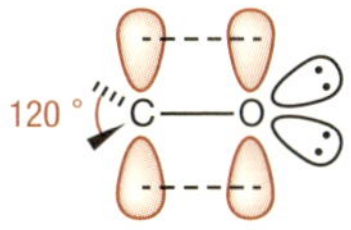

アルデヒドおよびケトンの炭素-酸素二重結合は多くの点でアルケンの炭素-炭素二重結合と類似している．炭素原子は sp^2 混成軌道で三つの σ 結合を形成しており，残った一つの p 軌道は酸素原子の p 軌道と π 結合を形成している．酸素原子の三つの sp^2 混成軌道のうち，一つは炭素原子と σ 結合を形成し，残りの二つの混成軌道には 2 対の非共有電子対が入っている．構造はアルケンと同様に平面であり，結合角はほぼ 120° である．

アルケンと最も異なる点は，酸素原子の大きな電気陰性度のために結合が分極していることであり，これによって**カルボニル基**（C=O）の特徴的な物理的・化学的性質や反応性が説明される．

アルデヒドの確認試験には**銀鏡反応**が用いられる．これは，アルデヒドが還元性をもつことを利用した反応で，アルデヒドをもつ化合物に硝酸銀・アンモニア試液を加えると Ag(I) が還元されて銀が析出し銀鏡を形成する．**ヒドラジン**は，アルデヒドやケトンと反応して結晶性のヒドラゾン（p.329）を生成するので，アルデヒドやケトンの検出法として用いられている．また，メチルケトンの検出には，**ヨードホルム反応**（p.301）が使用される．

例題 38・1　アルデヒドおよびケトンの共鳴　アルデヒドおよびケトンの分極した共鳴構造をそれぞれ一つずつ書き，もとの構造と曲がった矢印で関係づけなさい．

解　答　炭素原子および酸素原子の電気陰性度はそれぞれ 2.5，3.5 なので負電荷はより電気陰性度が大きな酸素原子上に，正電荷はより電気陰性度が小さい炭素原子上に生ずる共鳴構造の寄与が大きい．

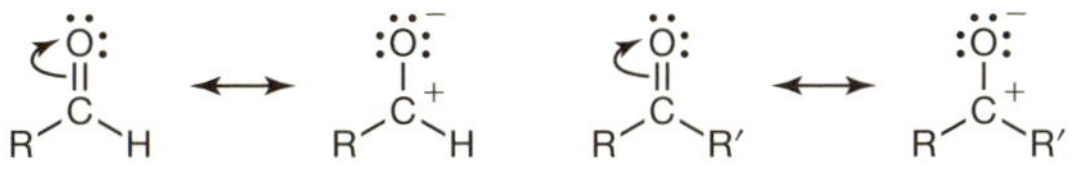

演習 38・1　アセトアルデヒドとアセトンで，分極した共鳴構造はどちらが安定か．

38・2　アルデヒドおよびケトンの反応部位

アルデヒドおよびケトンの大部分の反応は以下に示す 4 種の形式で起こる（右図）．

1. 求核試薬（Nu^-，ルイス塩基）が部分正電荷をもつ炭素原子（ルイス酸）を攻撃し付加体を生成する．

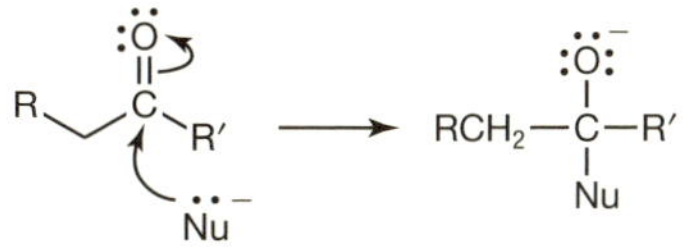

2. 酸素の非共有電子対（ルイスの塩基）に対してプロトンのような求電子剤

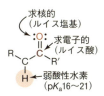

アルデヒド, ケトン
の反応部位

(E^+, ルイス酸) が攻撃する反応で，酸素原子上に発生した正電荷によって炭素原子への求核攻撃が促進される．

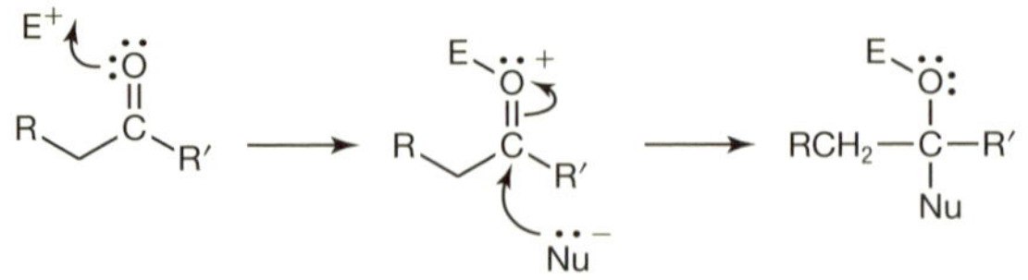

3. カルボニル基に隣接する炭素上の水素（α水素）は酸性度が高いため，塩基による脱プロトンが起こって**エノラートイオン**が生成する．

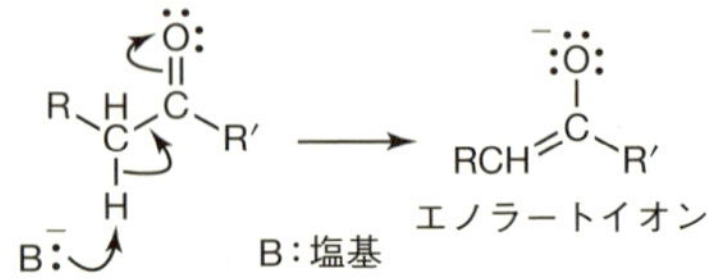

4. 酸性条件では，まずカルボニル酸素がプロトン化されてα水素の酸性度が上がった後，水による脱プロトンを経て**エノール**が生成する．

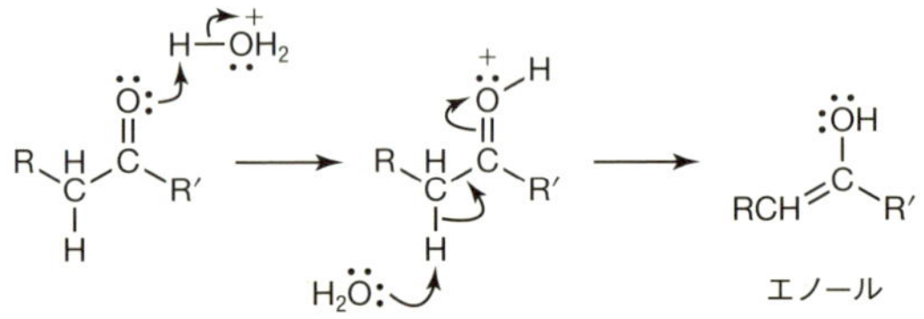

エノール　enol

以下，1の形式として，ヒドリド還元剤，有機金属反応剤，水和物やヘミアセタールの生成，シアン化水素の付加反応，そして求核付加の後，脱水以外の反応が起こる合成化学的に重要な反応として，ウィッティッヒ反応そしてバイヤー・ビリガー酸化を取上げる．2の形式としてアセタールの生成，イミンやエナミンの生成，3,4として，ハロゲン化，アルキル化，アルドール反応を例にあげ説明する．

例題38・2　アルデヒドのプロトン化　アルデヒドの酸素原子がプロトン化されると炭素原子に対する求核攻撃が促進される理由を説明しなさい．

解　答　アルデヒドの酸素原子がプロトン化されると酸素原子上に正電荷が発生する．その正電荷を解消するためにπ結合の電子が酸素原子上に移動する結果，プロトン化されない場合と比較して炭素原子上の正電荷が高まる．例題38・1に示したアルデヒドの共鳴構造とは異なり，酸素原子上に負電荷がないことに注意しよう．

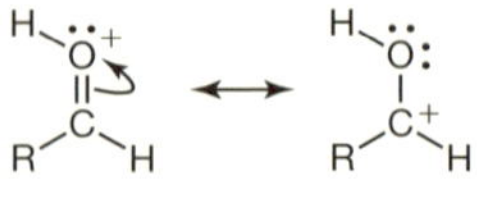

演習38・2　アセトンと1,1,1-トリフルオロプロパン-2-オンではどちらが求核攻撃を受けやすいか説明しなさい．

演習38・3　アルデヒドやケトンのα水素は一般的な塩基で引抜くことができる程度に酸性度が高い．この理由を説明しなさい．

38・3 アルデヒドおよびケトンへのイオン的求核付加反応

反応性の高い求核試薬は，低温下で速やかにカルボニル基に付加する．代表的な求核試薬としては，ヒドリド還元剤（テトラヒドリドアルミン酸リチウム $LiAlH_4$，テトラヒドリドホウ酸ナトリウム $NaBH_4$ など；図 38・2a）とグリニャール試薬 $RMgBr$ に代表される有機金属反応剤がある（図 38・2b）．これらの試薬の攻撃種であるヒドリドイオン（H^-）やアルキルアニオンは形式的には水素（$pK_a=33$）やアルカン（$pK_a=50$）の共役塩基と考えられるので反応性は非常に高く，反応は不可逆である（図 38・2c）．

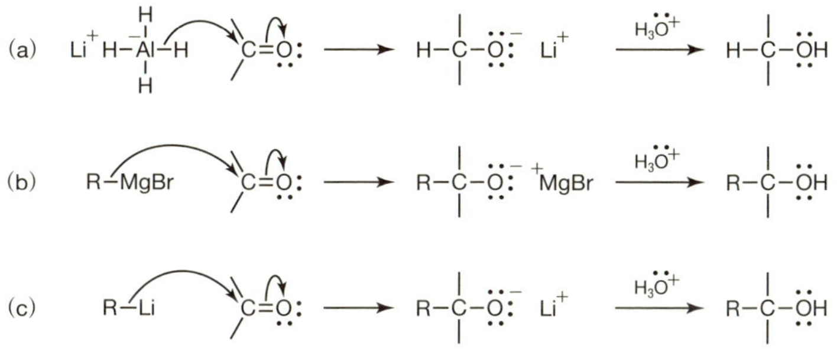

図 38・2 カルボニル基への求核付加反応

例題 38・3 求核試薬に対する反応性
求核試薬の攻撃に対する反応性は，アルデヒドとケトンでどちらが高いか．

解 答 水素原子とアルキル基の立体的なかさ高さの違いと，アルキル基の +I 効果*1 および超共役*2 によるカルボニル炭素の正電荷の減少のため，アルデヒドの反応性の方が高い（図 38・3）．

*1 +I 効果については SBO 42・1 を参照．

*2 超共役については SBO 7・1 を参照．

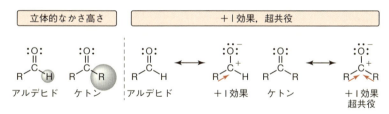

図 38・3 カルボニル基への求核反応に影響する因子

演習 38・4 アルデヒドに対する臭化メチルマグネシウムとメチルリチウムの反応性を比較しなさい．

38・4 水和物およびヘミアセタールの生成

水やアルコールのような電荷をもたない求核試薬の場合，付加によってオキソニウムイオンが生成した後，水あるいはアルコールによるプロトンの移動を経て，それぞれ水和物，ヘミアセタールを与える．

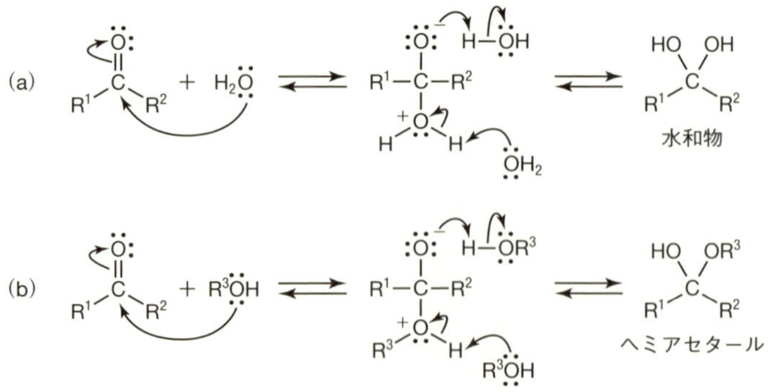

図 38・4 カルボニル基への電荷をもたない求核試薬の付加　(a) 水の付加による水和物の生成，(b) アルコールの付加によるヘミアセタールの生成

　これらの反応は，オキソニウムイオンや水酸化物イオンがヒドリドやアルキルアニオンと比較して脱離能が高いので平衡反応となり，一般には原料の側に平衡は傾いている．しかし，その平衡の位置はアルデヒドおよびケトンの構造に大きく左右される．ホルムアルデヒドは水中でほとんどが水和物として存在しているのに対し，アセトンの場合は逆である（図 38・5）．

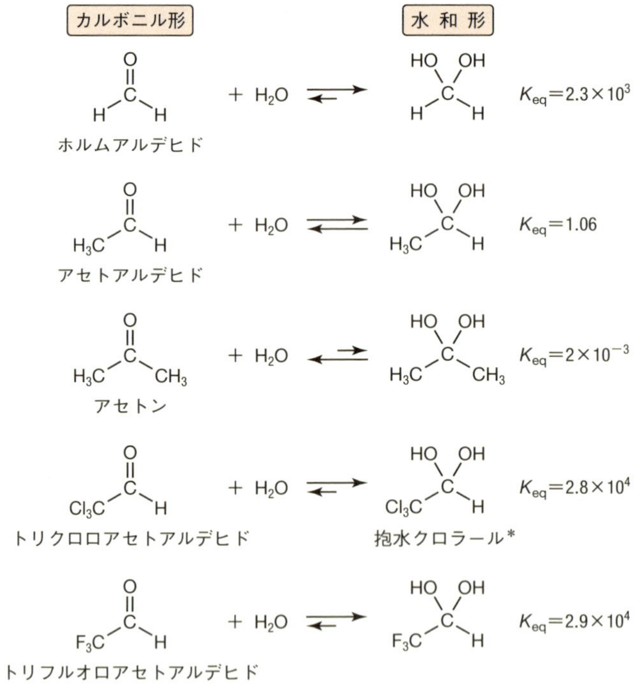

* 抱水クロラールは睡眠薬および鎮静薬として用いられる．

図 38・5　水和物の形成と平衡定数　K_{eq} は平衡定数．

　このような現象は，カルボニル形と水和形の安定性に対する置換基の立体的および電子的効果によって説明される．水素原子をアルキル基に置き換えると立体障害がより大きくなるが，この効果は sp^2 混成（結合角 120°）であるカルボニル形より，sp^3 混成（結合角 109.5°）の水和形に，より不利に働くため（図 38・6a），アセトンでは水和形の割合は小さい．また，アルケンの場合と同様の理由

により，置換基が多い二重結合ほど安定になることも，アセトンでカルボニル形が多いことと合致する．一方，電子的には，水和形では置換基の影響はほとんどないが，カルボニル型では分極した共鳴構造に対してメチル基のような +I 効果をもつ基は安定化の方向に働き，逆に CF_3 基のような電子求引性基は正電荷を不安定化するため，水和形の方が有利となる（図 38・6b）．

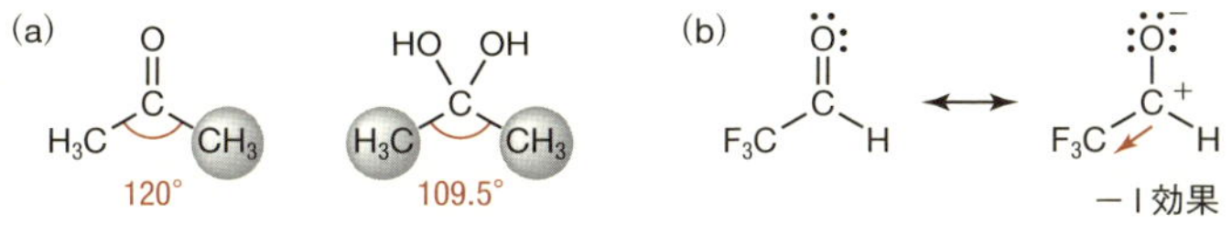

図 38・6 カルボニルの水和に対する立体障害 (a) と電子求引性基 (b) の影響

例題 38・4 ケトンとアルケンとの反応性の比較 ケトンに対する水の付加とアルケンに対する水の付加では，どちらが有利か説明しなさい．

解 答 ケトンに対して水が付加すると酸素原子上に負電荷が生ずるのに対し，アルケンの場合，負電荷はより電気陰性度の小さな炭素原子上に発生するため不利となる．アルデヒドについてもケトンと同様に考えることができる．

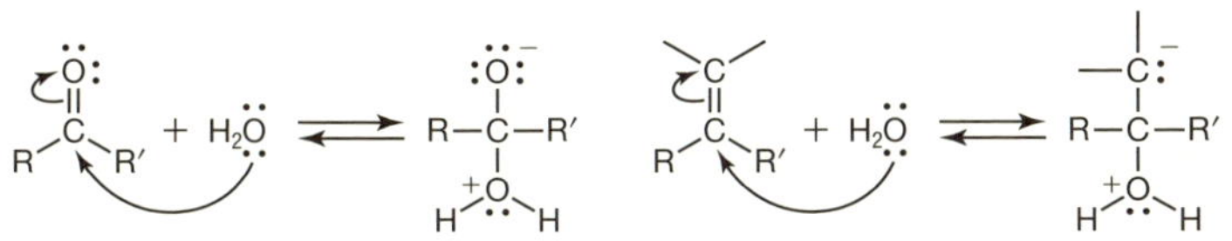

(a) ケトン (b) アルケン

演習 38・5 以下の化合物を，水溶液中で水和形として存在する割合が高い順に並べ，その理由を述べなさい．

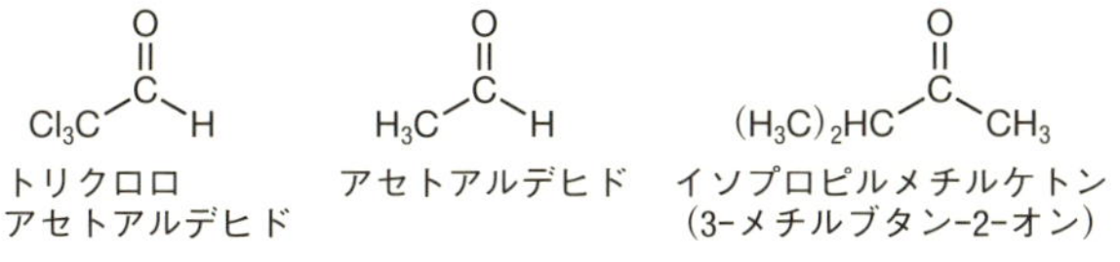

トリクロロアセトアルデヒド　アセトアルデヒド　イソプロピルメチルケトン（3-メチルブタン-2-オン）

38・5 シアン化水素の付加反応

シアン化水素はアルデヒド・ケトンに可逆的に付加して**シアノヒドリン**を生成する（図38・7）．反応は，シアン化物イオンの求核攻撃により開始され，生じたアルコキシドイオンが水によってプロトン化される．シアン化物イオンは負電荷をもっているため比較的よい求核試薬であるが，HCN の pK_a（9.3）から明ら

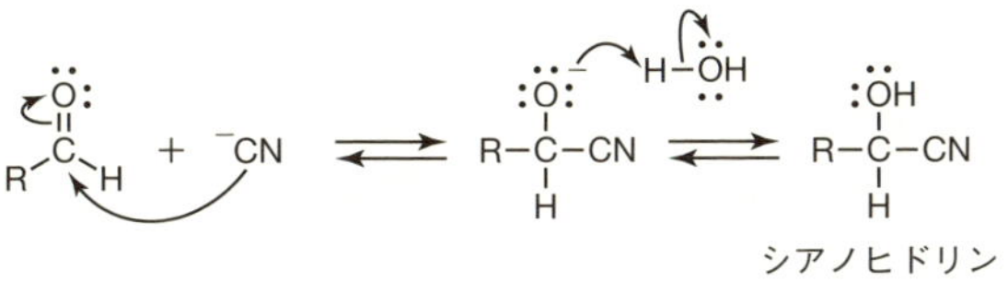

図 38・7 シアノヒドリンの生成

かなように，ヒドリド還元剤やグリニャール試薬と比較すると反応性は低く，塩基が存在すると容易に逆反応が起こる．シアノ基は他の官能基へ容易に変換できることから，シアノヒドリンは有用な合成中間体である．

例題 38・5　シアノヒドリン生成の逆反応　シアノヒドリンが塩基性条件下で容易に逆反応を起こしアルデヒドに戻る理由を説明しなさい．

解　答　HCN の酸性度（$pK_a=9.3$）は，水素，アルカン，水と比較すると高いため，共役塩基であるシアン化物イオン（^-CN）は相対的に安定であり脱離能が高くなる．塩基が存在するとヒドロキシ基の脱プロトンが引き金となってシアン化物イオンが脱離し，安定な炭素-酸素二重結合が生成する．

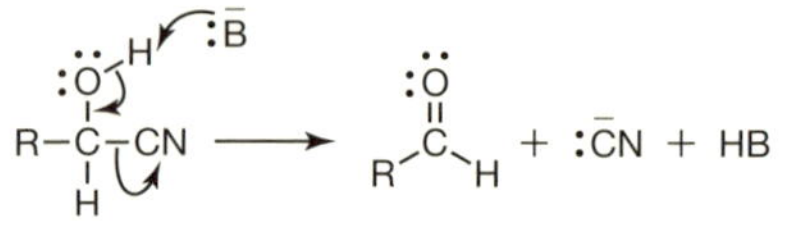

演習 38・6　アセトアルデヒドは水中で約50%が水和形として存在するが，水中でもシアノヒドリンは収率よく生成する．この理由を説明しなさい．

38・6　ウィッティッヒ反応

正電荷をもつリン，硫黄，窒素などの隣接位に非共有電子対をもつ炭素原子が結合した化合物は**イリド**と総称される．イリドのカルボアニオンは，アルデヒド・ケトンに対して，アルキルリチウムやグリニャール試薬のようなカルボアニオンとは異なった反応性を示す．**リンイリド**はそのような試薬のなかでも代表的なものである．リンイリドはハロアルカンにトリフェニルホスフィン Ph_3P を反応させることにより生成するホスホニウム塩を，n-ブチルリチウム n-Bu-Li のような強塩基で処理することにより得られる（下図）．

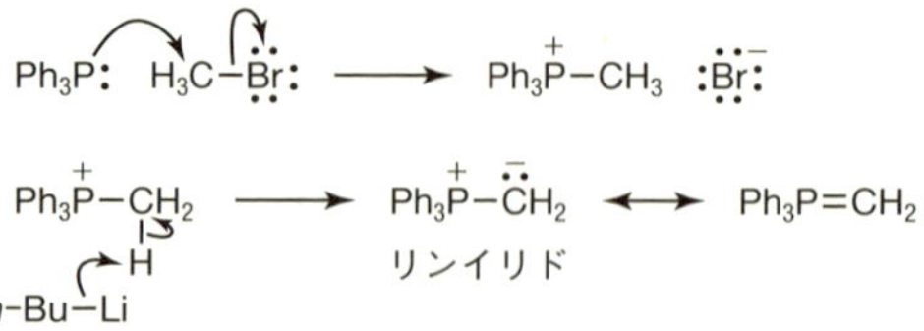

図 38・8　リンイリドの生成

リンイリドはグリニャール試薬のようにアルデヒドおよびケトンに付加した後，生成するアルコキシドが分子内で4価のリン原子を攻撃してオキサホスフェタンとなり，次にホスフィンオキシドの脱離を伴いアルケンを生成する（図38・9）．この反応は**ウィッティッヒ反応**とよばれており，エステル，ケトン，ニトリルなどの官能基をもつリンイリドにも適用可能なため，合成化学的にきわめて重要な反応の一つである．

ウィッティッヒ反応
Wittig reaction

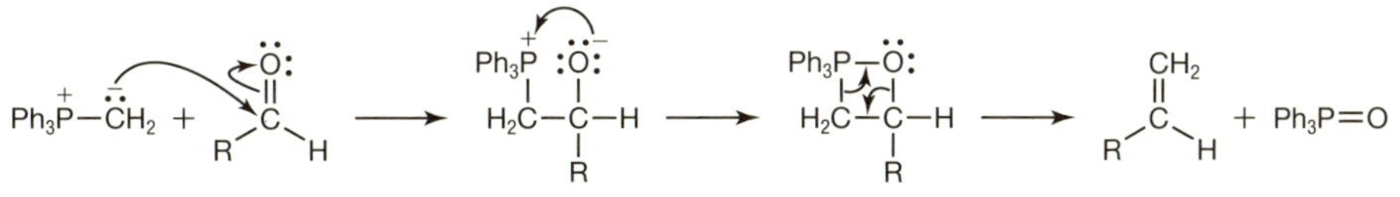

第10章 アルデヒド・ケトン・カルボン酸・カルボン酸誘導体

図38・9 ウィッティッヒ反応の反応機構

例題 38・6 ケトンからアルケンへの変換 シクロヘキサノンからメチレンシクロヘキサンを合成しなさい．

解 答 シクロヘキサノン **1** にメチレントリフェニルホスホラン **2** を反応させるとメチレンシクロヘキサン **5** が合成できる．臭化メチルマグネシウムを反応させアルコール **6** とした後，脱水もしくは臭化物 **8** に変換後塩基（NaOCH$_2$CH$_3$）による脱 HBr により合成可能と考えがちだが，置換基の多い内部アルケン **7** が主生成物となる（セイチェフ則*1）．ただし，臭化物 **8** に対し *t*-BuOK のようなかさ高い塩基を用いるとメチレンシクロヘキサン **5** が主生成物となる（ホフマン則*1）．

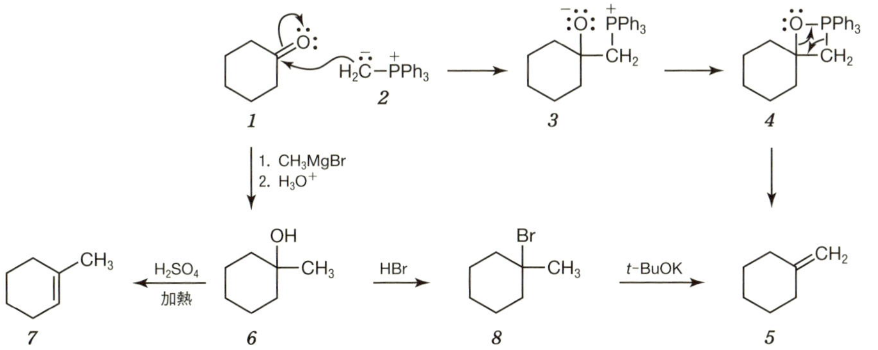

*1 ハロアルカンからのセイチェフ則およびホフマン則による脱離は SBO 35 を参照．

*2 LDA（リチウムジイソプロピルアミド）:

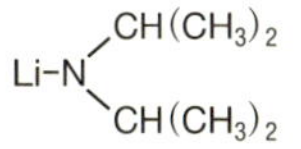

演習 38・7 ホスホナート（たとえば (EtO)$_2$P(O)CH$_2$CO$_2$Et，右図）と塩基（LDA*2）との反応で生成する α-ホスホナートアニオンはリンイリドと類似の形式でアルデヒド・ケトンと反応しアルケンを与える．この反応の機構をベンズアルデヒドを例に曲がった矢印で書きなさい．

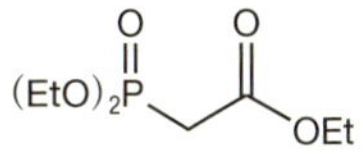

38・7 バイヤー・ビリガー酸化 Adv

アルデヒド・ケトンに対して過酸を反応させると（図 38・10），付加体において O−O 結合が切断されてカルボキシラートイオンとして脱離すると同時に，カ

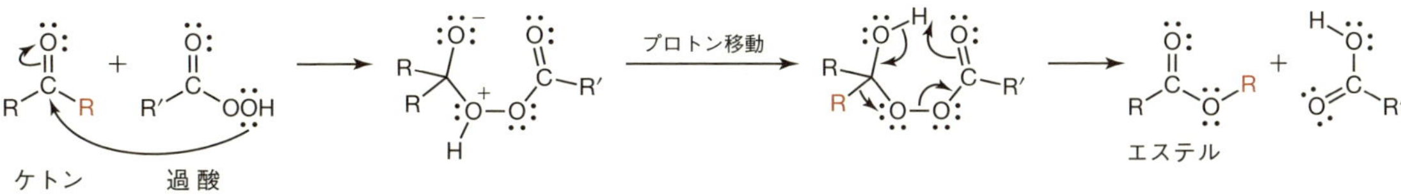

バイヤー・ビリガー酸化
Baeyer-Villiger oxidation

図38・10 バイヤー・ビリガー酸化の反応機構　アルデヒドの場合 R=H でカルボン酸を生じる．

ルボニル基に結合していた基の酸素原子への転位が起こり，アルデヒドおよびケトンがそれぞれカルボン酸およびエステルに酸化される．この反応はバイヤー・ビリガー酸化とよばれている．アルデヒドあるいは非対称ケトンの場合の転位のしやすさは，水素＞第三級炭素＞第二級炭素＞第一級炭素＞メチル基の順である．

例題 38・7　バイヤー・ビリガー酸化における転位の推進力　ケトンに対する過酸の付加は平衡反応で，平衡は原料側に傾いているにもかかわらず，転位が進行する理由を説明しなさい．

解答　O–O 結合が不安定なため，カルボニル基の立ち上がりによって切断され，アルキル基の転位とともにカルボン酸が生成する．これらの過程は，不可逆なので平衡が生成系に移動する．

演習 38・8　以下の反応の機構を曲がった矢印で説明しなさい．

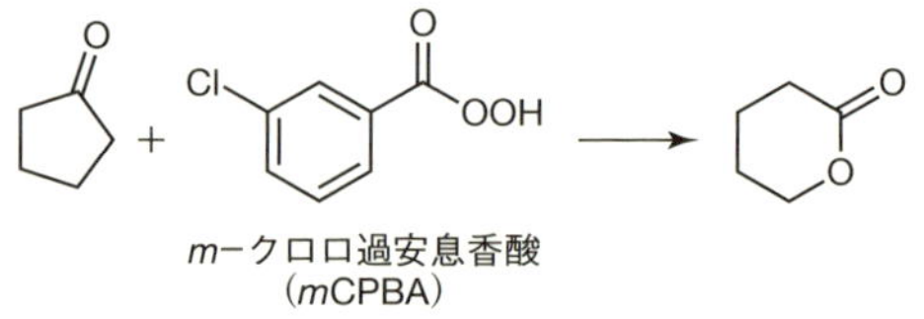

*m*ークロロ過安息香酸
(*m*CPBA)

38・8　アセタール生成反応

　アルデヒドおよびケトンへの水やアルコールのような電荷をもたない求核試薬の付加反応は酸触媒により促進される．これらの反応は平衡反応であり，求核試薬が水の場合，一般に平衡は原料側に傾いている．

水和物

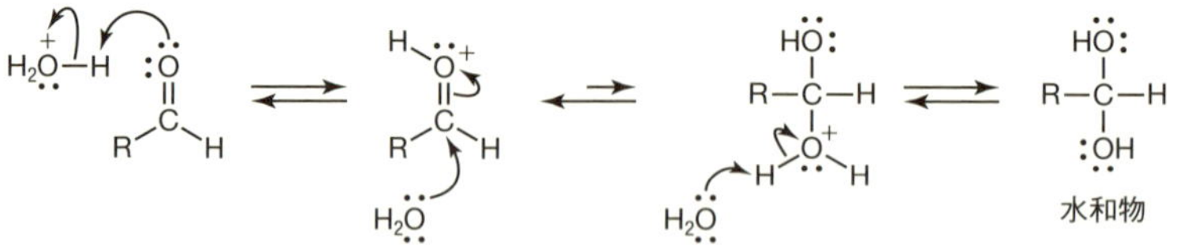

アセタール　acetal

保護基(protecting group)：カルボニル基，ヒドロキシ基などの反応性の高い官能基に影響を与えることなく，分子内の他の部分に反応が行えるよう，一時的にこれらの官能基を反応条件下で化学変化を受けない形にしておくことを"官能基を保護する"といい，保護した官能基を保護基とよぶ．保護基は必要な反応後，もとの形に戻される．

　しかし，アルコールとの反応（図 38・11）ではヘミアセタールの段階でヒドロキシ基へのプロトン化が起こってオキソニウムイオンに変換されよい脱離基となるため，過剰のアルコールが存在すると，脱水そしてアルコールの付加が起こって**アセタール**が生成する．過剰の水が存在すれば酸触媒下，逆反応であるアセタールの加水分解が進行する．アルデヒド・ケトンをアセタール化することにより，反応性の高いカルボニル基が二つのエーテル結合に変換されるため，有機金属反応剤やヒドリド還元剤の攻撃に対し安定となる．そのため，アセタールはカルボニル基の**保護基**として使用される．

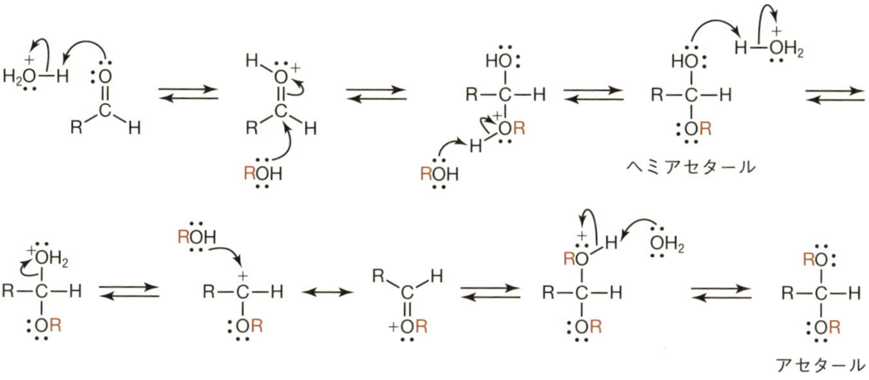

第10章　アルデヒド・ケトン・カルボン酸・カルボン酸誘導体　297

図38・11　アセタールの生成

例題 38・8　アセタールの加水分解機構　アセタールの加水分解機構を曲がった矢印で説明しなさい．

解　答　非共有電子対にプロトン化が起こって脱離能が高まったアルコキシ基がもう一つのアルコキシ基の非共有電子対に押し出され脱離する（下図）．酸素原子上に生じた正電荷が炭素原子上に移った後，もしくは移ると同時に水が攻撃することによってアルコキシ基とヒドロキシ基が置き換わる．残ったアルコキシ基は同様にプロトン化を経て脱離し，アルデヒドとなる．なお，プロトン化したアルコキシ基の脱離と同時に水を攻撃する経路は（[　]内），第二級炭素（ケトンのアセタールの場合は第三級炭素中心）での S_N2 反応であるため不利となる．

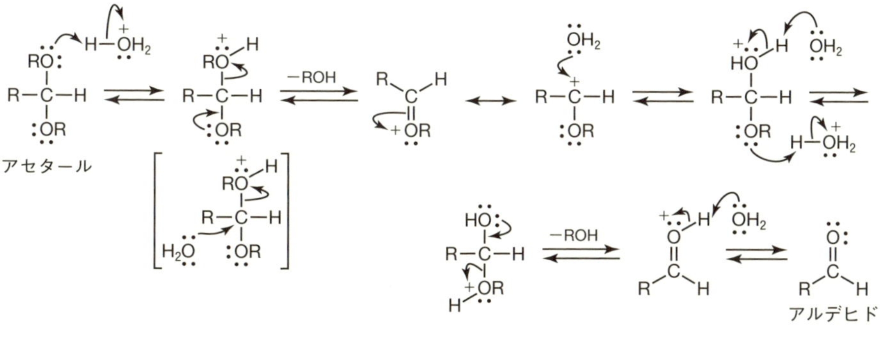

このようにアセタールの加水分解機構は図38・11の逆反応である．反応機構は正反応，逆反応ともに書けるようにしよう．

演習 38・9　シクロヘキサノンがエチレングリコールと反応して環状アセタールが生成する機構を曲がった矢印で説明しなさい．

シクロヘキサノン　＋　HOCH₂CH₂OH　→（H⁺）　環状アセタール

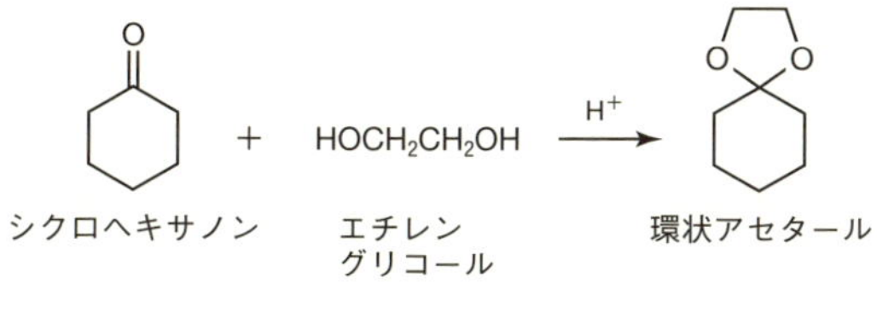

38・9 イミン・エナミンの生成

アンモニアやアミンもアルコールと同様に酸触媒下、アルデヒド・ケトンに求核的に付加する。アルコールの場合とは異なり、中間体に脱離可能なプロトンが存在しているので、アミンの付加にとどまらず、脱プロトンが起こり**イミン**が生成する（図38・12）。プロトン化は酸素原子より窒素原子の方が優先するが（窒素原子の方が電気陰性度が小さいため生成する正電荷の不安定化が酸素原子と比較して小さい）、プロトン化は平衡反応であるため、それによって反応が起こるプロトン化だけが意味をもつことに注意する必要がある。

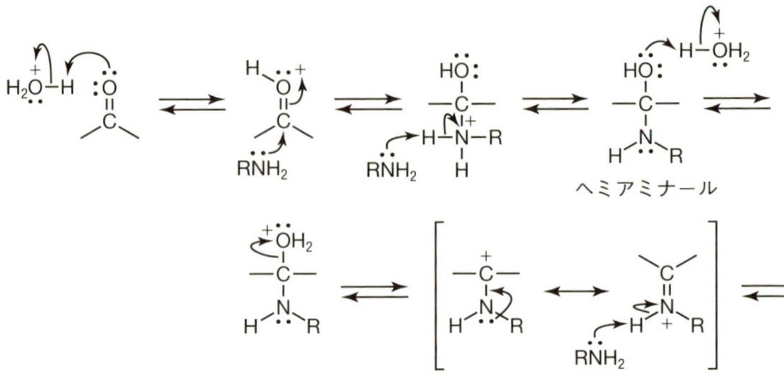

図38・12 カルボニル基とアミンによるイミンの生成

イミンが生成するのはアンモニアおよび第一級アミンの場合だけである。第三級アミンの場合は脱離するプロトンがないため反応は進行しない。第二級アミンでは、イミンの前段階（イミニウムイオン）までは生成するが、窒素原子上に脱離するもう一つのプロトンが存在しないのでイミンはできない（図38・13）。しかし、ケトン（またはアルデヒド）のα位に水素原子がある場合、それが脱離し**エナミン**が生成する。有機合成においてエナミンはケトンのα位のアルキル化の中間体として用いられる。

エナミン（enamine）：ene＋amine（二重結合＋アミノ基）（SBO 41・5・1参照）

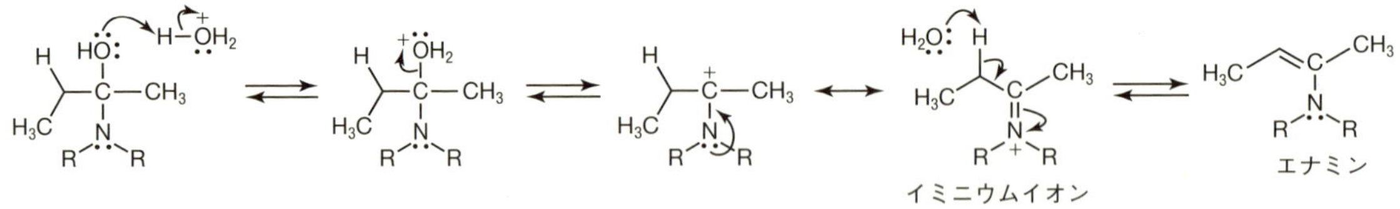

図38・13 第二級アミンとカルボニルによるエナミンの生成

例題38・9 エナミンの加水分解 エナミンは酸性条件下、容易に加水分解される。反応機構を曲がった矢印で説明しなさい。

解 答 多重結合に非共有電子対をもつ原子が結合すると非共有電子対が多重結合に流れ込む(*1*)結果β位の電子密度が高まり(*2*)、そこがプロトン化されるとイミニウムが生成する(*3*)。水が窒素原子上の正電荷を解消するように炭素原子を攻撃し(*3*)、ついで窒素原子のプロトン化(*4*)、アミンの脱離(*5*)を経てケトンが生成する(*7*)。

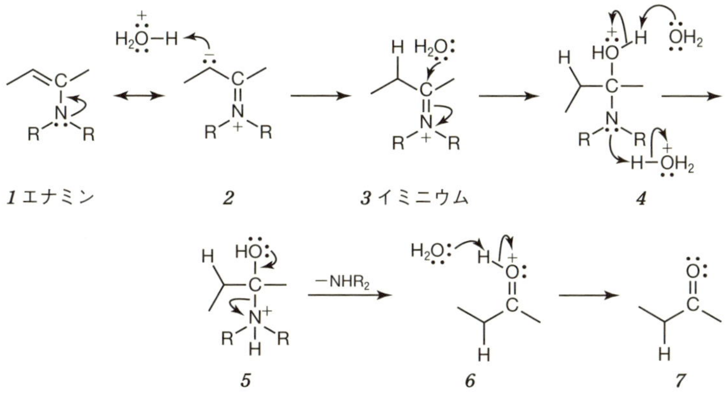

演習 38・10 α位に水素原子をもつイミンを LDA* のような強力な塩基で処理すると，リチオエナミンが生成する．この過程を曲がった矢印で説明しなさい．

* LDA（リチウムジイソプロピルアミド）：

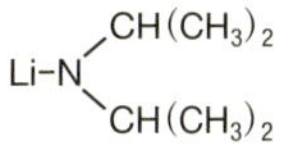

38・10 エノールとエノラート

　アルデヒド・ケトンに代表されるカルボニル化合物が有機化学において中心的位置を占める最大の理由は，炭素-炭素結合の形成，特に多くの化合物に容易に変換できる官能基をもった化合物の合成に使用されるからである．この場合の炭素-炭素結合形成反応に関わるのは，アルデヒド・ケトンのカルボニル基に隣接した炭素原子（α炭素）である．隣接炭素原子に結合した水素原子（α水素）の pK_a は 16～20 なので（図 38・14），pK_a が 22 以上の酸の共役塩基（たとえば LDA）を用いれば，ほぼ完全に引抜くことが可能である（$K_{eq} > 10^2$）．水酸化物イオン（共役酸である水の pK_a は 15.7）程度の塩基でも反応をひき起こすのに十分な濃度のカルボアニオンを発生させることができる場合もある．カルボニル基のα水素の酸性度が高いのは，共役塩基が共鳴により安定化しているためである（図 38・15）．すなわち，炭素上の負電荷がよりアニオン安定化能の大きな（電気陰性度の大きな）酸素原子上に分散していることによる．**エノラート**と求電子試薬との反応は，炭素および酸素の両原子上で起こりうるが，一般には炭素原子上で起こる．

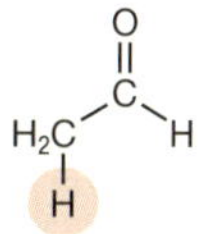

アセトアルデヒド
$pK_a = 16.7$

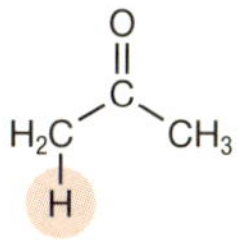

アセトン
$pK_a = 19.2$

図 38・14　カルボニル基のα水素の pK_a

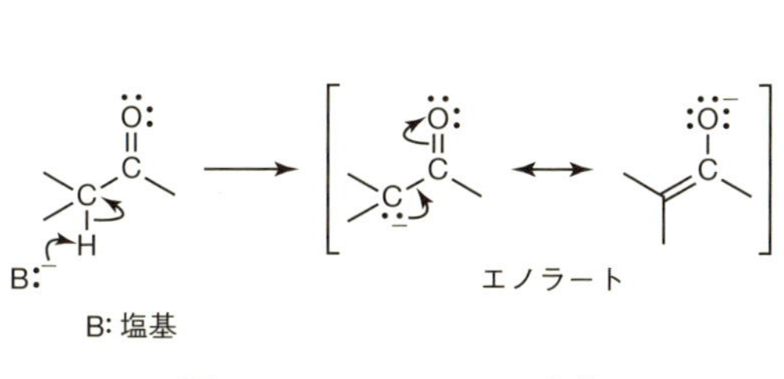

B: 塩基

図 38・15　エノラートの生成

　α水素は酸性条件でも引抜くことができる．カルボニル基の酸素原子がプロトン化されるとカルボニル基のπ結合の電子が酸素原子に強く引付けられる結果，

ケト-エノール互変異性
keto-enol tautomerism

強力な塩基が存在しなくとも脱プロトンが起こりエノールを生成する（図38・16）．ケト形とエノール形は平衡にあり，**ケト-エノール互変異性**とよばれる．

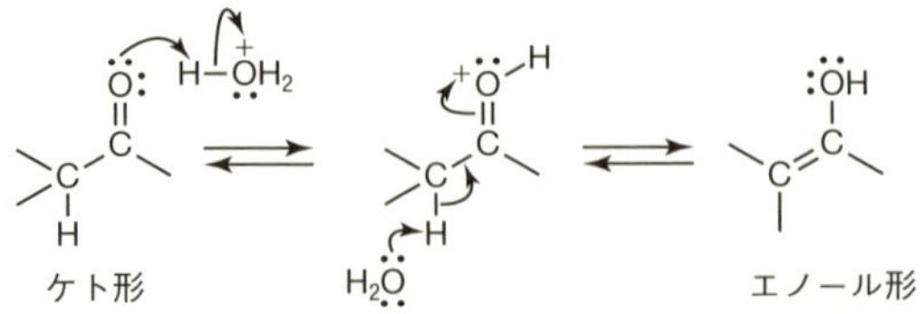

図38・16　酸性条件におけるケト-エノール互変異性

この平衡は，一般にはケト形に傾いているが（図38・17a），ペンタン-2,4-ジオンのように分子内で水素結合を形成することにより，エノール形の方が安定になる化合物もある（図38・17b）．

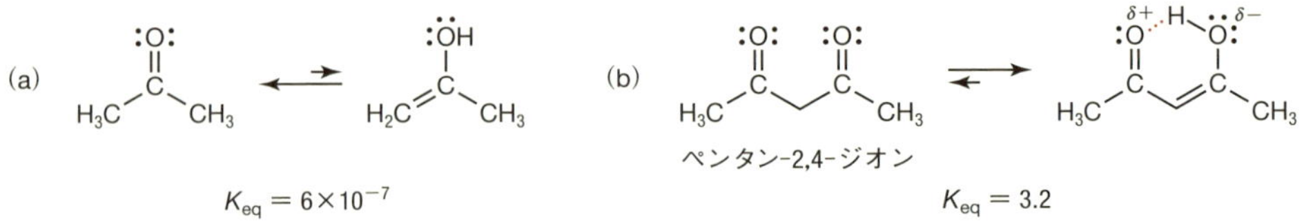

(a) $K_{eq} = 6 \times 10^{-7}$　(b) ペンタン-2,4-ジオン　$K_{eq} = 3.2$

図38・17　エノール形が安定なケト-エノール互変異性

例題 38・10　エノールおよびエノラートの構造　カルボニル基に隣接する炭素原子がキラル中心である光学活性アルデヒド・ケトンがα水素原子をもつ場合，塩基あるいは酸処理によってラセミ化する．この理由を説明しなさい．

解　答　塩基あるいは酸処理によって，それぞれエノールおよびエノラートになると，不斉炭素は sp^2 混成軌道となって二重結合を構成し平面構造をとる．エノールあるいはエノラートへのプロトン化は，二重結合の両面から等しい確率で起こるため，ラセミ体を生成する．エノールを経る場合の機構を以下に示す（図38・18）．

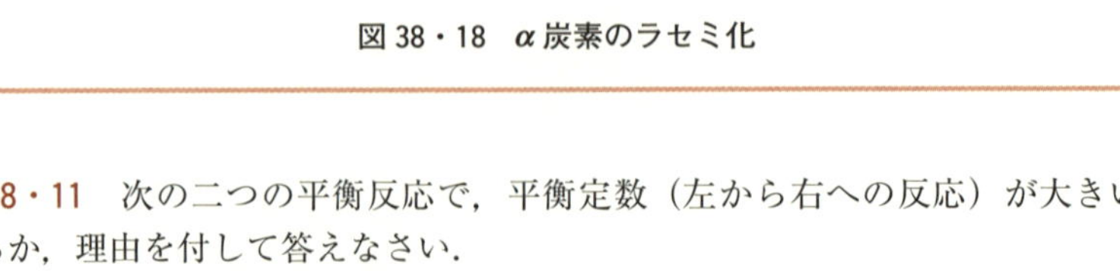

図38・18　α炭素のラセミ化

演習 38・11　次の二つの平衡反応で，平衡定数（左から右への反応）が大きいのはどちらか，理由を付して答えなさい．

38・11 アルデヒドおよびケトンのハロゲン化

α水素をもつアルデヒド・ケトンを酸の存在下ハロゲンと反応させると, α位に一つのハロゲン原子が入った化合物が生成する(図38・19). この反応の速度は, 基質と酸の濃度のみに依存し, ハロゲンの濃度を変えても速度に変化はない. したがって, 律速段階にハロゲンを含まない下図のような機構が提唱されている. エノールの酸素の非共有電子対の電子が二重結合に流れ込むことによって酸素のβ位の電子密度が高くなりハロゲンと反応しモノハロゲン化体が生成する. モノハロゲン化体がさらにエノール化を受けてジあるいはトリハロゲン化体が生成する過程は, モノハロゲン化体のカルボニル基の電子密度が原料と比較して低下するため不利となり, 進行しない.

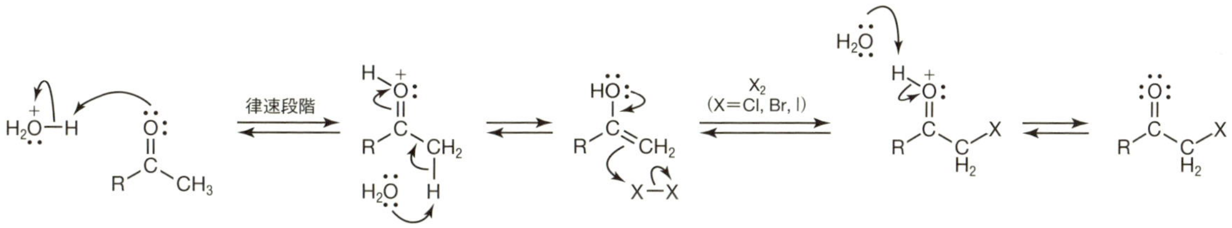

図38・19 アルデヒド・ケトンのハロゲン化

一方, 塩基触媒ではエノラートを経由して反応が進むが, すべての水素がハロゲンで置換される. さらに, ハロゲンが3個ついたトリハロメチルアニオンは, 脱離能が高いため($CHBr_3$のpK_aは9), ヒドロキシ基によって置換されてカルボン酸とハロホルムが生成する. この反応を**ハロホルム反応**という. ハロゲンがヨウ素の場合黄色のヨードホルム(CHI_3)が生成するため, メチルケトンの検出に用いられる(**ヨードホルム反応**).

ハロホルム反応
haloform reaction

ヨードホルム反応
iodoform reaction

例題 38・11 ハロホルム反応 上記の塩基触媒によるブロモホルムの生成の機構を曲がった矢印で説明しなさい.

解 答 ハロゲンが置換することによりα水素の酸性が原料より高くなるため(ハロゲンの電気陰性度が水素より大きいので), すべての水素がハロゲンで置換される.

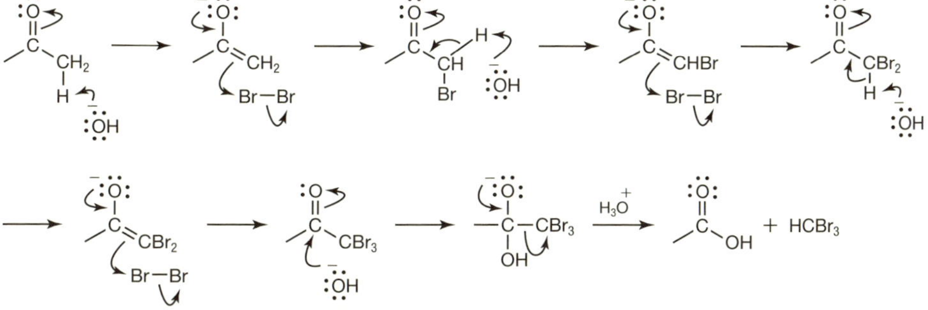

演習 38・12 化合物 A を I$_2$, NaOH で処理したのち酸性にしたところ，安息香酸とヨードホルムが得られた．化合物 A の構造を書きなさい．

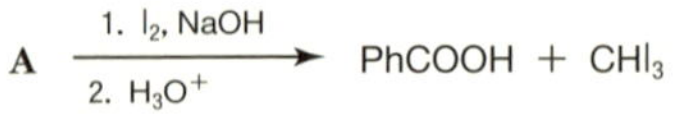

$$A \xrightarrow[\text{2. H}_3\text{O}^+]{\text{1. I}_2,\ \text{NaOH}} \text{PhCOOH} + \text{CHI}_3$$

38・12　アルデヒドおよびケトンのアルキル化

エノラートのアルキル化は，アルデヒドでもケトンでも原理的には可能であるが，アルデヒドではそのカルボニル基の高い反応性のため自己縮合が優先する．ケトンの場合，α水素が一つの場合は，リチウムジイソプロピルアミド (LDA) のような，塩基性は強いがかさ高さのために求核性は低い塩基を用いてハロアルカンと反応させれば収率よく進行する．しかし，2-メチルシクロヘキサノンのような非対称のケトンでα水素が二つ以上ある基質では，位置異性体や多置換体が副生するので，厳密な反応条件の設定が必要となる．

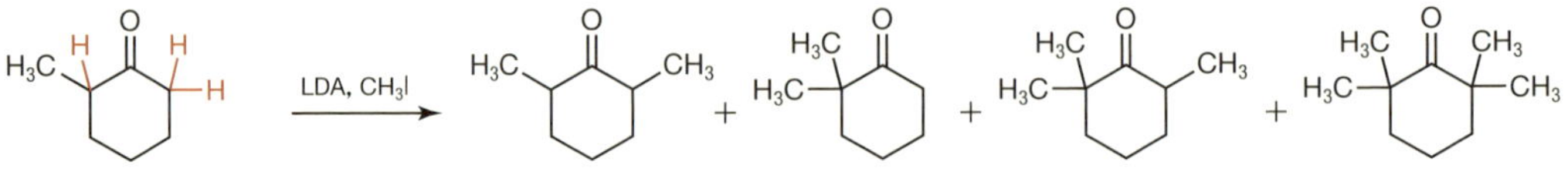

2-メチルシクロヘキサノン
（α水素を赤で示した）

古くから用いられているアルデヒドおよびケトンのアルキル化法として，**エナミン法**がある（図 38・20）．第二級アミンとアルデヒドおよびケトンを反応させるとエナミンが生成することは，p.298 で学んだ．エナミンのβ炭素は，窒素の非共有電子対の電子が流れ込んで電子密度が高くなるため，ハロアルカンと反応し，生成するイミニウムイオンを酸で加水分解すればアルキル化体が得られる．

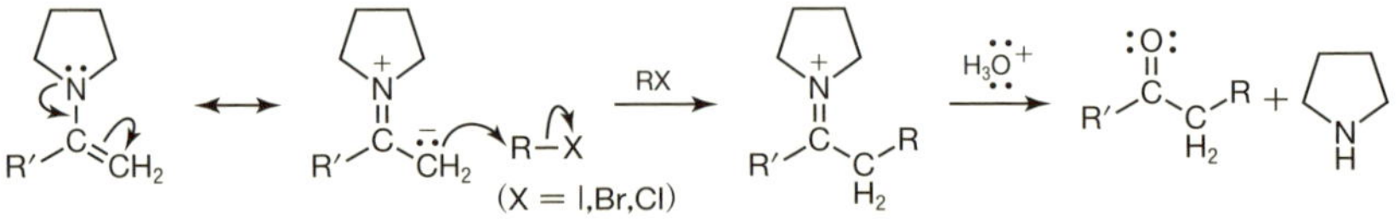

図 38・20　エナミン法によるアルキル化

例題 38・12　エノラートのアルキル化　アルキル化剤として 2-ヨードプロパンのような第二級のハロアルカンは使用することができない理由を述べなさい．
解　答　エノラートのアルキル化は S$_N$2 反応であり，第二級ハロアルカンでは求核攻撃を受ける炭素原子のまわりの立体障害が大きいため，より反発の少ないプロトンの引抜きが優先し，E2 反応生成物がおもに得られる*．

* 求核置換反応と脱離反応の関連性については SBO 34, 35 を参照のこと．

演習 38・13　以下の反応の機構を曲がった矢印で書きなさい．

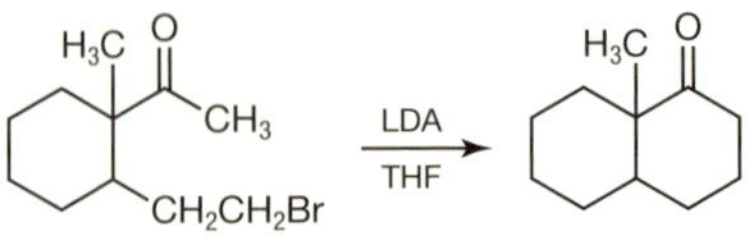

38・13 アルドール縮合

SBO 38・10 で述べたように，アルデヒドを水酸化物イオンと反応させるとエノラートが生成するが，平衡はアルデヒド側に傾いている．しかし，エノラートはアルデヒドのカルボニル基を攻撃した後，水からプロトンを奪って**アルドール***とよばれる付加体を生成するので，この平衡は右側に移動する．

* アルドール (aldol)：(アルデヒド+アルコール) に由来する．

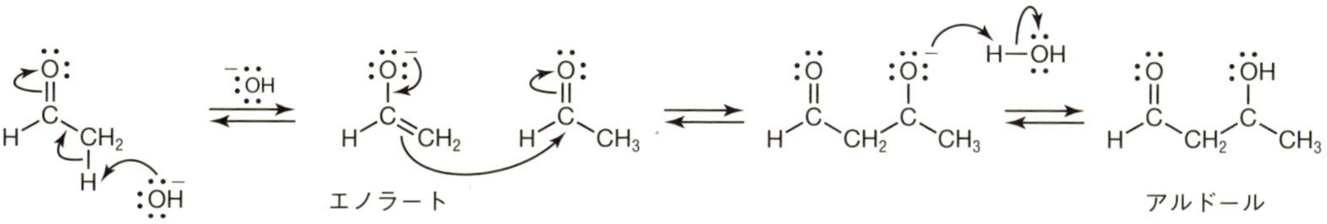

アルドールは高温にするとエノラートを経由して脱水した α,β-不飽和アルデヒドを与える．

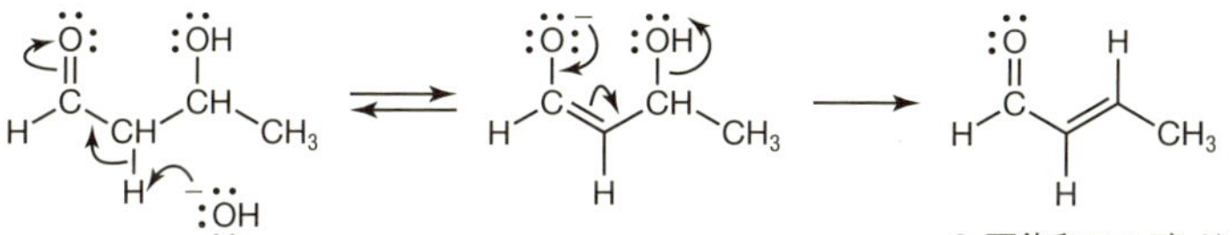

同様の反応は，酸性条件でも可能で，この場合，エノールがプロトン化されたカルボニル基を攻撃する機構で進行する．

例題 38・13 アセトアルデヒドとプロパナールとのアルドール縮合では最大何種類の生成物が生成する可能性があるか．

解 答 アセトアルデヒドのエノラートはアセトアルデヒドおよびプロパナールと反応しうる．プロパナールのエノラートの場合も同様である．したがって最大 4 種の生成物が得られる可能性がある．ただし，片方のアルデヒドがベンズアルデヒドのように α 水素をもたない場合には，異なるアルデヒド間のアルドール縮合（交差アルドール縮合）生成物が得られる．

演習 38・14 アルドール反応を用いて右の化合物を合成する経路と，その反応機構を曲がった矢印で説明しなさい．

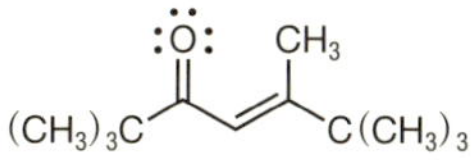

応用・発展 38・1 イミンの生成機構 アルデヒドあるいはケトンからイミンが生成する反応は，一般に弱酸性で最も速く，強酸性もしくは塩基性では反応速度が低下する．その理由を考察しなさい．

応用・発展 38・2 アルデヒド・ケトンが含まれる合成反応 以下の変換を行うための方法を，曲がった矢印とともに書きなさい．

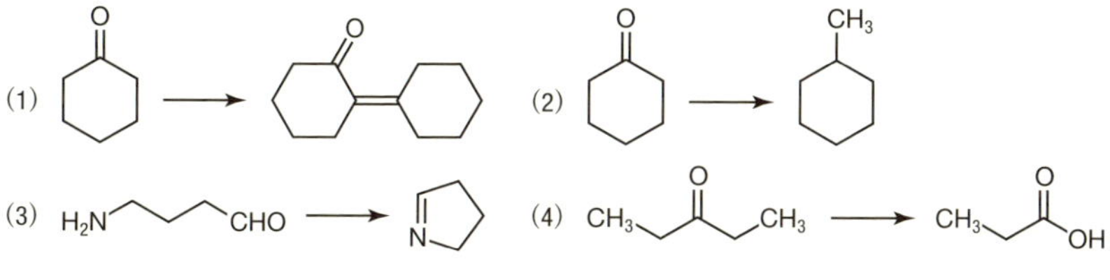

SBO 39 カルボン酸の基本的性質と反応を列挙し，説明できる

C3(3)④2

学生へのアドバイス

カルボン酸は有機化合物中の酸性官能基の代表であり，医薬品と生体との相互作用においても重要な役割を果たす．ここでは，カルボン酸の一般的性質と代表的な反応について理解する．カルボン酸のほとんどの反応は，カルボキシ基の OH が置換されて進行していることに気付こう．

■ この SBO の学習に必要な予備知識

1. 共鳴の概念の理解：SBO 4
2. ルイス酸・塩基の概念：SBO 5
3. 付加，脱離の反応機構：SBO 6
4. 有機反応機構の記述：SBO 9

■ この SBO の学習成果

カルボン酸誘導体（酸ハロゲン化物，酸無水物，エステル，アミド）の性質や反応の理解が容易になる．（SBO 40）

カルボン酸
carboxylic acid

カルボキシ基
carboxy group

有機化合物のなかで代表的な酸性の化合物は**カルボン酸**である．官能基として**カルボキシ基**をもっており，一般式として R−CO_2H または R−COOH で表される．カルボキシ基の名前は二つの構成成分であるカルボニル基とヒドロキシ基に由来している．カルボン酸は天然に広くかつ豊富に存在するばかりでなく，アミノ酸や脂肪酸などの生体成分や医薬品の構成単位としても利用されている（図 39・1）．

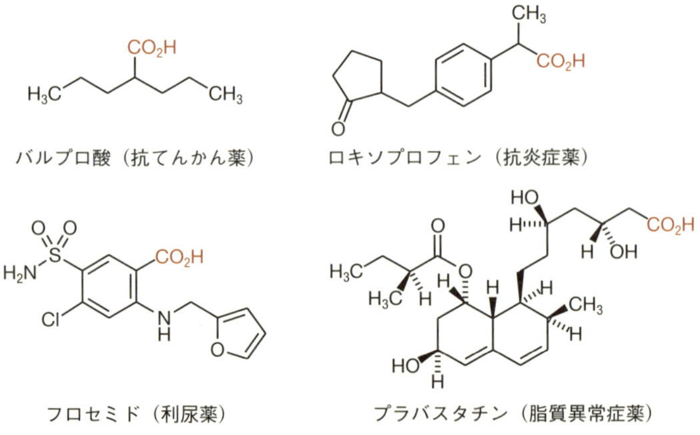
バルプロ酸（抗てんかん薬）
ロキソプロフェン（抗炎症薬）
フロセミド（利尿薬）
プラバスタチン（脂質異常症薬）

図 39・1 カルボン酸を含む医薬品

39・1 代表的なカルボン酸

カルボン酸には慣用名をもつものが多く知られており，その代表的な例を IUPAC 名とともに表 39・1 に示した．

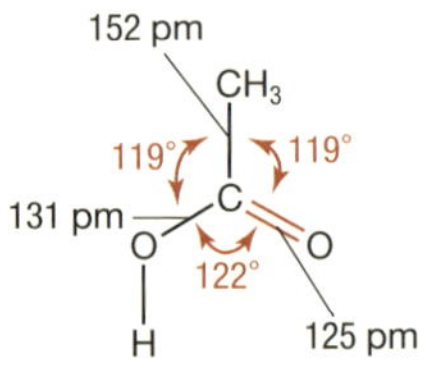
152 pm
119°
119°
131 pm
122°
125 pm

図 39・2 酢酸の分子構造 C=O 結合は C−O 結合より短い

39・2 カルボン酸の構造と物理的性質

カルボキシ基は sp^2 混成軌道をとるカルボニル炭素原子にヒドロキシ基が結合した構造をもつ．単純なカルボン酸の例として酢酸の分子構造（欄外の図 39・2）を示す．カルボキシ基はほぼ平面形をとっており，二つの炭素-酸素結合のうち炭素-酸素二重結合の距離は短い．

表 39・1　代表的なカルボン酸の名称

構造式	慣用名	IUPAC 名	構造式	慣用名	IUPAC 名
脂肪族カルボン酸			**不飽和脂肪族カルボン酸**		
HCO_2H	ギ酸 formic acid	メタン酸 methanoic acid	$CH_2=CHCO_2H$	アクリル酸 acrylic acid	プロペン酸 propenoic acid
CH_3CO_2H	酢酸 acetic acid	エタン酸 ethanoic acid	$HO_2CCH=CHCO_2H$	マレイン酸(cis) maleic acid	cis-2-ブテン二酸 cis-but-2-enedioic acid
$CH_3CH_2CO_2H$	プロピオン酸 propionic acid	プロパン酸 propanoic acid		フマル酸(trans) fumaric acid	trans-2-ブテン二酸 trans-but-2-enedioic acid
$CH_3(CH_2)_{14}CO_2H$	パルミチン酸 palmitic acid	ヘキサデカン酸 hexadecanoic acid	$HC-(CH_2)_7CH_3$ $\|\|$ $HC-(CH_2)_7CO_2H$	オレイン酸 oleic acid	cis-9-オクタデセン酸 cis-9-octadecenoic acid
脂肪族ジカルボン酸			**芳香族カルボン酸**		
HO_2C-CO_2H	シュウ酸 oxalic acid	エタン二酸 ethanedioic acid	⟨benzene⟩-CO_2H	安息香酸 benzoic acid	ベンゼンカルボン酸 benzenecarboxylic acid
$HO_2CCH_2CO_2H$	マロン酸 malonic acid	プロパン二酸 propanedioic acid			

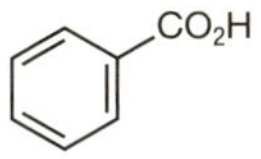

アルデヒドやケトンと同様にそのカルボニル炭素は**求電子性**をもつが，共鳴構造（図39・3）にみられるようにカルボン酸においてはヒドロキシ基酸素の非共有電子対の一つとカルボニル基の π 軌道との重なりが可能（図39・3b）であることから，その求電子性はアルデヒドやケトンに比べて相対的に弱い．

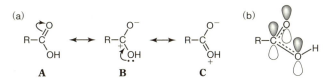

図 39・3　カルボン酸の共鳴構造

カルボン酸はカルボニル基とヒドロキシ基に由来する高い極性をもち，アルコールと同じようにカルボン酸分子どうしや他の分子との間で水素結合する．ほとんどのカルボン酸は二つの水素結合で**二量体**（図39・4）として存在している．カルボン酸は分子量が同程度のアルコールよりもはるかに高い沸点や融点をもっているが，それはカルボン酸の分子間水素結合の強さに起因している．

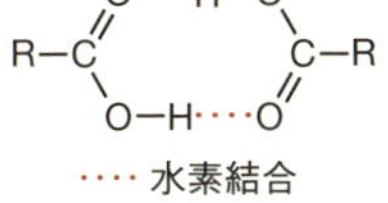

$$R-C\overset{O\cdots H-O}{\underset{O-H\cdots O}{\diagup\diagdown}}C-R$$

⋯⋯ 水素結合

図 39・4　カルボン酸の二量体

例題 39・1　構造から物理的性質を予測する　同じ分子量（MW＝74）をもつプロピオン酸，酢酸メチルおよびブタン-1-オールの沸点は，それぞれ 142℃，58℃，および 117℃であり，かなり異なる．この理由を構造をもとに説明しなさい．

解 答 プロピオン酸と酢酸メチルの場合，ともにカルボニル基をもっているので，双極子-双極子相互作用が働く．プロピオン酸とブタン-1-オールはともにヒドロキシ基をもつので分子間水素結合が働く．プロピオン酸の場合，カルボン酸特有の二量体構造を形成し，この結合はアルコール分子間の水素結合よりも強いので，ブタン-1-オールよりも沸点が高くなることが予測される．

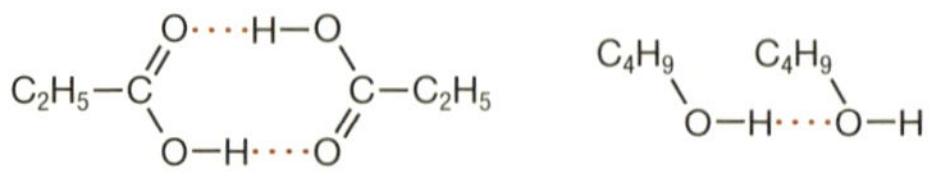

$$C_2H_5-C\underset{O-H\cdots O}{\overset{O\cdots H-O}{\diagup\diagdown}}C-C_2H_5 \qquad \underset{O-H\cdots O-H}{C_4H_9 \quad C_4H_9}$$

プロピオン酸の二量体　　　　ブタン-1-オールの水素結合
（・・・・水素結合）

一般に，カルボニル化合物の沸点は次のような順序となる．
アミド＞カルボン酸＞ニトリル ≫ エステル～塩化アシル～アルデヒド～ケトン

エステル，塩化アシル，アルデヒド，ケトンの沸点は同じぐらいであり，同程度の分子量のアルコールの沸点より低い．

39・3　カルボン酸の酸性度

カルボン酸の最も顕著な性質は**酸性**を示すことである．カルボン酸の pK_a 値（4～5）はアルコール（pK_a 15～16）よりもはるかに小さく，アルコールやフェノール（pK_a 9～11）に比べて強い酸である．ただし，HCl などの強酸に比べればカルボン酸は弱酸であって，水中で完全にはイオン化していない．

カルボン酸がアルコールに比べて酸性が強いのはなぜなのだろうか．先のカルボン酸の共鳴構造 C（図 39・3 a の右端）に見られるように，炭素と酸素二重結合を形成することで酸素上に正電荷が局在化しており，相対的に酸素-水素結合の電子は酸素側に引寄せられることでプロトンを失いやすくなっている．さらに，カルボキシラートイオンの負電荷は共鳴によって非局在化されることで安定化を受けている．

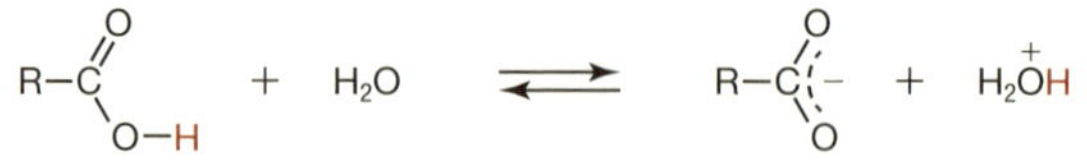

$$R-C\overset{O}{\underset{O-H}{\diagup\diagdown}} + H_2O \rightleftharpoons R-C\overset{O}{\underset{O^-}{\diagup\diagdown}} + H_3O^+$$

$pK_a = 4\sim5$　　　　　　　　　カルボキシラートイオン

カルボン酸の酸性度は置換基により影響を受ける．カルボキシ基の近く，とりわけ α 炭素原子にハロゲンのような電子求引性基が導入されると，その誘起効果によってカルボン酸の酸性度は増大する．一方，電子供与性基の置換基はカルボキシラートイオンを不安定化するためにその酸性度を減少させる．いくつかの例を表 39・2 に示す．

表 39・2　種々のカルボン酸の酸性度（pK_a）　pK_a 値が小さいほど酸性度は高い．

構造	CH_3CO_2H	$ClCH_2CO_2H$	Cl_2CHCO_2H	Cl_3CCO_2H	F_3CCO_2H	$(CH_3)_3CCO_2H$
pK_a	4.8	2.9	1.5	0.6	0.2	5.0

39・4 カルボン酸の反応

カルボン酸の主要な反応として三つの反応があげられる．① 酸としての反応，② 還元反応，③ 求核アシル置換反応（カルボン酸誘導体への変換），である．

39・4・1 酸としての反応（カルボン酸の塩の形成）

カルボン酸は水酸化ナトリウムや炭酸水素ナトリウムのような塩基と反応してカルボン酸塩を与える．ほとんどのカルボン酸のアルカリ金属塩はイオン性で，分子量があまり大きくない限り水溶性である．これはカルボキシラートイオンが水和されやすいためであり，対応するカルボン酸よりもはるかに水に溶けやすい．このような分子型とイオン型の溶解度の差を利用してカルボン酸の抽出分離を行うことができる[*1]．

[*1] 官能基の性質を利用した分離については SBO 32 を参照．

39・4・2 カルボン酸塩の反応

カルボン酸塩はカルボン酸よりも求核性が高いことから，アルコキシドと同じようにハロゲン化アルキルと反応してエステルを生成する．この反応は S_N2 反応で進行する．

$$RCO_2^- Na^+ + R^1CH_2-X \xrightarrow{S_N2} RCO_2-CH_2R^1 + NaX$$

カルボン酸ナトリウム塩　　　　　　　　　　カルボン酸エステル

39・4・3 ジアゾメタンによるメチルエステル化

ジアゾメタン CH_2N_2 [*2] を用いると，緩和な条件下でカルボン酸をメチルエステルに変換できる．ジアゾメタンは非常に毒性が強く，かつ爆発性もあることからその利用は限られるものの，酸や塩基に不安定な官能基が分子内にあってもエステル化が可能である．

[*2] ジアゾメタン（diazomethane）CH_2N_2．以下の共鳴構造をもつ．

$$:\overset{-}{C}H_2-\overset{+}{N}\equiv N: \longleftrightarrow CH_2=\overset{+}{N}=\overset{-}{\ddot{N}}:$$

$$RCO-H + :\overset{-}{C}H_2-\overset{+}{N}\equiv N: \longrightarrow RCO_2^- + CH_3-\overset{+}{N_2} \xrightarrow{S_N2} RCO_2-CH_3 + N_2\uparrow$$

窒素ガス

39・4・4 第一級アルコールへの還元

カルボン酸は比較的還元されにくい化合物である．接触還元反応において酢酸が反応溶媒として用いられることからもわかる．カルボン酸を第一級アルコールに還元するには，強力な還元試薬であるテトラヒドリドアルミン酸リチウム $LiAlH_4$ が用いられる．ボラン BH_3 もカルボン酸を第一級アルコールに還元する有用な試薬である．

$$RCO_2H \xrightarrow[\text{2. } H_3O^+]{\text{1. 還元剤}} RCH_2OH$$

還元剤：$LiAlH_4$ または BH_3

39・5 求核アシル置換反応

カルボン酸は脱離基としてのヒドロキシ基をもつので，カルボニル基炭素上で置換反応を起こす．すなわち，**アシル基**（R−C=O）のカルボニル炭素にさまざまな求核試薬の攻撃を受け，付加-脱離反応を経て進行する置換反応を**求核アシル置換反応**という．この型の反応はカルボン酸のみならずその誘導体でも一般的にみられる．

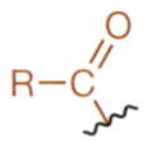

L = OH, Cl, OCOR′, OR, NR′R″
Nu⁻ ＝ 求核試薬

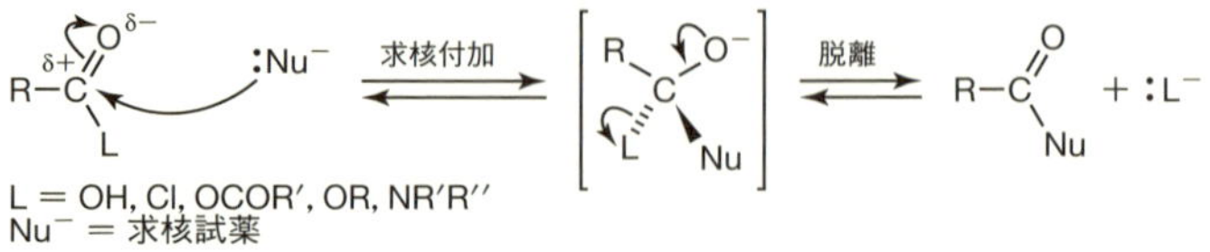

求核アシル置換反応を行うと，カルボン酸のヒドロキシ基と求核試薬が置換して，以下 SBO 39・5・1〜39・5・4 に示すさまざまなカルボン酸誘導体へと変換できる．すなわち，カルボン酸を原料としてカルボン酸誘導体が合成できる．

39・5・1 エステルへの変換

カルボン酸とアルコールを酸触媒の下で加熱すると，エステルと水が生成する．この方法を**フィッシャーのエステル合成**という．この反応は**平衡反応**であるので，カルボン酸かアルコールのいずれかを大過剰に用いるか，生成するエステルや水を反応系外に取除くことで反応は右側に進行する．

$$CH_3CO_2H + C_2H_5OH \xrightleftharpoons{H^+} CH_3COOC_2H_5 + H_2O$$

反応機構としては，まず，カルボン酸のカルボニル基にプロトン化が可逆的に起こる．カルボニル基がプロトン化されるとその求電子性が高められる．プロトン化されたカルボン酸のカルボニル基にアルコールが求核付加し，さらにプロトンが脱離すると四面体中間体が得られる．この中間体は，アルコールのアルデヒドやケトンへの付加により生成するヘミアセタールと同じである．次にヒドロキシ基がプロトン化されてよい脱離基となる．水が脱離した後，脱プロトン化によってエステルが生成するとともに，酸触媒も再生する．反応機構にみられるように，求核付加に引続いて脱離が起こる二段階機構である．

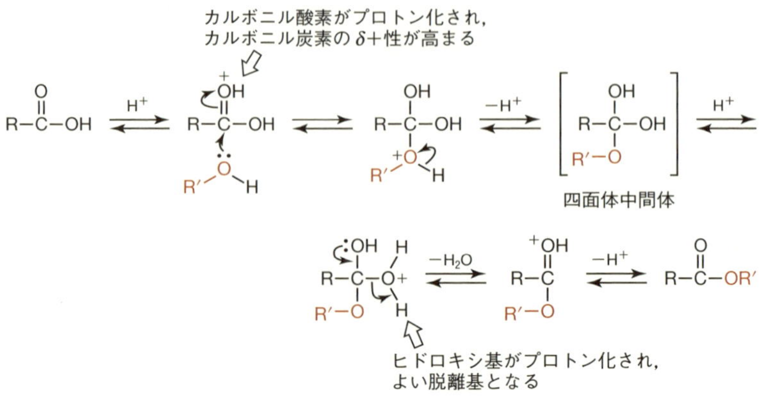

このように，反応全体としてはカルボン酸のヒドロキシ基がアルコールのOR′基に置換されるので，**求核アシル置換反応**である．

ヒドロキシカルボン酸のように同一分子内にエステル化に必要な二つの官能基をもつ場合，適当な距離で脱水が可能であれば環状エステルである**ラクトン**を生成する．特に五員環または六員環ラクトンが形成されるときは反応が起こりやすい．天然には五員環や六員環ラクトンばかりでなく，マクロライド系抗生物質であるエリスロマイシンのように大環状ラクトンも知られている．五員環や六員環の環状エステルをそれぞれγ-ラクトン，δ-ラクトンとよぶこともある．

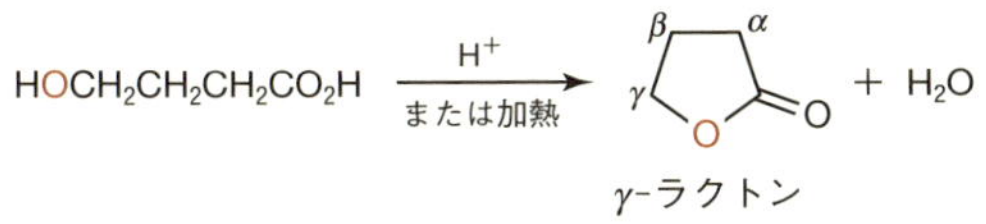
HOCH2CH2CH2CO2H
H+
または加熱
β
α
γ
O
O
+ H2O
γ-ラクトン

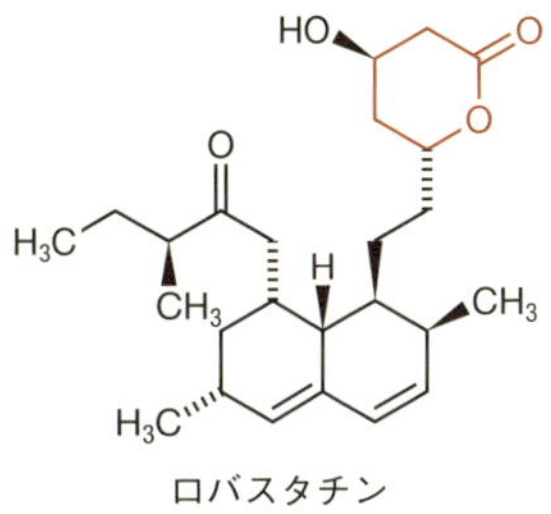
HO
O
O
O
H3C
H
CH3
CH3
H3C
ロバスタチン

図 39・5　ラクトン構造をもつ医薬品　世界で初めて製品化されたHMG-CoA還元酵素阻害薬（スタチン）は，六員環ラクトン構造をもち，この部分が薬理活性発現におけるコア構造（ファーマコフォア）である．

例題 39・2　エステル化の反応機構を考えよう　酸触媒下での安息香酸とメタノールとのエステル化反応の反応機構を示しなさい．

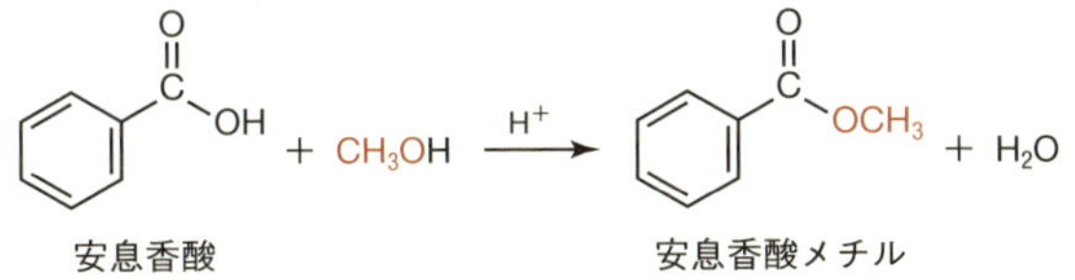
O
C
OH
+ CH3OH
H+
O
C
OCH3
+ H2O
安息香酸
安息香酸メチル

解 答　カルボン酸のカルボニル炭素の$\delta+$性はあまり高くないので，酸触媒によりその$\delta+$性（求電子性）を高めることがポイントとなる．まず，カルボン酸のカルボニル酸素がプロトン化されることでカルボニル酸素の$\delta+$性が高まる（下式の***2***）．ここに***3***の赤で示したメタノールのヒドロキシ基が求核攻撃し，生じた***4***からプロトンが取れることで***5***の四面体中間体となる．カルボニル基の水和体をカルボニル基に導くために一方のヒドロキシ基をプロトン化する（***6***）．もう一方のヒドロキシ基からの押し出しで水が脱離する．最後に，***7***のカルボニル酸素上のプロトンを除去することで安息香酸メチル（***8***）が生成するとともに，酸触媒も再生する．

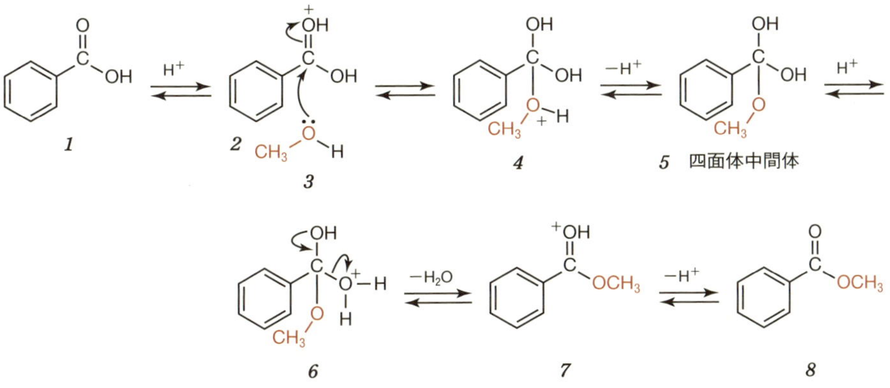
1
H+
2
CH3
3
4
−H+
5　四面体中間体
H+
6
−H2O
7
−H+
8

演習 39・1 酸触媒下でのプロピオン酸とアリルアルコールとのエステル化反応における生成物と反応機構を示しなさい．

$$C_2H_5-\underset{OH}{\underset{|}{C}}=O + CH_2=CHCH_2OH \xrightarrow{H^+}$$

アリルアルコール

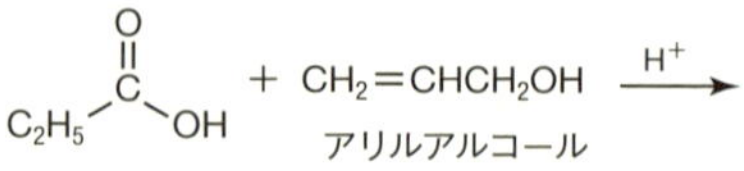

演習 39・2 酸触媒下でのヒドロキシペンタン酸からδ-ラクトンの生成する反応機構を示しなさい．

$$HOCH_2CH_2CH_2CH_2CO_2H \xrightarrow{H^+} \delta\text{-ラクトン} + H_2O$$

5-ヒドロキシペンタン酸

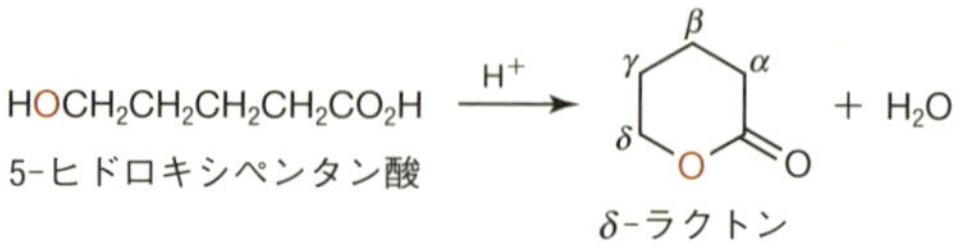

39・5・2 酸塩化物への変換

カルボン酸のヒドロキシ基を塩素化すると，反応性に富んだ**酸塩化物**への変換が可能である．カルボン酸を塩化チオニル（$SOCl_2$），塩化ホスホリル* ($POCl_3$)，五塩化リン（PCl_5）や塩化オキザリル（$ClCOCOCl$）などの塩素化剤と反応させると，酸塩化物が得られる．これらの反応はいずれも求核アシル置換反応の経路で進行する．下式の塩化チオニルとの反応経路ではカルボン酸がまずクロロ亜硫酸エステル中間体に変換される．この中間体はカルボニル炭素上にすぐれた脱離基をもつので，塩化物イオン（Cl^-）が付加-脱離することで酸塩化物を与える．副生する二酸化硫黄 SO_2 と HCl は気体であり，反応系から取除かれるので反応は不可逆となる．

* オキシ塩化リンともいう．

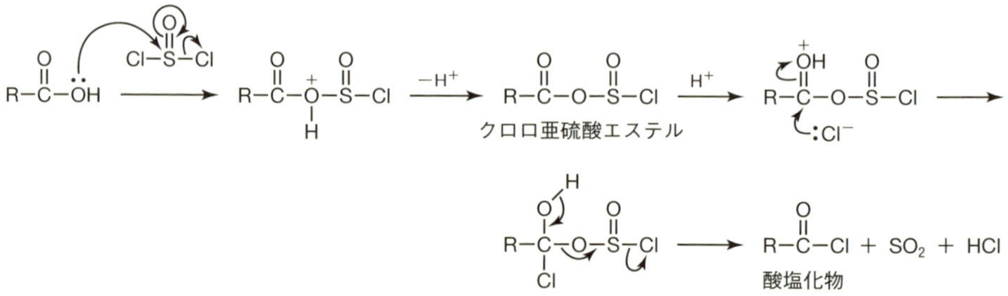

39・5・3 酸無水物への変換

カルボン酸やその共役塩基であるカルボキシラートイオンは，酸塩化物との反応により**酸無水物**を生成する．この反応は酸塩化物のカルボニル炭素上での求核アシル置換反応で進行する．この合成法では，両方のアシル基が対称な酸無水物（R＝R′）と非対称な**混合酸無水物**（R≠R′）のどちらの合成も可能である．

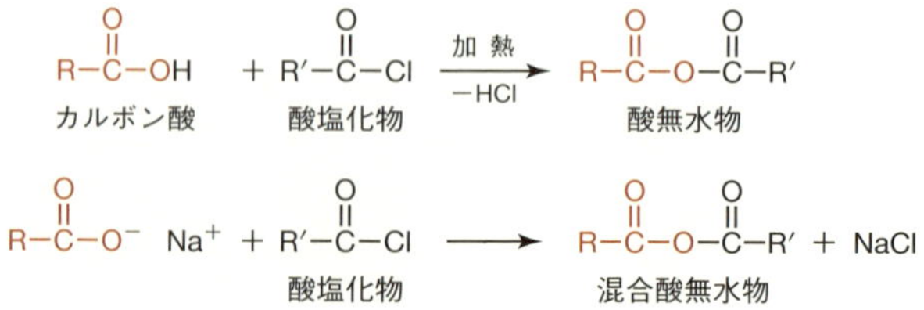

酸無水物は形式的には対応する2分子のカルボン酸から脱水することで生成するが，一般的な方法ではない．同一分子内の場合，適当な距離を隔てたジカルボン酸では，加熱すると脱水して五員環や六員環構造をもつ環状の酸無水物を与える．

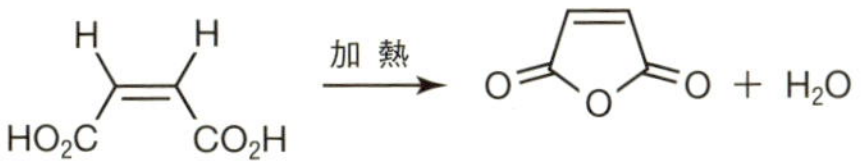

マレイン酸 →(加熱) 無水マレイン酸 + H$_2$O

39・5・4 アミドへの変換

カルボン酸をアミンとの酸-塩基反応によりカルボン酸アンモニウム塩とした後に，この塩を加熱し脱水すると**アミド**が得られる．

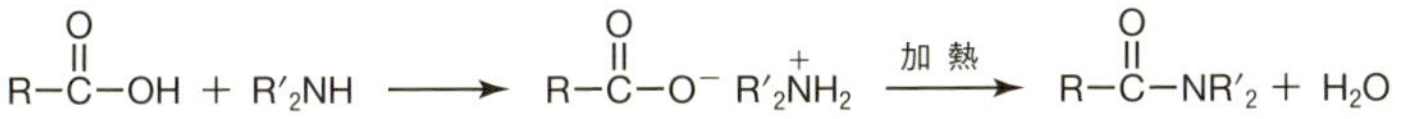

R–CO–OH + R'$_2$NH ⟶ R–CO–O$^-$ R'$_2$NH$_2^+$ →(加熱) R–CO–NR'$_2$ + H$_2$O
カルボン酸アンモニウム塩

アミド合成の観点から見ると，カルボン酸とアミンとの加熱脱水縮合よりも酸塩化物や酸無水物を用いた方が効率がよい．カルボン酸とアミンの縮合を行う際には，カルボジイミド誘導体，ジシクロヘキシルカルボジイミド（DCC）のような縮合剤を用いる有用な方法もある．カルボジイミドがきわめて安定な尿素となることで脱水を担っている．

ジシクロヘキシルカルボジイミド（DCC）
dicyclohexyl carbodiimide

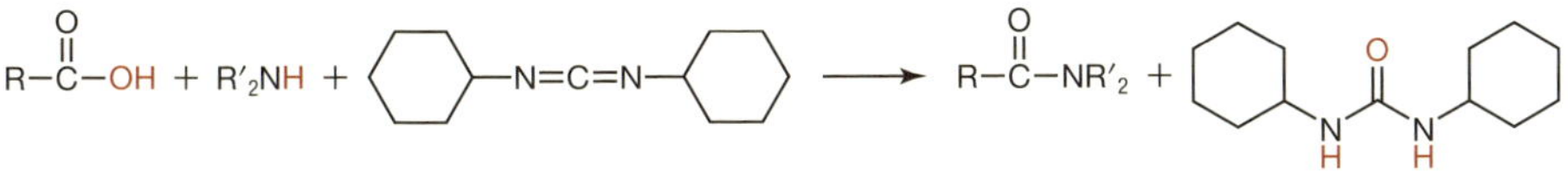

R–CO–OH + R'$_2$NH + シクロヘキシル–N=C=N–シクロヘキシル ⟶ R–CO–NR'$_2$ + ジシクロヘキシル尿素

ジシクロヘキシルカルボジイミド（DCC）

分子内にアミノ基とカルボキシ基をもつ適当な化合物は，ひずみのない環形成が可能なとき環状アミドである**ラクタム**を与える．

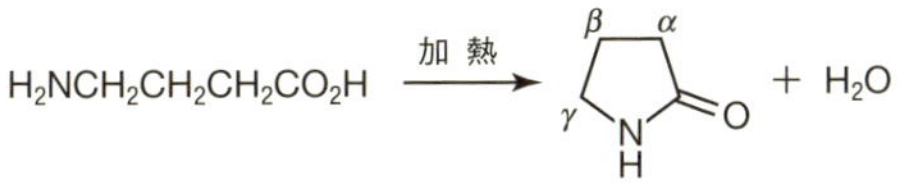

H$_2$NCH$_2$CH$_2$CH$_2$CO$_2$H →(加熱) γ-ラクタム + H$_2$O

酸無水物の窒素誘導体ともいえる**イミド**は，ジカルボン酸とアンモニアまたは第一級アミンを加熱することで得られる．

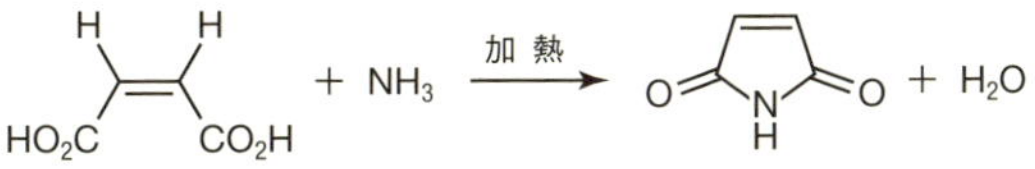

マレイン酸 + NH$_3$ →(加熱) マレイン酸イミド + H$_2$O

応用・発展 39・1　縮合剤によるアミド化の反応機構　縮合剤を用いる次のアミド化反応の機構を考えよう．

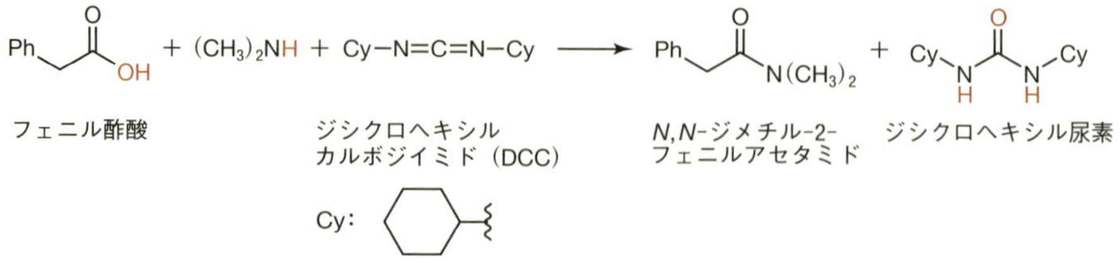

Ph−CH₂−C(=O)−OH ＋ (CH₃)₂NH ＋ Cy−N=C=N−Cy ⟶ Ph−CH₂−C(=O)−N(CH₃)₂ ＋ Cy−NH−C(=O)−NH−Cy

フェニル酢酸　　　　　　ジシクロヘキシル　　　　　　N,N-ジメチル-2-　　　ジシクロヘキシル尿素
　　　　　　　　　　　　カルボジイミド（DCC）　　　　フェニルアセタミド

Cy: シクロヘキシル基

応用・発展 39・2　カルボン酸の合成法　次の変換反応を示しなさい．
(1) ブタン-1-オールからブタン酸への変換
(2) 1-ブロモ-3-メチルブタンから 4-メチルペンタン酸への変換
(3) ブロモベンゼンから安息香酸への変換

SBO 40　カルボン酸誘導体（酸ハロゲン化物，酸無水物，エステル，アミド）の基本的性質と反応を列挙し，説明できる．
C3(3)④3

学生へのアドバイス

　カルボン酸誘導体（酸ハロゲン化物，酸無水物，エステル，アミド）は求核アシル置換により，さまざまな化合物に変換できる．酸ハロゲン化物，酸無水物，エステル，アミドの反応性の違いを決定づけている脱離基の性質は求核置換反応（SBO 36）で学習した内容と同じであることに気付いてほしい．

■ **このSBOの学習に必要な予備知識**
1. 共鳴の概念の理解：SBO 4
2. ルイス酸・塩基の概念：SBO 5
3. 付加，脱離の反応機構：SBO 6
4. 有機反応機構の記述：SBO 9
5. 求核置換反応における脱離基：SBO 36

■ **このSBOの学習成果**
　カルボン酸誘導体（酸ハロゲン化物，酸無水物，エステル，アミド）の求核アシル置換の起こりやすさを比較できるようになる．また，カルボン酸誘導体と，アルデヒドやケトンは同じカルボニル基をもつが，前者は求核置換が進行し，後者は求核付加反応を受ける理由がわかる．（SBO 38, 39）

　カルボン酸誘導体は，前の章で学んだカルボン酸と密接に関連した一群の化合物であり，カルボキシ基のヒドロキシ基部分を他の官能基で置換したものである（図40・1）．多数のカルボン酸誘導体があるが，このSBOでは一般式 R–CO–L で示される四つの誘導体，酸ハロゲン化物，酸無水物，エステルおよびアミドについて説明する．

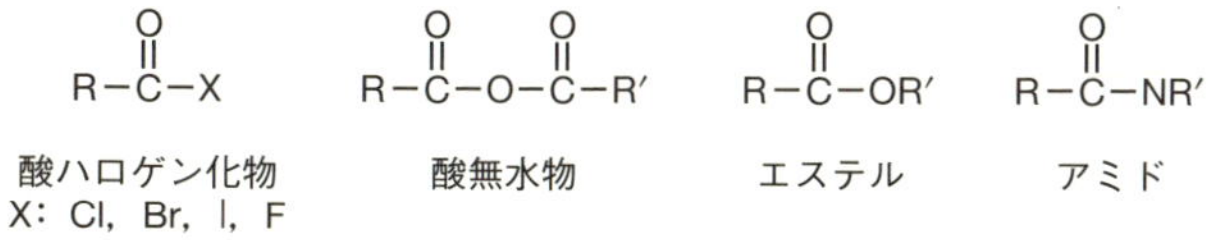

酸ハロゲン化物　　　酸無水物　　　エステル　　　アミド
X: Cl, Br, I, F

図40・1　代表的なカルボン酸誘導体

　これらのカルボン酸誘導体は構造が類似しているばかりでなく，化学的な性質も密接に関連しており，いずれも先に学んだ**求核アシル置換**が主要な反応となる．

40・1　カルボン酸誘導体の構造，相対的反応性および物理的性質

　カルボン酸誘導体は，水，有機金属試薬，ヒドリド還元剤などの求核試薬と置換反応を起こす．この求核アシル置換反応では，通常，求核試薬のカルボニル炭素への付加が律速段階となることから，アシル基のカルボニル炭素の相対的な電子密度によって，その反応性が影響される．すなわち，カルボニル基の電子密度が下がると反応性は高まり，逆に電子密度が上がると反応性は低下する．カルボ

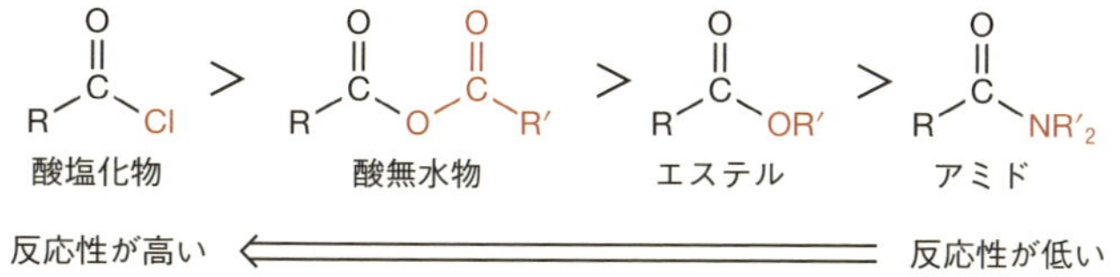

酸塩化物　＞　酸無水物　＞　エステル　＞　アミド

反応性が高い　←――――――――――→　反応性が低い

図40・2　カルボン酸誘導体の加水分解の相対速度

ン酸誘導体の相対的反応性は図40・2のようになる．

この反応性の順序は，アシル基のカルボニル炭素に結合した電気陰性な置換基Lの誘起効果と共鳴効果により理解できる（図40・3）．置換基LがNR$_2$のアミドの場合，共鳴効果により非共有電子対が供与されるため共鳴構造Bの寄与が最も大きくなり，カルボニル炭素のδ+性が減少する．エステル（L = OR'）はアミドほどではないが共鳴により安定化している．一方，酸無水物（L = OCOR）では酸素の非共有電子対が二つのアシル基にはさまれて共有されるので，エステルに比べて共鳴の度合いが減少する．最後に，酸ハロゲン化物（L = X）における共鳴安定化は，ハロゲンが誘起効果によりカルボニル基から電子を求引することから，カルボン酸誘導体のなかで最も小さくなる．

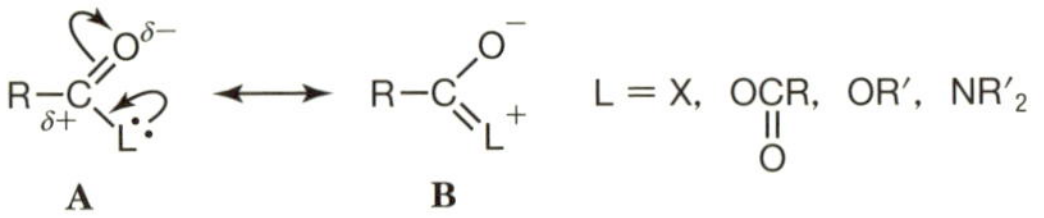

図40・3　カルボン酸誘導体の共鳴

置換基による共鳴安定化は構造にも反映される．炭素－Lの結合距離（表40・1）は酸塩化物とハロゲン化アルキルではほとんど差がないが，エステルやアミドではアルコールやアミンに比べてかなり短くなる．この傾向はアミドやエステルにおいては，炭素－L結合が共鳴によって**二重結合性**を増すため，その結合距離がしだいに短くなるためと説明される．とりわけ，アミドの炭素-窒素結合の**部分的二重結合性**の寄与は大きく，炭素-窒素結合まわりの回転は束縛されている（図40・4）．このアミド結合の独特な性質がペプチドやタンパク質の物理的性質に大きな影響を与えている．

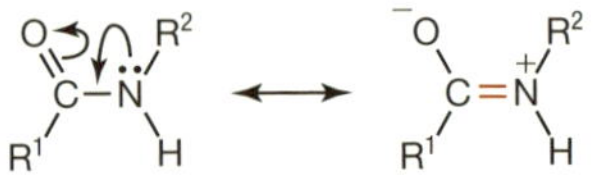

図40・4　アミドの共鳴によるC－Nの部分的二重結合性

赤外（IR）分光法においても，この置換基Lによる共鳴安定化の影響が，顕著に観察される（表40・2）．置換基Lとの共鳴によってカルボニル基の二重結合性が弱まるほど，C＝O 伸縮振動は低波数に観察される．

表40・1　カルボン酸誘導体のC－L結合距離とCH$_3$－Lの単結合距離の比較

L	RC(=O)-L 結合距離 [pm]	CH$_3$-L 結合距離 [pm]
Cl	179	178
OCH$_3$	136	143
NH$_2$	135	147

表40・2　カルボン酸誘導体の赤外伸縮振動波数

化合物	C＝O 振動波数 [cm^{-1}]
酸塩化物	1815〜1770
酸無水物†	1850〜1800
	1790〜1740
エステル	1750〜1735
アミド	1690〜1630

† 酸無水物では，逆対称と対称の2本の伸縮振動が観察される．

カルボン酸誘導体は極性が大きく，分子量から予想されるよりもはるかに高い沸点をもつ．特に，第一級および第二級アミドはC=OとN-Hの両方で水素結合を形成する（図40・5）ことができるので，3分子以上が水素結合に関与し，非常に高い沸点を示す．酢酸およびその誘導体の物理的性質を表40・3に示す．

表40・3 酢酸およびその誘導体の沸点，融点

構造	CH₃COH 酢酸	CH₃CCl 塩化アセチル	CH₃COCCH₃ 無水酢酸	CH₃COCH₃ 酢酸メチル	CH₃CNH₂ アセトアミド
沸点[℃]	118	51	140	57	222
融点[℃]	16	−112	−73	−98	81

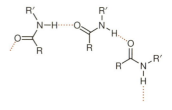

図40・5 アミドの分子間水素結合

カルボン酸誘導体はアルデヒドやケトンと同じように α 位に酸性度の高い水素をもつ．表40・4にカルボニル化合物およびカルボン酸誘導体の α 位水素の pK_a 値を示す．

表40・4 カルボニル化合物およびカルボン酸誘導体の pK_a

構造	CH₃CH アセトアルデヒド	CH₃CCH₃ アセトン	CH₃CCl 塩化アセチル	CH₃COCCH₃ 無水酢酸	CH₃COCH₃ 酢酸メチル	CH₃CN(CH₃)₂ N,N-ジメチルアセトアミド
pK_a	17	19	16	21	25	30

40・2 カルボン酸誘導体の医薬品としての応用

カルボン酸誘導体のうちエステルやアミドの構造単位は，医薬品の構造として頻繁にみられる．生体内での薬の動態を改善するために薬物（親化合物）をカルボン酸誘導体に化学修飾することがある．医薬品のなかには，投与後，生体内で活性体である親化合物に構造変換されて薬理作用を発現するものがある．元の化学修飾された薬物はその前駆体に相当することから，これを**プロドラッグ**という．

プロドラッグ　prodrug

プロドラッグは，親化合物の物理的，化学的あるいは生物学的な欠点を改善することを目的としている．とりわけ，経口吸収性の改善に利用されることが多い．親化合物のヒドロキシ基やアミノ基のアシル化，あるいはカルボキシ基のエステル化などによってプロドラッグに変換される．

たとえば，インフルエンザ治療薬のオセルタミビルは，親化合物のカルボキシ基をエステルに誘導することで膜透過性を高めたプロドラッグであり，エステラーゼで加水分解されて活性体に変換される．

親化合物をカルバメート型のプロドラッグとした例としては，抗悪性腫瘍薬であるイリノテカンがある．作用時間の持続化が図られている．

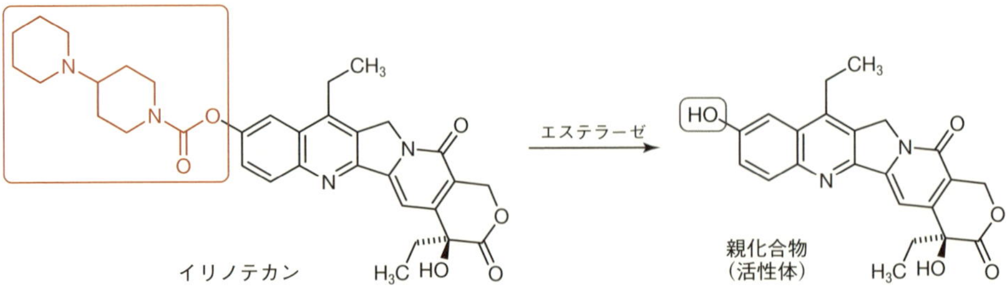

40・3 カルボン酸誘導体の反応
40・3・1 カルボン酸誘導体での相互変換

カルボン酸誘導体は，さまざまな求核試薬と反応してアシル基上で置換反応を行う．この置換反応は求核試薬がカルボニル炭素に付加し，四面体中間体を経由してさらに置換基 L を脱離する求核アシル置換反応である（図40・6）．反応全体としてはカルボニル炭素上での S_N2 置換反応のようにみえるが，中心炭素原子が sp^3 混成軌道となる四面体中間体を経由する二段階反応であることに注意する必要がある．

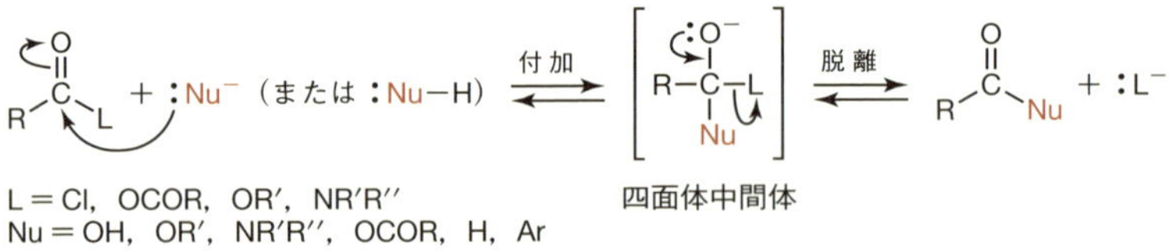

L = Cl, OCOR, OR′, NR′R″
Nu = OH, OR′, NR′R″, OCOR, H, Ar

図40・6 カルボン酸誘導体の求核アシル置換反応

先の相対的な反応性の順序から，カルボン酸誘導体間での相互変換における重要な関係がわかる．カルボン酸から各種カルボン酸誘導体への変換は可能であるが，それらのすべてが必ずしも効率的であるとは限らない．通常，反応性の高い誘導体から反応性の低い誘導体に変換することが合理的である（図40・7）．

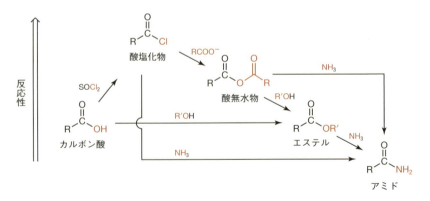

図40・7 カルボン酸誘導体の相互変換

酸ハロゲン化物や酸無水物は反応性が高すぎて自然界には通常存在せず，天然にはエステルやアミドがみられることもこのことから理解できる．

40・3・2　酸ハロゲン化物の反応

酸ハロゲン化物はカルボン酸誘導体のなかでは最も反応性の高い化合物であり，そのなかで取扱いが容易でかつ廉価なものは**酸塩化物**である．ここでは酸塩化物の反応について説明するが，これらの反応は他の酸ハロゲン化物にも適用可能である．酸塩化物はすべてのカルボン酸誘導体への変換が可能である．

酸塩化物は反応性が高いことから，通常は触媒なしに求核試薬と速やかに反応してカルボン酸誘導体を生成するが，この際に HCl を副生することに注意する．HCl が関与する副反応を抑える目的で，ピリジン，トリエチルアミンなどの第三級アミンや水酸化ナトリウム（NaOH）のような塩基を加えて HCl を取除くことが多い．

酸ハロゲン化物
acid halide

酸塩化物　acid chloride

$$\underset{}{\text{R}-\overset{\text{O}}{\underset{}{\text{C}}}-\text{Cl}} + \text{Nu-H} \longrightarrow \underset{}{\text{R}-\overset{\text{O}}{\underset{}{\text{C}}}-\text{Nu}} + \text{HCl}$$
副生成物
$$\xrightarrow{:\text{NR}'_3} \text{HNR}'^+_3 \ \text{Cl}^-$$

a. カルボン酸への変換　酸塩化物は水と反応して対応するカルボン酸と塩酸を与える．水分と容易に反応するため，酸塩化物を空気中で取扱うと，HCl ガスに由来する刺激臭が伴う．

$$\underset{\text{塩化アセチル}}{\text{CH}_3-\overset{\text{O}}{\underset{}{\text{C}}}-\text{Cl}} + \text{H}_2\text{O} \longrightarrow \underset{\text{酢酸}}{\text{CH}_3-\overset{\text{O}}{\underset{}{\text{C}}}-\text{OH}} + \text{HCl}$$

b. エステルへの変換　酸塩化物はアルコールとも速やかに反応してエステルを生成する．副生物の HCl を中和するために第三級アミンや NaOH を加える．酸塩化物はカルボン酸から容易に調製できるので，カルボン酸からのエステル化において，酸塩化物を経由して行う方法はエステル合成の最も有用な変換反応である．フィッシャーのエステル合成*は平衡反応であるので，原料のどちらか一つを大過剰に用いる必要性が生じるが，酸塩化物を経由するこの方法ではその必要がない．

* SBO 39・5・1 を参照．

$$\underset{\text{塩化ベンゾイル}}{\text{C}_6\text{H}_5-\overset{\text{O}}{\underset{}{\text{C}}}-\text{Cl}} + \text{CH}_3\text{OH} \longrightarrow \underset{\text{安息香酸メチル}}{\text{C}_6\text{H}_5-\overset{\text{O}}{\underset{}{\text{C}}}-\text{OCH}_3} + \text{HCl}$$

c. アミドへの変換　酸塩化物はアンモニア，第一級および第二級アミンと速やかに反応してアミドを与える．第三級アミンはアミドを生成することができない．この場合も，生成する HCl をピリジンや第三級アミンで取除くか，または過剰（2 mol 当量以上）のアミンを用いる．アミン成分が高価であれば，NaOH のような他の塩基を共存させてアミン 1 mol 当量でアミド化を行えばよい．

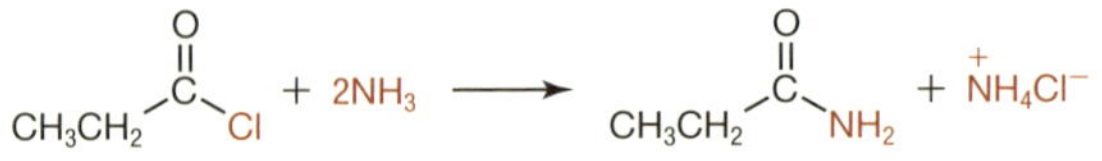

$$\underset{\text{塩化プロピオニル}}{CH_3CH_2-\overset{O}{\underset{\|}{C}}-Cl} + 2NH_3 \longrightarrow \underset{\text{プロピオン酸アミド}}{CH_3CH_2-\overset{O}{\underset{\|}{C}}-NH_2} + \overset{+}{NH_4}Cl^-$$

d. 酸無水物への変換 すでにカルボン酸の反応のところで酸塩化物とカルボン酸による酸無水物への変換*に関しては学んだ．この方法で対称および非対称な酸無水物の合成が可能である．

* SBO 39・5・3 を参照．

e. 酸塩化物の還元反応 酸塩化物はテトラヒドリドアルミン酸リチウム（LiAlH$_4$）により還元されて第一級アルコールを与える．この反応では，酸塩化物が LiAlH$_4$ 由来のヒドリドイオンとの求核アシル置換反応でまずアルデヒドを生成する．アルデヒドはさらに速やかに還元されて第一級アルコールを与える．

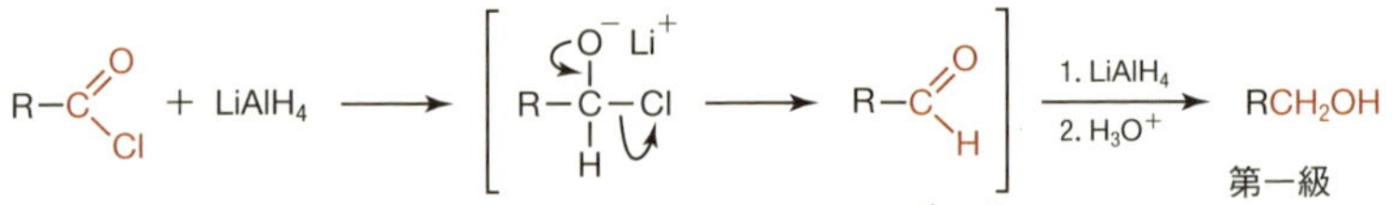

$$R-\overset{O}{\underset{\|}{C}}-Cl + LiAlH_4 \longrightarrow \left[R-\overset{O^- Li^+}{\underset{H}{\underset{|}{C}}}-Cl \longrightarrow \underset{\text{アルデヒド}}{R-\overset{O}{\underset{\|}{C}}-H} \right] \xrightarrow[2.\ H_3O^+]{1.\ LiAlH_4} \underset{\substack{\text{第一級}\\\text{アルコール}}}{RCH_2OH}$$

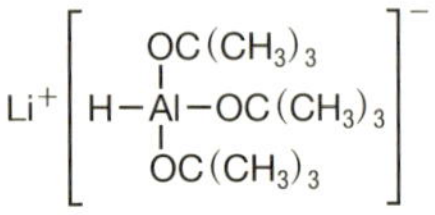

水素化トリ-t-ブトキシアルミニウムリチウム

$$Li^+ \begin{bmatrix} OC(CH_3)_3 \\ H-Al-OC(CH_3)_3 \\ OC(CH_3)_3 \end{bmatrix}^-$$

反応性の乏しい金属水素化物を使用すると，アルデヒド中間体を単離することができる．LiAlH$_4$ の三つの水素を t-ブトキシ基で置き換えた**水素化トリ-t-ブトキシアルミニウムリチウム**（左図）を用いると，酸無水物は部分還元されてアルデヒドが得られる．

酸塩化物は，活性を落とした Pd/BaSO$_4$ 触媒による接触還元反応でもアルデヒドに**部分還元**される．この反応は**ローゼンムント還元**として知られている．

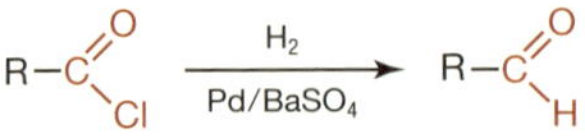

ローゼンムント還元
Rosenmund reduction

$$R-\overset{O}{\underset{\|}{C}}-Cl \xrightarrow[Pd/BaSO_4]{H_2} R-\overset{O}{\underset{\|}{C}}-H$$

f. フリーデル・クラフツアシル化反応 芳香族求電子置換反応（SBO 28）で学んだように，酸塩化物（図 40・8 の **1**）はフリーデル・クラフツアシル化反応において最もよく使われる**アシル化剤**である．酸無水物 **3** とともに芳香族ケトン **2** の合成に使用される．

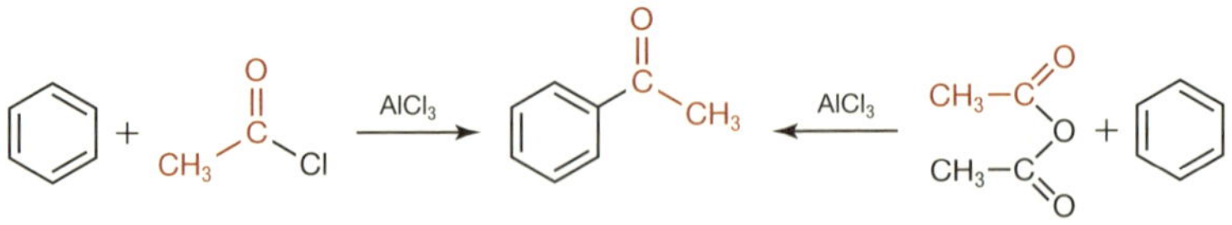

$$\underset{\substack{\text{塩化アセチル}\\\mathbf{1}}}{\bigcirc + CH_3-\overset{O}{\underset{\|}{C}}-Cl} \xrightarrow{AlCl_3} \underset{\substack{\text{アセトフェノン}\\\mathbf{2}}}{\bigcirc-\overset{O}{\underset{\|}{C}}-CH_3} \xleftarrow{AlCl_3} \underset{\substack{\text{無水酢酸}\\\mathbf{3}}}{CH_3-\overset{O}{\underset{\|}{C}}-O-\overset{O}{\underset{\|}{C}}-CH_3 + \bigcirc}$$

図 40・8　フリーデル・クラフツアシル化反応による芳香族ケトンの合成

例題 40・1　酸塩化物からの各種カルボン酸誘導体への変換
　(1) プロピオン酸を酸塩化物に変換する場合，必要な塩素化剤を示しなさい．
　(2) 得られたプロピオン酸塩化物を (a)〜(e) の試薬と反応させた際の生成物を示しなさい．(a) 水，(b) ブタン-1-オール，(c) エチルアミン，(d) 酢酸ナ

トリウム，(e) LiAlH$_4$

解 答 (1) カルボン酸を塩素化剤と反応させると，酸塩化物が合成できる．塩素化剤としては，アルコールからハロアルカンへの変換と同じ反応剤，塩化チオニル，塩化オキサリル，五塩化リン，三塩化リンなどが用いられる．塩化チオニルと塩化オキサリルは，反応により生成する副生物が気体となって除去できるので有用である．

$$C_2H_5-\overset{O}{\underset{\|}{C}}-OH + Cl-\overset{O}{\underset{\|}{S}}-Cl \longrightarrow C_2H_5-\overset{O}{\underset{\|}{C}}-Cl + SO_2 + HCl$$
塩化チオニル

$$C_2H_5-\overset{O}{\underset{\|}{C}}-OH + Cl-\overset{O}{\underset{\|}{C}}-\overset{O}{\underset{\|}{C}}-Cl \longrightarrow C_2H_5-\overset{O}{\underset{\|}{C}}-Cl + CO_2 + CO + HCl$$
塩化オキサリル

$$C_2H_5-\overset{O}{\underset{\|}{C}}-OH + PCl_5 \longrightarrow C_2H_5-\overset{O}{\underset{\|}{C}}-Cl + POCl_3 + HCl$$
五塩化リン

$$3\,C_2H_5-\overset{O}{\underset{\|}{C}}-OH + PCl_3 \longrightarrow 3\,C_2H_5-\overset{O}{\underset{\|}{C}}-Cl + H_3PO_3$$
三塩化リン

(2) 酸塩化物は最も反応性が高いカルボン酸誘導体であるので，(a) 水による加水分解，(b) アルコールによるエステル化，(c) アミンによるアミド化，(d) カルボン酸塩による酸無水物への変換，(e) LiAlH$_4$ による還元反応などを効率よく行える．

$$C_2H_5-\overset{O}{\underset{\|}{C}}-Cl$$

(a) H$_2$O → C$_2$H$_5$-CO-OH + HCl
(b) n-BuOH → C$_2$H$_5$-CO-O-n-Bu + HCl
(c) EtNH$_2$ → C$_2$H$_5$-CO-NHEt + HCl
(d) AcONa → C$_2$H$_5$-CO-O-CO-CH$_3$ + NaCl
(e) LiAlH$_4$ → CH$_3$CH$_2$CH$_2$OH

40・3・3 酸無水物の反応

酸塩化物についで反応性に富んだカルボン酸誘導体が**酸無水物**である．酸無水物は酸塩化物よりは緩和に反応するものの，酸塩化物とほとんど同じ反応を行う．酸無水物の加水分解では 2 分子のカルボン酸が生成するのに対して，酸無水物とアルコールやアミンとの反応では相当するエステルとアミドの他にもう 1 分子のカルボン酸が生じることが酸塩化物と異なる．酸無水物はアルコールやアミンの**アシル化剤**としてしばしば用いられ，対応するエステルやアミドが得られる．

酸無水物 acid anhydride

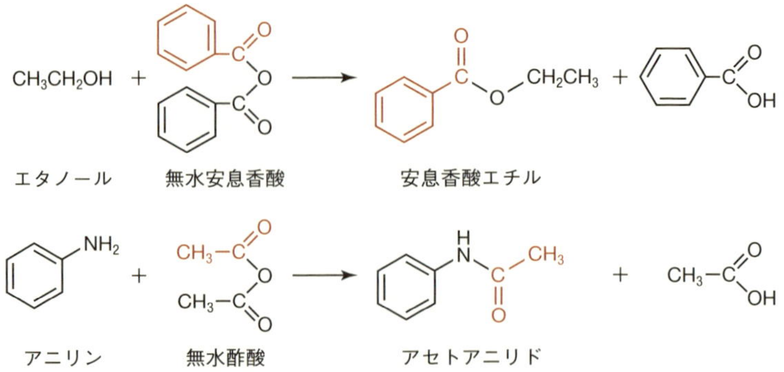

[エタノール + 無水安息香酸 → 安息香酸エチル + 安息香酸]

[アニリン + 無水酢酸 → アセトアニリド + 酢酸]

酸無水物は求核アシル置換反応によりカルボン酸，エステルやアミドへ容易に変換できるが，酸塩化物への変換には使用できない．

例題 40・2 アシル化剤としての利用 無水酢酸を用いる医薬品合成例として，アスピリンとアセトアミノフェンがあげられる．次の反応の機構を示しなさい．

(1) サリチル酸（o-ヒドロキシ安息香酸） (2) p-ヒドロキシアニリン

解 答 (1) 無水酢酸はアルコールやアミンに対してアセチル化剤として利用される．サリチル酸にはフェノール性とカルボキシ基の二つのヒドロキシ基があるが，フェノール性ヒドロキシ基の方が求核性が高いので，この位置でアセチル化が起こり，アスピリンを生成する．

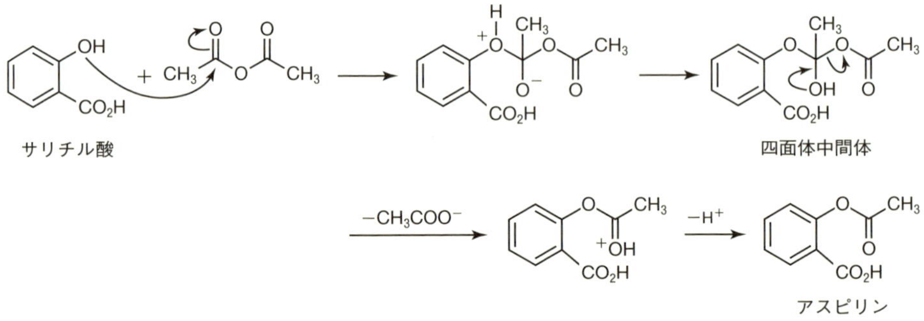

[サリチル酸 + CH₃COOCOCH₃ → 四面体中間体 → (−CH₃COO⁻) → (−H⁺) → アスピリン]

(2) p-ヒドロキシアニリンにはアミノ基とヒドロキシ基があるが，アミノ基の方が高い求核性をもつので，アミノ基でアセチル化が進行し，アセトアミノフェンが生成する．

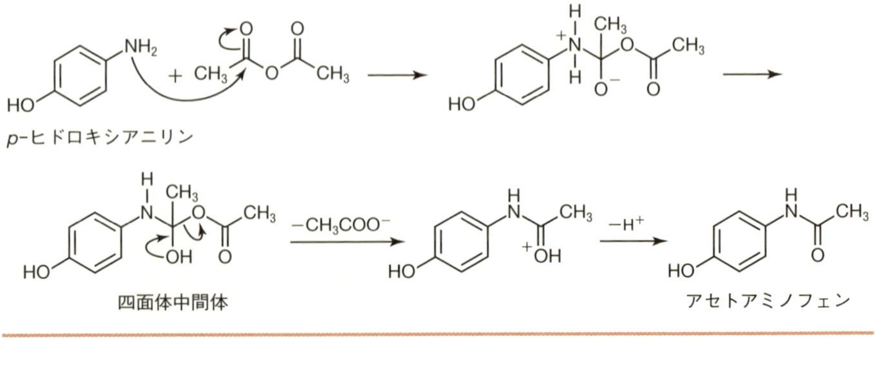

[p-ヒドロキシアニリン + CH₃COOCOCH₃ → 四面体中間体 → (−CH₃COO⁻) → (−H⁺) → アセトアミノフェン]

40・3・4 エステルの反応

エステルは一般に芳しい香りがする化合物であり，数多くの花や果物の香りのもとになっている．植物ばかりでなく，動物においても生物学的に大切な役割を演じていることから，エステルはカルボン酸誘導体のなかでも最も重要な化合物群である．

エステル　ester

エステルは求核アシル置換反応において，酸塩化物や酸無水物よりも反応性が低いが，アミドよりは反応性が高い．

a．エステルの加水分解　エステルは，塩基性または酸性水溶液中のいずれでも加水分解されて，カルボン酸とアルコールを与える．

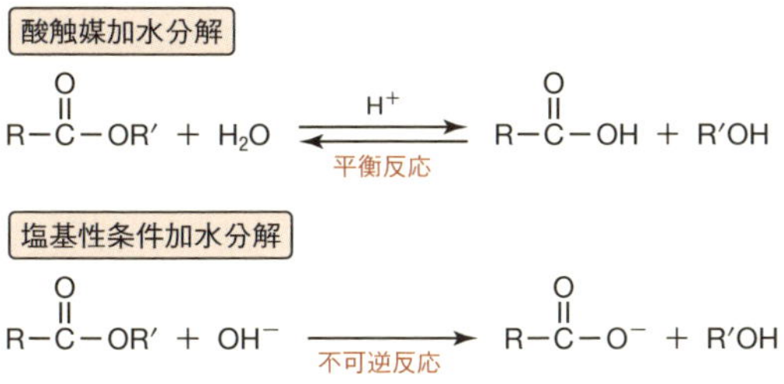

$$\text{酸触媒加水分解}$$
$$R-\overset{O}{\underset{\|}{C}}-OR' + H_2O \underset{\text{平衡反応}}{\overset{H^+}{\rightleftharpoons}} R-\overset{O}{\underset{\|}{C}}-OH + R'OH$$

$$\text{塩基性条件加水分解}$$
$$R-\overset{O}{\underset{\|}{C}}-OR' + OH^- \xrightarrow{\text{不可逆反応}} R-\overset{O}{\underset{\|}{C}}-O^- + R'OH$$

水酸化ナトリウムなどの<u>塩基性</u>水溶液中でのエステル加水分解は，せっけんにちなんで**けん化**という．この反応は触媒反応ではなく，かつ**不可逆反応**である．反応はエステルのカルボニル基に対して水酸化物イオンが求核付加し四面体中間体を形成し，アルコキシドイオンが脱離してカルボン酸を生成する（図40・9）．カルボン酸はアルコキシドイオンとの**酸-塩基反応**によりカルボキシラートイオンとなる．カルボン酸を生成物として単離するには，加水分解後に酸性化する必要がある．

けん化　saponification

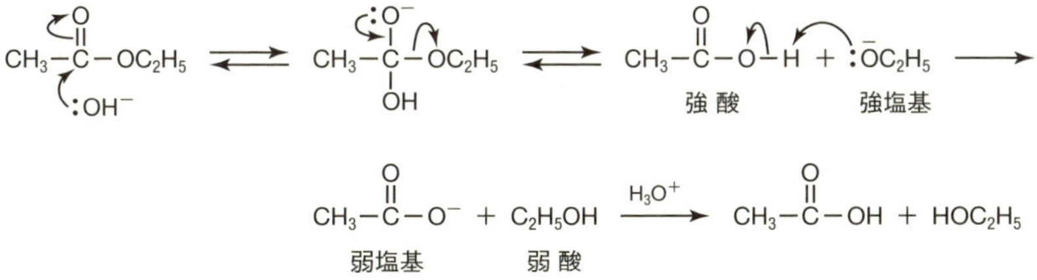

図40・9　塩基性条件下でのエステル加水分解（けん化）

エステルの<u>酸触媒</u>による加水分解は，フィッシャーのエステル化の逆反応である．この反応は**平衡反応**であるので，大過剰の水を用いることで加水分解を完結できる．

b．エステル交換反応　エステルは酸または塩基触媒下でアルコールとの交換反応により新たなエステルを生成する．エステル交換反応も**可逆反応**であるので，平衡を生成系に移動させるためには大過剰のアルコールを用いる．出発原料であるエステル由来のアルコールがメタノールのように低沸点であれば，留去

することにより平衡を右に傾けることもできる．

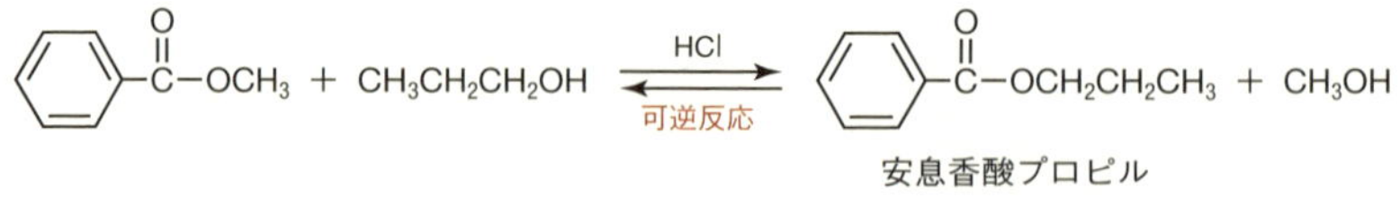

$$\text{C}_6\text{H}_5\text{-CO-OCH}_3 + \text{CH}_3\text{CH}_2\text{CH}_2\text{OH} \underset{可逆反応}{\overset{\text{HCl}}{\rightleftharpoons}} \text{C}_6\text{H}_5\text{-CO-OCH}_2\text{CH}_2\text{CH}_3 + \text{CH}_3\text{OH}$$
安息香酸プロピル

c. アミドへの変換　エステルはアンモニアおよびアミンと反応してアミドを与える．これを**アミノリシス**という．この反応は酸塩化物や酸無水物に比べると反応速度は遅い．アミンは第一級あるいは第二級アミンでなければならない．反応機構はけん化反応と同様に考えてよい．

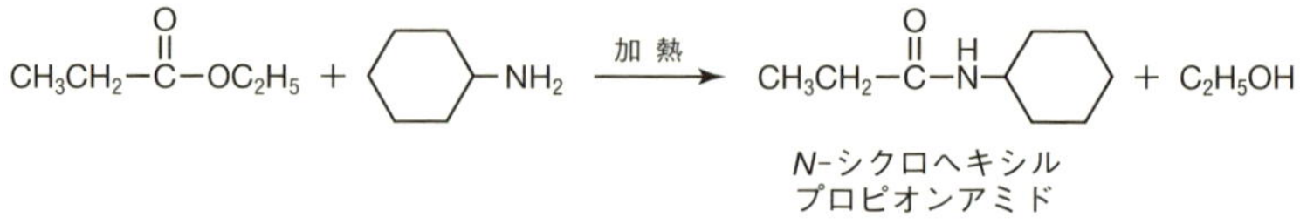

$$\text{CH}_3\text{CH}_2\text{-CO-OC}_2\text{H}_5 + \text{C}_6\text{H}_{11}\text{-NH}_2 \xrightarrow{加熱} \text{CH}_3\text{CH}_2\text{-CO-NH-C}_6\text{H}_{11} + \text{C}_2\text{H}_5\text{OH}$$
N-シクロヘキシルプロピオンアミド

d. グリニャール試薬との反応　エステルは2当量のグリニャール試薬と反応して**第三級アルコール**に変換される．この反応はエステルのカルボニル基へのグリニャール試薬の求核付加により進行し，ケトンを経由してさらにもう1分子の試薬が反応することで，二つ以上の同じアルキル基をもつ第三級アルコールを与える．

$$\text{CH}_3\text{-CO-OC}_2\text{H}_5 + \text{C}_6\text{H}_5\text{-MgBr} \longrightarrow \left[\text{CH}_3\text{-C(O}^-\text{MgBr)(OC}_2\text{H}_5\text{)(C}_6\text{H}_5\text{)} \xrightarrow{-\text{C}_2\text{H}_5\text{OMgBr}} \text{CH}_3\text{-CO-C}_6\text{H}_5 \right] \xrightarrow[2. \text{H}_3\text{O}^+]{1. \text{C}_6\text{H}_5\text{MgBr}} \text{CH}_3\text{-C(OH)(C}_6\text{H}_5\text{)}_2$$
ケトン　　第三級アルコール

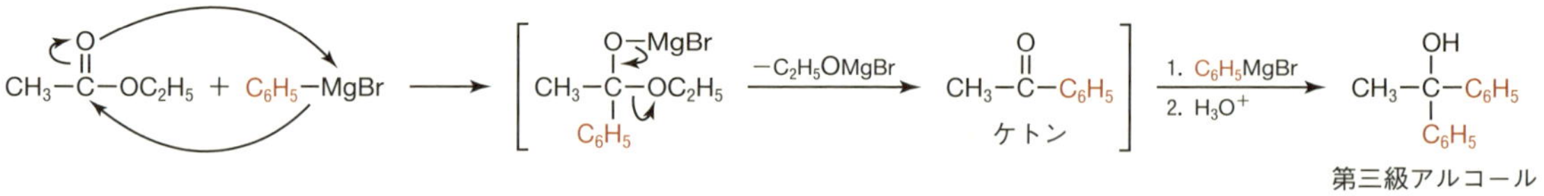

e. エステルの還元　エステルは LiAlH_4 によってアルデヒドを経由して還元されて**第一級アルコール**を与える．エステルの還元反応機構は酸塩化物の LiAlH_4 による機構と同様に考えればよい．

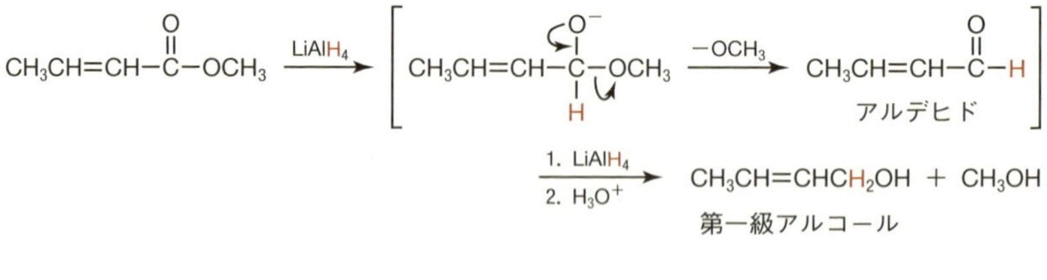

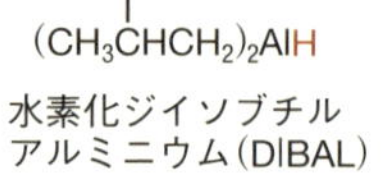

$$\text{CH}_3\text{CH=CH-CO-OCH}_3 \xrightarrow{\text{LiAlH}_4} \left[\text{CH}_3\text{CH=CH-C(O}^-\text{)(H)(OCH}_3\text{)} \xrightarrow{-\text{OCH}_3} \text{CH}_3\text{CH=CH-CHO} \right]$$
アルデヒド

$$\xrightarrow[2. \text{H}_3\text{O}^+]{1. \text{LiAlH}_4} \text{CH}_3\text{CH=CHCH}_2\text{OH} + \text{CH}_3\text{OH}$$
第一級アルコール

$(\text{CH}_3\text{CHCH}_2)_2\text{AlH}$
（CH_3）
水素化ジイソブチルアルミニウム（DIBAL）

緩和な還元剤である水素化ジイソブチルアルミニウム DIBAL（左図）を用いると，エステルを低温下でアルデヒドに部分還元できる．

f. α位での置換反応　エステルのα位水素の酸性度はケトンに比べて小さいものの，リチウムジイソプロピルアミド LDA のような立体的にかさ高い強塩基を用いることによりほぼ完全に**エノラートイオン**へと変換できる．このエノラートイオンに対して反応性の高いアルキル化剤を反応させれば，α位での**アルキル化**が行える．

$$\text{CH}_3\text{CH}-\underset{\alpha}{\overset{\overset{\displaystyle O}{\|}}{\text{C}}}-\text{OCH}_3 \quad \xrightarrow{\text{Li}^+ \ddot{\text{N}}[\text{CH}(\text{CH}_3)_2]_2} \quad \left[\text{CH}_3\ddot{\text{C}}\text{H}-\overset{\overset{\displaystyle \text{Li}}{|}}{\underset{\|}{\text{C}}}\hspace{-1pt}\underset{\displaystyle O}{}-\text{OCH}_3 \longleftrightarrow \text{CH}_3\text{CH}=\overset{\overset{\displaystyle O^-\ \text{Li}^+}{|}}{\text{C}}-\text{OCH}_3 \right] \xrightarrow{\text{CH}_3\text{I}} \underset{}{\overset{\text{H}_3\text{C}}{\text{CH}_3\text{CH}}}-\overset{\overset{\displaystyle O}{\|}}{\text{C}}-\text{OCH}_3$$

エノラートイオン

演習 40・1 フェニル酢酸イソプロピルを次の試薬と反応させた際の生成物を示しなさい．
(1) 水酸化ナトリウム　　　(2) ジメチルアミン
(3) 臭化メチルマグネシウム（過剰）　(4) LiAlH$_4$
(5) リチウムジイソプロピルアミド（LDA）との反応後，ヨウ化メチル

40・3・5 アミドの反応　　　　　　　　　　　　　　　　アミド　amide

アミドはカルボン酸誘導体のなかでは最も反応性が乏しく安定な化合物である．自然界には広く存在し，タンパク質の構成成分であるアミノ酸単位の結合を形成していることからもわかるようにきわめて重要な官能基である．

a. アミドの加水分解　　アミドは酸塩化物，酸無水物やエステルと同じように水で加水分解されるが，最も反応性が低いために厳しい反応条件が必要である．通常は酸や塩基性条件での長時間の加熱を必要とする．アミドの加水分解による生成物はカルボン酸とアミンである．

【酸加水分解】
$$\text{R}-\overset{\overset{\displaystyle O}{\|}}{\text{C}}-\text{NH}_2 + \text{H}_3\text{O}^+ \xrightarrow{\text{加熱}} \text{R}-\overset{\overset{\displaystyle O}{\|}}{\text{C}}-\text{OH} + \overset{+}{\text{NH}_4}$$

【塩基性加水分解】
$$\text{R}-\overset{\overset{\displaystyle O}{\|}}{\text{C}}-\text{NH}_2 + \text{OH}^- \xrightarrow{\text{加熱}} \text{R}-\overset{\overset{\displaystyle O}{\|}}{\text{C}}-\text{O}^- + \text{NH}_3$$

酸ならびに塩基性条件での加水分解は可逆反応であるが，ともに平衡は生成物側に傾いている．塩基性条件ではカルボキシラートイオンが生成するので，最後に反応液を酸性にすることでカルボン酸が単離される．

b. アミドの還元　　他のカルボン酸誘導体とは対照的に，アミドをテトラヒドリドアルミン酸リチウム LiAlH$_4$ で還元するとアルコールではなく**アミン**が得られる．通常のカルボニル基の還元ではヒドロキシ基を与えるのに対して，アミドの還元ではカルボニル基はメチレン基に変換されていることに注意したい．

還元の反応機構は，ヒドリドイオンがアミドのカルボニル基に求核付加し，四面体中間体からアルミニウムアルコキシドが脱離してイミニウムイオンを与え

$$(\text{CH}_3)_3\text{C}-\overset{\overset{\displaystyle O}{\|}}{\text{C}}-\text{N}(\text{CH}_3)_2 \xrightarrow{\text{LiAlH}_4} \left[(\text{CH}_3)_3\text{C}-\overset{\overset{\displaystyle O-\bar{\text{Al}}\text{H}_3}{|}}{\underset{\underset{\displaystyle H}{|}}{\text{C}}}-\text{N}(\text{CH}_3)_2 \longrightarrow (\text{CH}_3)_3\text{C}-\overset{}{\underset{\underset{\displaystyle H}{|}}{\text{C}}}=\overset{+}{\text{N}}(\text{CH}_3)_2 \right] \xrightarrow[\text{2. H}_2\text{O}]{\text{1. LiAlH}_4} (\text{CH}_3)_3\text{CCH}_2\text{N}(\text{CH}_3)_2$$

イミニウムイオン

る．イミニウムイオンは速やかにヒドリドイオンで還元され対応するアミンが得られる．

c. β-ラクタムの反応性　ペニシリンやセファロスポリン系抗生物質は，基本骨格としてβ-ラクタムをもち，β-ラクタム系抗菌薬ともよばれる．β-ラクタム構造は四員環の環状アミドであるが，通常の反応性の乏しいアミドとはその化学的な性質が大きく異なる．四員環化合物であるβ-ラクタムは開環することでひずみを解消できるため，鎖状のアミドよりも反応性が非常に高い．

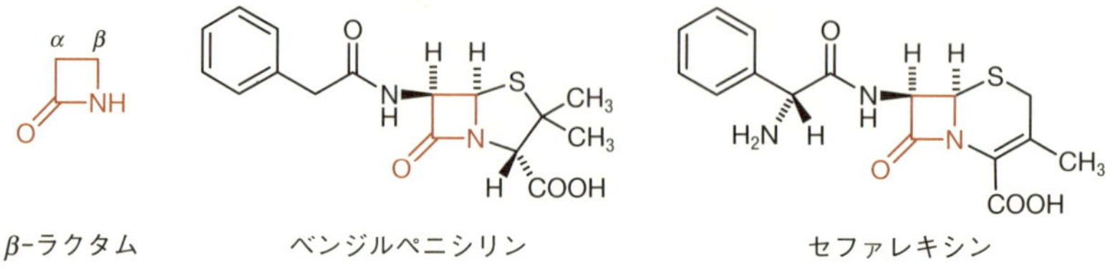

図40・10　β-ラクタム構造とβ-ラクタム系抗菌薬の例

細菌にはペプチドグリカンで構成される網目状の細胞壁がある．β-ラクタム系抗菌薬は，細胞壁合成酵素であるペプチド転移酵素を不可逆的に阻害することで細菌の増殖を抑制する．ペプチド合成酵素は基質の末端構造であるD-アラニル-D-アラニンに類似したβ-ラクタム系抗菌薬と反応しラクタム構造を開環し，ペプチド転移酵素のセリン残基とのあいだでエステル結合を形成する．

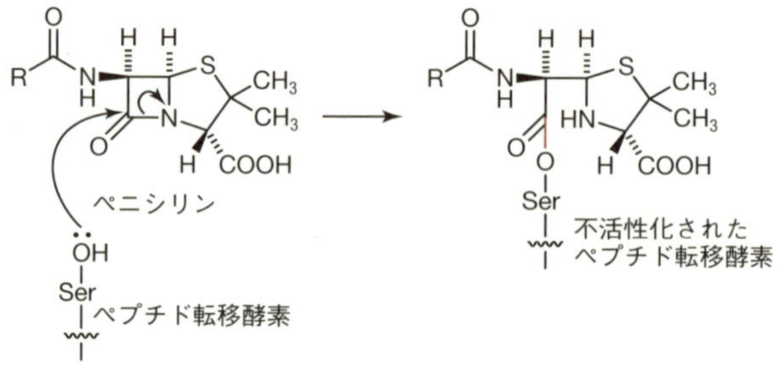

図40・11　β-ラクタム系抗菌薬の作用機序

応用・発展 40・1　特殊なカルボン酸誘導体であるニトリルの加水分解　Adv
アセトニトリル CH_3CN を酸性および塩基性条件下で加水分解すると，酢酸が生成する．各液性条件下での反応機構を示しなさい．

応用・発展 40・2　チオエステルの反応性　Adv
生体内でのアシル化反応には，アセチル補酵素A（アセチルCoA）などが利用されている．アセチルCoAはエステルの硫黄類縁体であり，チオエステルとよばれる．
(1) 酢酸エチルとチオ酢酸S-エチルを用いて，求核的アシル化反応における相対的反応性を比較しなさい．

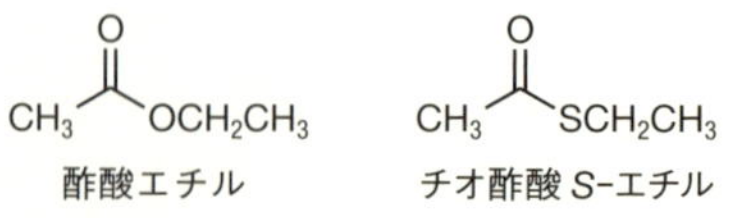

(2) アセチル CoA はコリンと反応してアセチルコリンを生成する．この反応機構を示しなさい．

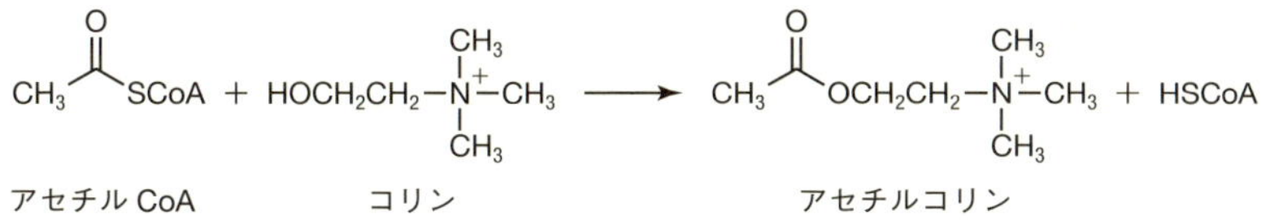

$$\text{CH}_3\text{-CO-SCoA} + \text{HOCH}_2\text{CH}_2\text{-N}^+(\text{CH}_3)_3 \longrightarrow \text{CH}_3\text{-CO-OCH}_2\text{CH}_2\text{-N}^+(\text{CH}_3)_3 + \text{HSCoA}$$

アセチル CoA　　　　コリン　　　　　　　　　　アセチルコリン

アミドの転位反応　Adv

　出発物質中の原子や原子団（転位基）が組替えなどにより結合の位置を変えることを転位といい，転位により新しい化合物が得られる反応を**転位反応**という．炭素原子上で転位反応が起こる場合，炭素-炭素（下図の A=C），炭素-窒素（A=N），炭素-酸素（A=O）間などで転位基（X）が移動する．転位基が移動する場合，炭素の隣接する原子に移動するのであれば，**1,2-移動**，炭素と移動先の原子（A）間に一つ原子が介在すれば，**1,3-移動**という．転位位置により 1,n-移動で表現できる．

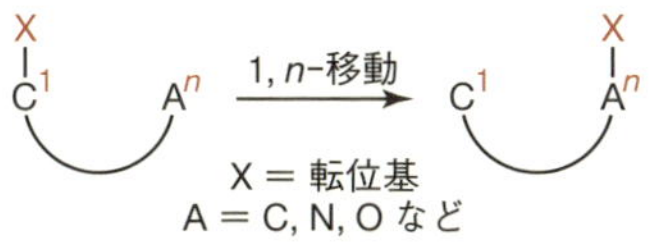

$$\underset{\substack{X = \text{転位基} \\ A = C, N, O \text{など}}}{C^1 \cdots A^n \xrightarrow{1,n\text{-移動}} C^1 \cdots A^n}$$

　分子転位反応の例として，ワグナー・メーヤワイン転位，ピナコール・ピナコロン転位，ベックマン転位，バイヤー・ビリガー転位*，クルチウス転位，ホフマン転位，クライゼン転位などがあげられる．

　カルボン酸誘導体であるアミドをアミンに官能基変換する**ホフマン転位**についてみてみよう（下式）．第一級アミドは塩基性溶液中で臭素と反応すると転位反応を起こし，炭素数の一つ減った第一級アミンを与える．ホフマン転位は，まず窒素上で **2** を得る臭素化が起こり N-ブロモアミド **3** が生成する．つづいて窒素上の水素が塩基で引き抜かれ（**4**），エチル基のカルボニル炭素原子からアミドの窒素原子への 1,2-転位と臭化物イオンの脱離が起こってイソシアナート **5** を与える．さらに，イソシアナートは加水分解によりカルバミン酸 **6** へ変換され，脱炭酸を起こしてアミン **7** が得られる．反応全体で**減炭反応**となっていることに注意する．

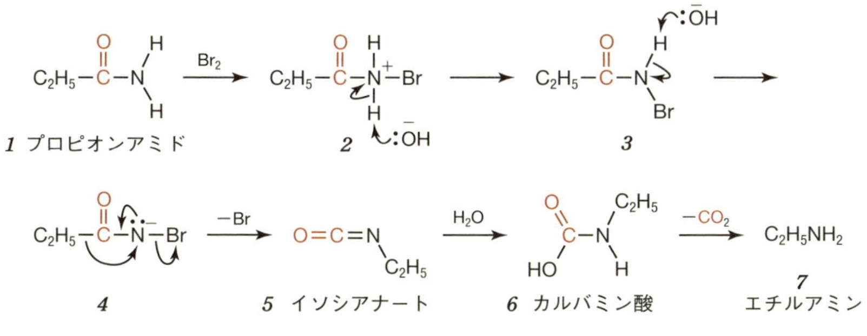

* バイヤー・ビリガー転位（バイヤー・ビリガー酸化）については SBO 38・7 を参照．

$$\underset{\textbf{1 プロピオンアミド}}{\text{C}_2\text{H}_5\text{-CO-NH}_2} \xrightarrow{\text{Br}_2} \underset{\textbf{2}}{\text{C}_2\text{H}_5\text{-CO-N}^+\text{H}_2\text{Br}} \xrightarrow{:\text{OH}^-} \underset{\textbf{3}}{\text{C}_2\text{H}_5\text{-CO-NHBr}} \xrightarrow{:\text{OH}^-}$$

$$\underset{\textbf{4}}{\text{C}_2\text{H}_5\text{-CO-N}^-\text{Br}} \xrightarrow{-\text{Br}^-} \underset{\textbf{5 イソシアナート}}{\text{O=C=N-C}_2\text{H}_5} \xrightarrow{\text{H}_2\text{O}} \underset{\textbf{6 カルバミン酸}}{\text{HO-CO-NH-C}_2\text{H}_5} \xrightarrow{-\text{CO}_2} \underset{\textbf{7 エチルアミン}}{\text{C}_2\text{H}_5\text{NH}_2}$$

　イソシアナートを経由するカルボン酸誘導体からアミンへの転位反応としては，クルチウス転位，ロッセン転位，シュミット転位なども知られている．

第11章 アミン

> **SBO 41** アミン類の基本的性質と反応を列挙し，説明できる．
> C3(3)⑤1

学生へのアドバイス

ここでは，生体組織中に広く存在し，重要な役割を演じているアミンの一般的性質と代表的な反応について学習する．これらを適切に理解するためには含窒素化合物の塩基性度の比較（SBO 44）ができるようにしてほしい．

このSBOの学習に必要な予備知識
1. 窒素原子と非共有電子対が占める混成軌道：準備教育B, E
2. ルイス塩基の定義：SBO 5
3. 芳香族性の見分け方：SBO 27
4. ハロアルカンの求核置換反応とその機構：SBO 34
5. E2脱離反応の特徴：SBO 35
6. カルボニル基の基本的な性質：SBO 38

このSBOの学習成果
アミンの立体構造と反応性の関係を理論的に説明することができるようになる．（SBO 29, 34, 35, 38, 40, 42, 44）

アミンは自然界においてさまざまな形で広く存在している．塩基性の窒素原子を含む天然由来のアミンは**アルカロイド**とよばれ，古くから人類は伝承的医薬品として利用してきた（図41・1）．一方，数多くの生体アミンは生物活性物質として生体機能や生物活性の発現・制御に深く関与している．

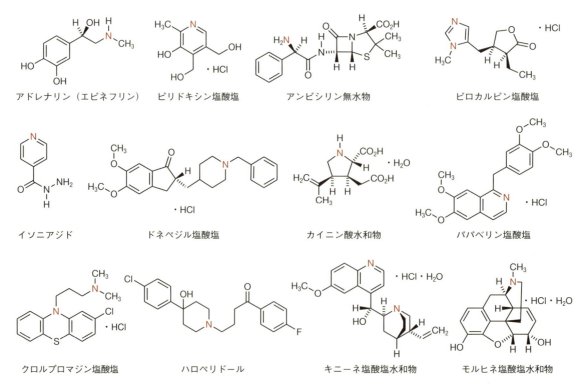

図41・1 窒素原子を含む代表的な医薬品

41・1 アミンの基本的性質
41・1・1 アミンの構造

アミンはアンモニアの誘導体であり，窒素原子のアルキル基やアリール基の数によって，第一級から第三級アミンに分けられる[*1]．これらのアミンはプロトンと**アンモニウム塩**（R_3N^+H）を形成する．この塩の窒素原子には必ず一つ以上の水素原子が結合している．一方，窒素原子は正の電荷をもつが水素原子がまったく結合していない化合物を**第四級アンモニウム塩**とよぶ．なお，長鎖アルキル基をもつハロゲン化第四級アンモニウム塩は水相と有機相の二相間で行き来できるので相関移動触媒として機能する（例：塩化メチルトリオクチルアンモニウム塩 $[(n\text{-}C_8H_{17})_3N^+CH_3]Cl^-$）．

[*1] アミンの級数の表記は，アルコールや有機ハロゲン化合物の場合とは異なる．アルコールやハロアルカンではヒドロキシ基あるいはハロゲンが結合した炭素によって級数が定義されているが，アミンでは窒素上の置換基の数により分類される．

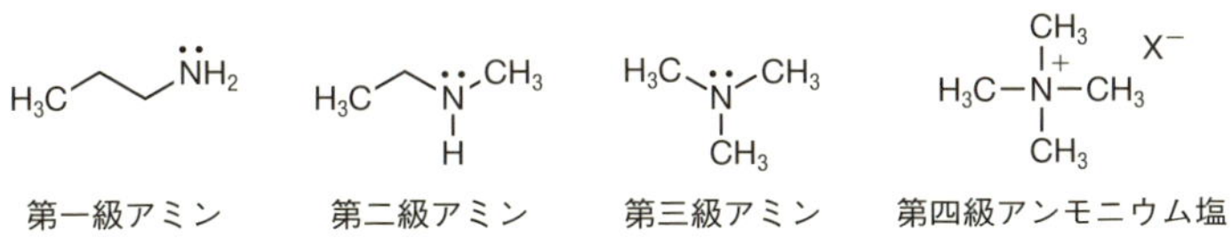

第一級アミン　　第二級アミン　　第三級アミン　　第四級アンモニウム塩

図 41・2　アミンの級数と構造

例題 41・1　アミンの級数　含窒素化合物(1)(2)に存在するアミン（**a**～**d**）の級数を示せ．

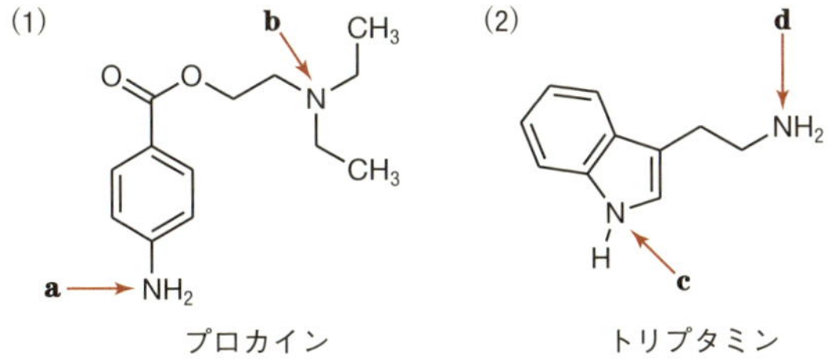

(1) プロカイン　　(2) トリプタミン

解 答　**a**～**d**に示した窒素原子上の置換基の数がアミンの級数に相当するので**a**と**d**は第一級アミンであり**c**は第二級アミン，**b**は第三級アミンである．

例題 41・2　次に示す現象を化学平衡式で表現し，補足的に説明せよ．
(1) メチルアミンの水溶液はリトマス試験紙を青変させる．
(2) アニリンは塩酸水溶液に溶解する．

解 答　(1) メチルアミン（$pK_b = 3.26$）は水よりもわずかに塩基性が強い．したがって，水酸化物イオン（HO^-）を遊離させることでリトマス試験紙を青変させる．

$$CH_3NH_2 + H_2O \rightleftarrows CH_3N^+H_3 + HO^-$$

(2) アニリンの窒素原子にプロトンが付くと塩化アニリニウムの塩（$C_6H_5N^+H_3Cl^-$）ができ，水に溶解する．

$$C_6H_5NH_2 + H_3O^+ + Cl^- \rightleftarrows C_6H_5N^+H_3Cl^- + H_2O$$

アミンの窒素原子は sp^3 混成であり，ほぼ正四面体配置をとっている[*2]．四つの頂点のうち三つは水素あるいはアルキル置換基が占めており，残る一つの頂点

[*2] アミンのσ結合の電子に比べて非共有電子対が収容される空間の方が大きいために C-N-C の結合角（108.4°）は正四面体の結合角（109.5°）に比べて狭くなっている．

*1 単純なアミンの反転エネルギー障壁は 21〜25 kJ/mol であり，C–C 結合の回転障壁の 2 倍程度である．

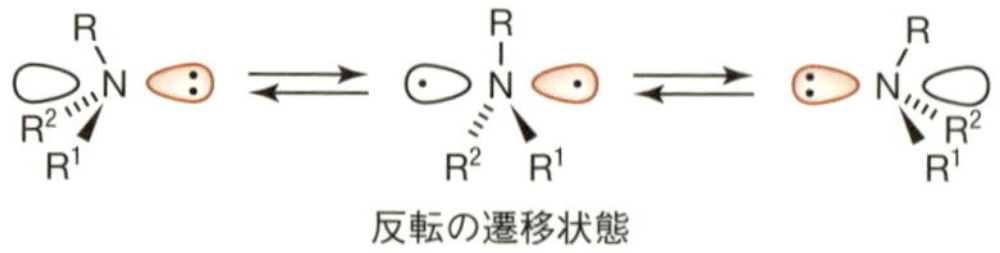

に非共有電子対が存在している．したがって，三つの異なる置換基をもつアミンでは非共有電子対を第 4 の置換基とみなすと，鏡像異性体が存在するように思われる．しかし，両者の立体反転のエネルギー障壁*1 は非常に低いため，このようなアミンは原則として両異性体の平衡混合物として存在している．

反転の遷移状態

図 41・3 アミンの反転

例題 41・3 エチルメチルアミンは一組の鏡像異性体（エナンチオマー）の混合物として存在する．ここでまさに反転しようとする遷移状態における窒素原子はどのような混成をしているか．

解 答 アミンの反転に伴い非共有電子対が収容される軌道は sp^3 混成から p 軌道に変化する．一方，まさに反転しようとする遷移状態では残る三つの置換基は sp^3 混成から sp^2 混成となり，同一平面に置かれる．

演習 41・1 含窒素化合物(1)〜(3)に存在するアミン（**a〜c**）およびアルコール（**d〜f**）の級数を示せ．

(1) (2) 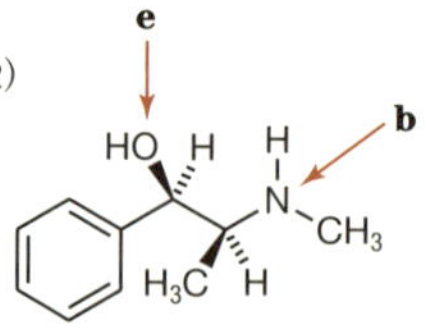 (3)

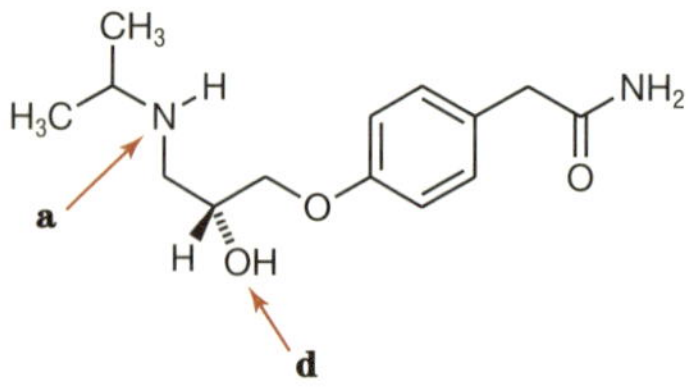

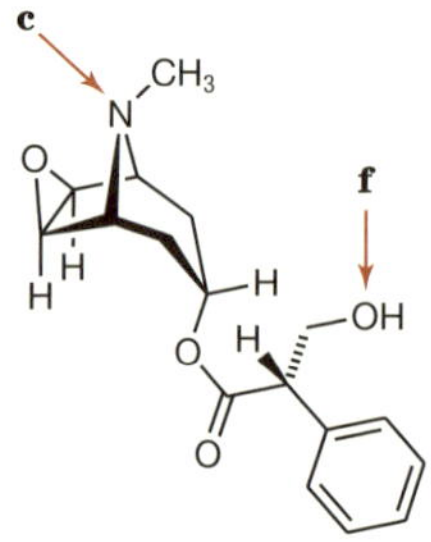

*2 アミンの塩基性について，詳細は p.355（SBO 44）を参照されたい．

*3 H$_3$C–CH$_3$ (154 pm)；H$_3$C–NH$_2$ (147 pm)；H$_3$C–OH (143 pm)

*4 きつい臭いの料理にレモンやすだちなどクエン酸を含む酸味成分が添えられることが多い．これは悪臭の本体であるアミン成分を不揮発性の塩とするためである．

*5 **アミド**という用語は，① アミンの共役塩基，② カルボン酸誘導体，の両方に使用されることに注意してほしい．

41・1・2 アミンの性質

アミンは窒素原子上に非共有電子対をもち，塩基性を示す*2．アミンの物理化学的性質はアルコールと同じように考えると理解しやすい．すなわち，アミンは極性化合物であり，アルコールや水と分子間水素結合を形成する．したがって，炭素数が 5 以下のアミンは水に溶解する．一方，窒素原子に結合した水素原子をもつ第一級アミンや第二級アミンは，分子間水素結合が可能となるので，相当するアルカンに比べて沸点は高くなる．さらに，アミンの炭素–窒素結合距離は，相当するアルカンに比べて短く，アルコールに比べて長い*3．

腐った魚から発生する悪臭の本体は揮発性の高いアミンである場合が多い．この臭気は単に生臭いものから息が詰まりそうなものまでさまざまである*4．

第一級アミンや第二級アミンはアルカリ金属（リチウム，カリウム，ナトリウムなど），金属水素化物，および有機金属化合物と反応して金属アミド*5 を生

じる．ジイソプロピルアミンと n-ブチルリチウムから調製できる**リチウムジイソプロピルアミド（LDA）**は強塩基として，アルドール反応やクライゼン反応などのエノラートが関与する反応に利用されている．

41・2 アミンの反応

アミンの反応は窒素原子上に存在する非共有電子対によって起こり，酸性度が高いプロトンをもつ化合物に対しては塩基として，求電子的な炭素をもつ化合物に対しては求核剤として反応する．

41・2・1 求核剤としてのアミンの反応

a. アルキル化反応 アミンは優れた求核試薬であり，第一級あるいは第二級ハロアルカンと S_N2 反応する．しかしながら，原料のアミンに比べて生成物のアミンの方が S_N2 反応性が高まることが多いので，この反応の有用性はアミンの徹底的アルキル化とよばれる第四級アンモニウム塩を得るときに限られる．

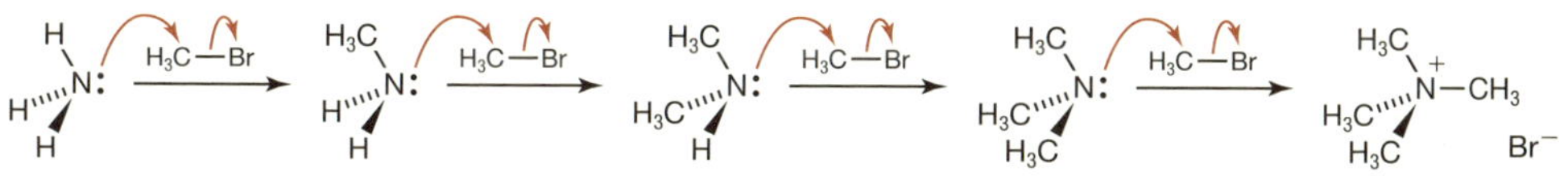

図 41・4 アミンの徹底的アルキル化

b. アルデヒド，ケトンへの付加 アミンはアルデヒドやケトンのカルボニル炭素に求核付加してアミノアルコールを生じるが，一般にこの生成物を取出すことは困難であり，最終的に脱水生成物を与える．この反応の詳細は SBO 38 で述べたので，ここではいくつかの具体例に絞って取上げることとする．

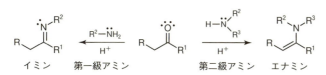

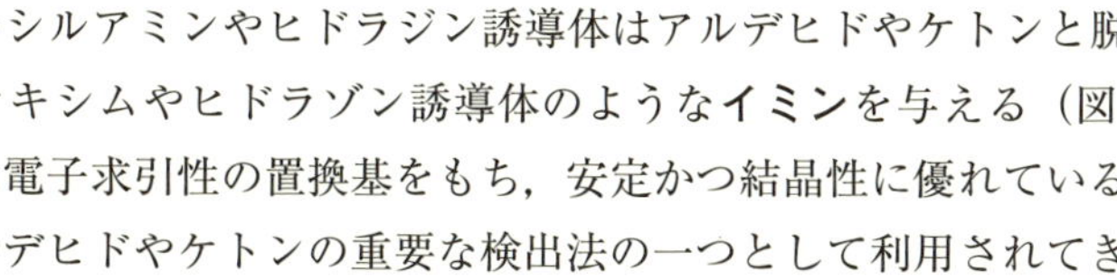

図 41・5 カルボニルへのアミンの求核付加 ただし第三級アミンは反応しない．

ヒドロキシルアミンやヒドラジン誘導体はアルデヒドやケトンと脱水縮合して対応するオキシムやヒドラゾン誘導体のような**イミン**を与える（図 41・6）．このイミンは電子求引性の置換基をもち，安定かつ結晶性に優れているために，古くからアルデヒドやケトンの重要な検出法の一つとして利用されてきた．

c. アミンの還元的アルキル化 前述のイミン生成を利用したアミンのモノアルキル化の優れた方法が知られている（図 41・7）．反応は還元剤共存下，アミンとアルデヒドまたはケトンをアルコール中で撹拌して行う．ここで使用する代表的な還元剤はシアノトリヒドリドホウ酸ナトリウム[*1]であり，アルデヒドやケトンを還元することなく，途中に生じるイミンをすばやく還元できる[*2]．

[*1] シアノトリヒドリドホウ酸ナトリウム（NaBH$_3$-CN）はシアノ基の強い電子求引効果により，NaBH$_4$ に比べてヒドリドイオン（H$^-$）を放出しづらい官能基選択性の高い還元剤である．

[*2] エシュバイラー・クラーク（Eschweiler-Clark）反応とよばれる，ギ酸とホルマリンによる第一級アミンあるいは第二級アミンのモノメチル化反応が古くから知られている．

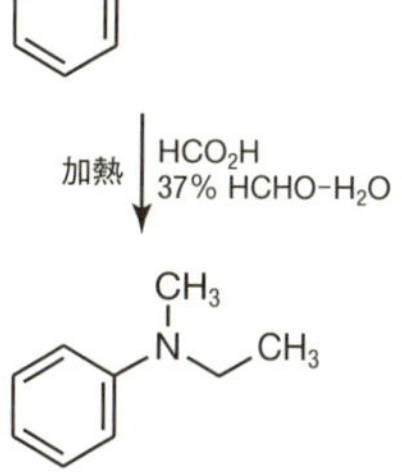

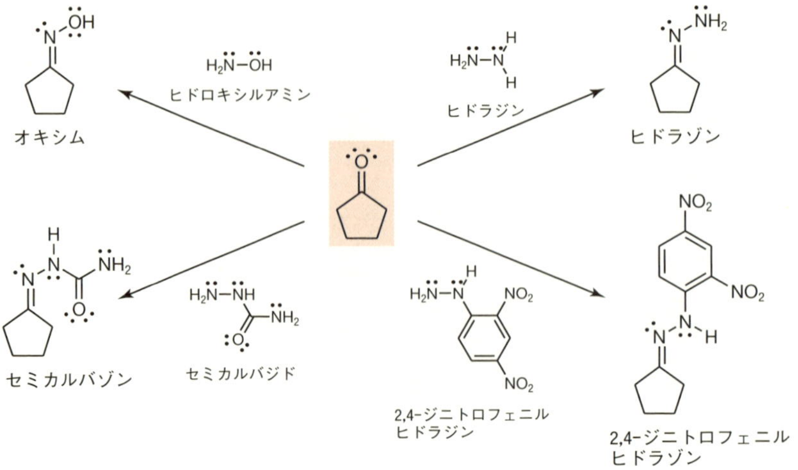

図 41・6 カルボニル基に対する種々のアミン誘導体の反応

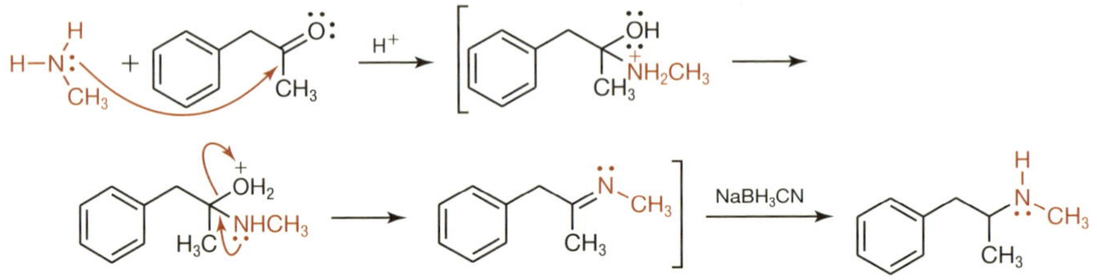

図 41・7 アミンの還元的アルキル化

例題 41・4 還元的アミノ化反応を利用してアミン **1** を合成したい．必要な窒素成分とアルデヒドあるいはケトンの構造を示せ．

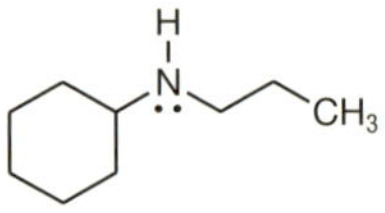

解答 反応系内に生じるイミンの構造から原料を設定することができる．
還元により **1** に誘導できるイミンは **2** と **3** であり，それぞれは図に示すような化合物から合成可能である．

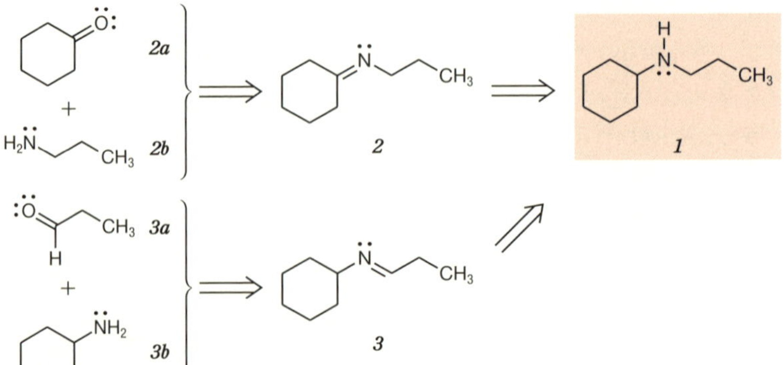

第11章 アミン　331

演習 41・2　次の変換における，反応中間体 **A**（分子式 $C_8H_{13}N$）の構造を示せ．

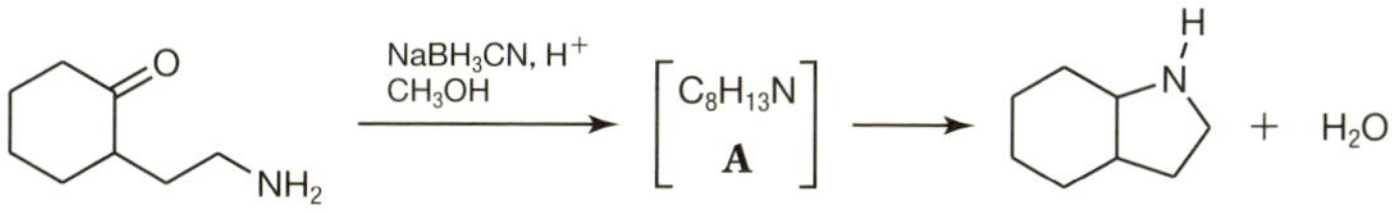

d. アミンのアシル化
第一級アミン，第二級アミンはカルボン酸や酸ハロゲン化物，酸無水物などのカルボン酸誘導体と反応してアミドを与える（図 41・7）．なお，すでにこの求核置換反応について SBO 39・5・4 で簡単に取上げた．この置換反応はアミンのカルボニル炭素への求核付加による正四面体中間体の生成とつづく脱離による二段階で進行する．

反応が進むにつれて生じる酸性化合物（H–L）がアミンと塩を形成するので，アミンの求核性が消失してしまう．したがって，この反応を完結させるには少なくとも 2 当量以上のアミンを使用する必要がある*．

* 入手困難なアミンや高価なアミンのアシル化では，大過剰のトリエチルアミンやピリジンを使用して，発生する酸性化合物を系内から取除くことができる．

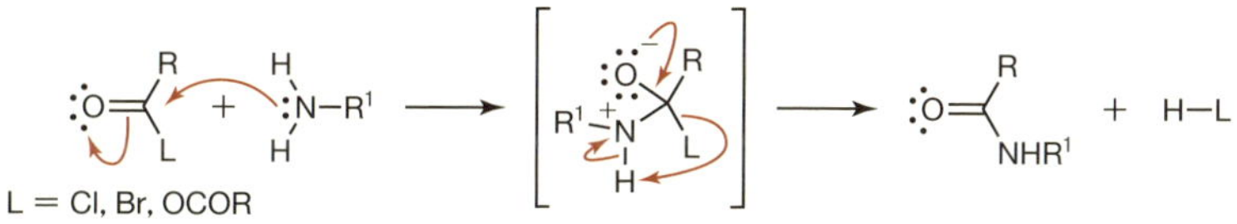

図 41・8　アミンのアシル化

例題 41・5　以下の反応により生じるアミドの構造を示せ．

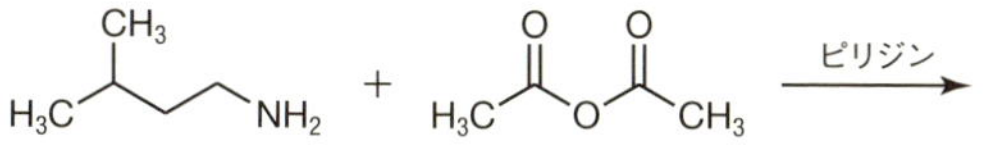

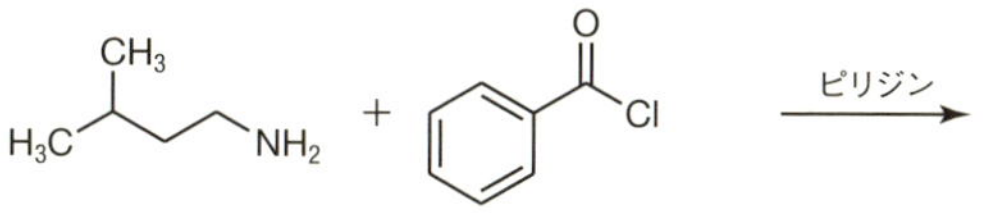

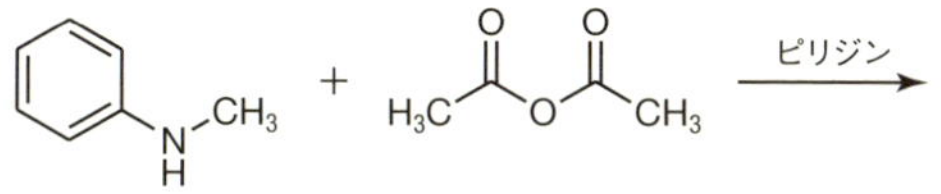

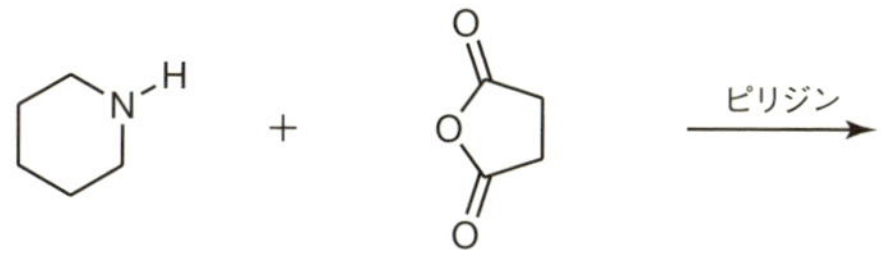

解 答　いずれもアミンと活性化されたカルボン酸誘導体との反応により生じるアミドの構造を示せばよい．いずれもカルボン酸誘導体のアミノリシスとみなし，脱離基を見極めることが大切である（SBO 40・3）．

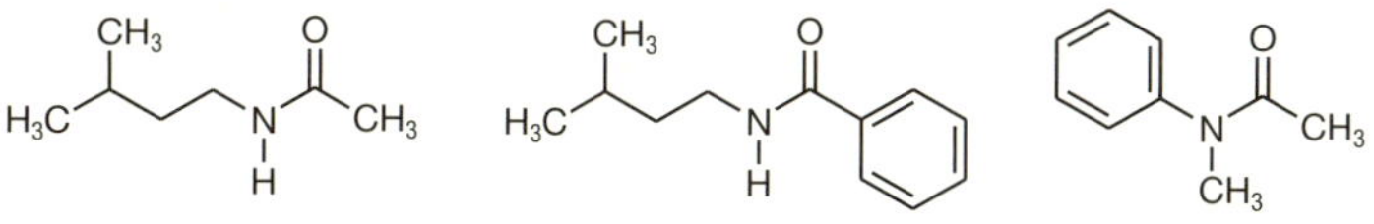

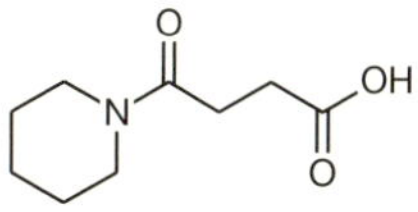

ピリジンは反応溶媒，アミンの求核性の上昇，および発生する酸性成分のトラップという多彩な役割を担っている．反応(4)におけるアシル化剤はブタン二酸無水物（無水コハク酸）であり，脱離基が生成物の中に残ることに注意したい．

41・2・2 アミンの窒素求電子剤（$^+$NO）との反応

亜硝酸（HNO_2）は化学的に不安定な弱酸であり，亜硝酸ナトリウム $NaNO_2$ を酸と反応させることで，反応系中に発生させる．塩酸などの強酸が存在すると**ニトロシルカチオン**（$^+$NO）*1 を生じる．この求電子的な反応剤が求核性をもつアミンと反応するが，生成物はアミンの種類により大きく異なる．

a. 第一級アミンの反応 第一級アミンでは N-ニトロソ化合物を経てジアゾニウム塩を生成する（図41・9 a）．ここで脂肪族アミン（アルキルアミン）の場合，低温で窒素ガスを発生しながらきわめて反応性の高いカルボカチオンを経て自発的に分解してしまう（図41・9 b ①）．一方，アリールジアゾニウム塩（同図 b ②）は芳香環との共鳴安定化によりさまざまな求核剤で捕捉することができる（SBO 41・2・2 d を参照）．

*1 ニトロシルカチオンの生成は次のように表すことができる．

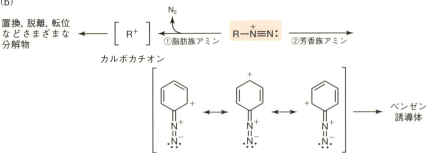

図41・9 第一級アミンとニトロシルカチオンとの反応

b. 第二級アミンの反応 第二級アミンでは脂肪族，芳香族いずれの場合にも N-ニトロソ化合物を生じる*2（図41・10）．なお，ある種の N-ニトロソ化合

*2 第二級アミンが N-ニトロソ化合物として取出せる理由は，もとのアミンの窒素原子上に水素が存在せず，エノール化につづく脱水が起こらないためである．

物は強力な発がん物質である.

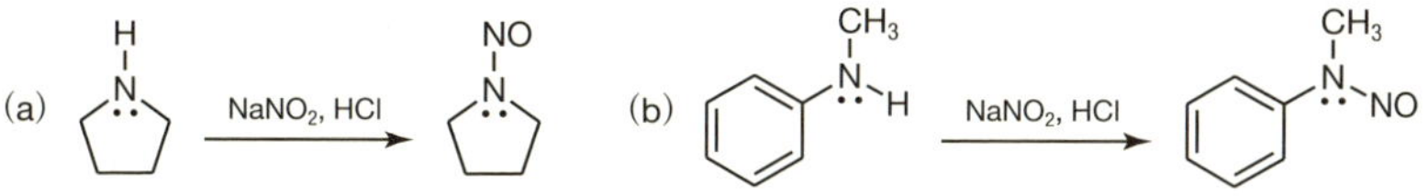

(a) ピロリジン + NaNO₂, HCl → N-ニトロソピロリジン (b) N-メチルアニリン + NaNO₂, HCl → N-メチル-N-ニトロソアニリン

図 41・10　第二級アミンの N-ニトロソ化

c. 第三級アミンの反応　第三級脂肪族アミンではアミンの窒素原子上に水素が存在しないために，N-ニトロソ化合物は生じない.

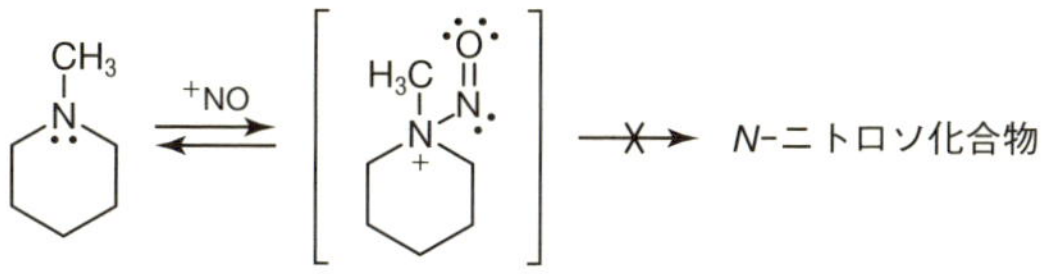

N-メチルピペリジン + ⁺NO ⇌ [N-ニトロソアンモニウム中間体] ─✗→ N-ニトロソ化合物

しかし第三級芳香族アミンでは電子豊富な芳香環とニトロシルカチオンとの芳香族求電子置換反応（SBO 28）が進行して C-ニトロソ化合物を与える（図 41・11）.

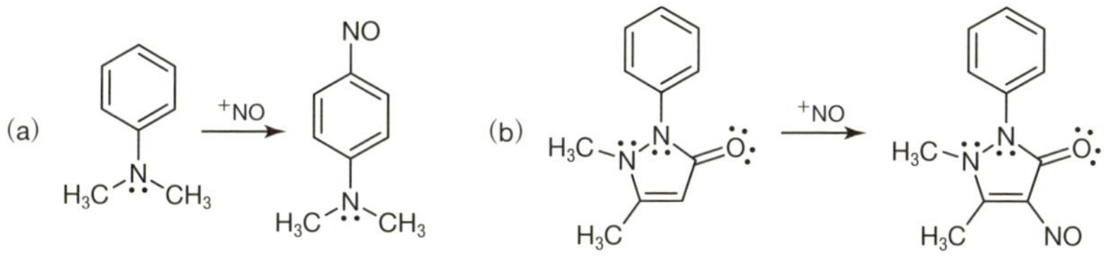

(a) N,N-ジメチルアニリン + ⁺NO → 4-ニトロソ-N,N-ジメチルアニリン　(b) アンチピリン + ⁺NO → 4-ニトロソアンチピリン

図 41・11　第三級芳香族アミンの C-ニトロソ化

d. 亜硝酸法によるアミンの分類　亜硝酸に対する挙動を利用して，アミンの級数や脂肪族アミンあるいは芳香族アミンを定性確認することが可能である. その結果を表にまとめた.

表 41・1　亜硝酸に対するアミンの挙動

	第一級	第二級	第三級
脂肪族アミン	窒素ガスを発生しながら分解する	N-ニトロソ化合物の黄色の沈殿を生じる	変化が見られない
芳香族アミン	アリールジアゾニウム塩を生じる	N-ニトロソ化合物の黄色の沈殿を生じる	C-ニトロソ化合物の黄色の沈殿を生じる

例題 41・6　アミン (1)～(5) を 0～5℃ でそれぞれ亜硝酸ナトリウムと塩酸で処理するとき，どのような変化が見られるか. 選択肢から選び記号で答えよ. それぞれ主生成物の構造を示せ.

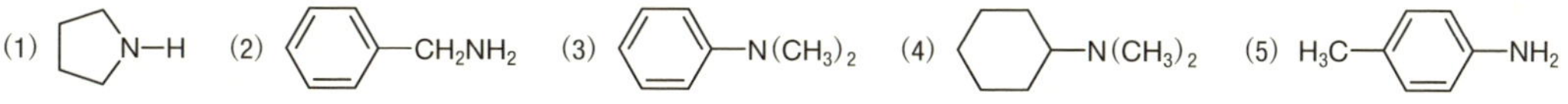

(1) ピロリジン (N-H)　(2) ベンジルアミン (C₆H₅-CH₂NH₂)　(3) N,N-ジメチルアニリン (C₆H₅-N(CH₃)₂)　(4) N,N-ジメチルシクロヘキシルアミン　(5) p-トルイジン (H₃C-C₆H₄-NH₂)

［選択肢］(a) 窒素ガスを発生する　(b) 何ら変化が見られない　(c) 沈殿を生じる

解答 それぞれのアミンを正しく分類できれば解答は容易である．

(1) (c) 脂肪族第二級アミンであり，N-ニトロソ化合物を生じる．

(2) (a) 脂肪族第一級アミンであり，窒素ガスを発生する（この場合，共鳴安定化されたベンジルカチオンを経てベンジルアルコールを生じる）．

(3) (c) 芳香族第三級アミンであり，C-ニトロソ化合物を生じる．

(4) (b) 脂肪族第三級アミンであり，何ら変化は見られない．

(5) (c) 芳香族第一級アミンであり，塩化ベンゼンジアゾニウム塩を生じる．

---

*1 反応機構はZの性質に依存して異なるために系統的に理解することが難しいので，あまり深入りしない方がよい．

ザンドマイヤー反応
Sandmeyer reaction

シーマン反応
Schiemann reaction

*2 アゾ色素であるプロントジルが体内で代謝されスルファニルアミドとなり，この化合物が抗菌活性を示すことを手がかりとしてサルファ剤が開発された（下図 a）．スルファニルアミドは細菌の成長や再生に関わる葉酸の合成に必須な p-アミノ安息香酸の合成を拮抗的に阻害して抗菌作用を示す（下図 b）．日本薬局方収載のサルファ剤の構造を次ページ欄外 (c) に示す．

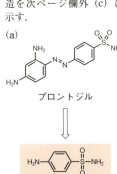

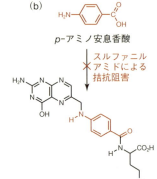

d. アリールジアゾニウム塩の反応　代表的なアリールジアゾニウム塩の反応（$Ar-\overset{+}{N}\equiv N \rightarrow Ar-Z$）を図 41・12 にまとめた*1．このうちアリールジアゾニウム塩と CuX（X=Br, Cl, CN）との反応（a, b）を**ザンドマイヤー反応**とよび，変換 (e) は**シーマン反応**とよばれる．

図 41・12　アリールジアゾニウム塩の反応

なお，**ジアゾカップリング反応**とよばれる，アリールジアゾニウム塩と強い電子供与性の置換基をもつ芳香族化合物との反応は芳香族求電子置換反応（SBO 28）に分類できる（図 41・13）．ジアゾカップリング生成物は可視領域に吸収をもつため染料として広く使用され，さらに合成抗菌剤である**サルファ剤***2 の開発に重要な役割を演じた．

図 41・13 ジアゾカップリングの反応機構

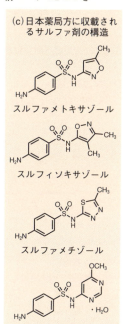
(c) 日本薬局方に収載されるサルファ剤の構造
スルファメトキサゾール
スルフィソキサゾール
スルファメチゾール
スルファモノメトキシン水和物

例題 41・7 曲がった矢印を用いて次の変換機構を示せ.

解 答 ジアゾカップリング反応は，ジアゾニウムカチオンに対するフェノールの求核付加と，それにつづく芳香化の二段階で進行する．フェノールを原料としてみなすと本反応はまさに芳香族求電子置換反応であり，フェノール性ヒドロキシ基の p 位あるいは o 位で進行する.

演習 41・3 p-メチルアニリン（4-$H_3CC_6H_4NH_2$）を次の反応剤で処理したときの主生成物の構造を示せ.
(1) 希 HCl　　(2) CH_3I（過剰）　　(3) CH_3COCl　　(4) HCHO, $NaBH_3CN$, H^+
(5) CH_3COCH_3　　(6) $NaNO_2$, HCl, 0～5℃

演習 41・4 N-メチルブタンアミンを次の反応剤で処理したときの主生成物の構造を示せ.
(1) 希 HCl　　(2) 無水酢酸　　(3) CH_3I（過剰）
(4) 無水フタル酸　　(5) HCHO, $NaBH_3CN$, H^+　　(6) CH_3COCH_3
(7) $NaNO_2$, HCl, 0～5℃

41・3 第三級アミンの酸化

一般にアミンは酸化されやすく，さまざまな生成物が得られる．しかし，第三級アミンを酸化剤で処理すると**アミンオキシド**（N-オキシド）が良好な収率で得られる（図 41・14a）．なお，脂肪族アミンの N-オキシドを加熱すると脱離反応が進行する（図 41・14b）．この反応は**コープ脱離**とよばれ，環状遷移状態を経る**分子内シン脱離**である.

* アミン *N*-オキシドの構造は窒素原子に正の電荷を，酸素原子に負電荷をつけて表示するが，図に示すように→を用いる配位結合として表現してもよい．

コープ脱離
Cope elimination

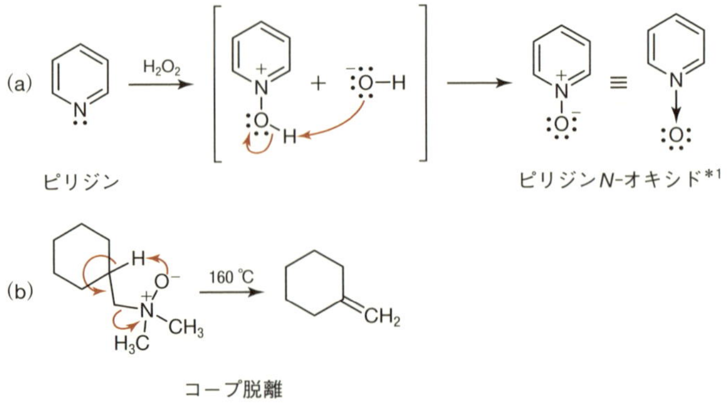

図 41・14　アミン *N*-オキシドの生成とコープ脱離

41・4　第四級アンモニウム塩の反応（ホフマン脱離）

ホフマン脱離
Hofmann elimination

第四級アンモニウム塩においてアミンは優れた脱離基として働く．そこで脂肪族アミンを過剰のヨードメタンで第四級アンモニウム塩に変換してから，酸化銀 (Ag_2O) 存在下，加熱すると E2 機構で脱離反応が起こり第三級アミンとアルケンを生じる（図 41・15）．このような反応を**ホフマン脱離**とよぶ．二つ以上のアルケンが生じる可能性がある場合，より置換基が少ない二重結合をもつアルケンが生成しやすい傾向がある*[2].

*2 すでに有機ハロゲン化合物の脱離反応の特徴について SBO 35 で学習したように E2 脱離反応は原則として熱力学的に安定なアルケン（すなわちアルケンの炭素原子上に，より置換基の数が多いもの）が生成しやすい傾向がある（下図 b，セイチェフ則）．これに対してホフマン脱離は E2 反応の遷移状態において塩基が立体障害の少ない方向から接近して熱力学的に不利なアルケンを与える傾向があり（下図 a），このような傾向をセイチェフ則に対して**ホフマン則**とよぶ．

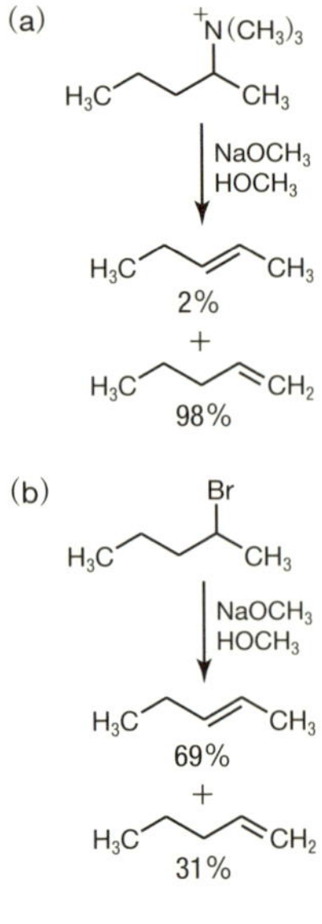

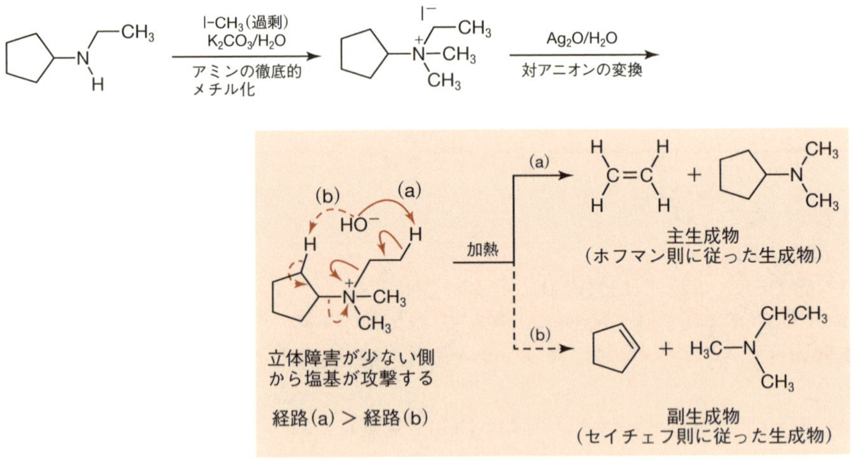

図 41・15　ホフマン脱離

例題 41・8　アミン (1)～(5) をそれぞれ ① 過剰のヨードメタン，② Ag_2O，③ 加熱の順で処理したとき，生じるアルケンの構造を示せ．2 種類以上のアルケンを生じる可能性があるときは，主生成物を示せ．

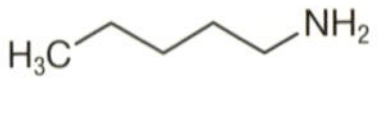

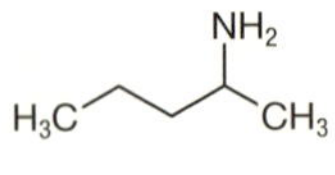

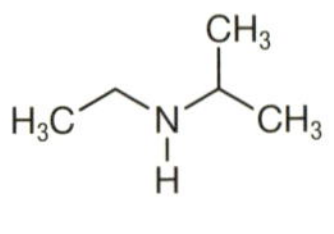

(4) 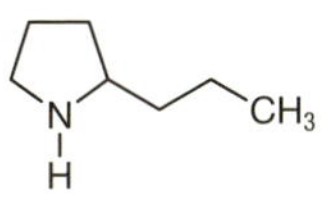 構造:2-プロピルピロリジン (5) 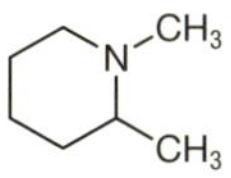 構造:1,2-ジメチルピペリジン

解答 いずれもホフマン脱離反応が進行する．

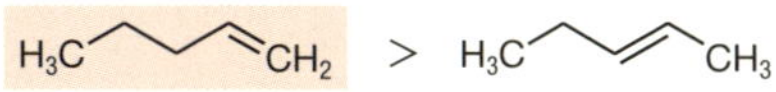

(1) 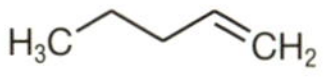 $H_3C\text{-}CH_2\text{-}CH=CH_2$ をもつペンテン構造

(2) $H_3C\text{-}CH_2\text{-}CH_2\text{-}CH=CH_2$ > $H_3C\text{-}CH_2\text{-}CH=CH\text{-}CH_3$

(3) $H_2C=CH_2$ > $CH_2=CH\text{-}CH_3$

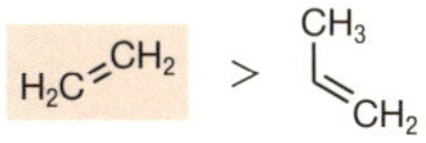

(4) 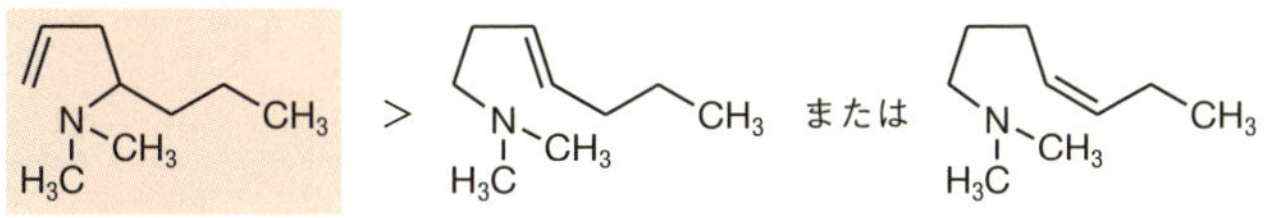 N-メチル-2-プロピル開環体 > 環内アルケン体　または　別の環内アルケン体

(5) 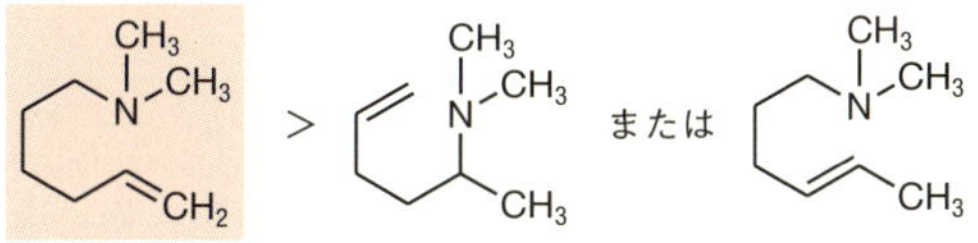 N,N-ジメチル末端アルケン体 > 内部アルケン体　または　別の内部アルケン体

演習 41・5 化合物 **1** は分子式 $C_8H_{11}N$ のキラル中心炭素をもつアミンであり，低温で希塩酸と亜硝酸ナトリウムで処理すると窒素ガスを発生する．**1** を過剰のヨードメタンで反応させ，Ag_2O 処理後，加熱するとアルケン **2**（分子式 C_8H_8）が得られた．**1** と **2** の構造を示せ．

41・5 その他の反応
41・5・1 エナミン反応

SBO 41・1・2 b でふれたように第二級アミンは，カルボニル基の α 炭素に水素原子をもつアルデヒドあるいはケトンと脱水縮合して**エナミン**を生じる（図41・16）．エナミンの窒素は共鳴により二重結合の末端炭素の求核性を高めている．その結果，エナミンをハロアルカンと反応させるとイミニウムイオンを生じ，つづく加水分解により新たなアルデヒドあるいはケトンを生成する*．

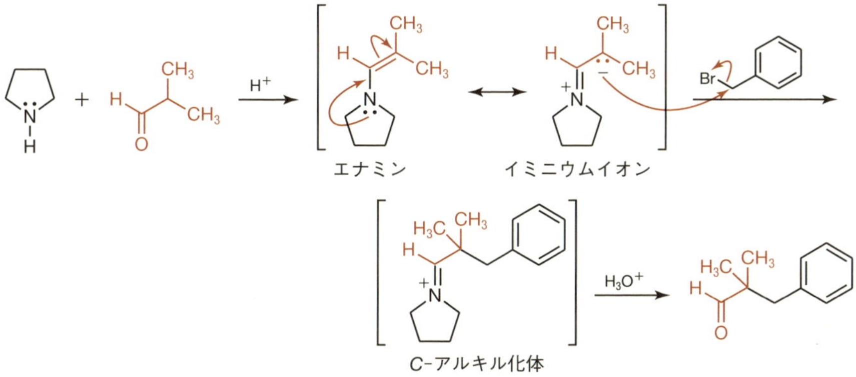

* この方法を**ストーク (Stork) のエナミン反応**とよぶ．なお，本反応に汎用される第二級アミンはピロリジン (pyrrolidine)，ピペリジン (piperidine)，およびモルホリン (morpholine) である．

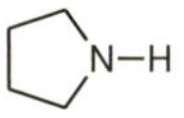

ピロリジン
ピペリジン 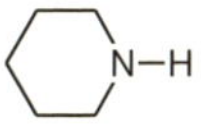
モルホリン 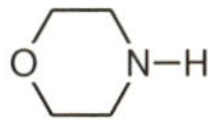

図 41・16 ストークのエナミン反応

マンニッヒ反応
Mannich reaction

41・5・2 マンニッヒ反応

　プロトン酸存在下，第二級アミンとホルムアルデヒドから生じるイミニウムカチオンはエノール化が可能なカルボニル化合物と反応して**マンニッヒ塩基**とよばれるβ-アミノアルキルカルボニル化合物を生成する．この反応をマンニッヒ反応とよぶ．

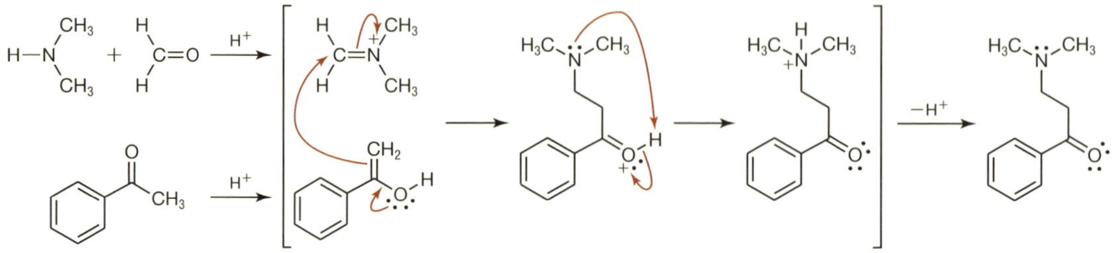

応用・発展 41・1　窒素を含む官能基の性質：塩基性の比較　次の化合物に含まれる窒素原子のうち，最も塩基性度が高いものを選び記号で答えよ．

(1)　(2)

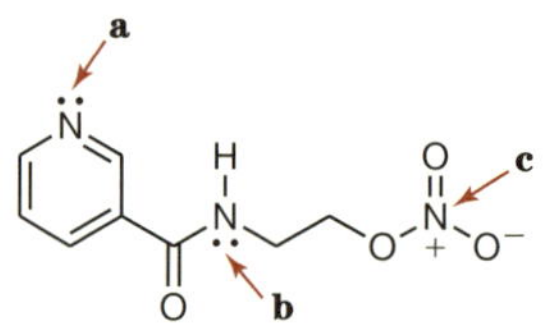

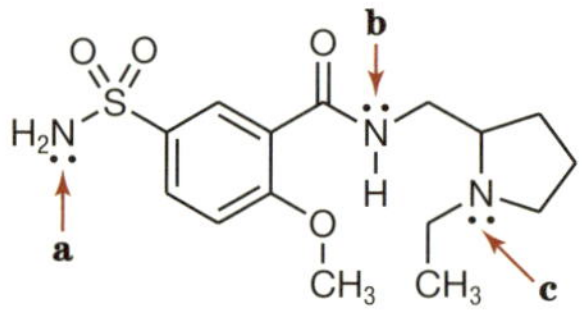

(3) 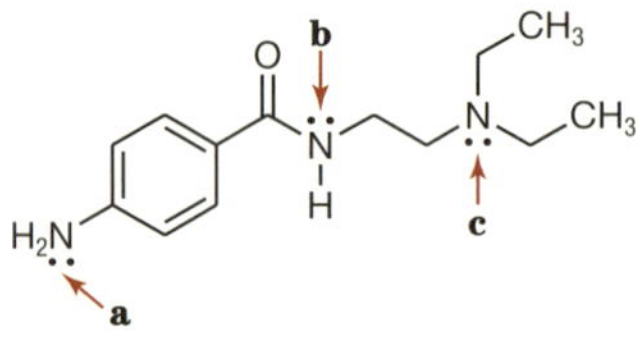　(4)

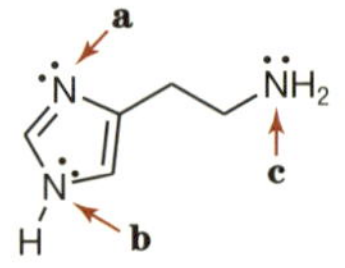

(5)

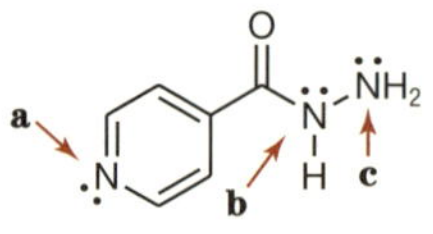

(6)

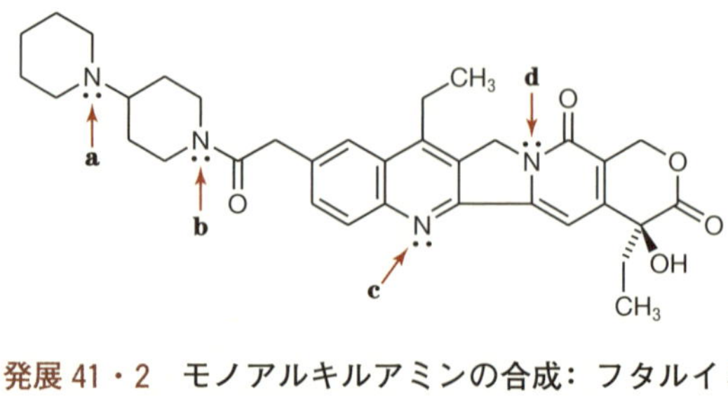

応用・発展 41・2　モノアルキルアミンの合成：フタルイミドの利用　**Adv**
　モノアルキルアミンの合成手段の一つとして**ガブリエル合成法**が知られている．この方法に関する問に答えよ．

ガブリエル合成
Gabriel synthesis

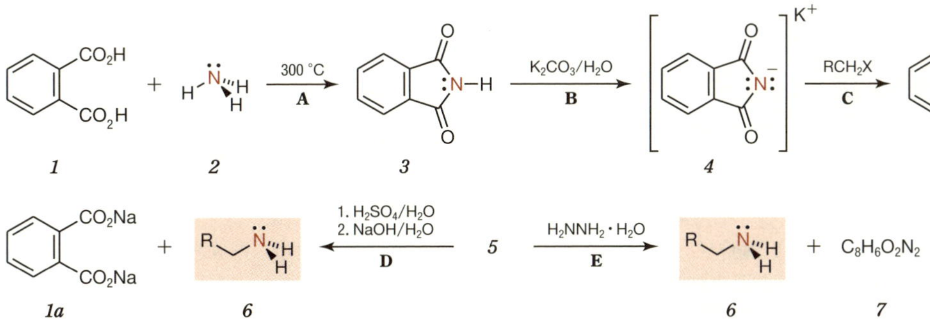

第 11 章 アミン　339

(1) フタルイミドの NH はベンズアミド（$C_6H_5CONH_2$）に比べて酸性が強い．これを説明せよ．
(2) 反応 C はどのような反応に分類できるか．
(3) 反応 E において第一級アミンとともに生じる **7** の構造を示せ．
(4) 次のハロゲン化アルキルに対してフタルイミドカリウム **4** を反応させ，つづいて加水分解させた．第一級アミンを合成できるのはどれか．アミンの構造ともに示せ．

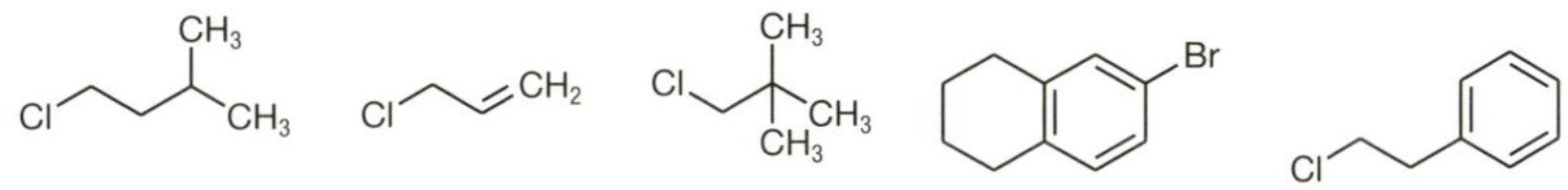

応用・発展 41・3　ジアゾニウムカチオンの生成：転位反応を伴う例について　Adv

脂肪族第一級アミンを亜硝酸ナトリウムと希塩酸で処理すると転位生成物が得られた．反応機構を考察せよ．

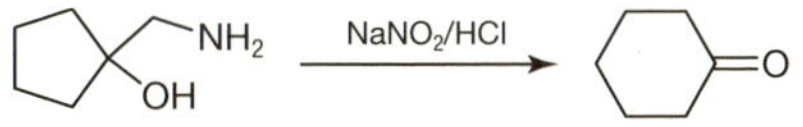

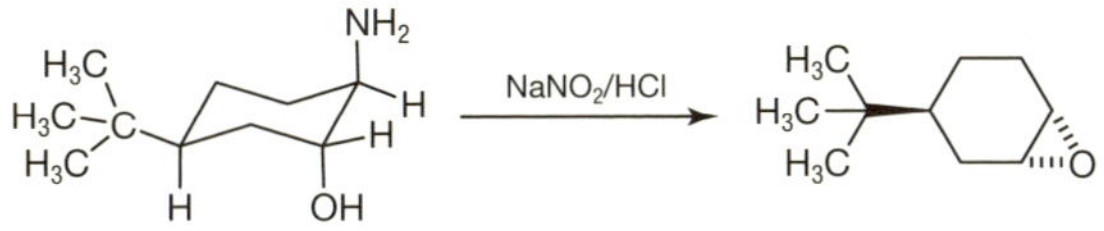

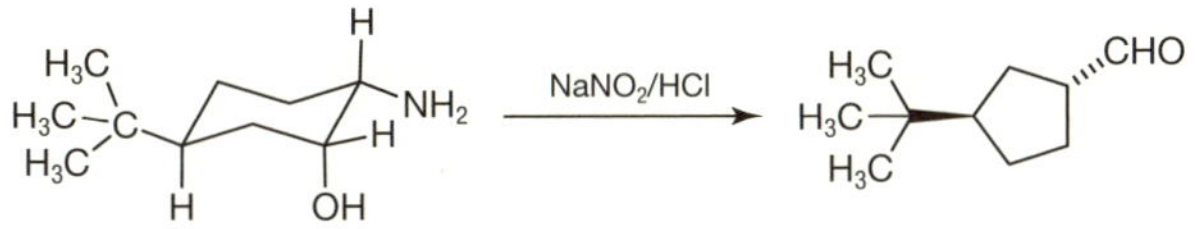

応用・発展 41・4　ホフマン脱離と立体化学：反応の遷移状態　次の脱離反応によって生じるおもなアルケンの構造を示せ．

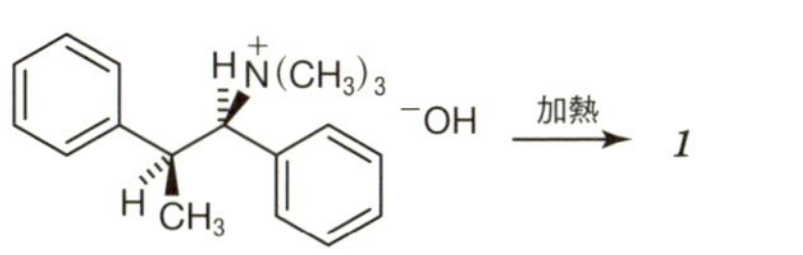

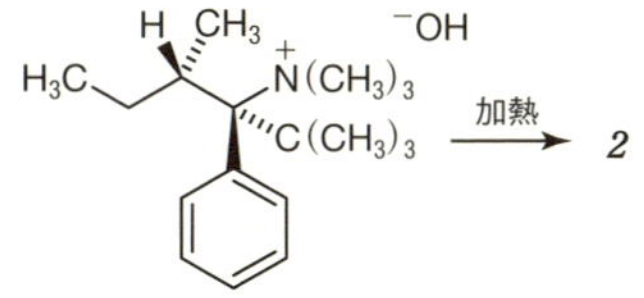

応用・発展 41・5　マンニッヒ反応　Adv

次の変換反応を段階的に表し，曲がった矢印を挿入して反応機構を完成させよ．

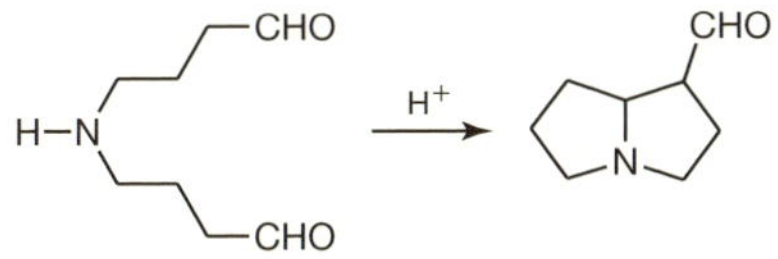

第12章 電子効果

SBO 42 官能基が及ぼす電子効果について概説できる．
C3(3)⑥1

学生へのアドバイス
　官能基は電子を押し出したり，引きつけたりすることで，有機化合物中の電子状態を変化させる．結合の極性と共鳴を考えながら，官能基の構造と，官能基が結合している炭素原子の状態との関係をよく見てみよう．

■ このSBOの学習に必要な予備知識
1. 原子の諸性質（電気陰性度，極性）：準備教育 D, G
2. 共役と共鳴：SBO 4
3. カルボカチオン，カルボアニオンの性質：SBO 7

■ このSBOの学習成果
　官能基の電子効果（電子供与性や電子求引性効果）が，酸性度や塩基性度に及ぼす影響を理解できる．また，芳香族求電子置換反応や求核置換反応の起こりやすさなど，有機化合物の反応性への影響について理解できる．（SBO 28, 30, 34, 43, 44）

42・1　官能基による電子求引と電子供与（電子求引性基と電子供与性基）

官能基: functional group の頭文字を略して FG とよぶことが多い．

　官能基（FG）はそれ自身でさまざまな反応を起こしたり，酸性や塩基性を示すなど特有の性質をもつ．その一方で，官能基が結合する有機化合物の電子的な状態に変化をもたらし，反応性，酸性や塩基性の変化をもたらす電子効果を示す．

ヘテロ原子: 炭素や水素以外の原子の総称

　一般に，官能基はその構造中に炭素原子よりも電気陰性度の大きな窒素，酸素，ハロゲンのような**ヘテロ原子**を含む．このため，ヒドロキシ基やアミノ基などが，sp^3 混成炭素に結合した場合は結合電子対を官能基側に引きつけることになり，官能基が結合した炭素原子は電気的に陽性（$\delta+$）となる．このように単結合（σ 結合）を介して，結合電子の偏りが生じる現象を，**誘起効果**＊とよび，電子を引きつける官能基を**電子求引性基**とよぶ（図 42・1 a）．カルボニル基やシアノ基などの多重結合を含む官能基では，官能基を構成する原子の電気陰性度の違いに基づいて共鳴構造を考えると，炭素原子上が電子不足となるので電子求引性基である（図 42・2）．同様に，スルホ基やニトロ基も代表的な電子求引性基である．

＊　**誘起効果**（inductive effect）は，電子求引の場合には $-I$，電子供与の場合には $+I$ として表す．

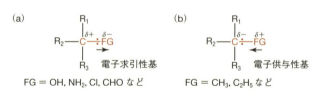

FG = OH, NH₂, Cl, CHO など　　　FG = CH₃, C₂H₅ など

図 42・1　電子求引性基 (a) と電子供与性基 (b)

　一方で，電子を押し出す役割をする官能基を，**電子供与性基**とよび，このときは官能基が結合している炭素原子は陰性（$\delta-$）となる（図 42・1 b）．sp^3 混成炭素に結合した場合に電子供与性基となるのは，実質的にはメチル基やエチル基などの炭化水素基のみである．

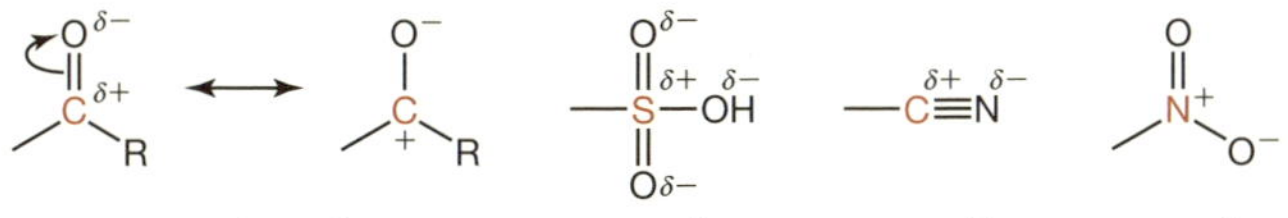

第12章 電子効果　341

カルボニル基　　　　　　　スルホ基　シアノ基　ニトロ基
R = H, OH, OCH₃, NH₂ など

図42・2　多重結合を含む代表的な電子求引性基

　官能基が多重結合を形成している sp² あるいは sp 混成炭素に結合している場合には（図42・2），誘起効果とともに**共鳴効果***¹ を考える必要が生じ，sp³ 混成炭素原子に結合した場合と異なる電子効果を示す場合がある．

　すなわち，sp² 混成炭素に，ヒドロキシ基やアミノ基のような非共有電子対をもつ官能基が結合した場合には，非共有電子対と π 結合との間での共鳴が起こる．この例としてフェノールを考えてみると，フェノールのベンゼン環上にマイナスの電荷を生じる共鳴構造を書くことができる（図42・3）．このため，ベン

*1　**共鳴効果**（resonance effect）は，電子求引の場合には −R，電子供与の場合には +R として表す．

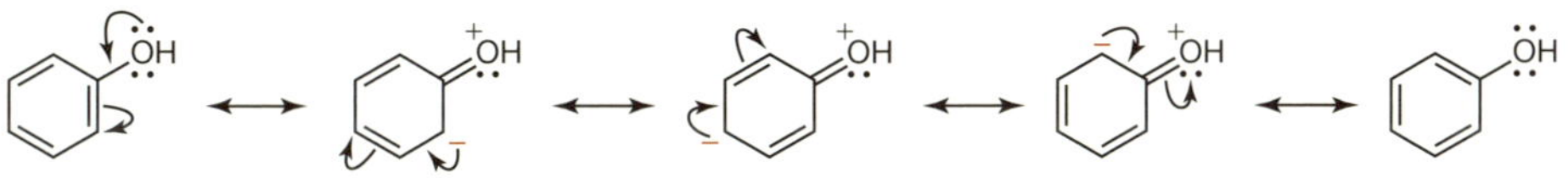

図42・3　sp² 炭素に結合した電子供与性官能基の役割

ゼンの電子密度よりも，フェノールのベンゼン環上の電子密度の方が高くなる．つまり，ヒドロキシ基は共鳴により電子供与性を示したことになり，このような電子効果を共鳴効果とよぶ．ヒドロキシ基の誘起効果は電子求引であるが，共鳴効果では電子対が π 結合を介して大きく移動するため，電子的な影響は誘起効果より大きくなる．このため，ヒドロキシ基は電子供与性の方が勝ることになる．なお，ここで注意したいのは，電気陰性度の大きな酸素原子がプラスとなっているが，酸素原子はオクテット構造*² をもつので，共鳴の寄与が大きいことである．同様に考えると，ベンゼン環に結合したアミノ基も電子供与性基となる．

　ハロゲンは非共有電子対をもち，図42・3と同様な共鳴を考えることができるが，電気陰性度が大きいため，電子求引性の方が勝り，電子求引性を示すので注意が必要である．

　また，図42・2に示した官能基が sp² 混成炭素に結合する場合の例として，カルボニル基が結合したアセトフェノンの共鳴を考えると，ベンゼン環上にプラス

*2　**オクテット構造**：原子の周りに8個の電子をもつ．希ガス元素と同じ閉殻構造のため，特に安定である．

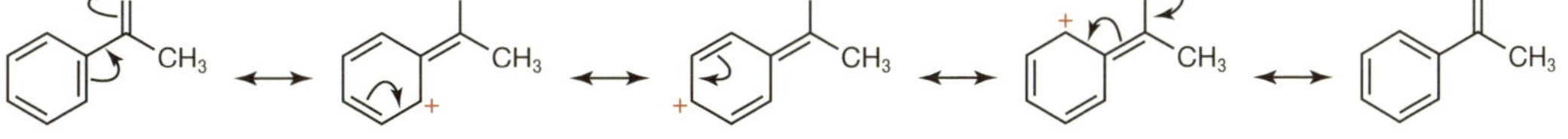

図42・4　sp² 炭素に結合した電子求引性官能基の役割

の電荷を生じている（図42・4）．このため，ベンゼンに比べ，アセトフェノンのベンゼン環上の電子密度は低下しており，共鳴効果と誘起効果の両面で電子求引性を示すことがわかる．このことは，図42・2のすべての官能基に当てはまる．

　おもな官能基が，飽和炭化水素（sp³ 混成炭素）およびベンゼン（sp² 混成炭素）

に結合した場合に及ぼす電子効果を，表42・1に示す．官能基が sp² 混成炭素原子へ相反する効果を示す場合は，赤字で示した効果の影響の方が大きい．

表42・1 おもな官能基の電子効果のまとめ

官能基名	官能基の例	飽和炭化水素 (sp³ 混成炭素)への影響	ベンゼン (sp² 混成炭素)への影響
アミノ基 ヒドロキシ基 エーテル基	$-NH_2$ $-OH$ $-OCH_3$	電子求引（−I）	電子供与（+R） 電子求引（−I）
アルキル基	$-CH_3$	電子供与（+I）	電子供与（+I）
ハロゲン基	$-F, -Cl, -Br, -I$	電子求引（−I）	電子求引（−I） 電子供与（+R）
ホルミル基 ケトン基 エステル基 カルボキシ基 スルホ基 シアノ基 ニトロ基	$-CHO$ $-COCH_3$ $-COOCH_3$ $-CO_2H$ $-SO_3H$ $-CN$ $-NO_2$	電子求引（−I）	電子求引（−R） 電子求引（−I）

† −I と +I は誘起効果による電子求引と電子供与，−R と +R は共鳴効果による電子求引と電子供与を表す．

例題42・1 官能基の構造から電子効果を考えてみよう 次の化合物に含まれる官能基は，電子求引性基と電子供与性基のどちらの電子効果を示すか答えなさい．

(1)　CH_3-OH　(2)　CH_3-CHO　(3)　フェニル-OCH_3

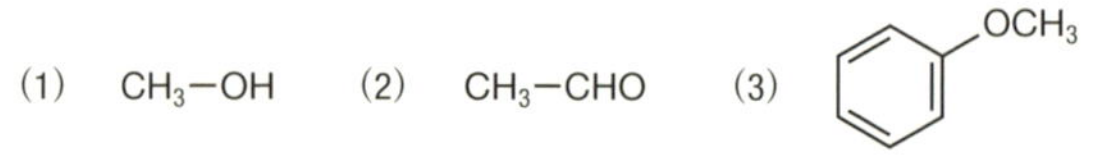

解答 メチル炭素原子に直接結合している酸素原子の電気陰性度の方が大きいから，ヒドロキシ基（OH）は電子求引性基となる．

(2) ではCHOの炭素原子に電気陰性度の大きな酸素原子が結合しているため，プラス性を帯びた炭素をもつ官能基となることから，ホルミル基（CHO）も電子求引性基である．

(3) では炭素よりも電気陰性度の大きな酸素原子が結合しているエーテル基（OCH₃）であるが，図42・3のOHと同様に酸素上の非共有電子対がベンゼンとの共鳴により電子を押し出すため，電子供与性基として働く．

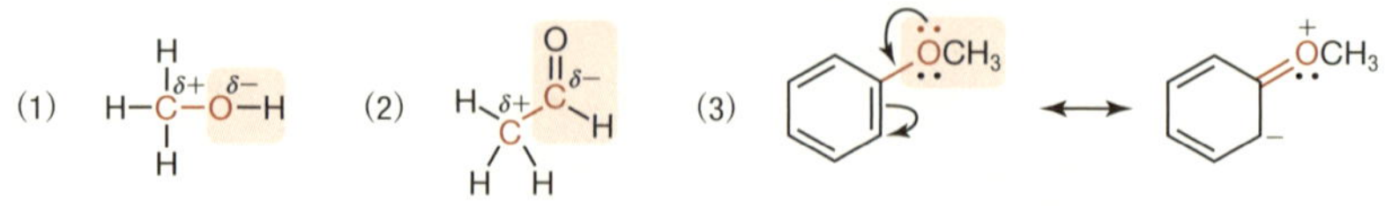

演習42・1 次の化合物に含まれる含窒素官能基は，電子求引性基と電子供与性基のどちらの電子効果を示すか答えなさい．

(1) シクロヘキシル-NH_2　(2) フェニル-NH_2　(3) フェニル-NO_2

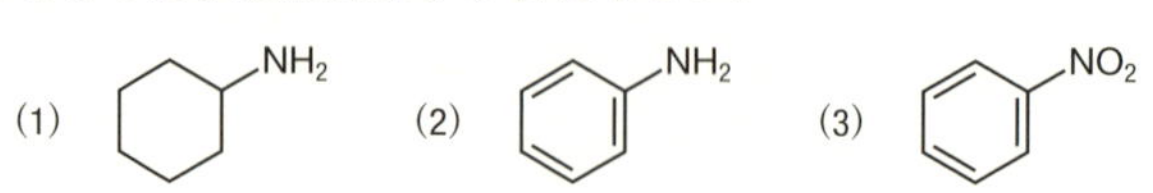

演習 42・2 以下の化合物はいずれもエステル基をもつが，片方は電子求引性基，もう片方は電子供与性基の役割をする．この理由を説明しなさい．

42・2　官能基の電子効果による酸性度や塩基性度への影響

SBO 42・1 に示したように，官能基は有機化合物に対して，電子求引性あるいは電子供与性の電子効果を示すため，酸性度や塩基性度に影響を与える*．

* 酸塩基の詳細は SBO 43 を参照．

酸性を示す化合物 (HA) は，プロトン (H^+) を放出後に生じる**共役塩基** (A^-) が安定であるほど，酸性が高くなる．マイナス電荷は，ある特定の原子上に存在 (**局在化**) しているよりも，広がって存在する (**非局在化**) 方が安定となるため，分子中に含まれる官能基の電子効果により，酸性度に変化をもたらす．

$$HA + H_2O \rightleftharpoons H_3O^+ + A^-$$

電子求引性基は電子を引きつけることで，分子中の局在化しているマイナス電荷を分散 (**非局在化**) し，共役塩基の安定化に寄与する．このため，酸性化合物に電子求引性基が結合すると，酸性は高くなる．つまり，上記の平衡式が右に進みやすくなる．逆に，電子供与性基は電子を押し出すため，マイナス電荷の広がり (**非局在化**) を妨げるので，共役塩基の不安定化をひき起こし，酸性は低くなる．つまり，上記の平衡式が右に進みにくくなる．

一例として，酢酸に電子求引性基 (NO_2) と電子供与性基 (CH_3) が置換した場合の酸性度の比較を示す (図 42・5)．共役塩基である酢酸イオン (CH_3COO^-) よりも，ニトロ基が置換したニトロ酢酸イオン ($O_2N-CH_2COO^-$) の方がマイナス電荷を分散できる (**非局在化**) ため，ニトロ酢酸の方が酢酸よりもプロトンを放出しやすく，酸性度が高くなる．また，メチル基の電子供与性によりプロピオン酸イオン ($H_3C-CH_2COO^-$) は酢酸イオンよりも不安定となるためプロピオン酸は酢酸より酸性度が低くなる．

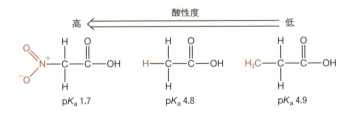

図 42・5　官能基の電子効果による酸性度への影響

酸とは逆に，塩基性は非共有電子対の電子密度が高くなるほどプロトンを受取りやすくなる (塩基性が高くなる)．

$$B: + H^+ \rightleftharpoons BH^+$$

メチルアミンを例にすると，電子供与性基であるメチル基は電子を押し出す (誘起効果) ことで，窒素上の電子密度を高める (局在化) ので，エチルアミンの塩基性はメチルアミンより高くなる (図 42・6)．つまり，上記の平衡式が右

に進みやすくなる．反対に，電子求引性基であるニトロ基は，窒素上の非共有電子対を引きつける結果，電子密度が低くなり（非局在化），塩基性が低くなる．つまり，上記の平衡式が右に進みにくくなる．

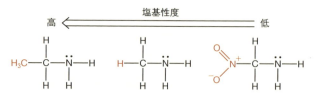

図 42・6　官能基の電子効果による塩基性度への影響

　以上述べてきた官能基の電子効果による酸塩基性度への影響は，脂肪族化合物でも芳香族化合物でも同じ結果となる．すなわち，電子求引性基が結合すると酸性度は高くなり，電子供与性基が結合すると塩基性度は高くなる．

例題 42・2　官能基が酸性に与える電子効果を考えてみよう　次の二つの化合物を比べたとき，どちらの酸性が高いか答えなさい．

(1) 　$HOCH_2CH_2CO_2H$ 　　$CH_3CH_2CH_2CO_2H$

(2) 　HO–⟨ ⟩–CO_2H 　　H_3C–⟨ ⟩–CO_2H

解　答　カルボン酸（RCOOH）の共役塩基であるカルボキシレートアニオン（RCOO⁻）を安定化できるのは電子求引性基である．

　(1) 二つの化合物を比較すると，共通する構造のプロピオン酸にヒドロキシ基とメチル基が置換したと考えることができる．ヒドロキシ基は電子求引性（−I），メチル基は電子供与性（+I）であるから，酸性は $CH_3CH_2CH_2CO_2H$（pK_a 4.8）よりも $HOCH_2CH_2CO_2H$（pK_a 4.5）の方が高い．

　(2) (1)と同様に考えると，(2)では安息香酸の p-位にヒドロキシ基とメチル基が置換している．どちらもベンゼン環上に電子を供与するが，共鳴により酸素原子の非共有電子対が関与するヒドロキシ基の方が電子供与性が強くなるので，共役塩基をより不安定化する．したがって，p-ヒドロキシ安息香酸（pK_a 4.54）よりも p-メチル安息香酸（pK_a 4.47）の酸性が高くなる．

　ヒドロキシ基が結合している炭素原子が(1)では sp^3，(2)では sp^2 である．表 42・1 に示したように同じヒドロキシ基でも sp^3 炭素に結合した場合は誘起効果（−I 効果）sp^2 炭素に結合した場合はおもに共鳴効果（+R 効果）と役割が変わるので官能基が結合している炭素原子の混成から役割を見分けることが大切である．

演習 42・3　次の二つの化合物を比べたとき，どちらの塩基性が高いか答えなさい．

(1) 　$CH_3OCH_2CH_2NH_2$ 　　$O_2NCH_2CH_2NH_2$

(2) 　H_3CO–⟨ ⟩–NH_2 　　O_2N–⟨ ⟩–NH_2

演習 42・4 ペンタン-2,4-ジオンの構造中に矢印で示した炭素原子上のプロトンの pK_a は 8.8 であり，通常の sp^3 混成炭素上のプロトンより酸性度が高い．この理由を答えなさい．

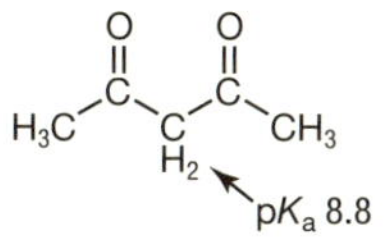

H$_3$C—CO—CH$_2$—CO—CH$_3$ ← pK_a 8.8

ペンタン-2,4-ジオン

42・3 官能基の電子効果による反応への影響

官能基による電子効果は反応性にも大きく影響する．

一例として，ヒドロキシ基（OH）をもつ化合物の反応を考えてみる．1-メチルシクロヘキサノールは HCl により 1 位炭素で求核攻撃を受け，1 クロロ-1-メチルシクロヘキサンを生じるが（図 42・7），フェノールに HCl を作用させてもクロロフェノールは生成しない（図 42・8）．

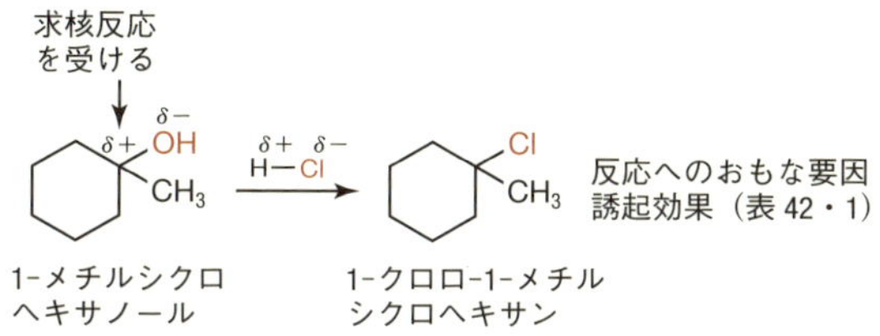

図 42・7 誘起効果（−I 効果）の影響によるアルコールの求核置換反応

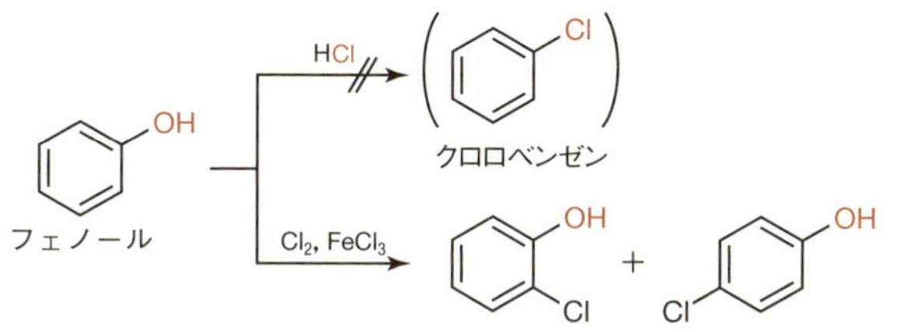

図 42・8 共鳴効果（+R 効果）の影響によるフェノールの求電子置換反応

表 42・1 より，sp^3 炭素に OH 基が結合した際には σ 結合を介した電子求引性の誘起効果（−I 効果）を示すので，1-メチルシクロヘキサノールの 1 位炭素（sp^3 炭素）は陽性（δ+）となり，求核反応を受けることがわかる．

一方，表 42・1 より OH 基が sp^2 炭素に結合した場合には π 結合を介した電子供与性の共鳴効果（+R 効果）が重要となる．フェノールにおける OH 基はベンゼン環に対して電子供与性を示すため（図 42・3），1 位の炭素上での求核的な塩素化は進行しない代わりに，求電子的な塩素化反応がベンゼン環上で進行する．

官能基の電子効果による反応性の変化で特に重要なのが，π 結合を介した電子的な影響である．たとえば，官能基をもつベンゼン環への求電子置換反応*において，電子供与性基はベンゼン環上の電子密度を高める（図 42・3）ため，求電子試薬との反応性が大きくなる．一方，電子求引性基は，ベンゼン環上の電子密

* 官能基は**芳香族求電子置換反応の反応位置**にも影響を及ぼす．詳細は，SBO 28, 30 を参照．

度を下げる（図 42・4）ので，求電子試薬との反応性を低くする．一置換ベンゼンのニトロ化（求電子試薬はニトロニウムイオン NO_2^+）の速度を例にすると，フェノール，ベンゼン，クロロベンゼン，ニトロベンゼンのニトロ化の速度は，以下のように大きく異なる（図 42・9）．官能基の及ぼす電子効果は，芳香族複素環化合物の反応においても同様である．

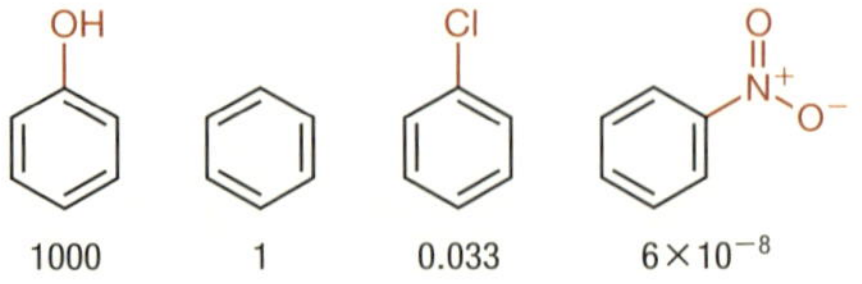

図 42・9　官能基の電子効果によるベンゼンのニトロ化の相対速度

また，官能基の電子効果によりアルケンの反応性が変化する例を図 42・10 に示す．一般に，アルケンは求電子付加反応を受けるが*，カルボニル基のような電子求引性基が置換すると，共鳴効果によりカルボニルの β 位炭素が求電子的となる．このため，ブタ-3-エン-2-オンのアルケン部には，求核付加反応が進行する．

* アルケンの求電子付加反応については，SBO 23 を参照．

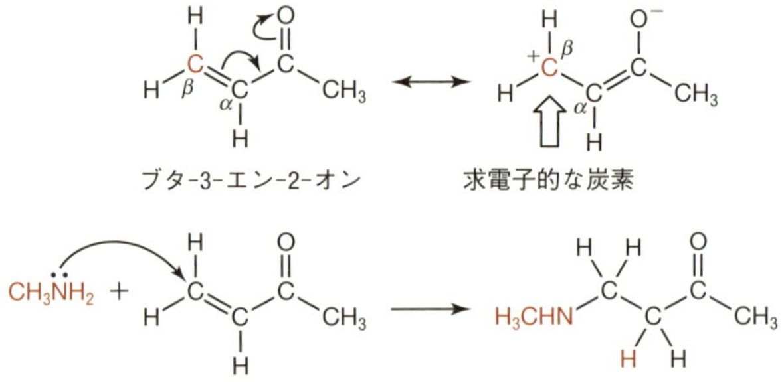

図 42・10　電子求引性基の電子効果による求核付加反応

例題 42・3　官能基が求電子反応に与える電子効果を考えてみよう　ベンゾニトリルとアニリンの求電子置換反応は，どちらが起こりやすいかを答えなさい．

解　答　どちらも窒素原子を含む官能基をもつが，ベンゾニトリルは電子求引性のシアノ基（CN）を，アニリンは電子供与性のアミノ基（NH_2）をベンゼン環上にもつ．求電子置換反応はベンゼン環上の電子密度が高いほど起こりやすいので，アニリンの方が反応しやすい．

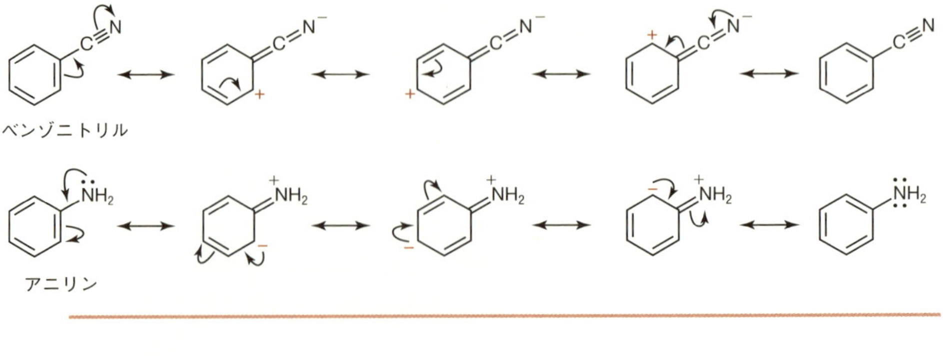

演習 42・5 以下の二つの化合物の求核置換反応，反応 (a) と反応 (b) は，どちらが起こりやすいか．

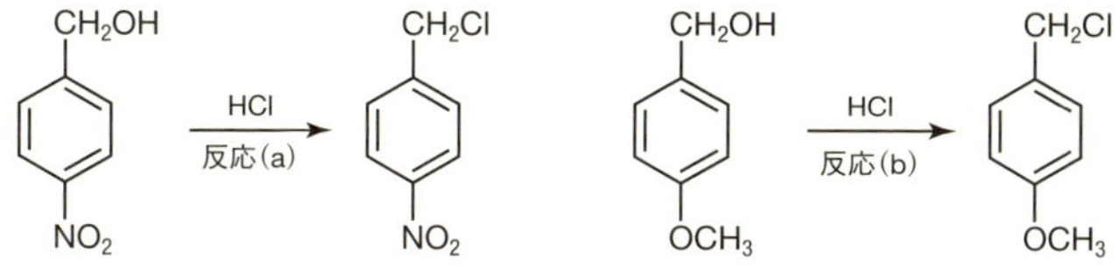

応用・発展 42・1 <u>Adv</u> 以下の化合物の二つのクロロ基のうち，ニトロ基の *p*-位のクロロ基のみが置換反応を起こす．この理由を，ニトロ基の電子効果から説明しなさい．

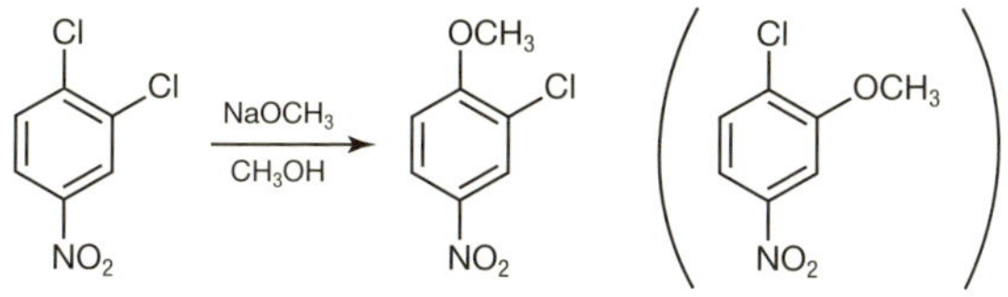

アノマー効果

　鎖状形のD-グルコースから分子内環化により生じる α-D-グルコピラノースと β-D-グルコピラノース[*1]の割合は約 1 : 1.7 であり，1,3-ジアキシアル相互作用[*2]から予想されるよりも，アキシアル位に OH 基が位置する α-D-グルコピラノースの割合が大きい．

　この理由は，α-D-グルコピラノースにおいて，1 位の酸素原子のアキシアル方向の非共有電子対と，酸素原子の隣の 2 位炭素原子（**アノマー位**とよぶ）における C−O 結合の σ* 反結合性軌道が平行な関係にあるため，この間での電子の相互作用が起こり安定化するからである．このような安定化により，アノマー位の OH 置換基がアキシアル位を占めることを**アノマー効果**とよぶ．β-D-グルコピラノースでは，1 位の酸素原子のアキシアル，エクアトリアルいずれの非共有電子対とも，アノマー位の C−O 結合の σ* 反結合性軌道と平行な関係とならず，このような安定化は得られない．

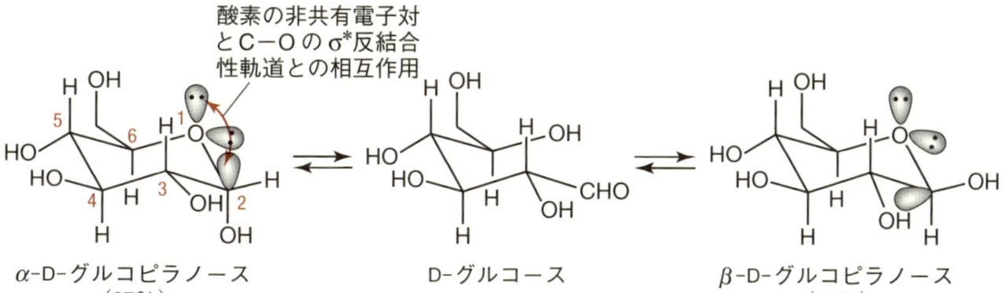

α-D-グルコピラノース (37%) ⇌ D-グルコース ⇌ β-D-グルコピラノース (63%)

　ある特定の配座において，軌道間での電子の相互作用が化合物の安定性に影響する現象を，一般に**立体電子効果**とよぶ．

[*1] グルコピラノース構造で，6 位の置換基(CH_2OH) と 2 位の置換基 (OH) がトランスの関係の場合を α，シスの関係にある場合を β とよぶ．

[*2] 詳細はSBO 22を参照．

第13章 酸性度・塩基性度

> **SBO 43** アルコール，フェノール，カルボン酸，炭素酸などの酸性度を
> C3(3)⑦1 比較して説明できる．

学生へのアドバイス

官能基ごとの大まかな酸性度の違いを知ると，有機化合物の性質や反応を理解するための大きな手助けになる．同じ官能基でも，その周りの構造的な違いをよく見ることで，酸性度が大きく変わることにも気付いてほしい．医薬品の物性を理解するためにもきわめて重要なので，SBO 44 と合わせてよく理解しよう．

■ この SBO の学習に必要な予備知識
1. 化学結合と分子についての基本的事項：準備教育 A～G
2. ブレンステッド酸・塩基の定義：SBO 5
3. アルコール，フェノール類の基本的性質と反応性：SBO 36
4. カルボン酸の基本的性質と反応：SBO 40
5. 官能基の電子的効果：SBO 42

■ この SBO の学習成果

酸性度を比較し，有機反応を共通の考え方で把握することができるようになる．（SBO 36, 38, 39, 40）

43・1 酸と塩基の強さ

酸性度　acidity

プロトンを与える能力，すなわち**酸性度**は酸の種類によって異なり，水溶液中における酸の強さは，酸性度定数 K_a を用いて表される．酸の解離式（式 43・1）における平衡定数（酸解離定数）を K_{eq} とすると，K_{eq} は式(43・2)で表される．希薄溶液では，水の濃度 $[H_2O]$ は純水のモル濃度 55.6 M と実質変わらず，一定とみなすことができる．そこで，$[H_2O]$ ＝（一定）として，酸解離の平衡定数に純水のモル濃度 55.6 M を乗じた値を，酸 HA の**酸性度定数** K_a と定義して式(43・2)を変形すると，K_a は式(43・3)で与えられる．通常，酸の強さは，K_a の値よりも K_a の常用対数に負の符号をつけた **pK_a** の値で表される（式 43・4）．強い酸は式(43・1)において右に平衡が偏るため，大きな酸性度定数を示し pK_a は小さい値となる．逆に弱い酸は平衡が左に偏り，小さな酸性度定数と大きな pK_a を示す．表 43・1 に代表的なアルコール，フェノール，カルボン酸の pK_a を代表的な無機酸と比較して示した．

$$HA + H_2O \overset{K_{eq}}{\rightleftarrows} A^- + H_3O^+ \quad (43 \cdot 1)$$

$$K_{eq} = \frac{[H_3O^+][A^-]}{[HA][H_2O]} \quad (43 \cdot 2)$$

$$K_a = K_{eq}[H_2O] = \frac{[H_3O^+][A^-]}{[HA]} \quad (43 \cdot 3)$$

$$pK_a = -\log K_a \quad (43 \cdot 4)$$

なお，酸が解離して生成するアニオンを，その酸に対する**共役塩基**，また，塩基がプロトン化されて生成するカチオンを，その塩基の**共役酸**とよぶ（式 43・5）．

$$H-A(酸) + B(塩基) \rightleftarrows A^-(共役塩基) + H-B^+(共役酸) \quad (43 \cdot 5)$$

酸の強さとその共役塩基の強さとの間には，次のような逆の相関がある．

強酸: プロトンを離しやすい（共役塩基の塩基性は弱い）

弱酸: プロトンを離しにくい（共役塩基の塩基性は強い）

表 43・1　代表的化合物の酸性度と共役塩基の塩基性度

酸 性	酸	pK_a	共役塩基	塩基性
↓ 強い	CH_3CH_2OH	16.0	$CH_3CH_2O^-$	↑ 強い
	H_2O	15.7	HO^-	
	C_6H_5OH	10.0	$C_6H_5O^-$	
	CH_3CO_2H	4.8	CH_3COO^-	
	HF	3.2	F^-	
	HNO_3	-1.4	NO_3^-	
	HCl	-7.0	Cl^-	

例題 43・1　酸性度を大まかに比較する　酢酸，水，塩酸を酸性度が高い順に並べ替えなさい．

解 答　表43・1より，酢酸の $pK_a=4.8$，水の $pK_a=15.7$，塩酸の $pK_a=-7.0$ である．酸性度は pK_a が小さくなるほど高くなるので，酸性度の順は，塩酸＞酢酸＞水の順になる．なお，希薄溶液では，酢酸は1%程度，塩酸はほぼ100%解離している．

演習 43・1　次の化合物を酸性度の高いものから順に並べなさい．
(1) HF, HBr, HCl　　(2) CH_3OH, CH_4, C_6H_5OH

演習 43・2　$K_a=4.53\times10^{-6}$ を示す酸の酸解離定数（K_{eq}）を求めなさい．

演習 43・3　水の pK_a を計算しなさい．

43・2　アルコール，フェノール，カルボン酸，炭素酸の酸性度

　炭素酸，アルコール，フェノール，カルボン酸は，この順で後ろになるほど酸性度が高くなる．アルコールは，水と同様に希薄水溶液中でわずかに解離し，水にプロトンを渡して H_3O^+ とアルコキシドイオン RO^- を生成させる．その酸性度は，水と比較して pK_a にしてほぼ同じか1〜3大きい程度である．フェノールの場合も同様に希水溶液中でわずかに解離し，フェノキシドイオン ArO^- を発生させる．フェノールの酸性度がアルコールより高いのは，生じた酸素上のアニオンがベンゼン環上に非局在化することによって安定化を受けるためである（**共鳴効果**）．

　一方，カルボン酸は，希薄水溶液中で解離して H_3O^+ とカルボキシラートイオン $RCOO^-$ を与える．通常，カルボン酸の酸性度定数は $K_a=10^{-5}$ 台，すなわち pK_a にして5程度であり，0.1 M 溶液中の分子のうち約1%が解離している．カルボン酸は，ほぼ100%解離しているHClのような無機酸よりはかなり弱いが，アルコールよりはずっと強い酸である．これは，解離によって生成するカルボキシラートイオンの負電荷が，二つの酸素原子上に非局在化できる**共鳴効果**のためである．

　また，炭素酸の酸性度は，水素が結合している炭素の**混成軌道**の状態に依存

* s性については準備教育 F·2·4 を参照.

し，sp 炭素-H ＞ sp² 炭素-H ＞ sp³ 炭素-H の順に弱くなる．これは，s性*の割合が高い混成状態では電子が原子核のより近くに分布しており，プロトンを放出しやすいからである．

例題 43・2　官能基の間の大まかな酸性度の比較　次の化合物の組合わせを，酸性度の高い順に並べ替えなさい.

(1) 　HC≡CH, 　H₃C−CH₃, 　H₂C=CH₂

(2)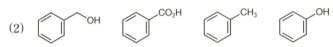

解　答　(1) エチン，エタン，エテンのそれぞれの炭素のs性は，この順に，50%，25%，33%であり，これらをs性の高い順に並べると，エチン，エテン，エタンとなる．pK_a もこの順に大きくなり，それぞれ，エチン（pK_a=25），エテン（pK_a=44），エタン（pK_a=50）である.

(2) 一般に，酸性度の順に官能基を並べると，カルボン酸＞フェノール＞アルコール＞炭素酸の順となる．したがって，安息香酸（pK_a=4.2）＞フェノール（pK_a=10.0）＞ベンジルアルコール（pK_a=15.4）＞トルエン（pK_a=41）の順になる.

43・3　酸性度に影響を及ぼす因子
43・3・1　誘起効果

酸性度に影響を及ぼす因子の一つとして**誘起効果**があげられる．たとえば，電気陰性度の大きいハロゲン置換基がアルコールのヒドロキシ基の近傍にある場合，σ結合を介して電子を引寄せる誘起効果によりヒドロキシ基の酸素原子上のアニオンを安定化できるため，アルコールは解離しやすくなり酸性度が高くなる．たとえば，エタノール（pK_a=16.0）と 2,2,2-トリフルオロエタノール（pK_a=12.43）の酸性度，または，t-ブチルアルコール（pK_a=18.0）とノナフルオロ-t-ブチルアルコール（pK_a=5.4）の酸性度を比較すると表 43・2 のようになる.

表 43・2　誘起効果とアルコールの pK_a

構造	H H₃C−C−O⁻ H	←H F₃C−C−O⁻ H	CH₃ H₃C−C−O⁻ CH₃	↑CF₃ F₃C−C−O⁻ ↓CF₃
pK_a	16.0	12.4	18.0	5.4

カルボン酸の場合も，近傍にあるハロゲン置換基がカルボキシラートイオンの負電荷を引寄せて安定化し，酸性度が高くなる．このため，フルオロ酢酸，クロロ酢酸，ブロモ酢酸，ヨード酢酸は酢酸よりも 50〜100 倍強い酸である（表 43・3）．さらに，ハロゲン置換基の数が増えるほど，カルボキシラートイオンの安定化は大きくなり，トリクロロ酢酸の酸性度は酢酸よりも約 13,000 倍高くなる.

逆に，電子供与性基はカルボキシラートイオンを不安定化させ，酸性度を低下させる．

表 43・3　カルボン酸の pK_a に与える誘起効果の影響

カルボン酸	pK_a	酸性度	カルボン酸	pK_a	酸性度
CF_3CO_2H	0.2	強い ↑	$BrCH_2CO_2H$	2.9	↓ 弱い
Cl_3CCO_2H	0.6		ICH_2CO_2H	3.1	
Cl_2CHCO_2H	1.5		HCO_2H	3.8	
FCH_2CO_2H	2.6		$C_6H_5CO_2H$	4.2	
$ClCH_2CO_2H$	2.9		CH_3CO_2H	4.8	

また，誘起効果はハロゲン置換基がカルボキシ基から遠ざかるに従って弱くなる．したがって，2-クロロブタン酸，3-クロロブタン酸，4-クロロブタン酸の pK_a はそれぞれ，2.9, 4.0, 4.5 であり 4-クロロブタン酸ではブタン酸とほぼ同程度の酸性度でしかない（表 43・4）．

表 43・4　カルボキシ基までの結合数と誘起効果との関係

構造	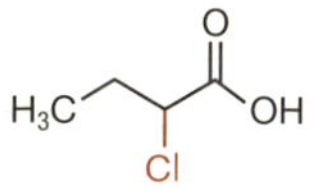 (2-クロロブタン酸)	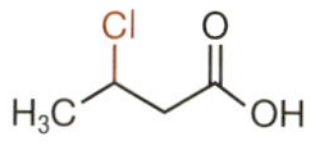 (3-クロロブタン酸)	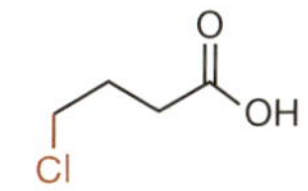 (4-クロロブタン酸)	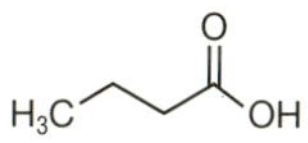 (ブタン酸)
名称	2-クロロブタン酸	3-クロロブタン酸	4-クロロブタン酸	ブタン酸
pK_a	2.9	4.0	4.5	4.8

43・3・2　共鳴効果による電子の非局在化と pK_a

フェノールや安息香酸の酸性度は，ベンゼン環上の他の置換基の影響を受け，**共鳴効果**により説明できる．たとえば，2,4,6-トリニトロフェノール（$pK_a=0.4$）のような強力な電子求引性の置換基をもつフェノールは，ほとんどのカルボン酸よりも強い酸性度をもつ．これは，パラニトロフェノールの**共鳴構造式**（図 43・1）で示したように，ニトロ基によりフェノキシドイオンの負電荷を非局在化して安定化できるためである．電子求引基が酸性度を高める効果は，共鳴構造式を書くことができるオルトまたはパラ置換体において特に顕著である．逆に，電子供与性の置換基をもつフェノールは，フェノキシドイオンを不安定化させるので酸性度が低下する．

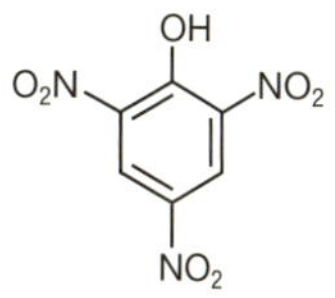

2,4,6-トリニトロフェノール
慣用名: ピクリン酸

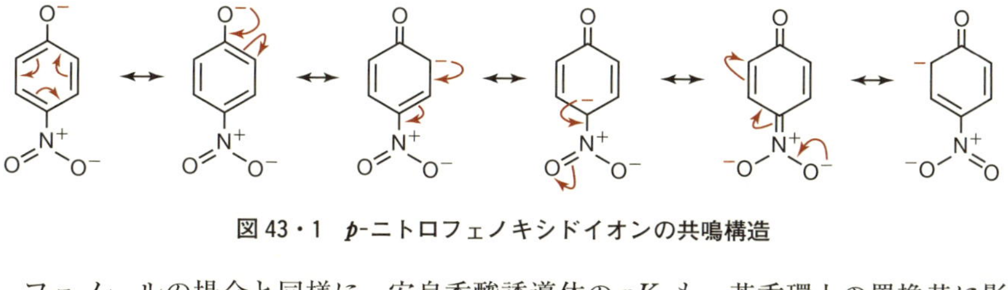

図 43・1　*p*-ニトロフェノキシドイオンの共鳴構造

フェノールの場合と同様に，安息香酸誘導体の pK_a も，芳香環上の置換基に影響を受ける．この効果はパラ位およびオルト位で顕著であり，ニトロ基のような

電子求引性基はカルボキシラートアニオンを安定化させることによって酸性度を高め，逆にメトキシ基のような電子供与性基はカルボキシラートアニオンを不安定化させて酸性度を低下させる（表43・5）.

表43・5　パラ置換安息香酸のpK_a

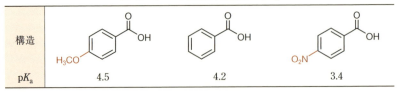

構造	H$_3$CO-C$_6$H$_4$-COOH	C$_6$H$_5$-COOH	O$_2$N-C$_6$H$_4$-COOH
pK_a	4.5	4.2	3.4

43・3・3　溶　媒　和

　アルコールの酸性度は，解離によって生じるアルコキシドイオンの**溶媒和**のされやすさとも関連している．すなわち，アルコキシドイオンが水によって溶媒和されると安定化されるため，より解離しやくすくなり酸性度が高くなる．たとえば，メタノールから生じるメトキシドイオンは，立体障害が小さく負電荷を帯びた酸素原子は水により容易に溶媒和されるのに対して，t-ブチルアルコールから生じるアルコキシドイオン（t-ブトキシドイオン）は，立体障害が大きく溶媒和されにくい（図43・2）．したがって，メタノールよりもt-ブタノールの方が相対的に酸性度が低くなりpK_aが大きくなる．

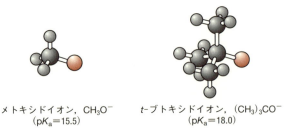

メトキシドイオン，CH$_3$O$^-$　　　　t-ブトキシドイオン，(CH$_3$)$_3$CO$^-$
　　（pK_a=15.5）　　　　　　　　　　（pK_a=18.0）

図43・2　メトキシドイオン，t-ブトキシドイオンの立体的環境とpK_a

例題43・3　酸性度と誘起効果，共鳴効果　次の化合物の組合わせにおいて，どちらの化合物がより強い酸であるか答えなさい.
(1) p-クレゾール，p-ニトロフェノール
(2) Cl$_2$CH$_2$CH$_2$OH，Cl$_2$CH$_2$CH$_2$CH$_2$OH

解　答　(1) p-クレゾールのメチル基は電子供与性基であり，フェノキシドイオンの負電荷を不安定化し，一方，パラ位のニトロ基は共鳴効果によりフェノキシドイオンの負電荷を非局在化して安定化する.
　　よって，p-ニトロフェノール（pK_a=7.1）＞p-クレゾール（pK_a=10.2）.
　　(2) クロロ基の誘起効果によるアルコキシドイオンの安定化は，間の結合数が増えると弱くなる．したがって，Cl$_2$CH$_2$CH$_2$OH＞Cl$_2$CH$_2$CH$_2$CH$_2$OH.

代表的な化合物のpK_a値

pHの変化を利用した分液操作による化合物の分離精製や，反応機構を考えるうえで官能基のpK_aを考慮することはきわめて重要である．以下，代表的な化合物のpK_aをあげる．

含窒素化合物

酸	pK_a	共役塩基
$RC\equiv \overset{+}{N}H$	−10	$RC\equiv N$
$C_6H_5-\overset{+}{N}H_3$	4.6	$C_6H_5-NH_2$
ピリジニウム	5.2	ピリジン
イミダゾリウム	7.0	イミダゾール
NH_4^+	9.4	NH_3
$(CH_3CH_2)_3NH^+$	10.7	$(CH_3CH_2)_3N$
$CH_3CH_2NH_3^+$	11.0	$CH_3CH_2NH_2$
$RCONH_2$	17	$RCONH^-$
$C_6H_5NH_2$	27	$C_6H_5NH^-$
NH_3	35	NH_2^-
$(CH_3CH_2)_2NH$	36	$(CH_3CH_2)_2N^-$

炭素化合物

酸	pK_a	共役塩基
$(NC)_3CH$	−5	$(NC)_3C^-$
$N\equiv CH$	9.2	$N\equiv C^-$
CH_3NO_2	10.2	$^-CH_2NO_2$
マロン酸エチル (CH_3COCH_2COOEt)	10.7	共役塩基
無水酢酸	13.5	共役塩基
$CHCl_3$	13.6	CCl_3^-
アセトン ($H_3C-CO-CH_3$)	19.2	エノラート
酢酸エステル ($H_3C-COOR$)	24	共役塩基
$N\equiv CCH_3$	25	$N\equiv CCH_2^-$
$HC\equiv CH$	25	$HC\equiv C^-$
$CH_2=CH-CH_3$	35	$CH_2=CH-CH_2^-$
$C_6H_5CH_3$	41	$C_6H_5CH_2^-$
C_6H_6	43	$C_6H_5^-$
$H_2C=CH_2$	44	$H_2C=CH^-$
CH_4	48	CH_3^-
$(CH_3)_2CH_2$	51	$(CH_3)_2CH^-$
$(CH_3)_3CH$	52	$(CH_3)_3C^-$

酸素化合物

酸	pK_a	共役塩基
$HClO_4$	−10	ClO_4^-
H_2SO_4	−3.0	HSO_4^-
H_3O^+	−1.7	H_2O
HNO_3	−1.4	NO_3^-
CF_3CO_2H	0.5	CF_3COO^-
H_3PO_4	2.2	$H_2PO_4^-$
$C_6H_5CO_2H$	4.2	$C_6H_5COO^-$
CH_3CO_2H	4.8	CH_3COO^-
H_2CO_3	6.4	HCO_3^-
C_6H_5OH	10.0	$C_6H_5O^-$
$HOOH$	11.6	HOO^-
CH_3OH	15.5	CH_3O^-
H_2O	15.7	HO^-
CH_3CH_2OH	16.0	$CH_3CH_2O^-$
$(CH_3)_3COH$	18.0	$(CH_3)_3CO^-$

その他

酸	pK_a	共役塩基
HI	−10	I^-
HBr	−9	Br^-
HCl	−7	Cl^-
HF	3.2	F^-
C_6H_5SH	6.5	$C_6H_5S^-$
H_2S	7	HS^-
CH_3CH_2SH	10.6	$CH_3CH_2S^-$
H_2	35	H^-

演習 43・4 次の化合物の組合わせを，酸性度の高いものから順に並べ替えなさい．
(1) メタン，シクロペンタジエン，プロペン　　(2) $C_6H_5CH_3$, CH_3NO_2, CH_3CN
(3) CH_3CH_2OH, $ClCH_2CH_2OH$, FCH_2CH_2OH

応用・発展 43・1 **pK_aと酸塩基平衡**　酢酸とアンモニアの酸塩基反応に関する以下の問に答えなさい．
(1) この反応の平衡式を書きなさい．

(2) 酢酸の共役塩基，アンモニアの共役酸をそれぞれ答えなさい．
(3) 酢酸の pK_a=4.8 とアンモニウム塩の pK_a=9.2 から，この平衡式の平衡定数を求め，どちらに平衡が偏っているのか答えなさい．

応用・発展 43・2　pK_a と pH
(1) pK_a と pH の関係を示す式，pK_a = $-$pH $-$ log([A$^-$]/[HA])を導きなさい．
(2) 次の化合物について，pH 5.5 の溶液中で解離型と非解離型の化学種のおおよその比を答えなさい．
 (a) CF$_3$CO$_2$H（pK_a=0.2），(b) CH$_3$CO$_2$H（pK_a=4.8），(c) C$_6$H$_5$OH（pK_a=10.0）

SBO 44 含窒素化合物の塩基性度を比較して説明できる．

C3(3)⑦2

学生へのアドバイス

ここでは，含窒素化合物の塩基性度の違いを，窒素原子上の非共有電子対の状況から考えてみよう．芳香族性やカルボニル基の有無（アミドとアミン）などが塩基性度に大きく影響することを知ると，含窒素化合物の反応性の理解の大きな手助けになる．

■ この SBO の学習に必要な予備知識
1. 化学結合と分子についての基本的事項：準備教育 A〜G
2. ブレンステッド酸・塩基の定義：SBO 5
3. 芳香族複素環化合物の性質：SBO 29
4. アミン類の基本的性質と反応：SBO 41
5. 官能基の電子効果：SBO 42

■ この SBO の学習成果
窒素原子化合物の塩基性度を比較し，アミン類の性質や反応を共通の考え方で把握することができるようになる．（SBO 29, 40, 41）

44・1 塩基の塩基性度

塩基性度 basicity

含窒素化合物の代表例であるアミンは，窒素の非共有電子対によって塩基性を示し，酸と反応して塩を形成する．アミンを水に溶かすと，水がプロトン酸として作用してアミンにプロトンを与え平衡に達する（式 44・1）．カルボン酸の酸の強さを酸性度定数 K_a により表すのと同様に，アミンの塩基性の強さを式(44・1)の平衡定数をもとに定義される**塩基性度定数** K_b によって表すことができる（式 44・2）．この場合，K_b の値が大きいほど（pK_b の値が小さいほど）平衡は右側に傾くため，より強い塩基である．

$$RNH_2 + H_2O \rightleftarrows RNH_3^+ + HO^- \qquad (44・1)$$

$$K_b = \frac{[RNH_3^+][OH^-]}{[RNH_2]}, \quad pK_b = -\log K_b \qquad (44・2)$$

実際には，pK_b のかわりに pK_a の概念を利用して，対応するアンモニウムイオン（＝共役酸）の酸性度を指標としてアミンの塩基性度を表す方法がよく用いられる．式(44・3)のアンモニウムイオンの K_a 値を定義すると，アミンの K_b との積は水のイオン積 K_w（1.00×10^{-14}）に等しい．したがって，アンモニウムイオンの K_a 値と $K_b=K_w/K_a$ の関係から，K_b を求めることができる．後者の式から，アンモニウムイオンの酸性が強いほど（K_a が大きいほど，または pK_a が小さいほど）アミンの塩基性は弱く，逆に，アミンの塩基性が強いほど，アンモニウムイオンの pK_a は大きい．

$$RNH_3^+ + H_2O \rightleftarrows RNH_2 + H_3O^+ \qquad (44・3)$$

$$K_a = \frac{[RNH_2][H_3O^+]}{[RNH_3^+]} \qquad (44・4)$$

$$K_a \cdot K_b = \left(\frac{[\mathrm{RNH_2}][\mathrm{H_3O^+}]}{[\mathrm{RNH_3^+}]}\right)\left(\frac{[\mathrm{RNH_3^+}][\mathrm{OH^-}]}{[\mathrm{RNH_2}]}\right)$$

$$= [\mathrm{H_3O^+}][\mathrm{OH^-}] = K_w = 1.00 \times 10^{-14} \quad (44 \cdot 5)$$

$$K_a = \frac{K_w}{K_b} \quad (44 \cdot 6) \qquad K_b = \frac{K_w}{K_a} \quad (44 \cdot 7)$$

$$\mathrm{p}K_a + \mathrm{p}K_b = 14 \quad (44 \cdot 8)$$

すなわち，塩基性が強いアミンほどプロトンをより強固に保持するので，相当するアンモニウムイオンの酸性は弱くなる．逆に塩基性が弱いアミンほどプロトンを保持できないので，相当するアンモニウムイオンの酸性は強くなる．

強い塩基: アンモニウムイオンの $\mathrm{p}K_a$ は大きい（プロトンを離しにくい）
弱い塩基: アンモニウムイオンの $\mathrm{p}K_a$ は小さい（プロトンを離しやすい）

例題 44・1　アミンの共役酸の $\mathrm{p}K_a$ と塩基性　エチルアミンとエタノールアミンの対応するアンモニウムイオンの $\mathrm{p}K_a$ はそれぞれ，11.0 と 9.5 である．どちらのアミンの塩基性が高いか答えなさい．
解答　エチルアミンのアンモニウムイオンの $\mathrm{p}K_a$ の方が大きいため，よりプロトンを離しにくい．したがってエチルアミンの方が塩基性が高い．

44・2　さまざまな含窒素化合物の塩基性度

表 44・1 にさまざまなアミンに対応するアンモニウムイオンの $\mathrm{p}K_a$ を示した．多くのアルキルアミンに対応するアンモニウムイオンの $\mathrm{p}K_a$ は 10〜11 の範囲にあるが，アニリンなどの芳香族アミンは塩基性がかなり弱く共役酸の $\mathrm{p}K_a$ は 4.6 である．五員環のピロールは塩基性はほとんどなく，アミドの $\mathrm{NH_2}$ もまったく塩基性を示さない．一方，グアニジンは，共役酸の正電荷が三つの窒素原子により共鳴安定化されるため，比較的強い塩基性を示す．

アリールアミンの塩基性は一般のアルキルアミンよりも弱い．たとえばエチルアンモニウムイオンは $\mathrm{p}K_a=11.0$ であるのに対して，アニリニウムイオンは $\mathrm{p}K_a=4.6$ である．アリールアミンは，窒素の非共有電子対が共鳴効果により芳香環上に**非局在化**しプロトンとの結合に使われにくくなるためにアルキルアミンよりも弱い塩基となる（図 44・1）．

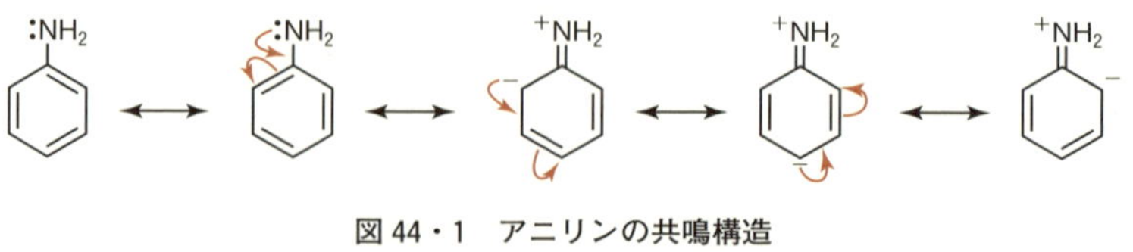

図 44・1　アニリンの共鳴構造

置換フェノールの場合と同様に，置換アリールアミンにも**置換基効果**がみられ，塩基性はその置換基の性質によって影響を受ける．たとえば，$\mathrm{CH_3}$, $\mathrm{NH_2}$,

表 44・1　アンモニウムイオンの pK_a 値

アミン	構　造	アンモニウムイオンの pK_a
アンモニア	NH_3	9.4
第一級アルキルアミン		
エチルアミン	$CH_3CH_2NH_2$	11.0
エタノールアミン	$HOCH_2CH_2NH_2$	9.5
第二級アルキルアミン		
ピロリジン	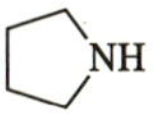 ⟨NH⟩	11.3
ジメチルアミン	$(CH_3)_2NH$	10.7
モルホリン	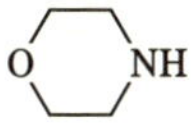 O⟨NH⟩	9.3
第三級アミン		
トリメチルアミン	$(CH_3)_3N$	10.6
アリールアミン		
アニリン	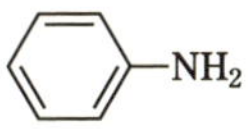 Ph–NH_2	4.6
複素環アミン		
ピリジン	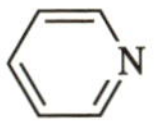 pyridine	5.2
ピロール	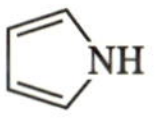 pyrrole NH	−3.8
グアニジン	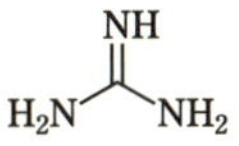 $H_2N-C(=NH)-NH_2$	12.5

OCH_3 などの電子供与性基は，電子を供給することによって対応するアリールアミンの塩基性を高める．逆に，Cl，NO_2，CN などの電子求引性基は，アミン部分の電子密度を低下させることによって塩基性度を弱める．表 44・2 にパラ置換アニリン誘導体の対応するアンモニウムイオンの pK_a を示した．同様な傾向は，オルト体，およびメタ体においても見られる．

表 44・2　パラ置換アニリン誘導体アンモニウムイオン
　　　　　の pK_a 値

Y–C$_6$H$_4$–NH_3^+

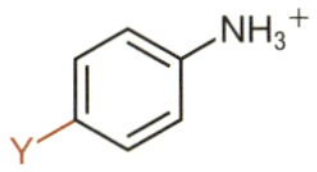

置換基 Y	pK_a	塩基性
OCH_3	5.3	強い
CH_3	5.1	↑
H	4.6	
Br	3.9	
NO_2	1.0	弱い

アルキルアミンの窒素の非共有電子対の軌道は **sp^3 混成軌道**をとっているのに対して，ピリジンでは，**sp^2 混成軌道**をとっている（図 44・2 a）．一般に，s 性の高い軌道ほど電子が核の中心部に偏っており結合をつくりにくい．したがって，ピリジンはアルキルアミンよりも塩基性が弱い．一方，ピロールの場合，窒

素原子上の非共有電子対が芳香族 6π 電子系に含まれるため，プロトンとは結合をつくることができない．したがって塩基性を示さない（図 44・2 b）．

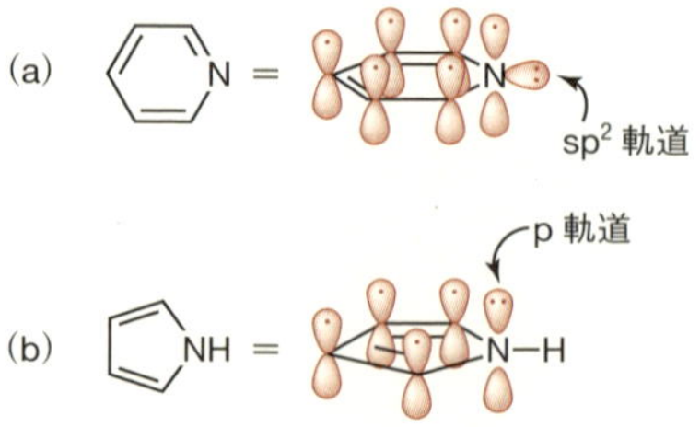

図 44・2 ピリジン（a）とピロール（b）の分子軌道

アミドの場合には，窒素の非共有電子対がカルボニル基の軌道との相互作用によって**非局在化**するために窒素の電子密度が低下して，塩基性を示さなくなる（図 44・3）．したがって，アミドと求電子剤との反応は，窒素上よりもむしろカルボニル基の酸素上で起こることが多い．

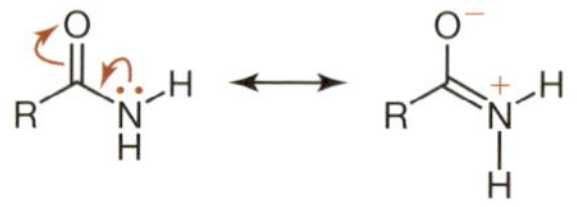

図 44・3 アミドの塩基性と共鳴構造

例題 44・2 アミンの塩基性と構造 次の化合物の組合わせにおいて，どちらの化合物がより塩基性が強いか答えなさい．
 (1) CH_3NH_2, $C_6H_5NH_2$ (2) $ClCH_2CH_2NH_2$, $CH_3CH_2NH_3$
 (3) NH_3, $N(CH_3)_3$

解 答 (1) メチルアミンに比べ，アニリンでは，窒素上の非共有電子対がベンゼン環上に非局在化することで電子密度が低下している．よって，メチルアミンの塩基性がより強い．
 (2) クロロ基の誘起効果により 2-クロロエチルアミンの窒素上の非共有電子対の電子密度がエチルアミンと比較して低い．よってエチルアミンの塩基性がより強い．
 (3) メチル基の電子供与によりトリメチルアミンの方が窒素原子上の非共有電子対の電子密度が高いため塩基性がより強くなる．

演習 44・1 次の化合物の組合わせを，塩基性度の高いものから順に並べ替えなさい．

(1) 4-メトキシアニリン，シクロヘキシルアミン，4-ニトロアニリン

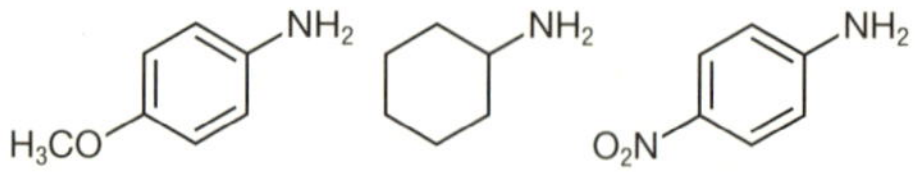

(2) アニリン，シクロヘキシルアミン，ベンズアミド

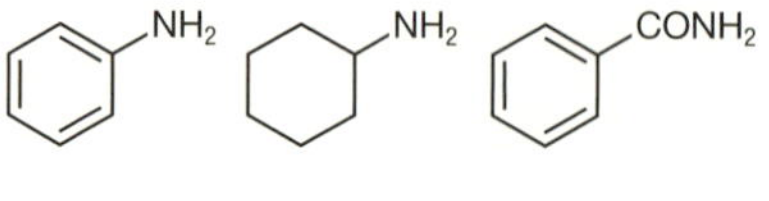

応用・発展 44・1　医薬品に含まれるアミンの塩基性　次の医薬品に含まれる窒素原子を塩基性のより高いものから順に指摘しなさい．

(1) アリピプラゾール

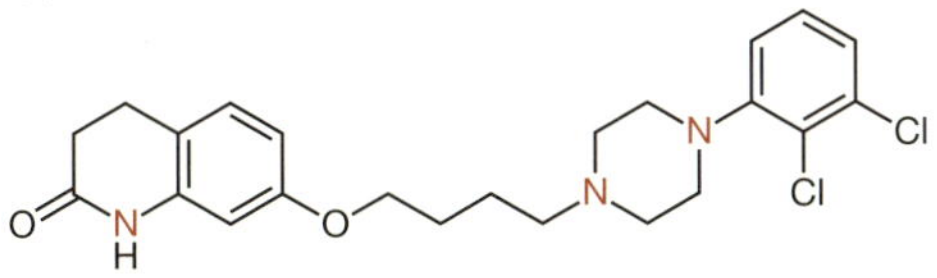

(2) ニセルゴリン

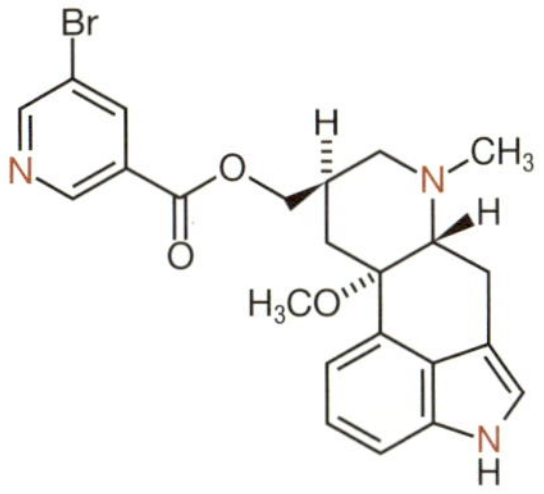

プロトンスポンジ —— プロトンをつかんだら離さない強塩基

先にアニリン誘導体は，一般のアルキルアミンと比較すると塩基性が低いことを述べた．しかし，興味深いことに，ナフタレンの1位と8位にジメチルアミノ基が置換した化合物では，水よりも塩基性が強く，共役酸の pK_a は何と 16.3 である．しかしながら，この化合物は，水酸化ナトリウムと同様な塩基反応を示すわけではない．

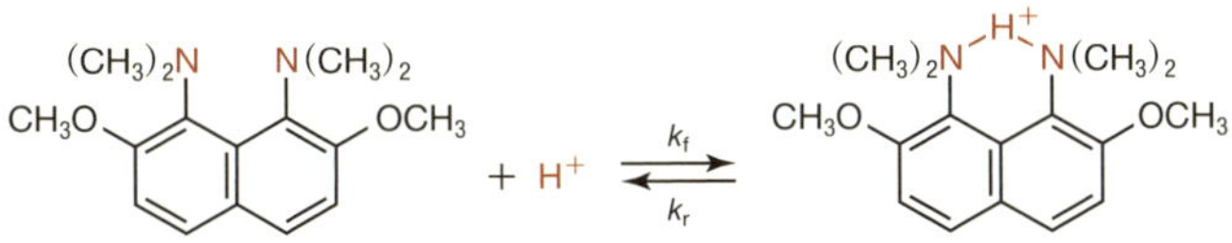

すなわち，この塩基は速度論的には決して強い塩基ではなく，塩基性の強さは逆反応であるプロトンの解離の速度 k_r がきわめて遅いことに由来している．すなわち，これがプロトンをいったん捕まえたらなかなか離さないということで別名をプロトンスポンジとよばれているゆえんである．

第14章 官能基の性質のまとめ

SBO 31 代表的な官能基を列挙し，性質を説明できる．
C3(3)①1

学生へのアドバイス
官能基の性質を理解することは，それを含む物質の物理学的性質，化学的性質（反応性）および生化学的性質（医薬品と生体高分子との相互作用など）を理解するためにきわめて重要である．電気陰性度，共鳴効果，極性などの基本的事項を復習しながら，それぞれの官能基の特性（脂溶性・水溶性，酸・塩基性の性質，分子間相互作用など）について理解しよう．

■ このSBOの学習に必要な予備知識
1. 分子の極性や双極子モーメント：SBO G
2. IUPAC規則に基づく化合物の命名：SBO 1
3. ルイス構造式：SBO 3
4. 有機化合物の性質と共鳴の関係：SBO 4

■ このSBOの学習成果
このSBOは官能基に関わる有機化学の理解の基礎となる．生体分子・医薬品の化学による理解，医薬品の構造からその物理化学的性質を説明できるようになる．（SBO 32～44）

有機化合物は炭素を中心に形成されているが，そこにさまざまな**官能基**が結合することにより多様な性質を示す．沸点，酸性・塩基性，水溶性・疎水性などの物性や有機反応における反応性，生体高分子との相互作用による生理活性などのすべてが，どのような炭素骨格にどのような官能基がどのように配置されているかにより決定される．本章では代表的な官能基それぞれについて，その基本的な構造を，物性・反応性，および生体高分子との相互作用の両面にどのように結びつけることができるかを述べる．

31・1 アルコール，フェノール

* アルコール，フェノールについての詳細はSBO 36を参照．

a. 物性 アルコール，フェノールの官能基としての構造は**ヒドロキシ基**である．ヒドロキシ基は酸素-水素結合をもっており，酸素原子の高い電気陰性度により酸素原子が負（δ−）に，水素原子が正（δ+）に分極している．したがって水素原子は，非共有電子対をもつ原子（塩基性をもつ原子）との間で結合を形成し，プロトンとして脱離する性質をもつ．これはヒドロキシ基が相手によっては酸性を示すことを意味する．一方，酸素原子は非共有電子対をもっており，プロトンなど酸性を示す原子との間で結合を形成する性質をもつ．すなわち，ヒドロキシ基が相手によっては塩基性を示すことを意味する．このように，ヒドロキシ基は酸性，塩基性を併せもつ**両性官能基**である（図31・1）．

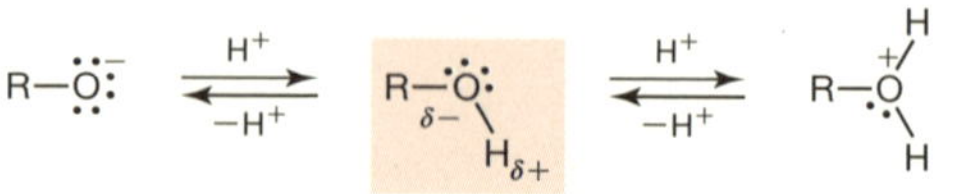

図31・1 アルコールは両性化合物

ヒドロキシ基がsp^3炭素（アルカン）に結合した化合物が**アルコール**，sp^2炭素（ベンゼン）に結合した化合物が**フェノール**であり，その性質・反応性は異なる．このように官能基そのものの特性だけではなく，結合する炭素の特性により

化合物の性質・反応性が異なることも理解すべきである．フェノールの酸性度がアルコールと比較して高い理由は，フェノールの場合にプロトンの解離により生成するフェノキシドイオンがベンゼン環のπ電子との間で共鳴安定化されるために，平衡が解離の方向に傾くからである．

　ヒドロキシ基の物性におけるもう一つの重要な性質，**水素結合**の形成も同じ両性官能基という考えで理解できる．酸性，塩基性の概念はプロトンの完全な脱着であるが，水素結合はそこまでは達せず，δ+ に分極している水素原子を介した弱い結合（一つの水素結合に対して 4〜20 kJ/mol）である．水素結合は δ+ に分極している水素原子と非共有電子対をもつ原子の間の静電相互作用であり，ヒドロキシ基は両方の性質をもっている．したがって，ヒドロキシ基をもつ化合物は同じ分子どうしで分子間水素結合により会合している（図 31・2）．アルコールが同じ組成式をもっているエーテルと比較して高い沸点をもつのは，この分子間水素結合を切断して気体になるために余分なエネルギーを必要とするからである．フェノールの場合にも同様の分子間水素結合による会合が存在している．

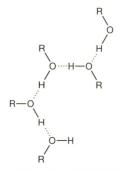

図 31・2　ヒドロキシ基の水素結合 (…)

b. 反応性　ヒドロキシ基の反応性について考えてみよう．ヒドロキシ基の酸素原子は非共有電子対をもっているので，そのままでも**求核試薬**となりうる．ハロアルカンへの求核置換反応がその例である．また，プロトンが解離すれば，オキシドアニオンとなり，より強い求核性をもつこととなる（図 31・1）．ヒドロキシ基と炭素原子の間の結合はどうだろうか．アルコールの場合でもヒドロキシ基はそのままではよい脱離基とはならない．しかし，酸素原子上にプロトン化を受け，オキソニウムイオンとなると，水が脱離することにより，炭素-酸素結合の開裂を起こすことができる．酸性条件下でのアルコールの求核置換反応がその例である（図 31・3）．一方，フェノールの場合にはヒドロキシ基と sp^2 炭素間の結合の開裂は困難である．

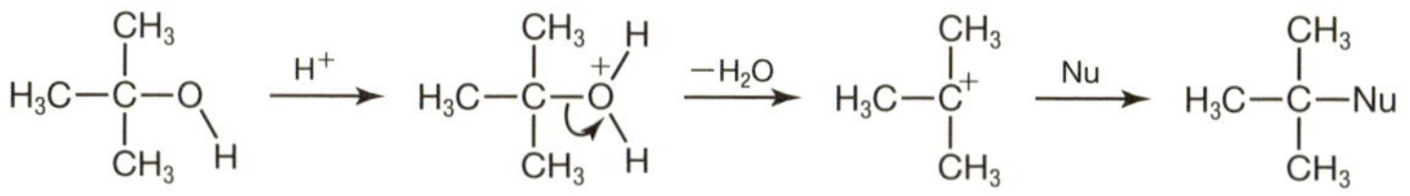

図 31・3　第三級アルコールの S_N1 反応

c. 生体内での役割　ヒドロキシ基は生体の受容体，酵素などとの水素結合にも重要な働きをする．水素結合のプロトン供与体としてタンパク質のアミノ酸残基の N，O などのプロトン受容体（カルボキシラートイオンも含む）と水素結合する．また，酸素上には非共有電子対が存在するからプロトン受容体として，アミノ酸残基のプロトン供与体との間でも水素結合を形成する．ヒドロキシ基のプロトン供与体とプロトン受容体としての二つの性質により二つのアミノ酸残基と同時に水素結合が形成されることもある．

31・2　エーテル

a. 物　性　エーテルは酸素原子の両側が炭素原子，すなわちアルキル基，あるいはアリール基で構成されている．アルコールあるいはフェノールの水素原

* エーテルについての詳細は SBO 37 を参照．

図 31・4　エーテルのプロトン化

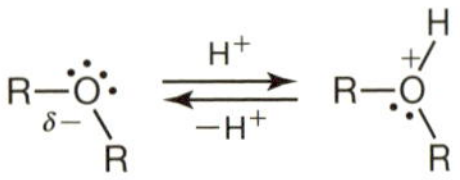

子がアルキル基あるいはアリール基に置換されたものである．したがって，エーテルも酸素官能基ではあるが，水素原子が存在しないことによる違いが生じる．すなわち，ヒドロキシ基のプロトン解離による酸性，求核性，水素結合におけるプロトン供与体としての性質が失われ，酸素原子上の非共有電子対の性質が残ると考えられる．エーテルは強い酸により，酸素原子上にプロトン化を受け（図 31・4），塩基性を示し，同様に水素結合のプロトン受容体としての性質を示す．

b. 反応性　官能基としてのエーテルの反応性は一般的には低い．ジエチルエーテル，テトラヒドロフランなどのエーテルが有機反応の溶媒として用いられるのはそのためである．しかし，酸素原子上の非共有電子対へのプロトン化が効果的に起こるような強酸性の条件下では，求核試薬の攻撃とアルコールの脱離による求核置換反応が進行する．エーテル基が sp^2 炭素に結合した芳香族エーテルではこの反応も困難であり，たとえば，アニソール（メチルフェニルエーテル）を強酸であるヨウ化水素酸と加熱すると，メチル基側の炭素上で求核置換反応が進行し，ヨードメタンとフェノールが生成する（図 31・5）．

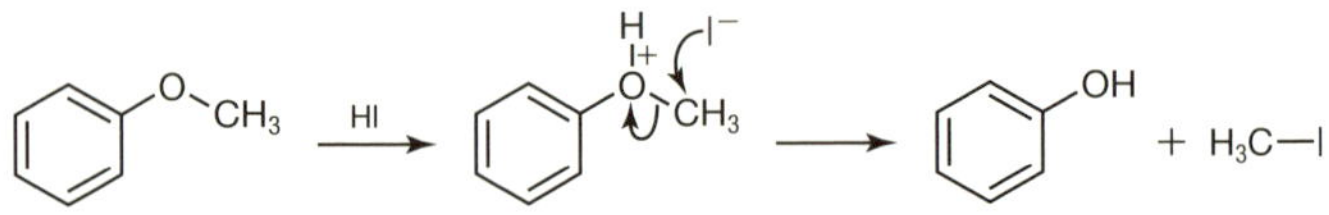

図 31・5　アルキルアリールエーテルの開裂

c. 生体内での役割　生体の受容体や酵素との相互作用を考える場合でも，エーテル基は水素結合のプロトン受容体としてのみ機能する．活性化合物のヒドロキシ基をアルキル化したときに活性が消失すれば，そのヒドロキシ基はプロトン供与体として重要な役割を果たしていたと推定される．

31・3　アルデヒド，ケトン

＊　アルデヒド，ケトンについての詳細は SBO 38 を参照．

a. 物性　アルデヒド，ケトンに共通する官能基は炭素-酸素二重結合をもつ**カルボニル基**である．酸素原子と炭素原子の電気陰性度の違いにより，酸素原子が負（$\delta-$）に，炭素原子が正（$\delta+$）に分極しているとともに，炭素-炭素二重結合と同じように σ 結合と π 結合で形成されているため，電子の非局在化が可能である．カルボニル基の炭素原子が $\delta+$，酸素原子が $\delta-$ であることは，その性質，反応性の基本である．

カルボニル基は大きな**分極**を示すが，解離するプロトンは存在しないため，同じ分子どうしでの分子間水素結合は形成しない．したがって，ヒドロキシ基をもつ化合物のような特徴的な物性は示さない．しかし，酸素原子上にプロトン化を受け（図 31・6），すなわち弱い塩基性を示し，同様に水素結合のプロトン受容体としての性質を示す．炭素原子上の $\delta+$ は，その炭素上への求核反応，あるいは隣接する炭素上のプロトンの解離という面で大きな役割を果たす．

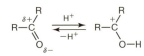

図 31・6　カルボニル基のプロトン化

b. 反応性　カルボニル基の炭素原子は $\delta+$ に分極しており，この炭素原

子上への求核付加反応はアルデヒドおよびケトンの代表的反応である．アルデヒドに対するヒドロキシ基の求核付加反応によるヘミアセタール形成は糖が環状構造を形成する原因となっている（図 31・7）．

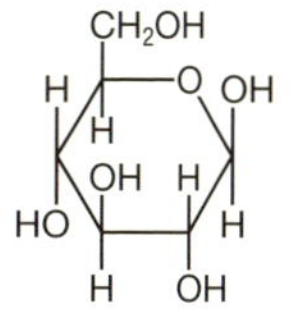

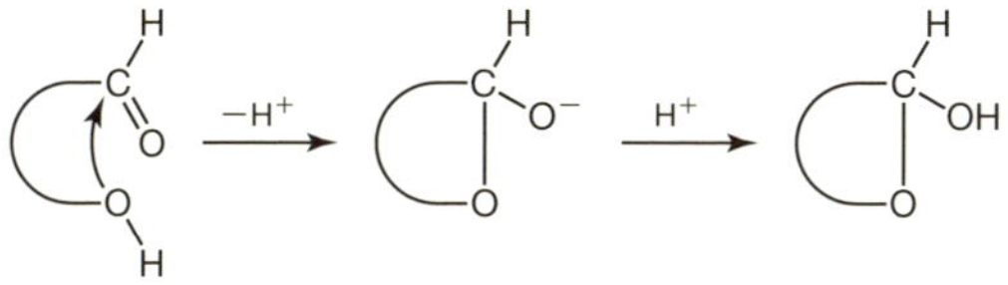

図 31・7 アルデヒドへのアルコールの付加: ヘミアセタールの生成（分子内）

グルコースの環状構造
（β アノマー）

カルボニル基の関与する反応性としてもう一つ重要なことは，隣接する原子への効果である．カルボニル基の炭素原子は δ+ に分極しているから，隣接する原子に対しては強い電子求引性を示す．この効果により，隣接する炭素原子上にアニオンが生じた場合には，その負電荷を弱める効果をもつとともに，電子非局在化によるエノラートの生成により安定化する働きをする．したがって，カルボニル基の隣接炭素上の水素原子はプロトンとして解離しやすくなる．言い換えれば，酸性をもち，強い塩基によりカルボアニオンあるいはエノラートを生成する（図 31・8）．エノラートと求電子剤との反応は，ハロゲン化アルキルによるアルキル化，アルデヒドどうしのアルドール縮合などの重要な炭素-炭素結合生成反応となっている．

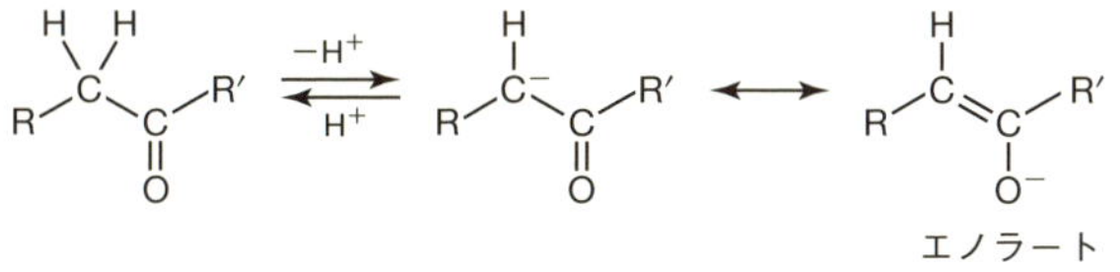

図 31・8 ケトン，アルデヒドからのカルボアニオンあるいはエノラートの生成

c. 生体内での役割 生体の受容体，酵素との相互作用を考えると，カルボニル基は酸素原子が水素結合のプロトン受容体として機能する．一般的には多くはないが，δ+ に分極した炭素原子が静電相互作用に関与する可能性はある．

31・4 カルボン酸

* カルボン酸についての詳細は SBO 39 を参照．

a. 物 性 カルボン酸は**カルボニル基**と**ヒドロキシ基**をもつ化合物であり，その両者と同様な分極をもつことは当然であるが，それらが複合されて代表的な酸性化合物となる．カルボニル基に隣接してヒドロキシ基が存在することにより，ヒドロキシ基の水素原子がプロトンとして解離した場合に，その酸素原子上の負電荷はカルボニル基の酸素原子との間で非局在化し，大きな安定化エネルギーを得る．これはカルボン酸の水素原子の解離が起こりやすいことを示し，酸性を示す要因となる．その酸性度は，ヒドロキシ基よりもずっと大きい．カルボン酸はそれ自体が大きな分極をもっており，水素結合のプロトン供与体，プロトン受容体として働き，カルボン酸どうしでの会合も存在する．それだけではな

く，高い酸性により中性の水中で解離してカルボキシラートを生成することにより，完全な負電荷をもつアニオンとしての働きも果たす（図31・9）．

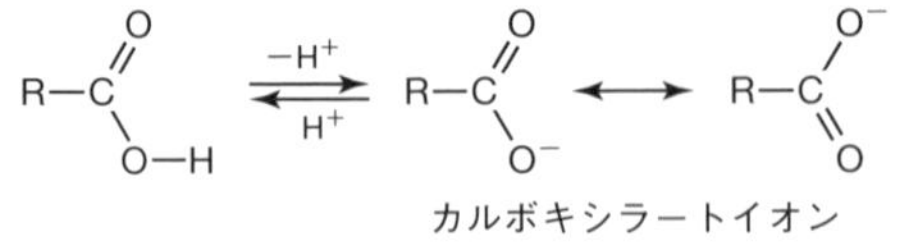

図31・9 カルボン酸の解離とカルボキシラートの電子非局在化

b. 反 応 性　カルボン酸の反応性について考えてみよう．カルボン酸の炭素はカルボニル基の炭素と同様に $\delta+$ に分極しており，この炭素がカルボン酸の反応性の中心となる．アルデヒドやケトンと異なるのは，炭素上のヒドロキシ基が脱離能をもつことである．カルボン酸とアルコールとの反応による代表的な酸触媒エステル生成反応でみていくと，最初の段階は求核剤であるアルコールとの反応による付加反応である．しかし，生じた四面体中間体から，ヒドロキシ基がプロトン化の後に H_2O として脱離して，エステルが生じる（図31・10）．この反応全体でみると求核置換反応であるが，その機構は**付加脱離反応**である．

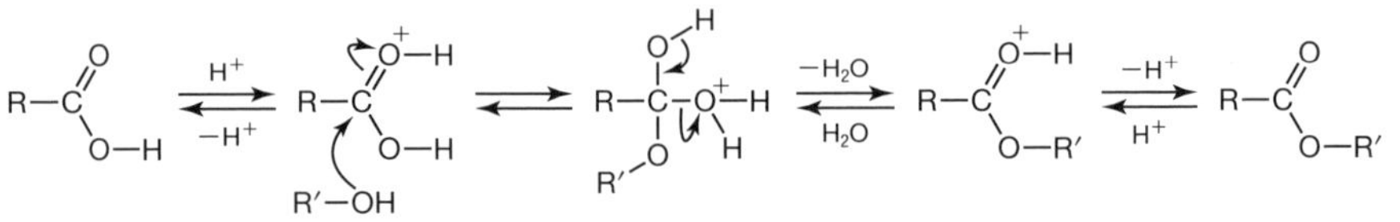

図31・10 カルボン酸の付加脱離反応：酸触媒によるエステル生成

アルデヒドやケトンと同様に，カルボン酸も，隣接する炭素原子上にアニオンが生じた場合には，その負電荷を弱める効果をもつとともに，電子非局在化による**エノラート**の生成により安定化する働きをする（図31・11）．エノラートと求電子剤との反応によりハロゲン化アルキルによるアルキル化が可能となる．ただし，カルボン酸には，隣接炭素上の水素原子よりも酸性の高い酸素原子上の水素が存在している．塩基によるプロトンの引抜きは，酸素原子上の水素が優先されるので，炭素原子上の水素の引抜きには2当量の塩基を必要とする．

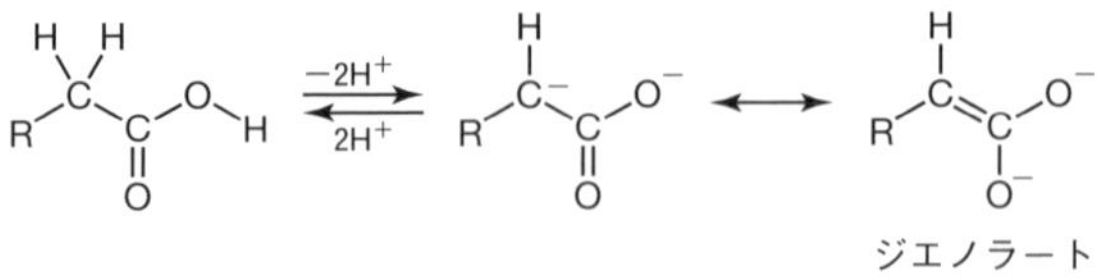

図31・11 カルボン酸からのジエノラートの生成

プロトンが解離したカルボキシラートは負電荷をもつので，求核試薬となりうる．カルボキシラートに対してハロゲン化アルキルを求電子剤として用いてエステルを生成する反応がその例である．

c. 生体内での役割　生体内ではカルボン酸はその pK_a に従ってイオン化して，カルボキシラートイオンとして存在する場合が多い．この場合，タンパク質中の塩基性アミノ酸残基（リシン，ヒスチジン，アルギニン側鎖）とのイオン

結合により強い結合を形成することができる.

31・5 酸ハロゲン化物, 酸無水物, エステル, アミド

a. 物性, 反応性 カルボン酸誘導体とは, カルボン酸のヒドロキシ基を他の官能基に置換したものである. **酸ハロゲン化物**はカルボニル基にハロゲンが置換することにより, 炭素上の δ+ 性が強くなるとともに, 脱離能が高まり, 求核試薬との反応性はカルボン酸誘導体のなかで最も高い (図 31・12). アルコールとの反応によるエステル生成, アミンとの反応によるアミドの生成などの反応に用いられる. **酸無水物**は 2 分子のカルボン酸を脱水縮合することによって得られる. 酸無水物もカルボニル基に隣接するカルボキシ基の効果により, 求核試薬との反応性が高まる. その反応性は酸ハロゲン化物に次ぐものである. **エステル**の生成については SBO 31・4 でも述べた. 通常のアルキルエステルの求核試薬との反応性はカルボン酸よりは高いが, 一般的にはそれほど高いものではない. しかし, 対応するヒドロキシ化合物の種類により, その反応性は異なる. たとえば, ペンタクロロフェニルエステル (右図) は, その脱離能の高さにより求核試薬と容易に反応する. これらは**活性エステル**とよばれる. アミドの炭素上の反応性はこれらの誘導体のなかで最も低い. アミドの窒素原子上の非共有電子対がカルボニル基との間で非局在化を起こし, 炭素-窒素結合が部分的二重結合性をもつことにより, その脱離能が抑えられることによる.

* カルボン酸誘導体についての詳細は SBO 40 を参照.

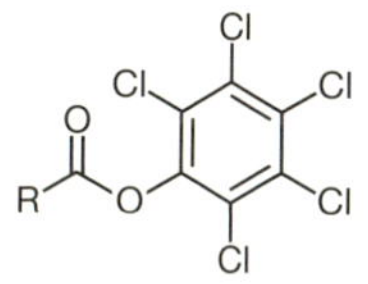

ペンタクロロフェニルエステル

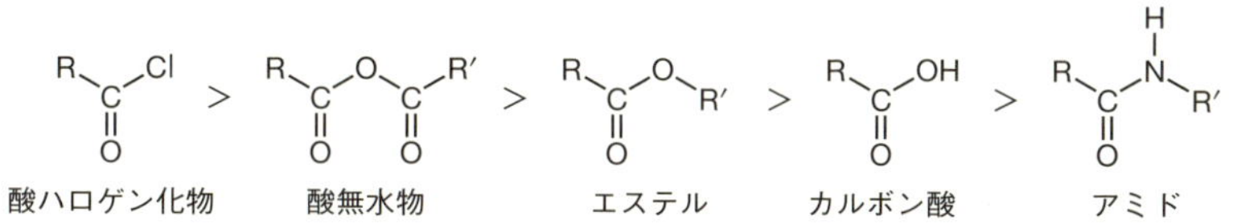

図 31・12 カルボン酸誘導体の構造と求核試薬との反応性の順

酸ハロゲン化物, 酸無水物はカルボニル炭素上の反応性が高いために, 化合物としての安定性は高くない. 空気中の水も求核試薬であるため, これらの化合物の保存には注意を要する. カルボン酸誘導体の求核試薬との反応性の順は加水分解のしやすさとも同じである. エステルはアミドよりも容易に加水分解する.

b. 生体内での役割 エステルはカルボニル基の分極により, 酸素原子が水素結合のプロトン受容体となるが, プロトン供与体とはならない. エステルの求核試薬との反応の一つとして, アルコールとの反応による**エステル交換反応**がある. エステル交換反応により酵素の活性部位のセリンやトレオニンのヒドロキシ基をアシル化して共有結合を形成して, 酵素阻害活性を発現する医薬品 (アスピリンなど) が知られている. アミドのカルボニル基も同様に水素結合のプロトン受容体となる (図 31・13). 一方, カルボニル基に隣接する窒素上の非共有電子対はカルボニル側に引寄せられ, アミド基の窒素原子はプロトン受容体として働くことはなく, むしろプロトン供与体として働く. 炭素-窒素間の結合は部分的に二重結合性を帯びる. したがって, 安定なアミドの立体配座は室温で変換可能なトランス形, シス形の二つに限定される. これはタンパク質の立体構造を決定づける要因としても重要である.

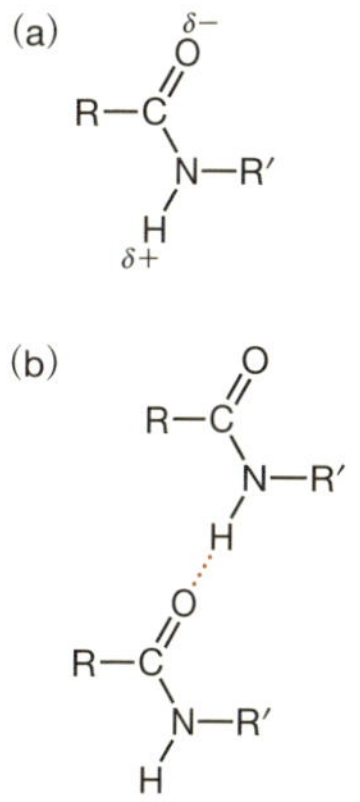

図 31・13 アミドの分極とアミドどうしの水素結合

* アミンについての詳細は SBO 41 を参照.

31・6 アミン

a. 物性 アミンは代表的な塩基性化合物である．アミンの窒素原子は sp^3 混成軌道をもち，正四面体構造をとる．共有結合を形成するのはそのうち 3 方向であり，残りの一方には非共有電子対が存在している．この非共有電子対にプロトンが結合することにより，正四面体のアンモニウムイオンが生成する（図 31・14）．アミンが**塩基性**をもつのはそのためである．アミノ基が sp^3 炭素（アルカン）に結合したアルキルアミンはそれ自体でプロトン受容体として働くが，高い塩基性により中性の水中でプロトン化を受けることにより，完全な正電荷をもつカチオンとしての働きもする．アミノ基が sp^2 炭素（ベンゼン）に結合したアリールアミンでは，窒素原子上の非共有電子対がベンゼン環上に非局在化しており，プロトン化するとその安定化エネルギーが失われるため，塩基性はアルキルアミンに比較すると弱くなる．

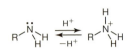

図 31・14 アミンのプロトン化

b. 反応性 アミンの反応性の特徴は高い求核性である．その活性はヒドロキシ基よりも高い．したがって，求核置換反応の求核試薬として一般的に用いられる．ハロゲン化アルキルとアミンの反応によるアミンのアルキル化，活性化されたカルボン酸誘導体との反応によるアミドの生成などはその例である．

アミンはこのように高い塩基性と求核性をもつが，その関連化合物がすべて同様の性質をもつわけではなく，窒素原子の周辺の構造からその性質を考えなければならない．アミンの誘導体である**アミド**は，SBO 31・5 で述べたように，カルボニル基の電子効果により，窒素上の塩基性，求核性は失われる．また，医薬品の構造としてよく使われる含窒素芳香族化合物では芳香族性との関連で，環内の窒素原子の塩基性の有無が決定づけられる．**ピリジン**や**ピリミジン**などの六員環では，芳香族の 6π 電子系に窒素原子の非共有電子対が含まれず，窒素原子の非共有電子対を水素結合のプロトン受容体として使うことができる（図 31・15）．一方，**ピロール**，**インドール**などの五員環では 6π 電子系に窒素原子の非共有電子対が含まれるので，窒素原子はプロトン受容体としては働かない．**イミダゾール**は 1，3 位の窒素原子の片方は 6π 電子系に含まれないので，水素結合のプロトン受容体として使うことができる．

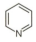

ピリジン
・三つの二重結合から 6π 電子，窒素の非共有電子は芳香族性の維持に使われていない
・窒素原子は塩基性を示す

ピロール
・二つの二重結合から 4π 電子，窒素の非共有電子対 2 個を使って芳香族性を維持する
・窒素原子は塩基性を示さない

イミダゾール
・二つの二重結合から 4π 電子，二つの窒素の一方の非共有電子対 2 個を使って芳香族性を維持する
・片方の窒素原子は塩基性を示す

図 31・15 含窒素芳香族化合物の塩基性と芳香族性の関係

c. 生体内での役割 生体内ではアルキルアミンはその共役酸の pK_a に従ってイオン化して，アンモニウムイオンとして存在する場合が多い．これは第一級，第二級，第三級アミンで共通である（図 31・16）．生体内のアドレナリンや

ノルアドレナリンのアミノ基もプロトン化されてアンモニウムイオンとして働く．また，第四級アンモニウム塩として投与される医薬品や生体内物質もある．生体内物質としては，アセチルコリンなどがその例である．これらのアンモニウムイオンはタンパク質中の酸性アミノ酸残基（グルタミン酸，アスパラギン酸側鎖）とのイオン結合により強い結合を形成することができる．芳香族アミンなど，生体内で遊離のアミンとして存在する場合は塩基性の極性官能基であり，水素結合のプロトン受容体として働く．

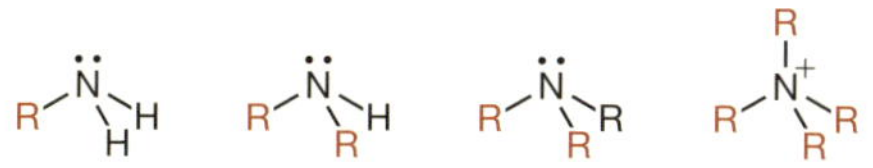

図 31・16　第一級，第二級，第三級アミンと第四級アンモニウムイオン

31・7　ハロゲン

a. 物性，反応性　有機ハロゲン化合物は，アルカン，アルケン，ベンゼンなどの炭化水素の水素原子がハロゲン原子で置換された化合物である．ハロゲン原子の高い電気陰性度により，炭素-ハロゲン結合はハロゲン原子が負（δ−）に，炭素原子が正（δ＋）に分極している．この性質が顕著に現れるのがハロアルカン（ハロゲン化アルキル）であり，ハロゲン化物イオンの脱離を伴う求核試薬との反応による炭素上の求核置換反応として重要な反応となっている（図31・17）．

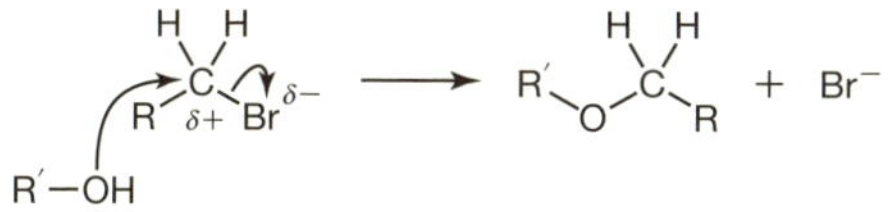

＊　ハロゲンについての詳細は SBO 33, 34 を参照．

図 31・17　ハロアルカンの求核置換反応の例（S_N2）

ハロアルカンの求核試薬との反応性はハロゲン原子の大きさに従って増大する（F＜Cl＜Br＜I）．フッ素が最も大きい電気陰性度をもつにもかかわらず反応性が低いのは，フッ素-炭素結合の結合距離が短く，また，結合エネルギーが大きいために結合が開裂しにくいことによる．ハロゲン原子が大きくなるに従い，結合距離が長く結合エネルギーが小さくなるため，反応性は上昇する．一方，ハロアルケンやハロベンゼンのように sp^2 炭素に結合したハロゲン原子の非共有電子対はアルケンやベンゼンのπ電子との間で非局在化しており，若干の二重結合性を帯びているため，置換反応を受けにくい．ただし，ベンゼン環にニトロ基などの強い電子求引性基をもつ場合には，芳香族求核置換反応が進行する．

b. 生体内での役割　ハロゲンは一般的には疎水性の官能基とされている．ただし，ハロゲン原子のなかでフッ素原子は大きい電気陰性度とフッ素-炭素結合の結合距離の短さにより，水素結合のプロトン受容体となりうる．しかし，医薬品の設計でそれを積極的に利用している例は少ない．むしろ，フッ素-炭素結合の結合エネルギーの大きさによる安定性を利用し，代謝に対する安定性を付与している場合が多い．塩素，臭素，ヨウ素は，フッ素に比べて電気陰性度が小さく，水素結合のプロトン受容体となることはない．

* 芳香族についての詳細はSBO 26を参照.

31・8 芳香族炭化水素

a. 物性, 反応性 ベンゼンは芳香族性とよばれる電子状態により安定化された特別な炭化水素である. 芳香族性とは, $(4n+2)$個のπ電子が閉鎖された環内で非局在化している系であり, sp^2炭素6個が環状に配置され, 6個のπ電子が非局在化しているベンゼンはその典型的な構造である. そのπ電子はベンゼン環の環平面の上下にドーナツ状にπ電子雲を形成する (図31・18 a). 電子は負の電荷をもつから, ベンゼンの分子表面はδ−の性質をもっている. したがって, 正の電荷をもつ求電子試薬の攻撃を受けやすく, σ錯体の形成とプロトンの脱離を経て求電子置換反応が進行する (図31・18 b). ベンゼンのニトロ化反応がその代表的な例である.

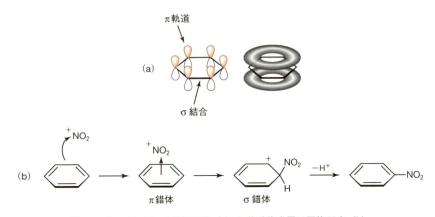

図31・18 ベンゼンの電子状態 (a) と芳香族求電子置換反応 (b)

b. 生体内での役割 ベンゼン環は六員環の形状と疎水性の性質をもち, 多くの医薬品で官能基というよりも炭素骨格として利用されている. 最も大きな役割は受容体や酵素の疎水性アミノ酸残基との疎水性相互作用である. また, 二つの芳香環のπ電子どうしの相互作用により芳香環平面どうしが重なりあってエネルギー的に安定化するπ-πスタッキング, 芳香環のπ電子と芳香環C−H, あるいはアルキル基のC−Hとの間のCH−π相互作用などが想定されている. これらはリガンドとタンパク質中の芳香環をもつアミノ酸残基あるいは疎水性アミノ酸残基との相互作用に寄与している可能性がある.

* アルカンについてはSBO 18, アルケンについてはSBO 23を参照.

31・9 アルカン, アルケン

a. 物性, 反応性 飽和炭化水素である**アルカン**は化学的には安定な化合物であり, 一部のラジカル反応によるハロゲン化以外には, 多くの反応試薬に対

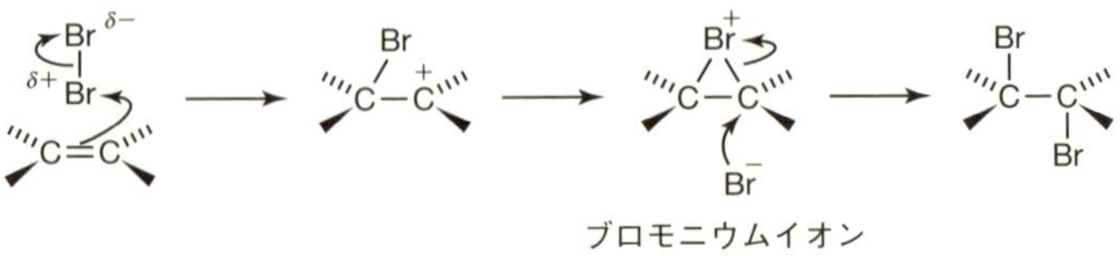

図31・19 アルケンへの臭素の付加反応

して安定である．一方，**アルケン**は二重結合をもっており，その炭素-炭素結合はσ結合とπ結合から成る．π結合はδ− の性質をもつので，正の電荷あるいはδ+ である求電子試薬を引付け，π錯体を経て付加反応を起こす．二重結合へのハロゲンの付加によるジハロゲン化物の生成反応（図31・19）がその代表的な例である．

　b．生体内での役割　　アルキル基やアルケニル基は疎水性の官能基であり，多くの医薬品で炭素骨格および疎水性官能基として利用されている．官能基としてのアルキル基はその大きさに従って化合物の疎水性を増大させる．生体高分子との相互作用における大きな役割は，ベンゼンと同様に，受容体や酵素の疎水性アミノ酸残基との**疎水性相互作用**である．また，長鎖アルキル基やステロイド骨格などをもつ化合物が，細胞膜の脂質二重層に入り込んだり，通過したりすることができるのは，ファンデルワールス相互作用や疎水性相互作用による．

演習 31・1　アミドがトランス形とシス形の立体配座で存在することを，構造式と電子の非局在化を用いて説明せよ．

第 15 章　官能基をもつ化合物の命名

> **SBO 1**　代表的な化合物を IUPAC 規則に基づいて命名することができる．
> C3(1)①1　（後半：官能基をもつ化合物，多環式化合物など）

学生へのアドバイス
　この SBO では官能基が置換した有機化合物や芳香族化合物の IUPAC 体系名を学習する．医薬品の多くはさまざまな官能基や芳香環，複素環をもっているため，それらの構造と名称を対応させることは重要である．しかし，有機化合物の構造はきわめて多岐にわたるので，構造が複雑になるほど命名が難しくなる場合が多い．特にこの SBO は後半になるにつれ難しくなっている．1 回の学習で覚えることは到底困難であると考えられるので，最初は一通り読んでみてだいたいの規則をつかむことから始めればよい．

1・6　官能基をもつ化合物の命名

　ここまでは多重結合以外には官能基をもたない化合物の命名法を学んだ．医薬品を含む多くの化合物には多様な官能基が結合しており，さまざまな物性・反応性・生理作用を示す．官能基が結合した化合物の命名は，接頭語および接尾語として官能基の名称を記述することで行う．

1・6・1　官能基の名称と主基

　SBO 1・1 (p.29) で述べたように官能基には多様な種類があり，それぞれに用いる名称が IUPAC 規則で決まっている．官能基名には接頭語として用いるときの呼称と，"接尾語" として用いるときの呼称がある (p.30 表 1・1)．IUPAC 命名規則における基本的な名称の構成は，前述したように，

$$接頭語 \ + \ 母核 \ + \ 接尾語$$

である．化合物に接尾語になりうる官能基が一つだけあるときは，その官能基の接尾語としての名称を，化合物の母核の名称に続けて記述することで化合物の名称が決定する．このとき，接尾語として用いる官能基が<u>主基</u>となる．主基は化合物の名称構成において，最も優先される要素である．

　アルコールは，官能基として**ヒドロキシ基***（−OH）をもつ化合物であるが，このヒドロキシ基を表す "接尾語" は "**オール -ol**" である．したがって，母核となる炭化水素がエタンでありヒドロキシ基を一つもつアルコールは "ethane" + "ol" でエタノール ethanol と命名できる．主基はヒドロキシ基である．このとき，接尾語オール -ol は母音から始まるため，直前の語（母核の語の末尾）が母音（ここでは "e"）である場合は，末尾の母音を除いてから接尾語オール -ol をつけなければならない．

　母核となる炭化水素がプロパンの場合は，ヒドロキシ基がつく場所に 2 通りの可能性があるため，ヒドロキシ基の位置を示す位置番号が必要になる．このときの位置番号の決定方法は，分枝アルカンや，アルケン，アルキンで行った方法と同様にすればよい．すなわち，ヒドロキシ基がつく炭素が最も小さい番号となる

* 以前は水酸基やヒドロキシル基ともいったが，IUPAC 体系名ではヒドロキシ基が推奨される．

ように母核の位置番号を付ける．ヒドロキシ基が結合する炭素が末端の炭素であるならば，その炭素が位置番号1となり，プロパン-1-オール propan-1-ol となる．

例題1・13　置換位置の異なるアルコールの構造式を書いてみよう　次の IUPAC 体系名で示した化合物の構造式を書け．
(1) プロパン-1-オール propan-1-ol，(2) プロパン-2-オール propan-2-ol

解　答

(1) $H_3C\diagdown\diagup\diagdown OH$　　(2) $H_3C\diagdown\diagup CH_3$ （OH上）

(1) プロパン-1-オールでは，母核となる炭化水素プロパンの構造中の，末端炭素原子に結合する水素を一つ取除き，ヒドロキシ基をつける．

(2) プロパン-2-オールでは，末端から数えて二つめの炭素にヒドロキシ基をつけ，上記の構造式を完成させる．（プロパン-2-オールにはイソプロピルアルコール isopropyl alcohol という慣用名がある．）

母核に複数の官能基が結合している場合は，接頭語と接尾語を使い分ける必要がある．たとえば，ヒドロキシ基とスルホ基（$-SO_3H$）がそれぞれ異なる末端炭素に結合しているプロパンの誘導体の命名を考えよう．スルホ基を表す接尾語は"スルホン酸"であるが，この場合は，二つの官能基のうちのどちらを主基にするか決定する必要がある．IUPAC は主基とすべき官能基の優先順位を定めている（表1・1）．これによると，ヒドロキシ基より<u>スルホ基の方が優先順位が高</u>いので，スルホ基を主基とし，ヒドロキシ基は接頭語で表す置換基とする．接頭語として用いるときには OH 基は "ヒドロキシ hydroxy-" と記述する．炭素の位置番号は主基を基準とするので，右の化合物は 3-ヒドロキシプロパン-1-スルホン酸 3-hydroxypropane-1-sulfonic acid と命名できる．

$HO\diagdown\diagup\diagdown SO_3H$
3-ヒドロキシプロパン-1-スルホン酸
3-hydroxypropane-1-sulfonic acid

このように，官能基の種類と優先順位，接頭語としての名称，接尾語としての名称を知っていれば，基本的な化合物の命名を行うことができる．官能基の名称には，接尾語としての名称がないものがある．これは，接頭語としてのみ用いることのできる官能基（置換基）であり，したがって，これらの官能基は主基とはなりえない（SBO 1・6・2 参照）．

1・6・2　官能基をもつ単純な化合物の命名

ここでは，代表的な官能基をもつ化合物についての命名法を学ぶ．

a. カルボン酸，アミド，エステル，およびアルカノイル基　カルボン酸 CO_2H が主基となる化合物は，母核の炭素骨格の名称に接尾語 "〜酸 -oic acid" をつけて命名する．CO_2H は炭素を含む官能基であり，母核の炭化水素を命名する際，CO_2H の炭素原子も "炭素数" のうちに数える．すなわち，炭素数3で CO_2H 基を一つ含む飽和炭化水素の誘導体は，プロパン酸 propanoic acid である．カルボキシ基の炭素が，母核プロパンの末端の炭素にあたる（CO_2H が一つだけ

$H_3C\diagdown\diagup CO_2H$
プロパン酸
propanoic acid

含まれる場合，必ず末端にあるので位置番号は省略される）．炭素数1および2のカルボン酸には慣用名があり，それぞれ**ギ酸** formic acid，**酢酸** acetic acid である．

カルボン酸 CO_2H を含む化合物のなかには，上記の方法では命名しにくい場合がある．たとえば，シクロヘキサン環に CO_2H 基が結合している化合物（図1・11）の場合がそれにあたる．この場合には，CO_2H の炭素原子を母核から切り離し，独立した接尾語"**カルボン酸** -carboxylic acid"として記述し，シクロヘキサンカルボン酸 cyclohexanecarboxylic acid とする．単純な構造の炭化水素を主鎖とするカルボン酸は，"～酸 -oic acid"の接尾語で命名するが，環構造を母核とするものや，複雑な構造をもつ場合には，"～カルボン酸"を用いることが多い．置換基上にカルボキシ基がある場合は，接頭語置換基として記述し，置換基名"**カルボキシ** carboxy-"を用いる．

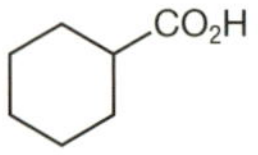

アミドはカルボン酸とアミンが脱水縮合した化合物である．主基となるときは接尾語"**アミド** -amide"または"**カルボキシアミド** carboxamide"をつける（図1・12）．接頭語として記述するときは"**カルバモイル** carbamoyl-"となる．

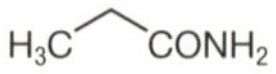

カルボン酸エステルはカルボン酸とアルコールが脱水縮合した化合物である．主基となる場合は，アルコールの炭化水素基と，カルボン酸エステルの官能基を表す接尾語"-oate"をこの順に記述する．たとえば，プロパン酸 propanoic acid とエタノール ethanol が脱水縮合したエステルは，プロパン酸エチル ethyl propanoate となる（表記の順序に注意，図1・13）．

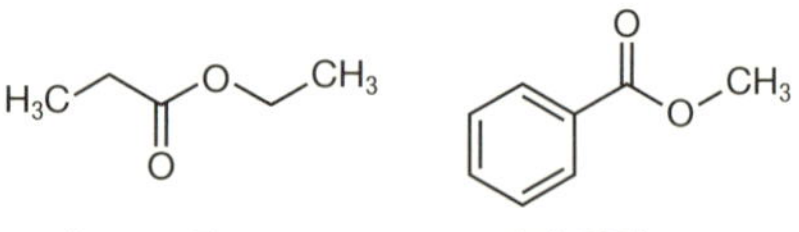

シクロヘキサンカルボン酸
cyclohexanecarboxylic acid

図1・11

プロパンアミド
propanamide

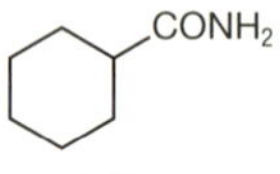

シクロヘキサン
カルボキシアミド
cyclohexanecarboxamide

図1・12 アミド

プロパン酸エチル
ethyl propanoate

安息香酸メチル
methyl benzoate

図1・13 カルボン酸エステル

カルボン酸からカルボキシ基の OH を除いた官能基を**アシル** acyl 基とよぶ．アシル基の名称は対応するカルボン酸名の末尾"-oic acid"を"-oyl"とする．(alkane 由来のカルボン酸 alkanoic acid なら"**アルカノイル** alkanoyl"*，benzoic acid（安息香酸）由来ならば"**ベンゾイル** benzoyl"となる）．カルボン酸エステルを接頭語として表すときは，アルコキシ基がカルボニル基に結合した構造として記述する．

＊ アルカン由来のカルボン酸のうち慣用名をもつ酢酸やギ酸由来のアシル基にも慣用名があり，それぞれ**アセチル** acetyl 基，**ホルミル** formyl 基という．

例題1・14 IUPAC 規則に従ってカルボン酸エステルを命名しよう 次の構造式で示した化合物を IUPAC 規則に基づいて命名せよ．

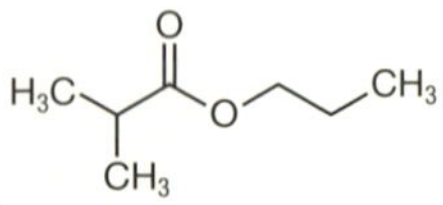

解 答 2-メチルプロパン酸プロピル propyl 2-methylpropanoate

構造式左側の分枝をもつカルボン酸と,右側のアルコールからなるエステルと考えて命名する.カルボン酸は分枝アルカン 2-メチルプロパン 2-methylpropane に対応するカルボン酸なので,2-メチルプロパン酸 2-methylpropanoic acid.アルコールはプロパノール propanol である.これらから成るエステルなので,propanol の炭化水素基として propyl, 2-methylpropanoic acid 由来のエステル官能基として 2-methylpropanoate を用いて 2-メチルプロパン酸プロピル propyl 2-methylpropanoate となる.

b. アルデヒド　アルデヒドが主基となる化合物は,接尾語"アール -al"または"カルボアルデヒド -carbaldehyde"をつけて記述する(図1・14).他に主基があり,アルデヒド部を接頭語置換基とする場合は,ギ酸由来のアシル基とみなして"ホルミル formyl-"とする.

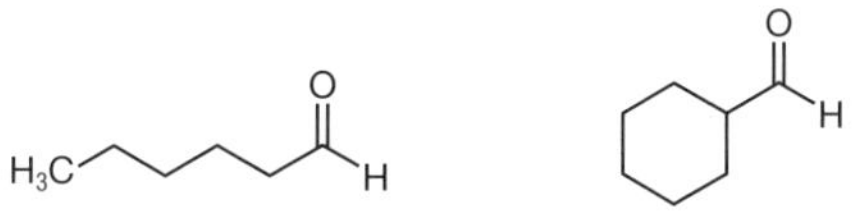

ヘキサナール
hexanal

シクロヘキサンカルボアルデヒド
cyclohexanecarbaldehyde

図1・14　アルデヒド

c. ケトン,ケトンの硫黄類縁体　ケトンの命名では,同じ炭素数の炭化水素の名称の語尾に,ケトンを表す接尾語"オン -one"を加える.ただし,母音が重なるので炭化水素語尾の"e"は省く.カルボニル基の酸素原子が結合する位置を炭素原子の位置番号で表す.接頭語となる場合は置換基名"オキソ oxo-"を用いる.

ケトン化合物には基官能命名法で記述する方法もあり,カルボニル基に結合する二つの炭化水素基名を列挙し,官能基"ケトン ketone"をつけて命名する(図1・15).

ケトン化合物の酸素原子が硫黄原子に置き換わった化合物は,ケトンの硫黄類縁体チオケトン(チオン)である.同じ炭素数の炭化水素の名称の語尾に,"チオン -thione"を加える.接頭語の場合は"チオキソ thioxo-"とする.

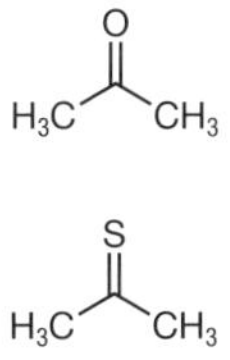

プロパン-2-オン propan-2-one
ジメチルケトン dimethyl ketone
(メチル基が二つついているので数詞 di を用いる)
慣用名 アセトン acetone

プロパン-2-チオン propane-2-thione

図1・15　ケトンとチオケトン

d. アルコール,フェノール,チオール　官能基としてヒドロキシ基 −OH を有する化合物をアルコールと総称する.前述のようにアルコールは接尾語"オール -ol"で表し,置換基として記述するときは"ヒドロキシ hydroxy-"となる.ヒドロキシ基の結合位置を母核の位置番号で表す.

ベンゼンにヒドロキシ基が置換したアルコールは体系的命名ではベンゼノール benzenol となるが，一般的には慣用名**フェノール** phenol が使用される（SBO 2 参照）．

アルコールの酸素原子が硫黄原子で置き換わったものは**チオール**と総称し，接尾語"**チオール** -thiol"で表す．接頭語として記述するときは"**スルファニル** sulfanyl-"を用いる*．

* 古い名称であるメルカプト mercapto は用いない．

e. アミン　アミンは，NH_2 基，NH 基および N 基をもつ化合物の総称である．母核となる炭化水素の語尾"e"を除き，接尾語"**アミン** -amine"を加える．炭化水素基名に"-amine"を加えて命名する方法も認められている（図1・16）．官能基の優先順位が，カルボン酸，アルコール，アミドなど他の頻出する置換基に比べて低いため，接頭語として記述することも多く，その場合には接頭語官能基名"**アミノ** amino-"で表す．

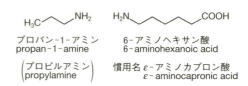

プロパン-1-アミン　　6-アミノヘキサン酸
propan-1-amine　　6-aminohexanoic acid
(プロピルアミン)　　慣用名 ε-アミノカプロン酸
 propylamine 　　　 ε-aminocapronic acid

図1・16　アミン

f. エーテル，スルフィド　アルコールの OH 基の水素原子を炭化水素基に置換した化合物を**エーテル**と総称する．エーテルは置換命名法の接尾語として記述できない官能基である．図1・17のように母核となる炭化水素に，もう一つの炭化水素基と酸素官能基からなる基である**アルキルオキシ** alkyloxy 基が置換しているとみなして命名する．母核となる炭化水素は，主鎖を選ぶのと同様にして優先順位の高い方を選ぶ．置換基となる炭化水素基がベンゼン環の場合には**フェニルオキシ** phenyloxy となる．より複雑な炭化水素基をもつ場合は，炭化水素部の構造が明確になるように，炭化水素基を接頭語として記述し，さらに酸素原子が置換していることを示す oxy を続けて記述する（図1・17）．炭素数4以下のアルキルオキシ基およびフェニルオキシ基は，短縮名（慣用名）**アルコキシ** alkoxy-（たとえばメトキシ methoxy-，エトキシ ethoxy-，プロポキシ propoxy- など）および**フェノキシ** phenoxy- の名称を用いることも認められている．

また，基官能命名法では，酸素原子につく二つの炭化水素基を記述した後，官能基名"**エーテル** ether"を添えて表す．

環状エーテルの場合は複素環の1種とみなして命名することができる．慣用名が認められるものも多い（SBO 1・8 参照）．

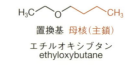

置換基　母核(主鎖)
エチルオキシブタン
ethyloxybutane

図1・17　置換基エチルオキシ ethyloxy + 母核ブタン butane である．短縮名を用いてエトキシブタン ethoxybutane でもよい．（基官能命名法ではブチルエチルエーテル butyl ethyl ether）

エーテルの酸素原子が硫黄原子で置き換わったものを**スルフィド**と総称する．置換命名法では，エーテル同様に炭化水素基と硫黄官能基をもつ接頭語置換基として命名する．置換基となる炭化水素基をもとに"**アルキルスルファニル** alkylsulfanyl-"として記述する（図1・18）．基官能命名法では，硫黄原子につく二つの炭化水素基を記述した後，官能基名"**スルフィド** sulfide"を添えて表す．

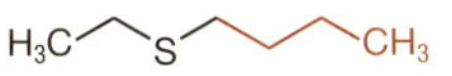

エチルスルファニルブタン
ethylsulfanylbutane

図1・18　置換基 ethylsulfanyl＋母核 butane（基官能命名法ではブチルエチルスルフィド butyl ethyl sulfide）

g. ハロゲン化合物，ニトロ化合物，ニトロソ化合物，アジド　置換命名法では，先に示したアルキルオキシ基やアルキルスルファニル基以外にも，接頭語としてのみ用いることのできる官能基がある（表1・4）．

表1・4　接頭語のみをもつ官能基（炭化水素基を含む）の例

官能基の種別	官能基・炭化水素基	接頭語（字訳）
炭化水素基	$-CH_3$ $-CH_2CH_3$ 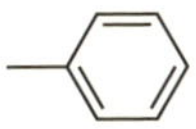 $-C_6H_5$（フェニル環）	methyl-（メチル） ethyl-（エチル） phenyl-（フェニル）
ハロ基 （ハロゲン）	$-F$ $-Cl$ $-Br$ $-I$	fluoro-（フルオロ） chloro-（クロロ） bromo-（ブロモ） iodo-（ヨード）
ニトロ基	$-NO_2$	nitro-（ニトロ）
ニトロソ基	$-NO$	nitroso-（ニトロソ）
アジド基	$-N_3$	azido-（アジド）

■ **二価基**：炭化水素基が二つの結合価をもっているとき，その置換基を二価基といい，アルカン由来の場合は"**アルキレン** alkylene"で，ベンゼン由来の場合は"**フェニレン** phenylene"と表す．例として *p*-フェニレンジアミン *p*-phenylenediamine（*p*-置換である二価基フェニレンに二つ（di）のアミンが結合している）がある．

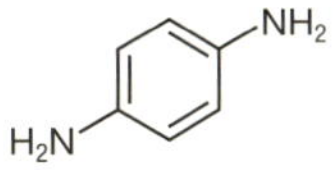

p-フェニレンジアミン
p-phenylenediamine

ハロ基（ハロゲン），ニトロ基，ニトロソ基，アジド基である．これらの官能基は，接尾語になれないので主基となることはない．したがってこれらの官能基を置換基としてもつ場合，常に接頭語として名称に含める（図1・19）．

CH_3NO_2　（ニトロメタン nitromethane）
$CH_3CH_2CH_2CH_2Cl$　（1-クロロブタン 1-chlorobutane）
$CH_3CH_2CHBrCH_3$　（2-ブロモブタン 2-bromobutane）

図1・19　接頭語置換基のみをもつ炭化水素の例

1・7　ベンゼンおよび縮合芳香族化合物の誘導体
1・7・1　縮合多環系芳香族化合物

ベンゼンが二つ縮合した芳香族化合物は**ナフタレン** naphthalene である．ナフタレン環の位置番号はあらかじめ定められている（図1・20）．官能基をもつナフタレン誘導体はこの位置番号に従って命名する（図1・21）．ベンゼン環が三

つ縮合した**アントラセン** anthracene も位置番号が定められている．**フェナントレン** phenanthrene についても同様に位置番号が定められているので注意が必要である．

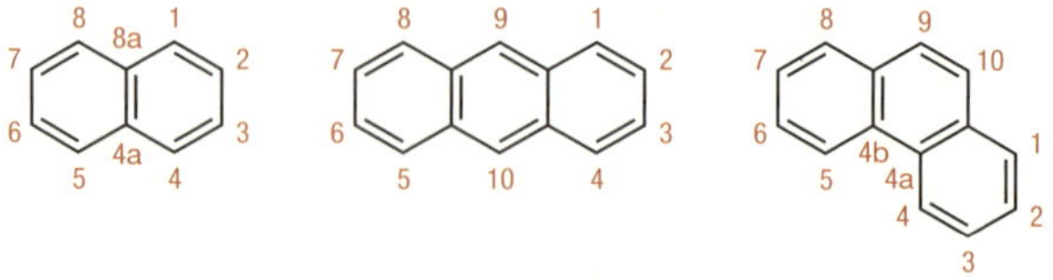

ナフタレン
naphthalene

アントラセン
anthracene

フェナントレン
phenanthrene

図 1・20　縮合芳香族化合物の慣用名と位置番号

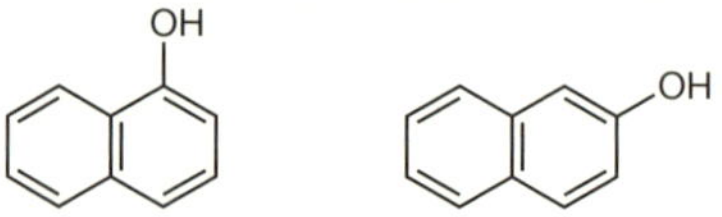

ナフタレン-1-オール
naphthalen-1-ol

短縮名　1-ナフトール
1-naphthol

ナフタレン-2-オール
naphthalen-2-ol

短縮名　2-ナフトール
2-naphthol

図 1・21　官能基をもつナフタレン誘導体の例

1・7・2　ベンゼン誘導体の官能基としての名称

ベンゼンが置換基（炭化水素基）として結合している場合，接頭語 "**フェニル phenyl-**"（フェニル基）として記述する（図 1・23）．

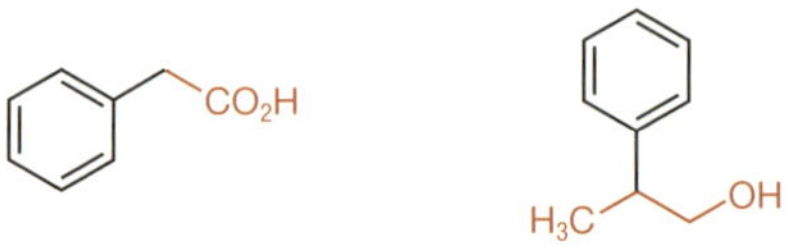

フェニル酢酸
phenylacetic acid

2-フェニルプロパン-1-オール
2-phenylpropan-1-ol

図 1・23　（赤部分が母核と主基）

慣用名をもつベンゼン誘導体の場合も接頭語置換基として命名できるものがある（表 1・5）．

表 1・5　芳香環を含む置換基の慣用名

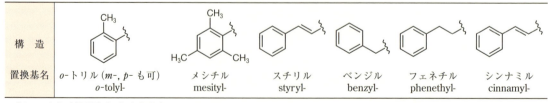

構造						
置換基名	o-トリル (m-, p- も可) o-tolyl-	メシチル mesityl-	スチリル styryl-	ベンジル benzyl-	フェネチル phenethyl-	シンナミル cinnamyl-

他に，trityl- ((C_6H_5)$_3$C—) などもある．

フェニル基のベンゼン環上にさらに炭化水素基や官能基が結合している場合は，母核に置換する炭素原子（置換する結合価をもつ炭素原子）を 1 位とし，

フェニル基上の置換基の位置を位置番号で記述する．(SBO 1・9・1 参照)

ナフタレンなどの縮合芳香環も置換基として取扱うときには，慣用名に基づいた置換基名を用いればよい．縮合芳香環の名称の語尾"エン -ene"を"エニル -enyl"に変える．ナフタレン naphthalene ならば"ナフタレニル naphthalenyl"となる．これらの縮合芳香環の場合，環上のどの炭素で母核に結合しているかを示す必要がある．たとえばナフタレンの1位で母核に結合する場合と，2位で結合する場合がありうる（図1・24）．前者はナフタレン-1-イル naphthalen-1-yl,

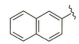
ナフタレン-2-イル naphthalen-2-yl
（置換する位置がナフタレンの2位である置換基）

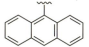
アントラセン-9-イル anthracen-9-yl*
（置換する位置がアントラセンの9位である置換基）

* 短縮名では 9-アントラニル（9-anthranyl）となる．

図1・24 縮合芳香環の置換基名

縮合多環系炭化水素の慣用名

縮合芳香族化合物のように，二重結合の数が最大になっている縮合多環系炭化水素の命名では，基本環として，35 種類の縮合多環系炭化水素の慣用名が定められている．これらのなかに，ナフタレン，アントラセン，アズレン azulene，ピレン pyrene などが含まれる．これらを基本骨格として，より複雑な縮合多環系炭化水素の母核となる環構造を命名する．

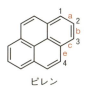
ピレン
pyrene

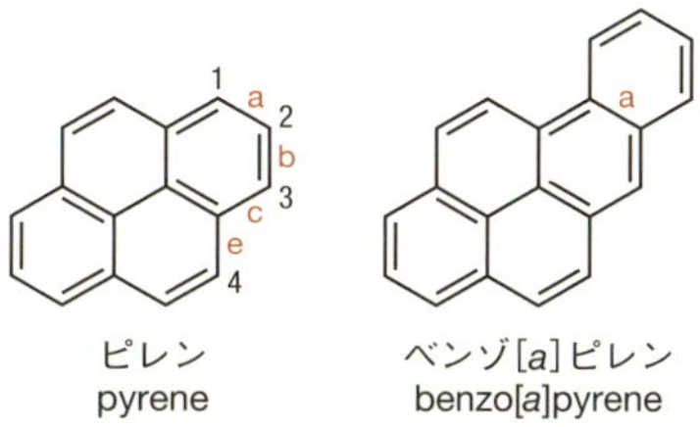

ベンゾ[*a*]ピレン
benzo[*a*]pyrene

図1・22 ピレン，およびベンゼンをさらに縮合させたベンゾ[*a*]ピレン

図1・22 右の縮合芳香族炭化水素は，左のピレン（基本環の一つ）の1，2位間の結合（辺 a）にベンゼンを縮合させたとみなして命名する．ベンゼンの縮合環を示す接頭語"ベンゾ benzo-"を用い，縮合位置を[*a*]で表してベンゾ[*a*]ピレンとする．縮合位置を表すアルファベットは1，2位の結合から順に *a*, *b*, *c* とイタリックで記す．

ベンゼン環が直線状に四つ連なって縮合したものをテトラセン tetracene とよぶ．このようにベンゼン環が直線状に連なったアントラセンやテトラセンなどを**アセン acene 類**（語尾が"acene"）という．一方，フェナントレンのように縮合環が直線状でないものを**アントレン anthrene 類**という．

ナフタレンなどの縮合芳香環の炭素が水素化したとみなせば，これらの縮合芳香環から対応する飽和炭化水素あるいは部分的に飽和した炭化水素についても命名することができる．水素化を表すには接頭語"ヒドロ hydro-"をつける．水素化された原子の数により，"ジヒドロ dihydro-"，"テトラヒドロ tetrahydro-"など数詞をつけ，完全に水素化したものを表すには"ペルヒドロ perhydro-"を用いる．

後者はナフタレン-2-イル naphthalen-2-yl” とすればよい*（ナフタレン環の位置番号はあらかじめ定められているため，母核につく炭素が1位とならない場合もあるので注意する）．

＊ 短縮名では 1-ナフチル（1-naphthyl），2-ナフチル（2-naphthyl）という．

1・8　複素環の命名

環状炭化水素中の一つ以上の炭素（対応する CH 基または CH_2 基）が，ヘテロ原子（炭素以外の原子 N，O，S など）で置き換わった環を複素環とよぶ．たとえば，ベンゼンの一つの CH 基が窒素原子 “N” で置き換わったピリジン pyridine（慣用名）は複素環である（図1・25）．

ベンゼン　benzene　　ピリジン　pyridine（体系名アジン azine）

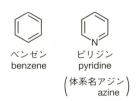

図1・25

複素環の体系名は，ヘテロ原子を表す語頭（表1・6）と環の員数（環状構造を構成する原子の数）を表す語尾（表1・7）を組合わせて母核とする．酸素1個を含む五員環で最大数の二重結合をもつものは “oxa”＋“ole” で，オキソール oxole（慣用名フラン furan）となる．語尾が母音で始まるので，語頭の末尾の a が省略されることに注意する．ヘテロ原子が一つのみの場合はヘテロ原子の位置が1位となる．同種のヘテロ原子が二つ以上ある場合は，ヘテロ原子にできるだけ小さい番号がつくように位置番号を付ける方向を決める．異種のヘテロ原子が含まれる環では，表1・6に示した優先順位が最も高い原子の位置を1位とする．

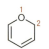

表1・6　ヘテロ原子を表す語頭

ヘテロ原子	語　頭	日本語字訳	優先順位
O	oxa	オキサ	1
S	thia	チア	2
N	aza	アザ	3
P	phospha	ホスファ	4

表1・7　環員数を表す語尾

員　数	二重結合数最多の場合	飽和環の場合
3	irine	iridine
4	ete	etane（N 不含） etidine（N 含有）
5	ole	olane（N 不含） olidine（N 含有）
6	in(e)	ane（N 不含） inane（N 含有）
7	epin(e)	epane

（　）内の e はヘテロ原子が N のときにつく．
二重結合が一部水素化された環は，二重結合最多の環が一部水素化されたものとみなして，接頭語 “hydro-” を用いて表す．このとき必要なら指示水素を表示する．

■ **指示水素**：複素環に限らず，環状化合物で二重結合が最大数導入されているものには，ピラン pyrane（図1・26）のようにすべての炭素が sp^2 構造をとらず，1箇所 sp^3 構造となる，すなわち sp^2 構造から水素化されたとみなせる構造をもつものがある．このとき，水素化されたものとして表せる炭素の位置は複数考えられるため，環の名称が構造を正確に示すようにするためには，どの炭素が水素化された構造であるかを明示しなければならない．このための水素を指示水素とよび，水素化する原子の位置番号とともに，母核の前に配置する．

2*H*-ピラン 2*H*-pyrane　　4*H*-ピラン 4*H*-pyrane

図1・26　ピラン pyrane（オキサシクロヘキサジエン oxacyclohexadiene）には，2*H*-pyrane と 4*H*-pyrane がありうる．指示水素を用いて水素化の位置を示す．指示水素の *H* はイタリック体で表記する．

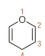

1*H*-インデン 1*H*-indene　　1*H*-インドール 1*H*-indole

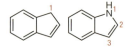

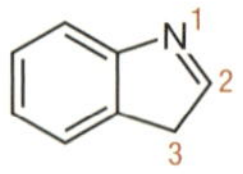

3*H*-インドール 3*H*-indole

図1・27　インデン，インドールはいずれも IUPAC 規則で認められた慣用名．1*H*-インデン，1*H*-インドールの 1*H* は省略してよい．

例題 1・15　IUPAC 規則に基づいて複素環を命名しよう　次の構造式で示した化合物を IUPAC 規則に基づいて命名せよ.

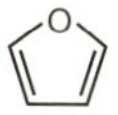

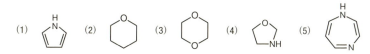

解　答　(1) アゾール azole（慣用名ピロール）　(2) オキサン oxane
(3) 1,4-ジオキサン 1,4-dioxane（一方の酸素原子の位置を 1 位とすると他方の酸素原子は 4 位にある）
(4) 1,3-オキサゾリジン 1,3-oxazolidine（oxa＋aza＋olidine で oxazolidine となり, 位置番号は名称の最初にまとめて示す. この化合物の場合, O が 1 位, N が 3 位であり, 名称には oxa, aza（O, N）の順に記載するので, 番号もこの順に 1,3- とする.
(5) 1,4-ジアゼピン 1,4-diazepine（ベンゾジアゼピン系の抗うつ薬に含まれる複素環）

　複素環は, 対応する環状炭化水素の名称をもとに代置命名法で命名することもできる（図 1・28）. 置き換えるヘテロ原子に応じて表 1・6 に示した語頭をつけて母核とする. ただし, 慣用名が認められているものもあり, 特に芳香族複素環の多くは慣用名でよばれる（SBO 2 参照）. 複素環構造は医薬品の構造に頻繁に含まれる.

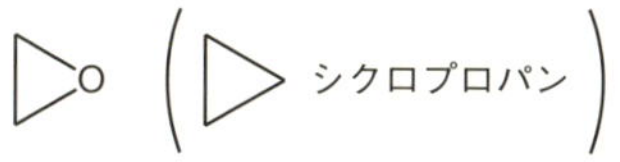

オキサシクロプロパン oxacyclopropane
（シクロプロパンの一つの CH₂ 基を酸素原子で置き換えた構造）

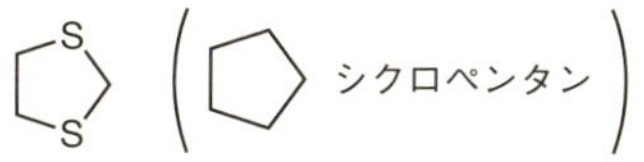

1,3-ジチアシクロペンタン 1,3-dithiacyclopentane
（シクロペンタンの 1,3 位の CH₂ を硫黄原子で置き換えた構造）

図 1・28　代置命名法による脂肪族複素環の命名

　複素環が置換基となる場合には, 語尾 "e" を "yl" にかえて接頭語として表す（図 1・29）. どの位置で置換しているかによって, 位置番号が必要になる. たとえば, 複素環の一つピリジン pyridine は, 置換基名ピリジニル pyridinyl を用いて表すことができるが, ピリジン環のどの位置で置換しているかを位置番号によって表さなければならない. 窒素の隣の炭素で置換する場合にはピリジン環の位置番号を用いて, ピリジン-2-イル pyridin-2-yl と表し, ピリジンの 4 位で置換している場合は, ピリジン-4-イル pyridin-4-yl と表す.

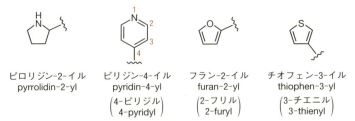

| ピロリジン-2-イル
pyrrolidin-2-yl | ピリジン-4-イル
pyridin-4-yl
(4-ピリジル
4-pyridyl) | フラン-2-イル
furan-2-yl
(2-フリル
2-furyl) | チオフェン-3-イル
thiophen-3-yl
(3-チエニル
3-thienyl) |

図 1・29 置換基としての複素環の名称 ピリジン，フラン，チオフェンの置換基名には，括弧内に示した短縮名を用いることが多い．特にチオフェンの場合，"thiophenyl"とすると，"thio"+"phenyl"と紛らわしいため，"チエニル thienyl"を用いる．

1・9 官能基を複数もつ化合物の命名

官能基を複数もつ複雑な化合物についても，これまで学んできた IUPAC 規則に従って命名することができる．すなわち，分枝アルカンの命名法および官能基をもつ化合物の命名法に準じて，主基を定め，母核を確定して，置換基の名称を位置番号とともにアルファベット順に添えればよい．具体的には，次の手順で命名できる．

1・9・1 官能基を複数もつ化合物の命名手順

1. まず主基を決定する．命名する化合物に含まれる官能基のうち接尾語になりうる最も優先順位の高い官能基を主基とする（p.30 表1・1）．主基となる官能基が存在しない場合には接尾語はつけない．

2. 次に母核を決定する．母核は，主基を含む鎖状（あるいは環状）炭化水素である．主基の官能基が二つ以上ある場合には，最も多くの主基を含む鎖（環）を選び，接尾語である主基に数詞（di-, tri- など）をつけて表す．もし，最大数の主基を含む鎖（環）が複数考えられる場合は，最も多くの多重結合を含み，最も炭素数の多い鎖（環）を選ぶ．鎖状炭化水素では，このようにして選んだ主基を含む鎖が主鎖となる．

3. 母核に結合する"置換基"の名称を決定する．このとき，炭化水素基においては，主鎖に直接置換する炭素を位置番号1とする点に注意しなければならない（すなわち，置換基自体にどのように枝分かれがあっても，主鎖に結合する炭素が1位となる）．置換基の名称は，接頭語の形で表される（表1・1，表1・4）．

4. 置換基が母核に結合する位置を，母核の位置番号で表す．このとき，母核構造の位置番号は，主基のある位置が1位である．カルボン酸やアルデヒドのように，主基が炭素原子を含む場合には，主基に含まれる炭素を1位とする（欄外参照）．

5. 最後に，置換基を接頭語として置換位置番号とともにアルファベット順に列挙し，その後に母核および接尾語の名称を続ける．位置番号の前後は，"-"（ハイフン）で区切ることに注意する．

■ **位置番号の付け方の注意点**：主基につく構造によっては通常の接尾語（-oic acid など）で命名しにくい場合があり，そのようなときは，主基の炭素を母核炭素数に含めない表記を行う（図1・30）．この場合，位置番号も主基を含まないかたちで付与する．（SBO 1・6・2 a 参照）

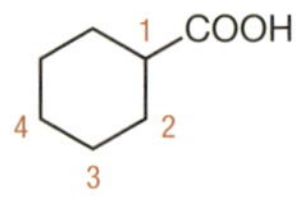

シクロヘキサンカルボン酸
cyclohexanecarboxylic acid

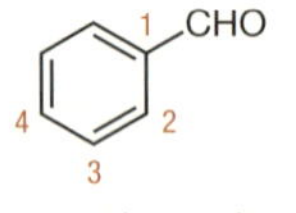

ベンゼンカルボアルデヒド
benzenecarbaldehyde
（慣用名 ベンズアルデヒド
benzaldehyde）

図 1・30 主基炭素を母核炭素数に含めない例

1・9・2 括弧の使用

さらに複雑な化合物では，置換基上の枝分かれがさらに複雑化し，括弧の中にさらに括弧を用いて構造名を示す必要が生じる場合がある．その場合，括弧の種類を使い分けることで構造を明確に示すことができる．括弧は，まず小括弧（ ）を使用し，これを含む置換基をさらに括弧でくくる必要があるときは中括弧 [ ] を用いる（SBO 1・10 の"イブプロフェン"を参照）．さらに，もう一つ大きく括弧でくくるときは大括弧 { } を用いる．大括弧をさらにくくりたいときは，最初に戻って（ ）を用いる．以後 [ ], { } と3種類の括弧を順に使用していく．

1・9・3 複雑な置換基の名称

複雑な化合物では，炭化水素基の置換基がさらに枝分かれする場合や，置換基にさらに官能基が結合している場合などがある．このような場合は，複雑な構造をもつ置換基をいったん独立した炭化水素化合物のように取扱って命名する（ただし位置番号は，主鎖につく位置が常に1位となる点に注意する）．そのうえで名称の末尾を置換基の名称に置き換える．複雑な置換基の構造が明確になるように，置換基の名称全体を括弧でくくる．

例題 1・16 複雑な側鎖をもつ化合物を命名しよう 次の構造式で示した化合物を IUPAC 規則に基づいて命名せよ．

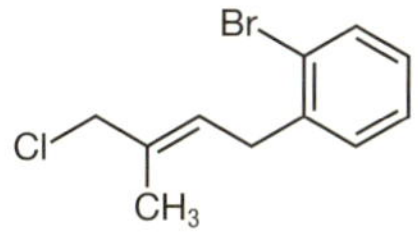

解　答　1-ブロモ-2-[(E)-(4-クロロ-3-メチルブタ-2-エニル)]ベンゼン
　　　　　1-bromo-2-[(E)-(4-chloro-3-methylbut-2-enyl)]benzene

上の化合物では，母核であるベンゼンに直接結合するのは，ブロモ基と括弧内の構造 4-クロロ-3-メチルブタ-2-エニル基である．後者の構造を明確にするために，置換基名を括弧でくくり (4-クロロ-3-メチルブタ-2-エニル) と表示する．この置換基名は c で始まるのに対し，ブロモ基は b で始まるので1位となる．(4-クロロ-3-メチルブタ-2-エニル) 基は，ブロモ基からみて2位になるので，括弧の前に2位を表す "-2-" をつける．ここで 4-クロロ-3-メチルブタ-2-エニル基は，まず置換基自体の母核（主鎖）がブタ-2-エン but-2-ene であることに着目し，置換基クロロ基およびメチル基がそれぞれ4位および3位（ベンゼン環に結合する炭素が1位）に結合していると考えれば "4-クロロ-3-メチルブタ-2-エニル" であることがわかる．また，側鎖の二重結合は E 配置である．

シクロアルカンや多様な官能基をもつ炭化水素では，**立体異性体**が存在することがある．立体異性体を区別する必要がある場合には，"*cis-*"，"*trans-*"，"(*R*)-"，"(*S*)-"などの記号を用いて区別する（SBO 10〜15 参照）．

1・10 医薬品化合物の名称の例

　IUPAC 規則を適用すれば，低分子医薬品の化学構造についても体系名を与えることができる．低分子医薬品には，**一般名**と**商品名**が存在するが，それ以外に化学物質としての体系名がある．低分子医薬品の体系名を知れば化学構造を正確に名称と対応づけることができる．いくつかの医薬品と IUPAC 体系名の例を以下に示す．ここまでに学習した IUPAC 規則がどのように適用されているか確認しながら，以下の名称を見ていくとよい復習になる．

a. アスピリン

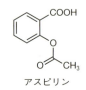
アスピリン

体系名：**2-アセトキシ安息香酸**　2-acetoxybenzoic acid

　エステルとカルボン酸いずれも接尾語となることができるが，カルボン酸の優先順位が高いためカルボン酸が主基である．エステル部は接頭語となり置換基名で表記される．母核+主基を示す安息香酸 benzoic acid は慣用名である（体系名はベンゼンカルボン酸 benzenecarboxylic acid）．

　ベンゼン環 2 位につく CH₃COO 基は CH₃CO 基の慣用名アセチル acetyl と酸素官能基オキシ oxy を続けて記してアセチルオキシ acetyloxy 基であるが，短縮名アセトキシ acetoxy とすることができる．

b. エテンザミド

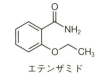
エテンザミド

体系名：**2-エトキシベンズアミド**　2-ethoxybenzamide

　主基はアミドであり母核はベンゼンである．母核+主基であるベンゼンアミド benzenamide には慣用名ベンズアミド benzamide が認められているので，ベンズアミドに接頭語置換基 2-エトキシ 2-ethoxy をつける．

c. イブプロフェン

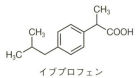
イブプロフェン

体系名：**2-[4-(2-メチルプロピル)フェニル]プロパン酸**
　　　　2-[4-(2-methylpropyl)phenyl]propanoic acid

　主基はカルボン酸であり，これを含む主鎖は炭素数 3 のプロパン酸 propanoic acid である．主鎖の 2 位にベンゼン環が結合しており，ベンゼンの接頭語としての置換基名であるフェニル phenyl を置換基名とする．

　フェニル基にはさらに置換基の 4 位（置換基が主鎖に結合する位置が 1 位であることに注意）に 2-メチルプロピル 2-methylpropyl 基が結合するが，2-メチルプロピル基は分枝した炭化水素基のため括弧でくくって示さないと部分構造が明確にならず，(2-メチルプロピル)フェニル (2-methylpropyl)phenyl とする必要がある．この (2-メチルプロピル)フェニルが，さらに主鎖のプロパン酸につくので，1 段階大きな括弧 [ ] でくくって 2-[4-(2-メチルプロピル)フェニル]プロパン酸となる．

例題 1・17　アセトアミノフェン（パラセタモール）の IUPAC 体系名を命名しよう　次の構造式で示した化合物を IUPAC 規則に基づいて命名せよ．

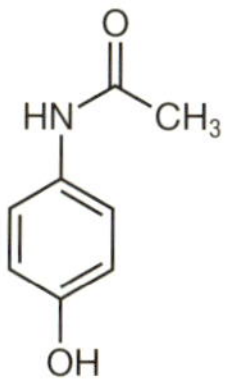

一般名　アセトアミノフェン
acetaminophen
パラセタモール
paracetamol

解 答　*N*-(4-ヒドロキシフェニル)アセトアミド　*N*-(4-hydroxyphenyl)acetamide
主基はアミド amide であるので母核＋主基の名称はアセトアミド acetamide となる．次に，4-ヒドロキシフェニル基はアセトアミドの N に置換しているので，*N*-(4-ヒドロキシフェニル)となる＊．置換基を接頭語として母核の前に配置して，*N*-(4-ヒドロキシフェニル)アセトアミド．

＊ 位置番号がついていない原子（例題 1・17 では，アミド構造の N）に置換基がつく場合は，置換基のつく原子の元素記号を *N*-アルキルなどとイタリック体で表記する．

演習 1・4　次の化合物の IUPAC 体系名を示せ．　　　　　　　　　　　　　解答 ⇨ p.436

(1) 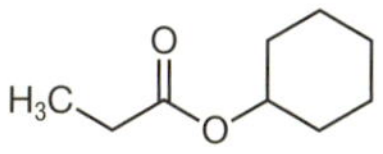　(2) 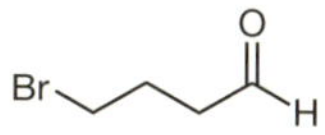　(3)

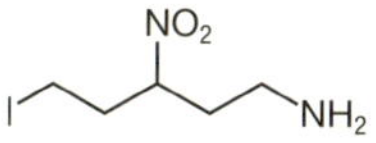

演習 1・5　次の IUPAC 体系名をもつ化合物の構造式を示せ．
(1) プロパン-1,2,3-トリオール propane-1,2,3-triol
(2) シクロペンタ-1-エンカルボアルデヒド cyclopent-1-enecarbaldehyde
(3) ブタン二酸 butanedioic acid

演習 1・6　次の化合物の IUPAC 体系名を示せ．

(1) 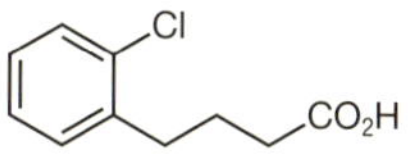　(2) 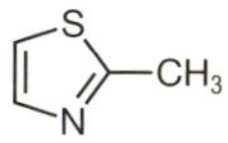　(3)

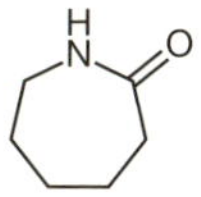

応用・発展 1・1　次の化合物の IUPAC 体系名を示せ．

(1) 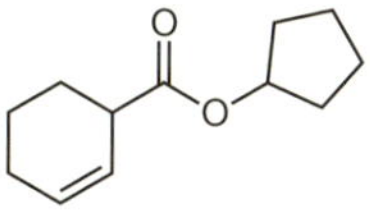　(2) 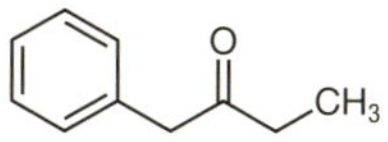　(3)

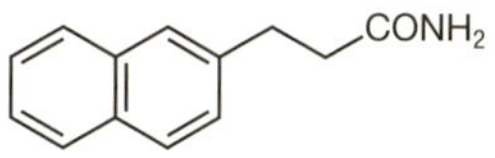

(4) 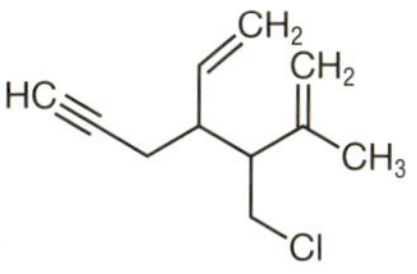　(5)

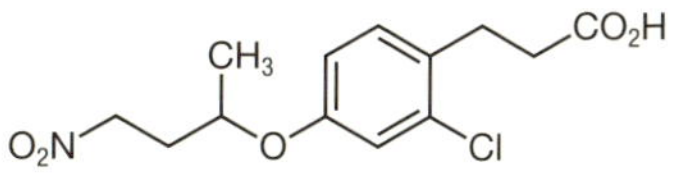

演習と応用・発展の解答

第 I 部　第 1 章

準備教育 A

応用・発展 A・1　硫化水素の分子量は 34 である．空気は混合物なので分子量を求めることはできないが，組成がわかっているので空気の仮想的な分子量を計算することは可能である．窒素および酸素の分子量はそれぞれ 28, 32 であることから，空気の組成で加重平均をとればよい．

空気の仮想分子量：$28×0.8+32×0.2 = 28.8$

以上のことから硫化水素は空気より分子量が大きく，密度が大きい気体となる（1 モルの気体は同体積の約 22.4 L であることを思い出そう）．したがって，硫化水素が漏出した場合は部屋の下方の窓を開ける方が効率的に換気できる．（しかし，実際に大量の硫化水素が漏出した場合は即座に部屋から退避するべきである．）

準備教育 C

演習 C・1

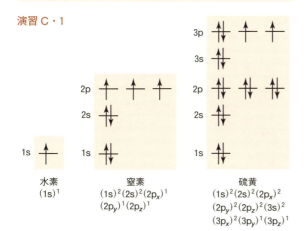

原子に含まれる電子数は原子番号と同一なので，水素，窒素，硫黄はそれぞれ 1, 7, 16 個の電子をもつ．構成原理，パウリの排他原理，フントの規則に従って，エネルギーの低い原子軌道から電子を収容するように書く．

応用・発展 C・1　ネオンの電子配置は $(1s)^2(2s)^2(2p_x)^2(2p_y)^2(2p_z)^2$ であり，最外殻が安定な閉殻構造をとっている．もしネオンに電子の授受が起こると最外殻が開殻となり，エネルギー的に不安定となる．そのため他の原子と相互作用せずに，単原子で安定な分子としてふるまう．

準備教育 D

演習 D・1　選択肢となっている原子はすべて第 3 周期にある．周期表の順に並べ替えると，左からマグネシウム（2 族），リン（15 族），硫黄（16 族），塩素（17 族），アルゴン（18 族）となる．第一イオン化エネルギーの値が高いものはアルゴンであり，最もカチオンになりにくい．電子親和力が最も高いものはアニオンに最もなりやすいものであり，塩素である．

演習 D・2　選択肢となっている原子はすべて 17 族のハロゲンである．周期表の順に上から並べると，フッ素（F），塩素（Cl），臭素（Br），ヨウ素（I）となる．同じ族の原子の場合，電気陰性度は周期表の上にいくほど大きくなる．F＞Cl＞Br＞I が正解である．

応用・発展 D・1　第二イオン化エネルギーは，原子から二つめの電子を引き離すため（1 価のカチオンを 2 価のカチオンにするため）に必要なエネルギーである．ナトリウムの 1 価カチオン（Na^+）の最外殻は閉殻になっており安定化されている．ここからさらに 1 電子を取除くと不安定な開殻構造となるため，大きなエネルギーを要する．一方，マグネシウムの 1 価カチオンは最外殻に一つの電子が収容されており開殻である．二つめの電子が取除かれるとマグネシウムは閉殻になるため安定化する．そのため，第二イオン化エネルギーは小さい．

準備教育 F

演習 F・1　電気陰性度の差からイオン結合性を見積もる．

(1)　エテン（エチレン）：すべて共有結合

(2)　トリメチルアミン：すべて共有結合

(3)　ナトリウムメトキシド：O−Na 結合がイオン結合

で，それ以外は共有結合．$CH_3O^-Na^+$ と表記することもある．

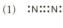

(4) 水酸化リチウム：O–Li 結合がイオン結合．それ以外は共有結合．Li^+OH^- と表記することもある．

応用・発展 F・1

(1) :N⋮⋮⋮N:　(2) Na^+ $:\overset{..}{\overset{-}{O}}:\overset{+}{N}:\overset{..}{\overset{..}{O}}:$ 　イオン結合
　　　　　　　　　　　　$:\overset{..}{\overset{..}{O}}:$

(3) $H:\overset{H}{\overset{+}{N}}:H$ $:\overset{..}{\overset{..}{Cl}}:^-$ 　(4) Na^+ $H:\overset{H}{\overset{-}{B}}:H$
　　　　H　　　　　　　　　　　　　H
　　イオン結合　　　　　　　　　　イオン結合

演習 F・2 (1) 二酸化炭素の中心炭素は p_y 軌道と p_z 軌道が直交した sp 混成軌道を示す．

応用・発展 F・2

(1) メチルカチオンは C–H 結合の電子雲どうしの反発を避けるように空の p_z 軌道以外で sp^2 混成軌道に類似した平面構造となる．

(2) メチルアニオンは sp^3 混成軌道に非共有電子対が入る．

(3) アレンの中心炭素は二酸化炭素と同様に sp 混成であり，両端の sp^2 混成軌道は互いに直交している．

(4) BH_3 は平面 sp^2 であるが，BH_4^- は正四面体構造であり，sp^3 混成軌道をもっている．

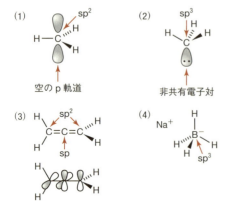

演習 F・3 1s 軌道は省略．

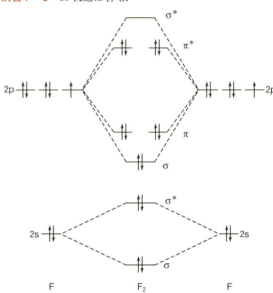

応用・発展 F・3

下図のように 2s 軌道どうしの相互作用で結合性軌道の σ 軌道と反結合性の σ* 軌道に分裂する．2p 軌道どうしの相互作用は結合軸に沿った $2p_x$ 軌道どうしの相互作用で結合性の σ 軌道と反結合性の σ* 軌道に分裂し，$2p_y$ 軌道と $2p_y$ 軌道，$2p_z$ 軌道と $2p_z$ 軌道の相互作用ではそれぞれ結合性の π 軌道と反結合性 π* 軌道に分裂する．この際，二つの π 軌道は縮重（別の軌道だがエネルギー準位が等しい）している．この O_2 分子軌道に二つの酸素原子の最外殻電子である計 12 個の電子がエネルギー準位の低い軌道から収まっていく．2s 軌道由来の σ 軌道

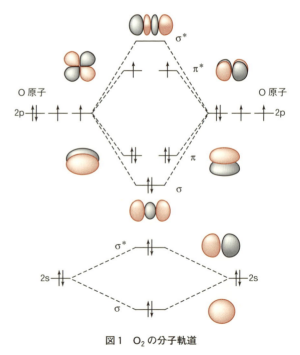

図1　O_2 の分子軌道

に2個，σ*軌道に2個，2p軌道由来のσ軌道に2個，二つの縮重したπ軌道に4個収まると（計10個），残りの2個の電子は反結合性軌道である二つの縮重したπ*軌道に入る．このとき，フントの規則（準備教育C参照）に従い，2個の電子は別々の分子軌道に同じ向きのスピンで入る．この分子軌道を見ることで，O_2が2個の不対電子をもちラジカル分子としての性質を示すことが説明できる．

準備教育 G

演習 G・1 (1) アンモニアは窒素原子がsp^3混成であり，非共有電子対が双極子モーメントに大きく影響している．

(2) メタノールの双極子モーメントは酸素原子の非共有電子対の影響が大きい．

(3) 炭素–塩素結合は極性共有結合であるが，4本の結合の双極子モーメントが打消しあい，結果として0となる．

(4) 炭素–塩素結合の極性の影響である．

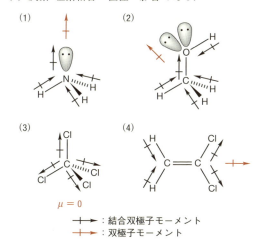

→：結合双極子モーメント
→：双極子モーメント

応用・発展 G・1 テトラヒドロフランの双極子モーメントは1.63 D であるが，シクロペンタンは0 D である．テトラヒドロフランはシクロペンタンよりも双極子–双極子相互作用が大きいため，分子どうしを引き離すのにより大きなエネルギーが必要となり沸点が高いと考えられる．

第I部 第2章

SBO 1

→ p.436

SBO 3

演習 3・1 炭酸（H_2CO_3）の水素が炭素と結合しているのか，酸素と結合しているのかをまず考えて線結合構造を書いてみよう．

$$H-O-\underset{\underset{O}{\|}}{C}-O-H \equiv H:\ddot{O}:\overset{\overset{\ddot{O}}{\,}}{C}:\ddot{O}:H$$

炭 酸

アクリロニトリル

演習 3・2 フッ化ホウ素BF_3と，塩化アルミニウム$AlCl_3$のルイス構造を下の(a)，(b)に示した．ホウ素とアルミニウム原子はともに最外殻に電子が6個しかない．したがって，オクテット則を満たすためには残り2個の電子を受取る余地がある．C–Cl結合が切断されるときに塩素原子は電子を2個もって切れたが，1個は炭素，1個は塩素のものだった．その塩素の電荷はマイナス1，炭素がプラス1となる．塩素の運ぶ二つの電子で新しく$AlCl_3$のAlと共有結合をする．塩素は2個の電子のうち，炭素から受取った1個の電子をAlに渡し，自分のもっていた残りの電子1個で結合を形成する．すなわち，トータルで見ると，炭素の電子が1個Alに移動したので，炭素がプラス1，Alがマイナス1となる．

(a) $3:\ddot{F}:\,+\,\cdot\dot{B}\cdot\,\longrightarrow$ フッ化ホウ素

(b) $3:\ddot{Cl}:\,+\,\cdot\dot{Al}\cdot\,\longrightarrow$ 塩化アルミニウム

(c) R–CHCl–... → R–CH⁺ + Cl–AlCl₃⁻ (AlCl₃)

応用・発展 3・1 ニトロ基の電子配置は難しい．ニトロソメタンはよく理解できるだろう．ニトロソメタンが酸化されるとニトロメタンとなる．ニトロソメタンの窒素には非共有電子対がある．窒素と共有結合する酸素には最外殻に電子が 6 個しかない．窒素は酸素に電子を 1 個渡し，共有結合をする．したがって，窒素の電荷はプラス 1，酸素の電荷はマイナス 1 となる．

硝酸はもっと難しい．しっかり線結合構造が書けないと混乱する．HNO_3 であるが，酸であるので水素は酸素と結合しているはずだ．結合順に書くと $HONO_2$ である．窒素と一つの酸素との間の共有結合にはニトロメタンのときと同様，電子のやりとりがある．

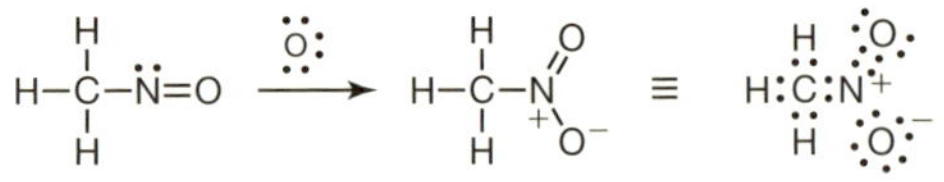

ニトロソメタン　　ニトロメタン

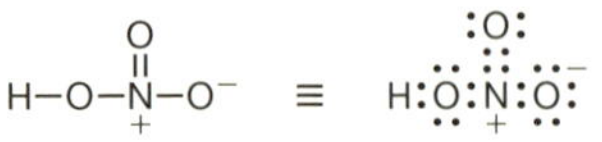

硝酸

SBO 4

演習 4・1

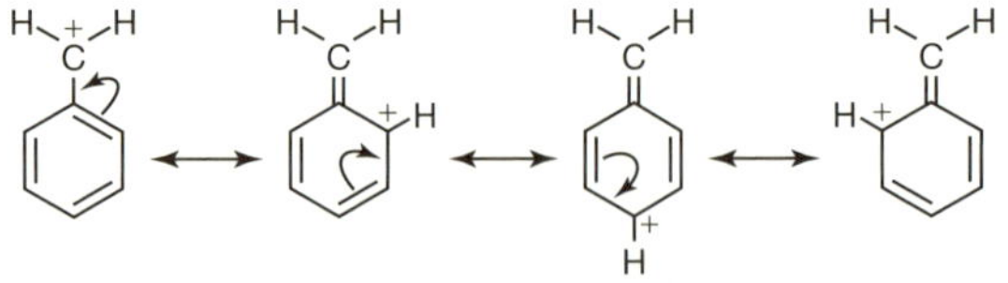

応用・発展 4・1 (1) 共役していない．二つの二重結合のπ軌道はたがいに直交しているため，重なり合わない．中央の炭素は sp 混成，両側の炭素は sp^2 混成軌道である．

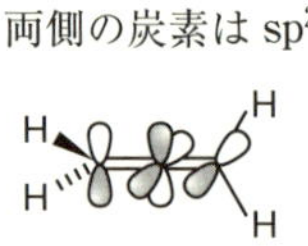

(2)

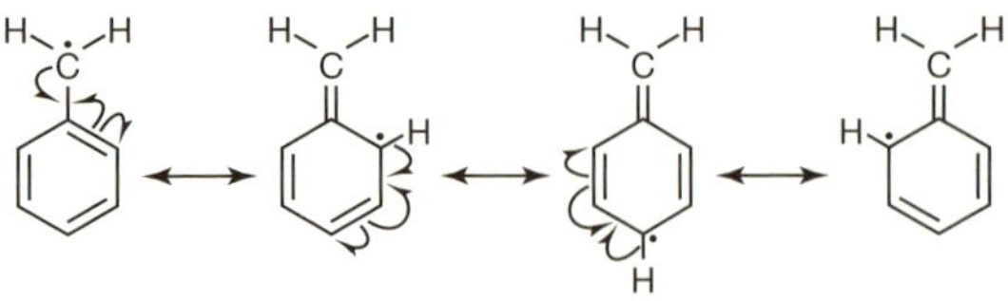

演習 4・2 カチオンと同様にアリルラジカルは二つの共鳴構造（下図 a），ペンタジエニルラジカルは三つの共鳴構造（下図 b）が書けるので，後者がより安定と考えられる．

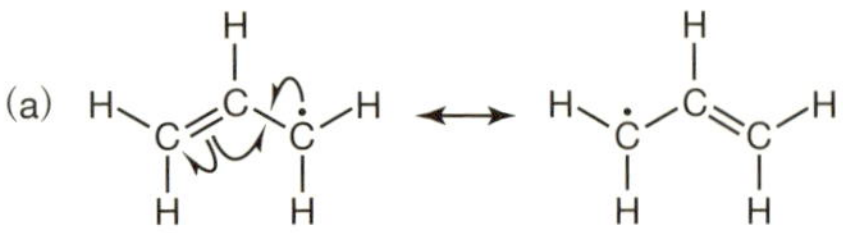

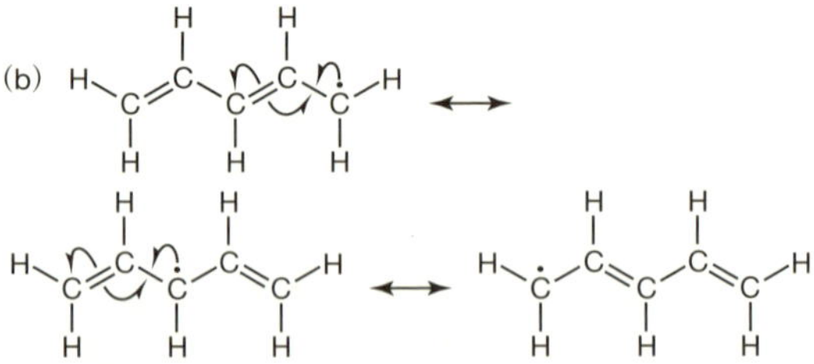

応用・発展 4・2 二つの共鳴構造のそれぞれから生成した 2 種類の臭化物が得られる．

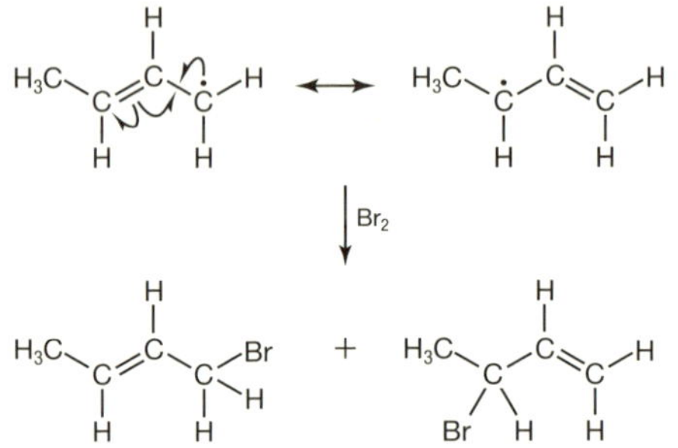

演習 4・3 共役塩基である m-ニトロフェノキシドイオンの負電荷はベンゼン環上には非局在化できるが，ニトロ基に非局在化する共鳴構造は書けない．したがって，誘起効果による電子求引性の効果のみが作用する．m-ニトロフェノールの pK_a は 9.3 であり p-ニトロフェノールの 7.2 と比べて酸性度は 100 倍弱い．

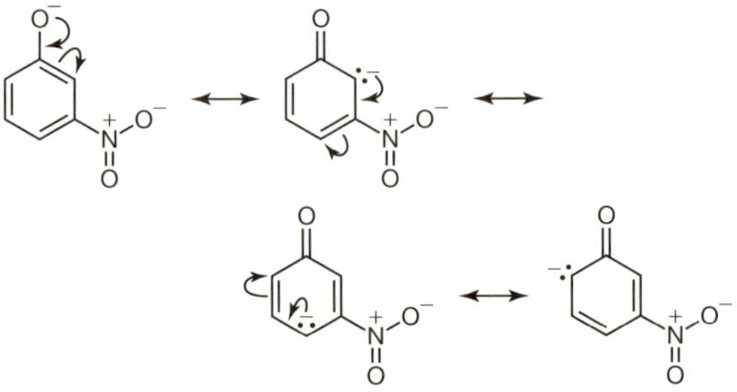

応用・発展 4・3 (1) メトキシ基の酸素原子上の非共有電子対がベンゼン環上の p 軌道に非局在化する．すなわちメトキシ基は共鳴により電子供与性基として働く．したがって，共役塩基のフェノキシドを不安定化するため，p-メトキシフェノールは酸性度がフェノールよりも低い．

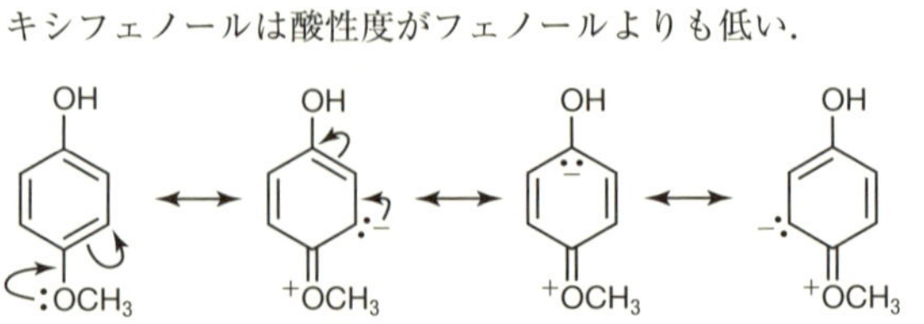

共鳴によるメトキシ基の電子供与

(2) p 位のメトキシ基は(1)で説明したように電子供与性基であり，アミノ基の非共有電子対がベンゼン環上に非局在化するのを妨げる（次図 a）．すなわち，アミンの塩基性を強めている．一方，p-ニトロ基はアミノ基の非共有

電子対を共鳴によりニトロ基の酸素原子上まで非局在化させて安定化する(c). したがって塩基性は低下する. 以上をまとめると, 塩基性は

p-メトキシアニリン > アニリン > p-ニトロアニリン

の順番となる.

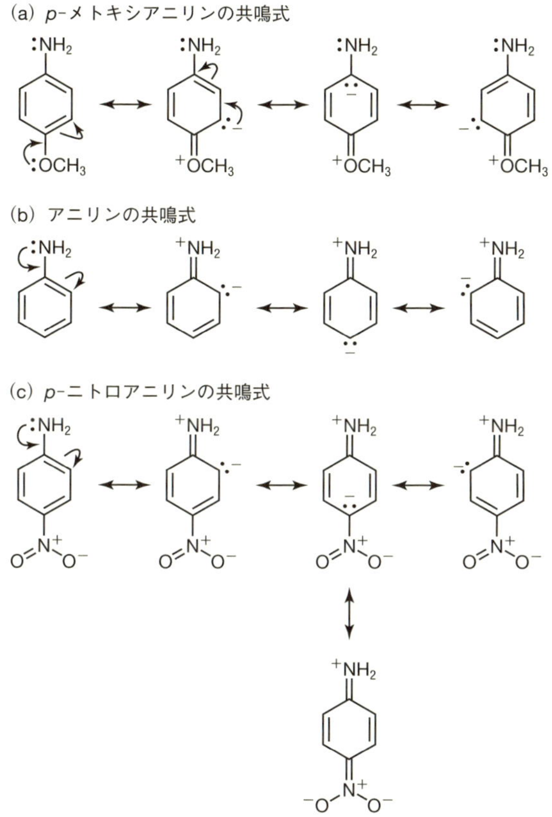

(a) p-メトキシアニリンの共鳴式

(b) アニリンの共鳴式

(c) p-ニトロアニリンの共鳴式

SBO 5

演習 5・1
(1)

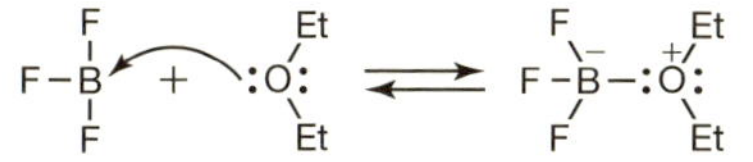

BF_3 はジエチルエーテルと錯体を形成する. この形で市販されている.
(2)

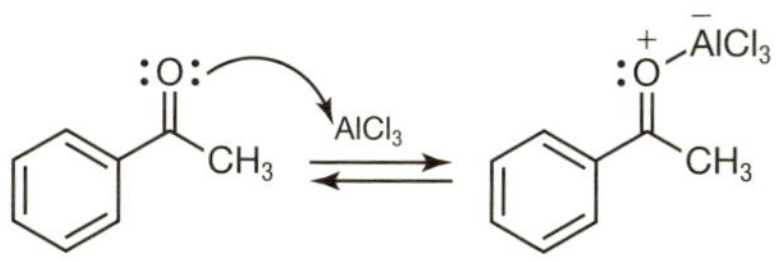

$AlCl_3$ はカルボニル基酸素の非共有電子対と反応する.
(3)

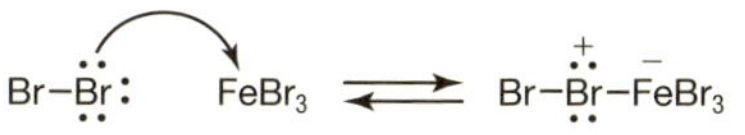

芳香族化合物のハロゲン化の活性種. Br_2 と直接反応するアルケンとは異なり, ベンゼンはルイス酸である $FeBr_3$ で Br_2 を活性化することで初めて反応する (SBO 28).
(4)

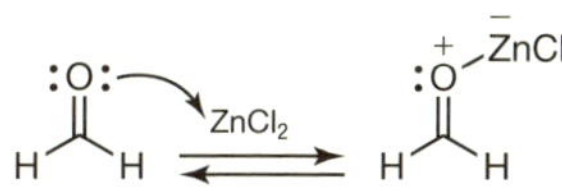

芳香族化合物のクロロメチル化の活性種. ホルムアルデヒドを活性化している (SBO 28).

応用・発展 5・1 図のように, ルイス酸であるマグネシウムにルイス塩基であるジエチルエーテルやテトラヒドロフランの酸素原子が配位することにより, 溶解している.

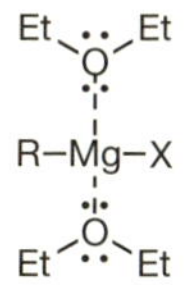

SBO 6

演習 6・1 この例は, 塩化ベンゾイルに対するアンモニアのアシル基求核置換反応であるが, 求核付加反応と脱離反応が組合わさって全体の反応が成立している. 多段階反応は, いくつかの置換, 付加, 脱離から成るものが多い.
(1) **1** から **2** の反応では, **1** の C−O 二重結合に NH_2 と H が結合し, **2** となっているので, 付加反応.
(2) **2** から **3** の反応では, **2** の酸素上の H と炭素上の Cl が抜け, C−O 二重結合が生成して **3** となっているので脱離反応.
(3) **1** から **3** の反応は, **1** の Cl が NH_2 に置き換わると **3** になるので置換反応.

応用・発展 6・1 (1) 骨格が変わっているので, 転位反応である. この場合は**クライゼン転位反応**(Claisen rearrangement) である.
(2) H と Cl が入れ替わっているので置換反応 (SBO 34).
(3) H が二つ抜けて C−O 二重結合ができているので脱離反応 (SBO 35).
(4) 二重結合に付加しているので付加反応. この反応を**ディールス・アルダー反応**とよぶ (SBO 23).

SBO 7

演習 7・1 (1) 二重結合に H^+ が反応するときに二つの可能性がある. 二重結合の内側に反応する場合(a)と二重結合の末端に反応する場合(b)である. (a)の場合は第一級カルボカチオンが生じることになり, (b)の場合は第二級カルボカチオンが生成することになる. 第二級カチオンは第一級カチオンよりも安定である. 実際, 反応は(b)の方に進む.

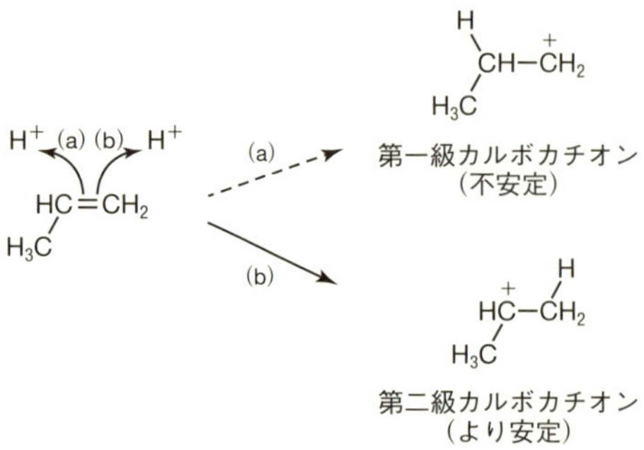

(2) 共役安定化するアリルカチオン（C=C-C⁺）が生じるようなH⁺の反応する様式は下図の(a)と(b)の2種類ある．(a)から生じるカルボカチオンの共鳴構造は，第一級および第二級カルボカチオンからなる．一方，(b)から生じるカルボカチオンは，第二級および第三級カチオンからなる共鳴構造である．カルボカチオンの安定性は，第三級＞第二級＞第一級の順になる．したがって，(b)から生じるカルボカチオンの方が安定であると予測でき，こちらが生成するものと考えられる．

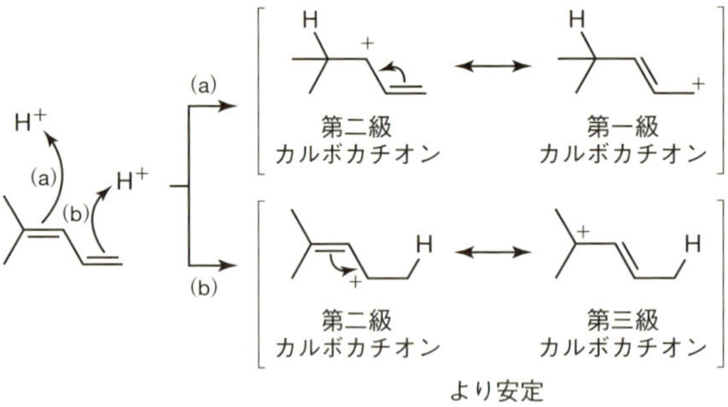

演習 7・2 下図のように，それぞれの化合物からプロトンが引抜かれて生じるアニオンの安定性を考える．アニオンが安定であれば，平衡は右にずれやすくなる．その結果，アニオンが安定であるほど，その共役酸（SBO 5）の酸性度が高くなる．カルボアニオンの安定性は sp＞sp^2＞sp^3 であるので，酸性の強さはエチン＞エテン＞エタンの順となる．

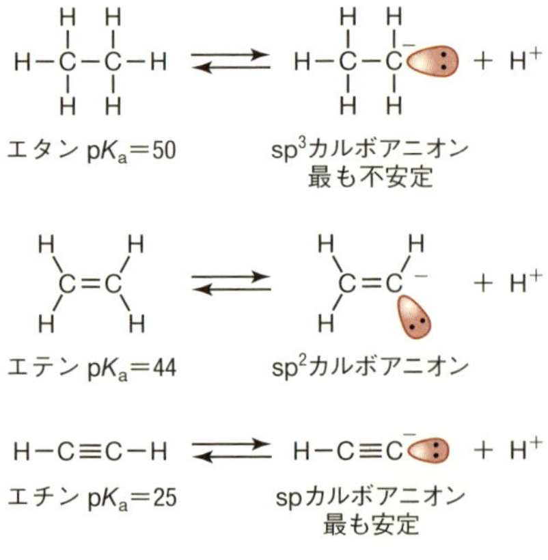

エタン pK_a＝50　　sp^3カルボアニオン　最も不安定

エテン pK_a＝44　　sp^2カルボアニオン

エチン pK_a＝25　　spカルボアニオン　最も安定

応用・発展 7・1 第二級の水素 H_a，アリル位の水素 H_b，二つの二重結合に挟まれた炭素の水素 H_c が酸素分子に引抜かれることを考える．

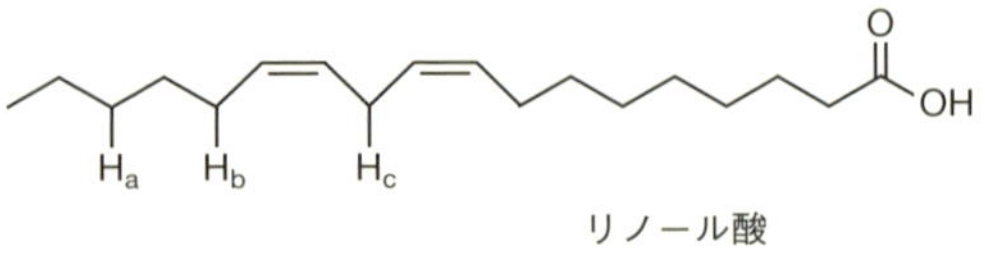

リノール酸

H_a が引抜かれる場合には生成するラジカルは第二級ラジカルであり，特に安定化の要因はない．

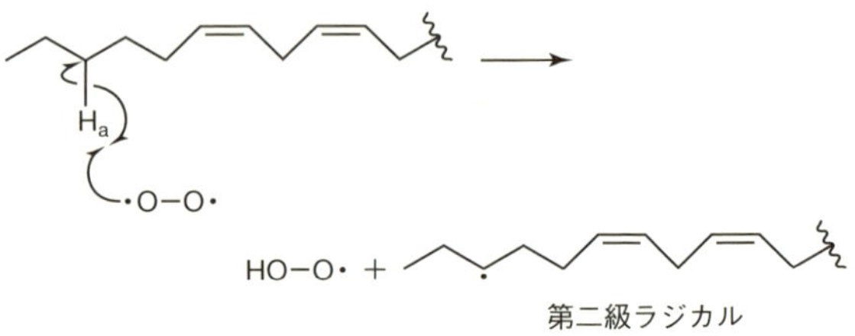

第二級ラジカル

H_b が引抜かれると二重結合と共鳴し，安定化したラジカルが生じる．

アリルラジカル

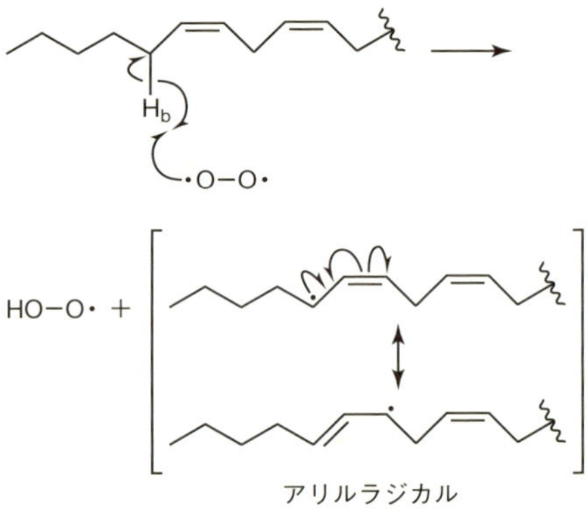

H_c が引抜かれると，二つの二重結合に共鳴した最も安定化したラジカルが生じる．

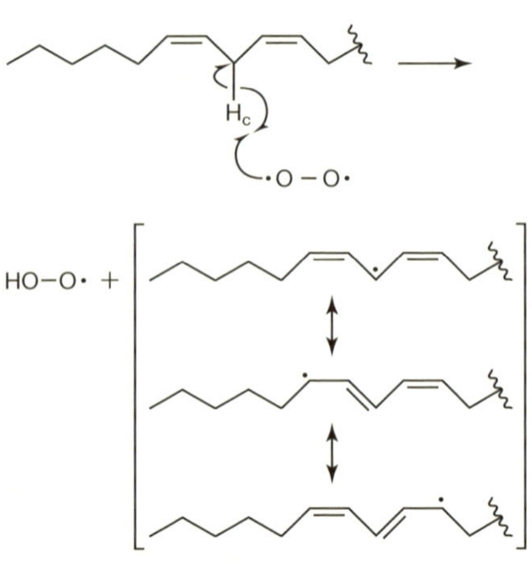

したがって，H_c が最も引抜かれやすい．

SBO 8

演習 8・1 (8・1)式の両辺の自然対数をとると，

$$\log_e k = \log_e A - \frac{E_a}{RT} \tag{1}$$

これを常用対数に変換すると，

$$\log_e k = \frac{\log_{10} k}{\log_{10} e} = \frac{\log_{10} k}{0.43} = 2.3 \log_{10} k$$

より，

$$\log_{10} k = \log_{10} A - \frac{E_a}{2.3RT} \tag{2}$$

この式に $T=300$，および $T=310$ を代入し，また $T=310$ のときに速度定数が3倍（$=3k$）となるから，

$$\log_{10} k = \log_{10} A - \frac{E_a}{2.3R \times 300} \tag{3}$$

$$\log_{10} 3k = \log_{10} A - \frac{E_a}{2.3R \times 310} \tag{4}$$

(4)式−(3)式より，

$$\log_{10} 3k - \log_{10} k = \log_{10} 3 = \frac{E_a}{2.3R}\left(\frac{1}{300} - \frac{1}{310}\right)$$

$\log 3 = 0.48$ なので，

$$0.48 = \frac{E_a}{2.3 \times 8.31}\left(\frac{10}{300 \times 310}\right) \tag{5}$$

(5)式を計算すると，$E_a = 85.2 \text{ kJ/mol}$ となる。

演習 8・2 例題8・2と同じ手法を用いると

$$\frac{k_{cat}}{k} = e^{12} = 1.63 \times 10^5$$

となり，活性化エネルギーが5分の4に下がっただけで，反応速度は10万倍以上大きくなることが示される。

演習 8・3 発エルゴン反応なので，出発物よりも生成物のエネルギーが低い。また，活性化エネルギーの関係が $E_{a1} > E_{a2} > E_{a3}$ であることから，エネルギー図の概略は以下のようなると考えられる。また，律速段階は，(1)式に示された第一段階である。

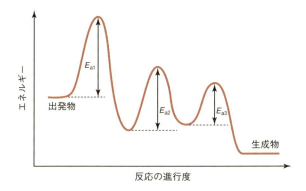

SBO 9

演習 9・1 非共有電子対をもつ求核試薬（Nu）が電子不足の位置を攻撃するときの反応を示している。Nu が電荷中性なので，反応して非共有電子対を結合生成に使用すると，Nu は電子不足となり＋の記号がつくことに注意する。

(1) Nu: H–C(H)(H)–H⁺ → H–C(H)(H)–Nu⁺

(2) Nu: H–C(H)(H)–I → H–C(H)(H)–Nu⁺ + I⁻

(3) Nu: H–O–H → Nu–H⁺ + ⁻O–H

(4) Nu: H–C(H)=O → Nu–C(H)(H)–O⁻

演習 9・2 (1) 単純な単結合の開裂反応を示している。炭素よりも電気陰性度の大きい臭素の側に電子対が移動しながら結合が開裂する。矢印の向きが，C–Br 結合上から Br の方向に向かってさえいれば，矢印の位置が変わっても意味は同じである。下式はどちらも正しい。

(H₃C)₃C–Br → (H₃C)₃C⁺ + Br⁻

(H₃C)₃C–Br → (H₃C)₃C⁺ + Br⁻

(2)(3) も (1)と同様に考えればよい。

(2) シクロペンチル–Cl → シクロペンチル⁺ + Cl⁻

(3) シクロペンチル–O⁺H–H → シクロペンチル⁺ + H–O–H

(4) 出発物質と生成物を比較してみると，出発物質にあった C–H 結合のうち一つが開裂していることがわかる。開裂して余った電子対の移動先を探すと，生成物中に新たな二重結合ができている。したがって，電子対はC–H 結合から C=C 二重結合へ移動したことがわかる。外れた H は電子をもたないプロトンとなる。

(4) H₃C–C⁺(H)–CH₃ → H⁺ + H₂C=CH–CH₃

演習 9・3

(1) [reaction scheme: Cl–Cl + H–N(H)H → H–N⁺(H)(H)H + Cl⁻]

(2) [reaction scheme: HO⁻ attacks H on CH₃–CH₂–Br → H₂O + CH₂=CH₂ + Br⁻]

演習 9・4 これは演習 9・3 (2) で示した電子移動と同様に進行する脱離反応の例である.

[reaction scheme: cyclohexane with Br and H, attacked by ⁻OH → cyclohexene + Br⁻ + H₂O, arrows labeled ①②③]

各矢印の意味は,

① 塩基 (OH⁻) から水素に矢印が向かっている. これは塩基が水素を攻撃して水素の引抜きが起こったことを表している.

② 攻撃を受けた水素-炭素結合から出発した矢印はシクロヘキサンの炭素-炭素結合に向かっている. これは水素-炭素結合が開裂し, 矢印の向かった先の炭素-炭素結合に新たな結合が生成することを表している. そのため炭素-炭素結合は二重結合となる.

③ 炭素-臭素結合が開裂し, 臭素がアニオン (Br⁻) となって脱離することを表している.

この反応は 1 段階の脱離反応であるため, 電子対の移動が三つの矢印を用いて表現されている.

演習 9・5

(1) [reaction scheme showing nitronium ion formation: HO–NO₂ + H⁺ → H₂O⁺–NO₂ → H₂O + NO₂⁺ (ニトロニウムイオン)]

[reaction scheme: benzene + NO₂⁺ → arenium intermediate → nitrobenzene + H⁺, arrows labeled ③③′④]

矢印①では, 硝酸がより強酸である硫酸によってプロトン化を受けている. ②は, プロトン化された硝酸から H₂O が脱離し, ニトロニウムイオンとよばれる活性の高い試薬ができる過程である. ③では, 求電子試薬 (E⁺) であるニトロニウムイオンに対して, ベンゼン環の π 電子が反応している. ③の電子対は, オクテット則を満たしている N を攻撃しているので③′で, NO 間の結合に用いられていた電子対が 1 組 O 上に移動する. そして ④ で

は, ベンゼン環上の H がプロトン H⁺ として脱離することにより, 生成物のニトロベンゼンが得られる.

(2) [reaction scheme showing Fischer esterification mechanism of benzoic acid with ethanol, with arrows labeled ①②③④⑤⑥⑦⑧, producing ethyl benzoate]

これは, **フィッシャーエステル合成**とよばれる反応の過程を示したものである. ① では, 強酸である硫酸によって安息香酸のカルボニル酸素がプロトン化を受ける. このようにして活性化された安息香酸に対し, ②, ③ ではエタノールが求核攻撃を起こしている. ④, ⑤ でプロトンの位置が移動した後, ⑥, ⑦ では, もともとあった安息香酸の O のうちの一つが, H₂O 分子となって脱離している. 最後に ⑧ により脱プロトンして安息香酸エチルが得られる.

演習 9・6 (1) ブロモニウムイオン (SBO 23 参照) に対する求核試薬の付加過程を示している.

[reaction scheme: bromonium ion + ⁻OH → BrCH₂–CH₂OH]

(2) 解答を次の式に示した. これは, 二重結合への付加の中でも少し特殊な "共役付加" の電子移動である. SBO 9・3 (p.99) のアセトアルデヒドとメチルアミンで示したように, アミンのような求核試薬は, 一般的にカルボニル基の炭素を攻撃する. しかし, ここに示したように, カルボニル基と共役する二重結合があると, 矢印①～③に示した電子移動を経て, カルボニル炭素ではなく, 共役する二重結合の先の炭素に結合することがある. その後, ④のプロトン移動と, エノラートイオンからカルボニル基の再生過程⑤, ⑥を経て生成物が得られる.

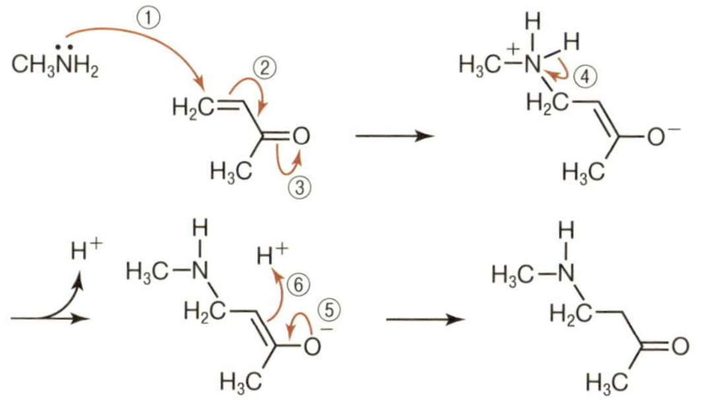

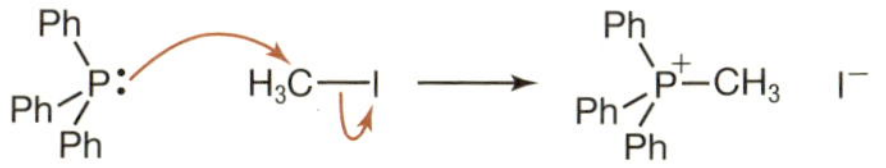

周期表を思い出してみると，リンは窒素と同族原子である．したがって，リンが3価になっているときには，アンモニアの場合と同様に非共有電子対が存在している．この反応では，リンの非共有電子対が炭素を攻撃し，炭素からヨウ化物イオンが脱離基として外れている．

演習9・7 これらはいずれも－から＋に向けて矢印が書かれていて正しそうにみえるが，いずれも誤りである．

(1) ホウ素Bから電子対が出てきているが，4価で－電荷をもつホウ素には，実は余りの電子対は存在しない．したがって，－の記号があっても求核試薬として反応することはできない．五価で中性のホウ素も存在しない．

反応が起こりうる過程は，Bに結合している水素が電子対をもってH^+と反応し，水素分子H_2を発生するものである．

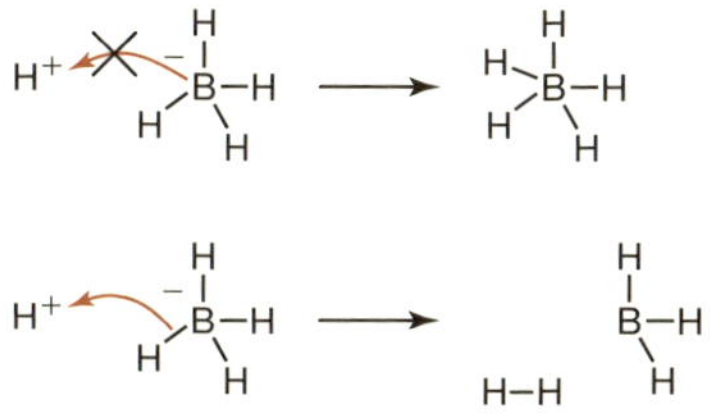

(2) Nは＋に荷電しているので，求核試薬との反応を起こしやすそうに見えるが，結合している原子はすべてHであるため，求核試薬の攻撃を受けても外れていくことができない（H^-として離れる反応は極めて起こりにくい）．また，脱離しない場合Nの価数が5となってしまい，オクテット則を満たしていない．

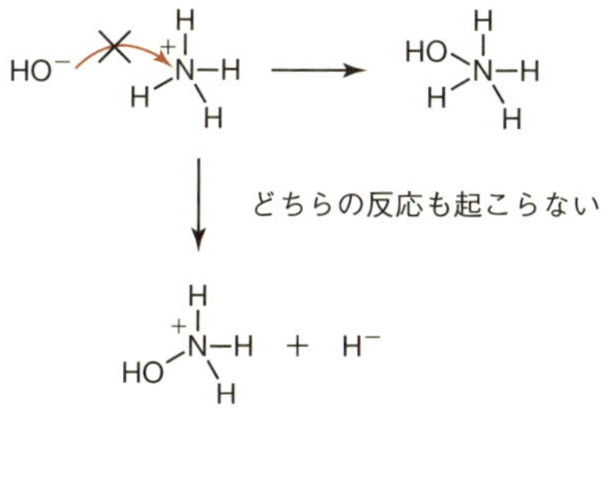

実際に起こる反応は，Nに結合したHのうちの一つをHO^-が攻撃し，水H_2OとアンモニアNH_3が生成するものである．

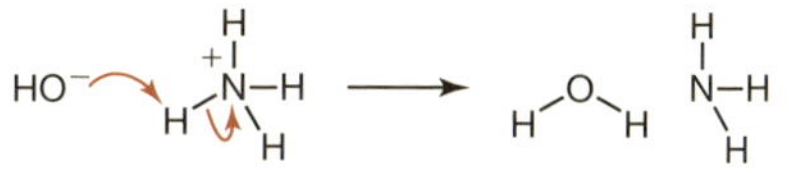

応用・発展9・1 出発物質と生成物の関係を見てみると，＋の位置が隣に移動し，＋があった位置には，＋が移動した炭素上の置換基が一つ移動している．

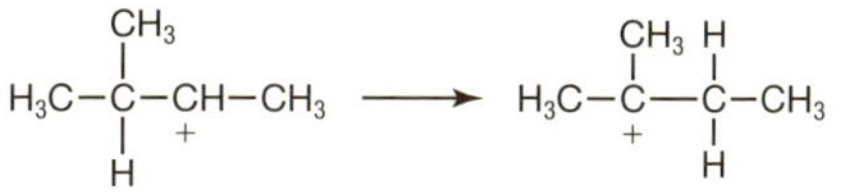

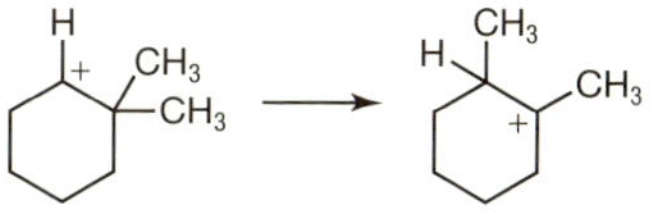

これらは"転位反応"とよばれる化学反応の一部を示しており，この反応により炭素骨格に変化が生じる．移動するHまたはCH_3が，電子対をもって隣の＋中心に再結合している．

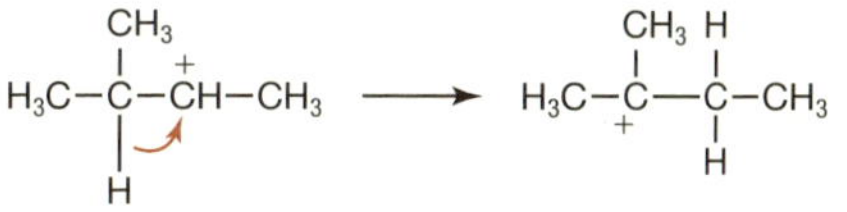

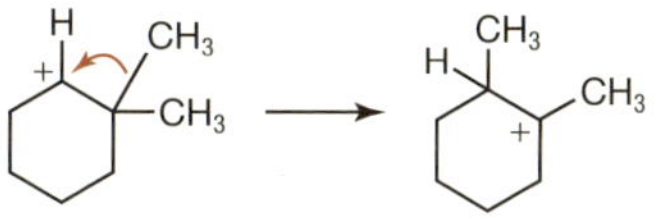

応用・発展9・2 出発物質と生成物の構造を比較すると，応用・発展9・1で学習した"転位"が反応に含まれていることがわかる．BrやClのような脱離基がとれてカルボカチオンができた後，転位が起こり骨格が変化する．その後，形の変化したカルボカチオンに対してOH^-が付加して生成物が得られる．最初にできたカルボカチオンが，より安定なカルボカチオンに変化しようとするためこのような転位反応が起こる．

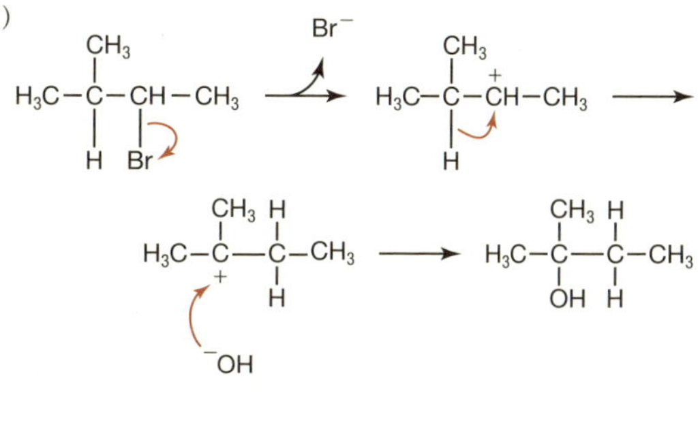

(2)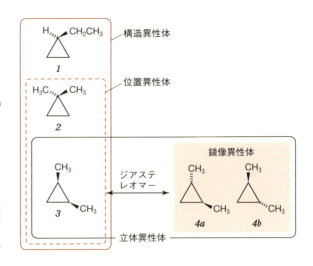

第I部 第3章

SBO 10

演習 10・1 三つのメチル基を順次移動させて書いてみる。その中で同じ構造を除くと、三つの位置異性体を書くことができる。

1,2,3-トリメチルベンゼン

1,2,4-トリメチルベンゼン　　1,3,5-トリメチルベンゼン（メシチレン）

演習 10・2 まず炭素骨格を書き、ヒドロキシ基の置換位置を順にずらした構造を書いていき、同一構造がないか確認する。以下の4個の構造異性体(位置異性体)が存在する。

2-メチルブタン-1-オール　　2-メチルブタン-2-オール

3-メチルブタン-2-オール　　3-メチルブタン-1-オール

演習 10・3 シクロプロパンにはエチルシクロプロパンと4種のジメチルシクロプロパンが存在する。1,2-ジメチルシクロプロパンには3種の立体異性体がある。化合物**3**と**4**はシス-トランス異性（ジアステレオマー）で、*trans*-ジメチル体では分子内に対称面がないため、さらに1組の鏡像異性体（SBO 12参照）が存在する。

化合物**1, 2, 3, 4**は構造異性体であり、**3**と**4**は立体異性体である。**2**と**3**は位置異性体でもある。**4a**と**4b**は鏡像の関係で鏡像異性体である。**3**に対する**4a, 4b**はジアステレオマーの関係である。（SBO 11～13を参照）

応用・発展 10・1 エチルシクロブタン（**1**）、1,1-ジメチルシクロブタン（**2**）、1,2-ジメチルシクロブタン（**3**）、1,3-ジメチルシクロブタン（**4**）の4種がありこれらは構造異性体である。1,2-ジメチルシクロブタン（**3**）と1,3-ジメチルシクロブタン（**4**）には立体異性体であるシス-トランス異性体（ジアステレオマー）（**3A, 3B**および**4A, 4B**）が存在する。さらに、*trans*-1,2-ジメチルシクロブタン（**3Ba**）には鏡像異性体の**3Bb**がある。

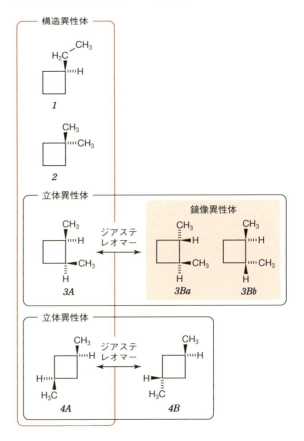

SBO 11

演習 11・1 液体の純物質をそのまま測定する場合の試料濃度は，1 cm³ 当たりの重量なので密度を用いる.

$[\alpha]_D = +120.0/[1 \times 1.20] = +120.0/1.20 = +100.0$ である.

演習 11・2

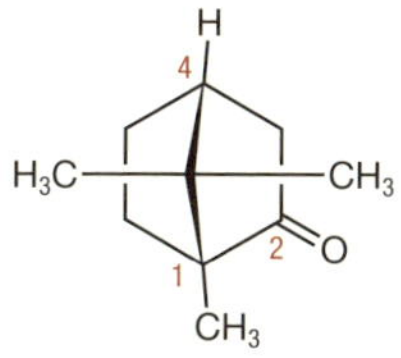

d-カンファー

d-カンファーの1位と4位の2箇所がキラル中心なので，最大 2^2 個（4個）の立体異性体（(1*R*,4*R*), (1*R*,4*S*), (1*S*,4*R*), (1*S*,4*S*)）が可能であるように見える（絶対配置の表示法については SBO 14 に述べる）．しかし，二環性化合物であるため六員環上の架橋はトランス配置をとれない．したがって，(1*R*,4*R*) の絶対配置をもつ *d*-カンファーと (1*S*,4*S*) の *l*-カンファーのみが存在し，それらは互いに鏡像異性体である．

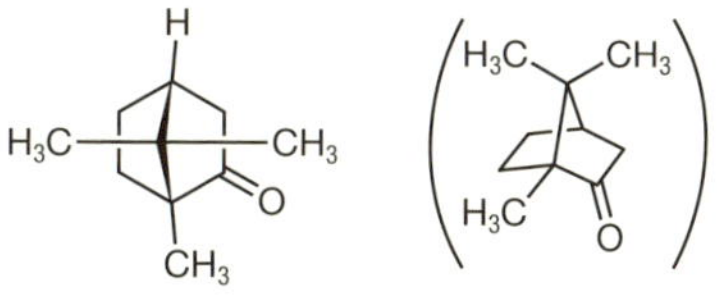

(1*R*, 4*R*)

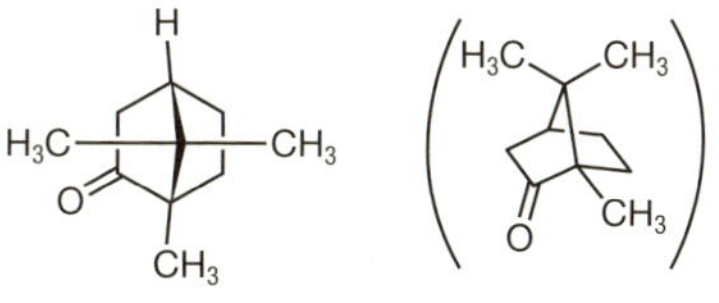

(1*S*, 4*S*)

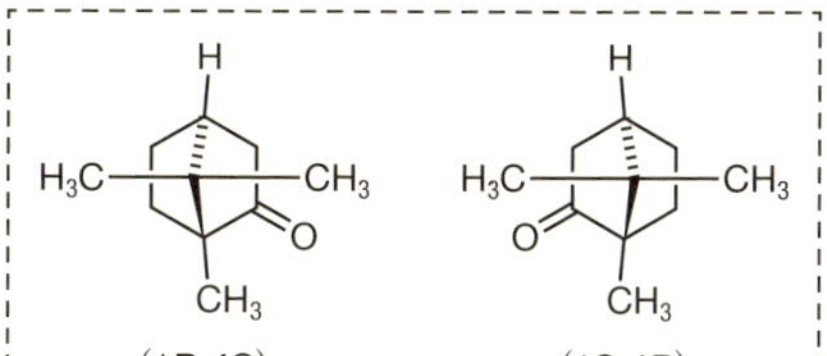

(1*R*, 4*S*)   (1*S*, 4*R*)
存在しない

演習 11・3 **1** は対称面があるのでアキラル，**2** はキラルである．

(1) 対称面

SBO 12

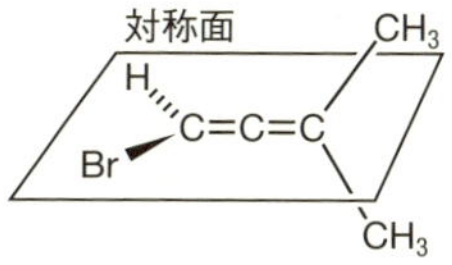

(2) 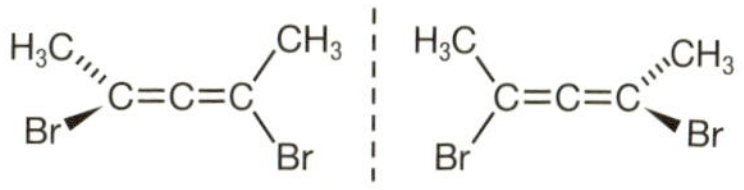 鏡像異性体

演習 12・1

3
≡

A ↔ **4**

1 ↔ **2**

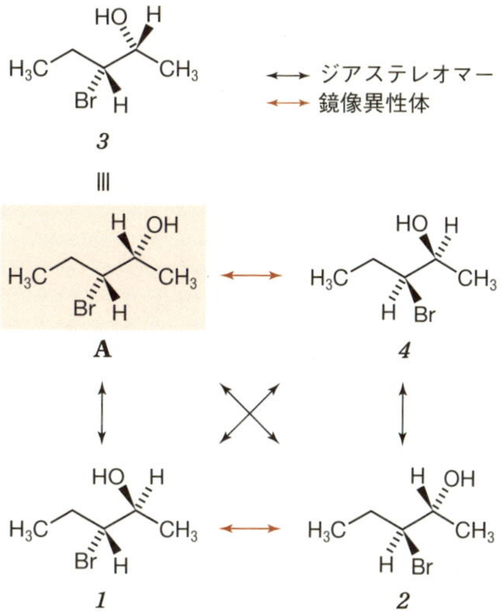

A の鏡像異性体は **4** である．ペンタン骨格は紙面上にあり，**A** では Br と OH がともに紙面奥に存在する．したがって，鏡像異性体は Br と OH がともに紙面手前に位置する **4** である．**3** は **A** と同一物，**1** と **2** は互いに鏡像異性体で，ともに **A** のジアステレオマーである．

演習 12・2 (1) 化合物 **1**, **2** にキラル中心（炭素）は存在しない．

(2) **3**, **4** は二つのキラル中心（＊で示した）をもち，それぞれ鏡像異性体（**3′**, **4′**）が存在する．

(3) **1** と **2** はジアステレオマー（シス，トランス異性）．

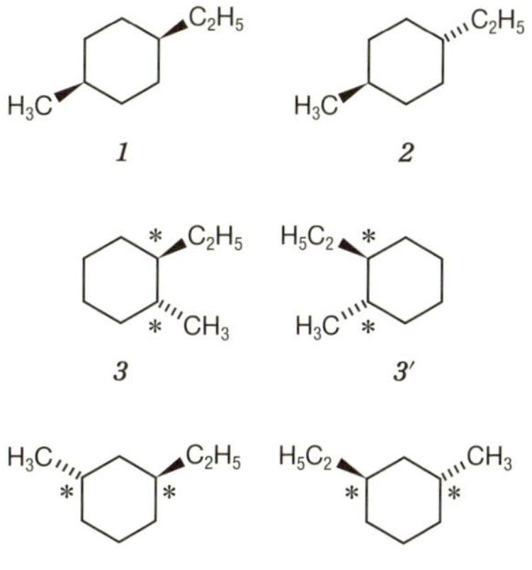

1   **2**

3   **3′**

4   **4′**

演習 12・3 ヒドロキシ基の配置が逆のアルコールが 2 種生成する．これらは 1 位の配置のみが異なるのでジアステレオマーである．(−)-メントールの立体異性体の総数は $2^3=8$ 個である．すべて書けるかチャレンジしてみよう．

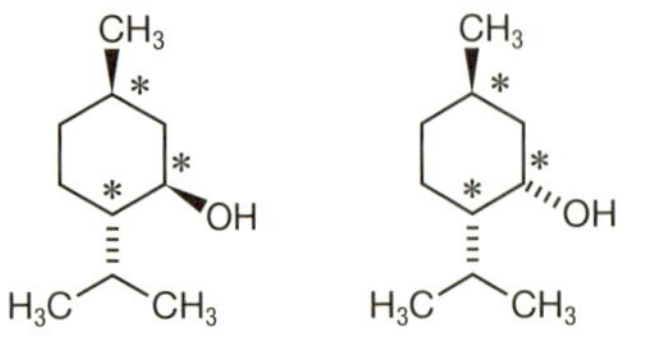

(−)-メントール　　(−)-ネオメントール

SBO 13

演習 13・1 光学純度は (鏡像異性体混合物の比旋光度÷純物質の比旋光度) なので，$(50÷100)×100=50\%$ となる．一方，

光学純度
= エナンチオ過剰率
= $\{((+)\text{-A} − (−)\text{-A}) ÷ ((+)\text{-A} + (−)\text{-A})\} × 100\%$
　　　　　(過剰量)　　　　　　　(総量)

であるので，

$$\frac{\text{光学純度}}{100} = \frac{50}{100} = \frac{(+)\text{-A} − (−)\text{-A}}{(+)\text{-A} + (−)\text{-A}} = \frac{75−25}{75+25}$$

したがって，(+)-A と (−)-A の存在比は 75:25 となる．

演習 13・2

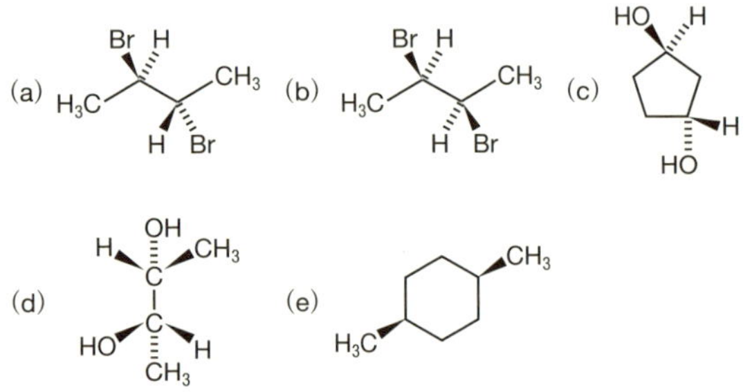

化合物 (a)，(b)，(d) を二つのメチル基が紙面奥になるように書き換えてみると下図のようになる．(e) にはキラル炭素はないのでメソ体ではない．(a)〜(d) について分子内の対称面を探すと，(a) と (d) のみが対称面をもつ．したがって，メソ化合物は (a) と (d) である．

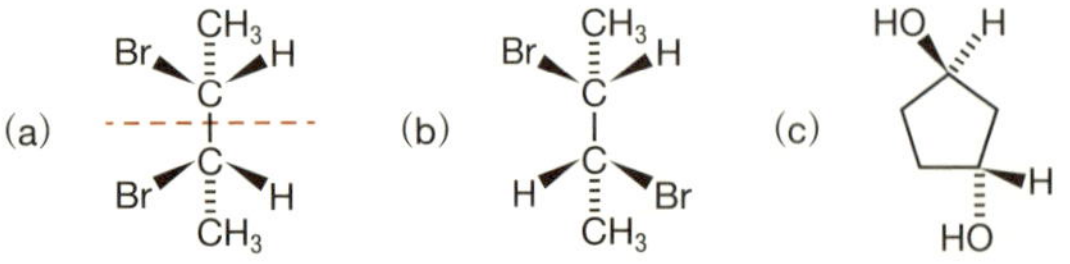

(a) メソ化合物　　(b) キラル分子　　(c) キラル分子

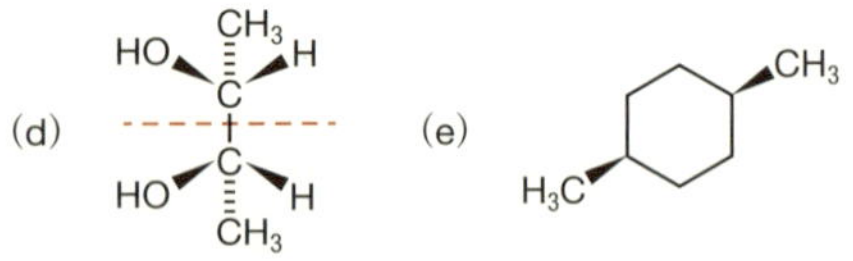

(d) メソ化合物　　(e) キラル中心なし

演習 13・3 (1) 光学活性 (キラル) 化合物はない．(**1, 2, 3** いずれもキラル中心を 2 個もつが，分子内に対称面をもつ．

(2) ジアステレオマーは **2** と **3**.

(3) **1, 2, 3** のすべてがメソ化合物である．

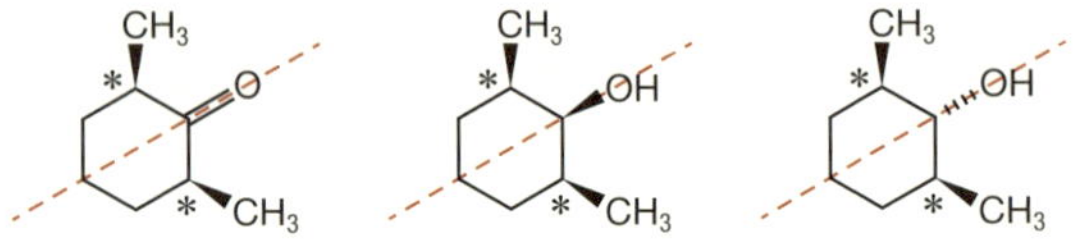

1　　**2**　　**3**
　　　ジアステレオマー

注）**2, 3** のヒドロキシ基が結合した炭素は −OH, −H 以外に結合している二つの置換基が同じなので，キラル中心ではないように見える．しかし，よく見ると，たとえば化合物 **2** では左上のキラル中心は R，下のキラル中心は S 配置であり，配置が逆である．したがって，置換基の種類が違っていると考えることもできる．構造が同じで，RS のみ異なる置換基が結合している場合，その炭素は**擬キラル中心**とよばれる．置換基としての優先順位は $(R)>(S)$ である．このように考えると，**2** の中央の炭素は S 配置ということになるが，通常のキラル中心と区別するために，小文字の s で表記する．したがって，**2** は (1s,2R,6S)-2,6-ジメチルシクロヘキサノールである．

応用・発展 13・1 *trans*-2,6-ジメチルシクロヘキサノンの鏡像異性体 (**1a, 1b**) のカルボニル基を還元すると，それぞれに二つの構造式 (**2a, 3a** と **2b, 3b**) が書ける．しかし，**2a** と **3a** は同じ化合物である．(**3a** を OH を通る軸を中心に 180°回転すると **2a** となる) 同様に **2b** と **3b** も同じ化合物である．この還元反応では，互いに鏡像異性体の関係にある **2a** と **2b** の等量混合物 (ラセミ体) を与える．

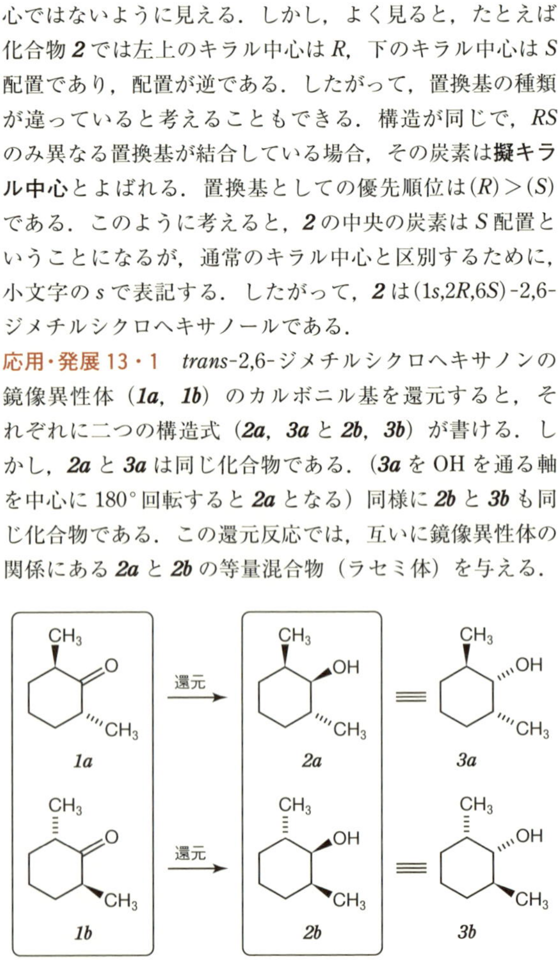

1a →還元→ **2a** ≡ **3a**

1b →還元→ **2b** ≡ **3b**

ラセミ体　　　　ラセミ体

演習 13・4　乳酸＝LA，フェニルエチルアミン＝PA とするとき，下図に示すように4種の塩 [(R)-LA−(R)-PA, (S)-LA−(S)-PA, (R)-LA−(S)-PA, (S)-LA−(R)-PA] が生成する．このうちジアステレオマーの関係にあるラセミ体の [(R)-LA−(R)-PA, (S)-LA−(S)-PA] と同じくラセミ体の [(R)-LA−(S)-PA, (S)-LA−(R)-PA] は分離可能である．これらを分離後，塩を分解するといずれの場合もラセミ体の [(R)-LA, (S)-LA] のみが得られる．つまり，ラセミ体の分離はできない．

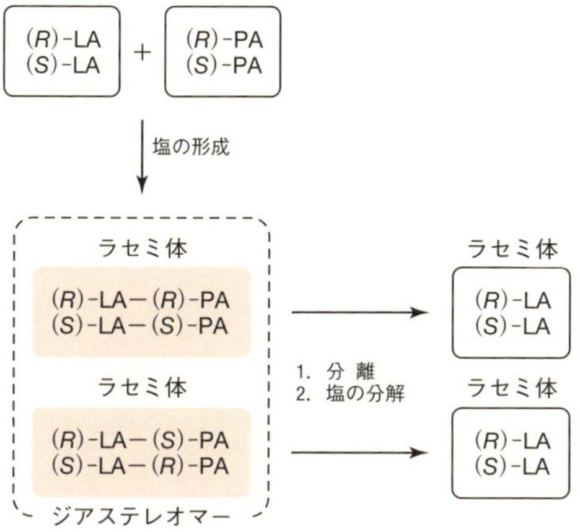

応用・発展 13・2　ケトンカルボニル sp² 混成炭素原子にヒドリドイオン (H⁻) が攻撃するとき，平面上下からの攻撃が等しく起こるため(R)-ブタン-2-オールと(S)-ブタン-2-オールが等量生成する．つまり，ラセミ体が得られる．

SBO 14

演習 14・1

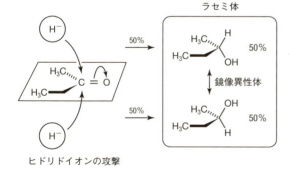

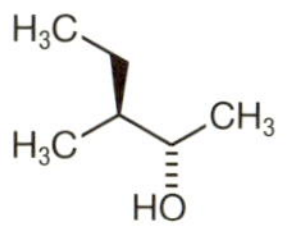

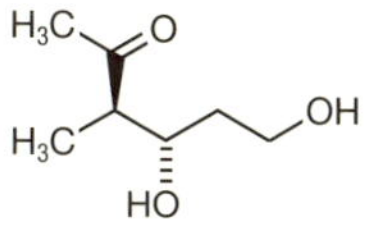

(1) ベンゼン環の炭素は，C＝C 部分については C が二つ結合していると考えるので，合計 C が三つ結合していることになる．したがって，2位の置換基の優先順位は，フェニル＞1-メチルプロピル＞メチル＞H となる．

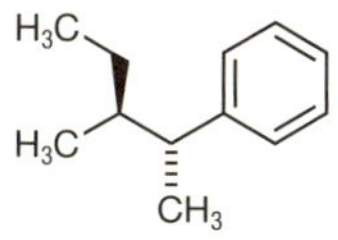

(2) 3位の置換基のエチル基と1-ヒドロキシエチル基では，隣接炭素に O が結合しているため，1-ヒドロキシエチルが優先される．

(3) C=O の C は，O が二つ結合したものとして扱うので，OH が結合した C より優先順位は高くなる．

演習 14・2　環内炭素の場合，結合をたどっていって差違が出れば，異なる置換基が結合していると考える．すべて，天然に存在するキラル化合物である．

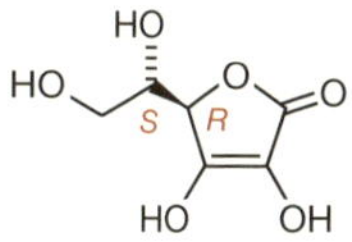

(1) カンファー (樟脳)：(1R,4R)-1,7,7-トリメチルビシクロ[2.2.1]ヘプタン-2-オン

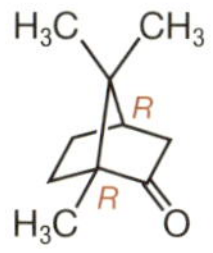

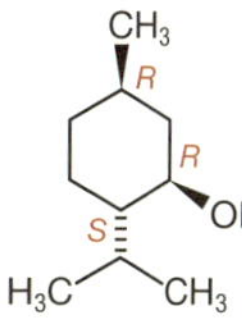

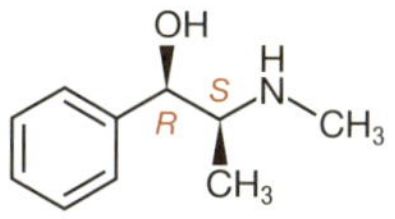

(2) メントール：(1R,2S,5R)-2-イソプロピル-5-メチルシクロヘキサン-1-オール

(3) エフェドリン：(1R,2S)-2-(メチルアミノ)-1-フェニルプロパン-1-オール

(4) アスコルビン酸：(R)-5-((S)-1,2-ジヒドロキシエチル)-3,4-ジヒドロキシフラン-2(5H)-オン

応用・発展 14・1　優先順位を決めるとき，置換基の立体配置のみが異なる場合には，Z 体を E 体より優先，R 体を S 体より優先させるというルールがある．

(1)

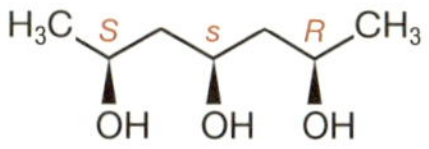

(2R,4s,6S)-ヘプタン-2,4,6-トリオール．三つある OH 基のうち，左右のものが結合している炭素原子が，それぞれ S 配置，R 配置であることは通常の優先順位の決め方でわかる．真ん中の OH 基の付け根の炭素原子は，絶対配置のみの異なる置換基が結合しているので，R 体優先，というルールに従うと S 配置ということになる．位置番号も R 体が優先であるため，R 配置の炭素原子が 2 位になるように付ける．このときの 4 位の炭素原子は擬キラル中心，配置は s と小文字で表す (演習 13・3 の解答の注を参照)．また，この分子はメソ体である．

(2)

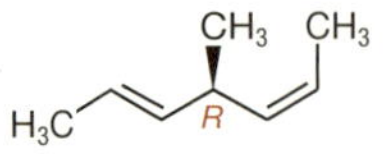

(R,2Z,5E)-4-メチルヘプタ-2,5-ジエン．くさび形表示で書かれたメチル基の付け根の炭素原子には，二つの1-プロペニル基が結合している．通常の"結合をたどる"方法では優先順位は決まらず，この場合はZ体を優先させてR配置と帰属する．主鎖はヘプタジエンであるが，位置番号を付ける際にもZ体優先であり，(2Z,5E)とZ配置の部分に小さな番号が付くようにする．

SBO 15

演習 15・1 二重結合の両端の炭素に結合しているもののうち，優先順位の高いものどうしの相対的な位置をみて，"反対側"にあるものを選べばよい．**1** は CH_2CH_3 と CH_3，**2** は D と CH_3，**3** は CH_3 と CH_2OH，**4** は Cl と $CH_2CH(CH_3)_2$ が優先順位の高いものとなるので，E 配置なのは，**2** と **3** と **4** となる．

演習 15・2 分子式から環構造はもたず，二重結合が一つだけあるアルケンであることがわかる．炭素数6の非環状アルカンの異性体は，下図の五つであり，

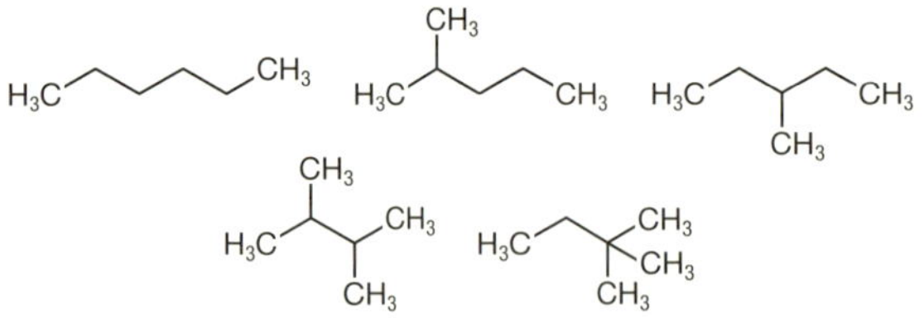

二重結合を導入してシス-トランス異性体が存在するものは，**1~4** の4種（片方の立体異性体のみを表示）である．

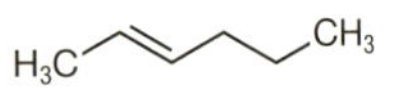

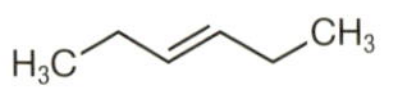

IUPAC 名は，
1: (E)-ヘキサ-2-エン，または (Z)-ヘキサ-2-エン
2: (E)-ヘキサ-3-エン，または (Z)-ヘキサ-3-エン
3: (E)-4-メチルペンタ-2-エン，
　　 または (Z)-4-メチルペンタ-2-エン
4: (E)-3-メチルペンタ-2-エン，
　　 または (Z)-3-メチルペンタ-2-エン

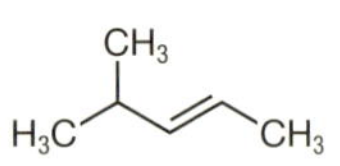

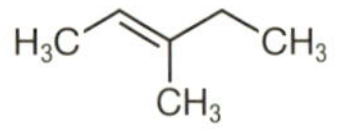

1~3 は *cis*-, *trans*-表記も可能．

応用・発展 15・1 二重結合に対する Br_2 の付加反応はアンチ付加であるため，(E)-ブタ-2-エン，(Z)-ブタ-2-エンに Br_2 を付加させると図のような2種の化合物が生成する．生成物をフィッシャー投影式で書いてみると，トランス体からのものはメソ体となり，一見2種類にみえるが同一物である．シス体からのものは，鏡像異性体の1:1混合物となる．したがって，1種類の生成物となるのは，(E)-ブタ-2-エンとなる．

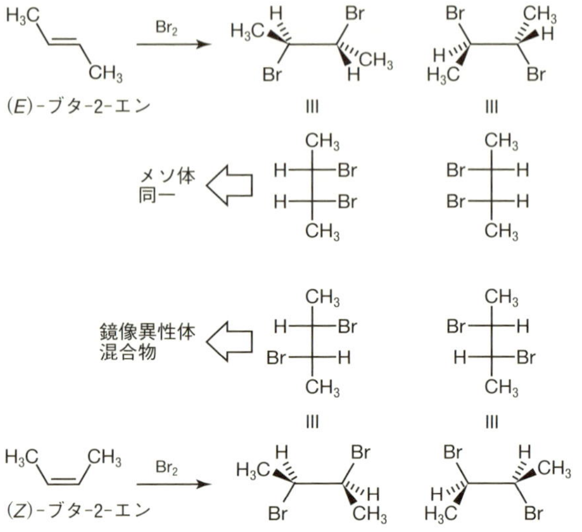

応用・発展 15・2 IUPAC 命名法における優先順位決定基準には，立体異性体に関するものもあり，Z体＞E体，R体＞S体である．

(1) 二重結合部位に結合している二つの1-メチルプロピル基は CH_3 基の付け根が不斉炭素であり，その配置は図のようになる．R 体の方が優先順位が高いので，CH_3 との相対的な位置をみると"同じ側"なので，Z 体となる．

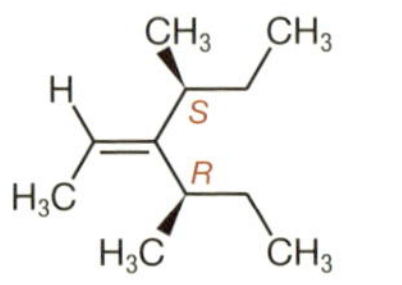

(2) 問題中↓で示した二重結合部位に結合している二つの1-プロペニル基は立体異性体であるが，Z 体の方が優先順位が高いので，他端の置換基であるプロピル基との相対的な位置をみると，"同じ側"であるので，Z 体となる．

SBO 16

演習 16・1 構造式は下図のようになるので，立体配置が問題となるのは 2, 3, 4 位の OH 基であることがわかる．1位と5位を CH_2OH と書けば，フィッシャー投影式は不斉炭素が3個あるので，形式的には $2^3=8$ 個書ける．

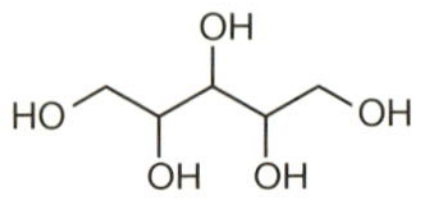

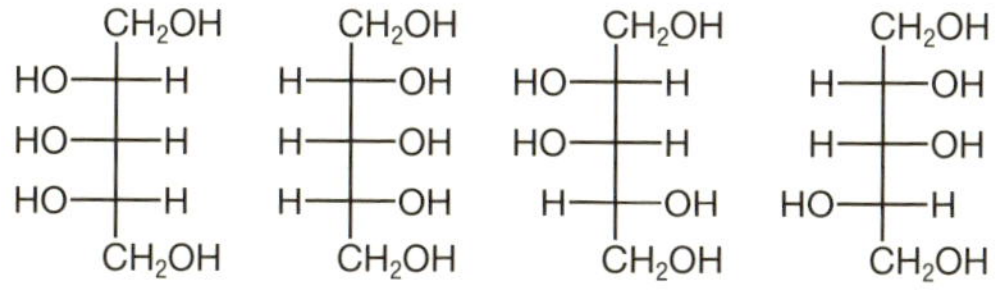

1　*2*　*3*　*4*

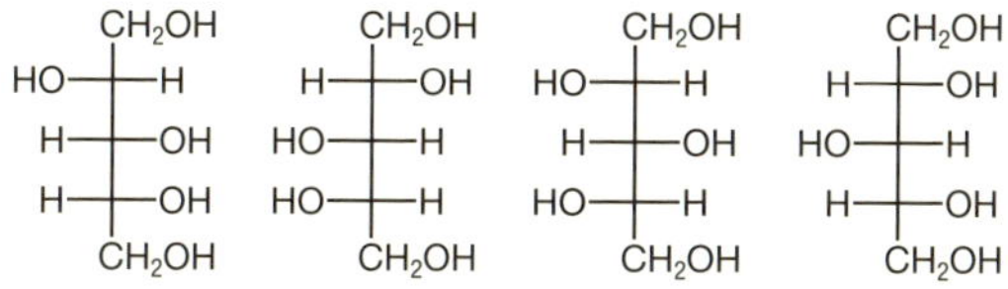

5　*6*　*7*　*8*

しかし，上下の CH_2OH が同じであるため，180° 回転させて比較してみると，***1*** と ***2***，***3*** と ***5***，***4*** と ***6***，***7*** と ***8*** は同一のものであることがわかる．したがって，立体異性体としては，***1***，***3***，***4***，***7*** の 4 種となる．

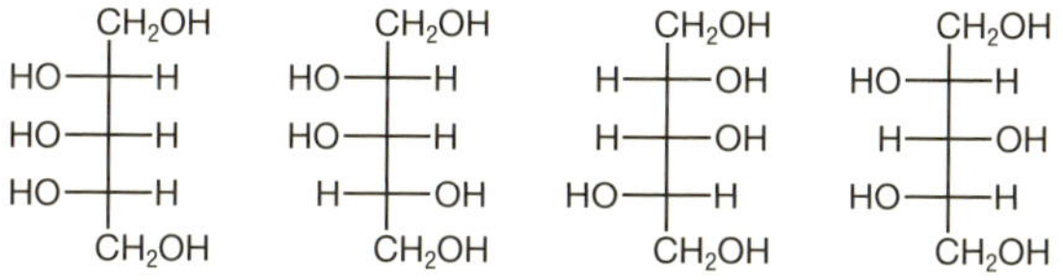

1　*3*　*4*　*7*

このうち，***3*** と ***4*** は互いに鏡像異性体（エナンチオマー）であり，***1***，***7*** は分子内に対称面をもつメソ体である．***7*** はキシロースから合成される糖アルコールであるキシリトールである．

演習 16・2　まずは，カルボキシ基の結合した二つの C−C 結合を右側から見たニューマン投影式を書いてみると下図のようになる．

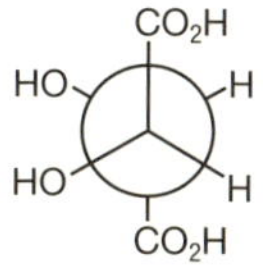

手前側の炭素原子を 180° 回転させて二つのカルボキシ基が重なる配座にすると，→の方向から見るとフィッシャー投影式に容易に変換できる．

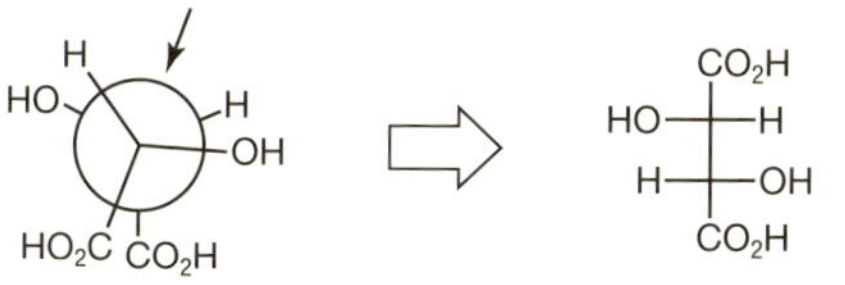

フィッシャー投影式から，すべての立体異性体を書く際に OH の配置が問題となる炭素原子は二つであるから，最大 $2^2=4$ 個書けることがわかる．

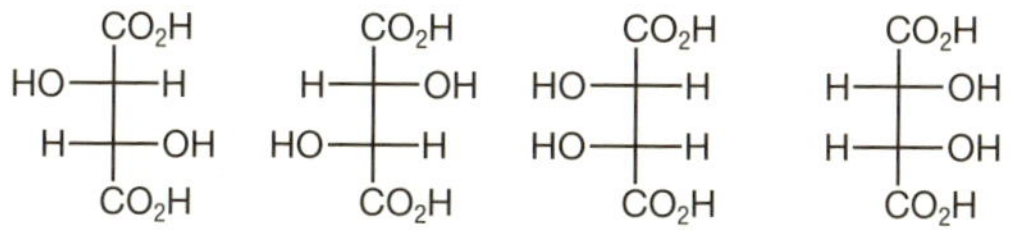

1　*2*　*3*　*4*

このうち，***3*** は 180° 回転させると ***4*** となるため，立体異性体は ***1***，***2***，***3*** の 3 種類となる．

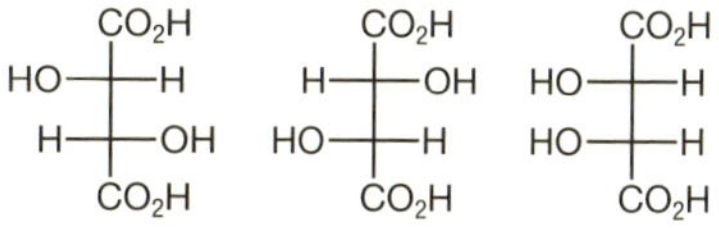

1　*2*　*3*

D-酒石酸　L-酒石酸　*meso*-酒石酸

1 と ***2*** は互いに鏡像異性体であり，***3*** はメソ体である．

SBO 17

演習 17・1　***1*** が最も安定な配座である．

三つともねじれ型配座なので安定ではあるが，隣り合う二つの炭素原子に結合したメチル基とイソプロピル基（$-CH(CH_3)_2$）の位置関係が異なる．水素原子以外の置換基がすべてゴーシュ形である ***3*** が一番安定性の低い配座である．***1*** と ***2*** では，両配座ともゴーシュとアンチの関係があるが，立体障害の最も大きなイソプロピル基がメチル基のアンチ形となっている ***1*** が最も安定な配座となる．

演習 17・2　両者とも，分子中の原子の三次元的な位置関係を示す言葉であるが，原子と原子の間の結合を切断して組替えないと変わらないものを**立体配置**といい，単結合のまわりの回転などで相互変換してしまうものを，**立体配座**という．

つまり，立体配置が異なる分子は，異性体であるが，立体配座が異なっても，基本的に同じ分子であるので異性体とはならない．たとえば，鏡像異性体は，*S* 配置，*R* 配置と区別され，通常の条件下では相互変換しないが，ブタンの C2−C3 間の回転による“ゴーシュ形”“アンチ形”は配座であり，室温では非常に速い速度で相互変換している．

立体配座

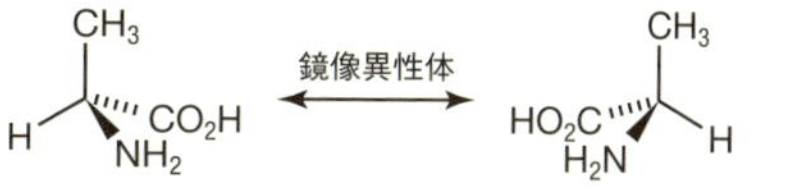

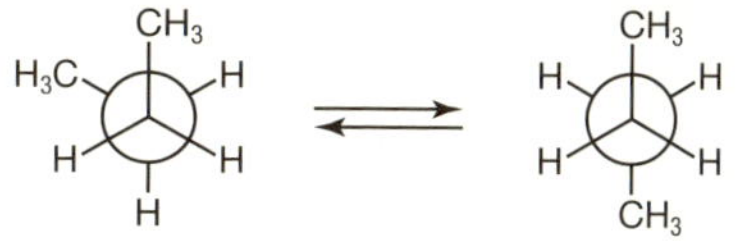

ゴーシュ形　アンチ形

立体配置

(*S*)-アラニン　(*R*)-アラニン

立体配座間の相互変換の活性化エネルギーが非常に大きくなると，異性体として分離することができるようになり，そのようなものを配座異性体とよぶことがある．軸不

斉のある化合物として知られる1,1′-ビ-2-ナフトールは，C1−C1′結合のまわりの**回転障壁**（配座間変換の活性化エネルギーのことである）が非常に大きいために2種類の異性体が単離可能である．ねじれの向きが異なるだけなので，配座が異なる，のであるが，C1−C1′結合が1回転できない条件下では，C1−C1′結合を切断して組替えないと相互変換できないので，立体配置も異なる，ということになる．

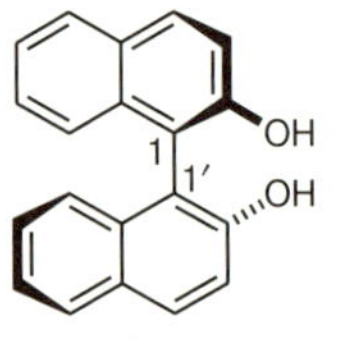

(R)-1,1′-ビ-2-ナフトール 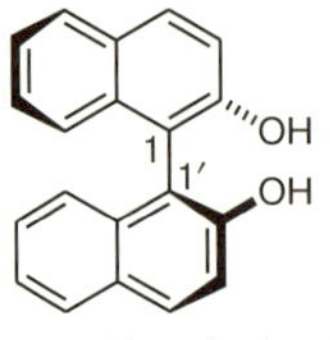　　(S)-1,1′-ビ-2-ナフトール

応用・発展17・1 まず，形式的に $2^2=4$ 個のフィッシャー投影式を書いてみる．

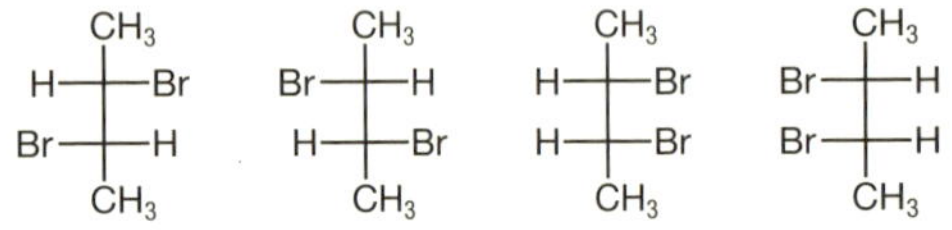

1　*2*　*3*　*4*

3 と *4* は180°回転させると一致するので，立体異性体は *1*, *2*, *3* の3種である．*1*, *2* は互いに鏡像異性体であり，*3* はメソ体である．

HBrがE2脱離してアルカンが生成するためには，脱離するBrとHがアンチの位置をとる必要があるため，*1*, *2*, *3* のフィッシャー投影式をまずニューマン投影式に変換し，BrとHがアンチになるように回転させてみる．その状態でのCH$_3$基の位置関係が，E2脱離の結果得られるアルケンのCH$_3$の位置関係に反映するので，下図のように，*1*, *2* からは(Z)-ブタ-2-エン，*3* からは(E)-ブタ-2-エンが得られることがわかる．この内容はSBO 35で詳しく学ぶ．

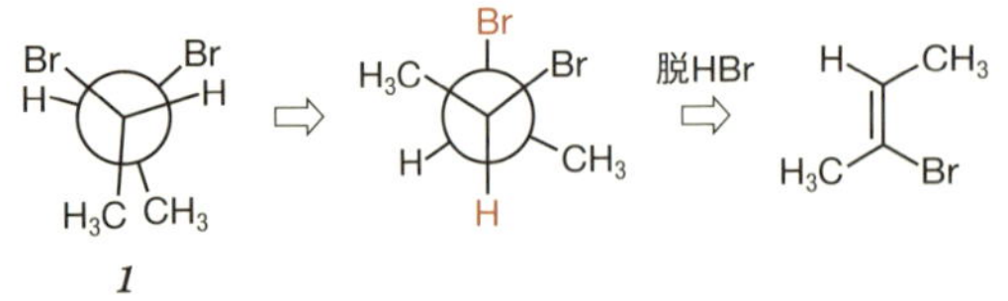

第Ⅱ部　第4章

SBO 18

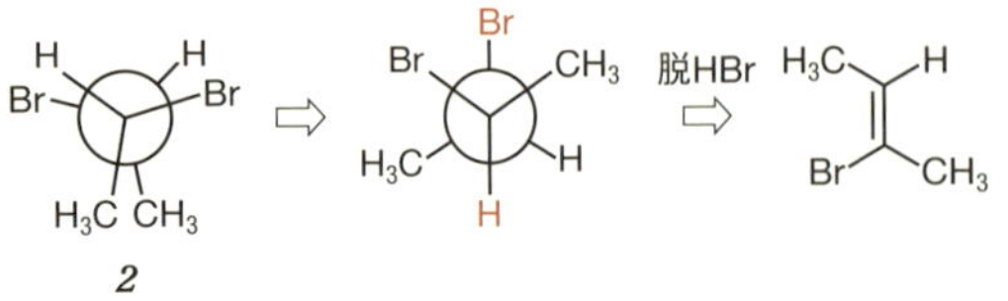

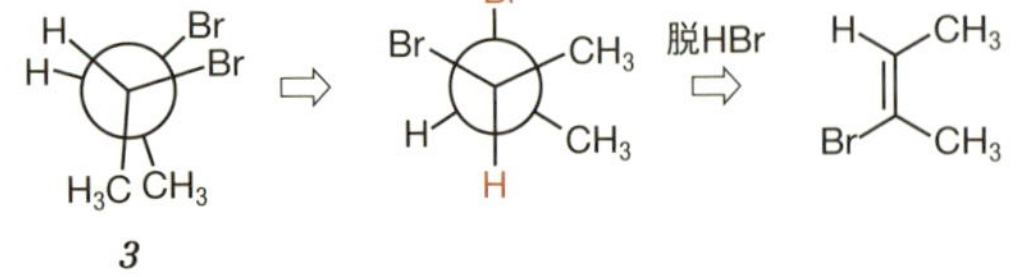

演習18・1 化合物は左から順にヘキサン，2-メチルペンタン，2,2-ジメチルブタンで，炭素数は同じである．枝分かれが多い順に沸点が低いことが予想でき，ヘキサン (69 ℃)，2-メチルペンタン (60 ℃)，2,2-ジメチルブタン (50 ℃) の順に低くなる．

演習18・2 炭素数はヘキサンが6で，それ以外は7である．その中でも枝分かれの少ないもの，ヘプタンが最も沸点が高いとわかる．

SBO 19

演習19・1 環を含まない炭素数6のアルカン，すなわち分子式 C_6H_{14} で表される分子である．

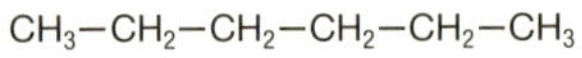

CH$_3$-CH$_2$-CH$_2$-CH$_2$-CH$_2$-CH$_3$
ヘキサン

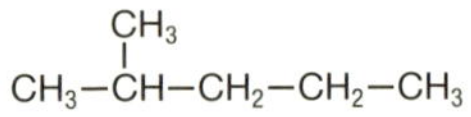

2-メチルペンタン

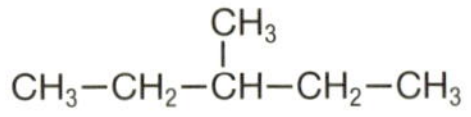

3-メチルペンタン

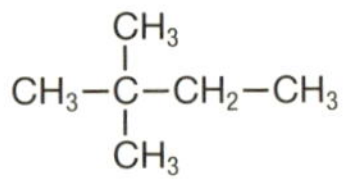

2,2-ジメチルブタン

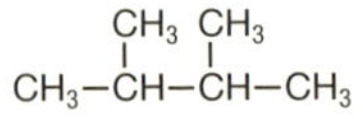

2,3-ジメチルブタン

演習19・2 C_5H_{10} で表される分子の不飽和度は1であり，設問では分子はアルカンなので環を一つ含むことがわかる．この中で1,2-ジメチルシクロプロパンには環外の二つのメチル基がシス配置のものとトランス配置のものの立体異性体が存在するが，設問ではそれを考慮しないので，炭素数5で環を一つ含む構造異性体は下の5個である（立体異性体についてはSBO 12を参照）．

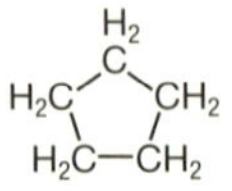

シクロペンタン 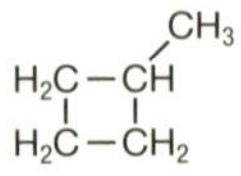　　メチルシクロブタン

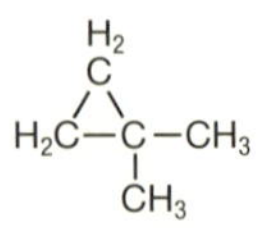

1,1-ジメチルシクロプロパン 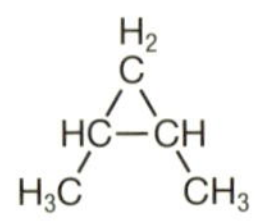　　1,2-ジメチルシクロプロパン 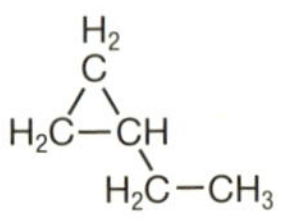　　エチルシクロプロパン

応用・発展 19・1

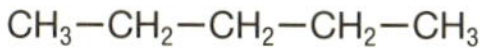

ペンタン
2,2-ジメチルプロパン 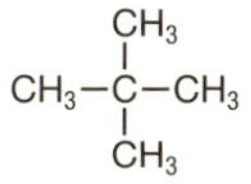
2-メチルブタン 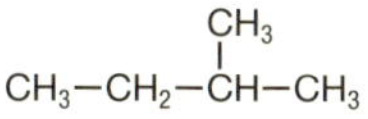
シクロペンタン 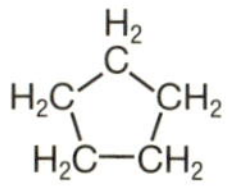
メチルシクロブタン 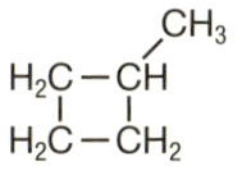
1,1-ジメチルシクロプロパン 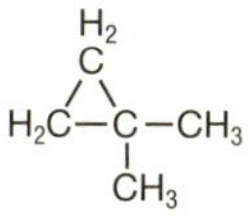
1,2-ジメチルシクロプロパン ★ 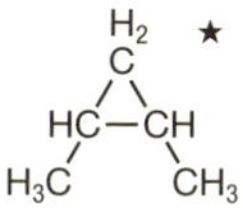
エチルシクロプロパン 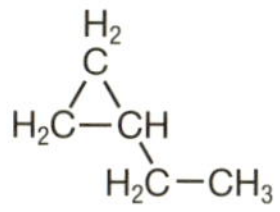
ビシクロ[2.1.0]ペンタン 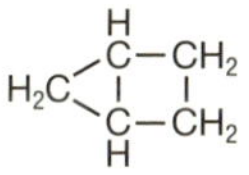
2-メチル-ビシクロ[1.1.0]ブタン ★ 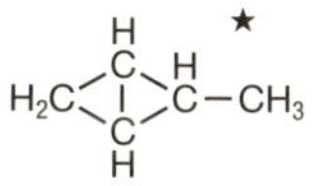
1-メチル-ビシクロ[1.1.0]ブタン 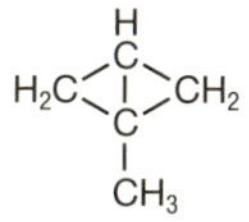
スピロ[2.2]ペンタン 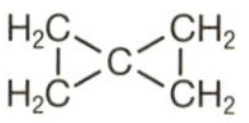

この中で★印をつけた化合物には立体異性体が存在するが（下図），設問ではそれを考慮しないので，上の12個である（SBO 12, 20, 21参照）．

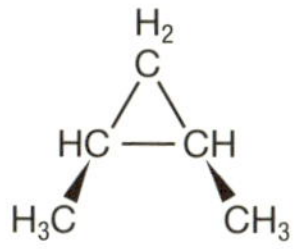

cis-1,2-ジメチルシクロプロパン
trans-1,2-ジメチルシクロプロパン 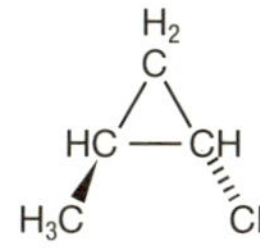

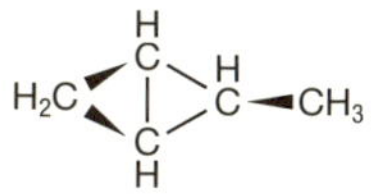

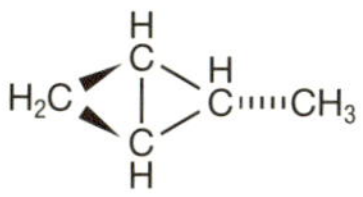

また補足として，立体異性体を考慮する場合，解答中の二環式の化合物には実際に存在する構造が限られるものもあるので，分子模型などを参考に理解しておこう．
例）

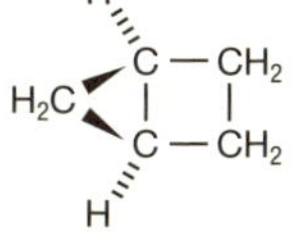

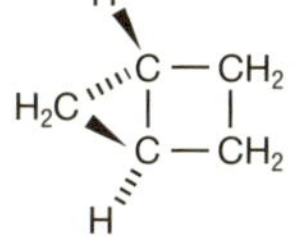

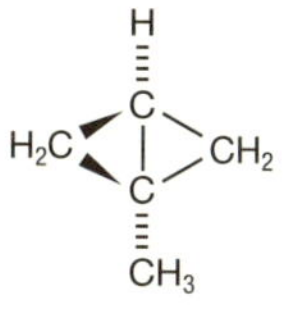

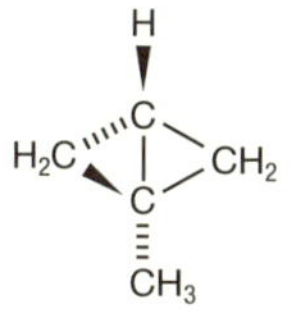

○
存在しない

応用・発展 19・2

この分子は不飽和度1であり，二重結合または環を一つ含む．酸素原子を一つもつので，分子としてはアルコール，エーテル，カルボニル基を含むもののいずれかである．また，一般にビニルアルコール（C=C-OH）を含む分子は，安定に存在できない場合は数に入れない（SBO 38参照）．★印をつけた化合物には立体異性体（光学異性体）が存在するが，設問ではそれを考慮しないので，下の7個である（光学異性体についてはSBO 11を参照）．

$CH_2=CH-CH_2-OH$ プロパ-2-エン-1-オール
$CH_2=CH-O-CH_3$ メチルビニルエーテル 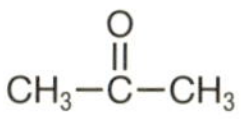
$CH_3-\overset{O}{\overset{\|}{C}}-CH_3$ プロパン-2-オン（アセトン） 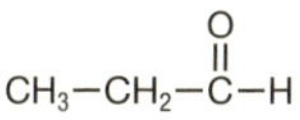
$CH_3-CH_2-\overset{O}{\overset{\|}{C}}-H$ プロパナール（プロピオンアルデヒド）
オキセタン 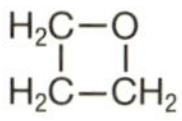
2-メチルオキシラン ★ 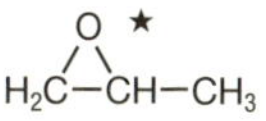
シクロプロパノール 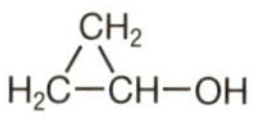

また，プロパ-1-エン-1-オールはケト-エノール平衡によりほとんどがプロパナールであるので通常は数に入れない．

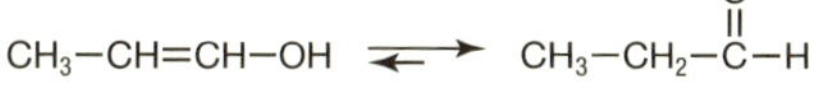

$CH_3-CH=CH-OH \rightleftarrows CH_3-CH_2-\overset{O}{\overset{\|}{C}}-H$
プロパ-1-エン-1-オール　　プロパナール

応用・発展 19・3

この分子は不飽和度1であり，設問では不飽和結合をもたないので，環を一つ含むことがわかる．酸素原子を一つもつので，分子としてはアルコール，またはエーテルである．★印をつけた化合物には環外の二つの置換基がシス配置のものとトランス配置のものの立体異性体が存在するが，設問ではそれを考慮しない．また，★印を二つつけた化合物には立体異性体（光学異性体）が存在するが，設問ではそれを考慮しないので，以下の11個である．

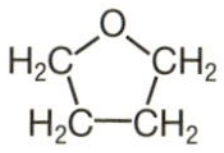

テトラヒドロフラン
シクロブタノール 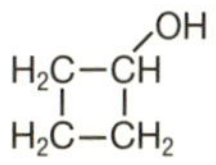
2-メチルオキセタン ★★

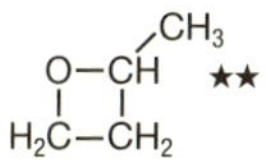

3-メチルオキセタン
シクロプロピルメタノール
シクロプロピルメチルエーテル
1-メチルシクロプロパン-1-オール
2-メチルシクロプロパン-1-オール ★
2,2-ジメチルオキシラン
2,3-ジメチルオキシラン ★
2-エチルオキシラン ★★

応用・発展 19・4 この分子は不飽和度4であり，ベンゼンの不飽和度は同じく4であるので，それ以外の二重結合または環は含まない．酸素原子を一つもつので，分子としてはアルコール（フェノール），またはエーテルであり，下の5個である．

2-メチルフェノール（o-クレゾール）
3-メチルフェノール（m-クレゾール）
4-メチルフェノール（p-クレゾール）
メチルフェニルエーテル（アニソール）
ベンジルアルコール

SBO 20

演習 20・1 シクロブタンの分子量は56，シクロヘキサンの分子量は84であるので，平均分子量が70である混合物中のシクロブタンの物質量を x mol とすると，

$$56x + 84(1-x) = 70$$

という式が成立する．この式から x を求めると $x=0.5$ となることから，両者は混合物中に 0.5 mol ずつ存在していたことがわかる．したがって，この混合物を完全に燃焼させた際に発生する熱量は，

$$(658 \times 4 + 110) \times 0.5 + (658 \times 6) \times 0.5 = 3345 \text{ kJ}$$

となる．この際，シクロヘキサンの全ひずみエネルギーは0であるので，同じ炭素数のアルカンと燃焼熱が等しくなることに注意する．

応用・発展 20・1 光照射下でのシクロプロパンのブロモ化反応では，まず臭素ラジカルによって水素原子が引抜かれることにより，シクロプロピルラジカルが中間体として生じる必要がある．しかしながら，このような三員環構造をもつラジカルはひずみが大きく不安定であるため，実際にはほとんど生成しない．したがって，シクロプロパンは光照射下での置換反応による臭素化を受けにくい．

$$Br_2 \xrightarrow{h\nu} 2\,Br\cdot$$

△ + Br· ⇸ [△·] ひずみが大きく不安定 $\xrightarrow{Br_2}$ △-Br + Br·

△ + Br_2 ⟶ $BrCH_2CH_2CH_2Br$

一方，光を照射しない条件下でシクロプロパンに臭素分子を作用させると，三員環の開裂を伴う付加反応が進行し，1,3-ジブロモプロパンを収率良く与えることが知られている．

SBO 21

演習 21・1 このステロイド骨格を立体的に書くと次のようになる．

この立体図から，(1) C10位のメチル基はアキシアル結合，(2) C5位の水素原子はアキシアル結合，(3) C8位の水素原子はアキシアル結合，(4) C9位の水素原子はアキシアル結合であることがわかる．

ステロイド骨格においては，四つの環の上側にある置換基を β 置換基，下側にあるものを α 置換基とよぶ．ここでは (1)，(3) の場合が β 置換基，(2)，(4) の場合が α 置換基となる．

SBO 22

演習 22・1 (1) cis-1,3-ジメチルシクロヘキサンの一方の立体配座 (B) では，二つのメチル基はいずれもアキシアル結合となる．一方，環の反転に伴って生じるもう一方の立体配座 (A) では，メチル基はいずれもエクアトリアル結合となる．したがって，立体配座 (A) の方が全ひずみエネルギーが小さくなるため，より安定となる．

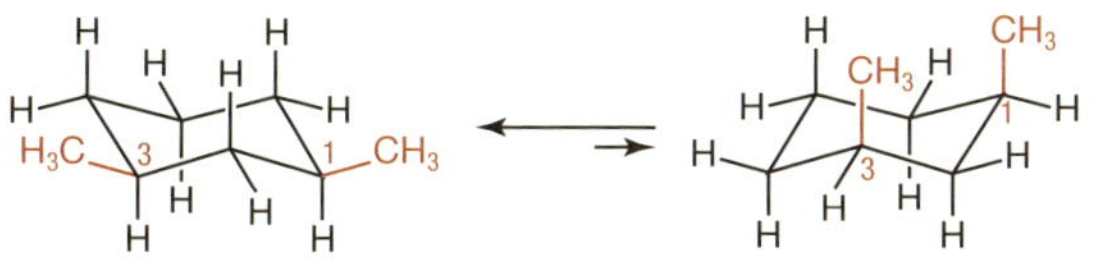

A
より安定

B

(2) *cis*-1,3-ジメチルシクロヘキサンの二つのいす形配座のうち，より不安定な立体配座において，C1-C6結合およびC3-C4結合をC1原子およびC3原子側から見た場合のニューマン投影式を書くと，以下に示すようになる．この図からも明らかなように，二つのメチル基は同じ向きに伸長しているので，互いに接近した状態で存在することになる．よって，両者の間に1,3-ジアキシアル相互作用とよばれる立体ひずみが生じる．

1,3-ジアキシアル相互作用

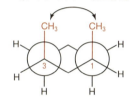

演習 22・2 (1) ブロモシクロヘキサンの二つのいす形配座間のエネルギー差（$G_B - G_A$）は，表22・1のΔG_{inv}の値（2.3 kJ/mol）に等しい．よって，ボルツマンの式より，$N_A/N_B \fallingdotseq 2.53$と算出されるので，両者の標準状態（25℃，1 bar）における存在比は2.5：1（72：28）と求めることができる．

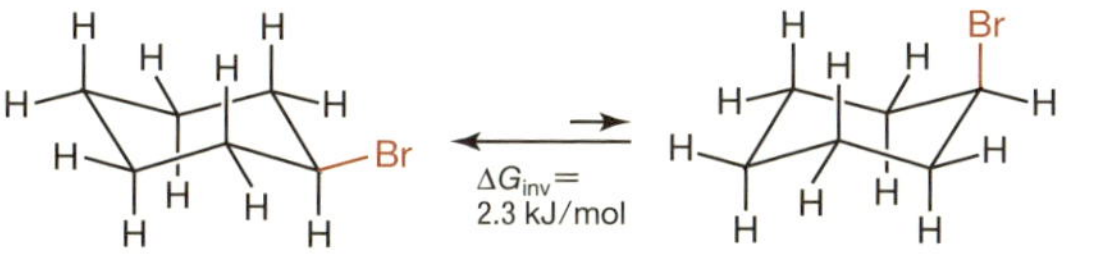

いす形配座 A $\Delta G_{inv} =$ いす形配座 B
72%   2.3 kJ/mol   28%

(2) *cis*-1-*t*-ブチル-4-メチルシクロヘキサンの二つのいす形配座間のエネルギー差（$G_B - G_A$）は，表22・2における*t*-ブチルシクロヘキサンおよびメチルシクロヘキサンのΔG_{inv}の値から，20.9 - 7.1 = 13.8（kJ/mol）と求められる．この数値をボルツマンの式に代入することにより，$N_A/N_B \fallingdotseq 263$と算出されるので，両者の標準状態（25℃，1 bar）における存在比は263：1（>99：<1）と求めることができる．

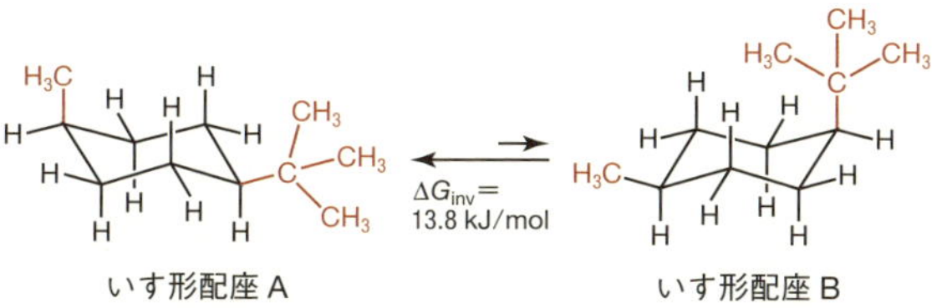

いす形配座 A $\Delta G_{inv} =$ いす形配座 B
>99%   13.8 kJ/mol   <1%

応用・発展 22・1 メチルシクロヘキサンにおけるΔG_{inv}の値は，環の反転に伴ってメチル基と水素原子との間に生じる二つの1,3-ジアキシアル相互作用に相当する（下図）．一方，*cis*-1,3-ジメチルシクロヘキサンにおいては，環の反転に伴って二つのメチル基がエクアトリアル側からアキシアル側へと入れ替わる．この際に増加するエネルギーの大きさは，二つのメチル基間の1,3-ジアキシアル相互作用の大きさにメチル基と水素原子との間の1,3-ジアキシアル相互作用の総和（二つ分となることに注意する）を加えたものとなる．したがって，二つのメチル基間の1,3-ジアキシアル相互作用の大きさは，22.6 - 7.1 = 15.5 kJ/molとなる．

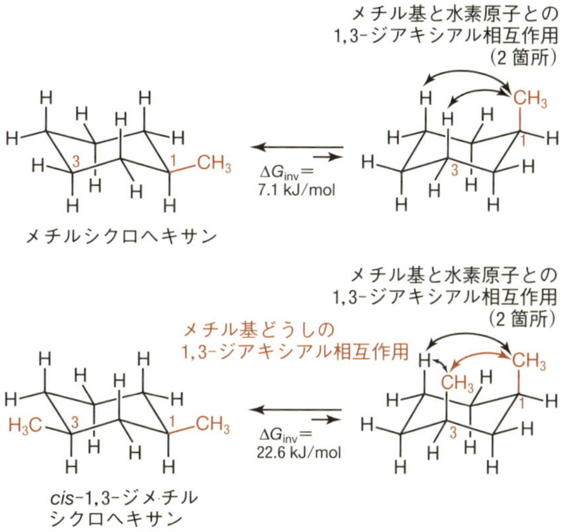

メチル基と水素原子との
1,3-ジアキシアル相互作用
(2箇所)

メチルシクロヘキサン $\Delta G_{inv} =$ 7.1 kJ/mol

メチル基と水素原子との
1,3-ジアキシアル相互作用
(2箇所)

メチル基どうしの
1,3-ジアキシアル相互作用

cis-1,3-ジメチルシクロヘキサン $\Delta G_{inv} =$ 22.6 kJ/mol

第II部 第5章

SBO 23

演習 23・1 アルケンに対するHBrの求電子付加反応である．(2) と (3) は非対称のアルケンの反応であるため，マルコウニコフ則にしたがって，置換基の多い方の炭素に臭素が付加した化合物が得られる．

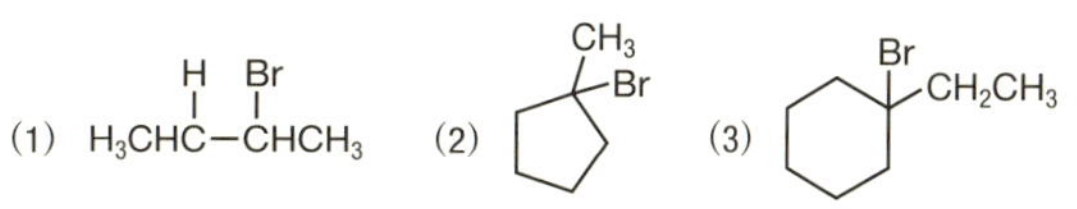

(1) H₃CHC—CHCH₃ (H, Br)   (2) シクロペンチル-CH₃, Br   (3) シクロヘキシル-Br, CH₂CH₃

応用・発展 23・1 生成物のハロアルカンからハロゲン化水素を脱離すれば，原料となるアルケンを見いだせる．(3) では，2種類のアルケンが考えられるので，マルコウニコフ則を考慮しなければならない．

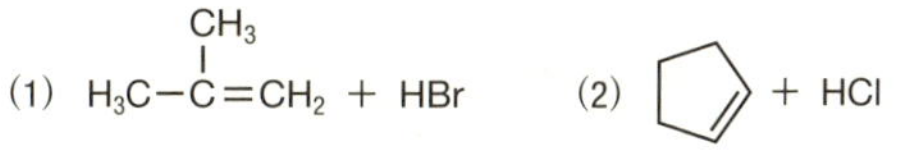

(1) H₃C-C(CH₃)=CH₂ + HBr   (2) シクロペンテン + HCl

(3) [シクロヘキシル-CH=CH₂] + HBr

[シクロヘキシル-CH=CH-CH₃ (H)] を用いると [シクロヘキシル位にBr,CH₂CH₃をもつ化合物] が生成する

応用・発展 23・2 アルケンにプロトンが付加すると, 2種類の第二級カルボカチオンの生成が考えられる. フェニル基の隣の炭素上（ベンジル位）にカチオンがある方が, ベンゼン環により安定化されるため, 優先して生成する. つづいて, 塩化物イオンが求核攻撃し, ベンジル位に塩素原子をもったハロアルカンが生成する.

Ph-CH=CH-CH₃ + HCl ⟶ [Ph-CH⁺-CH₂-CH₃] (Ph-CH₂-CH⁺-CH₃) →(Cl⁻)→ Ph-CHCl-CH₂-CH₃

フェニル基によって安定化された第二級カルボカチオン

演習 23・2 酸によって二重結合が, 安定なカルボカチオンを生成するようにプロトン化される. 次に H₂O がカルボカチオンに求核攻撃することによりアルコールが生成する.

(1) CH₃CH₂-C(OH)(CH₃)-CH₃ (2) シクロヘキサノール (3) 1-メチルシクロヘキサノール

演習 23・3 アルケンのヒドロホウ素化-酸化は, 位置および立体選択的に進行し, 置換基の少ない方の炭素原子にヒドロキシ基をもつアルコールが得られる. (3) のヒドロホウ素化はシン付加で進行するため, ホウ素原子と水素原子が同じ面から付加し, メチル基とホウ素原子がトランス配置のシクロヘキサンが生成する. さらに, 酸化反応は立体保持で進行するので, トランス配置のメチル基とヒドロキシ基をもつアルコールが生成する.

(1) CH₃CH₂CH₂CH₂OH (2) H₃C-CH(CH₃)-CH₂OH

(3) [1-メチルシクロヘキセン] →(1. BH₃/THF)→ [trans-2-メチルシクロヘキシル-BR₂] →(2. NaOH, H₂O₂, H₂O)→ [trans-2-メチルシクロヘキサノール]

応用・発展 23・3 アルコールから脱水反応が進行した化合物を考えればよい. また, ヒドロホウ素化-酸化は反マルコウニコフ則およびシン付加で進行することに注意しなければならない.

(1) ビニルシクロヘキサン (2) シクロペンテン (3) H₃C-C(Ph)=CH-CH₃

演習 23・4 (1) アルケンの π 電子が, 一方の臭素原子を攻撃し, もう一方の臭素原子が臭化物イオンとして脱離する. さらに, 臭素原子の非共有電子対が他方のアルケン炭素を攻撃することによって, ブロモニウムイオンが生成する. 次に, 臭化物イオンがブロモニウムイオンの炭素原子に S_N2 型の求核攻撃をすることによって, 1,2-二臭化物を与える. ブロモニウムイオンの二つの炭素原子のどちらに臭化物イオンが求核攻撃してもまったく同じメソ形の化合物が得られる.

(2) (1) と同様にブロモニウムイオンが生成するが, 臭化物イオンが求核攻撃する炭素原子によって異なる化合物が生成する. それらは, 鏡像異性体の関係にあり, 生成速度は同じであるので, 同量の混合物, すなわちラセミ体が生成する.

(1) [(Z)-3-ヘキセン + Br₂ → ブロモニウムイオン中間体 → メソ-3,4-ジブロモヘキサン]

メソ形

(2) [(E)-3-ヘキセン + Br₂ → ブロモニウムイオン中間体 → (3R,4R)- と (3S,4S)-3,4-ジブロモヘキサン]

ラセミ体

演習 23・5 ブロモヒドリンが生成する機構と同様に, まずブロモニウムイオンが生成し, メタノールの酸素原子が求核攻撃することによって, メトキシ基をもった臭化シクロペンタンが生成する. ブロモニウムイオンをメタノールが攻撃する際の反応点は二つあり, それぞれ鏡像異性体を生成する. したがって得られる物質は *trans*-1-ブロモ-2-メトキシシクロペンタンのラセミ体である.

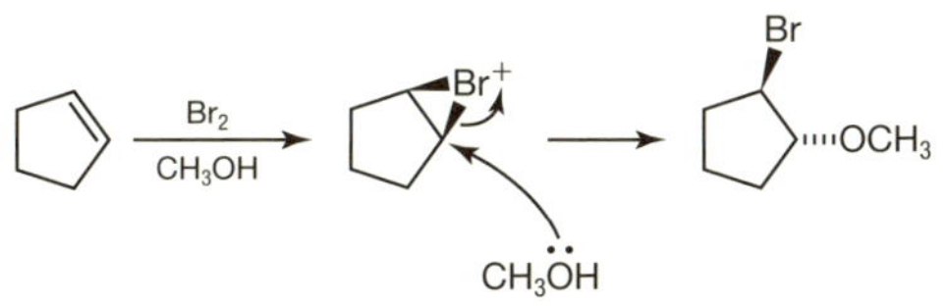

応用・発展 23・4 まず，アルケンとヨウ素によってヨードニウムイオンが生成する．次に，分子内に存在するカルボキシラートイオンがヨードニウムイオンに求核攻撃することで，γ-ラクトンが生成する．

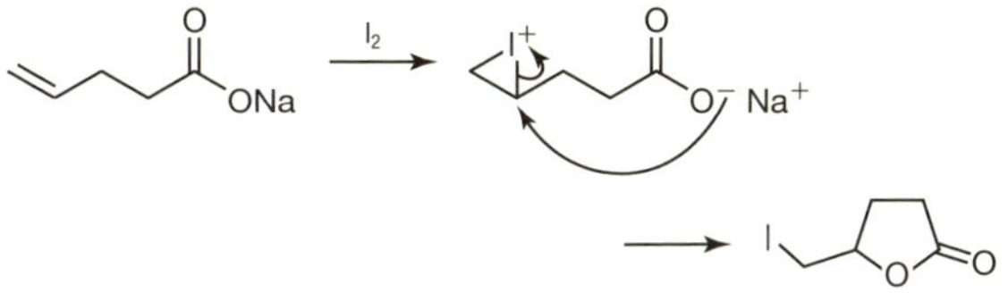

アルケンへのヨウ素付加は，ジヨード体が不安定なため通常は生成物を与えないが，このように分子内ラクトン化反応が連続して起こるときは生成物が得られる．**ヨードラクトン化反応**として知られている反応である．

応用・発展 23・5 ディールス・アルダー反応が進行して，新たに六員環が形成される．

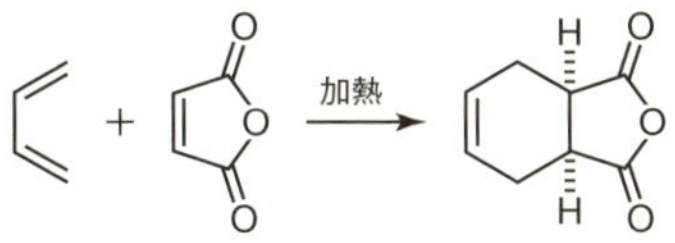

応用・発展 23・6 環状のジエノフィルを用いたディールス・アルダー反応では，架橋構造をもつ六員環が形成される．また，遷移状態においてジエンの二重結合のπ電子とジエノフィルのカルボニル基のπ電子が親和的な相互作用をすることによってエンド体が優先して生成する．

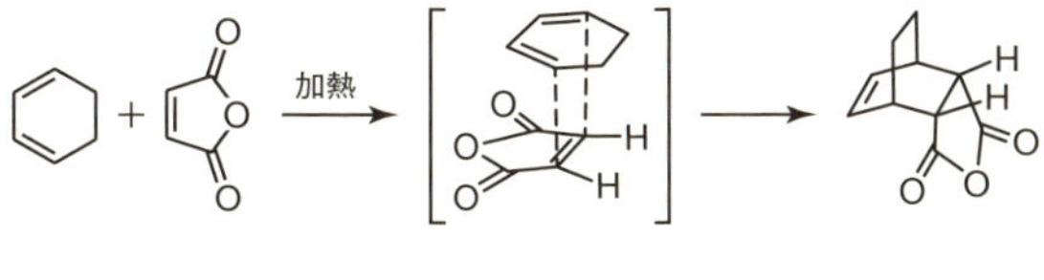

応用・発展 23・7 ディールス・アルダー反応は，ジエンとジエノフィルの両方に関してシン付加であるため，立体特異的である．

(1) ジエノフィルの置換基がトランス配置なので，生成物の置換基はトランス配置となる．

(2) ジエノフィルの置換基がシス配置であるので，生成物もシス配置となり，さらにエンド付加体が優先する．

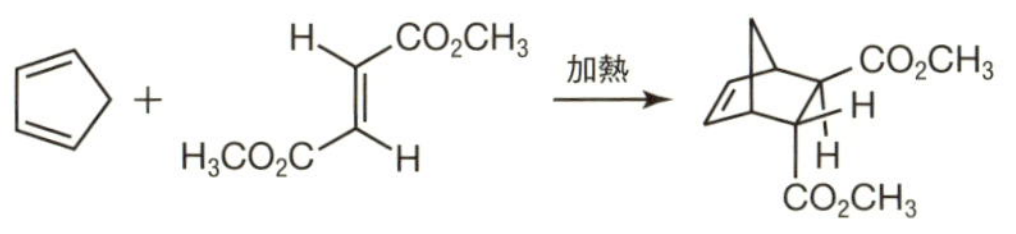

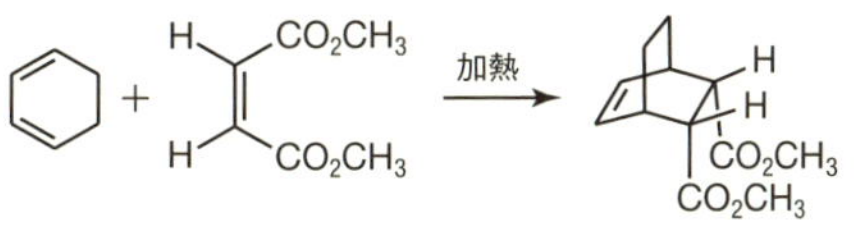

SBO 24

演習 24・1 (1) まず反応条件から，低温かつ塩基性条件下で行う過マンガン酸カリウムによる酸化反応であるため，cis-ジオールが得られることがわかる．原料のアルケンが Z 体（シス配置）なので，得られるのは，メソ体となる．

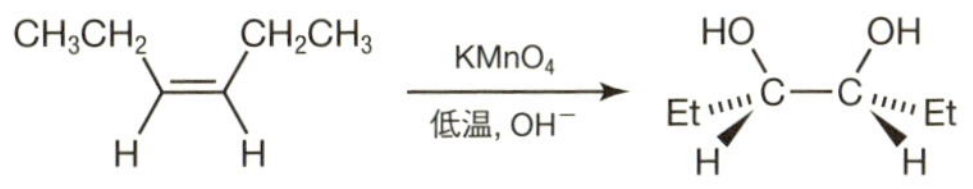

(2) アルケンを過酸で酸化する反応であるため，オキシランが得られるはずである．アルケンが E 配置（トランス配置）なので，得られるオキシランはラセミ体である．

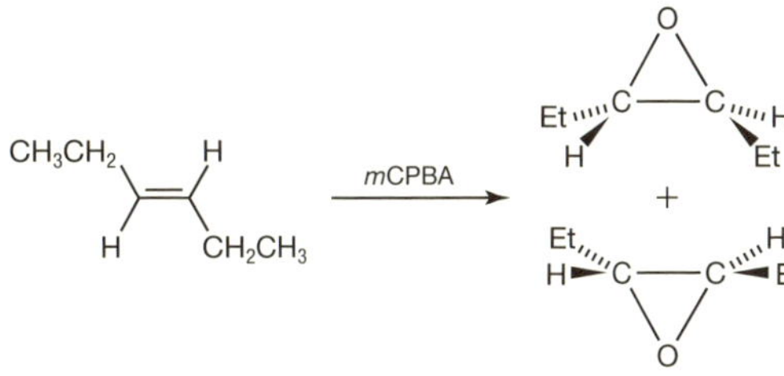

(3) 反応は接触還元の一種であるため，アルカン，すなわちこの場合はシクロヘキサンになる．水素はシン付加するので，メソ体となる．

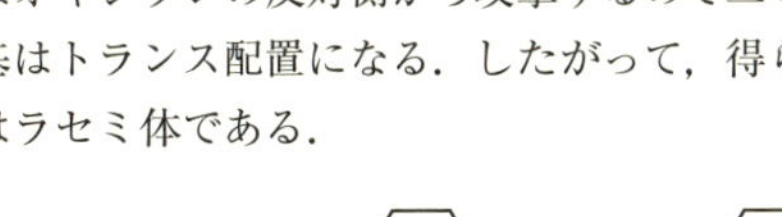

(4) 過酸でまずオキシランが生成した後，酸存在下水によりオキシランが開環してジオールが得られる．この場合，水はオキシランの反対側から攻撃するので二つのヒドロキシ基はトランス配置になる．したがって，得られるジオールはラセミ体である．

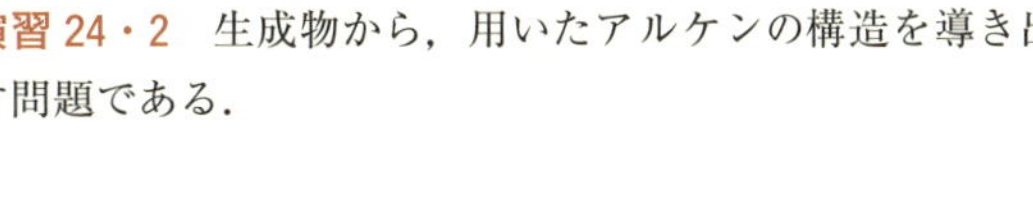

演習 24・2 生成物から，用いたアルケンの構造を導き出す問題である．

(1) 生成物 3 はジオールなので過マンガン酸カリウムあるいは，四酸化オスミウムを用いればよいことになる．ただしこのときに問題になるのは，アルケンの立体配置である．3 の立体構造をみると，ヒドロキシ基はいずれも β 配置（紙面から手前に出ている）になっているので，シン付加で進行するジヒドロキシ化からすると，形式的にそのまま，ヒドロキシ基を除いた E 配置のアルケン 1 が原料でよいことになる．参考までに，アンチ付加で進行するジヒドロキシ化反応を用いるとすれば，原料は，Z 配置のアルケン 2 を用いればよい．

(2) 上記とまったく逆になる．すなわち，生成物の二つのヒドロキシ基は，アンチになっているので，アンチ付加で進行する反応の原料が E 配置のアルケン 1 で，シン付加で進行する反応を用いる場合は，Z 配置のアルケン 2 になる．

(3) 両隣の炭素にいずれも水素があるので，あるアルケンを接触還元すればよいことがわかる．接触還元はシン付加で進行するが，生成物 6 の表記では二つの水素がアンチになっているので，二つの水素が重なる立体配座（重なり形）にするために手前の炭素を回転させる．これより，形式的に水素を脱離させると，原料のアルケン 5 になる．

(4) 最後にシクロヘキサンが得られる場合であるが，アルケンから合成するには，原料はシクロヘキセンである．

演習 24・3 例題 24・3 と同様に考えれば，原料の構造がわかる．

(1) 二つのカルボニル炭素を結合させると五員環になる．したがって，原料は，1-メチルシクロペンテンになる．次に，どのような酸化剤で酸化開裂させたらよいかを考えると，酸化開裂後，アルデヒドで単離されていることから，オゾン酸化後に弱い還元剤，すなわちジメチルスルフィドなどで処理すればよい．あるいは OsO_4-$NaIO_4$ 系で反応させてもよい．

(2) (1)とほぼ同様である．ただし酸化開裂後にカルボン酸が生成しているので，オゾン酸化後，過酸化水素で処理するか，過マンガン酸カリウムを使用する必要がある．

演習 24・4 オゾン分解後，ジメチルスルフィドで処理するとアルデヒドが得られる場合は，過酸化水素で処理するとカルボン酸になる．したがって，ケトンのみが生成するアルケン，すなわち四置換アルケンの場合がこの問題の条件を満たす．その例を下記に示した．

応用・発展 24・1 (1) シクロヘキセンの場合，試薬がメチル基側から攻撃した場合と，反対側から攻撃した場合の二つの立体異性体が得られる可能性がある．1 はメチル基側から反応した生成物であり，2 は反対側から反応した生成物である．メチル基側からの攻撃は，メチル基との立体障害により妨げられるので，2 の方が，主生成物として得られると考えられる．

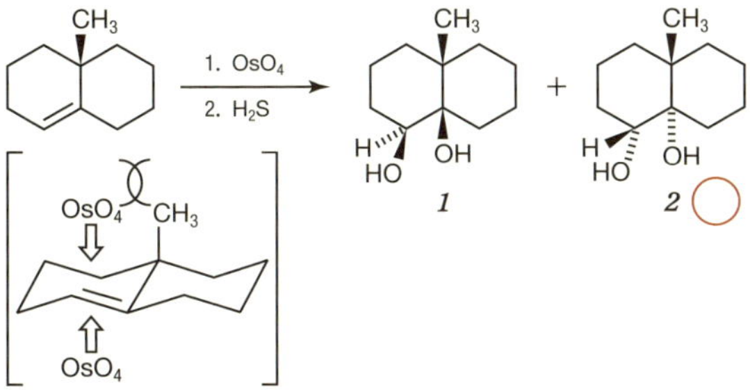

(2) 下図の場合も隣接する炭素は不斉炭素であるため，2種のジオール **3**，**4** が生成する可能性がある．しかしこの場合は，環状構造ではないため，構造が固定されていない．したがって，下記の二つの生成物は，ほぼ1:1で生成すると考えられる*．

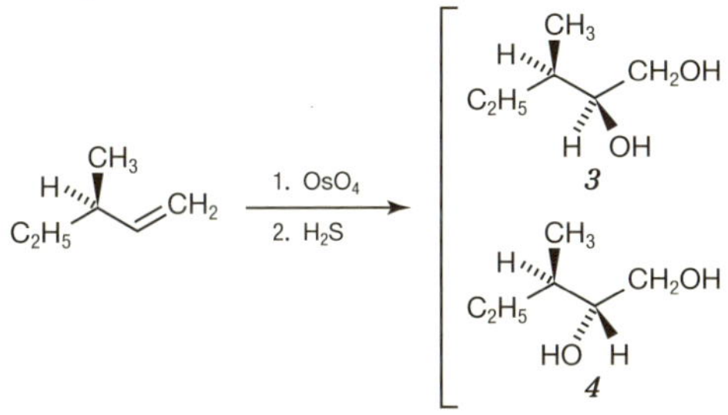

* 実際には二重結合の隣りの炭素がキラル中心であるため，1,3-アリルひずみにより，**3** がやや優先して得られると考えられる．興味があればより詳しい専門書を参照してほしい．

応用・発展 24・2 SBO 24・1・1に記載したように，オキシランの生成過程では，過酸の求電子的な酸素がアルケンに導入される．したがって，電子豊富なアルケンの方が酸化されやすい．

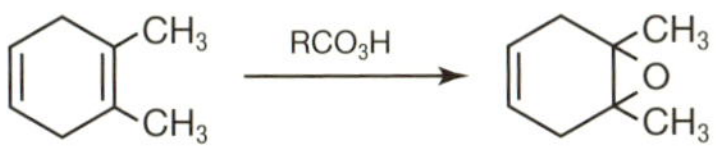

応用・発展 24・3 (1) 五員環構造をもっていることから，まず中の二つのカルボニルを結合させて環構造とする（**1→2**）．最後に，残った二つのカルボニルを形式的に結合させて，アルケンとすると正解になる（**2→3**）．

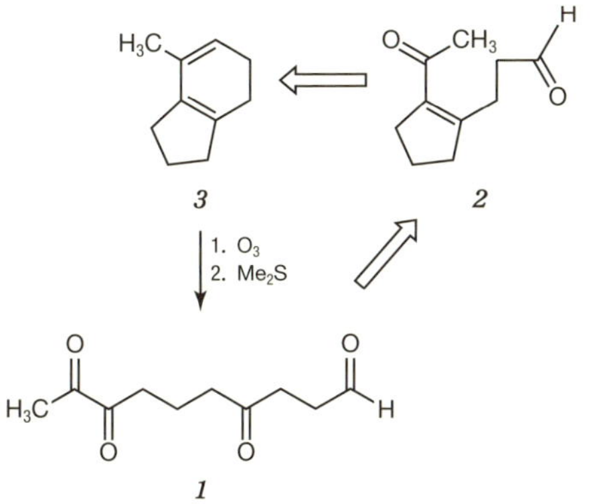

(2) 同様に考えたらよいが，ホルムアルデヒドが生成しているので，原料にはエキソメチレン（=CH_2）の構造があることがわかる．

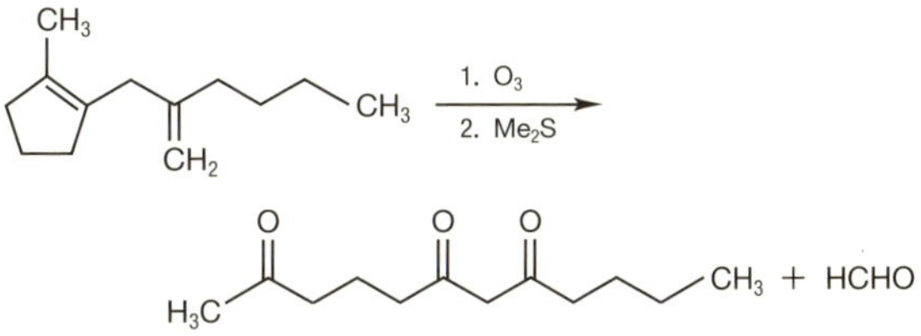

応用・発展 24・4 オキシランの開環の位置選択性は，反応条件に依存する．

(1) まず酸性条件下の方から説明する．酸素がプロトン化されると，正に帯電した中間体を生じる．アルキル基二つがより安定な第三級炭素での正電荷生成を促進し，その結果，この炭素をメタノールが攻撃する．

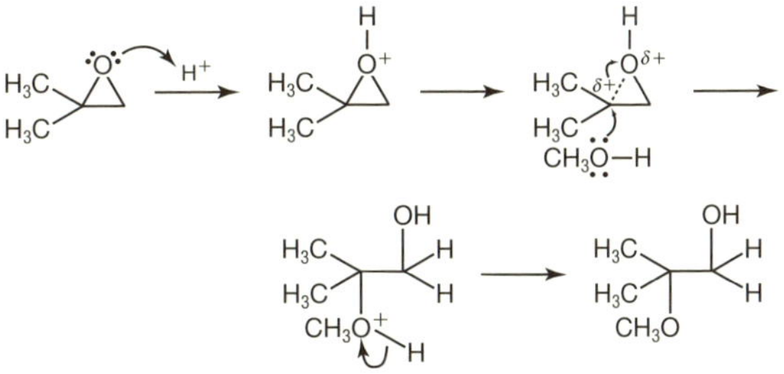

(2) 塩基性条件下では，オキシランのプロトン化は起こらず，正電荷は生成しない．したがって，反応は S_N2 型で進行するため，強い求核剤はより立体障害の少ない炭素を攻撃する．

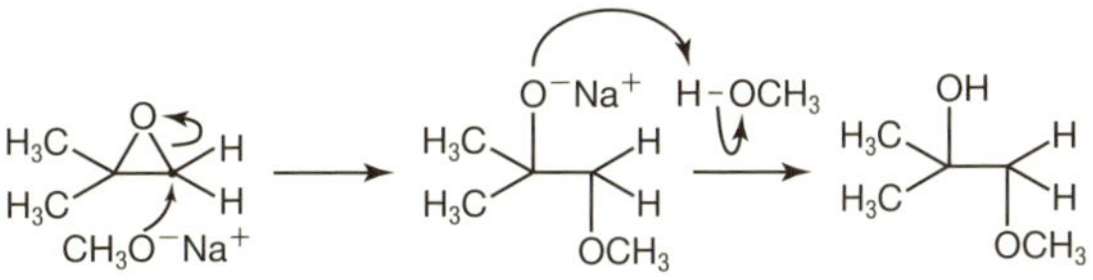

SBO 25

演習 25・1 アルキンの水素は pK_a が25，アルカンの水素は pK_a 50から明らかなように，その共役塩基の塩基性の強さは，下記のようになる．したがって，塩基性の弱い塩基が，酸性の弱い水素を引抜くこの反応は進行しない．

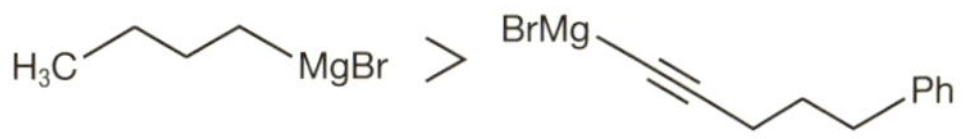

演習 25・2
エチンに塩基を作用させ一つの水素を引抜いたあと，まずハロゲン化アルキルでアルキル化する．次にもう一つの水素を塩基で引抜き，次は求電子剤として，アセトアルデヒドを作用させると，生成物になる．

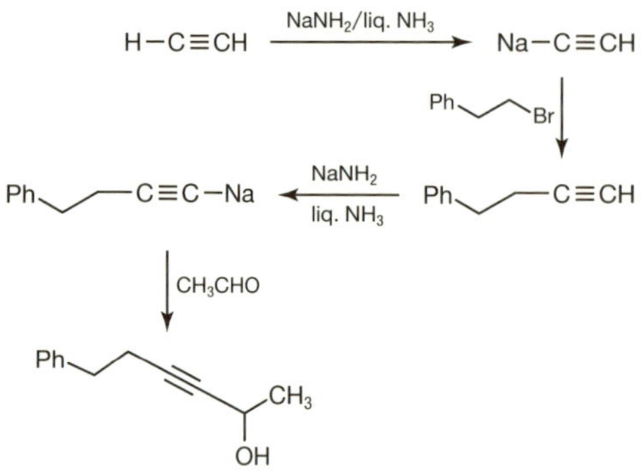

演習 25・3
(1) 非対称なアルキンなので，2種類のカルボニル化合物が得られるはずである．すなわち，下の化合物も得られる．

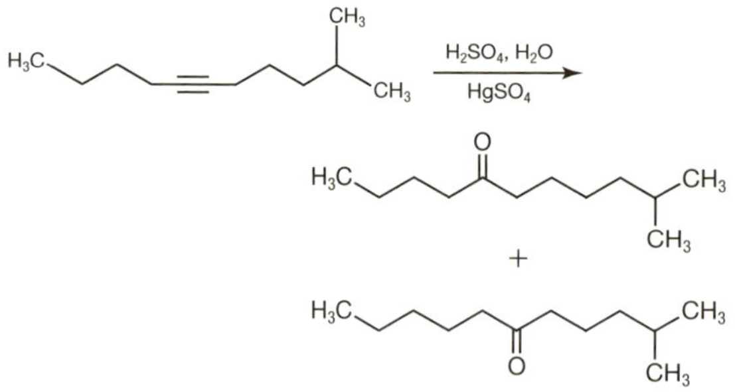

(2) 末端アルキンをヒドロホウ素化-酸化反応すると，ケトンではなくアルデヒドが生成する．

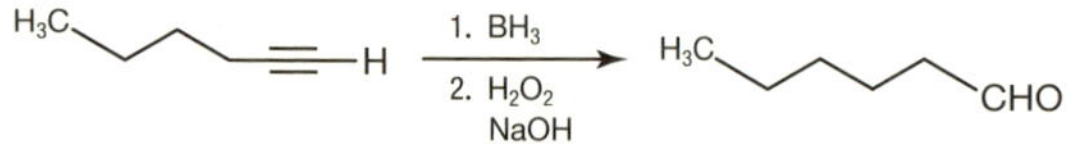

応用・発展 25・1
アルキンの置換反応と付加反応が組合わさった問題である．正解は下記に示した．

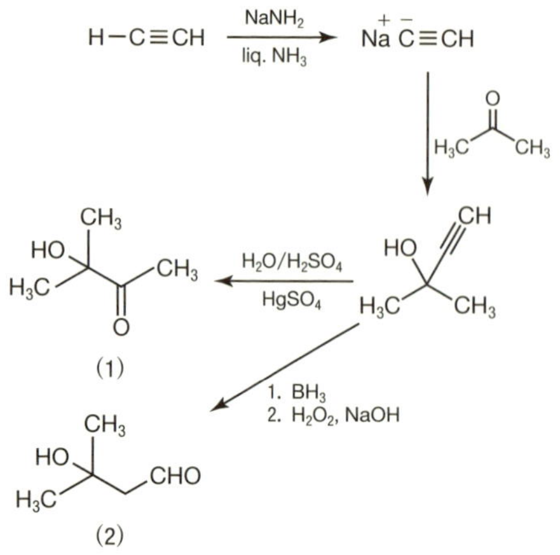

応用・発展 25・2
臭化ビニルをアルキンから合成し，その反応性についての問題である．正解は下記に示した．

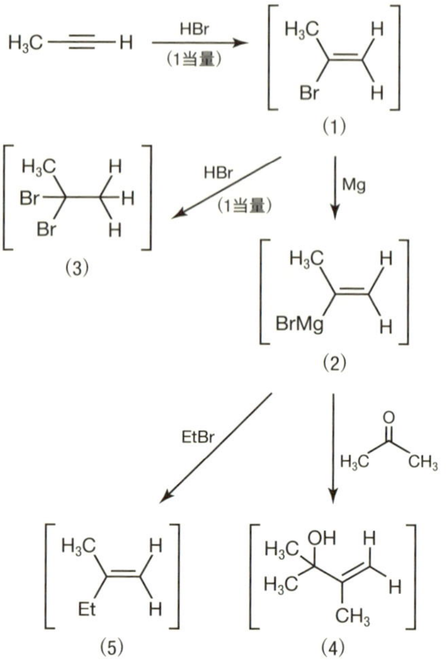

応用・発展 25・3
化合物 (2) がメソ体ということから，対称構造をもつアルキンを考えればよいので置換基 R はエチル基であることがわかり，化合物 (1) はトランス体であることがわかる (SBO 26・2・3 を参照)．トランス体 (1) が得られるためには，還元はバーチ還元を使う必要がある．

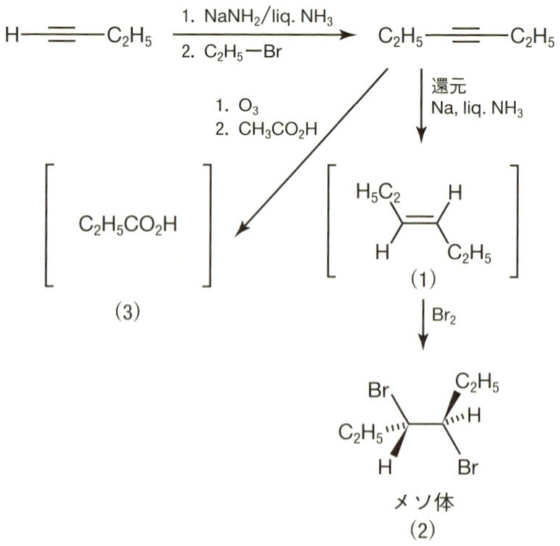

第Ⅱ部 第6章

SBO 26

演習 26・1 ベンゼンでは等価な二つの共鳴構造が書かれ，すべての結合の距離が等しくなる（実測値 139 pm）．

ナフタレンは **1〜3** の3個の共鳴構造で表される．**1** と **3** で二重結合となる c (C1−C2) が最も短い．他の結合は，**1〜3** のうち，一つでしか二重結合とならない．（実測値 〔pm〕: a=139, b=142, c=136, d=140）

演習 26・2 (b), (c)

ベンゼン環は疎水性の高い置換基と親和性が高く，そのπ電子が脂肪族炭化水素の C−H や芳香環の C−H と引き合って近くに存在することが多い．一方，極性の高い官能基や典型元素のカチオンとは親和性が低い．

SBO 27

演習 27・1 それぞれプロトンが外れたあとのアニオン（共役塩基）の安定性を比較する．アニオンが安定な方がプロトンを出しやすい，すなわち酸性度が高い．ペンタ-1,4-ジエンの3位のプロトンが外れたあとのアニオンは，(a)のように共鳴安定化する．通常の sp^3 炭素の pK_a 約 50 と比べて酸性度が高いのはこれが理由である．一方，シクロペンタジエンのプロトンが外れたあとのアニオンは，(b)のように芳香族性の獲得を伴って共鳴安定化する．後者の方が共鳴エネルギーが大きく，より安定化されるため，シクロペンタジエンのプロトンの方が酸性度が高い．

演習 27・2 フランの環内の酸素は sp^2 混成をとり，酸素上にある2組の非共有電子対のうち1組は混成に含まれなかったp軌道に収容され，他のπ電子と環状に共鳴する．その非共有電子対の電子と四つの炭素上のp軌道に収容されている電子を合計するとπ電子は6個となり，芳香族性の条件の一つである"環状に共鳴している電子数が $4n+2$ ($n=0, 1, 2, 3\cdots$)" の $n=1$ に該当する．したがってフランは芳香族性を示す．また，酸素上のもう1組の非共有電子対は sp^2 混成軌道の一つに収容されている．この軌道はπ電子が収容されているp軌道とは直交していて電子の行き来（共鳴）がないため，収容されている非共有電子対は芳香族性には関わらない．

演習 27・3 α-トロポロンのカルボニル基のπ電子がカルボニル酸素上に分極した構造は，酸素上の負電荷が隣接するヒドロキシ基との分子内水素結合，および近接したもう一分子のヒドロキシ基との分子間水素結合により安定化される．そのとき七員環内で環状に共鳴するπ電子数が6個となるため芳香族性を示す．

SBO 28

演習 28・1 トルエンは $FeBr_3$ などのルイス酸存在下，Br_2 を反応させることにより，求電子置換反応を受け臭素化される．メチル基は弱い電子供与性およびオルト・パラ配向性をもつため，ベンゼンを出発原料として用いた場合よりも反応は速く進行し，オルト置換体，パラ置換体が混

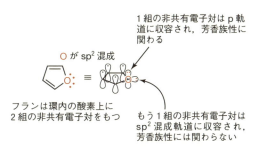

合物として得られる.

一方,フェノールを出発物質とした場合,Br₂を加えるだけで2,4,6-トリブロモ体が生成する.この反応は,ヒドロキシ基が強い電子供与性をもつため,ベンゼン環の電子密度が高く,ルイス酸非存在下で進行する.また,臭素が置換してもベンゼン環の電子密度が十分に高いため,置換は1箇所で止まらず,すべてのオルト位およびパラ位が臭素で置換される.

演習28・2 電子供与性の強さはNH₂>OCH₃>CH₃>Br, Clであり,それらのオルト,パラ位が求電子置換活性位置である.シアノ基,ニトロ基は電子求引性基であり,求電子置換はこれら置換基のメタ位に起こる.複数の置換基がある場合は,電子供与性のより強い置換基の配向性が優先する.また,両方のオルト位に置換基が存在する炭素上では,立体障害のため,求電子置換を受けにくい.求電子置換反応が起こる位置を矢印で示す.このうち(4)は,ベンゼン環を不活性化する基が二つ存在するため,実際の反応はほとんど進行しない.

演習28・3 ニトロニウムイオンを求電子剤としてベンゼンをニトロ化し,得られたニトロベンゼン**2**のニトロ基を,還元剤として鉄を用いて還元し,アニリン**3**を得る.次にアミノ基の配向性を利用してニトロ基を導入する.ただしアミノ基はアミノ基自身が酸化反応などの副反応を受けやすく,また強酸中でプロトン化し,ベンゼン環に与える電子供与性が失われてメタ配向性となる.そこでアミノ基をアセチル化して保護したアセトアニリド**4**に対してニトロ化を行い,N-(4-ニトロフェニル)アセトアミド**5**を優先的に得たのち,これを加水分解して目的の4-ニトロアニリン**6**を得る.アセトアミド基はベンゼン環に対してオルト・パラ配向を示すが,アセトアミド基の立体的な効果により,オルト体に比べてパラ体の生成が優先する.

演習28・4 (a)の方法が優れている.

(b)の方法では,プロピルカチオン(第一級)がより安定なイソプロピルカチオン(第二級)に転位するため,プロピルベンゼンとイソプロピルベンゼンの混合物が生成する.また,1回のアルキル化により得られたアルキルベンゼンは,元のベンゼンより反応性が高いため,アルキル化を複数回受けてポリアルキルベンゼンを与える.

SBO 29

演習29・1

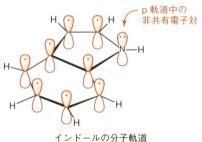

キノリンの分子軌道

インドールの分子軌道

キノリンとインドールのp軌道の電子数は10πであり,平面,環状,かつすべてのp軌道電子が共役しているので,どちらも芳香族性をもつ.また,キノリンはピリジン型の

窒素原子を，インドールはピロール型の窒素原子をもつ．

演習 29・2

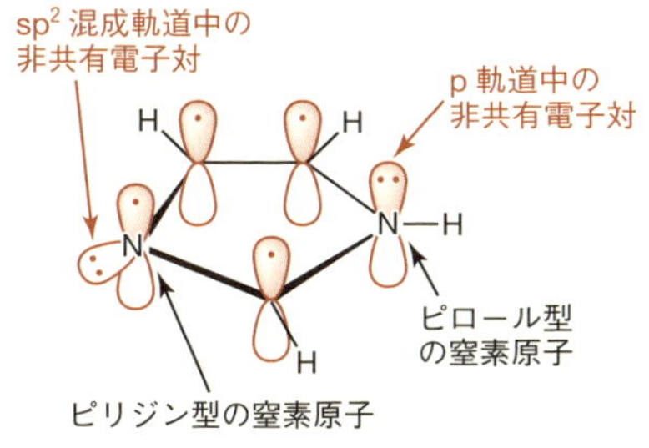

イミダゾールの分子軌道

イミダゾールは，ピロール型の窒素原子とピリジン型の窒素原子の両方を同一分子内にもつ．したがって，酸としても塩基としても機能する特異な化合物の一種である．イミダゾールは生体成分を構成するアミノ酸の一種であるヒスチジンの側鎖に存在しており，ある種の酵素の機能発現にも大きく関与している．

演習 29・3 ピリミジンの共役酸はピリジンの共役酸よりも pK_a が小さいので，ピリミジンの共役酸の方が強酸である．したがって，ピリミジンの方がピリジンよりも弱塩基になる．ピリミジンには二つの窒素原子が存在しており，互いが電子を求引するために塩基性が弱くなる．

演習 29・4 (1) イミダゾールの共役塩基の共鳴式は，例題 29・2 の解答に示したピロールの共役塩基の共鳴式と同様に，すべての原子上に負電荷が存在する構造を書くことができる．しかし，イミダゾールでは，電気陰性度が炭素よりも大きい窒素原子上に負電荷が存在する共鳴構造（黒枠内の構造）を二つ書くことができるため，ピロールの共役塩基よりも安定であり，結果的により強酸になる．

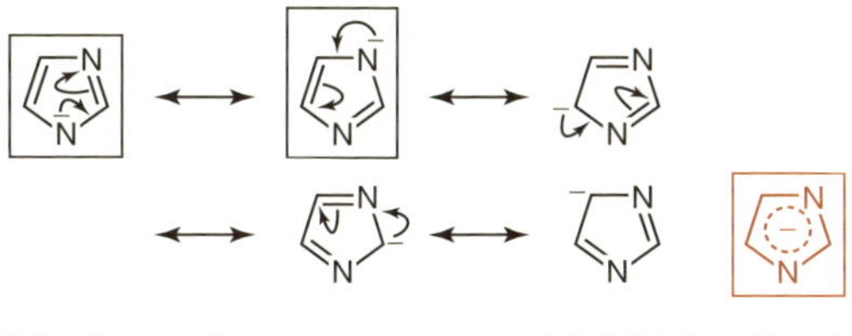

(2) イミダゾールには，二つの互変異性体が存在するが，それらは分子間水素結合を介して速い平衡状態にある（下図の上段の赤色の窒素原子はピリジン型であるが，下段ではピロール型に変化している）．そのため，二つの窒素原子は等価になり，^{13}C-NMR スペクトルでは 2 本のシグナルしか観測されない．

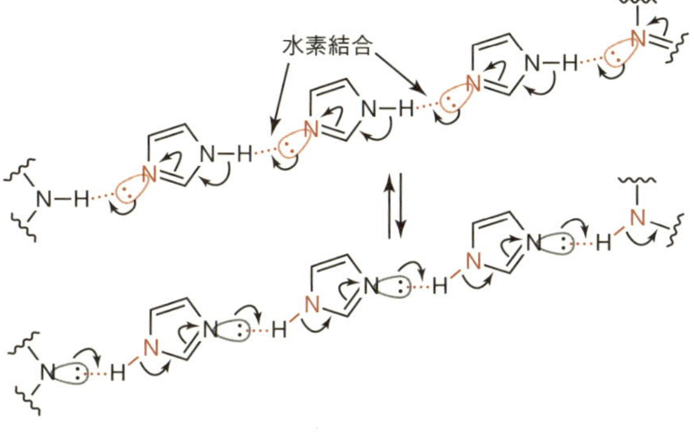

イミダゾールの共役酸は，下図の共鳴構造の寄与により，対称な構造（赤枠内構造式参照）になるため，^{13}C NMR スペクトルでは 2 本のシグナルが観測される．

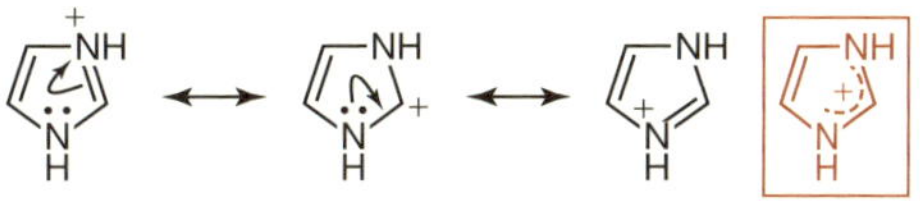

また，共役塩基も共鳴構造（前問(1)の赤枠内構造式参照）から，対象な構造であることがわかる．したがって，^{13}C NMR スペクトルでは 2 本のシグナルが観測される．

応用・発展 29・1 ピラゾールにもイミダゾールと同様に二つの互変異性体が存在し，分子間水素結合を介して速い平衡状態にある．そのために 5-メチル-1H-ピラゾールと 3-メチル-1H-ピラゾールは同一化合物になる．

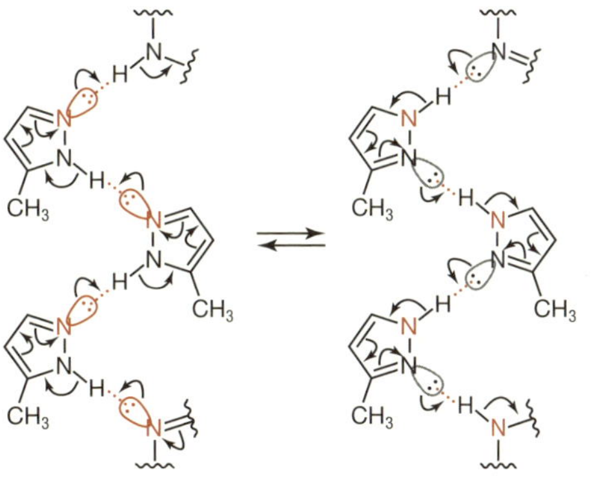

5-メチル-1H-ピラゾール　　3-メチル-1H-ピラゾール

応用・発展 29・2 まず，ピロール **1** が 3 位でプロトン化を受けてイミニウム塩 **2** を形成する．つづいて，他のピロールの 2 位がイミニウム塩を攻撃する（なぜピロールが 2 位で反応するかは，SBO 30 参照）．攻撃したピロールは脱プロトンにより芳香族化合物 **3** に戻る．この一連の過程を繰返して三量体が生成する．

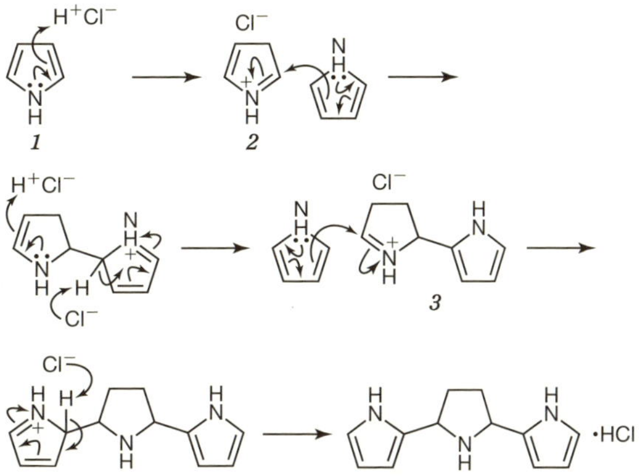

なお，より強い酸性条件では三量体の生成で反応が終了せずに多量体を形成して樹脂化する．

また，フランは酸性条件での加水分解反応により，1,4-ジケトンを生成する．

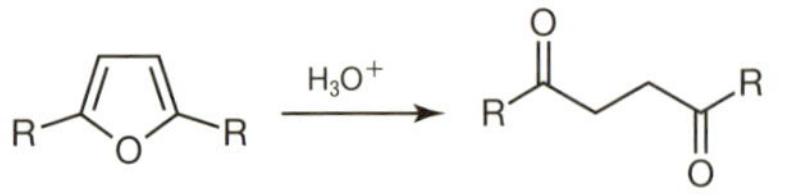

SBO 30

演習 30・1 3位で反応したσ錯体（下図の a）では，カルボカチオンに電子供与性のメチル基が結合している共鳴構造（赤枠）が存在しているため，中間体が安定化される．2位で反応したσ錯体（下図の b）では，そのような寄与を受けている共鳴構造式は書けない．また，電気的に炭素原子より陰性である窒素原子に正電荷がある共鳴構造（黒枠）が存在しているため，不安定化される．結果的により安定な中間体を経由して生成する 3-ブロモ-4-メチルピリジンのみが得られることになる．

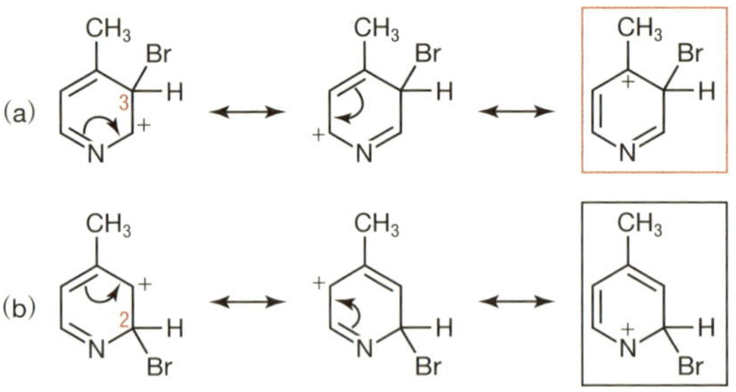

演習 30・2 まず，ホルムアルデヒド *1* のカルボニル基の炭素原子にジメチルアミン *2* の非共有電子対が求核付加する．プロトン移動後に水酸化物イオンが脱離してイミニウム塩 *3* を生成する．つづいて，インドール *4* の3位がイミニウム塩に求核攻撃し，最終的に3位のプロトンの脱離により芳香化してインドール環が再生する（*5*）．

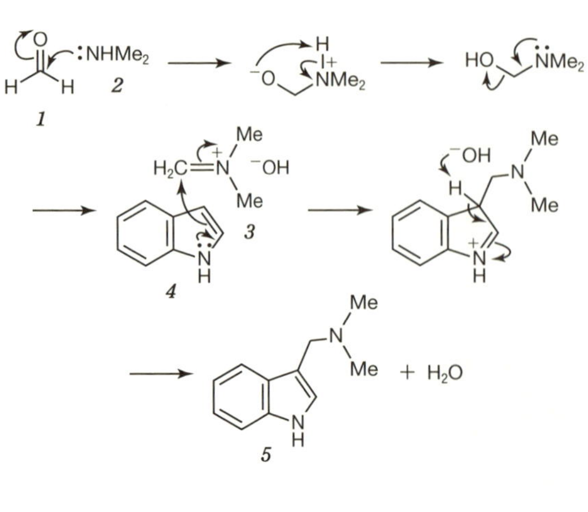

応用・発展 30・1 置換される位置が3位のみであることは，共鳴構造からも相対的に電子密度が高くなる位置が3位であることからも予想できる．しかし，さらに置換基をもつピリジンの位置選択性を説明するためにも，中間体であるσ錯体の安定性を議論すべきである．

ピリジンは求電子試薬と窒素原子で反応した化合物と平衡状態にある．求電子剤がピリジンに付加したσ錯体は，どの位置で反応が進行した中間体でも三つの共鳴構造を書くことが可能である．しかし，4位または2位で反応した中間体の共鳴構造では，炭素より電気陰性度が大きい窒素原子に正電荷が存在する共鳴構造（赤枠）が存在するためにエネルギー的に不利になり，相対的に安定な3位で反応した中間体を経由して反応が進行する．

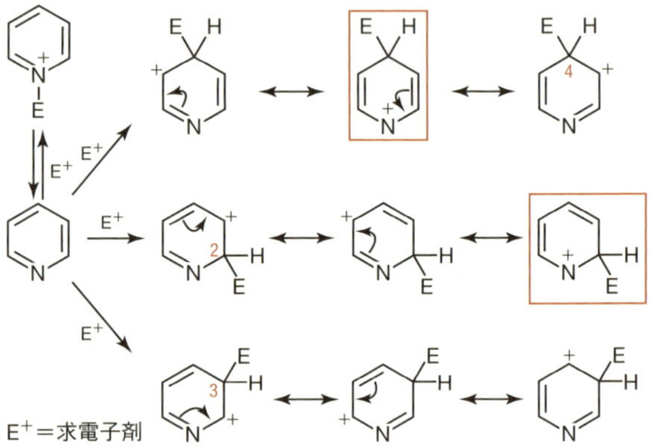

E^+ = 求電子剤

応用・発展 30・2 DMF *1* の酸素原子が塩化ホスホリル *2* を攻撃し，塩化物イオンのイミニウム塩 *3* への付加とリン酸塩化物アニオン *4* の脱離を経由してイミニウム塩 *5* が生成する．

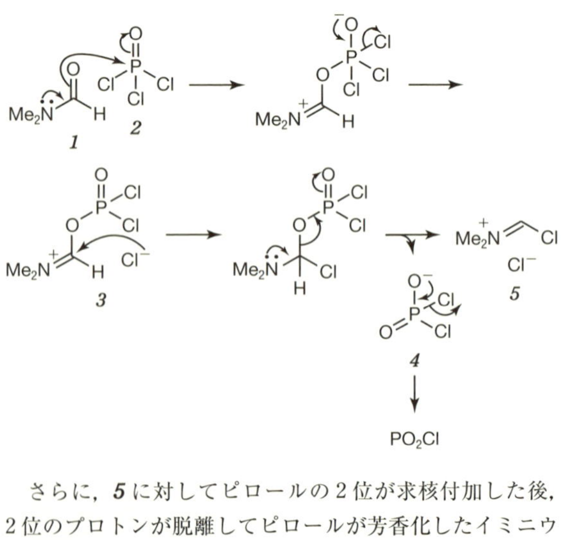

さらに，*5* に対してピロールの2位が求核付加した後，2位のプロトンが脱離してピロールが芳香化したイミニウム塩 *6* で一段階目が終了する．二段階目では，イミニウム塩 *6* が加水分解を受けて，ホルミル基が生成する（*7*）．

ビルスマイヤー–ハック反応で用いる DMF は，演習30・2のマンニッヒ反応で用いたホルムアルデヒドよりも酸化段階が一つ高いため，第一段階で生成する化合物はアミンより酸化段階が一つ高いイミニウム塩になる．

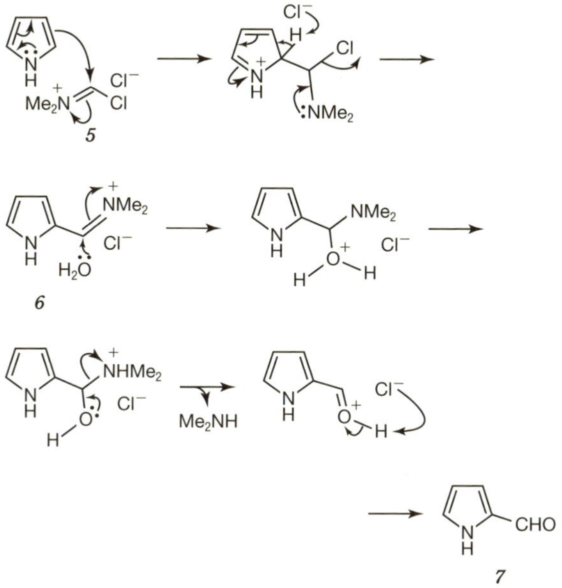

応用・発展 30・3 この反応は，応用・発展 30・2のビルスマイヤー–ハック反応と同様の機構で進行する．まず，塩化ホスホリルのリン原子に 2-ピリジノンのカルボニル基の酸素原子が攻撃する．塩化物イオンが 2 位に求核付加後，脱離反応と脱プロトン反応が進行して，2-クロロピリジンが生成する．

π 不足系複素環化合物は，求電子置換反応の反応性が低いために，複素環上に存在する置換基の性質によっては反応させることが困難な場合がある．一方，π 不足系複素環化合物は，求核置換反応に対しては高い反応性をもっているために，官能基導入や変換の際に用いられることが多い．

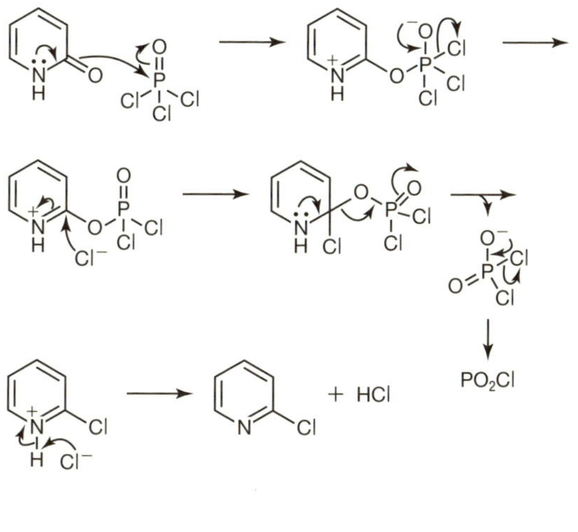

第Ⅲ部 第7章

SBO 31

→ p.435

SBO 32

演習 32・1 まず，抽出，洗浄に使える溶媒かを判断しよう．次に水と比べて密度が高いか低いかを判断しよう．
(1) アセトンは水に溶けてしまうため不適．
(2) 酢酸エチルは水と二層になるが，水より低密度で上層になるため不適．
(3) ジエチルエーテルは水と二層になるが，水より低密度で上層になるため不適．
(4) クロロホルムは水と二層になり，水より高密度で下層になるため適．

演習 32・2 考え方は演習 32・1と同様である．
(1) アセトンは水に溶けてしまうため不適．
(2) 酢酸エチルは水と二層になり，水より低密度で上層になるため適．
(3) テトラヒドロフランは水に溶けてしまうため不適．
(4) ジクロロメタンは水と二層になるが，水より高密度で下層になるため不適．

演習 32・3 グルコースは水溶性の有機化合物の代表である．五つのヒドロキシ基が水溶性の要因である．ペンタアセチルグルコースは，ヒドロキシ基がすべてエステルになった化合物であり脂溶性が高いと考えられる．したがって，(4)の水で抽出するのが最適と考えられる．

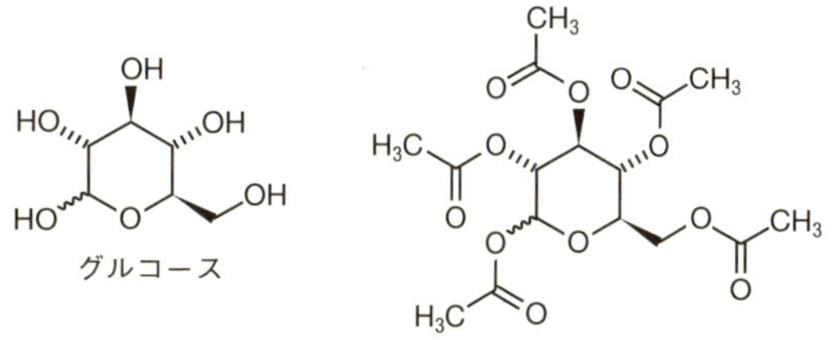

演習 32・4 アニリンはアミノ基をもつ塩基性化合物である．したがって，アニリンを除去するには酸水溶液で洗浄すればよいと考えられる．

演習 32・5 キシレンは中性，フェノール，安息香酸は酸性，トルイジンは塩基性の化合物である．フェノールと安息香酸の分離は $NaHCO_3$ を用いることで可能である．したがって，図 32・1に示した方法をそのまま適用すればよいと考えられる．

応用・発展 32・1 カルボン酸 2 種とアミンとエーテルの混合溶液である．カルボン酸の分離がポイントとなるが，

プロピオン酸が低分子量で水溶性であることに着目しよう．さまざまな方法が考えられるが，一例を以下に示す．

(1) プロピオン酸は水と混和するので，水を用いるとエーテル層から分子形で水層へ移行する．

(2) サリチル酸は塩基性水溶液を用い水層へ移行する．得られた水層を酸性とするとサリチル酸が遊離する．

(3) テトラヒドロキノリンは酸性水溶液を用い水層へ移行する．得られた水層を塩基性とするとテトラヒドロキノリンが遊離する．

(4) メトキシシクロヘキサンはエーテル層に残る．

応用・発展 32・2 N-フェニルベンズアミドを塩基性条件で加水分解するとイオン形の安息香酸と分子形のアニリンの混合物が生成する．これを分離精製する方法を考える．

さまざまな方法が考えられるが，一例を以下に示す．

(1) 有機溶媒を加え，洗浄するとアニリンが有機層へ移行し，水層にイオン形の安息香酸が残る．

(2) 水層に HCl などを加え酸性とした後，有機溶媒を加え抽出すると分子形になった安息香酸は有機層へ移行する．

(3) 有機溶媒を留去し目的の安息香酸を得る．

第Ⅲ部　第8章

SBO 33

演習 33・1 各化合物の構造式を下に示す．

(1) CH₃CHCH₃ | Cl   (2) CH₃ | CH₃CCH₃ | Br   (3) CH₃ | CH₂CHCH₃ | Br

(4) シクロペンチル環に Cl と CH₃   (5) シクロヘキシル環に Br

それぞれの構造式から，(1) は第二級ハロゲン化合物，(2) は第三級ハロゲン化合物，(3) は第一級ハロゲン化合物，(4) は第三級ハロゲン化合物，(5) は第二級ハロゲン化合物となる．ハロゲン化合物の級数はハロゲンの結合した炭素上の水素原子の数により決まり，二つの水素原子をもつものが第一級，一つの水素原子をもつものを第二級，水素原子のないものを第三級と分類する．

演習 33・2 (a) 2-ブロモペンタン，(b) 1-クロロペンタン，(c) 2-ブロモ-2-メチルペンタンのおのおのの構造式を次に示す．

(a) CH₃CHCH₂CH₂CH₃ | Br   (b) CH₂CH₂CH₂CH₃ | Cl

(c) CH₃ | CH₃CCH₂CH₃ | Br

(a) 2-ブロモペンタンは第二級ハロゲン化合物，(b) 1-クロロペンタンは第一級ハロゲン化合物，(c) 2-ブロモ-2-メチルペンタンは第三級ハロゲン化合物であり，水-アセトン中での加水分解反応は求核置換反応（S_N1 反応）であり，脱離基の脱離しやすさと関連する．S_N1 反応では，はじめに脱離基が脱離し中間体を形成，この中間体に水が求核試薬として攻撃することで反応が進む．脱離のしやすさはカルボカチオン中間体の安定性による．カルボカチオン中間体の安定性は第三級＞第二級＞第一級＞メチルの順であり，したがって反応性の順は (c)＞(a)＞(b) となるが，一般に第一級ハロゲン化合物は S_N1 反応を起こさない．各化合物の反応式を下に示す．

CH₃CHCH₂CH₂CH₃ | Br + H₂O ⟶ CH₃CHCH₂CH₂CH₃ | OH

CH₂CH₂CH₂CH₃ | Cl + H₂O ⟶ 反応しない

CH₃ | CH₃CCH₂CH₃ | Br + H₂O ⟶ CH₃ | CH₃CCH₂CH₃ | OH

演習 33・3 それぞれの構造式は次のとおりであり，

(a) ブロモシクロヘキサン
(b) 1-ブロモシクロヘキセン
(c) 3-ブロモシクロヘキセン

(a) は第二級ハロゲン化合物，(b) はビニルハロゲン化合物，(c) は第二級であると同時にアリルハロゲン化合物に分類される．ハロゲン化合物の反応性はその構造によるところが大きい．(b) は臭素が二重結合に直接結合したビニルハロゲン化合物であり，ハロゲン化ベンゼン同様ハロゲンの脱離が起こり難く反応性が非常に低い．一方，(c) はアリルハロゲン化合物であり，アリル位のハロゲン原子は第二級であり直接置換反応が起こるとともに脱離により安定なアリルカチオンが生成するため脱離が起こりやすく非常に反応性が高い．したがって反応性の順は (c)＞(a)＞(b) となる．

それぞれの反応式を下に示す.

[構造式: シクロヘキシルブロミド + HO⁻ → シクロヘキサノール]

[構造式: 1-ブロモシクロヘキセン + HO⁻ → 反応しない]

[構造式: 3-ブロモシクロヘキセン + HO⁻ → シクロヘキセノール]

演習 33・4 沸点は分子間の相互作用の強さに関連する.すなわち,分子間の相互作用(分子間の引付け)が強ければ離すのにより多くのエネルギーが必要となり沸点が高くなる.分子間相互作用にはファンデルワールス力,双極子-双極子相互作用,水素結合などがありこの順に強くなる.

(1) 1-クロロペンタン(沸点108℃):炭素数が一つ多く分子量が大きいので分子間相互作用が1-クロロブタン(沸点78.5℃)より大きいため沸点は高くなる.

(2) 1-ブロモブタン(沸点102℃):塩素原子に比べ臭素原子の原子量が大きいため分子全体の分子量も増え沸点が高くなる.

(3) ブタン-1-オール(沸点118℃):分子間相互作用のうちアルコールのヒドロキシ基は分子間水素結合により互いに強く引付け合う.一方,1-クロロブタン(沸点78.5℃)などのハロゲン化合物では炭素-ハロゲン間の電気陰性度の差にもとづく結合の分極による双極子-双極子相互作用が働く.分子間の双極子-双極子相互作用と水素結合では水素結合の方が強いためブタン-1-オールの方が沸点は高くなる.

(4) 1-クロロブタン(沸点78.5℃):2-クロロ-2-メチルプロパン(沸点51℃)と1-クロロブタンは同じ分子式,分子量であるが枝分かれ(球状)の2-クロロ-2-メチルプロパンに対し直鎖状の1-クロロブタンと構造上の違いがある.アルカンの沸点と同様に球状より直鎖状の炭素骨格の方がよりファンデルワールス相互作用を受けるので沸点が高くなる.

応用・発展 33・1 それぞれの構造異性体の構造式を下に示す.

CH₃CH₂CH₂CH₂CH₂Br
1-ブロモペンタン
第一級

CH₃CH₂CH₂CH(CH₃)
2-ブロモペンタン
第二級

CH₃CH₂CHBrCH₂CH₃
3-ブロモペンタン
第二級

(CH₃)₂CHCH₂Br
1-ブロモ-3-メチルブタン
第一級

CH₃CH₂CHBrCH₃ (分岐)
1-ブロモ-2-メチルブタン
第一級

CH₃CH₂CHBr(CH₃) with CH₃
2-ブロモ-3-メチルブタン
第二級

CH₃CH₂CBr(CH₃)₂
2-ブロモ-2-メチルブタン
第三級

(CH₃)₃CCH₂Br
1-ブロモ-2,2-ジメチルプロパン
第一級

応用・発展 33・2 各反応の生成物を下に示す.

(1) $C_2H_5OC_2H_5$ + NaBr

反応 (1) はブロモエタンに対する酸素求核試薬であるエトキシドイオンの求核置換反応が起こり,エーテルが生成する.

(2) CH_3CH_3 + HOMgBr

反応 (2) は臭化エチルマグネシウムと水との反応である.グリニャール試薬は活性水素があると塩基として働き,プロトンを引抜き自身はアルカンになる.したがって,グリニャール試薬は通常無水条件で反応を行う.

(3) $(C_2H_5)_4N^+Br^-$

反応 (3) はブロモエタンに対する窒素求核試薬のトリエチルアミンの求核置換反応が起こり,第四級アンモニウムイオンが生成する.

(4) $Ar-NHCOCH_2NH^+(C_2H_5)_2Cl^-$

反応 (4) は反応 (3) と同様にクロロアセトアミドに対する求核試薬ジエチルアミンの求核置換反応である.Arが2,6-ジメチルフェニル基の場合,局所麻酔薬のリドカインが生成する.

[構造式: 2,6-ジメチルアニリン + ClCH₂COCl (求核アシル置換反応) → N-(2,6-ジメチルフェニル)クロロアセトアミド]
クロロアセトアミド

[構造式: + HN(C₂H₅)₂ (求核置換反応 S_N2反応) → リドカイン]
リドカイン

(5) CH_3Li + LiBr

反応 (5) はハロアルカンと金属リチウムとの反応によるアルキルリチウム(メチルリチウム)の生成である.アルキルリチウムはグリニャール試薬と同様に炭素求核試薬としてカルボニル基へ求核付加反応を起こす.また強塩基としてプロトン引抜きにも利用される.

(6) $CH_3CH_2CH(OH)CH_3$

反応 (6) はグリニャール試薬とカルボニル化合物の反応でカルボニル基への求核付加反応が起こる.アルデヒドへの反応では第二級アルコールが生成する.ケトンとの反応では第三級アルコールが,ホルムアルデヒドとの反応では第一級アルコールがそれぞれ生成する.

SBO 34

演習 34・1 反応物質は第三級ハロアルカンであり，反応中心が立体的に込み合っているので求核試薬は反応中心に近付けず，S_N2 反応は起こらない．代わりにプロトン性極性溶媒である水を用いているので C−Br 結合の開裂によりカルボカチオン中間体が生成し，このカチオンは非常に反応性に富むので求核性の弱い水が求核試薬として反応する．律速段階は C−Br 結合の開裂であり，求核試薬の濃度には関係せず，反応速度は基質の濃度にのみ比例する．すなわち，本反応は水溶媒中での一分子求核置換(S_N1)反応とよばれる加水分解反応が起こると考えることができる．主生成物の構造式および反応機構は下図のとおりである．

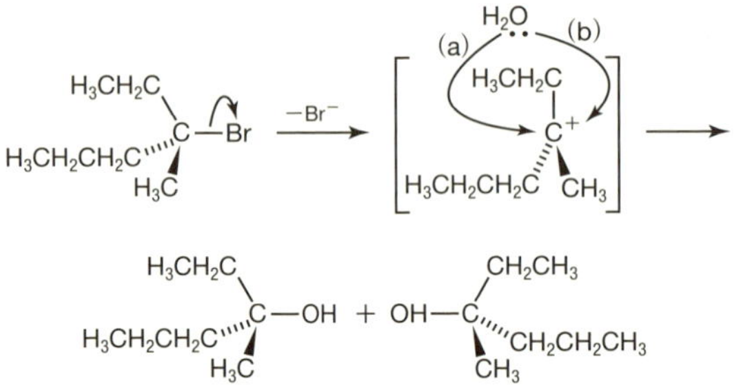

はじめに臭素の脱離が起こり，四面体で立体的に込み合っていた反応物質が平面構造で立体的込み合いが緩和されるとともに三つのアルキル基の誘導効果で安定化される第三級カルボカチオン中間体を生成する．つづいて求核試薬の水が平面の両側からカルボカチオン中間体を攻撃する．したがって，生成物は出発物質の立体化学を保持したものと反転したものの鏡像異性体の 1 対 1 混合物（ラセミ体）となる．

演習 34・2
(1) (a) $(CH_3)_3CBr$ + H_2O ○
    (b) $(CH_3)_3CCl$ + H_2O

生成物はどちらの場合も 2-メチルプロパン-2-オール，$(CH_3)_3COH$ である．基質を比べるとどちらも第三級ハロアルカンであり，求核性の弱い水との求核置換反応（S_N1 反応）が起こる．この場合，脱離基の脱離のしやすさが反応の速さを決めることになる．脱離基のハロゲンは臭素と塩素であり，ハロゲン化物イオンとして脱離する．ハロゲンの脱離基としての脱離のしやすさ（脱離能）は，$F^- < Cl^- < Br^- < I^-$ の順であり，これは元の共役酸であるハロゲン化水素，HX の酸性度 pK_a の大きさにより判断することができる．HX の酸性度の順は HF<HCl<HBr<HI であり，HBr (pK_a −9.0) の方が HCl (pK_a −7.0) より強酸性であり，Br の方が脱離能が高いことがわかる．そこで，(a) と (b) を比べると (a) の脱離基は脱離能がより高い臭素であるので反応はより速く起こる．

(2) (a) $CH_3CH_2CH_2Br$ + CH_3OH
    (b) $CH_2=CHCH_2Br$ + CH_3OH ○

(a)，(b) ともに求核性が弱く中性のプロトン性極性溶媒であるメタノールとの反応である．したがって，S_N1 反応が起こると考えられる．S_N1 反応の速さは基質の構造に依存する．基質を見ると，(a) は第一級ハロアルカンであり，(b) は臭化アリルである．第一級ハロアルカンは通常 S_N1 反応が起こらない．一方，臭化アリルも第一級ハロアルカンであるが臭化物イオンの脱離により生じるカルボカチオンはアリルカチオンであり，隣接する二重結合との共鳴安定化が得られる．

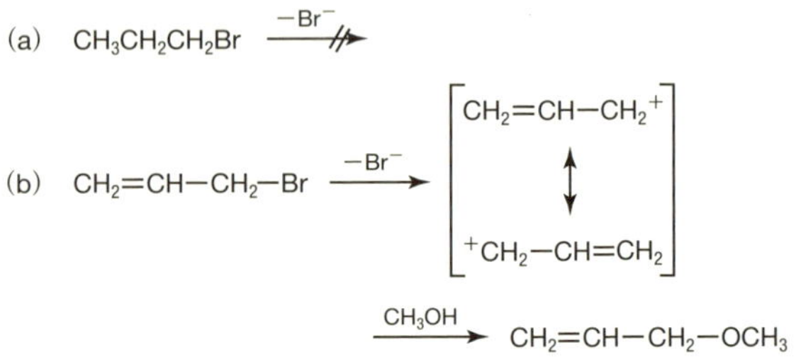

(a) $CH_3CH_2CH_2Br \xrightarrow{-Br^-}$ ✗

(b) $CH_2=CH-CH_2-Br \xrightarrow{-Br^-} [CH_2=CH-CH_2^+ \leftrightarrow {}^+CH_2-CH=CH_2]$
$\xrightarrow{CH_3OH} CH_2=CH-CH_2-OCH_3$

したがって，基質 (b) は容易に臭素の脱離が起こり，アリルカチオンを生成，つづいて求核試薬のメタノールの攻撃を速やかに受け，生成物の 3-メトキシプロペン $CH_2=CHCH_2OCH_3$ を与える．一方，(a) の反応は起こらない．

(3) (a) $CH_3CHBrCH_3$ + H_2O
    (b) $C_6H_5CHBrCH_3$ + H_2O ○

この反応も求核性が弱くプロトン性極性溶媒である水との反応である．したがって，S_N1 反応が起こると考えられる．基質はどちらも第二級ハロゲン化合物であるが，(b) は臭化ベンジルでもある．求核試薬は求核性の弱い水であるので反応の速さは，基質からの脱離基 Br^- の脱離のしやすさに依存する．下図(b)に示すようにベンジル位は脱

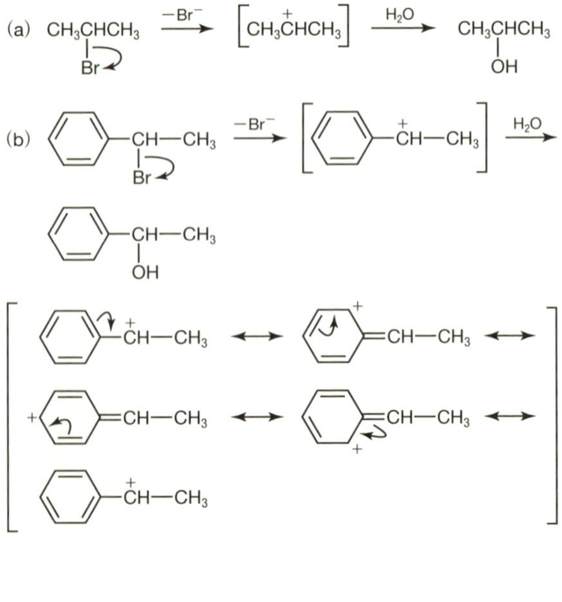

離基が脱離することによりベンゼン環との共鳴安定化が可能なベンジルカチオンを生じるため, 脱離基の脱離が容易である.

したがって, 反応は, (b) の方がより速く進むと考えられる. なお, (a) の生成物はプロパン-2-オールであり, (b) の生成物は1-フェニルエタノールである.

演習 34・3 反応生成物は基質と, 求核性が弱くプロトン性極性溶媒である水との求核置換反応 (S_N1 反応) による生成物と考えられる. 反応は下図に示すようにいったん第二級カルボカチオン中間体が生成するものと考えられるが, メチル基の付け根の水素がカチオン炭素上へヒドリドの1,2-移動を起こすとより安定な第三級カルボカチオン中間体となることができる. したがって, このようなより安定な中間体に変換可能な場合, ヒドリドあるいはメチル基の移動が起こる. 反応はヒドリドの1,2-移動により生じた第三級カルボカチオン中間体に水が付加し, 1-メチルシクロヘキサノールが主生成物として生成したと考えられる.

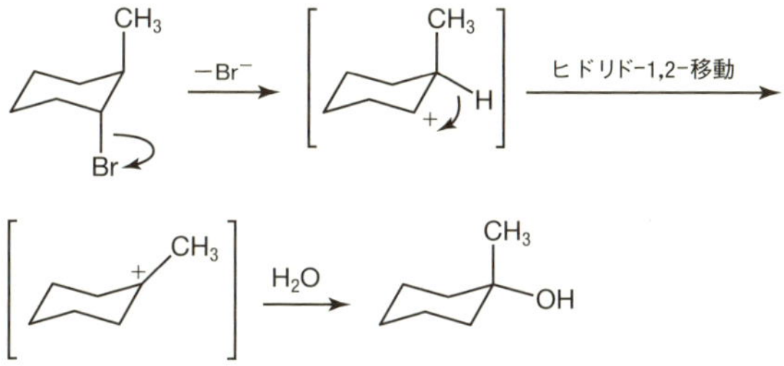

演習 34・4 (1) 求核試薬は水酸化物イオン HO^-, 基質はハロメタンであるので S_N2 反応が起こる. 同一の求核試薬であるので反応の速さは基質の構造により決まる. 基質はブロモメタンとヨードメタンであり, 脱離基のハロゲンが異なる. S_N2 反応の反応性は脱離基の脱離のしやすさによる. ハロゲン基の脱離のしやすさは $F<Cl<Br<I$ の順であり, (a) ブロモメタンより (b) ヨードメタンの反応性が高い. したがって (b) の反応の方が速いと考える.

(2) CH_3O^- の1-ブロモプロパンおよび1-クロロプロパンに対する求核置換反応 (S_N2 反応) である. 求核試薬は同じであるので反応の速さは基質の反応性に依存する. 基質における相違は脱離基が異なっている点であり, 臭素の方が脱離能が優れているので (a) の反応の方が速く進む.

(3) CH_3O^- の臭化ベンジルとブロモエタンに対する求核置換反応 (S_N2 反応) である. 同じ第一級ハロアルカンに分類されるが, (a) の臭化ベンジルはフェニル基の電子求引性が臭素の結合した炭素の部分正電荷をより強めると考えられるので (b) のブロモエタンより反応性が高い. したがって, (a) の反応の方が速く進む.

演習 34・5 反応は(R)-2-ブロモブタンに対する臭化物イオンの求核置換反応 (S_N2 反応) が起こると考えられる. S_N2 反応では生成物の立体反転が起こる. (R)-2-ブロモブタンに対する S_N2 反応では (S)-2-ブロモブタンが生成することになるが, 長時間の反応で正方向と逆方向の平衡反応となり結果として鏡像異性体である R 体と S 体の1対1混合物 (ラセミ体) になったものと考えられる.

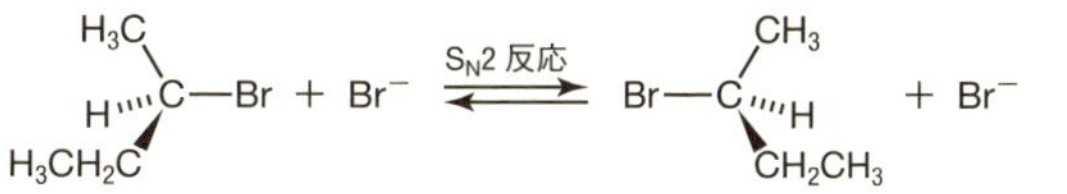

演習 34・6 生成物の構造式は以下のとおりである.

(1)

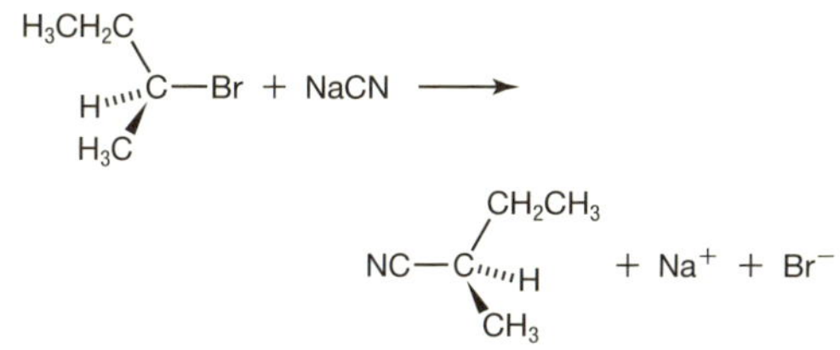

(2)

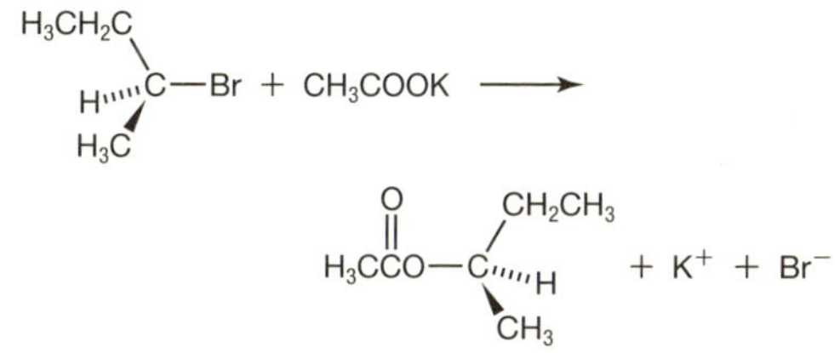

(3)

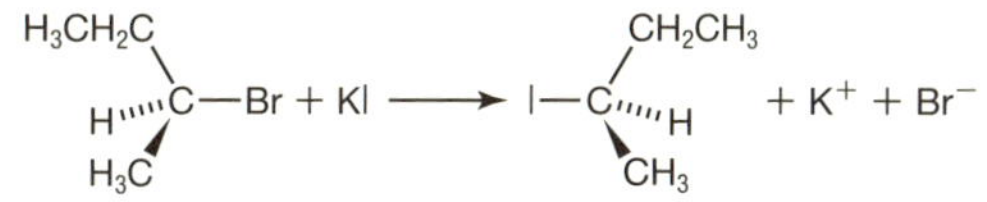

S_N2 反応であるのですべて立体配置の反転した生成物となる.

演習 34・7 同じ基質および同じ求核剤での反応であるが, 反応溶媒が異なっている. (a) はプロトン性極性溶媒である CH_3OH 中の反応であり, (b) は非プロトン性極性溶媒の DMF 中での反応である. 求核試薬の反応性において, 正負いずれの電荷も溶媒和するような溶媒 (プロトン性極性溶媒) は反応の障害となる. 一方, 非プロトン性極性溶媒では求核試薬に対する溶媒和が起こりにくいため求核試薬での反応性を阻害しない. したがって, 本反応では非プロトン性極性溶媒の DMF 溶媒中での (b) の反応の方がより速く進行すると考える.

演習 34・8 メタノール中での反応を下に示す.

(1) $CH_3CH_2CH_2-Br + {}^-CN \xrightarrow{CH_3OH} CH_3CH_2CH_2-CN + Br^-$

反応 (1) は第一級ハロアルカンである1-ブロモプロパンに対するシアン化物イオン ^-CN の求核置換反応であり, S_N2 反応が起こる. したがって生成物はブタンニトリル, $CH_3CH_2CH_2CN$ である.

(2) $CH_3CHCH_2-I + N_3^- \xrightarrow{CH_3OH} CH_3CHCH_2-N_3 + I^-$
         $|$ $|$
         CH_3 CH_3

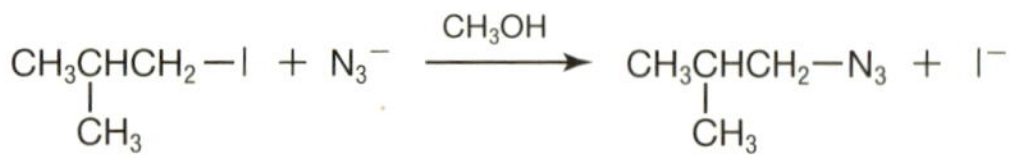

反応 (2) も第一級ハロアルカンである 1-ヨード-2-メチルプロパンに対するアジドイオン N_3^- による求核置換反応であり，S_N2 反応が起こる．したがって生成物は $(CH_3)_2CHCH_2N_3$，1-アジド-2-メチルプロパンである．

(3) $CH_3\underset{CH_3}{\overset{CH_3}{\underset{|}{\overset{|}{C}}}}-Br + CH_3OH \xrightarrow{CH_3OH} CH_3\underset{CH_3}{\overset{CH_3}{\underset{|}{\overset{|}{C}}}}-OCH_3 + HBr$

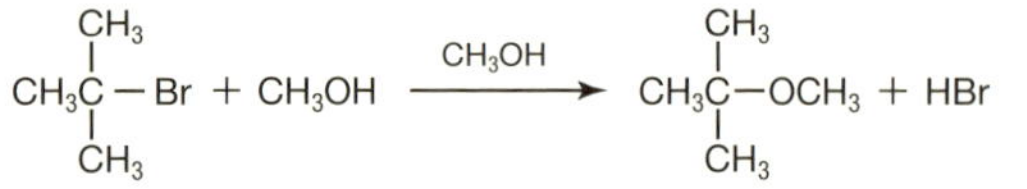

反応 (3) は第三級ハロアルカンである 2-ブロモ-2-メチルプロパンに対するメタノールの求核置換反応であり，S_N1 反応が起こる．したがって生成物は 2-メトキシ-2-メチルプロパン，$(CH_3)_3COCH_3$ である．

反応 (1) および (2) は S_N2 反応であり，求核試薬の求核性が反応の進みやすさに影響する．溶媒をメタノールから非プロトン性極性溶媒 (DMSO や DMF) に変えると求核試薬に対する溶媒和の影響が減少し，求核試薬の反応性が高くなると考えられる．したがって，(1) および (2) の反応はより速く進行するものと考えられる．

演習 34・9

(1) 反応はブロモエタンと (a) CH_3O^- および (b) CH_3S^- の反応であり，両求核試薬ともアニオン性であり求核性が強いので S_N2 反応が起こると考えられる．この反応の起こりやすさ (反応の速さ) は求核試薬の反応性により決まる．求核試薬の反応性，すなわち求核性の強弱は同族元素ではより原子番号の大きな原子の方が分極率が大きいため求核性も強くなることから，この反応では (b) の CH_3S^- の求核性が強く，反応も速いと考えられる．

(2) ブロモエタンに対する (a) CH_3OH および (b) CH_3O^- の反応である．基質は第一級ハロアルカンであり，S_N2 反応が起こる．S_N2 反応は求核試薬の求核性が強い方が反応は起こりやすい．(a) CH_3OH と (b) CH_3O^- を比べると CH_3O^- はアニオン性であり求核性が強い．したがって，この反応では (b) の方が反応は速い．

(3) この反応も同じ基質に対する求核試薬の CH_3NH_2 と CH_3OH の反応である．両求核試薬の反応性の違いが反応の速度を決める．CH_3NH_2 と CH_3OH を比べると窒素の方が求核性は強い．これは酸素原子に比べて窒素原子の電気陰性度が小さいことによる．通常アミンは塩基であるが，アルコールの塩基性は非常に弱いことからも推察できる．したがって，より求核性の強い CH_3NH_2 を用いた (a) の反応の方が速く進行すると考えられる．

(4) 2-ブロモプロパンに対する求核試薬 HO^- および H_2O の反応であり，求核試薬の求核性が反応の速さを決める．HO^- はアニオン性であるが H_2O は中性である．同じ原子の求核性は非共有電子対が反応に使われるためその電子密度の高いアニオン性の方がより反応しやすい．したがって，(a) の反応の方がより速く進行すると考える．

応用・発展 34・1
生成物の構造式および反応機構を下に示す．

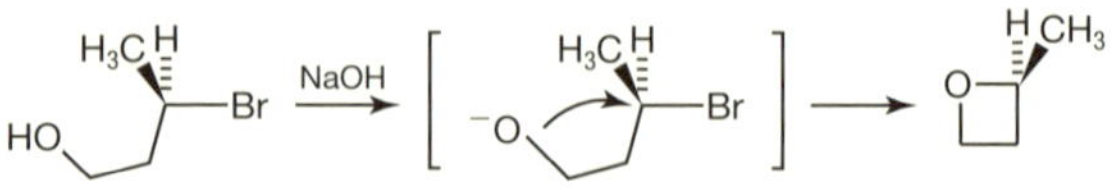

$HO-\overset{H_3C\ H}{\underset{}{C}}-Br \xrightarrow{NaOH} \left[{}^-O-\overset{H_3C\ H}{\underset{}{C}}\curvearrowright Br \right] \rightarrow \overset{H\ CH_3}{\underset{}{\square O}}$

基質に対して塩基を作用させるとアルコキシドイオンとなり，これが求核試薬として分子内での求核置換反応 (S_N2 反応) を起こす．その結果，オキサシクロブタンの環状エーテルを与える．反応は S_N2 反応であり，C-Br 結合の後ろから攻撃するため立体配置の反転を伴った生成物 (S)-2-メチルオキサシクロブタンを与える．

応用・発展 34・2
アルコキシドとハロアルカンを考えるにあたり，2-メトキシ-2-メチルプロパンを次図のように (a) または (b) の部分で結合を開裂することで 2 通りの反応物の組合わせが可能である．

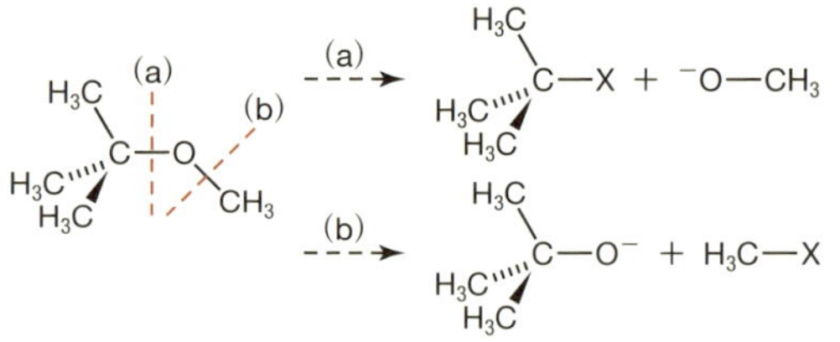

(a) での開裂からは 2-ハロ-2-メチルプロパンとメトキシドイオンの組合わせが，(b) での開裂では t-ブトキシドイオンとハロメタンの組合わせが考えられる．それぞれについてみると，(a) では第三級ハロアルカンに対するメトキシドイオンの求核置換反応 (S_N2 反応) であり，通常この組合わせでは S_N2 反応は起こらず，脱離反応 (SBO 35) が優先するので 2-メチルプロペン $(CH_3)_2C=CH_2$ が主として生成する．

(a) $CH_3-O^-Na^+ + \overset{H_3C}{\underset{H-CH_2}{\overset{|}{C}}}-Br \longrightarrow$

$\overset{H_3C}{\underset{H_3C}{C}}=CH_2 + CH_3-OH + Na^+ + Br^-$

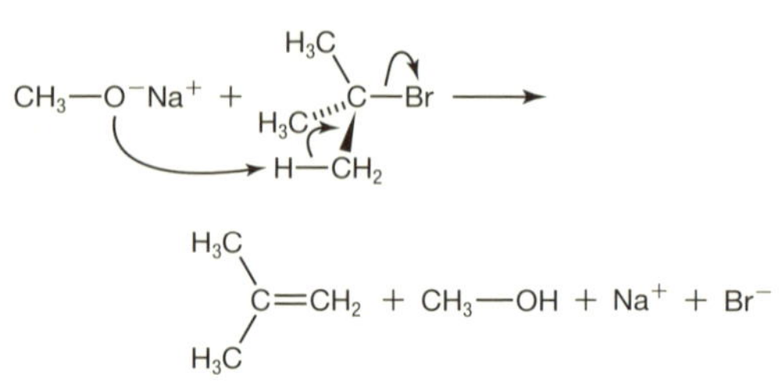

一方，(b) の t-ブトキシドイオンとハロメタンの組合わせではスムーズに S_N2 反応が起こると考えられる．したがって，2-メトキシ-2-メチルプロパンの合成法としては，t-ブトキシドイオンとハロメタンとの組合わせで行うことが適切である．反応式を次に示す．

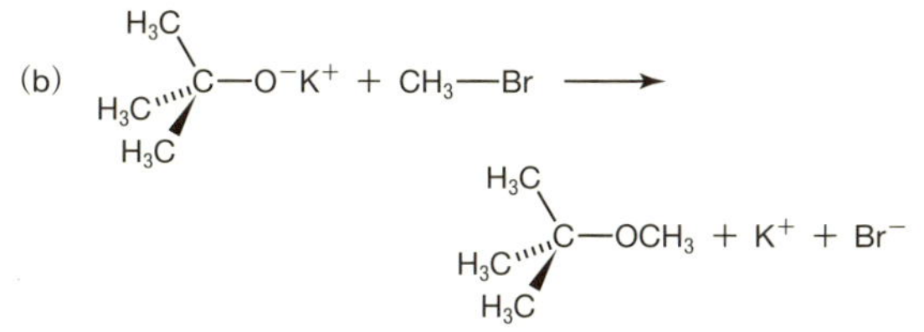

(b) $(CH_3)_3C-O^-K^+ + CH_3-Br \longrightarrow (CH_3)_3C-OCH_3 + K^+ + Br^-$

光学活性体が得られることになる．反応式を下に示す．

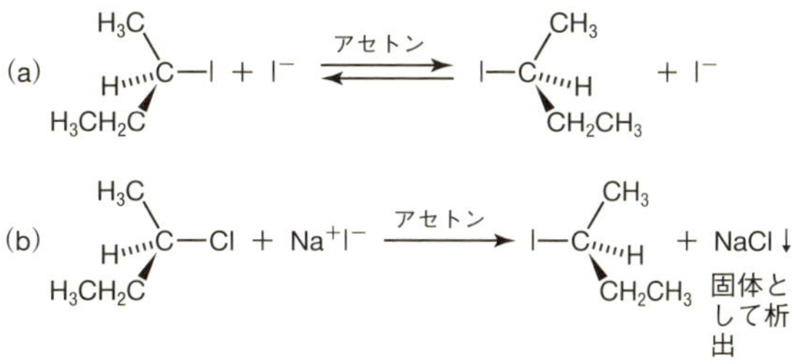

(a) $H_3C-\overset{H}{\underset{CH_2CH_3}{C}}-I + I^- \underset{アセトン}{\rightleftharpoons} I-\overset{CH_3}{\underset{CH_2CH_3}{C}}-H + I^-$

(b) $H_3C-\overset{H}{\underset{CH_2CH_3}{C}}-Cl + Na^+I^- \underset{アセトン}{\longrightarrow} I-\overset{CH_3}{\underset{CH_2CH_3}{C}}-H + NaCl\downarrow$ 固体として析出

応用・発展 34・3 式(1)に示すような 2-ブロモプロパンからプロパン-2-オールへの変換は，まず式(2)に示すような，2-ブロモプロパンと水酸化物イオンとの反応の組合わせが考えられる．この場合，基質のハロアルカンは第二級ハロアルカンであり，求核置換反応（S_N2 反応）とともに脱離反応が同時に起こる可能性がある．そこで，式(3)に示すように S_N2 反応をより選択的に起こすことが可能な酢酸イオンを用いる反応が考えられる．酢酸イオンは酸素アニオンであるが水酸化物イオンと比べ塩基性が弱く，脱離反応が起こりにくくもっぱら S_N2 反応生成物を生成する．得られた酢酸のイソプロピルエステルをアルカリ加水分解することで目的のプロパン-2-オールを効率よく得ることができる（式4）．反応ステップは長くなるが S_N2 反応がより選択的であることから効率的合成法といえる．

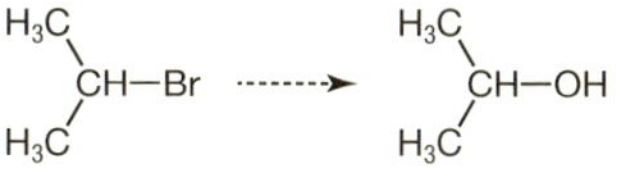

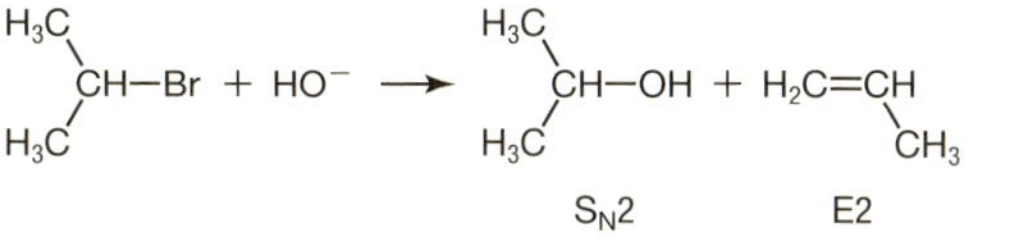

$(CH_3)_2CH-Br \dashrightarrow (CH_3)_2CH-OH \quad (1)$

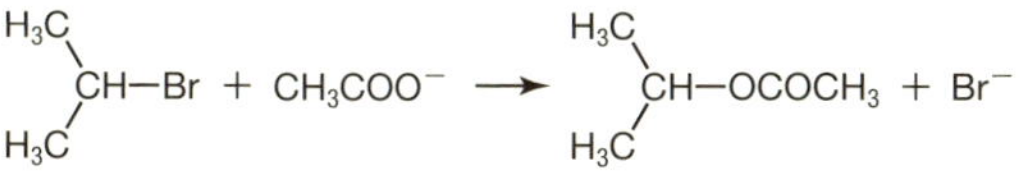

$(CH_3)_2CH-Br + HO^- \longrightarrow (CH_3)_2CH-OH + H_2C=CH-CH_3 \quad (2)$
$\qquad\qquad\qquad\qquad\qquad\quad S_N2 \qquad\qquad E2$

$(CH_3)_2CH-Br + CH_3COO^- \longrightarrow (CH_3)_2CH-OCOCH_3 + Br^- \quad (3)$

$(CH_3)_2CH-OCOCH_3 + HO^- \longrightarrow (CH_3)_2CH-OH + CH_3COO^- \quad (4)$

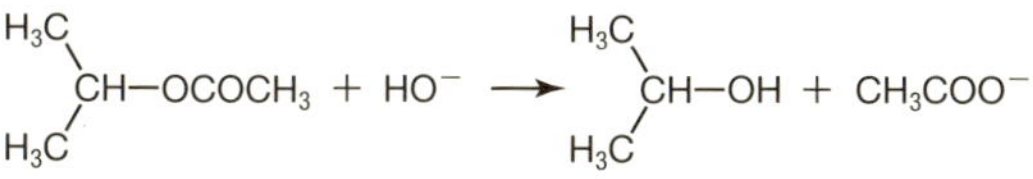

応用・発展 34・4 アセトン中ヨウ化ナトリウムの反応（下図a）では求核性のよいヨウ化物イオンの S_N2 反応が起こると考えられる．S_N2 反応は立体配置の反転を伴う．したがって生成物は (S)-2-ヨードブタンであり，反応の経過とともに平衡となるため生成物はラセミ化する．そのため光学活性が消失する．一方，(R)-2-クロロブタンのアセトン中ヨウ化ナトリウムとの反応では同様に S_N2 反応が起こるが，はじめの反応で生成する塩化物イオンは不溶性の NaCl となり析出するため逆反応が起こらない．したがって生成物は立体反転した (S)-2-ヨードブタンとなり

SBO 35

演習 35・1

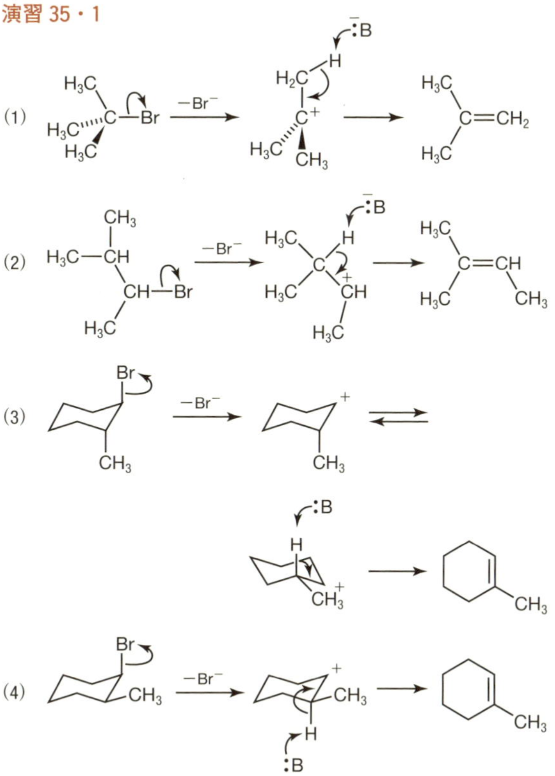

(1) $(CH_3)_3C-Br \xrightarrow{-Br^-} (CH_3)_2\overset{+}{C}-CH_3 \xrightarrow{} (CH_3)_2C=CH_2$ （塩基:B による引抜き）

(2) イソブチル系からのカルボカチオン経由アルケン生成

(3) メチルシクロヘキシルブロミドからカルボカチオン経由1-メチルシクロヘキセン生成

(4) 同様にカルボカチオン経由1-メチルシクロヘキセン生成

E1 脱離であるのでカルボカチオン中間体からプロトンが塩基で引抜かれるときセイチェフ則に従い，より安定な多置換アルケンを主生成物として生成する．

演習 35・2 (1) 脱離反応の反応の速さは脱離基の脱離のしやすさによる．ハロゲン原子の脱離能はハロゲン化物イオンの共役酸の酸性度で判断できる．HCl と HI では HI の方が強酸であり，解離しやすい．両者を比べた場合，2-ヨード-2-メチルプロパンの方が E1 脱離でのハロゲン化物イオンの脱離は起こりやすい．したがって，反応は 2-ヨード-2-メチルプロパンの方が速い．

(2) E1 脱離でははじめにハロゲン化物イオンが脱離し，カルボカチオン中間体を生成するが，カルボカチオン中間体のできやすさはその安定性により決まる．本反応では 2-

ヨードブタンからは第二級，1-ヨードブタンからは第一級カルボカチオン中間体が生成することになるので2-ヨードブタンからの第二級カルボカチオン中間体の方ができやすい．したがって，反応は2-ヨードブタンの方が速いと考える．

(3) 2-ブロモ-3-メチルブタンは第二級ハロアルカンであり，2-ブロモ-2,3-ジメチルブタンは第三級ハロアルカンに属する．第三級ハロアルカンからは第三級カルボカチオン中間体が生じるのでより生成しやすい．したがって，2-ブロモ-2,3-ジメチルブタンの反応の方が速い．

(4) いずれも第二級ハロアルカンに分類されるが，4-ブロモペンタ-2-エンは臭化アリルでもあり，アリル位のハロゲン原子の脱離は隣接する二重結合との共鳴安定化が可能なアリルカチオンを生じるためより脱離がしやすい．したがって反応は4-ブロモペンタ-2-エンの脱離反応の方が速い．

(5) 2-クロロ-2-フェニルブタンから生じるカルボカチオン中間体は第三級とともにベンジル位でもあり，非常に安定性が高い．一方2-クロロブタンからのカルボカチオン中間体は第二級である．したがってより安定なカルボカチオン中間体を生成できる2-クロロ-2-フェニルブタンの脱離反応の方が速い．

演習 35・3

(1) [構造式]

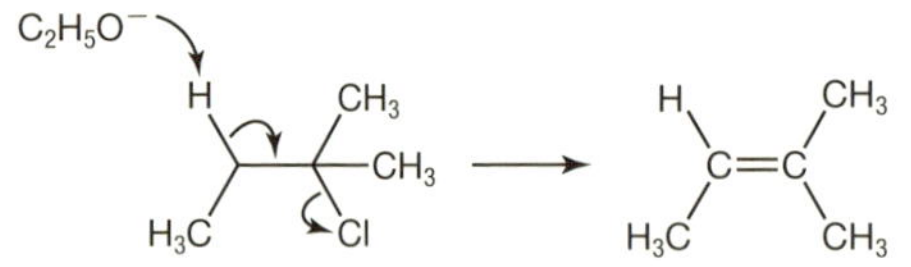

反応はβ位の水素原子をエトキシドイオンが引抜くアンチ脱離で進行するが，2種類のβ水素のうちセイチェフ則に従った多置換アルケンを与える3位の水素の引抜きから進むので2-メチルブタ-2-エンが主生成物となる．

(2) [構造式]

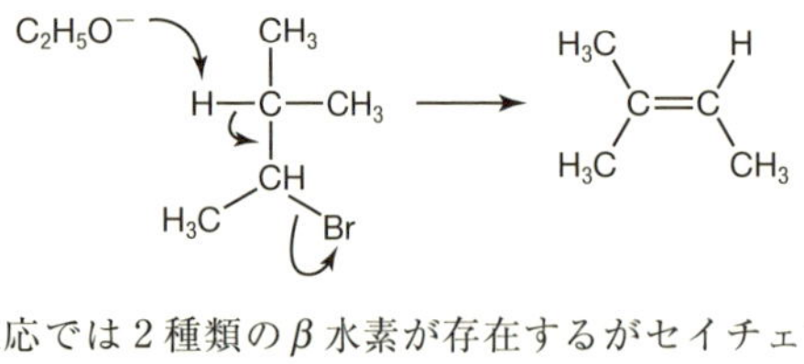

本反応では2種類のβ水素が存在するがセイチェフ則に従った多置換アルケンである2-メチルブタ-2-エンが主生成物となる．なお，塩基として非常にかさ高いカリウム t-ブトキシドを用いるとより立体障害の少ない1位の水素を引抜く方が有利となるためセイチェフ則に従わない3-メチルブタ-1-エンが主生成物になる．

(3) [構造式]

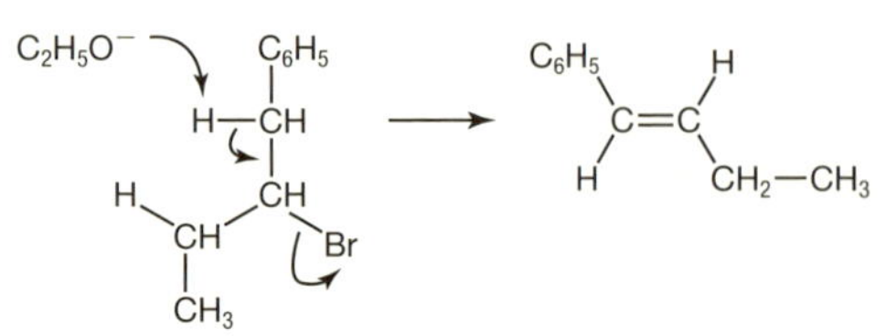

この反応も2通りの脱離が可能であり，どちらも二置換アルケンを生成する．エトキシドイオンが1位の水素を引抜くと，遷移状態でベンゼン環との共鳴を考えることができ，また，生成物が共役化合物となるため1-フェニルブタ-1-エンが主生成物となる．なお，生成物にはシス-トランス異性体が可能であるが，途中の立体配座を比べると，下図に示すようにトランス体を与える立体配座が有利なため主生成物はトランス体となる．

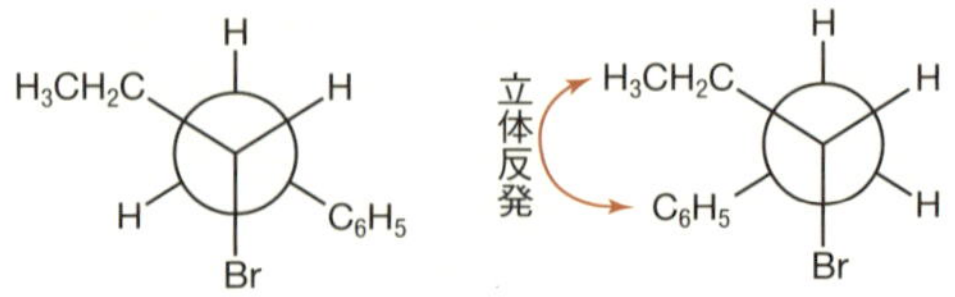

[Newman投影式]

演習 35・4 2-ブロモブタンと2-ブロモ-1-フェニルブタンを比べるとどちらも二置換アルケンを生成できるが，2-ブロモ-1-フェニルブタンの場合二重結合性を帯びた炭素-炭素結合にベンゼン環が結合することになる．二重結合にベンゼン環が付くと共鳴安定化の寄与が生まれより安定となる．したがって，2-ブロモ-1-フェニルブタンからの遷移状態の方がエネルギー的に有利となるため反応は速い．

(2) 1-ブロモ-3-メチルブタンからは3-メチルブタ-1-エンが生成し，2-ブロモ-2-メチルブタンからは2-メチルブタ-2-エンが生成する．生成物の構造を比べると3-メチルブタ-1-エンは一置換アルケン，2-メチルブタ-2-エンは三置換アルケンである．セイチェフ則に従い二重結合により多くのアルキル基のついた2-メチルブタ-2-エンを与える2-ブロモ-2-メチルブタンの反応の方が速く進む．

(3) 反応物は同じ級数のハロアルカンであるが脱離基のハロゲンが臭素とヨウ素であり，脱離能はヨウ素の方が優れている．したがって，2-ヨード-3-メチルブタンの方が速く反応すると考えられる．生成物は2-メチルブタ-2-エンとなる．

(4) 1-ブロモブタンは第一級ハロアルカンで生成物はブタ-1-エンとなる．一方，2-ブロモブタンからはセイチェフ則に従いブタ-2-エンが主生成物として生成する．アルケンの安定性は多置換型がより安定であり，したがって，2-ブロモブタンからの反応の方が速い．

(5) ブロモシクロヘキサンからはシクロヘキセンが生成する．一方，3-ブロモシクロヘキセンからはシクロヘキサ-1,3-ジエンが生成する．両者を比べるとシクロヘキサ-1,3-ジエンは共役ジエンであり，シクロヘキセンより安定であるためそこに至る遷移状態のエネルギーも低い．したがって，3-ブロモシクロヘキセンからの反応の方が速い．

演習 35・5 反応はかさ高い強塩基による脱離反応でありE2脱離が起こる．

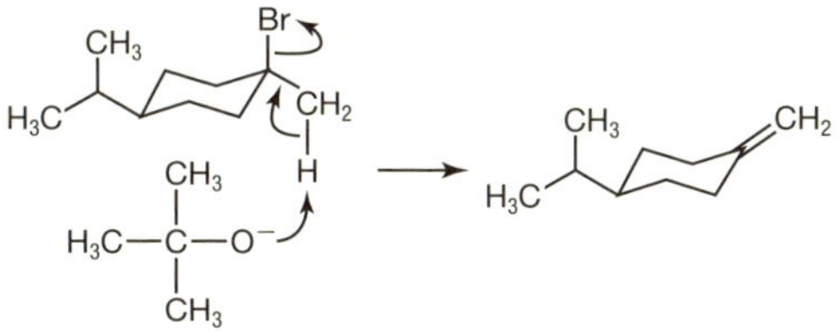

t-ブトキシドイオンはかさ高い塩基のためいずれの反応でも立体障害の少ない水素の引抜きが起こり，セイチェフ則に従わない生成物が主生成物となる．

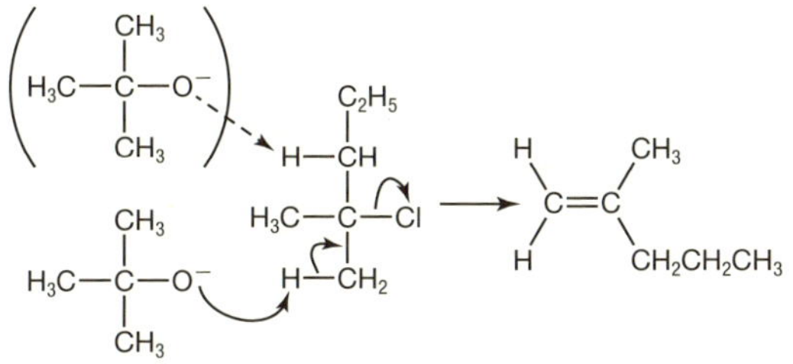

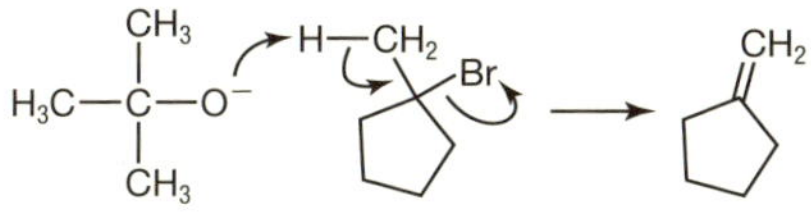

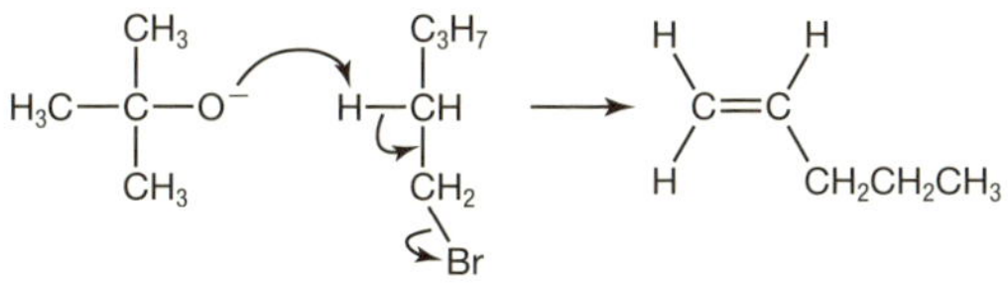

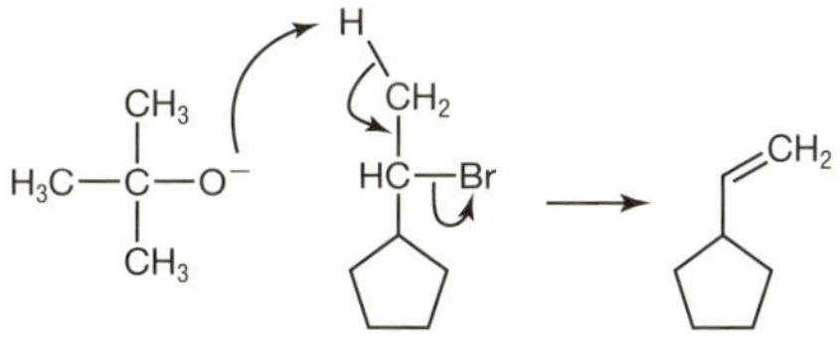

応用・発展 35・1 いずれも強塩基であるナトリウムエトキシドとの反応であるので E2 脱離反応を考える．反応はアンチ脱離で進行するのでセイチェフ則だけでなく立体化学にも注意しよう．

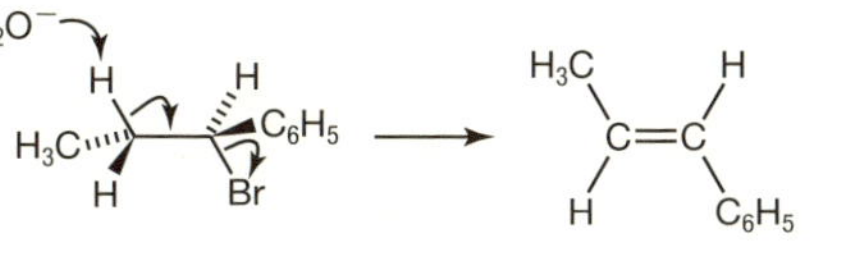

応用・発展 35・2 (1) 基質の構造を下図(a)に，反応機構を(b)に示す．

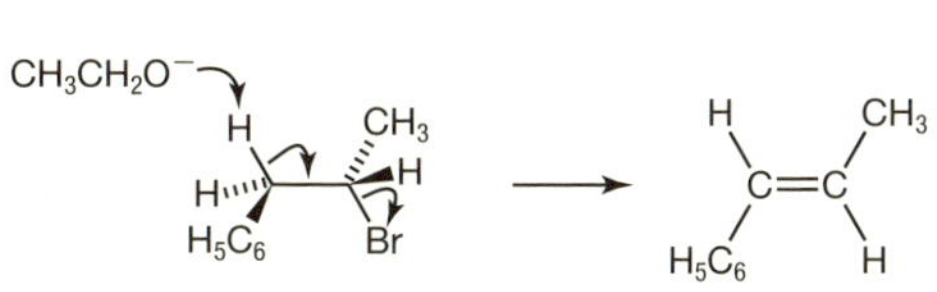

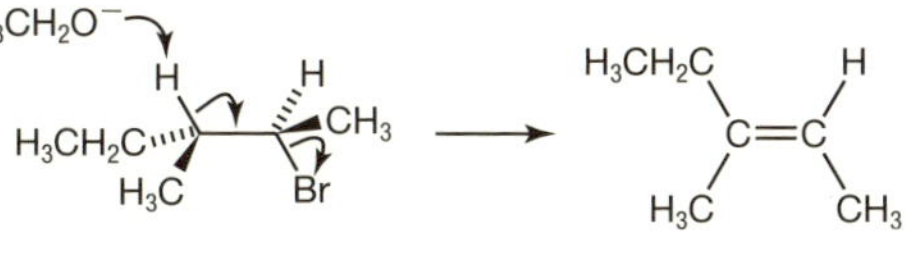

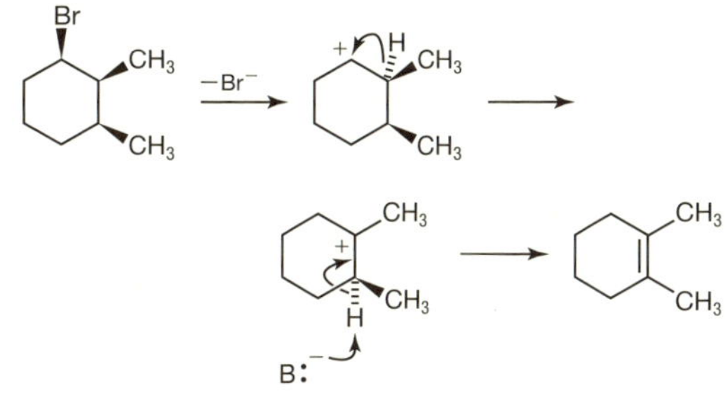

メタノール中の反応であり，強塩基がない条件での脱離反応である．したがって，E1 反応が起こっていると考えられる．基質からはじめに臭化物イオンが脱離し，第二級カルボカチオン中間体を生成する．しかし，メチル基の付け根の水素のヒドリド-1,2-移動が起こるとより安定な第三級カルボカチオン中間体となることができる．そこでヒドリド移動が起こった後さらに溶媒などが塩基としてもう一方のメチル基の付け根の水素原子を引抜き，1,2-ジメチルシクロヘキセンを与えたものと考えることができる．

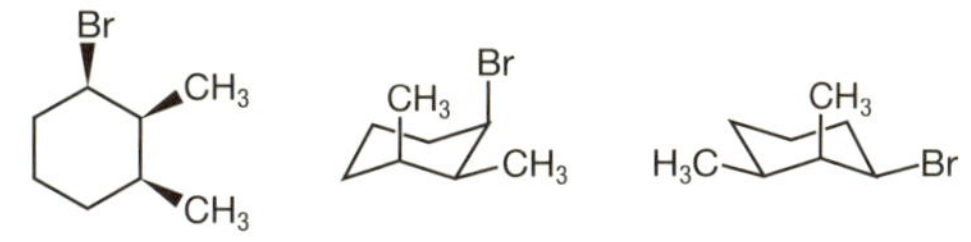

(2) 塩化ネオメンチル，塩化メンチルの構造式および反応式をそれぞれ下図(a)，(b)に示す．

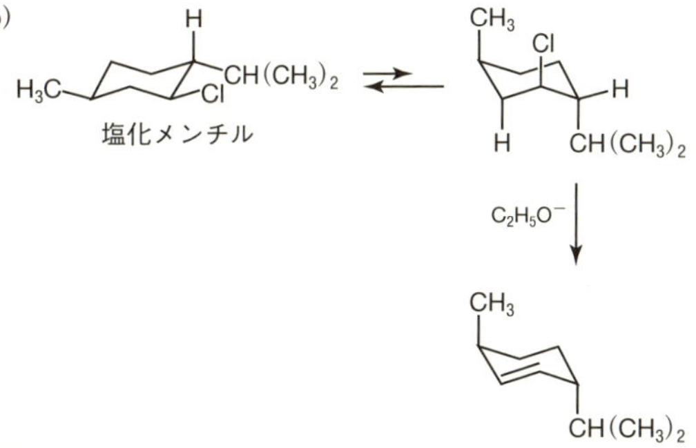

塩化ネオメンチルの場合，いす形でより安定な配座異性体では塩素がアキシアル位を占める．したがってこの配座からセイチェフ則に従った生成物が生成する．一方，塩化メ

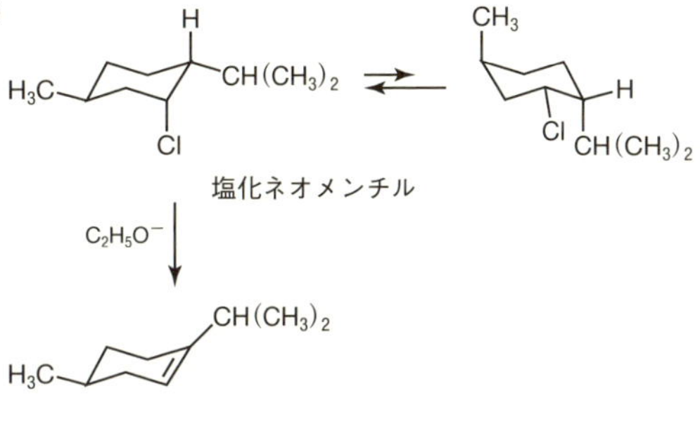

ンチルでは安定な立体配座では脱離する塩素はエクアトリアル位にある．E2脱離が起こるためにはより不安定な立体配座へ異性化する必要があり，反応は起こり難い．したがってE2反応が起こりやすいのは塩化ネオメンチルであり，こちらの反応の方が速く進行する．

応用・発展 35・3 脱離反応にはE1脱離およびE2脱離の2通りがある．E1脱離はカルボカチオン中間体を経由するためカルボカチオン中間体のできやすさが反応の起こりやすさに効いてくる．仮にE1脱離を用いて2-メチルブタ-2-エンを合成するのであれば第三級ハロアルカンを用いる方がよいことになる．しかし，カルボカチオン経由の反応はS_N1反応との競争反応となるため一方のみを効率的に合成するには適していない．それに対し，級数の高いハロアルカンでは置換反応ではなく脱離反応が優先するため，より効率的にアルケンを合成できる．したがって，2-ブロモ-2-メチルブタンにナトリウムエトキシドのようなあまりかさ高くない強塩基を用いることで効率よく2-メチルブタ-2-エンを合成することができる．

応用・発展 35・4

強塩基を用いてE2脱離を行う場合，基質のいす形の立体配座で臭素がアキシアル位にくる必要がある．シス体では臭素がアキシアル位のとき大きなt-ブチル基は安定なエクアトリアル位であり，平衡はこちら側に偏っている．したがって反応はこの安定な立体配座からスムーズに進行すると考えられる．一方，トランス体では臭素がアキシアル位にくるとt-ブチル基もアキシアル位をとるため立体的な反発が非常に大きい．したがって平衡で立体反発が小さくなるように臭素およびt-ブチル基がともにエクアトリアルの立体配座に偏っている．E2反応が起こるためには不安定な立体配座に変化しなければならないため起こりにくい．これらのことからシス体の反応の方が速い．

応用・発展 35・5 基質は第二級ハロアルカンであり，いずれも強塩基を用いたE2脱離が起こっている．通常E2脱離はセイチェフ則に従った生成物を選択的に与える．しかし，用いる塩基がかさ高くなると立体的反発の小さい水素を引抜く方が有利となり，セイチェフ則に従わない生成物が主生成物となる．

問題では立体障害の小さいC_2H_5ONaの場合，セイチェフ則に従ったブタ-2-エンが主生成物となる．一方，$(CH_3)_3COK$はより立体障害の小さい末端水素の引抜きが有利となるためセイチェフ則に従わないブタ-1-エンが主生成物となる．

反応機構および選択性を下に示す．

第Ⅲ部　第9章

SBO 36

演習 36・1

(1) 第一級，第三級，第二級，第一級の位置を示す構造式

(2) 第二級，第一級，第二級，第一級，第三級の位置を示す構造式

演習 36・2 酸性度は弱い（$pK_a = 18$）．その理由は二つある．一つは，置換基がかさ高いことである．これによって，生成したアルコキシドイオンに対して水が接近しにくくなり，溶媒和による安定化を受けにくくなる．そのため，メタノール，エタノールから生成するアルコキシドイオンより不安定となって，酸性は低下する．二つめは，メチル基の置換基効果である．メタノールとエタノールを比較すると，前者にメチル基が1個導入されたものが後者で

あり，電子供与性メチル基の導入によりアルコキシドイオンは不安定になると考えられる．このため，この二つでは，エタノールの方が酸性は弱い．t-ブタノールは，メチル基が 3 個導入された構造であり，これらの電子供与性によってアルコキシドイオンはより不安定になると考えられる．したがって，酸性はより弱くなる．

演習 36・3 使用できない．エタノールの pK_a=16, 水の pK_a は 15.7 である．このことは，共役塩基を比べた場合，エトキシドイオンの方がヒドロキシドイオンよりわずかに強い塩基であることを示している．したがって，下の式において，平衡は，より弱い塩基である NaOH を生成する方へ，すなわち左側に偏っている．そのため，この方法でナトリウムエトキシドを効率よく合成することはできない．

$$CH_3CH_2OH + NaOH \rightleftharpoons CH_3CH_2ONa + H_2O$$

演習 36・4 メタノールの酸素に由来する．硫酸によって安息香酸にプロトン化が起こり，それによりカルボニル基の反応性が上昇し，メタノールの求核攻撃を受けられるようになる．

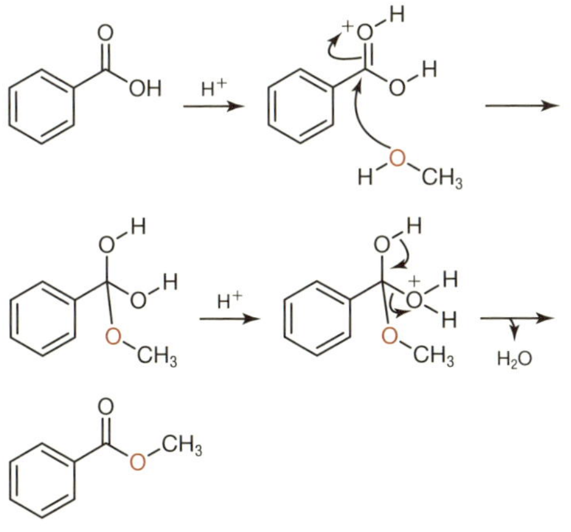

演習 36・5 フェノールは水素結合をつくる．p-ニトロフェノールの場合には，下図(a)に示したような分子間水素結合を形成している．ところが，o-ニトロフェノールの場合(b) には，ヒドロキシ基に隣接した位置にニトロ基があり，電気陰性度の大きな酸素原子がヒドロキシ基の水素の近くに位置することになる．すると，o-ニトロフェノールのヒドロキシ基は分子間ではなく，分子内でニトロ基の酸素原子と水素結合を形成する．分子間水素結合ができないため，分子間力が弱まり，融点，沸点ともに p-ニトロフェノールより低くなる．

(a) p-ニトロフェノールは分子間水素結合をつくる

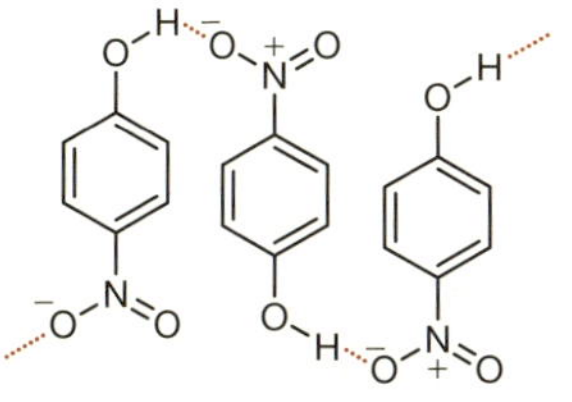

(b) o-ニトロフェノールは分子内水素結合を生成し，分子間力は弱い

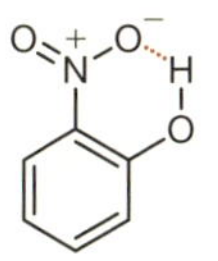

応用・発展 36・1 生成物の構造をみると，フェノールのパラ位に無水フタル酸が結合していることがわかる．無水フタル酸はカルボニル基炭素が電子欠損性なので，この部分が反応に関与する．一つめのフェノールが反応した後，分子内に電子欠損性の反応中心が再度生成し，これが 2 分子めのフェノールと反応すると考えられる．電子移動の概略を示すと以下のようになる．

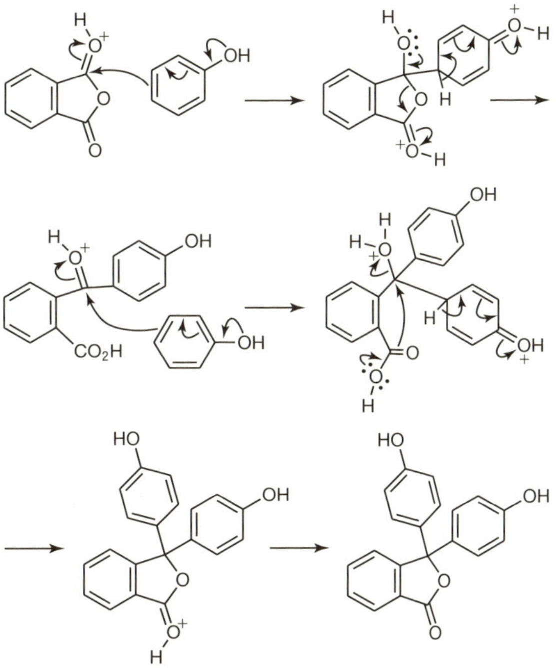

演習 36・6 BHT（ジブチルヒドロキシトルエン）の構造を見ると，三つのアルキル置換基がフェノールに結合している．これらは電子供与性基であるため，フェノール骨格の電子密度を上昇させる働きがあり，このことによって生体内の酸化性物質との反応性が上がっている．さらに，ヒドロキシ基の両側にかさ高い t-ブチル基が結合しており，これらが抗酸化活性を発現する際，中間に生成するフェノキシルラジカルを安定化すると考えられる．この二つの効果によって，BHT は優れた抗酸化物質になる．

SBO 37

演習 37・1 エーテルの合成は基本的にアルコキシドとハロゲン化アルキルを用いる**ウィリアムソンエーテル合成法**を用いる．用いるアルコキシドとハロゲン化アルキルの組

合わせとしては 2 通り考えられるが，適宜最適の組合わせを選択する必要がある．

(1) 対称エーテルなので 1 通りの組合わせしかない．

[反応式: $H_3C-CH_2-O^- + H_3C-CH_2-I \longrightarrow H_3C-CH_2-O-CH_2-CH_3$]

(2) は芳香環上の脱離基に求核種が S_N2 機構で攻撃することはないので，メチル基側に脱離基をもつハロゲン化メチルとフェノキシドイオンとの組合わせを選択する必要がある．

[反応式: $PhO^- + CH_3I \longrightarrow PhOCH_3$]

[反応式: $CH_3O^- + PhI \not\longrightarrow PhOCH_3$ (×)]

(3) は t-ブチルエーテル構造をもっている点に注目する．(1)や(2)のようにウィリアムソンエーテル合成を用いようとすると，ハロゲン化 t-ブチルとエトキシドイオンとの組合わせか，t-ブトキシドイオンとハロゲン化エチルとの組合わせが考えられる．しかし，これらの組合わせでは脱離反応が優先的に進行してしまうため好ましくない．そこで，酸性条件下でエタノールと 2-メチルプロペンを反応させるのがよい．

[反応式: $CH_3CH_2OH + (CH_3)_2C=CH_2 \xrightarrow{H^+} CH_3CH_2-O-C(CH_3)_3$]

演習 37·2 (1) 最初にエーテル酸素にプロトン化が起こり，次にヨウ化物イオンの攻撃が起こる．(1)の場合は対称エーテルであるので，どちらの炭素で攻撃が起こっても同じ生成物を与える．

[反応機構図]

(2) 一方，非対称エーテルの場合には，ヨウ化物イオンは立体的に小さな炭素側を攻撃してエーテル結合が開裂する．

[反応機構図: $(CH_3)_2CH-O-CH_3 + HI \longrightarrow CH_3I + (CH_3)_2CH-OH$]

(3) 例題 37·1 で学習したように，ヨウ化物イオンは芳香環上の炭素ではなく，アルキル基上の炭素を攻撃してエーテル結合が開裂する．

[反応機構図: 1-メトキシナフタレン + HI → 1-ナフトール + CH_3I]

演習 37·3 (1) 塩基性条件下ではヒドリドイオンはオキシランの立体的に空いている側を攻撃する．

[反応機構図]

(2) この場合も塩基性条件下のオキシランの開環反応であるが，対称構造をもっているので位置選択性は問題ではない．重要なのは S_N2 反応により立体反転が起こることである．

[反応機構図]

応用·発展 37·1 酸性条件下でのオキシランの開環反応であるため，酢酸イオンは多置換側の炭素を背面攻撃して S_N2 反応が進行する．

[反応機構図]

応用·発展 37·2 ルイス酸（AlX_3）はオキシランの酸素に配位し，オキシランの開裂はより安定な多置換カルボカチオンが生じる位置にて起こる．その後，カルボニル基が形成されるとともに炭素-炭素結合が転位して環縮小が起こった生成物が得られる．

第III部 第10章

SBO 38

演習 38・1 二つのメチル基の +I 効果によってアセトンの方が安定となる．

演習 38・2 求核攻撃（グリニャール試薬のような求核試薬のカルボニル炭素への攻撃）は，カルボニル基の炭素原子の部分正電荷が大きいほど速い．1,1,1-トリフルオロプロパン-2-オンのトリフルオロメチル基（CF$_3$）はフッ素原子の大きな電気陰性度のために強力な電子求引性基である．したがって，1,1,1-トリフルオロプロパン-2-オンの方がより部分正電荷は大きく求核攻撃を受けやすい．

演習 38・3 酸性度の大きさは pK_a で表され，その値が小さいほど酸性度は高い．アルデヒドやケトンの α プロトンの pK_a は，以下の平衡が右に傾いているほど小さくなり，その大きさは共役塩基の安定性によって決まる．

$$pK_a = -\log K_a = -\log K_{eq} \cdot [H_2O] = \frac{[H_3O^+] \cdot \left[\underset{H}{\underset{|}{R-\overset{\ddot{O}:}{\underset{||}{C}}-\bar{C}HR}}\right]}{\left[\underset{H}{\underset{|}{R-\overset{\ddot{O}:}{\underset{||}{C}}-CHR}}\right]}$$

アルデヒドやケトンの場合，共役塩基はエノラートイオンなので，負電荷はより電気陰性度の大きな酸素原子上に非局在化することにより安定となり，対応する炭化水素と比較すると酸性度が高くなる．

演習 38・4 臭化メチルマグネシウムとメチルリチウムの違いは，アルキルアニオンの対カチオンがマグネシウムかリチウムかである．反応性を定性的に理解するためにはマグネシウムとリチウムの電気陰性度（Mg 1.2, Li 1.0）を比較すればよい．リチウムの方が電気陰性度が小さいため，マグネシウムと比較するとよりカチオンが安定となり，イオン化が促進される．その結果，対をつくるアルキルアニオンのイオン性も高まり，カルボニル基に対する反応性はメチルリチウムの方が大きい．

演習 38・5 平衡に影響を及ぼす因子は水和形では sp^3 混成（109.5°）に起因する置換基の立体反発と，カルボニル形では分極型共鳴構造式における正電荷をもつ炭素原子に対する置換基の電子的効果である．したがって，トリクロロメチル基はカルボニル形を，一方，かさ高いイソプロピル基はメチル基との立体反発により水和形を，それぞれ不安定化する．よって水和として存在する割合の高い順はトリクロロアセトアルデヒド，アセトアルデヒド，イソプロピルメチルケトンとなる．

演習 38・6 アセトアルデヒドの水和反応は平衡反応なのでシアノヒドリンとなって消費された分が平衡を維持するために補われ，最終的にはすべてがシアノヒドリンとなる．

演習 38・7 ホスホナートアニオンがベンズアルデヒドのカルボニル炭素原子を攻撃して生成するオキシアニオンが，さらにリン原子を攻撃してオキサホスフェタン誘導体

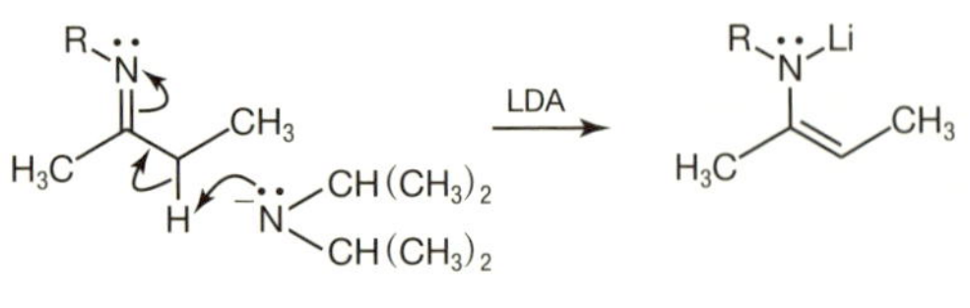

演習 38·11 両方ともエノール形 (a, b) で分子内水素結合を形成できる．その際，七員環より六員環の方が安定なので，左の方が平衡定数が大きくなる．また，(a)では，エノール形が共役構造をもつので(b)より安定である．

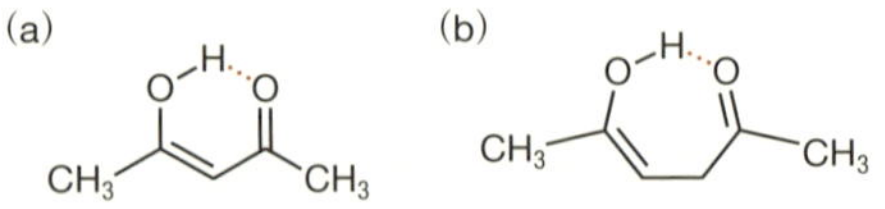

演習 38·12 化合物 **A** はアセトフェノンであり，メチル基の水素すべてがヨウ素で置換された後にカルボニル基への水酸化物イオン OH^- の求核置換が起こり安息香酸とヨードホルムが生成する．

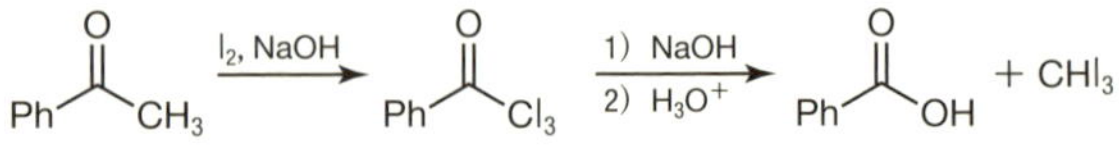

演習 38·13

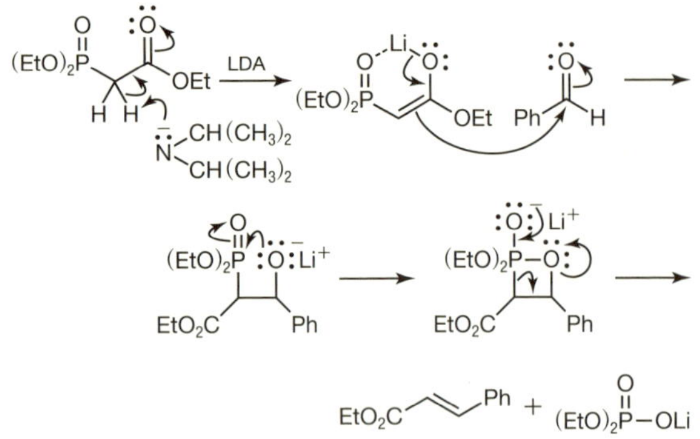

演習 38·8

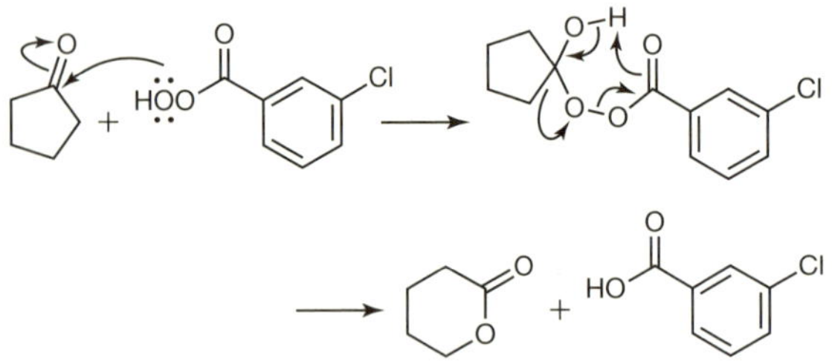

演習 38·9

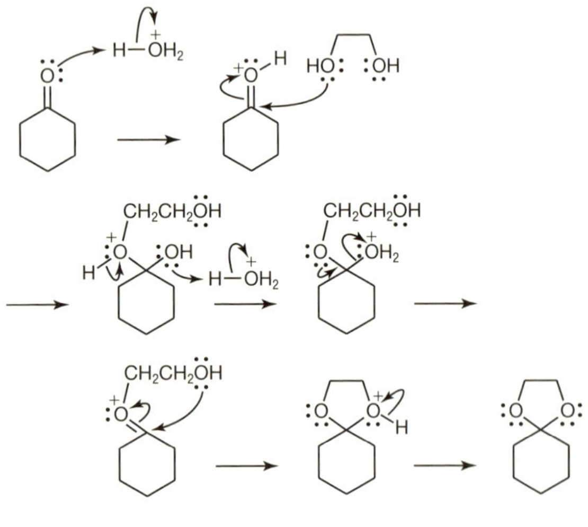

演習 38·10

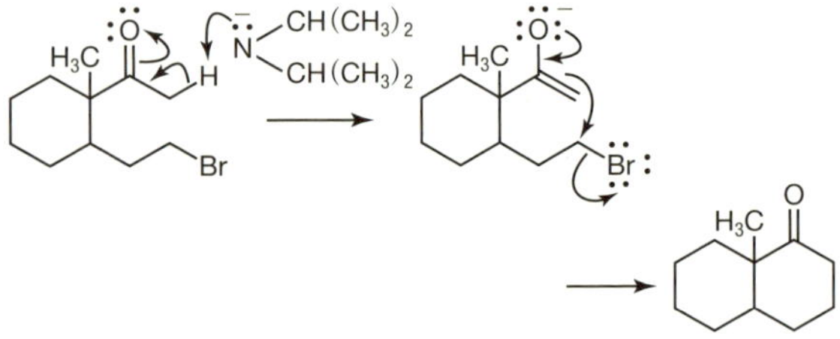

演習 38·14 アルドール反応の生成物の構造でカルボニル基に隣接する炭素-炭素二重結合の位置で反応が起こっていることに着目して，原料となるカルボニル化合物の構造を考えるとわかりやすい．反応の機構は以下の通りである．

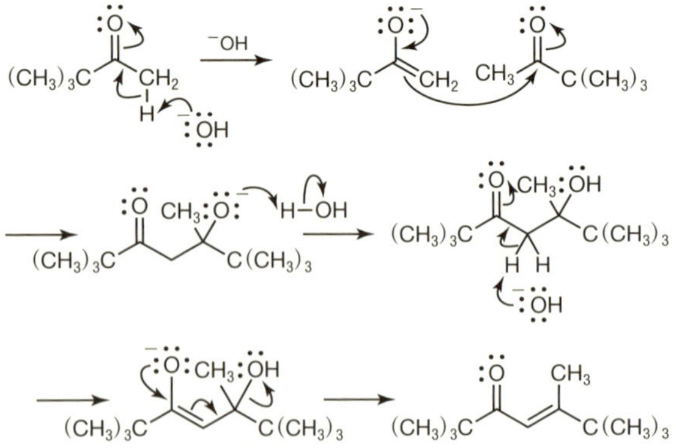

応用・発展 38·1 イミンの生成反応は，窒素の非共有電子対のカルボニル基への攻撃と生成するヘミアミナールの脱水の2段階の反応である．

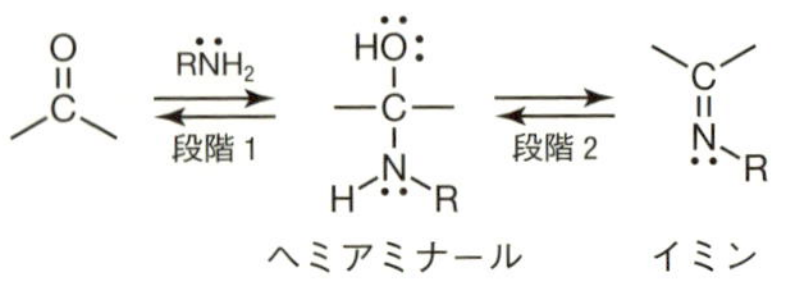

が生成する．ついで，ウィッティッヒ反応と同様に四員環が開環しアルケンを与える．ウィッティッヒ反応の場合は水に難溶なトリフェニルホスフィンが副生するのに対し，ここでは水溶性のジエチルリン酸の塩が生成するので，除去が容易という利点がある．この反応はホーナー・ワズワース・エモンズ反応とよばれている．

強酸性条件では，ヘミアミナールのヒドロキシ基がプロトン化されてより脱離能の大きなオキソニウムイオン (a) となるため段階2の脱水反応は加速されるが，(b) のようにアミンが完全にプロトン化されてしまうため段階1の求核攻撃が不可能となる（カルボニル基の酸素原子にプロトン化が起こるのでカルボニル基の求電子性は高まる）．

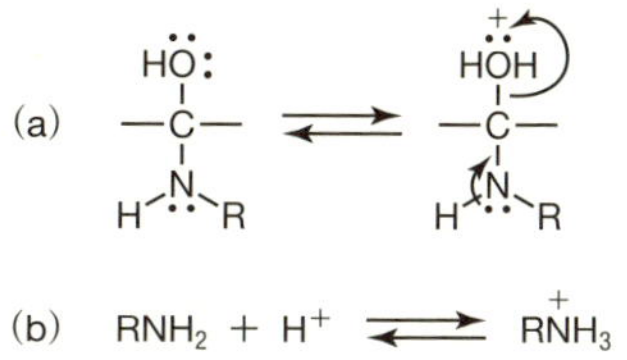

(a), (b) の反応機構図

一方，塩基性条件では，段階1の求核攻撃は加速されるが，脱水が起こりにくくなる．したがって，弱酸性条件での反応が最も速くなる．

応用・発展 38・2
(1) NaOH（アルドール反応）

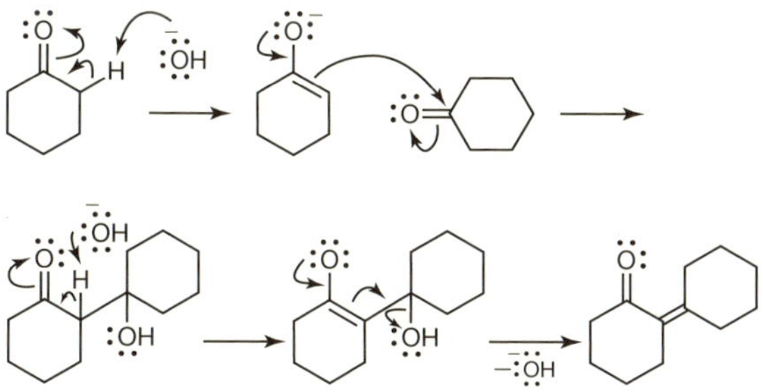

反応機構図

(2) 1. $Ph_3\overset{+}{P}-\overset{-}{CH_2}$ 2. H_2, Pd-C
（ウィッティッヒ反応によるアルケンの生成と還元）

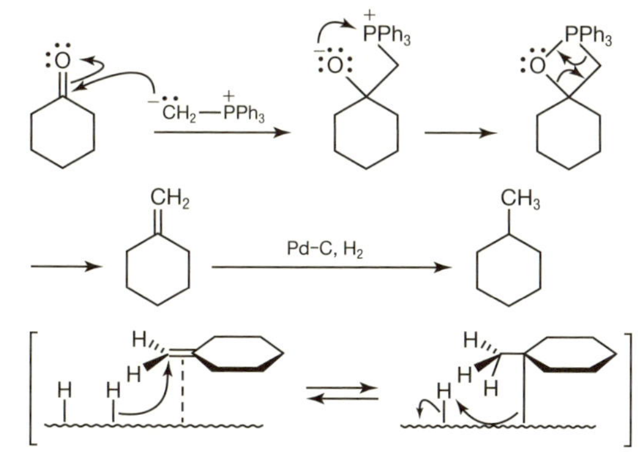

反応機構図

(3) H_3O^+（酸によるイミンの生成）

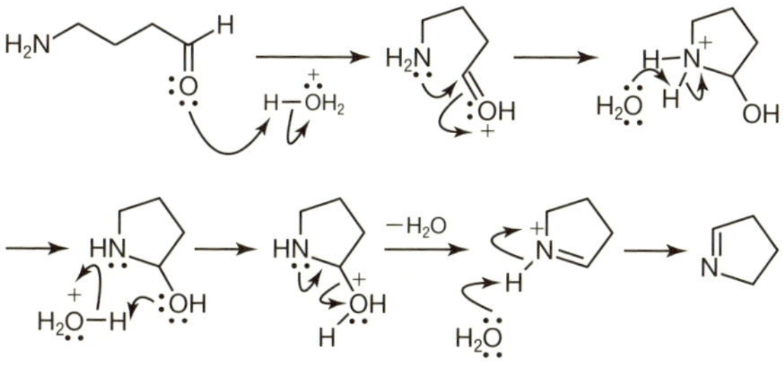

反応機構図

(4) 1. CH_3COOOH 2. NaOH, H_2O 3. $H_3\overset{+}{O}$
（バイヤー・ビリガー酸化によるエステルの生成と加水分解）

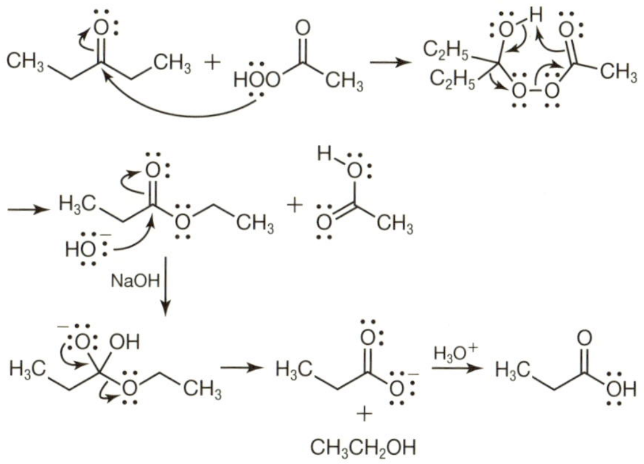

反応機構図

SBO 39

演習 39・1 例題39・2と同様に考えればよい．生成物はプロピオン酸アリルエステルとなる．

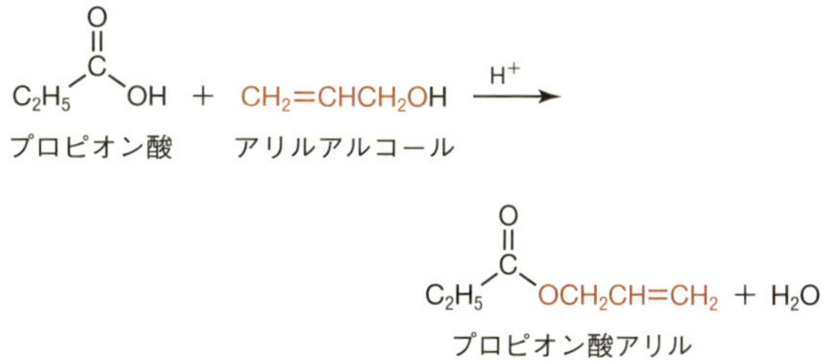

$C_2H_5-\underset{プロピオン酸}{COOH}$ + $\underset{アリルアルコール}{CH_2=CHCH_2OH}$ $\xrightarrow{H^+}$

$\underset{プロピオン酸アリル}{C_2H_5-COOCH_2CH=CH_2}$ + H_2O

反応機構は次のようになる．

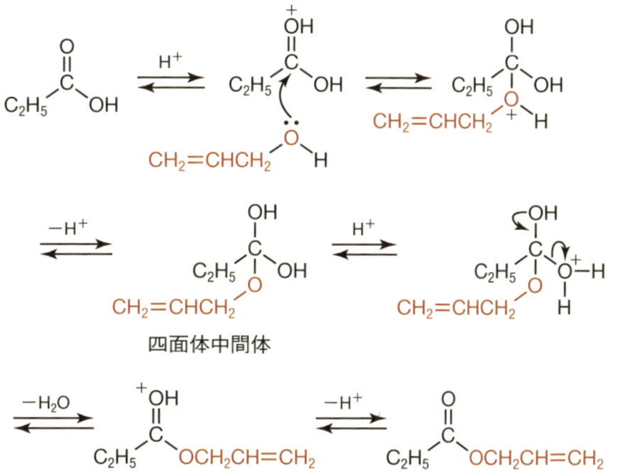

反応機構図（四面体中間体を含む）

演習 39・2 環状エステルであるラクトンの場合でも酸触媒下での平衡反応を考えればよい．先のカルボン酸とアルコールとの分子間での縮合反応を同じ分子内で行う．生成物が六員環環状エステルなので，ヒドロキシ基とカルボン酸を六角形の頂点に配置すると考えやすい（下式の **1**）．

まず，カルボン酸のカルボニル酸素がプロトン化されることでカルボニル酸素のδ+性が高まる（**2**）．ここに赤で示したヒドロキシ基が求核攻撃し，六員環環状化合物**3**が形成される．エーテル酸素上のプロトンが取れることで四面体中間体**4**となる．カルボニル基の水和体をカルボニル基に導くために環外のヒドロキシ基の一方をプロトン化する（**5**）．もう一方のヒドロキシ基からの非共有電子対の押し出しで水が脱離する．最後に，カルボニル酸素上のプロトンを除去することでδ-ラクトン**7**が生成するとともに，酸触媒も再生する．

応用・発展 39・1 カルボン酸とアミンの反応で縮合剤を用いると，緩和な条件でアミド化ができる．縮合剤として，カルボジイミドなどが用いられる．取扱いが容易であったので，ジシクロヘキシルカルボジイミド（DCC）が開発された．まず，カルボン酸のヒドロキシ基がカルボジイミドの炭素-窒素二重結合を攻撃することで，反応性の高いアシル化剤に誘導される．これにアミンが求核攻撃し，四面体の中間体を経由して生成物であるアミドに導かれる．この際，尿素が副生する．DCCはアミド化のみならず，エステル化にも利用できる．

応用・発展 39・2 （1）第一級アルコールおよびアルデヒドの酸化反応によりカルボン酸が合成できる．酸化剤としては，過マンガン酸カリウムや三酸化クロムの希硫酸溶液（ジョーンズ試薬）などが用いられる．

$$CH_3CH_2CH_2CH_2OH + KMnO_4 \xrightarrow[加熱]{H_2O}$$

$$CH_3CH_2CH_2CO_2^- K^+ + MnO_2 \xrightarrow{H_3O^+} CH_3CH_2CH_2CO_2H$$

（2）炭素数が一つ増えていることから，炭素源としてシアン化物イオンや二酸化炭素の利用が考えられる．この例では，シアン化物の利用を示す．シアン化物イオンはよい求核試薬なので，第一級ハロゲン化アルキルである1-ブロモ-3-メチルブタンとの間でS_N2反応が進行する．生成物であるニトリルは酸あるいは塩基性条件下で加水分解すると，アミドを経由して最終的にカルボン酸が生成する．なお，グリニャール試薬に導き，二酸化炭素で増炭する方法でも合成できる．

$$(CH_3)_2CHCH_2CH_2Br + NaCN \longrightarrow (CH_3)_2CHCH_2CH_2CN + NaBr$$

$$(CH_3)_2CHCH_2CH_2CN + H_2SO_4 \xrightarrow[加熱]{H_2O} (CH_3)_2CHCH_2CH_2CO_2H$$

（3）ハロベンゼンはグリニャール試薬に変換が可能であることから，二酸化炭素との組合わせでカルボン酸が合成できる．

$$PhBr \xrightarrow{Mg} PhMgBr \xrightarrow{CO_2}$$

$$PhCO_2MgBr \xrightarrow{H_3O^+} PhCO_2H$$

応用・発展 39・1の図

SBO 40

演習 40・1

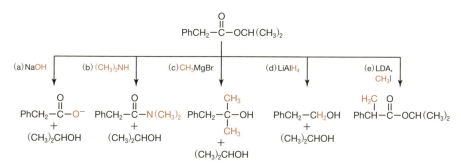

応用・発展 40・1 ニトリルはカルボン酸と同じ酸化段階をもつ中心炭素をもっており，その加水分解によってもカルボン酸を与えることから，カルボン酸誘導体に位置づけられている．

ニトリルは酸または塩基による加水分解でカルボン酸とアンモニアを与える．反応条件はかなり厳しく，高温での反応が必要である．この反応では中間体としてアミドを経由し，さらにアミドの加水分解が起こる．

酸触媒による加水分解では，窒素のプロトン化が起こり，それによって水による求核攻撃が容易となる．プロトンの移動の後にアセトアミドが生成し，さらにアミドが付加-脱離機構で加水分解を受けて酢酸とアンモニウムを生成する．

塩基加水分解機構は，水酸化物イオンが炭素-窒素三重結合に求核付加し，さらに窒素上でプロトン化する．生成したヒドロキシイミンはアセトアミドへ異性化する．アセトアミドはさらに加水分解されて酢酸のカルボキシラートイオンを与える．

応用・発展 40・2 （1）チオエステルは通常のエステルよりも速やかに加水分解を受ける．窒素求核剤や炭素求核剤の攻撃に対してもエステルよりもチオエステルは反応性が高い．この相対的な反応性の高さは次のように説明できる．

それぞれのエステルの共鳴構造を考えてみると，チオエステルの方が共鳴構造 **B** の寄与が小さい．これは硫黄原子の 3p 軌道は大きすぎて炭素の 2p 軌道との重なりが不十分となるため，エステルに比べて共鳴構造 **B** の寄与が小さく，チオエステルでは共鳴構造 **A** の寄与が大きくなる．

チオラートイオンとアルコキシドイオンの脱離基能を比べると，チオラートの方が弱塩基なのですぐれた脱離基である．エタノールとエタンチオールの pK_a は，それぞれ約 16 と 10 である．

（2）チオエステルの求核アシル置換反応においても，四面体中間体を経由する求核試薬の付加-脱離機構で進行する．

第III部　第11章

SBO 41

演習 41・1 アミンとアルコールの級数の定義が違うことに注意しよう（p.327の欄外注＊1を参照）．aとbが第二級アミン，cが第三級アミンである．fは第一級アルコール，dとeが第二級アルコールである．(1)～(3)はそれぞれ(1)アテノロール，(2)エフェドリン，(3)スコポラミンである．

演習 41・2 まず第一級アミンとケトンの分子内縮合によりイミン（**A**）が生成し，これがヒドリド還元されて生成物を生じる．

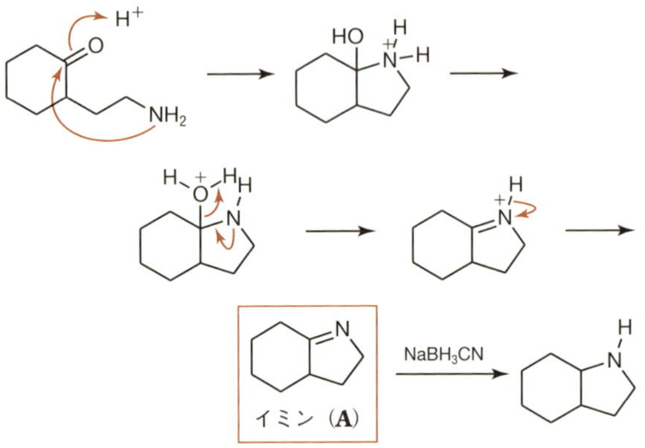

演習 41・3 いずれも芳香族第一級アミンの代表的な反応である．

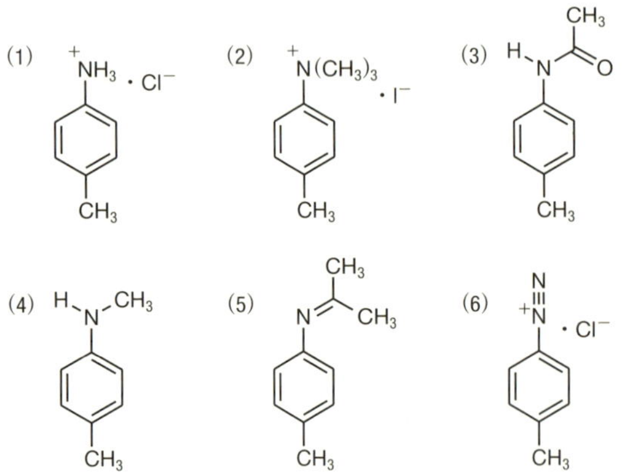

演習 41・4 いずれも脂肪族第一級アミンの代表的な反応である．

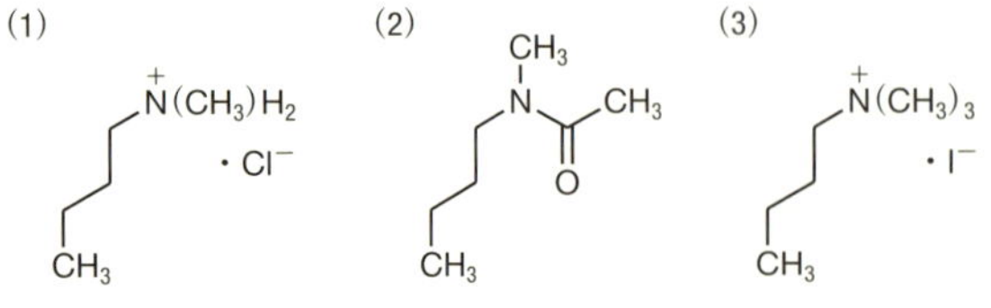

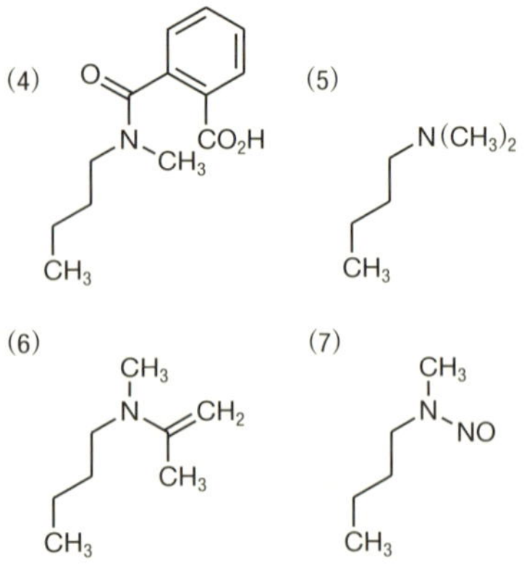

演習 41・5 分子式が与えられた化合物の構造を導くための第一歩は**分子の不飽和度**を計算することである（SBO 19・3）．ある化合物に含まれる炭素原子の数をx，水素原子の数をyとすると，

$$\text{分子の不飽和度} = \{(2x+2) - y\} \div 2$$

として求めることができる．ただし，yはあらかじめ以下のように処置して求めた値を使用する．
① ハロゲン原子は水素原子に置き換える．
② 窒素原子の数だけ差し引いた数に置き換える．

化合物 **1** の分子式は$C_8H_{11}N$なので，この分子の不飽和度は$\{(2\times8+2)-(11-1)\}\div2=4$であり，一つのフェニル基（$C_6H_5-$）をもつことがわかる．したがって，残る分子式は$C_2H_6N$となり，**1**がキラル炭素をもつことを考慮するとこの化合物は$C_6H_5CH(NH_2)CH_3$と決定できる．あと一つの問題はホフマン脱離に関するものである．

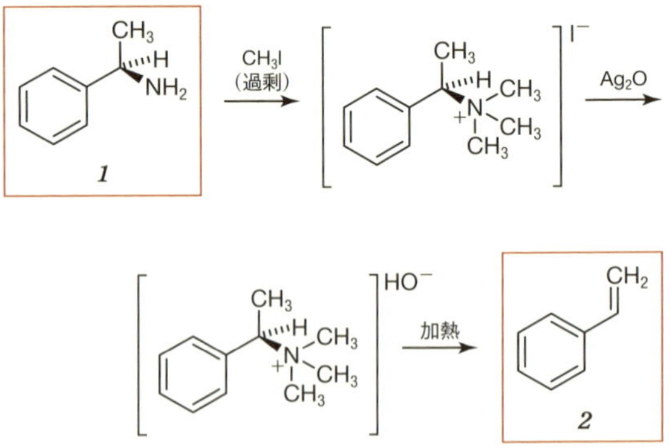

分子式から得られる情報として分子の不飽和度とともに，この機会に分子量から得られる情報として"**窒素ルール**"を覚えておきたい（ただし，ここでは質量計算に整数原子質量を使用すること）．すなわち，偶数の分子量の分子は窒素原子をもたないか偶数個もち，奇数の分子量の分子は奇数個の窒素原子をもつという規則である．

応用・発展 41・1 含窒素化合物の塩基性の強さについては，SBO 44で詳しく学習するが，アミンの性質を理解するにはアミンの塩基性度について理解しておいた方がよい．アミンとともに重要な窒素原子が含まれる官能基はア

ミドである．アミドでは窒素原子の非共有電子対は隣接するカルボニル基に共鳴で非局在化するため塩基性が消失する（SBO 44・2，図 44・3）．一方，ピリジンやキノリンなどの窒素原子上の非共有電子対は sp^2 混成軌道に収容されるため，原則として脂肪族アミンの塩基性に比べて弱い（SBO 44・2，図 44・2）．

(1) **a** はアミン，**b** はカルボン酸アミド，**c** はニトロ基であり，塩基性を示すのは **a** のみである．

(2) **a** はスルホン酸アミド，**b** はカルボン酸アミド，**c** は脂肪族第三級アミンであり，塩基性を示すのは **c** のみである．

(3) **b** はカルボン酸アミドであり塩基性を示さない．残る **a** と **c** は，前者がアニリンと同じような芳香族第一級アミンであり，後者は脂肪族第三級アミンである．ここでアニリンの窒素原子上の非共有電子対はベンゼン環と共役するため非局在化して電子密度が弱まる．したがって，**c** の塩基性が最も強い．

(4) **b** の非共有電子対は p 軌道に収容され芳香族性を示すので塩基性を示さない（ヒュッケルの $4n+2$ 則）．**a** の非共有電子対は sp^2 に，**c** の非共有電子対は sp^3 に収容されており，"s 性の大きな軌道に収容されている非共有電子対の塩基性は弱い"ことから **c** の塩基性が最も強い．

(5) (4) と同じように考えればよい．**c** の塩基性が最も強い．

(6) 脂肪族第三級アミンである **a** の塩基性が最も強い．なお，この設問は第 96 回薬剤師国家試験の問 11 に出題されている．

それぞれの化合物の名称は (1) ニコランジル，(2) スルピリド，(3) プロカインアミド，(4) ヒスタミン，(5) イソニアジド，(6) イリノテカンである．

応用・発展 41・2 アミンのモノアルキル化が困難なこともあり，フタルイミドの特性を生かした**ガブリエル合成法**は第一級アミンの優れた合成法である．

(1) フタルイミドの窒素原子に結合した水素は，共役塩基がベンズアミドに比べて共鳴による電子の非局在化が起こりやすいので安定化される．したがって，フタルイミドの方が強い酸である．

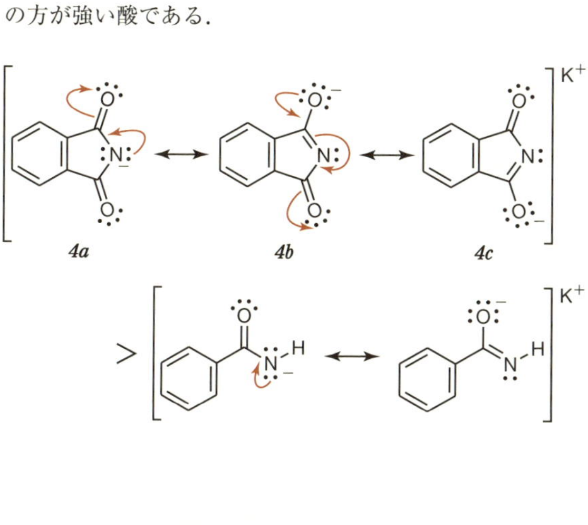

(2) ハロゲン化アルキルに対してフタルイミドアニオンが求核剤として働く，**二分子求核置換反応（S_N2 反応）**に分類できる．

(3) 反応 **E** では，ヒドラジンの窒素原子がイミドのカルボニル基炭素に求核付加，脱離を繰返すので，最終的に **7** の構造は図のようになる．

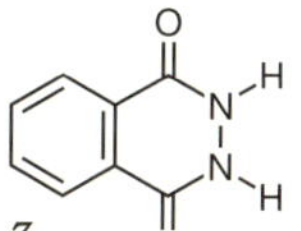

(4) ハロゲン化アルキル（ハロアルカン）の S_N2 反応の特徴（SBO 34）が理解できていれば容易に解答できるはずである．

c: ネオペンチル基をもち，第一級ハロゲン化アルキルであっても立体障害が大きいので反応が進行しない．**d**: ハロゲン化アリールの sp^2 炭素上では S_N2 反応は起こらない．したがって a, b, e がフタルイミドカリウム **4** と反応し，以下の第一級アミンが生成する．

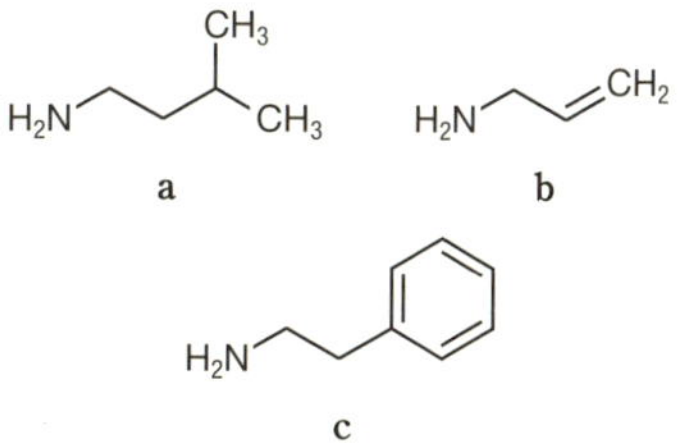

応用・発展 41・3 酸性条件下，亜硝酸と脂肪族第一級アミンから生じるジアゾニウム塩は化学的に不安定であり，窒素ガスを発生してカルボカチオン中間体となる．ここでより安定なカルボカチオンが形成可能な場合，隣接する炭素に結合した水素原子あるいはアルキル基が移動する（これを**ワグナー・メーヤワイン転位**とよぶ）．ハロゲン化アルキルの置換反応やアルケンの付加反応において，このような転位を伴う S_N1 反応や E1 反応の例が知られている．

(1) この場合には四角内に示した共鳴により安定化可能なカルボカチオンを経て転位反応が進行する（ジアゾニウム塩から窒素ガスが放出されて生じる第一級カルボカチオンは存在できない）．

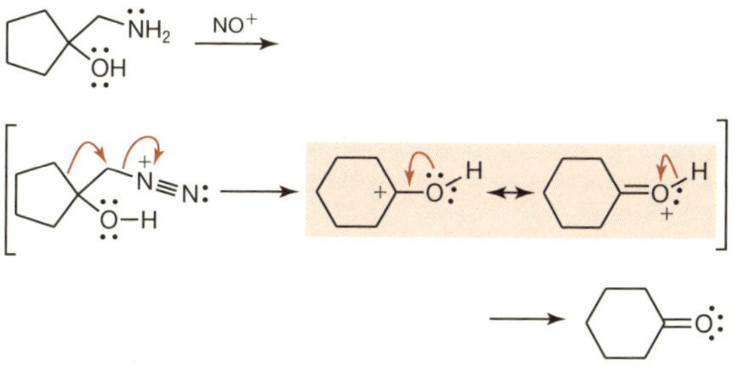

(2) 原料の安定立体配座（コンホメーション）において，アミノ基はアキシアルに配置している．一方，隣接する炭素に結合したヒドロキシ基がアンチの関係にあるためオキシランを生成した．この例では転位反応は起こらない．

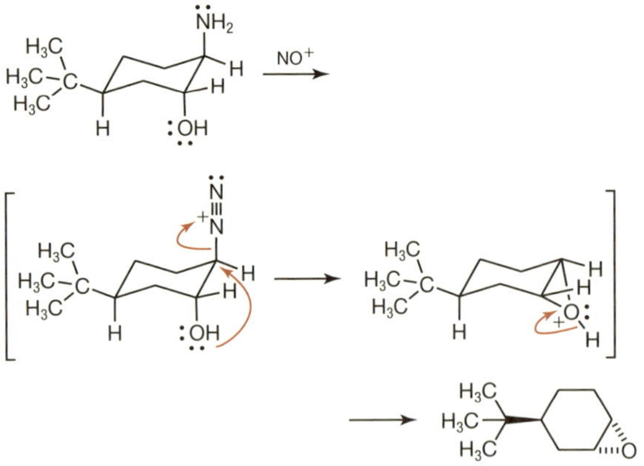

(3) この例ではアミノ基がエクアトリアルに配置しており，アンチの関係に炭素が移動する．

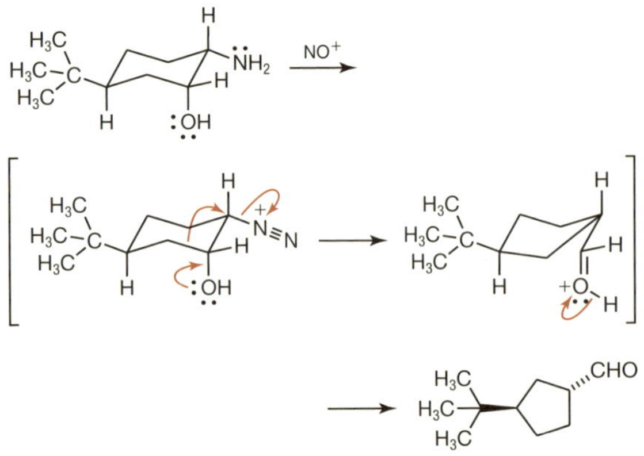

応用・発展 41・4 ホフマン脱離は E2 機構で進行することから，脱離基とプロトンがアンチの関係になる反応遷移状態を書くことができれば解答しやすい．ここでは反応遷移状態をニューマン投影式で示した．

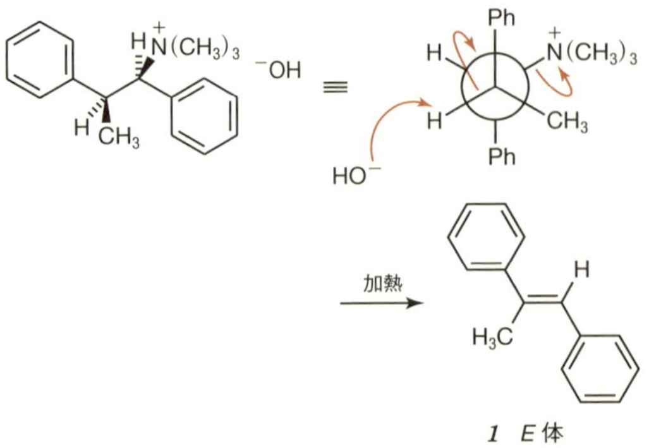

応用・発展 41・5 この変換には二つの重要な反応が含まれている．すなわち，第一の反応は，アミンとアルデヒドの縮合によるイミニウム塩の生成であり，第二の反応はイミニウム塩に対するエノールの求核付加である．この場合，いずれの反応も分子内で起こる反応であり，変則的なマンニッヒ反応となっている．

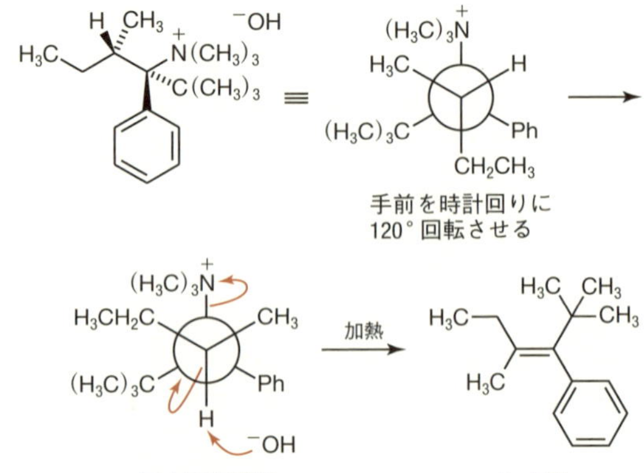

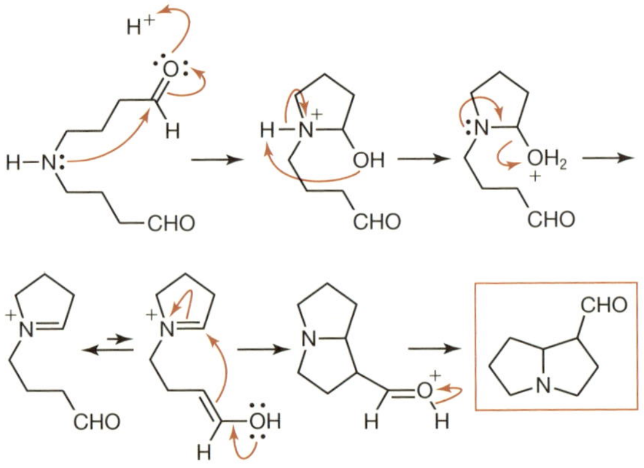

第Ⅲ部　第12章

SBO 42

演習 42・1 (1) アミノ基が sp^3 炭素に結合しているので，誘起効果のみを考えればよい．電気陰性度は，N>C であるから，NH_2 基は電子求引性基となる．

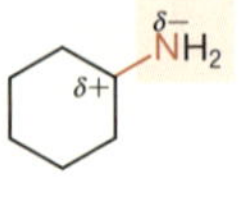

(2) アミノ基がベンゼンの sp^2 炭素原子に結合しているため，誘起効果と共鳴効果の両方を考える必要がある．窒素原子上の非共有電子対がベンゼン環へ供与される電子供与の影響が大きいため，電子供与性基である．

(3) アミノ基と異なり，ニトロ基の窒素原子は酸素原子との配位結合を含むため，非共有電子対をもたず，プラス電荷をもっている．このため，誘起効果と共鳴効果のいずれからも，強力な電子求引性基となる．同じ含窒素官能基でも，その構造を認識しておかないと，非共有電子対の有無を確認できないので注意しよう．

演習 42・2 (1)と(2)は，いずれもエステル基を含むが，ベンゼン環に直接結合している原子がカルボニル炭素原子と酸素原子の違いがある．このため，(1)ではカルボニル基特有の電子求引性を示し，(2)では酸素原子の非共有電子対によるベンゼンへの共鳴効果が優位となり，電子供与性基となる．

演習 42・3 電荷の分散を抑える電子供与性基が結合することで，アミン上の非共有電子対の電子密度が局在化し，塩基性は高くなる．

(1) 二つの化合物を比較すると，共通する構造のエチルアミンにメトキシ基（OCH_3）とニトロ基（NO_2）が置換している．いずれも電子求引性基であるが，メトキシ基より電子求引性の高いニトロ基の方が，アミン上の非共有電子対を非局在化するため，塩基性を低下させる．したがって，塩基性が高いのは，$CH_3OCH_2CH_2NH_2$ である．

(2) アニリンが共通構造であるが，p-位のメトキシ基は共鳴により電子供与性を，ニトロ基は電子求引性を示すため，p-ニトロアニリン（pK_b 13.0）よりも p-メトキシアニリン（pK_b 9.79）の方が塩基性が高くなる．

演習 42・4 ペンタン-2,4-ジオンに矢印で示したプロトンが解離*して生じる共役塩基は，隣接する二つのカルボニル基による共鳴効果で電荷を非局在化でき，安定化され，酸性が高くなる．

* このような，カルボニル基に挟まれた位置での脱プロトン化は脂肪酸の β 酸化でもみられる．

エノラートイオン

なお，末端のメチル基上のプロトンは，その共役塩基が一つのカルボニル基でしか共鳴安定化できないため，問題の矢印で示したプロトンに比べて酸性が低い．

演習 42・5 反応(a)と(b)の求核置換反応（S_N1 反応）で生じるカルボカチオン中間体の安定性を官能基の電子効果から考えると，電子求引性のニトロ基の共鳴により，プラス電荷をもつ炭素原子どうしが隣接する不安定なカルボカチオンとなる．一方，電子供与性のメトキシ基の共鳴を考えるとすべての原子がオクテット則を満たす安定な中間体となる．このため，反応(b)の方が起こりやすい．

反応(a)
電子求引による不安定化

反応(b)
電子供与による安定化

応用・発展 42・1 ベンゼン環上のクロロ基の位置へメトキシドイオンが反応した際の中間体を考えると，点線で囲った共鳴構造ではニトロ基の電子求引効果により電荷が分散（非局在化）されるために付加体が安定化される．その結果として置換反応が進行する．一方，ニトロ基の m 位へのメトキシドイオンの反応を考えた場合には，付加体のマイナス電荷が安定化される要因がないため，実際には進行しない．一般に，電子豊富なベンゼン環上への求核置換反応は進行しないが，ニトロ基のような強力な電子求引性基が脱離基の o または p 位に存在すると，ベンゼン環上でも求核置換反応が進行する．点線で囲った化合物は，**マイゼンハイマー錯体**とよばれる．

応用・発展42・1の図

第Ⅲ部　第13章

SBO 43

演習43・1　(1) ハロゲン化水素のpK_aは，ハロゲン化物イオンの安定性により決まる．電気陰性度は大きいものから順に F＞Cl＞Br であるが，アニオンの安定性は電気陰性度よりもむしろイオン半径に依存し，イオン半径が大きい方が負電荷が分散できより安定である．したがって，pK_aの小さい順（酸性度の高い順）に，$HBr(pK_a=-9)$＞$HCl(pK_a=-7)$＞$HF(pK_a=3.2)$ となる．

(2) アルコールとフェノールからそれぞれ生成する，アルコキシドイオンとフェノキシドイオンを比較すると，アルコキシドイオンは負電荷が酸素上にとどまるしかないのに対し，フェノキシドイオンではベンゼン環上に非局在化できる．したがって，共鳴効果によりフェノキシドイオンの方がより安定であり，フェノールの酸性度がより高くなる．よって $C_6H_5OH(pK_a=10.0)$＞$CH_3OH(pK_a=15.5)$＞$CH_4(pK_a=48)$

演習43・2　式(43・3)の$K_a=K_{eq}[H_2O]$にK_aの値と純水のモル濃度$[H_2O]=55.6$ M を代入するとK_{eq}を次のように求めることができる．

$$K_{eq}=K_a/[H_2O]=4.53\times10^{-6}/55.6=8.15\times10^{-8}$$

演習43・3　水のpK_aの値は，純水のモル濃度$[H_2O]=55.6$ M と，水のイオン積$[H_3O^+][OH^-]=1.0\times10^{-14}$を用いて，以下のようにして算出することができる．

$$H_2O+H_2O \rightleftarrows OH^-+H_3O^+$$

$$K_{eq}=\frac{[H_3O^+][OH^-]}{[H_2O]^2},\ K_a=K_{eq}[H_2O]=\frac{[H_3O^+][OH^-]}{[H_2O]}$$

$$[H_3O^+][OH^-]=K_W=1.0\times10^{-14},\ [H_2O]=55.6\ \mathrm{M}$$

$$pK_a=-\log\frac{1.0\times10^{-14}}{55.6}=15.74$$

演習43・4　(1) シクロペンタジエンから生成したシクロペンタジエニルアニオンは芳香族性をもっており特に安定である．また，プロペンから生じるアリルアニオンは共鳴安定化による安定化が可能である．よって，シクロペンタジエン$(pK_a=16)$＞プロペン$(pK_a=35)$＞メタン$(pK_a=48)$ の順になる．

(2) 生じたカルボアニオンの共鳴安定化の度合いを比較すると，ニトロ基が二つの酸素上に負電荷を非局在化できるためニトリル基より大きい．ベンゼン環上での非局在化による安定化は，これらに比べると小さい．よって$CH_3NO_2$$(pK_a=10.2)$＞$CH_3CN(pK_a=25)$≫$PhCH_3(pK_a=41)$ の順になる．

(3) 誘起効果によるアルコキシドイオンの安定化は，電気陰性度の高い順に，F＞Cl＞H である．したがって，酸性度の高い順に，FCH_2CH_2OH＞$ClCH_2CH_2OH$＞CH_3CH_2OH となる．

応用・発展43・1　(1) 酢酸とアンモニアの中和反応では酢酸が酸として，アンモニアが塩基として働き，酢酸イオンとアンモニウムイオンが生成し，それらが平衡下にある．

$$CH_3COOH+NH_3 \rightleftarrows CH_3COO^-+NH_4^+$$

(2) 酢酸の共役塩基はCH_3COO^-，一方，アンモニアの共役酸はNH_4^+である．

(3) (1)のK_{eq}を平衡定数とするとK_{eq}は次のように定義される．式を変形すると，平衡定数K_{eq}は，酢酸の酸解離定数をアンモニウムイオンの酸解離定数で割ったものになる．

$$K_{eq}=\frac{[CH_3COO^-][NH_4^+]}{[CH_3COOH][NH_3]}$$

$$=\frac{[CH_3COO^-][H_3O^+]}{[CH_3COOH]}\times\frac{[NH_4^+]}{[NH_3][H_3O^+]}$$

$$=\frac{K_{a\ (\text{酢酸})}}{K_{a\ (\text{アンモニウムイオン})}}$$

$$=\frac{10^{-4.8}}{10^{-9.2}}=10^{4.4}=2.5\times10^4$$

$K_{eq}>1$ なので，はじめに定義した式の(分子)＞(分母)となり，平衡は右に偏っていることになる．

応用・発展 43・2

(1) 式 43・3 より，
$$K_a = \frac{[H_3O^+][A^-]}{[HA]}$$

両辺常用対数をとり負の符号をつけると，
$$-\log K_a = -\log \frac{[H_3O^+][A^-]}{[HA]}$$
$$= -\log[H_3O^+] - \log\frac{[A^-]}{[HA]}$$

$-\log K_a = pK_a$，$-\log[H_3O^+] = pH$ を代入すると，
$$pK_a = pH - \log\frac{[A^-]}{[HA]}$$ となる．

(2) (1)で求めた式を変形すると，$\log([A^-]/[HA]) = pH - pK_a$ となる．そこで，それぞれの化合物の pK_a 値と $pH=5.5$ を代入し $[A^-]$ と $[HA]$ の比を求める．

(a) $CF_3CO_2H(pK_a=0.2)$ については，$\log([A^-]/[HA])=5.5-0.2=5.3$

よって $CF_3CO_2^-$: $CF_3CO_2H = 99.9995:0.0005$．

(b) $CH_3CO_2H(pK_a=4.8)$ については，$\log([A^-]/[HA])=5.5-4.8=0.7$

よって $CH_3CO_2^-$: $CH_3CO_2H = 83.4:16.6$．

(c) $C_6H_5OH(pK_a=10.0)$ については，$\log([A^-]/[HA])=5.5-10=-4.5$

よって $C_6H_5O^-$: $C_6H_5OH = 0.003:99.997$．

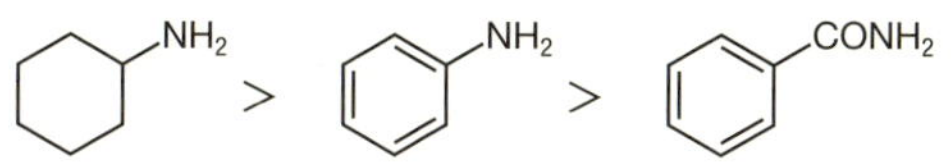

応用・発展 44・1

(1) 一般に，アルキルアミン，アニリン窒素，アミド窒素の順で塩基性は低下するので，次の図のようになる．

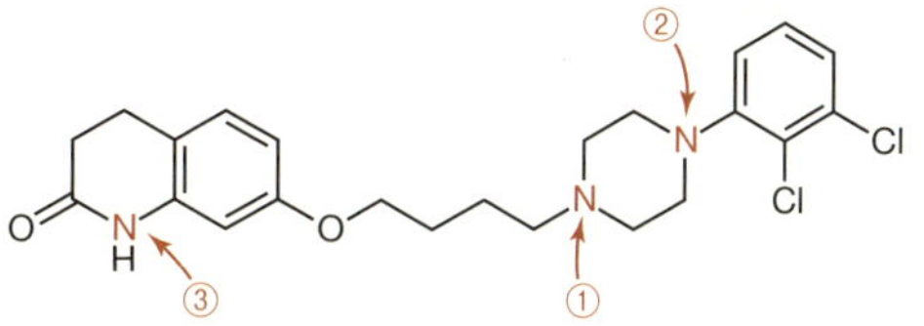

(2) ピロールと同様にインドール環の窒素原子上の非共有電子対は芳香環の10電子系の一部であるので，塩基性はピリジンよりもかなり弱い．また，窒素原子の非共有電子対の性質は，混成軌道のs性の割合に依存し，一般にs性の割合が高いほど原子核の近くに保持されるため，塩基性は弱くなる．したがって，よりs性の高いsp^2混成軌道を占めているピリジン環の窒素は，sp^3混成軌道をもつアルキルアミンよりも塩基性は弱くなる．よって三つの窒素原子の塩基性の順序は次の図のようになる．

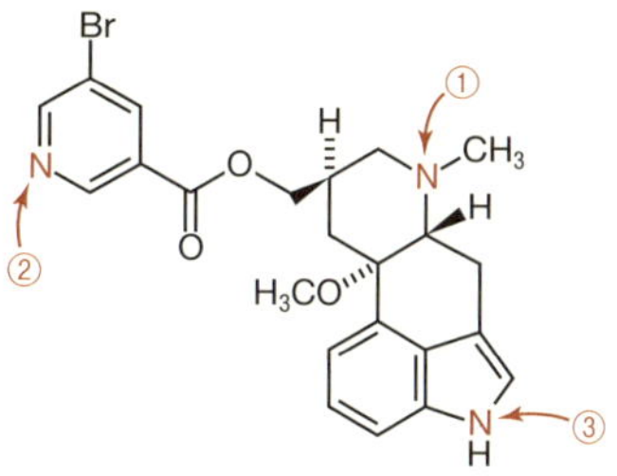

第Ⅲ部 第14章

SBO 31

演習 31・1

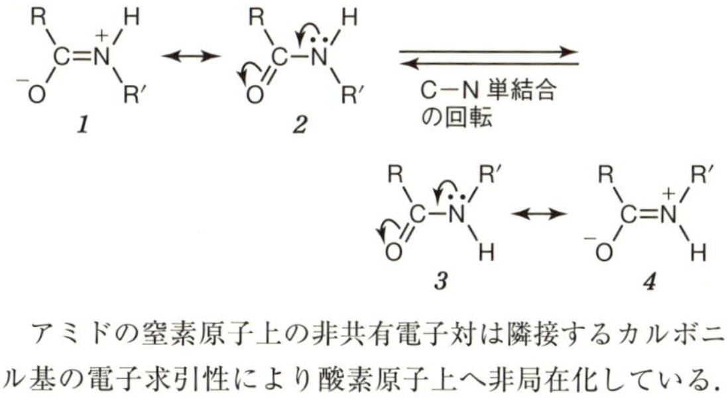

アミドの窒素原子上の非共有電子対は隣接するカルボニル基の電子求引性により酸素原子上へ非局在化している．酸素原子が負電荷，窒素原子が正電荷の共鳴構造式で示されるように，炭素-窒素間の結合は二重結合性を帯びる (**1**)．これは極限構造であって，すべての電子状態を示すものではないが，明らかにその寄与があることを示す．一方，炭素-窒素間の結合は本来単結合であるから結合の回転も可能である (**2→3**)．結合が回転して電子の非局在化が起こるとすれば，**4**のように，異なる配置の共鳴構造

SBO 44

演習 44・1

(1) アニリンは窒素原子上の非共有電子対が芳香環上に非局在化できるためシクロヘキシルアミンのようなアルキルアミンと比べ塩基性は低い．二つの置換アニリンを比較すると，パラニトロ体は窒素原子上の非共有電子対が電子求引性のニトロ基の酸素上に非局在化して塩基性が低下するのに対して，パラメトキシ体では逆にメトキシ基による電子供与により塩基性が向上する．よって次の順になる．

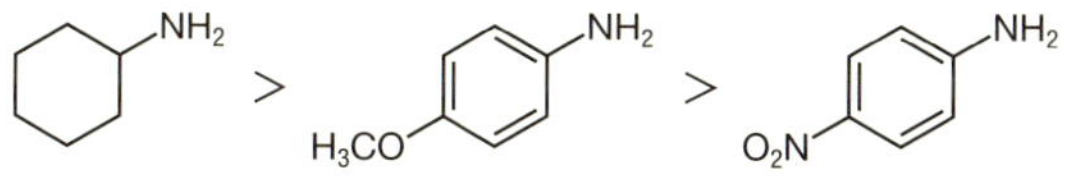

(2) アミドの窒素原子上の非共有電子対は，共鳴効果によりカルボニル基の酸素上に非局在化できるため，塩基性はきわめて弱くなる．よって次の順になる．

となる．この二つの共鳴構造の存在により，アミドの立体配座としてトランス形，シス形がエネルギー的に安定でしかも，両者は室温で変換が可能であるという，アミドに特徴的な**部分的二重結合性**を説明することができる．

第Ⅲ部　第 15 章

SBO 1

演習 1・1

(1) 4-エチル-3,6-ジメチルオクタン
4-ethyl-3,6-dimethyloctane
(5-エチル-3,6-ジメチルオクタンではない)

(2) 2,3,3-トリメチルペンタン 2,3,3-trimethylpentane

(3) 6-エチル-3-メチルノナン 6-ethyl-3-methylnonane

演習 1・2

(1) 4-エチル-3-メチルヘプタ-1,6-ジエン
4-ethyl-3-methylhepta-1,6-diene

二重結合が最多の鎖が主鎖となるので，二つの二重結合を含むようにヘプタジエン heptadiene を選ぶ．二重結合の位置はどちらの端から見ても同じなので，位置番号は置換基により決める．置換基はメチルとエチルがあり，置換基の位置番号がより小さくなる主鎖の番号付けをすると，図のようになる．

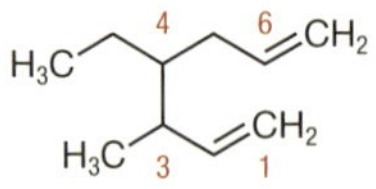

(2) 3-プロピルヘキサ-1-エン-5-イン
3-propylhex-1-en-5-yne

多重結合を最多数含む鎖が主鎖なので，二重結合と三重結合両方を含む炭素数 6 の鎖が主鎖である．二重結合と三重結合いずれから始めても番号が同じになる場合は，残りの置換基の位置番号が小さくなるようにする．この場合は二重結合から始めると，プロピル基の位置が 3 位となって有利である．置換基として 3 位にプロピル基がつくので 3-プロピルとなる．

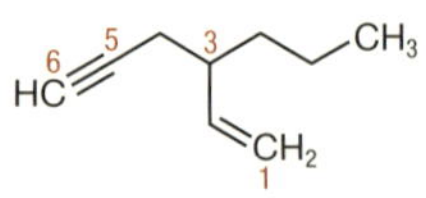

(3) デカ-1,4,7-トリイン deca-1,4,7-triyne

三重結合が三つある炭素数 10 の炭化水素であるのでデカトリイン decatriyne である．三重結合の位置番号が小さくなるように選ぶと図のようになり，1,4,7-トリインとなる．

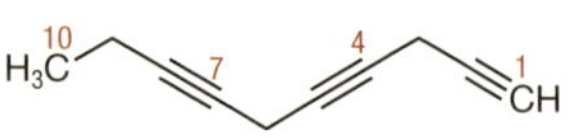

演習 1・3

(1) 1-メチルエチルシクロヘキサン
1-(methylethyl)cyclohexane

母核シクロヘキサンに分枝した置換基が結合している．置換基は，エチル基の 1 位（母核に結合する炭素が 1 位）にメチル基が結合しているので 1-メチルエチル．母核シクロヘキサン上の置換位置は自明なので表示しなくてよい．

(2) 3,3-ジメチルシクロヘキサ-1,4-ジエン
3,3-dimethylcyclohexa-1,4-diene

母核シクロヘキサジエン環に結合するメチル基の位置番号が小さくなるようにしつつ，二重結合の一方から位置番号を付ける．

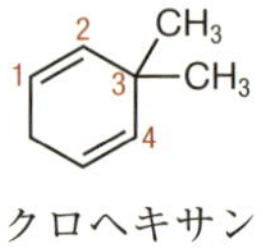

(3) シクロヘキシルシクロヘキサン
cyclohexylcyclohexane

二つのシクロアルカンがあるが，同じ大きさなのでどちらを母核としても同じ．一方のシクロヘキサンを置換基として記述し接頭語とする．位置番号は不要である．

演習 1・4

(1) プロパン酸シクロヘキシル cyclohexyl propanoate

カルボン酸のプロパン酸 propanoic acid と，アルコールのシクロヘキサノール cyclohexanol が縮合したエステルである．

(2) 4-ブロモブタナール 4-bromobutanal

アルデヒド部の炭素は母核の炭素に含まれるため母核の炭素鎖は 4 であり，アルデヒドの接尾語を付加してブタナール butanal となる．

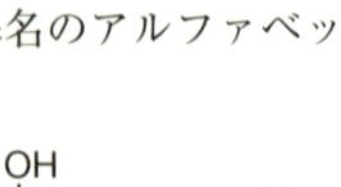

(3) 5-ヨード-3-ニトロペンタンアミン
5-iodo-3-nitropentanamine

炭素数 5 のペンタンを母核とし，3 種類の置換基が結合するが，主基となることができるのは NH_2 基であるのでペンタンアミン pentanamine となる．置換基には位置番号を付与し，置換基名のアルファベット順に並べる．

演習 1・5

(1)

(2)

(3)

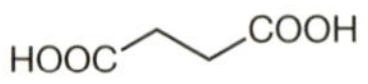

(1) 慣用名はグリセロール glycerol.

(2) 環に結合する CHO が主基でありカルボアルデヒドと表せる．母核のシクロペンテンは CHO 基が結合する位置を 1 とするので，シクロペンタ-1-エン cyclopent-1-ene

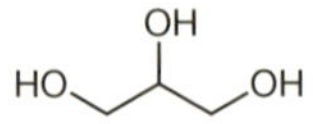

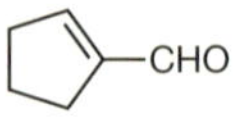

となる.

(3) ブタン二酸,慣用名はコハク酸 succinic acid. 2価のカルボン酸は di＋oic acid で "dioic acid" となる.鎖状炭化水素では二つの CO_2H 基は末端にあることが自明なので,位置番号は付けなくてよい.

演習 1・6
(1) 4-(2-クロロフェニル)ブタン酸
4-(2-chlorophenyl)butanoic acid

主基はカルボン酸であり,CO_2H 基の炭素を含む炭素鎖4の鎖が主鎖(母核)となりブタン酸 butanoic acid である.主鎖4位に結合するフェニル基は2位(主鎖に結合する炭素がフェニル基の位置番号1である)にクロロ基をもつので,2-クロロフェニルであるが,これ自体が主鎖の4位につくので 4-(2-クロロフェニル) と括弧が必要になる.

(2) 2-メチルチアゾール 2-methylthiazole

表1・7 (p.378) により窒素を含む五員環 "ole" を語尾とし,表1・6により環のヘテロ原子としてチア thia およびアザ aza を語頭とする.硫黄と窒素では,硫黄の優先順位が高いので,チアザ thiaza となる.Sが1位,Nが3位となり母核は 1,3-チアゾール 1,3-thiazole と命名できる.置換基メチル基は2位の位置についていることになる.

(3) アゼパン-2-オン azepan-2-one

複素七員環構造で一つ窒素原子を含むアゼパン azepane が母核となり,カルボニル(ケトン)構造を示す主基(接尾語) "オン -one" を付加して命名する.この化合物は環状アミドであるラクタムの形をしているが,IUPAC ではラクタムの表示より複素環のオキソ体(接尾語ではオン)で表すことを推奨している.

応用・発展 1・1
(1) シクロヘキサ-2-エン-1-カルボン酸シクロペンチル
cyclopentyl cyclohex-2-ene-1-carboxylate

カルボン酸であるシクロヘキサ-2-エン-1-カルボン酸 cyclohex-2-enecarboxylic acid とアルコールであるシクロペンタノール cyclopentanol が縮合したエステルとみなして命名.カルボン酸は CO_2H が結合する位置を1位とし二重結合の位置番号を記す.

(2) 1-フェニルブタン-2-オン 1-phenylbutan-2-one

基官能命名法ではベンジルエチルケトン benzyl ethyl ketone (ベンジルはフェニルメチル基の慣用名) となる.

(3) 3-(ナフタレン-2-イル)プロパンアミド
3-(naphthalen-2-yl)propanamide

母核がプロパン,主基が $CONH_2$ のアミドであり,ナフタレン環は置換基となる.

(4) 3-(クロロメチル)-4-エテニル-2-メチルヘプタ-
1-エン-6-イン
3-(chloromethyl)-4-ethenyl-2-methylhept-1-en-6-yne

最も多くの多重結合を含み最も炭素数の多い鎖は,ヘプテンイン heptenyne である.主基はないのでこれを母核とする.置換基の位置番号が小さくなるようにすると二重結合のある方の端が1位となる.置換基は,2位にメチル基,3位にクロロメチル基,4位にエテニル基(慣用名ビニル vinyl 基)がある.これらを組合わせてアルファベット順に配置する.(ビニル基の名称を使うとアルファベット順が変わり,3-(クロロメチル)-2-メチル-4-ビニルヘプタ-1-エン-6-インである.

(5) 3-{2-クロロ-4-[(1-メチル-3-ニトロプロピル)
オキシ]フェニル}プロパン酸
3-{2-chloro-4-[(1-methyl-3-nitropropyl)-
oxy]phenyl}propanoic acid

化合物にある官能基で優先順位が最も高いのはカルボン酸なので,主基はカルボン酸である.主基のつく炭化水素を母核とするので母核＋主基の名称はプロパン酸である.母核3位にフェニル基が結合し,フェニル基にさらに置換基が二つ,2位と4位に結合している.フェニル基2位の置換基はクロロ基,4位は (1-メチル-3-ニトロプロピル)オキシ基である.4位の置換基はアルキルオキシ基の1種であり,プロピル基の1位にメチル基,3位にニトロ基が結合している.この (1-メチル-3-ニトロプロピル)オキシ基がフェニル基4位にあることから,4-[(1-メチル-3-ニトロプロピル)オキシ] と4位の置換基をさらに括弧 [ ] でくくらなければならない.フェニル基の置換基をまとめて記述すると,{2-クロロ-4-[(1-メチル-3-ニトロプロピル)オキシ]}フェニルとさらに括弧 { } でくくる必要がある(クロロがアルファベット順で若いためクロロを先におく).フェニル基は,プロパン酸の3位に結合するので,まとめると解答のようになる.

索　引

あ

I 効果 → 誘起効果
IUPAC 命名規則（IUPAC 規則）　29
アキシアル結合　156
アキラル　107
アクリル酸　51
アクロレイン　51
亜硝酸法　333
アシル化　211, 225, 318
アシルカチオン　211
アシル基　51, 308, 372
N-アシルピリジニウム塩　225
アスコルビン酸　43
アスピリン　45, 52
　── の体系名　382
アズレン　199
アセタール　296
アセチリドイオン　191
アセチル化
　ベンゼンの──　208
アセチルクロリド　51
アセチル CoA　325
アセチルコリン　41, 325
アセチルサリチル酸　45
アセチレン（エチン）　20, 190
アセトアミノフェン　52, 267, 383
アセトアルデヒド　49
アセトフェノン　50
アセトン　50
アゾール　219
アダマンタン　53
アテノロール　118
アトルバスタチン　219
アドレナリン　42, 255, 326
アトロプ異性　111
アニオン　3, 74
アニリン　40, 53, 70, 71, 356
アノマー位　347
アノマー効果　347
アマンタジン　53, 149
アミド　311, 313, 323, 328, 365
　── の塩基性　358
　── の加水分解　323
　── の還元　323
　── の共鳴　314
　── の転位反応　325
　── の分極　365
　── の命名　372
アミド結合　67
アミノ基　374

アミノ酸　109
　── の R/S 配置　125
γ-アミノ酪酸　41
アミン　323, 355, 366
　── のアシル化　331
　── のアルキル化　329
　── の塩基性　366
　── の塩基性度　70
　── の還元的アルキル化　329
　── の求核付加　329
　── の性質　327
　── の定性反応　333
　── のニトロシルカチオンとの反応
　　　332
　── の命名　374
アモキシシリン　46
アラキドン酸　41
アラニン　114
アリルカチオン　68, 80, 175, 245
アリール基　48
アリルひずみ　407
アリルラジカル　68, 85
R/S 表示　134
R/S 表示法　123
アルカノイル基　372
アルカロイド　44, 326
アルカン　32, 142, 368
　── の構造異性体　145
　── の反応性　144
　── の表記　145
　── の物理的性質　142
　── の命名　32
　── の溶解度　144
アルキニドイオン　191, 192
アルキニルアニオン　192
アルキルオキシ基　374
アルキル基　32
アルキルボラン　168
　── の酸化　169
アルキン
　── のアルキル化反応　192
　── の酸化的開裂反応　197
　── の水素化反応　193
　── の性質　190
　── の反応性　190
　── の命名　35
　── へのハロゲン化水素の付加　195
　── へのハロゲンの付加　194
　── への水の付加　195
アルケン　34, 369
　── のアンチ-ジヒドロキシ化反応　182
　── のエポキシ化　180
　── のオキシ水銀化-還元　174
　── の構造解析　186

　── の酸化的開裂反応　183
　── のシス-トランス異性化　178
　── のシン-ジヒドロキシ化反応　181
　── の水和反応　167
　── の接触水素化　182
　── の相対的安定性　164
　── のヒドロホウ素化-酸化　168
　── の物理的性質　163
　── の命名　34
　── へのハロゲン化水素の付加　164
　── へのハロゲンの付加　170
R 効果 → 共鳴効果
アルコキシ基　374
アルコキシドイオン　271, 352
アルコール　266, 360
　── の級数　267
　── の酸性度　269, 350
　── の性質　268
　── の反応　271
　── の命名　370, 373
アルゴン　56
アルデヒド　289, 362
　── の確認試験　289
　── の命名　373
　── へのシアン化水素の付加　293
アルドール　303
アルドール縮合　303
R 配置　123, 132
α 水素　290
α, β-不飽和アルデヒド　303
Arrhenius の式　88
アレン　34, 111
安息香酸　40, 50, 305
　── の酸性度　351
アンチ形　137
アンチ脱離　260
アンチ付加　164, 171, 174
アンチペリプラナー　260
アントラセン　199, 375
アンピシリン　46, 326
アンフェタミン　46
アンモニア　18, 22, 58
　── の混成軌道　22
アンモニウムイオン　355, 367

い

E1 反応　257
E2 反応　259
イオン　3
イオン化エネルギー　11
イオン結合　15, 26, 56, 364, 367

いす形 150
いす形配座 152
異性体
　——の分類 102
E,Z 表示 128
位　相 24
イソキノリン 218, 226
イソシアナート 325
イソニアジド 52, 326
イソフルラン 47
イソプロピル基 48
E 体 128
位置異性体 104
一重項カルベン 86
1,2-付加 175
位置番号 370, 380
　縮合芳香族化合物の—— 376
一分子求核置換反応 → S_N1 反応
一分子脱離反応 257
1,4-付加 175
L-イドース 134
イブプロフェン 45, 118
　——の体系名 382
イミダゾール 219
イミド 311
イミニウムイオン 298
イミン 298, 329
医薬品
　——の鏡像異性体 113
　エーテル結合をもつ—— 282
　窒素原子を含む—— 326
　ハロゲンを含む—— 236
　ラクトン構造をもつ—— 309
　ラセミ体として用いられる—— 118
医薬品一般名 382
イリド 294
イリド構造 86
イリノテカン 316
陰イオン → アニオン
インドメタシン 219
インドール 219, 378

う，え

ウィッティッヒ反応 294
ウィリアムソンのエーテル合成 272, 283, 423
右旋性 109, 134

エキソ 177
エクアトリアル結合 156
エシュバイラー・クラーク反応 329
S_N1 反応 243
　——の立体化学 247
S_N2 反応 171, 192, 248
　——の立体化学 250
S_N2' 反応 254
s 軌道 6
s-cis 配座 176
エステル 308, 313, 321, 365
　——のアミドへの変換 322

　——のα位でのアルキル化 322
　——の加水分解 321
　——の還元 322
　——のグリニャール試薬との反応 322
　——の命名 372
エステル交換反応 321, 365
エストラジオール 42, 267
s-$trans$ 配座 176
S 配置 123, 132
sp^2 混成軌道 19
sp^3 混成軌道 19
sp 混成軌道 21
エソメプラゾール 127
エタン 32, 142
エチレン（エテン） 19, 47
エチレンオキシド 49
エチレングリコール 48
エチン（アセチレン） 20, 190
　——の構造 21
HOMO 64
エーテル 282, 361
　——の命名 374
オルト・パラ配向性 212
エテン（エチレン） 19, 47
エテンザミド 52
　——の体系名 382
エトキシエタン 49
エナミン 298, 337
エナミン法 302
エナンチオ過剰率 119
エナンチオマー → 鏡像異性体
NSAID 45
NAD 52
NADP 52
NMR
　——と芳香族性 206
エネルギー図 87
エノラート 299, 363, 364
　——のアルキル化 302
エノラートイオン 65, 290, 322
エノール 65, 290, 300
エピネフリン → アドレナリン
エフェドリン 46
　——の立体異性体 115
エポキシド → オキシラン
mCPBA 180, 296
MDMA 46
L 形 134
エルゴカルシフェロール 44
LDA 299, 329
LUMO 64
塩化アセチル 51
塩化オキザリル 310
塩化チオニル 275, 276, 310
塩化鉄(III)水溶液 268
塩化ベンゾイル 51
塩化ホスホリル 228, 275, 310
塩化メチレン 47
塩化リチウム 57
塩基 73
塩基性度 355
塩基性度定数 (K_b) 233, 355
エンド 177
エンフルラン 236

お

オキサシクロプロパン 285
オキサホスフェタン 294
オキシ水銀化 174
オキシム 330
オキシラン（エポキシド） 49, 180
　——の開環 285
オキソニウムイオン 283, 291
オキソニウムカチオン 244
オクタノール 269
オクテット構造 341
オクテット則 15, 56
オザグレル 219
オセルタミビル 315
オゾン 3, 197
オゾン分解 184, 186
オフロキサシン 113
オメプラゾール 127
オルト・パラ配向性 212
折れ曲がり形 150
折れ曲がり形配座
　シクロブタンの—— 151
　シクロペンタンの—— 152

か

カイニン酸 326
化学結合 15
化学式量 4
重なり形 133, 136
価　数 3
カチオン 3
括　弧
　化合物名における——の使い方 381
活性化エネルギー 87, 90
カップリング反応 240
カテコール 44, 267
カテコールアミン 44
価電子 9, 55
ガブリエル合成法 338
カプロラクタム 52
過マンガン酸カリウム 185, 197
過ヨウ素酸ナトリウム 185
加溶媒分解 246, 247
カルバミン酸 325
カルバモイル基 372
カルベン 86
カルボアニオン 60, 363
　——の安定性 82
　——の共鳴安定化 83
カルボカチオン 60, 79, 164, 244
　——の安定性 80, 245
　——の共鳴安定化 81
　——の転位 210
カルボキサミド 372
カルボキシラートイオン 69, 307, 350
カルボジイミド誘導体 311
カルボニル基 289, 305, 362

索引　441

カルボン酸　304, 363
　——のアミドへの変換　311
　——のエステルへの変換　308
　——の構造　304
　——の酸性度　69, 306, 350, 363
　——の酸塩化物への変換　310
　——の酸無水物への変換　310
　——の第一級アルコールへの還元　307
　——の物理的性質　304
　——の命名　371
カルボン酸エステル　372
カルボン酸誘導体　313
　——のpK_a　315
還元
　アミドの——　323
　エステルの——　322
還元的アミノ化　330
環状アミド　311
環状エステル　52
環状炭化水素　36
官能基　30, 360
官能基異性体　103
d-カンフル　50
γ-アミノ酪酸　41
慣用名　30, 42
　縮合多環系炭化水素の——　376
　芳香環を含む置換基の——　377

き

希ガス　56
基官能命名法　31
擬キラル中心　396
ギ酸　50, 305
キシレン　47, 104
基底状態　8
キニーネ　326
キノリン　218, 226
キノン　280
ギブズの標準自由エネルギー変化　91
吸エルゴン反応　91
求核アシル置換反応　308, 313, 316
求核試薬　96, 252, 289, 361, 366
求核性　252
求核置換反応（S_N1, S_N2 も見よ）　76, 243
求核的　76
求核付加反応　77
　アミンの——　329
　カルボニル基への——　291
級数
　アミンの——　327
　アルコールの——　267
　ハロアルカンの——　243
求電子試薬　96, 208
求電子置換反応
　π 過剰系芳香族複素環化合物の——　227
　π 不足系芳香族複素環化合物の——　225
求電子的　76
求電子付加反応　77, 175
吸熱反応　91
鏡像異性体（エナンチオマー）　102, 104, 107, 114, 132
協奏反応　248

共鳴　65
　アニソールの——　212
　ニトロベンゼンの——　213
共鳴安定化　67
共鳴安定化エネルギー　201
共鳴エネルギー　67, 201
　単環複素環化合物の——　220
共鳴形　65
共鳴効果　69, 341, 351
共鳴構造
　炭酸イオンの——　66
　ピリジンの——　220
　ピロールの——　220
　フェノキシドイオンの——　276
　ベンジルカチオンの——　66
　ベンジルラジカルの——　66
　ベンゼンの——　66
共鳴混成体　65
共役　63
共役塩基　73, 343, 348
共役酸　73, 348
共役ジエン　176
　——の求電子付加反応　175
共有結合　16, 57
極限構造　65
局在化結合　23
極性　17, 26
極性共有結合　26
キラリティー　107
キラル　107
キラル炭素（不斉炭素も見よ）　132
キラル中心　108, 115, 124, 127
銀鏡反応　289
金属結合　17
金属錯体　18
金属触媒　182

く

グアニジン　356
空軌道　22
くさび破線表記　131
クライゼン転位反応　389
18-クラウン-6　282
グラファイト　3
グリセリン　48, 266
グリセルアルデヒド　134
グリセロール　48, 266
グリニャール試薬　83, 238, 271, 286, 291, 322
グルコース　133, 134, 267, 347
グルコピラノース　347
グルタミン酸　41
クレゾール　49, 267
クロスカップリング反応　240
クロム酸　274
クロルジアゼポキシド　45
クロルフェニラミン　113
クロルプロマジン　326
m-クロロ過安息香酸（mCPBA）　180, 296
クロロクロム酸ピリジニウム（PCC）　274
クロロホルム　47, 230

クーロン（C）　3

け

K_a（酸性度定数）　233, 348
K_b（塩基性度定数）　233, 355
形式電荷　56, 74
ケクレ構造　16
結合角ひずみ　151
結合性軌道　64
結合性分子軌道　24
結合双極子モーメント　26
ケト-エノール互変異性　65, 300
ケトン　289, 362
　——の命名　373
　——へのシアン化水素の付加　293
けん化　321
減去命名法　31
原子　2
原子核　2
原子価結合法　23
原子価電子　55
原子軌道　6, 23
　——の結合性相互作用　24
原子番号　2
原子量　3

こ

光学活性　109
光学純度　118
光学分割　121
　（±）-乳酸の——　122
構成原理　8
構造異性体　102, 145
高分子　4
五塩化リン　310
ゴーシュ形　137
骨格異性体　103, 145
コデイン　45
コハク酸　51
コープ脱離　335
互変異性　222
孤立電子対 → 非共有電子対
コルベ・シュミット反応　279
コレステロール　42, 267
混合酸無水物　310
混成軌道　18
　——の性質　21

さ

最外殻　8
最外殻電子　55
最高被占軌道（HOMO）　64
最低空軌道（LUMO）　64
酢酸　50, 305
酢酸イオン　65
酢酸エチル　230
酢酸ビニル　196

左旋性　109, 134
サリチル酸　40, 50, 267, 279
サリドマイド　114
サルファ剤　334
サルブタモール　267
サルメテロール　282
酸　73
酸塩化物　310, 317
三重項カルベン　86
酸性度　348
　　炭酸の——　349
酸性度定数 (K_a)　233, 348
ザンドマイヤー反応　334
酸ハロゲン化物　313, 317, 365
酸無水物　310, 313, 319, 365

し

1,3-ジアキシアル相互作用　158
ジアステレオマー　104, 116, 128
ジアゼパム　45
ジアゾカップリング反応　334
ジアゾニウム塩　209, 332
ジアゾメタン　307
シアノコバラミン　43
シアノヒドリン　293
ジエチルエーテル　49, 230
ジエノフィル　176
GABA　41
ジエン　35, 176
cis-ジオール　181, 182
軸不斉　111, 112
σ結合　19
σ錯体　368
シクロアルカン　36, 146, 149
　　——の環のひずみ　149
　　——の全ひずみエネルギー　154
　　——の命名　36
ジクロフェナク　45
シクロヘキサ-1,3,5-トリエン　68, 201
シクロヘキサノール　48
シクロヘキサン　152
シクロペンタジエニルアニオン　205
四酸化オスミウム　185
ジシクロヘキシルカルボジイミド (DCC)
　　　311, 428
指示水素　378
シス体　128
L-システイン　134
シス-トランス異性　116, 164
シス-トランス異性体　128
　　二置換シクロヘキサンの——　159
シス付加 → シン付加
質量数　2
ジハロゲン化物　170
ジヒドロキシ化　181, 182
ジブチルヒドロキシトルエン (BHT)
　　　280, 423
脂肪酸　188
ジボラン　74, 167
シーマン反応　334
ジメチジン　219
1,3-ジメチルアレン　111

ジメチルスルホキシド (DMSO)　251
N,N-ジメチルホルムアミド (DMF)　251
シュウ酸　51
臭素化
　　インドールの——　227
　　フランの——　227
　　ベンゼンの——　208
主基　31, 370
縮合多環系芳香族化合物　375
縮合芳香環　377
縮重軌道　8
主鎖　32
順位則　124, 128
小員環　149
硝酸銀・アンモニア試液　289
樟脳 (ショウノウ)　50
触媒　88
シン脱離　336
シンナムアルデヒド　50
シン付加　164, 168, 182
シンペリプラナー　260

す〜そ

水銀　195
水酸化アンモニウム　61
水素化熱　63
水素化ホウ素ナトリウム → テトラヒドリドホウ酸ナトリウム
水素結合　27, 222, 268, 278, 361
水和物　291
数詞　32
鈴木カップリング反応　240
スチレン　40, 47
ステム　53
ステロイド骨格
　　——のα置換基　402
　　——のβ置換基　402
スピン　8
スルファニル　374
スルフィド　374
スルホン化　211
　　ベンゼンの——　208
スルホン酸　371
スルホン酸エステル　273

セイチェフ則　257, 295, 336
セチリジン　113
節　63
接合命名法　31
接触水素化　182
絶対配置　105, 123, 132
接頭語　31
Z体　128
接尾語　31
セファゾリン　46
セファレキシン　46
セファロスポリン C　46
セフェム　46
セボフルラン　282
セミカルバジド　330
セミカルバゾン　330

L-セリン　134
セロトニン　41, 267
遷移状態　87, 90, 248
線結合構造　58
旋光計　110
旋光度　110
洗浄　230

双極子-双極子相互作用　28
双極子モーメント　26
　　複素環化合物の——　220
相対配置　105
速度支配　175
速度論支配　175, 217
疎水性　144
疎水性相互作用　368, 369
疎水性置換基定数　231

た, ち

大員環　149
体系名　29
対称性　25
代置命名法　31, 379
ダイヤモンド　3
第四級アンモニウム塩　327, 336, 367
多環シクロアルカン　38
タキソール　149
多段階反応　92
脱離反応　76, 77, 256
タミフル　149
炭酸リチウム　62
チアミン　43
チエニル基　380
チオエステル　324
チオケトン　373
チオフェン　219
チオール　374
置換基　31
　　——の慣用名　47
置換反応　76
N-置換ピリジニウム塩　225
置換命名法　31
中員環　149
中間体　93
抽出　230
中性子　2
超共役　79, 80, 214
直鎖アルカン　32, 143
チロキシン　43
チロシン　43

つ〜と

通常環　149

THF → テトラヒドロフラン
DNA　222
DMSO　251
DMF　251
D/L 表示　134

索引　443

D 形　134
T 形芳香環-芳香環相互作用　202
d 軌道　6, 10
DCC　311, 428
低分子　4
ディールス・アルダー反応　176, 389
テガフール　236
デカリン　38
テストステロン　42
デスフルラン　47
テトラヒドリドアルミン酸リチウム　285, 291
テトラヒドリドホウ酸ナトリウム　174, 291, 329
テトラヒドロカンナビノール　267
テトラヒドロフラン（THF）　49, 74, 167
デバイ（D）　26
転位反応　76, 77
電荷数　3
電気陰性度　13, 26
電子　2
　　――の非局在化　65
電子殻　6
電子求引性基　340
電子供与性基　340
電子親和力　12
電子対移動　95
電子配置　8
電子密度　7

同位体　2
同一要素集合型命名法　31
同素体　3
トコフェノール　280
トコフェロール　44, 267
ドネペジル　149, 326
ドパミン　41, 267
ドパミン骨格　44
トランス脂肪酸　130
トランス体　128
トランス付加 → アンチ付加
トリアゾラム　45
2,4,6-トリニトロフェノール　49, 351
トルエン　40, 47

な，に

ナイアシン　52
ナフタレン　49, 199, 375
　　――の求電子置換反応　216

二価基　375
ニコチンアミド　52
ニッケル　182
ニトリル　324
ニトロ化　210
　　ベンゼンの――　208
ニトログリセリン　48
ニトロシルカチオン　332
C-ニトロ化合物　333
N-ニトロソ化合物　332
ニフェジピン　218

二分子求核置換反応 → S_N2 反応
二分子脱離反応　259
二面角　151
乳酸　114
ニューマン投影式　133
尿細管再吸収　233

ね，の

ネオン　55
根岸カップリング反応　240
ねじれ形　133, 136
ねじれひずみ　151
ねじれ舟形配座　153
熱力学支配　175, 216

濃硝酸　210
ノルアドレナリン　41, 255, 267
ノルエピネフリン → ノルアドレナリン

は

π（疎水性置換基定数）　231
配位結合　18
π 過剰系　219, 221
π 結合　20
配向性
　　E1 反応の――　257
　　E2 反応の――　259
　　オルト・パラ――　211
配座異性体　104
　　――の存在比　162
π 錯体　368
π 電子　65, 144, 208
BINAP　112
π-π スタッキング　368
π 不足系　218, 221
バイヤー・ビリガー酸化　295
パーチ還元　194
発エルゴン反応　91
発煙硝酸　210
発熱反応　91
波動関数　23
バニリン　49
パパベリン　326
パラジウム　182, 193
ハロアルカン（ハロゲン化アルキル）　38, 164, 236
ハロアルケン　236, 239
ハロエテン　239
ハロゲン　367
　　――のアルケンへの付加　170
ハロゲン化　211
ハロゲン化アリル　238
ハロゲン化アルキル → ハロアルカン
ハロゲン化合物　236, 367
　　――の命名　38, 375
ハロゲン化ベンジル　238

ハロタン　38, 47
ハロヒドリン　173
ハロペリドール　326
ハロホルム反応　301
反結合性軌道　64
反結合性分子軌道　24
バンコマイシン　112
反　転
　　環の――　157, 159
反芳香族性　207
反マルコウニコフ付加反応　166, 169

ひ

BINAP　112
BHA　280
BHT　280, 423
p 軌道　6
非共有電子対　16, 18, 22, 58, 268
非局在化　23, 63, 343
非局在化エネルギー　201
非極性共有結合　26
ピクリン酸　49, 351
pK_a　348, 353
　　アンモニウムイオンの――　357
pK_b　355
PCC　274
ヒスタミン　41
非ステロイド性抗炎症薬（NSAID）　45
ひずみ　150
比旋光度　110
ビタミン　43
　　脂溶性――　44
　　水溶性――　43
ビタミン E　44, 267, 280
ヒドラジン　289, 330
ヒドラゾン　330
ヒドリド還元剤　291
ヒドロキシ基　266, 305, 360, 370
ヒドロキシルアミン　330
ヒドロキノン　267, 280
ヒドロホウ素化　168
ビニル基　48
ビフェニル化合物　111
非プロトン性極性溶媒　251
非芳香族　204
ヒュッケル則　204
標準原子量　4
ピラゾール　224
ピラン　378
ピリジノール-ピリジノン互変異性　222
ピリジン　53, 218, 357
　　――の求電子置換反応　225
　　――の共鳴構造　220
ピリドキサール　43
ピリドキシン　326
ピリミジン　218
ビルスマイヤー-ハック反応　228
ピレン　199, 376
ピロカルピン　326
ピロリジン　223

ピロール 219, 357
　　——の共鳴構造 220
　　——のニトロ化 227

ふ

ファーマコフォア 199
ファンデルワールス反発力 137
ファンデルワールス力 143
フィッシャー投影式 131
　　——のエステル化 308, 317
　　——のエステル合成 392
フェナントレン 199, 375
フェニル基 48, 377
p-フェニレンジアミン 375
フェノキシドイオン 70, 276, 351
フェノバルビタール 149
フェノール 40, 266, 268, 360, 373
　　——の抗酸化作用 280
　　——の酸性度 70, 276, 351
　　——の反応 278
フェノールフタレイン 279
1,2-付加 175
1,4-付加 175
[4+2]付加環化反応 176
付加反応 76
複素環
　　——の置換基としての名称 380
　　——の命名 378
不斉合成 112
不斉炭素 108, 132
不斉中心 → キラル中心
ブタ-1,3-ジエン 63, 175, 176
フタル酸 51
ブタン 32, 142, 145
t-ブチル基 48
ブチルヒドロキシアニソール 280
γ-ブチロラクトン 52
不対電子 19, 68, 84
フッ化カリウム 57
舟形座 152
部分的二重結合性 314, 436
部分電荷 26
α,β-不飽和アルデヒド 302
不飽和脂肪酸 130
不飽和炭化水素 34
不飽和度 146, 430
フマル酸 51, 305
フラーレン 3
フラン 219
フリーデル・クラフツアシル化反応 318
フリーデル・クラフツ反応 210
フルオロウラシル 218
ブレンステッド塩基 73
ブレンステッド酸 73
プロスタグランジン 41
プロドラッグ 315
プロトン性極性溶媒 246
プロパン 32, 142
1,3-プロパンジオール 48
1,2,3-プロパントリオール 48
プロピオン酸 50

プロピレン 47
プロピレングリコール 48
プロプラノロール 282
ブロモニウムイオン 171
分液操作 234
分極 26
分子 3
分枝アルカン 32
分子軌道 23
　　酸素の—— 386
分子軌道法 23, 63, 264
分子不斉 111
分子量 4
フントの規則 8
分配係数 231
分離精製 230, 234

へ、ほ

平衡 65
平衡支配 175
平衡定数 92
平行芳香環-芳香環相互作用 202
平面形 150
平面偏光 109
ヘキサン 32, 142
ベタメタゾン 236
ヘテロ原子 340, 378
ペナム 46
ペニシリン 46, 52, 324
ペニシリンG 46
ヘミアセタール 291
ヘリウム 55
ヘロイン 45
ベンザイン 209
ベンジルカチオン 80, 245
ベンジル基 48
ベンジルペニシリン 46
ベンジルラジカル 85
ベンズアニリド 214
ベンズアルデヒド 50, 380
ベンゼン 39, 68, 199, 368
　　——の求電子置換反応 208
　　——の共鳴エネルギー 201
　　——の共鳴構造 66
　　——の水素化熱 201
　　——の炭素-炭素間の結合距離 200
ベンゼン誘導体 39
ベンゾイル 372
ベンゾイルクロリド 51
ベンゾジアゼピン骨格 45
ベンゾ[a]ピレン 199, 376
ベンゾフェノン 50

芳香族化合物
　　——の共鳴エネルギー 201
芳香族求核置換反応 209
芳香族求電子置換反応 76, 208
芳香族性 203, 206, 366, 368
芳香族炭化水素化合物 199
　　——の反応性 200
　　——の物理化学的性質 201

芳香族複素環化合物 218
　　π過剰系—— 219
　　π不足系—— 218
抱水クロラール 292
飽和脂肪酸 130
飽和炭化水素 32, 145
母核 31
保護基
　　カルボニル基の—— 296
ホーナー・ワズワース・エモンズ反応 426
ホフマン則 295, 336
ホフマン脱離 336, 432
ホフマン転位 325
ボラン 22, 168
ホルミル基 373
ホルムアルデヒド 49
ホルモン 42

ま 行

マイゼンハイマー錯体 433
曲がった矢印 96
マーキュリニウムイオン 174
マルコウニコフ則 165
マレイン酸 51, 305
マロン酸 51, 305
マンニッヒ塩基 338
マンニッヒ反応 228, 338, 432

ミルリノン 218

無水コハク酸 51
無水酢酸 51
無水フタル酸 51
無水物 51
無水マレイン酸 51

メソ化合物 119
メソ体 119
メタ配向性 213
メタン 18, 32, 142
メタンフェタミン 46
メチルアニオン 60
メチルカチオン 60
メチルラジカル 60
メチレンジオキシメタンフェタミン 46
メナキノン 44
メマンチン 53
メルファラン 236
メントール 267

モルヒナン骨格 44
モルヒネ 45, 267, 326

や 行

矢印
　　片羽—— 96
　　電子の動きを示す—— 95
　　曲がった—— 96
　　両羽—— 96

有機金属化合物　238
誘起効果　69, 340, 350
有機ハロゲン化合物　236, 367
有機マグネシウム試薬　83
有機溶媒　230
有機リチウム試薬　83

陽イオン → カチオン
葉　酸　43
陽　子　2
溶媒和　352
ヨードホルム反応　289, 301
ヨードラクトン化反応　405

ら　行

ラクタム　46, 52, 311
β-ラクタムの反応性　324
ラクトン　52, 309
ラジカル　68, 166
　　——の安定性　84
　　——の生成　84

ラジカルアニオン　194
ラセミ体　118

リチウムジイソプロピルアミド（LDA）
　　　　　　　　　　　　　299, 328
律速段階　93, 244
立体異性体　104
　　エフェドリンの——　115
　　酒石酸の——　120
立体電子効果　347
立体配座　136, 139
　　エタンの——　136
　　シクロプロパンの——　151
　　ブタ-1,3-ジエンの——　176
　　ブタンの——　137
　　メチルシクロヘキサンの——　158
立体配置　104, 139
立体反転　285
立体ひずみ　151, 160
リボフラビン　43
硫化水素　61
硫　酸　61
両性化合物　360

リンイリド　294
リンドラー触媒　194

ルイス塩基　74, 289
ルイス構造　16
ルイス構造式　56
ルイス酸　74, 289

励起状態　8
レチノール　44, 178
レボセチリジン　113
レボフロキサシン　113

ロキソプロフェン　45
ローゼンムント還元　318
ロドプシン　178
ローブ　19

わ

ワグナー・メーヤワイン転位　431
ワルデン反転　250

第 1 版 第 1 刷 2015 年 2 月 20 日 発 行
　　　　 第 3 刷 2021 年 2 月 24 日 発 行

スタンダード薬学シリーズII 3
化 学 系 薬 学 I. 化学物質の性質と反応

編 集　公益社団法人 日本薬学会
ⓒ 2015　発行者　住　田　六　連
発　行　株式会社 東京化学同人
東京都文京区千石3丁目36-7（〒112-0011）
電話　03-3946-5311・FAX　03-3946-5317
URL：http://www.tkd-pbl.com/

印 刷・製 本　美研プリンティング株式会社

ISBN978-4-8079-1705-1　Printed in Japan
無断転載および複製物（コピー，電子データなど）の無断配布，配信を禁じます。

日本薬学会編

スタンダード薬学シリーズⅡ

全9巻 26冊

総監修　市川　厚

編集委員　赤池昭紀・伊藤　喬・入江徹美・太田　茂
　　　　　奥　直人・鈴木　匡・中村明弘

---

1 薬学総論
編集責任：中村明弘

- Ⅰ．薬剤師としての基本事項　　4800円
- Ⅱ．薬学と社会　　4500円

2 物理系薬学
編集責任：入江徹美

- Ⅰ．物質の物理的性質　　4900円
- Ⅱ．化学物質の分析　　4900円
- Ⅲ．機器分析・構造決定　　4200円

3 化学系薬学
編集責任：伊藤　喬

- Ⅰ．化学物質の性質と反応　　5600円
- Ⅱ．生体分子・医薬品の化学による理解　　4600円
- Ⅲ．自然が生み出す薬物　　4800円

4 生物系薬学
編集責任：奥　直人

- Ⅰ．生命現象の基礎　　5200円
- Ⅱ．人体の成り立ちと生体機能の調節　　4000円
- Ⅲ．生体防御と微生物　　4900円

5 衛生薬学 ─健康と環境─
6100円
編集責任：太田　茂

6 医療薬学

- Ⅰ．薬の作用と体の変化および薬理・病態・薬物治療（1）　4100円
- Ⅱ．薬理・病態・薬物治療（2）　3800円
  Ⅰ・Ⅱ 編集責任：赤池昭紀
- Ⅲ．薬理・病態・薬物治療（3）　3400円
- Ⅳ．薬理・病態・薬物治療（4）　5500円
  Ⅲ・Ⅳ 編集責任：山元俊憲
- Ⅴ．薬物治療に役立つ情報　4200円
- Ⅵ．薬の生体内運命　3200円
- Ⅶ．製剤化のサイエンス　3500円
  Ⅴ・Ⅵ・Ⅶ 編集責任：望月眞弓

7 臨床薬学

日本薬学会・日本薬剤師会
日本病院薬剤師会・日本医療薬学会　共編
編集責任：鈴木　匡

- Ⅰ．臨床薬学の基礎および処方箋に基づく調剤　4000円
- Ⅱ．薬物療法の実践　2500円
- Ⅲ．チーム医療および地域の保健・医療・福祉への参画　4000円

8 薬学研究
2900円
編集責任：市川　厚

9 薬学演習
2020年9月〜12月刊行予定

- Ⅰ．医療薬学・臨床薬学
  編集責任：赤池昭紀
- Ⅱ．基礎科学
  編集責任：市川　厚
- Ⅲ．薬学総論・衛生薬学
  編集責任：太田　茂

記載の価格は本体価格，定価は本体価格＋税（2020年6月現在）